~~Anne Niesen~~ Alexia Rusch

U. Dettmer / M. Folkerts / E. Kächler / A. Sönnichsen

Intensivkurs Biochemie

Ulf Dettmer
Malte Folkerts
Eva Kächler
Andreas Sönnichsen

Intensivkurs Biochemie

1. Auflage

Mit 408 Abbildungen und 93 Tabellen

ELSEVIER
URBAN & FISCHER

URBAN & FISCHER
München · Jena

Zuschriften und Kritik an:
Elsevier GmbH, Urban & Fischer Verlag, z. Hd. Andrea Wintermayr, Karlstraße 45, 80333 München

Anschriften der Verfasser:

Ulf Dettmer
Roecklplatz 3
80469 München

Malte Folkerts
Roecklplatz 3
80469 München

Eva Kächler
Guerickestr. 27
80805 München

Dr. med. Andreas Sönnichsen
Philipps-Universität Marburg
Abteilung für Allgemeinmedizin
Präventive und Rehabilitative Medizin
Robert-Koch-Straße 5
35037 Marburg

Wichtiger Hinweis für den Benutzer:

Die Erkenntnisse in der Medizin unterliegen laufendem Wandel durch Forschung und klinische Erfahrungen. Herausgeber und Autoren dieses Werkes haben große Sorgfalt darauf verwendet, dass die in diesem Werk gemachten therapeutischen Angaben (insbesondere hinsichtlich Indikation, Dosierung und unerwünschter Wirkungen) dem derzeitigen Wissensstand entsprechen. Das entbindet den Nutzer dieses Werkes aber nicht von der Verpflichtung, anhand der Beipackzettel zu verschreibender Präparate zu überprüfen, ob die dort gemachten Angaben von denen in diesem Buch abweichen, und seine Verordnung in eigener Verantwortung zu treffen.

Wie allgemein üblich wurden Warenzeichen bzw. Namen (z.B. bei Pharmapräparaten) nicht besonders gekennzeichnet.

Der Verlag hat sich bemüht, sämtliche Rechteinhaber von Abbildungen zu ermitteln. Sollte dem Verlag gegenüber dennoch der Nachweis der Rechtsinhaberschaft geführt werden, wird das branchenübliche Honorar gezahlt.

Bibliografische Information Der Deutschen Bibliothek

Die Deutsche Bibliothek verzeichnet diese Publikation in der Deutschen Nationalbibliografie; detaillierte bibliografische Daten sind im Internet unter http://dnb.ddb.de abrufbar.

Um den Textfluss nicht zu stören, wurde bei Patienten und Berufsbezeichnungen die grammatikalisch maskuline Form gewählt. Selbstverständlich sind in diesen Fällen immer Frauen und Männer gemeint.

Planung: Dr. Dorothea Hennessen
Lektorat: Dr. Kathrin Feyl, Sabine Hennhöfer
Redaktion: Dr. Marie Trendelenburg
Herstellung: Peter Sutterlitte
Satz: abc.Mediaservice
Druck und Bindung: Appl, Wemding
Umschlaggestaltung: SpieszDesign, Neu-Ulm

ISBN 3-437-41099-7

Aktuelle Informationen finden Sie im Internet unter www.elsevier.de

Vorwort

Die moderne Disziplin Biochemie beschränkt sich längst nicht mehr auf die Reaktionen des menschlichen Stoffwechsels, sondern schließt mittlerweile Themenbereiche aus der Physiologie, Genetik sowie der Zell- und Molekularbiologie ein. Die Biochemie ist deshalb wohl eines der interessantesten und spannendsten Fächer des vorklinischen Studiums. Gleichzeitig stellt sie aber aufgrund ihrer Stofffülle und Komplexität viele Studenten vor Probleme. Das vorliegende Buch soll dem Leser helfen, diese Probleme zu bewältigen und ihn dabei gleichzeitig optimal umfassend auf das Physikum vorbereiten.

Der Intensivkurs Biochemie orientiert sich in seiner Gliederung am neuen Gegenstandskatalog für den ersten Abschnitt der ärztlichen Prüfung (Physikum). Alle im GK1 aufgeführten Punkte sind von den Autoren eingehend behandelt worden und mit den Fragen und Antworten der Physikumsprüfungen früherer Jahre abgeglichen worden. Hauptanliegen der Autoren war es dabei, Sachverhalte, die ihnen selbst in Vorlesungen wie Lehrbüchern als besonders schwierig und komplex erschienen, zu recherchieren und klar strukturiert und leicht verständlich darzustellen. So werden alle prüfungsrelevanten Inhalte im Intensivkurs gezielt und anschaulich erläutert. Besonders wichtige Themenbereiche sind durch Hervorhebungen gekennzeichnet und in Form von „Merkekästen" zusammengefasst. Die Markierungen am Rand bieten Anhaltspunkte zur Relevanz für Fragen des Physikums. Besondere Mühe wurde außerdem darauf verwandt, durch Verweise Bezüge zu anderen Kapiteln, die mit den gerade behandelten Themenbereichen korrespondieren, zu schaffen. Der Intensivkurs bietet dem Leser auf diese Weise die Möglichkeit, den Dingen genauer auf den Grund zu gehen, als dies mit einem Kurzlehrbuch möglich ist.

Ein weiteres wichtiges Anliegen des Buches ist es, die Bedeutung der Biochemie für das Verständnis klinischer Zusammenhänge herauszustellen und so dem Studenten im oft theorielastigen vorklinischen Studienabschnitt aufzuzeigen, warum es sinnvoll und notwendig ist, sich Kenntnisse in der Biochemie anzueignen. Aus diesem Grund werden wo immer möglich in Form von vielen „Klinikkästen" wichtige klinisch relevante Aspekte und pathobiochemische Zusammenhänge erläutert.

Der Intensivkurs Biochemie soll dem Leser helfen, den für Vorlesung, Seminare und Praktika relevanten Stoff zu lernen oder zu vertiefen und soll daneben zur umfassenden und effizienten Vorbereitung auf die Physikumsprüfung im Fach Biochemie dienen. Darüber hinaus ist das Buch durch seine prägnante Struktur und seinen klinischen Bezug auch über das Physikum hinaus Nachschlagewerk für Fragestellungen der Biochemie und Pathobiochemie.

Bedanken möchten wir uns bei den Mitarbeitern des Lektorats Medizinstudium des Urban & Fischer Verlages. Unser besonderer Dank gilt hierbei Frau Kathrin Feyl, die uns als Leiterin des Projektes IK Biochemie stets kompetent unterstützte, sowie Frau Marie Trendelenburg, die uns als Lektorin immer mit Rat und Tat zur Seite stand. Bedanken möchten wir uns ferner bei Frau Sabine Hennhöfer und Frau Andrea Wintermayr. Für die Herstellung gilt unser Dank Herrn Peter Sutterlitte und für die Grafiken Herrn Wolfgang Zettlmeier.

Für kritische Anmerkungen, Verbesserungsvorschläge, aber natürlich auch Lob sind wir dankbar und nehmen diese gerne unter der Adresse des Urban & Fischer Verlages entgegen.

Wir wünschen allen Lesern dieses Buches für Studium, Examensvorbereitung und Examen viel Erfolg.

München, im Frühjahr 2005

Ulf Dettmer,
Malte Folkerts,
Eva Kächler,
Andreas Sönnichsen

Inhaltsverzeichnis

1 Bioenergetik und Biokatalyse

U. Dettmer

Lernziele

- Wiederholung der wichtigsten Grundlagen der Thermodynamik (zur Vertiefung ↗ Lehrbücher der Organischen Chemie, Lehrbücher der Physik), vor allem Triebkraft für Reaktionen, energiereiche Verbindungen
- das Prinzip energiereicher Verbindungen sowie deren Bedeutung im Stoffwechsel, insbesondere das Beispiel ATP
- Enzyme als Biokatalysatoren: Aufbau (Proteinnatur), Wirkung, Hemmung, Abhängigkeit vom Milieu
- Michaelis-Menten-Kinetik (vereinfachter Zusammenhang zwischen Substratkonzentration und Substratumsatz bei Enzym-katalysierten Reaktionen), Darstellung im Michaelis-Menten- und Lineweaver-Burk-Diagramm
- photometrische Methoden: quantitative und qualitative Bestimmung von Substanzen über deren Lichtabsorption

1.1 Definitionen

Gegenstand dieses Kapitels sind
- die **Energetik** (Teilgebiet der Thermodynamik) **biochemischer Reaktionen** (daher „Bioenergetik"),
- die **Biokatalyse**, d. h.
  - die **Eigenschaften von Biokatalysatoren** – Substanzen, die eine biochemische Reaktion beschleunigen, ohne selbst verbraucht zu werden
  - die **Kinetik**, also der zeitliche Verlauf biochemischer Reaktionen.

1.2 Bioenergetik

1.2.1 Grundlagen der Thermodynamik

Die Gibbs-Helmholtz-Gleichung

Es gibt grundsätzlich **zwei Triebkräfte** für eine chemische Reaktion, in der Edukte (Ausgangssubstanzen) zu Produkten umgesetzt werden. Exemplarisch für eine Reaktion in einem (halb) abgeschlossenen System (kein Stoffaustausch, aber Energieaustausch mit der Umwelt möglich), die bei konstantem Druck und Volumen abläuft, ist dies:
- 1. **Die Enthalpie H (der Energieinhalt, der in Wärme umgewandelt werden kann) des Systems verringert sich.** Weil Energie nicht verloren gehen kann, setzt dies eine Umwelt voraus, die die Wärmeenergie aufnimmt (Prinzip vom Enthalpieminimum).
- 2. **Die Entropie S (der Unordnungsgrad) des Systems wächst**. Das System strebt nach größtmöglichem Chaos, d. h. einem Maximum an möglichen Zuständen, über die es seine Energie möglichst gleichmäßig verteilen kann (Prinzip vom Verteilungsmaximum).

Die Anteile, die beide Triebkräfte liefern, werden in der **Gibbs-Helmholtz-Gleichung** zu einer einzigen Triebkraft zusammengefasst: der **„Freien Enthalpie"** oder **„Gibbs' Freien Energie"** ΔG:

$\Delta G = \Delta H - T \times \Delta S$

- ΔH ist die Differenz, die sich ergibt, wenn man die Enthalpie des Systems nach und vor der Reaktion vergleicht: $\Delta H = H_{Produkte} - H_{Edukte}$. H ist für Produkte wie Edukte der Unterschied zwischen ihrem aktuellen Energiegehalt und einem definierten Zustand: für organische Verbindungen i.d.R. gegenüber der vollständig oxidierten Verbindung (Verbrennungsenthalpie). Einheit von H ist Joule pro Mol (J/mol). Ist H einer Verbindung groß, so ist in ihr viel Energie gespeichert, die z. B. bei Verbrennung als Wärme frei wird.

- T ist die absolute Temperatur, gemessen in Kelvin (25 °C = 298,15 K).
- ΔS ist die Differenz, die sich ergibt, wenn man den Ordnungsgrad des Systems nach und vor der Reaktion vergleicht: $\Delta S = S_{Produkte} - S_{Edukte}$. Die Entropie ist eine recht abstrakte Größe. Entropieerhöhende Vorgänge sind z. B. die Bildung von zwei Molekülen aus einem, die Mischung zweier Flüssigkeiten und die Diffusion einer konzentrierten in eine weniger konzentrierte Lösung. Etwas abstrakt ist auch die Einheit der Entropie Joule pro mol × Kelvin (J/[mol × K]). Diese trägt der Tatsache Rechnung, dass die Entropie mit zunehmender Temperatur eine bedeutendere Rolle spielt. Nach Multiplikation mit der bei der Reaktion herrschenden Temperatur kann die Entropie mit der Enthalpie verrechnet werden.
- ΔG ist die Differenz, die sich ergibt, wenn man die Freie Enthalpie des Systems nach und vor der Reaktion vergleicht: $\Delta G = G_{Produkte} - G_{Edukte}$. ΔG ist Ausdruck der Triebkraft chemischer Reaktionen. **Negatives ΔG** bedeutet, dass das System bei der Reaktion einen **thermodynamisch günstigeren Zustand** erreicht. Nur dann läuft eine Reaktion spontan bzw. freiwillig, d. h. ohne Energiezufuhr ab.

Merke
Die Freie Enthalpie (Gibbs' Freie Energie) ΔG ist ein Maß für die Triebkraft einer Reaktion (bei konstantem Druck und Volumen, abgeschlossenes System). Je negativer ΔG ist, desto größer ist diese Triebkraft. ΔG enthält Anteile der Enthalpie (Wärme) und der Entropie (Unordnung), die bei der Reaktion entstehen.

Anmerkungen:

- Auch die Abnahme der Systementhalpie und deren Abgabe als Wärme an die Umwelt erhöhen letztlich die **Entropie des Universums:** Wärme ist eine entropisch begünstigte Form der Energie. Somit ist die Triebkraft jeder Reaktion eine Erhöhung der Entropie des Universums.
- Die Freie Enthalpie ist auch das Maß für die maximale Arbeitsfähigkeit eines Systems (unter den Bedingungen p = konstant und T = konstant).
- ΔG kann als sog. **Zustandsgröße** den Zustand eines Systems (Energieinhalt einer Verbindung) beschreiben. Dabei wird der aktuelle Energieinhalt mit dem eines definierten Zustandes (z. B. vollständige Oxidation) verglichen. Es gilt: $\Delta G = G_{Bezugszustand} - G_{aktuell}$.
- Oft begegnet man dem Ausdruck $\Delta G^{0'}$. Dies ist die sog. **Freie Standardreaktionsenthalpie bei biochemischen Standardbedingungen**, die Freie Enthalpie der betrachteten Reaktion, wenn ihre Edukte bei biochemischen Standardbedingungen zu 100 % in die Produkte übergehen. Die **biochemischen Standardbedingungen** sind wie folgt festgelegt: 1-molare Konzentration der Reaktanden, T = 298,13 K, P = 1 bar, pH = 7,0, $[H_2O]$ = 55,5 mol/l.
- Die Freie Enthalpie darf nicht mit der Enthalpie verwechselt werden, zur Vermeidung von Verwechslungen spricht man besser von Gibbs' Freier Energie.

Merke
Biochemische Standardbedingungen: 1-molare Konzentration der Reaktanden, T = 298,13 K, P = 1 bar, pH = 7,0, $[H_2O]$ = 55,5 mol/l. Die Freie Standardreaktionsenthalpie $\Delta G^{0'}$ entspricht ΔG der Reaktion für diese Bedingungen bis zur 100%igen Produktbildung.

Exergone und endergone Reaktionen
Man unterscheidet:

- **exergone Reaktionen** („freiwillig"): ΔG < 0
- **endergone Reaktionen** („nicht freiwillig"): ΔG > 0.

Vier Kombinationen von ΔH und ΔS sind möglich. Deren Betrachtung hilft dabei, sich die Bedeutung der Vorzeichen in der Gibbs-Helmholtz-Gleichung bewusst zu machen:

- **ΔH < 0 und ΔS > 0: Reaktion immer exergon**
  - Ein Beispiel ist die Verbrennung von Zucker zu H_2O und CO_2. Aus einem energiereichen Molekül werden mehrere Moleküle (Entropiegewinn) mit energiearmen Bindungen (Enthalpieverlust).
  - Ein weiteres Beispiel ist die Hydrolyse eines Esters: Die Summe an Freier Enthalpie, die in den Produkten (Alkohol und Säure) steckt, ist kleiner als die Summe an Freier Enthalpie in den Edukten (Ester und H_2O). Alle hydrolytischen Spaltungen sind exergon.
- **ΔH > 0 und ΔS > 0: Reaktion temperaturabhängig endergon oder exergon (mit steigender Temperatur zunehmend exergon)**
  Beispiel ist die Lösung von bestimmten Salzen in Wasser. Es entsteht tatsächlich „Reaktionskälte", d.h., die Reaktion nimmt Wärmeenergie aus der Umgebung auf, wodurch diese sich abkühlt. Aufgrund des Entropiegewinns ist der Vorgang dennoch thermodynamisch begünstigt, dieser Effekt nimmt mit steigender Temperatur zu (vgl. Gibbs-Helmholtz-Gleichung).
- **ΔH < 0 und ΔS < 0: Reaktion temperaturabhängig endergon oder exergon (mit steigender Temperatur zunehmend endergon)**
  Beispiel ist die Reaktion der Edukte Alkohol und Aldehyd zum Produkt Halbacetal. Die Entstehung

des Halbacetals ist enthalpisch begünstigt, jedoch ist die Entstehung von einem Molekül aus zwei Molekülen entropisch ungünstig, da sog. Freiheitsgrade der Moleküle eingefroren werden. Auch hier nimmt der entropische Effekt mit steigender Temperatur zu (vgl. Gibbs-Helmholtz-Gleichung).

- **$\Delta H > 0$ und $\Delta S < 0$: Reaktion immer endergon**
  - Ein Beispiel ist die Photosynthese, bei der ein großes Molekül mit energiereichen Bindungen (Glucose) aus mehreren kleinen Molekülen mit energiearmen Bindungen entsteht. Nur unter Energiezufuhr (Sonnenlicht) kann diese Reaktion stattfinden.
  - Ein weiteres Beispiel ist die Esterbildung aus den Edukten Alkohol und Säure.

Merke
- Für **exergone Reaktionen** („freiwillig") gilt: $\Delta G < 0$. Alle spontan (ohne Energiezufuhr) ablaufenden Reaktionen sind exergon.
- Für **endergone Reaktionen** („nicht freiwillig") gilt: $\Delta G > 0$. Endergonen Reaktionen muss Energie zugeführt werden, damit sie ablaufen.

Anmerkung Auf keinen Fall dürfen die Begriffe „endergon" und „exergon" mit „endotherm" und „exotherm" verwechselt werden. Die Begriffe „endotherm" und „exotherm" sagen nur etwas über die Aufnahme oder Abgabe von Wärme durch die Reaktion aus, ohne die Entropie zu berücksichtigen. Bei (bio)chemischen Vorgängen sollte stets mit ΔG und nicht mit ΔH argumentiert werden. Im Folgenden ist deshalb mit „Energie" in aller Regel Gibbs' Freie Energie gemeint.

Energiearme und energiereiche Zustände

Energiearm ist ein System, wenn die in ihm „gespeicherte" Freie Enthalpie gering ist.

Beispiele für **energiearme Zustände:**
- Bei **Molekülen** liegt ein energiearmer Zustand z. B. dann vor, wenn sie vollständig oxidiert worden sind: H_2O und CO_2 sind Endprodukte der Energiegewinnung aus größeren organischen Molekülen. Sie können keine Energie mehr liefern.
- Bei **Atomen** liegt ein energiearmer Zustand vor, wenn die äußere Hauptschale komplett mit Elektronen angefüllt ist („Oktettregel"). Dies ist bei den Edelgasen wie Helium, Neon und Argon der Fall, die deshalb sehr reaktionsträge sind. Energetisch besonders ungünstig sind Elektronen, die ungepaart in einem Orbital vorliegen, wie dies bei Radikalen der Fall ist. Radikale drängen darauf, das einzelne Elektron zu paaren, d. h. das Orbital zu füllen.
- **Strahlung** ist energiearm, wenn ihre Wellenlänge lang und somit ihre Frequenz niedrig ist.

Energiereiche Zustände (Zustände mit viel „gespeicherter" Freier Enthalpie) können nur dann erreicht werden, wenn Energiequellen zur Verfügung stehen: Bei der Photosynthese entsteht die thermodynamisch ungünstige Glucose dank der elektromagnetischen Strahlung Sonnenlicht. **Organische Verbindungen** wie Glucose sind energiereich und setzen Energie frei, wenn sie **oxidiert** werden. Die Oxidationsprodukte sind thermodynamisch begünstigt.

Merke
- Oxidation: Das Atom verliert Elektronen (ganz oder teilweise).
- Reduktion: Das Atom gewinnt Elektronen (ganz oder teilweise).

Wird eine organische Verbindung vollständig oxidativ abgebaut, so entstehen CO_2 und H_2O, und Energie wird frei. Dabei steigt die Oxidationszahl des C (z. B. von –4 in CH_4 auf +4 in CO_2).

Die bei der Oxidation entstehende Freie Enthalpie kann im Körper teilweise in chemische Energie umgewandelt werden. Die Speicherung in einer bestimmten Bindung, z. B. Ester- oder Säureanhydridbindung, wird auch als **Fixierung** bezeichnet. Nicht fixierte Energie wird im Körper für Membrantransporte oder zur Wärmeregulation verwendet. Fixierte Energie kann bei Bedarf jederzeit durch Spaltung der energiereichen Bindung wieder freigesetzt werden, z. B. indem eine Anhydridbindung hydrolytisch gespalten wird. Dabei kann der Energiebetrag, der zum Knüpfen der „energiereichen" Bindung aufgewandt wurde, z. B. zum Knüpfen einer neuen Verbindung genutzt werden. Allerdings steht nicht der gesamte zum Knüpfen der energiereichen Bindung aufgewandte Energiebetrag zur Verfügung, denn hiervon muss ein gewisser Betrag subtrahiert werden, der gewährleistet, dass die Reaktion auch „freiwillig" verläuft, also exergon ist. Dieser Anteil wird zu Wärme.

Aus dem sog. **Heß-Wärmesatz** geht hervor, dass die Freie Enthalpie einer Reaktion nur vom Zustand der Edukte und Produkte, nicht aber vom Reaktionsverlauf und von der Anzahl der Zwischenschritte abhängt. Die Einlösung gespeicherter chemischer Energie erfolgt im Stoffwechsel meist über viele Teilschritte.

Aktivierungsenergie

Um einen Ester hydrolytisch (mit H_2O) in Alkohol und Säure zu spalten, muss man zunächst Energie **(Aktivierungsenergie)** zuführen. Diese ist nötig, um die Reaktion über einen „Energieberg" (energiereicher Übergangszustand) hinweg voranzutreiben (↗ Lehrbücher der Organischen Chemie). Dennoch ist die Reaktion exergon, denn die Summe der Energie, die in den Produkten (Alkohol und Säure) steckt, ist kleiner als die Summe der Energie, die in den Edukten (Ester und H_2O) steckt. In diesem Fall wird die gesamte Aktivierungsenergie „zurückerhalten“, was nicht bei jeder derartigen Reaktion der Fall ist. Eine exergone Reaktion, die viel Aktivierungsenergie benötigt, dauert unter milden Bedingungen (Zimmertemperatur) – und ohne Katalysatoren – sehr lange.

Merke
Damit eine Reaktion ablaufen kann, ist oft Aktivierungsenergie nötig. Dies sagt nichts über die Freiwilligkeit der Reaktion aus. Die Freiwilligkeit hängt allein von ΔG zwischen Produkten und Edukten ab. Eine exergone Reaktion mit hoher Aktivierungsenergie läuft (unter milden Bedingungen und ohne Katalysatoren) sehr langsam ab.

Thermodynamisches (chemisches) Gleichgewicht

Definition

Im Zustand des thermodynamischen (chemischen) Gleichgewichts werden im gleichen Maße Produktmoleküle gebildet, wie Produktmoleküle wieder zu Eduktmolekülen zerfallen.

Beispiel

In einer Lösung aus reinem Alkohol und reiner Säure (Edukte) entsteht, obwohl die in den Edukten gespeicherte Energie geringer ist als die im Produkt Ester, auch immer eine gewisse Menge Ester. Wieso? Einer statistischen Verteilung folgend besitzen einige Eduktmoleküle eine geringere und einige eine größere innere Energie (Geschwindigkeit) als der Durchschnitt der Eduktmoleküle. Die Moleküle mit hohem Energiegehalt besitzen u. U. genug Energie, um für die Reaktion zum Ester **aktiviert** zu sein. Die höhere Energie wird in der „energiereichen“ Esterbindung gespeichert, die jedoch nicht von Dauer ist: Der Ester zerfällt wieder in Säure und Alkohol. Nach einer gewissen Zeit hat sich in der Lösung, die ursprünglich aus reiner Säure und reinem Alkohol bestand, ein Zustand herausgebildet, in dem sich keine Konzentrationsveränderungen von Edukten und Produkten messen lassen, in dem jedoch trotzdem Bildungs- und Zerfallsprozesse stattfinden: Dies ist der Zustand des thermodynamischen Gleichgewichts (streng genommen gilt: thermodynamisches Gleichgewicht = Druck-, Temperatur- und Teilchenkonstanz; chemisches Gleichgewicht = Teilchenkonstanz).

Merke
Grund für die Einstellung eines Gleichgewichts (anstatt einer vollständigen Reaktion) zwischen Produkten und Edukten sind Unterschiede der inneren Energie gleicher Moleküle.

Die Gleichgewichtskonstante

Im Gleichgewicht ist die Produktbildungsgeschwindigkeit gleich der Produktzerfallsgeschwindigkeit. Da im Beispiel Produkt langsam, Edukt schnell (hinsichtlich der Geschwindigkeitskonstante k) gebildet wird, ist klar, dass viel Produkt und wenig Edukt vorhanden sein muss, damit Gleichgewicht herrscht. Im Gleichgewicht gilt (eckige Klammern bedeuten Konzentrationen):

$k_1 \times [\text{Alkohol}] \times [\text{Säure}] = k_{-1} \times [\text{Ester}]$

k trägt stets eine Einheit, die gewährleistet, dass sich nach Multiplikation mit allen relevanten Konzentrationen die Einheit mol/(l × s) ergibt. Im vorliegenden Fall trägt k_1 die Einheit l/(mol × s), k_{-1} nur die Einheit 1/s.

Das Verhältnis der **Produktbildungsgeschwindigkeitskonstante (k_1) zur Zerfallsgeschwindigkeitskonstanten (k_{-1})** im Gleichgewichtszustand ist für eine bestimmte Reaktion bei bestimmten Bedingungen eine Naturkonstante. Das **Verhältnis der Produktkonzentrationen zu den Eduktkonzentrationen** im Gleichgewicht liefert bei denselben Bedingungen dieselbe Konstante. Sie wird als **Gleichgewichtskonstante K** bezeichnet. Die mathematische Formulierung dieser Tatsachen liefert das sog. **Massenwirkungsgesetz** (MWG, ↗ s. u. „Ermittlung der Gleichgewichtskonstanten“). Der Gleichgewichtszustand ist im MWG definiert.

Merke
Der Gleichgewichtszustand einer chemischen Reaktion ist im Massenwirkungsgesetz definiert. Das Verhältnis von Produkten und Edukten ist für jede Reaktion (bei gleichen Bedingungen) konstant und wird als Gleichgewichtskonstante K bezeichnet. Das Verhältnis der Geschwindigkeitskonstanten von Hinreaktion und Rückreaktion (k_1/k_{-1}) liefert dieselbe Gleichgewichtskonstante K.

Wie groß die Gleichgewichtskonstante ist, hängt von der Differenz der Freien Enthalpie von Edukten und Produkten ab. Vom Verhältnis dieser Freien Enthalpien hängt das Verhältnis von Bildungs- und Zerfallsgeschwindigkeit der Produkte ab. Dies ist die Verbindung zwischen Thermodynamik und Kinetik. Wird durch die Reaktion viel Freie Enthalpie frei, so verlagert sich das Reaktionsgleichgewicht auf die Produktseite. Das Verhältnis der Produkte zu Edukten wird groß, ebenso die Gleichgewichtskonstante.

Merke
Eine große Gleichgewichtskonstante bedeutet, dass bevorzugt Produkt entsteht.

Ermittlung der Gleichgewichtskonstante

Die Gleichgewichtskonstante lässt sich auf unterschiedlichen Wegen ermitteln; die Einheit der Konstante K ergibt sich aus den eingesetzten Einheiten:

- **über die Konzentrationen der Edukte und Produkte:** Man bestimmt die Konzentrationen der

Edukte A und B sowie der Produkte C und D und bildet den Quotienten aus Produkt- und Eduktkonzentrationen:

$$\frac{[C] \times [D]}{[A] \times [B]} = K \text{ (Massenwirkungsgesetz)}$$

Man beachte, dass die stöchiometrischen Koeffizienten in Potenz in das Produkt eingehen: Bei der Reaktion 2A + B → D + C errechnet sich K aus $([C] \times [D])/([A]^2 \times [B])$.

- **über die Hin- (k_1) und die Rückgeschwindigkeitskonstante (k_{-1}):**

$$\frac{k_1}{k_{-1}} = K \text{ (Massenwirkungsgesetz, kinetische Ableitung)}$$

- **über die Freie Standardreaktionsenthalpie $\Delta G^{0'}$:** Es gilt:

$$\Delta G^{0'} = -R \times T \times \ln \frac{[C] \times [D]}{[A] \times [B]} = -R \times T \times \ln K$$

Dabei ist R die allgemeine Gaskonstante (8,314 J/[mol × K]), T die Standardtemperatur in Kelvin (298,13 K). Zur Berechnung von K muss die Gleichung nach K aufgelöst werden.

- **über das Elektronenpotential $\Delta E^{0'}$:** Bei Redoxsystemen kann man die Freie Enthalpie mit Hilfe der Formel $\Delta G^{0'} = -n \times F \times \Delta E^{0'}$ berechnen. n = Anzahl der pro Reaktionsschritt bewegten Elektronen, F = Faraday-Konstante (96,5 kJ/mol), $\Delta E^{0'}$ = Spannung in Volt. Aus $\Delta G^{0'} = -R \times T \times \ln K$ lässt sich K berechnen.

Voraussetzungen und Eigenschaften des thermodynamischen Gleichgewichts

- Grundlegende Voraussetzung für die Einstellung eines thermodynamischen Gleichgewichts ist ein **abgeschlossenes System:** Es darf weder Produkt noch Edukt entweichen, weder Zu- noch Abfluss erfolgen.
- Die Konstante K ist in der Regel für (biochemische) Standardbedingungen angegeben. Eine **Veränderung der Rahmenbedingungen** führt zu einer Veränderung der Gleichgewichtskonstanten. So führt ein äußerer Zwang, wie z. B. höherer Druck oder höhere Temperatur, zu einer vermehrten Reaktion energetisch bergauf.
- Im thermodynamischen Gleichgewicht sind **kein Energiegewinn und keine Arbeitsleistung möglich.**
- Es ist wichtig, sich zu vergegenwärtigen, dass sich das Gleichgewicht unabhängig davon einstellt, ob man mit reinem Edukt, reinem Produkt oder einer irgendwie zusammengesetzten Mischung aus beidem startet.
- Für eine Reaktion bedeutet ein positiver $\Delta G^{0'}$-Wert, dass das Gleichgewicht unter Standardbedingungen auf der Eduktseite liegt, ein negativer $\Delta G^{0'}$-Wert bedeutet, dass das Gleichgewicht unter Standardbedingungen auf der Produktseite liegt.

Merke
Ein thermodynamisches (chemisches) Gleichgewicht kann sich nur im abgeschlossenen System einstellen. Im thermodynamischen Gleichgewicht ist weder Energiegewinn noch Arbeitsleistung möglich. Die Einstellung des Gleichgewichts erfolgt unabhängig davon, ob reines Edukt, reines Produkt oder eine irgendwie zusammengesetzte Mischung aus beidem vorliegt.

Beurteilung der Reaktionsrichtung bei bekannten Ausgangskonzentrationen

Es gilt die Formel

$$\Delta G^{0'} = -R \times T \times \ln \frac{[C] \times [D]}{[A] \times [B]} = -R \times T \times \ln K$$

$\Delta G^{0'}$ ist die Energie, die frei wird, wenn 1 mol A und 1 mol B bei biochemischen Standardbedingungen vollständig zu 1 mol C und 1 mol D reagieren. Wichtig ist: **In dieser Gleichung** ist **([C] × [D])/([A] × [B]) mit** der **Gleichgewichtskonstante der Reaktion K gleichzusetzen.**

$\Delta G^{0'}$ als eine Größe, die für die oben definierten Bedingungen immer gilt, besitzt den Charakter einer Konstante. Welche Energie bei einer realen Reaktion tatsächlich frei wird bzw. ob und in welche Richtung diese Reaktion überhaupt stattfinden wird, hängt von den tatsächlich vorliegenden Konzentrationen ab. Die frei werdende Energie einer Reaktion hängt mit der Konstante $\Delta G^{0'}$ über folgende Gleichung zusammen:

$$\Delta G = \Delta G^{0'} + R \times T \times \ln \frac{[C] \times [D]}{[A] \times [B]}$$

In dieser Formel ist **([C] × [D])/([A] × [B]) nicht die Gleichgewichtskonstante K**, sondern es sind die tatsächlichen Konzentrationen einzusetzen. Eine einfache Überlegung unterstreicht die Richtigkeit der Formel: Wenn man für die tatsächlich vorliegenden Konzentrationen doch die Gleichgewichtskonzentrationen einsetzt, so erhält ΔG den Wert null (vgl. mit der obenstehenden Formel für $\Delta G^{0'}$). Dies deckt sich mit der zuvor getroffenen Aussage, dass im thermodynamischen Gleichgewicht keine Arbeitsleistung möglich ist. ΔG ist somit ein Maß für den Abstand vom thermodynamischen Gleichgewicht und gleichzeitig ein Maß für die Arbeit, die bei konstantem Druck und konstanter Temperatur von der Reaktion geleistet werden kann. Erhält man für ΔG einen positiven Wert, so muss man Edukte und Produkte vertauschen, um die tatsächlich ablaufende Reaktion zu erhalten. Es gilt die Regel: Mit steigender Eduktkonzentration und sinkender Produktkonzentration nimmt der exergone Charakter einer Reaktion zu.

Auf die Abhängigkeit der Reaktion von Temperatur oder Druck soll hier nicht eingegangen werden.

Merke
ΔG ist ein Maß für den Abstand vom thermodynamischen Gleichgewicht und gleichzeitig ein Maß für die Arbeit, die bei konstantem Druck und konstanter Temperatur von der Reaktion geleistet werden kann. Mit steigender Eduktkonzentration und sinkender Produktkonzentration nimmt der exergone Charakter einer Reaktion zu.

1.2.2 Reversible und irreversible Reaktionen

Reversibel ist eine ideale Reaktion, deren Freie Standardreaktionsenthalpie $\Delta G^{0'}$ weder exergon noch endergon ist. ΔG, die Freie Enthalpie einer realen Reaktion unter realen Bedingungen, hängt vom Abstand der Konzentrationen der beteiligten Moleküle vom Gleichgewichtszustand ab (↗ Kap. 1.2.1: „Beurteilung der Reaktionsrichtung ...“). Am Gleichgewichtspunkt beträgt ΔG – und somit auch die Arbeitsfähigkeit der Reaktion – tatsächlich null: Die Reaktion ist hier reversibel. Die meisten Reaktionen im Zellstoffwechsel laufen in der Nähe des thermodynamischen Gleichgewichts ab. Sie können deshalb nur sehr geringe Arbeitsbeträge liefern und sind durch Änderung der Bedingungen leicht umkehrbar.

Für die Möglichkeit einer Stoffwechselregulation im Organismus ist es wichtig, dass die Stoffwechselwege **irreversible Reaktionen** enthalten. Regulationsmechanismen greifen oft an den irreversiblen Reaktionen an. Diese legen die Richtung eines Stoffwechselweges fest. Sie sind selten – bei der Glykolyse beispielsweise sind nur drei von zehn Reaktionsschritten irreversibel –, laufen in der Regel langsam ab und sind weit vom Gleichgewichtszustand entfernt. Nahezu 100 % der Energie für die gesamte Reaktionskette stammt aus irreversiblen Reaktionen.

Merke
Sind die Konzentrationsverhältnisse einer Reaktion weit vom thermodynamischen Gleichgewicht entfernt, ist sie irreversibel, sind sie in der Nähe des thermodynamischen Gleichgewichts, ist sie reversibel.

1.2.3 Fließgleichgewicht

Wie kann man Alkohol und Säure trotz Einstellung des thermodynamischen Gleichgewichts dazu bringen, 100 %ig zum Ester zu reagieren? In der Theorie – gemäß dem Massenwirkungsgesetz – erreicht man das, indem man dem System jedes gebildete Produkt (Ester) entzieht; dadurch liegt kein geschlossenes System mehr vor, sondern ein **offenes System**.

Auch in einem offenen System kann sich ein Gleichgewicht einstellen. Das Gleichgewicht im offenen System bezeichnet man als **Fließgleichgewicht**, **dynamisches Gleichgewicht** oder **steady state**. Auch hier lässt sich keine Änderung der Konzentration von Edukten und Produkten über die Zeit feststellen. Doch im Unterschied zum thermodynamischen Gleichgewicht wird die thermodynamische Gleichgewichtskonstante zwar angestrebt, aber nie erreicht. Das Fließgleichgewicht wird wesentlich durch Zu- und Abfluss bestimmt. „Zu- und Abfluss“ bedeutet oft einfach die Weiterverwendung von Produkten in Stoffwechselketten wie der Glykolyse. Die Konzentration von Produkten und Edukten bleibt konstant, wenn – bei stöchiometrisch ablaufenden Reaktionen – der Zufluss von Edukten gleich dem Abfluss von Produkten ist. Sowohl Eduktzufluss als auch Produktabfluss erhöhen die Eduktkonzentration im Verhältnis zur Produktkonzentration und fördern somit die Produktbildung.

Ein gutes Beispiel für ein Fließgleichgewicht ist das (offene) Bicarbonat-Puffersystem des Blutes: Durch Zellatmung wird ständig neues CO_2 gebildet und im Blut in Form von HCO_3^- gelöst, auf der anderen Seite verlässt CO_2 den Körper durch Ausatmen.

Merke
Das Bemühen, die vielen thermodynamischen Gleichgewichtszustände innerhalb des Fließgleichgewichts zu erreichen, ist die Triebfeder für Stoffwechselvorgänge. Trotz ständigen Material- und Energieflusses im Stoffwechsel bleibt das System Organismus durch komplizierte Rückkopplungsmechanismen weitgehend stabil (Homöostase).

1.2.4 Gekoppelte Reaktionen

Reaktionen sind gekoppelt, wenn das Produkt einer Reaktion das Edukt der Folgereaktion ist. Das ist bei vielen Stoffwechselvorgängen der Fall, z. B. bei Zyklen: So ist im Citratzyklus jeder Teilschritt mit dem vorhergehenden Teilschritt gekoppelt.

Von herausragender Bedeutung ist die Möglichkeit der **energetischen Kopplung.** Ohne diese wären lebenswichtige endergone Stoffwechselschritte nicht möglich (Reaktionen des anabolen Stoffwechsels, z. B. die Proteinbiosynthese, sind endergon). Das Prinzip: Eine exergone Reaktion liefert die Energie für eine endergone Reaktion. Die Verknüpfung erfolgt auf dem Weg eines **gemeinsamen Zwischenprodukts:**

$$A + B \rightarrow C + \mathbf{D}$$
$$\mathbf{D} + E \rightarrow F + G$$

Zentral in diesem Zusammenhang ist die universale „Energiewährung“ **Adenosintriphosphat (ATP).** Das Prinzip soll am Beispiel der ATP-abhängigen Phosphorylierung von Glucose (Glc) erläutert werden:

$$ATP + H_20 \rightarrow ADP + P_i \quad (\Delta G^{0'} = -31\ kJ/mol)$$
$$P_i + Glc \rightarrow Glc\text{-}6\text{-}P + H_20 \quad (\Delta G^{0'} = +14\ kJ/mol)$$
$$\overline{ATP + Glc \rightarrow Glc\text{-}6\text{-}P + ADP \quad (\Delta G^{0'} = -17\ kJ/mol)}$$

In diesem Fall ist das gemeinsame Zwischenprodukt der beiden Reaktionen das anorganische Phosphat (bzw. Phosphorsäure) P_i (Index i für „inorganic"). Katalysiert wird der Schritt in der Glykolyse von dem Enzym Hexokinase, das Glucose als Substrat und ATP als Cosubstrat bindet. Betrachtet man das chemische Gleichgewicht, so lässt sich sagen, dass durch energetische Kopplung an die ATP-Hydrolyse die Konzentration eines energetisch benachteiligten Produkts erhöht wird.

Merke
Energetische Kopplung verschiebt das Gleichgewicht gegenüber der ungekoppelten Reaktion in die thermodynamisch ungünstigere Richtung.

1.2.5 Energiereiche Verbindungen

Definition

Eine energiereiche Verbindung besitzt eine oder mehrere energiereiche kovalente Bindungen. Eine energiereiche Bindung ist eine labile Bindung. Sie ist thermodynamisch ungünstig (↗ Kap. 1.2.1), d. h., es gibt mögliche Bindungspartner, die eine stabilere und energetisch günstigere Bindung formieren würden. Erst das Vorhandensein eines Bindungspartners macht die „Einlösung" des Energiereichtums möglich. Da im Organismus Wasser der häufigste Bindungspartner ist (Hydrolyse!), stellt dies in der Regel keine Limitierung dar. Der „Wert" der energiereichen Verbindung hängt vom Unterschied der Freien Enthalpien ΔG der energiereichen Ausgangsverbindung und der energieärmeren Produktverbindung(en) ab. Energiereichtum ist somit eine relative Größe (↗ „Gruppenübertragungspotential").

Wichtige energiereiche Verbindungen

Mit dem ATP war im vorigen Unterkapitel von der wohl wichtigsten energiereichen Verbindung bereits die Rede. Daneben gibt es in Organismen weitere energiereiche Verbindungen – phosphathaltige und nicht phosphathaltige (↗ Tab. 1.1 und 1.2).

Anmerkung. Wenn ATP nun – weil energiereich – thermodynamisch ungünstig ist, wieso wird es dann nicht sofort hydrolytisch (also exergon) gespalten? Hier kommt die Kinetik ins Spiel: ATP ist gegen Hydrolyse **kinetisch stabil.** Das bedeutet: Durch eine hohe Aktivierungsenergie ist die nichtenzymatische ATP-Hydrolyse sehr langsam. Diese kinetische Stabilität ist für die Funktion von ATP als Energiecarrier essentiell. ATP wird im Zellstoffwechsel nur enzymatisch gesteuert hydrolysiert, die ATP-Hydrolyse ist dabei in der Regel an endergone Prozesse gekoppelt.

Tab. 1.1 Wichtige phosphathaltige energiereiche Verbindungen im menschlichen Stoffwechsel

Substanzklasse	energiereiche Verbindung
Phosphorsäure-anhydride	Nukleosiddiphosphate: ADP, GDP, CDP, UDP
	Nukleosidtriphosphate: ATP, GTP, CTP, UTP
gemischte Säureanhydride	1,3-Bisphosphoglycerat
	Aminoacyl-AMP (1. Stufe der Aminosäure-Aktivierung)
	Fettsäureacyl-AMP (1. Stufe der Fettsäure-Aktivierung)
	3'-Phosphoadenosin-5'-Phosphosulfat (PAPS)
	Carbamoylphosphat (Harnstoff- und Pyrimidinsynthese)
Phosphoamide	Phosphokreatin (Kreatinphosphat, ein Guanidin)
Enolphosphat	Phosphoenolpyruvat (energiereichstes Molekül der Glykolyse)
Glykosid-diphosphate u.a.	UDP-Glucose, -Galaktose, Glucuronsäure, -N-Acetyl-glucosamin (Aktivierung für die glykosidische Bindung)
	GDP-Mannose, -Fucose (Aktivierung für die glykosidische Bindung)
	CDP-Cholin (Aktivierung des Cholins für die Lecithinsynthese)

Tab. 1.2 Wichtige nicht phosphathaltige energiereiche Verbindungen im menschlichen Stoffwechsel

Substanzklasse	energiereiche Verbindung
Thioester	Acetyl-S-CoA, Succinyl-S-CoA, Acyl-S-CoA
	Liponsäure-Verbindungen
Amino-säureester	Aminoacyl-tRNA (2. Stufe der Aminosäure-Aktivierung)
Fettsäure-carnitinester	Fettsäurecarnitin (2. Stufe der Fettsäure-Aktivierung)
sonstige	S-Adenosyl-Methionin (SAM)
	Carboxybiotin
	Formyltetrahydrofolsäure

Gruppenübertragungspotential

Definition

Die eigentliche Maßgröße für den Energieinhalt der oben angeführten energiereichen Bindungen ist ihr Gruppenübertragungspotential. ATP besitzt ein hohes Gruppenübertragungspotential für Phosphatgruppen. Anders ausgedrückt: Wann immer es möglich ist, spaltet ATP das terminale Phosphat ab und überträgt es auf einen geeigneten Akzeptor. Das Gruppenübertragungspotential ist die Freie Enthalpie ($\Delta G^{0\prime}$), die frei wird, wenn 1 mol der terminalen Gruppe eines Donatormoleküls auf den Standardakzeptor H_20 unter Standardbedingungen übertragen wird. Je mehr Energie frei wird (je negativer der Betrag von $\Delta G^{0\prime}$ ist), desto höher ist das Gruppenübertragungspotential.

Merke
Gruppenübertragungspotential = $\Delta G^{0\prime}$ der Reaktion „Übertragung von 1 mol der terminalen Gruppe eines Donatormoleküls auf den Standardakzeptor H_20 unter biochemischen Standardbedingungen". Metabolite mit energiereichen Bindungen besitzen ein hohes Gruppenübertragungspotential für die entsprechende Gruppe.

Das Beispiel ATP

$\Delta G^{0\prime}$ für die Phosphatgruppe von ATP beträgt –30,5 kJ/mol. Zur Verdeutlichung in der Formelsprache (die Tilde [~] verwendet man, um eine energiereiche Bindung zu symbolisieren):
Adenosin-P~P~P + H_2O → Adenosin-P~P + P_i; $\Delta G^{0\prime}$ = –30,5 kJ/mol

Wie entsteht das hohe Gruppenübertragungspotential? Der relativ hohe Gruppenübertragungspotential-Wert des ATP hat strukturelle Gründe: zum einen die elektrostatische Abstoßung zwischen den negativen Ladungen der Phosphatgruppen (↗ Abb. 1.1), zum anderen eine größere Resonanzstabilisierung des freien Phosphats P_i gegenüber dem in ATP gebundenen. Hinzu kommt eine bessere Hydratation der Hydrolyseprodukte.

Schicksal des abgespaltenen Rests. In der Regel wird der von ATP abgespaltene terminale Phosphatrest nicht als freies anorganisches Phosphat in Lösung gehen, sondern auf andere Moleküle übertragen, die dadurch phosphoryliert werden. Diese Moleküle sind dann an der entsprechenden Bindung aktiviert und können weitere Reaktionen eingehen, die ohne Aktivierung thermodynamisch ungünstig wären (↗ Kap. 1.2.4, energetische Kopplung).

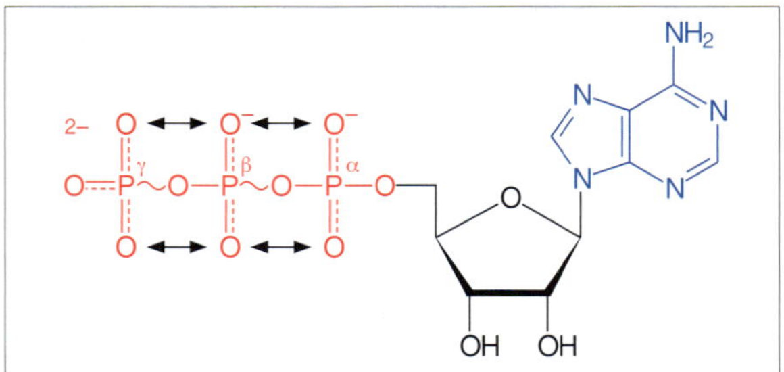

Abb. 1.1 Adenosintriphosphat (ATP). Die negativ geladenen Sauerstoffatome stoßen sich gegenseitig ab, was durch Pfeile angedeutet ist. Rot: Phosphatreste, schwarz: Ribose, blau: Adenin. [3]

Bedeutung des Gruppenübertragungspotentials für die Regeneration von ATP. Besäße ATP von allen Verbindungen im Organismus das größte Phosphatgruppenübertragungspotential, so könnte ATP nur schwer aus ADP regeneriert werden. Die Regeneration ist jedoch möglich: Energiereiche Phosphatverbindungen mit $\Delta G^{0\prime} < -30{,}5$ kJ/mol (vom absoluten Betrag her also größer) können Phosphatreste auf ADP übertragen und es wieder in ATP überführen.

Ein Beispiel für die ATP-Regeneration ist die Pyruvat-Kinase-Reaktion:

$$\text{Phosphoenolpyruvat} + \text{ADP} \xrightarrow{\text{Pyruvatkinase}} \text{Pyruvat} + \text{ATP}$$

Neben Phosphoenolpyruvat sind 1,3-Bisphosphoglycerat und Kreatinphosphat in ähnlicher Weise zur ATP-Regeneration aus ADP fähig. ATP steht energetisch zwischen energiereichen Phosphatgruppendonatoren und energiearmen Phosphatestern (↗ Tab. 1.3). Phosphatgruppen fließen exergon von energiereichen Phosphatdonatoren über ATP zu energiearmen Phosphorsäureestern. Im ATP selbst besteht zwischen den Phosphorsäurebausteinen keine Phosphorsäureester-, sondern eine **Phosphorsäureanhydridbindung** (Verbindung zweier Phosphorsäuren unter Wasserabspaltung). Diese enthält mehr Energie als die Phosphorsäureesterbindung (Verbindung zwischen Phosphorsäure und Alkohol unter Wasserabspaltung), jedoch weniger Energie als

- die **Phosphorsäureamidbindung** (Verbindung einer Phosphorsäure und eines Amins unter Wasserabspaltung) in **Kreatinphosphat**,

Tab. 1.3 $\Delta G^{0\prime}$-Werte für Phosphatgruppendonatoren (Freie Enthalpie bei Hydrolyse der Verbindung)

Verbindung	$\Delta G^{0\prime}$ in kJ/mol
Glycerin-3-phosphat	–9,2
Glucose-6-phosphat	–13,8
Fructose-1-phosphat	–15,9
Pyrophosphat (PPi)	–19,3
Glucose-1-phosphat	–20,9
ATP	–30,5
Kreatinphosphat	–43,1
1,3-Bisphosphoglycerat	–49,4
Phosphoenolpyruvat	–61,9

- die **gemischte Säureanhydridbindung** im **1,3-Bisphosphoglycerat** (Verbindung einer organischen und einer Phosphorsäure unter Wasserabspaltung),
- die **Phosphorsäureenolesterbindung** (Verbindung einer Phosphorsäure und eines Enols – ein Enol ist ein Stoff mit einer OH-Gruppe an einem C, das eine Doppelbindung zu einem anderen C hat – unter Wasserabspaltung) in **Phosphoenolpyruvat.**

Mit seiner mittleren Stellung bietet sich ATP als „Energiewährung der Zelle“, wie es oft genannt wird, an: Sein Gruppenübertragungspotential ist groß genug für vielfältige Phosphorylierungen und niedrig genug, um relativ leicht regeneriert zu werden. Dabei gilt: ATP ist mehr Energiecarrier als Energiespeicher. Unter anderem läge für einen Einsatz als Energiespeicher nicht genug ATP vor: Einer Gesamtmenge von ca. 100 g ATP im Körper eines Erwachsenen steht ein täglicher ATP-Verbrauch – ohne körperliche Anstrengung – von 40 kg gegenüber. Die Auflösung dieses Paradoxons ist ein sehr hoher ATP-Durchsatz: ATP wird ständig aus ADP gebildet und durch ATP-verbrauchende Prozesse gespalten.

ATP-Quellen. Eine zumindest kurzfristige Energiespeicherform ist dagegen das **Kreatinphosphat** (↗ Tab. 1.3 und Abb. 1.2): Im Wirbeltiermuskel sorgt es bei Beanspruchung für ATP-Regeneration, katalysiert durch das Enzym Kreatin-Kinase. Über Phosphorylierung von ADP durch **Phosphoenolpyruvat** und **1,3-Bisphosphoglycerat** wird während der Glykolyse direkt ATP gewonnen **(Substratkettenphosphorylierung).** Die mit einem Anteil von 90 % wichtigste ATP-Quelle ist die **oxidative Phosphorylierung** durch die ATP-Synthase im Zuge der Zellatmung.

Verwendung des ATP im Zellstoffwechsel. Als „Energiewährung“ stellt ATP Energie für an sich endergone Vorgänge wie aktive Transportphänomene, Biosynthesen, Muskelarbeit und Wärmeerzeugung bereit. Daneben spielt ATP auch eine Rolle bei intrazellulären Signalereignissen (↗ Abb. 1.3).

ATP phosphoryliert nicht nur niedermolekulare Substanzen, sondern beispielsweise auch Proteine: Es ermöglicht die Konformationsänderungen an Motor-Proteinen wie Myosin, Kinesin und Dynein, wodurch chemische Energie in mechanische Energie umgewandelt wird.

Obwohl bisher immer nur von „der Phosphorylierung“ die Rede war, gilt: Phosphorylierung ist nicht gleich Phosphorylierung. Es existieren **vier** verschiedene **Möglichkeiten, Phosphate bzw.** das **Adenosin** selbst **auf eine Substanz zu übertragen:**

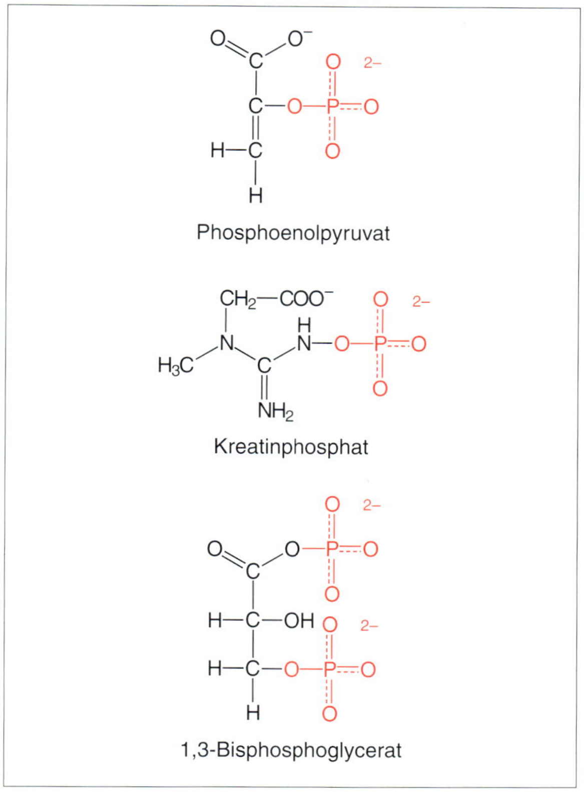

Abb. 1.2 Die energiereichen Verbindungen Kreatinphosphat (Phosphorsäureamidbindung), 1,3-Bisphosphoglycerat (gemischte Säureanhydridbindung) und Phosphoenolpyruvat (Phosphorsäureenolesterbindung): Durch ihr hohes Phosphatgruppenübertragungspotential sind sie in der Lage, ADP zu ATP zu phosphorylieren. [3]

- **1. Übertragung eines Phosphats:** ATP + R → ADP + R-P:
  Eine **Kinase** (ein phosphorylierendes Enzym) bindet ATP als Cosubstrat, spaltet es hydrolytisch in ADP und P_i und überträgt dabei das Phosphat auf einen geeigneten Akzeptor. Als Akzeptor kommen in Frage:
  - eine primäre Alkohol-Gruppe eines Substrats, es entsteht ein **Phosphatester:**
    z. B. Glucose + ATP $\xrightarrow{\textit{Hexokinase}}$ Glucose-6-P + ADP
  - eine halbacetalische Alkoholgruppe, es entsteht ein **Phosphatester:**
    z. B. Galaktose + ATP $\xrightarrow{\textit{Galaktokinase}}$ Galaktose-1-P + ADP

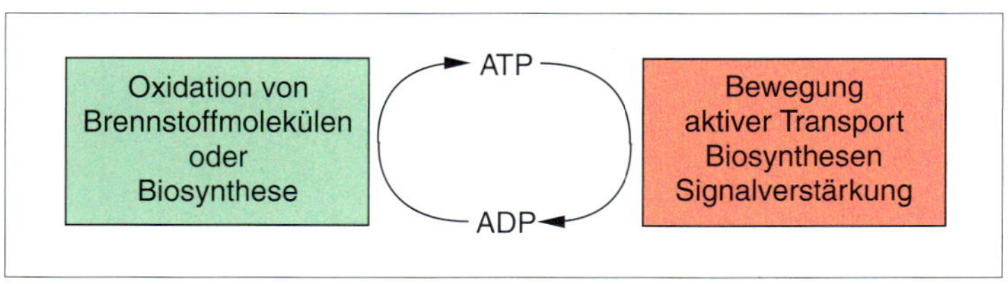

Abb. 1.3 Der ADP-ATP-Zyklus. Er steht in biologischen Systemen im Zentrum des Energieaustauschs. [3]

- eine Amino-Gruppe, es entsteht ein **Phosphorsäureamid:**
  z. B. Kreatin + ATP $\xrightarrow{\text{Kreatin-Kinase}}$ Kreatin-1-P + ADP
- eine Carboxyl-Gruppe, es entsteht ein **gemischtes Säureanhydrid:**
  z. B. 3-Phosphoglycerat + ATP $\xrightarrow{\text{Phosphoglycerat-Kinase}}$ 1,3-Bisphosphoglycerat + ADP
- eine Phosphatgruppe, es entsteht ein **Phosphorsäureanhydrid** (ADP):
  z. B. AMP + ATP $\xrightarrow{\text{Adenylat-Kinase}}$ ADP + ADP

Merke
Enzyme, die phosphorylieren, nennt man Kinasen. Enzyme, die dephosphorylieren, nennt man Phosphatasen.

- **2. Übertragung von AMP:** ATP + R → R-AMP + PP_i: Fettsäuren, Aminosäuren sowie Ubiquitin werden auf diesem Weg aktiviert. Das entsprechende Enzym spaltet ATP hydrolytisch in AMP und Pyrophosphat PP_i. Das AMP wird auf die Carboxylgruppe des Substrats übertragen. Es entsteht ein **gemischtes Säureanhydrid**
  - einer Fettsäure: Fettsäure + ATP → Acyl-AMP + PP_i,
  - einer Aminosäure: Aminosäure + ATP → Aminoacyl-AMP + PP_i,
  - von Ubiquitin: Ubiquitin + ATP → Ubiquitinyl-AMP + PP_i.
- **3. Übertragung von Pyrophosphat:** ATP + R → R-PP + AMP:
  Auch die Übertragung eines Anhydrids aus zwei Molekülen Phosphorsäure (sog. Pyrophosphat) ist möglich:
  z. B.: Ribulose-5-P + ATP $\xrightarrow{\text{5-Phosphoribosylkinase}}$ 5-P-Ribulose-2-PP
- **4. Übertragung von Adenosin:** ATP + R → R-Adenosin + PP_i + P_i:
  Adenosin kann unter Abspaltung von Phosphat und Pyrophosphat übertragen werden,
  z. B.: Methionin + ATP $\xrightarrow{\text{ATP-Adenosyl-Methionyl-Transferase}}$ S-Adenosyl-Methionin (SAM) + PP_i + P_i

Gerichtete Biosynthese durch Hydrolyse von Pyrophosphat. Biosynthesewege sind dann gerichtet, wenn sie irreversible Reaktionen enthalten. Eine Möglichkeit, eine Reaktion irreversibel zu machen, bietet die Hydrolyse von Pyrophosphat: Ist Pyrophosphat ein (Neben-)Produkt einer Reaktion, so ist die Reaktion so gut wie irreversibel, weil Pyrophosphat sofort enzymatisch hydrolysiert wird und für eine eventuelle Rückreaktion nicht mehr zur Verfügung steht. Der Organismus bedient sich dessen zum Beispiel bei der Initiation des **Fettsäureabbaus:** $RCOO^-$ + HS-CoA + ATP + H_2O → RCO-CoA + AMP + **2P**$_i$

Das Enzym **Pyrophosphatase** katalysiert hierbei die schnelle Hydrolyse von Pyrophosphat (PP_i) in zwei P_i. Für die Rückreaktion (rechts nach links) steht also zu wenig freies PP_i zur Verfügung.

Ohne sich weiter mit dem genauen Mechanismus zu befassen, sieht man außerdem, dass von links nach rechts zwei energiereiche Bindungen – nämlich die beiden Anhydridbindungen des ATP – gelöst werden. Demgegenüber steht lediglich die Knüpfung einer neuen energiereichen Bindung, nämlich der zwischen Coenzym A (CoA) und dem Acylrest (RCO^-).

Weitere Beispiele:
- **Proteinsynthese:** Aminosäure + tRNA + ATP ↔ Aminoacyl-tRNA + AMP + **2P**$_i$
- **Nukleinsäuresynthese:** n_1GTP + n_2CTP + n_3ATP + n_4TTP ↔ DNA + $(\mathbf{n_1 + n_2 + n_3 + n_4 - 1}) \times \mathbf{2P_i}$
- **Cosubstratsynthese:** FMN + ATP ↔ FAD + **2P**$_i$
- **Proteinmarkierung:** Ubiquitin + HS-Enzym + ATP ↔ Ubiquitinyl-S-Enzym + **2P**$_i$

1.3 Biokatalyse

1.3.1 Enzyme

Eigenschaften

Bereits im vorangegangenen Unterkapitel ist oft von Enzymen die Rede gewesen. Enzyme erkennt man häufig an dem Suffix „-ase“, manche – z. B. Thrombin oder Trypsin – tragen zusätzlich sog. Trivialnamen. Der Name „Enzyme“ beruht darauf, dass man die ersten Enzyme in Hefe gefunden hat (griechisch en zyme = in Hefe).

Enzyme sind **Biokatalysatoren.** Als Katalysator bezeichnet man in der Chemie ganz allgemein einen Stoff, der eine Reaktion beschleunigt, ohne dabei verbraucht zu werden. Biokatalysatoren erhöhen die Geschwindigkeit von Stoffwechselreaktionen um ein Vielfaches. Ohne das Enzym Carboanhydrase würde z. B. die Hydratation von CO_2 im Blut 10^7-mal länger dauern. An der Lage des Reaktionsgleichgewichts ändern Enzyme jedoch nichts. Diese Leistung erbringen energieliefernde Cofaktoren wie ATP (↗ Kap. 1.2.4, energetische Kopplung).

Merke
Enzyme verändern die Geschwindigkeit der Einstellung eines Reaktionsgleichgewichts, nicht das Gleichgewicht selbst. Sie beschleunigen Hin- und Rückreaktion in gleicher Weise, so dass der Quotient der zugehörigen Geschwindigkeitskonstanten, k_1/k_{-1}, also die Gleichgewichtskonstante K, identisch mit dem der unkatalysierten Reaktion ist. Das Gleichgewicht kann durch energieliefernde Cosubstrate wie ATP verschoben werden.

Von den herkömmlichen chemischen Katalysatoren heben sich Enzyme in vielfacher Hinsicht ab:

- Sie **steigern** die **Reaktionsgeschwindigkeit um das bis zu 10^{12}-fache** und damit entscheidend effektiver als chemische Katalysatoren.
- Sie wirken im Körper bei weit **milderen Reaktionsbedingungen** (pH 7, 37 °C).
- Ihre **Reaktionsspezifität** ist **groß**, größer als bei chemischen Katalysatoren.
- Sie **lassen sich** – über diverse Mechanismen – **regulieren.**
- Sie sind nicht passiv wie chemische Katalysatoren, sondern stellen mehr oder weniger **komplexe kleine „Maschinen"** dar. Es gibt Enzymkomplexe, die mechanische Systeme sind, z.B. die ATP-Synthase in der inneren Mitochondrienmembran (↗ Abb. 1.4).

Steigerung der Reaktionsgeschwindigkeit. Die starke Zunahme der Reaktionsgeschwindigkeit ist darauf zurückzuführen, dass Enzyme bestimmte Übergangszustände stabilisieren (Übergangszustände sind besonders energiereich) und so die Aktivierungsenergie, von der die Reaktionsgeschwindigkeit abhängt, entscheidend herabsetzen. Außerdem richten sie die Substrate, die reagieren sollen, optimal aufeinander aus.

Merke
Durch Stabilisierung von Übergangszuständen vermindern Enzyme die Aktivierungsenergie einer Reaktion und erhöhen die Reaktionsgeschwindigkeit.

Spezifität. Enzyme binden ihr Substrat im sog. **aktiven Zentrum.** Häufig binden sie nicht nur ein Substrat, sondern mehrere sowie zusätzlich Cofaktoren (oder weitere Enzyme) – entweder hintereinander oder gleichzeitig. In letzterem Fall haben sie mehrere aktive Zentren. Die Bindung im aktiven Zentrum kann durch alle Arten zwischenmolekularer Kräfte erfolgen. Meist sind es schwache Wechselwirkungen, es kann aber auch zur Ausbildung eines kovalenten Zwischenkomplexes kommen. Diese Wechselwirkungen führen dazu, dass Enzyme ihr Substrat anhand von dessen Struktur bis zu einem gewissen Grad eindeutig erkennen **(Substratspezifität).** Früher ging man davon aus, dass die Form des Substrats und die des aktiven Zentrums immer perfekt zueinander passen (**„Schlüssel-Schloss-Prinzip"**, ↗ Abb. 1.5). Nach neueren Erkenntnissen ist das Substrat an der Ausbildung der passgenauen Form des akti-

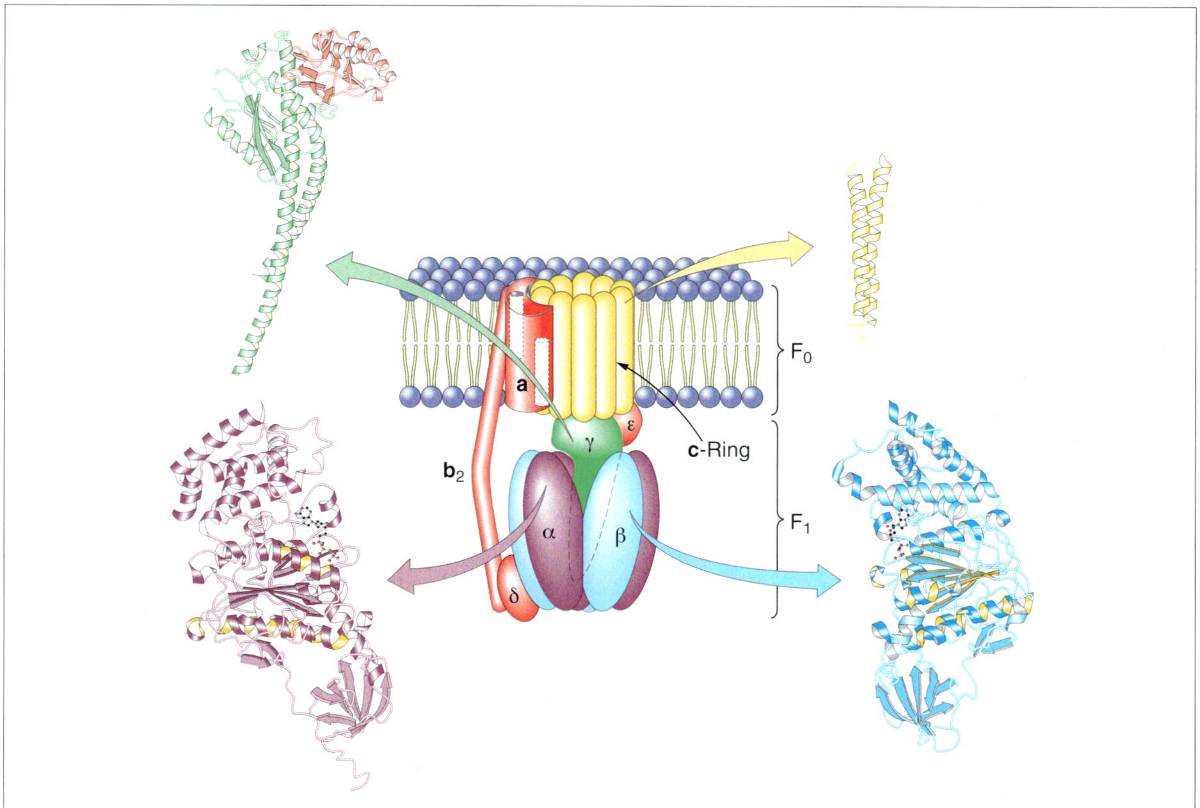

Abb. 1.4 Aufbau der ATP-Synthase. Das Enzym besteht aus den Untereinheiten F_0 und F_1. F_0 setzt sich aus einem Ring aus c-Untereinheiten und einer a-Untereinheit zusammen und stellt einen für Protonen durchlässigen Kanal dar. F_1 besteht aus α-, β-, δ- und ε-Untereinheiten (bei einigen Untereinheiten ist zusätzlich die dreidimensionale Struktur dargestellt), die ATP synthetisieren, wenn durch den Protonenkanal F_0 Protonen fließen. Zwei b-Untereinheiten verbinden F_0 und F_1. [3]

ven Zentrums beteiligt, das in Abwesenheit des Substrats eine andere Form hat. Man spricht daher vom **Induced-fit-Modell** (↗ Abb. 1.5).

Darüber hinaus katalysieren Enzyme in der Regel nur eine Reaktion (und deren Rückreaktion), z. B. nur die Spaltung eines speziellen Bindungstyps **(Wirkungsspezifität)**. Nebenreaktionen, wie sie unkatalysiert auftreten würden, werden verhindert.

Enzyme sind also in zweifacher Hinsicht spezifisch.

Nicht alle Enzyme sind hochspezifisch. Vor allem die Substratspezifität ist unterschiedlich stark ausgeprägt: Für die Alkohol-Dehydrogenase reicht eine primäre OH-Gruppe als Bindungsstelle aus. Im Gegensatz hierzu ist Thrombin, ein wichtiges Enzym der Blutgerinnung, hochspezifisch: Es katalysiert nur die Hydrolyse von Arginin-Glycin-Bindungen. Enzyme mit geringer Substrat- und geringer Wirkungsspezifität sind selten.

Ein besonderer Aspekt der Spezifität von Enzymen ist ihre **Stereoselektivität:** Sie selektieren in der Regel nur eines von mehreren Stereoisomeren einer Verbindung. So ist die Proteinbiosynthese grundsätzlich nur mit L-Aminosäuren möglich (sterisch substratspezifisch). Dies ist natürlich mit einer ausschließlichen Produktion von L-Aminosäuren verbunden (sterisch wirkungsspezifisch).

Merke
Enzyme sind spezifisch hinsichtlich des Substrats (Substratspezifität) und der katalysierten Reaktion (Wirkungsspezifität). Die Substratspezifität ist bei verschiedenen Enzymen unterschiedlich stark ausgeprägt. Ein besonderer Aspekt ist die Stereoselektivität, die hinsichtlich des Substrats oder der Wirkung (Produkt) bestehen kann.

Lokalisation

Die Zelle besitzt verschiedene Kompartimente, in denen unterschiedliche Stoffwechselprozesse ablaufen. Deshalb sind die Kompartimente auch mit unterschiedlichen Enzymen ausgestattet. Beispielsweise enthalten die Lysosomen – eine Art Entsorgungsstätte der Zelle – Spaltungsenzyme wie Proteasen. Damit diese in der Zelle keinen Schaden anrichten können, ist ihre Funktionalität von einem sauren pH, wie er im Lysosom – nicht aber im Zytoplasma – herrscht, abhängig. Manche Enzyme, wie die Verdauungsenzyme, werden von der Zelle sezerniert und wirken extrazellulär. Wie die Zellkompartimente verfügen auch die Gewebe und Organe über einen ihren Funktionen entsprechenden Enzymsatz.

Merke
Enzyme kommen sowohl frei im Lumen (Darm, Plasma, Extrazellulärraum) als auch in der Zelle vor. Zelluläre Enzyme können gelöst oder membranständig sein.

Isoenzyme (Isozyme)

Isoenzyme **unterscheiden sich in ihrer Aminosäuresequenz** voneinander, **katalysieren aber** im Prinzip **die gleiche Reaktion**, evtl. unter Verwendung unterschiedlicher Substrate. Das Produkt ist stets dasselbe. In der Regel unterscheiden sie sich auch in Merkmalen wie dem K_M-Wert (↗ Kap. 1.3.3) oder regulatorischen Eigenschaften. Isoenzyme werden in verschiedenen Geweben (oder während verschiedener Entwicklungsstadien) unterschiedlich stark exprimiert. Dies ermöglicht dem Organismus eine gewebsspezifische (oder entwicklungsspezifische) Feinregulation des Stoffwechsels. Tabelle 1.4 zeigt wichtige Isoenzyme.

Klinik
Enzym- und Isoenzymdiagnostik: Enzyme und Isoenzyme lassen sich als diagnostische Hilfsmittel einsetzen, da sie beim Gesunden nur in Spuren

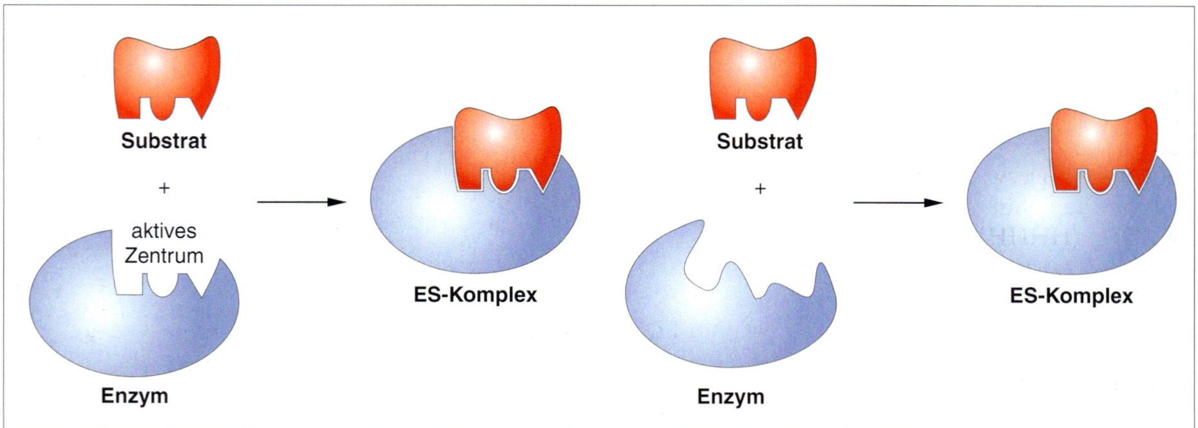

Abb. 1.5 Schlüssel-Schloss-Prinzip (links) und Induced-fit-Modell (rechts). [3]

Tab. 1.4 Wichtige Isoenzyme

Enzym	Isoenzym	von dem Isoenzym katalysierte Reaktion
Malat-Dehydrogenase	• zytoplasmatische Malat-Dehydrogenase • mitochondriale Malat-Dehydrogenase	Malat + NADH + H^+ ↔ Oxalacetat +NAD^+ Malat + NADH + H^+ ↔ Oxalacetat +NAD^+
Isocitrat-Dehydrogenase	• zytoplasmatische Isocitrat-Dehydrogenase • mitochondriale Malat-Dehydrogenase	Isocitrat + $NADP^+$ ↔ α-Ketoglutarat + CO_2 + NADPH + H^+ Isocitrat + NAD^+ ↔ α-Ketoglutarat + CO_2 + NADH + H^+
Glycerin-3-P-Dehydrogenase	• zytoplasmatische Glycerin-3-P-Dehydrogenase • mitochondriale Glycerin-3-P-Dehydrogenase	Glyceron-P + NADH + H^+ ↔ Glycerin-3-P + NAD^+ Glyceron-P + $FADH_2$ ↔ Glycerin-3-P + FAD
Carbamylo-P-Synthetase	• zytoplasmatische Carbamylo-P-Synthetase • mitochondriale Carbamylo-P-Synthetase	Glutamin + 2 ATP + CO_2 ↔ Carbamylo-P + 2 ADP + P_i NH_3 + 2 ATP + CO_2 ↔ Carbamylo-P + 2 ADP + P_i

im Plasma vorkommen. Werden durch eine Organschädigung intrazellulär vorliegende Enzyme freigesetzt, steigt ihre Aktivität im Plasma an. Wichtige Beispiele für Enzyme, deren Aktivitätsanstieg im Plasma diagnostisch verwertet werden kann, sind:

- Glutamat-Oxalacetat-Transaminase (GOT) → Leberschädigung, Herzinfarkt
- Glutamat-Pyruvat-Transaminase (GPT) → Leberschädigung
- Lactat-Dehydrogenase → Herzinfarkt, Hämolyse

In manchen Fällen kann durch Bestimmung der einzelnen Isoenzyme eines Enzyms diagnostisch weiter differenziert werden. Dies ist z. B. bei der **Lactat-Dehydrogenase (LDH)** der Fall. Sie ist ein Tetramer, besteht also aus vier Untereinheiten. Die Information für die Untereinheiten liegt auf den Genen „H“ und „M“, die für unterschiedliche Aminosäuresequenzen kodieren. Deshalb tragen die Untereinheiten H und M unterschiedliche Ladungen und sind somit im elektrischen Feld unterschiedlich beweglich. Dadurch ist eine elektrophoretische Aufreinigung aller fünf möglichen LDH-Isoenzyme (↗ unten) gut möglich. Das H_4-Isoenzym besitzt die höchste, das M_4-Isoenzym die niedrigste Substrataffinität, alle anderen Kombinationsmöglichkeiten liegen ihrer Zusammensetzung entsprechend dazwischen. M_4 arbeitet am besten unter anaeroben, H_4 am besten unter aeroben Bedingungen. Deswegen unterscheiden sich die Isoenzyme auch hinsichtlich ihres Vorkommens:

- LDH I (HHHH) und LDH II (MHHH) kommen vor allem in Herzmuskel, Erythrozyten und Niere vor.
- LDH III (MMHH) kommt vor allem in lymphatischem Gewebe und Malignomen vor.
- LDH IV (MMMH) und LDH V (MMMM) kommen vor allem in Leber, Skelettmuskel und Malignomen vor.

Herzmuskel: LDH-1
Skelettmuskel, Skelettknochen: LDH-3-5
Leber: LDH 5

Das Auftreten der Isoenzyme im Blut lässt Rückschlüsse auf die ursächlichen Gewebeschäden zu: Eine Erhöhung von LDH I und LDH II im Blut deutet auf einen Herzinfarkt oder eine Hämolyse hin. Leber- und Skelettmuskelschäden äußern sich in erhöhten LDH-IV- und LDH-V-Werten. Gegenstand einer Isoenzymdiagnostik ist auch das Enzym **Kreatin-Kinase (CK):** Diese ist ein Dimer mit den Untereinheiten M und B. Es existieren somit

- CK-MM, vor allem im Herzmuskel und Skelettmuskel,
- CK-MB, vor allem im Herzmuskel,
- CK-BB, vor allem im Gehirn.

Bei Skelettmuskelschäden beträgt der Anteil des Isoenzyms MM an der Gesamt-CK im Blut mehr als 95 %, beim Herzinfarkt beträgt der Anteil des Isoenzyms MB an der Gesamt-CK mehr als 6 %. Bereits sechs Stunden nach dem Infarktereignis lässt sich der Herzinfarkt durch Bestimmung der CK-MB sicher diagnostizieren.

Klassifikation

Inzwischen sind mehr als 3000 Enzyme bekannt. Diese werden klassifiziert, indem jedes Enzym mit einem vierstelligen Nummerncode versehen wird. Diese sog. **EC-Nummer** (EC steht für „Enzyme Commission“) berücksichtigt Substrat- und Wirkungsspezifität. Die erste Zahl im Code steht für eine der **sechs Hauptklassen** (↗ Tab. 1.5), die jeweils Enzyme ähnlicher Wirkungsspezifität zusammenfassen. Die beiden folgenden Zahlen beziehen sich auf **Substrate** und **Cofaktoren.** Die letzte Ziffer ist die **laufende Nummer** des Enzyms. Ein Beispiel: Alkohol-Dehydrogenase trägt die EC-Nummer 1.1.1.1. Die erste Eins steht für die Hauptgruppe der Oxidoreduktase, die zweite für eine -CH-OH-Gruppe als Elektronendonator, die dritte für $NAD(P)^+$ als

Tab. 1.5 Die Einteilung der Enzyme in sechs Hauptklassen

Hauptklasse	katalysierte Reaktion	Substrate pro Katalyse	Beispiel
1: Oxidoreduktasen	Elektronentransfer	2 (Coenzyme nötig)	Alkohol-Dehydrogenase
2: Transferasen	Gruppentransfer	2	Peptidyltransferase
3: Hydrolasen	Hydrolyse	2 (H_2O als 2. Substrat)	Phosphodiesterase
4: Lyasen	Bindungsspaltungen	1	Adenylatzyklase Citratsynthetase, Carboanhydrase Pyruvat-Decarboxylase
5: Isomerasen	Isomerisierungen	1	Glucose-6-phosphat-Isomerase
6: Ligasen	Bindungsbildung unter Energie-Verbrauch (meist ATP)	2 (Cosubstrat, meist ATP, nötig)	DNA-Ligase Pyruvat-Carboxylase

Elektronenakzeptor. Die vierte Eins macht als laufende Nummer die Bestimmung eindeutig.

Neben der Nummer tragen Enzyme in der Regel einen Namen, der einen Rückschluss auf ihre Funktion zulässt. Den ersten Wortbestandteil bildet das Substrat, den zweiten die katalysierte Reaktion. So ergibt sich aus dem Substrat „Alkohol" und der Reaktion „Dehydrogenierung" das Enzym „Alkohol-Dehydrogenase". Da Enzyme Hin- und Rückreaktion gleichermaßen katalysieren, kann es vorkommen, dass sich für ein Enzym nicht der von der gerade betrachteten Reaktion, sondern der von der entsprechenden Rückreaktion abgeleitete Name durchgesetzt hat.

Merke
Der Name von Enzymen leitet sich unter Umständen nicht von der erwarteten Reaktion, sondern von der Rückreaktion her.

Struktur

Die **meisten Enzyme** sind **Proteine**, bestehen also aus Aminosäuren. Ihre Aminosäuresequenz ist im Genom kodiert, und sie können durch Regulationsmechanismen je nach Bedarf hergestellt werden. Während Enzyme meist aus Hunderten bis Tausenden Aminosäuren bestehen, umfasst ihre katalytisch wirksame Region, das **aktive Zentrum**, oft nur einige Aminosäuren. Die anderen Bereiche dienen der Stabilität des aktiven Zentrums, regulatorischen Zwecken, der Wechselwirkung mit anderen Proteinen oder auch als Kanäle für Substrate und Produkte.

Außerdem gibt es katalytisch wirksame **RNA-Moleküle**, die man **Ribozyme** nennt. Ein prominentes Beispiel für ein Ribozym ist das Ribosom: Es enthält zwar auch Proteinbestandteile, doch katalytisch wirksam ist vor allem der RNA-Anteil.

Merke
Ribozyme sind katalytisch wirksame RNA-Moleküle. Ein Beispiel ist das Ribosom.

1.3.2 Cofaktoren

Viele Enzyme können nur in Gegenwart von Cofaktoren arbeiten, die sie zur Übertragung von Elektronen, Ionen oder bestimmter Gruppen benötigen. Manche Oxidasen verwenden z. B. das Reduktions-

Tab. 1.6 Auswahl wichtiger Coenzyme bzw. prosthetischer Gruppen

Name	Abkürzung	Funktion	abgeleitet von
Nikotinamidadenindinukleotid	NAD^+ $NADH + H^+$	Transfer von H^- (Redox)	Nikotinsäureamid (Vitamin)
Nikotinamidadenindinukleotidphosphat	$NADP^+$ $NADPH + H^+$	Transfer von H^- (Redox)	Nikotinsäureamid (Vitamin)
Flavinadenindinukleotid	FAD	Transfer von 2 H (Redox)	Riboflavin (Vitamin)
Flavinmononukleotid	FMN	Transfer von 2 H (Redox)	Riboflavin (Vitamin)
S-Adenosylmethionin	SAM	Transfer von Methylgruppen	Methionin (Aminosäure)
Tetrahydrofolat	H_4-Folat, FH_4	Transfer von Formylgruppen	Folsäure (Vitamin)
Coenzym A	CoA	Aktivierung (z. B. Fettsäuren)	Pantothensäure (Vitamin)

äquivalent NAD^+, um Elektronen abzugeben. Cofaktoren wie ATP, NAD(P), Coenzym A oder FAD können während oder vor der Reaktion gebunden werden. Sie können aber auch fester (kovalent gebundener) Bestandteil des Enzyms sein. Dann bezeichnet man sie als **prosthetische Gruppe.** Die kleinen organischen Cofaktoren, z. B. NAD^+, werden – je nach Blickwinkel – auch **Coenzyme** oder **Cosubstrate** genannt. Die meisten dieser kleinen Nichtproteine leiten sich von Vitaminen ab. Der Vielzahl von Enzymen mit ihrer hohen Spezifität steht eine kleine Anzahl von Coenzymen gegenüber (↗ Tab. 1.6).

Merke
Ein Cofaktor, der fester Bestandteil des Enzyms ist, heißt prosthetische Gruppe. Kleine organische Cofaktoren heißen Coenzyme (Cosubstrate).

Die Spezifität der Coenzyme ist gering, sie sind an verschiedensten Katalysevorgängen beteiligt. Für die Funktionsfähigkeit des Stoffwechsels ist eine ständige Regeneration der Coenzyme unerlässlich. Diese erfolgt beim löslichen Coenzym und bei der gebundenen prosthetischen Gruppe in gleicher Weise (↗ Abb. 1.6).

Metalloenzyme besitzen in ihrem aktiven Zentrum komplexiv (oder auch kovalent) gebundene Metallatome als Cofaktoren. Die Carboanhydrase enthält z. B. $Zink^{2+}$. Diese Metallatome sind (unter anderem) der Grund dafür, dass Spurenelemente wie Zink essentiell sind. Beim Menschen sind außer Zink u. a. Eisen und Kupfer in Enzymen im Einsatz. Oftmals besitzen Metalle in Enzymen ungewöhnliche Oxidationsstufen.

Ein Enzym ohne seinen gebundenen Cofaktor (lösliches Coenzym, prosthetische Gruppe oder Metallatom) wird **Apoenzym** genannt. Ist der Cofaktor gebunden, spricht man vom **Holoenzym.**

Merke
Holoenzym = Apoenzym + Cofaktor

1.3.3 Enzymkinetik

Die Enzymkinetik untersucht den Zusammenhang zwischen der katalysierten Reaktionsgeschwindigkeit und den herrschenden Reaktionsbedingungen. Entscheidend sind hierbei meistens die Eigenschaften des katalysierenden Enzyms. Oft wird eine kinetische Untersuchung durchgeführt, um hinter den genauen Mechanismus einer Reaktion zu kommen. Dies setzt gute Kenntnisse über den Zusammenhang zwischen der Kurve, die man aus einer kinetischen Messung erhält, und den sie beeinflussenden Faktoren voraus. Ein verbreiteter Ansatz zum Verständnis einfacher Enzymkinetiken ist die Michaelis-Menten-Kinetik. Zu deren Verständnis sind zunächst einige grundlegende Betrachtungen und Definitionen nötig.

Grundlagen

Reaktionsschema einer 1-Substrat-Reaktion

In diesem Kapitel soll das Prinzip der Enzymkinetik am Beispiel der einfachen 1-Substrat-Reaktion erläutert werden. Das Reaktionsschema einer 1-Substrat-Reaktion lässt sich vereinfacht darstellen als

$$E + S \underset{k_{-1}}{\overset{k_1}{\rightleftharpoons}} ES \underset{k_{-2}}{\overset{k_2}{\rightleftharpoons}} EP \xrightarrow{k_3} E + P$$

In Worte gefasst: Ein Enzym E bindet sein Substrat S mit einer Geschwindigkeitskonstante k_1 (Einheit: s^{-1}). Dieser Enzym-Substrat-Komplex ES zerfällt wieder mit der Geschwindigkeitskonstante k_{-1}, wobei k_{-1} kleiner als k_1 ist. Aus dem Komplex ES geht mit der Geschwindigkeitskonstante k_2 (über den stabilisierten energiereichen Übergangszustand) der Enzym-Produkt-Komplex EP hervor, der sich theoretisch wieder in ES zurückbilden kann (k_{-2}). Im vereinfachten Reaktionsschema zerfällt EP jedoch ausschließlich zu freiem Enzym E und Produkt P. In diesem Reaktionsschema beträgt außerdem die Konstante k_{-3} für die Rückbildung von EP aus E und P null (anders ausgedrückt: Das Enzym besitzt keine Affinität für das Produkt). Das Reaktionsschema lässt sich weiter vereinfachen (↗ „Aktivität").

Affinität

Die Affinität bezeichnet den „Bindungswillen" des Enzyms zum Substrat. Ein Enzym E mit hoher Affinität bindet sein Substrat S mit hoher Geschwindigkeit. Die Geschwindigkeit der Rückreaktion, also des

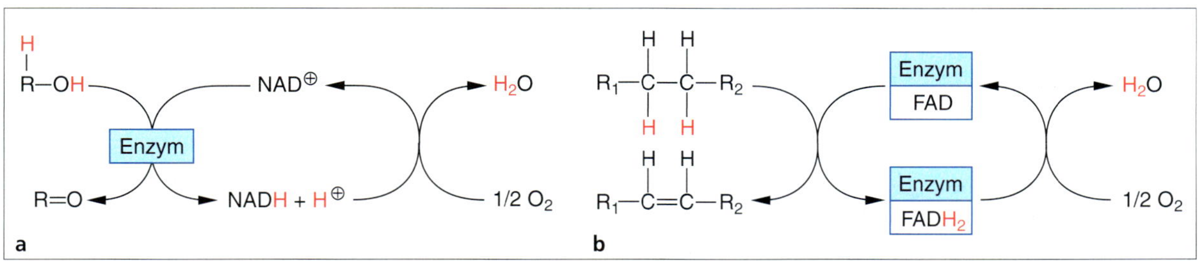

Abb. 1.6 Redoxreaktionen mit dem Coenzym NAD^+ **(a)** und der prosthetischen Gruppe FAD **(b)**. [2]

Zerfalls des Substrat-Enzym-Komplexes ES, ist weitaus geringer. **Maß für die Affinität** eines Enzyms zu einem Substrat ist die Konstante k_1: Ist k_1 groß, ist die Affinität hoch. Ist k_1 klein, ist die Affinität gering.

Merke
Bei hoher Affinität reicht eine geringe Substratkonzentration aus, um alle Enzymmoleküle zu besetzen.

Aktivität

Unter der Aktivität eines Enzyms versteht man die Anzahl der Substratmoleküle, die pro Sekunde am aktiven Zentrum in Produktmoleküle umgesetzt werden. Die punktuelle Aktivität eines Enzyms ist auch von den Konzentrationen der beteiligten Stoffe abhängig, eine Aussage über das Enzym selbst macht also nur seine maximale Aktivität.

Merke
Die Aktivität eines Enzyms bemisst sich durch den Quotienten Substratumsatz/Zeiteinheit.

Die Aktivität kann theoretisch von den Geschwindigkeitskonstanten jeder der Teilreaktionen des oben stehenden Reaktionsschemas abhängen:

- Bildung (und Zerfall) des Enzym-Substrat-Komplexes ES aus (in) E + S
- Bildung (und Zerfall) des Enzym-Produkt-Komplexes EP aus (in) ES
- Zerfall (und Bildung) des Enzym-Produkt-Komplexes EP in (aus) E + P.

Bei einer gekoppelten Reaktion bestimmt jedoch stets der langsamste Schritt die Geschwindigkeit, die in diesem Fall mit der Enzymaktivität gleichzusetzen ist. Der geschwindigkeitsbestimmende Schritt in dieser gekoppelten Reaktion ist die Bildung von EP aus ES, und die Geschwindigkeit ist von der Konstante k_2 abhängig. Die Geschwindigkeit der Reaktion (erster Ordnung, ↗ unten) ergibt sich aus dem Produkt aus k_2 und der Konzentration [ES]. [ES] ist von den Geschwindigkeiten k_1 und k_{-1} abhängig. Deshalb sind k_1, k_{-1} und k_2 wichtig. EP zerfällt in der Regel sehr schnell in E + P, deshalb muss k_{+3} nicht berücksichtigt werden. Die Rückreaktion von EP in ES ist selten, weil das Enzym eine geringe Affinität zum Produkt hat (eine Ausnahme ist die kompetitive Produkthemmung). Deshalb spielt k_{-2} eine untergeordnete Rolle, und man kann die Gesamtreaktion darstellen als

$$E + S \underset{k_{-1}}{\overset{k_1}{\rightleftharpoons}} ES \xrightarrow{k_2} E + P$$

Reaktion erster und nullter Ordnung

Bei einer **Reaktion erster Ordnung** ist die Reaktionsgeschwindigkeit nur von der Konzentration eines Eduktes (Substrats, S) abhängig. Man berechnet die Geschwindigkeit nach der Formel
$V = k \times [S]$.
Typisches Beispiel hierfür sind Zerfallsprozesse.

Bei einer **Reaktion nullter Ordnung** ist die Reaktionsgeschwindigkeit konstant und von keiner Konzentration abhängig.

Bei der Messung einer Enzymkinetik gibt es einen Übergangsbereich zwischen beiden Ordnungen.

Die Michaelis-Menten-Kinetik

Die Reaktionsgeschwindigkeit einer enzymkatalysierten Reaktion hängt von drei Konzentrationen ab: der des Enzyms [E], der des Substrats [S] und der des Produkts [P]. Folglich liegt keine Reaktion erster oder gar nullter Ordnung vor. Es hat sich eine Form der Darstellung der Enzymkinetik etabliert, die unter Annahme bestimmter Randbedingungen dennoch eine relativ einfache Analyse der Enzymkinetik ermöglicht. Sie heißt nach ihren beiden Entdeckern „Michaelis-Menten-Kinetik". Es ist wichtig, sich die Randbedingungen vor Augen zu führen, die Voraussetzungen für die Gültigkeit dieses klassischen Modells der Enzymkatalyse sind:

- Ein Substratmolekül und ein Enzymmolekül bilden einen aktivierten Komplex (1-Substrat-Reaktion).
- Die Konzentration des Komplexes ES (bzw. EP) ist über die Zeit hinweg konstant (Fließgleichgewicht).
- Die Affinität des Enzyms für das Produkt beträgt null (keine Reaktion E + P → ES).

Enzyme mit Cosubstrat besitzen für dieses eine zweite Michaelis-Menten-Kinetik, zusätzlich zu der, die sie hinsichtlich des Substrats besitzen.

Michaelis-Menten-Diagramm

Im Michaelis-Menten-Diagramm ist die **Anfangsreaktionsgeschwindigkeit** V_0 einer enzymkatalysierten Reaktion (y-Achse) **gegen** die zugehörige **Substratkonzentration** [S] (x-Achse) **aufgetragen.** Variable ist also die Substratkonzentration [S]. Die Enzymkonzentration [E] ist auf einem hohen Niveau konstant (jedes Michaelis-Menten-Diagramm gilt für eine bestimmte Enzymkonzentration). Es ist wichtig, sich klar zu machen, was dieses Diagramm darstellt: Jeder Punkt des Graphen steht für eine Reaktionsgeschwindigkeit bei einer ganz bestimmten Substratkonzentration.

Zur Erstellung eines Michaelis-Menten-Diagramms geht man folgendermaßen vor: Man stellt eine Reihe von Lösungen her, deren exakt eingestellte Substratkonzentrationen von sehr niedrig bis sehr hoch reichen (Verdünnungsreihe). Zu jeder Lösung gibt man anschließend dieselbe Enzymmenge, sodass die Enzymkonzentration in allen Proben gleich ist. Nun misst man (in der Regel anhand der Schwächung von Licht aufgrund von Absorption und Streuung durch das gebildete Produkt [Extinktion, ↗ Kap.

1.3.6]) in jedem Ansatz die Produktkonzentration bzw. Substratkonzentration in Abhängigkeit von der Zeit. Der Zusammenhang ist nichtlinear (↗ Abb. 1.7), da mit Substratabnahme und Produktzunahme in jedem Ansatz der Umsatz sinkt. Anhand dieser Daten schließt man auf die Reaktionsgeschwindigkeit zum Zeitpunkt 0 (Anfangsreaktionsgeschwindigkeit) zurück (indem man eine Tangente an den Graphen anlegt, die durch den Nullpunkt geht), als [S] maximal und [P] null war.

Die Anfangsreaktionsgeschwindigkeiten aller Ansätze trägt man gegen die zugehörigen Substratkonzentrationen auf (die x-Achse des Michaelis-Menten-Diagramms ist keine Zeit-Achse!). Der Graph des Michaelis-Menten-Diagramms ist eine Hyperbel (mit einer Asymptote parallel zur x-Achse, ↗ Abb. 1.8): Mit zunehmender Substratkonzentration lässt sich irgendwann keine Erhöhung der Reaktionsgeschwindigkeit mehr erreichen, weil die Enzyme „gesättigt" sind.

Es lassen sich drei **Bereiche des Michaelis-Menten-Diagramms** unterscheiden:

- **sehr niedrige Substratkonzentration:** Hier liegt eine **Reaktion erster Ordnung** vor. Die Enzymkonzentration ist so hoch, dass die Geschwindigkeit nur von der Substratkonzentration [S] abhängt. Jedes Substratmolekül findet leicht ein Enzymmolekül und bindet daran.
- **mittlere Substratkonzentration:** Die **Reaktion erster Ordnung geht in eine Reaktion nullter Ordnung über**. Die Substratmoleküle beginnen um die Bindung an ein freies Enzym zu konkurrieren. Deshalb wird bei weiterer Zugabe von Substrat die Zunahme der Reaktionsgeschwindigkeit immer geringer.
- **hohe Substratkonzentration:** Irgendwann hat eine weitere Zugabe von Substrat keinen Einfluss mehr auf die Reaktionsgeschwindigkeit. Das Enzym ist mit Substrat gesättigt **(Substratsättigung)** und katalysiert die Reaktion mit maximaler Geschwindigkeit **(V_{max})**. Da die Geschwindigkeit konstant ist, liegt eine **Reaktion nullter Ordnung** vor.

Merke
Bei maximaler Reaktionsgeschwindigkeit (V_{max}) ist eine Steigerung der Reaktionsgeschwindigkeit nur durch Zugabe von Enzym möglich.

Michaelis-Menten-Gleichung

Mit Hilfe der Michaelis-Menten-Gleichung kann man für jedes Michaelis-Menten-Diagramm die Anfangsreaktionsgeschwindigkeit V_0 bei jeder einzelnen Substratkonzentration [S] errechnen. Anfangsreaktionsgeschwindigkeit V_0 bedeutet: [S] ist noch maximal, [P] ist noch null. Die Michaelis-Menten-Gleichung lautet:

$$V_0 = V_{max} \times \frac{[S]}{[S] + K_M}$$

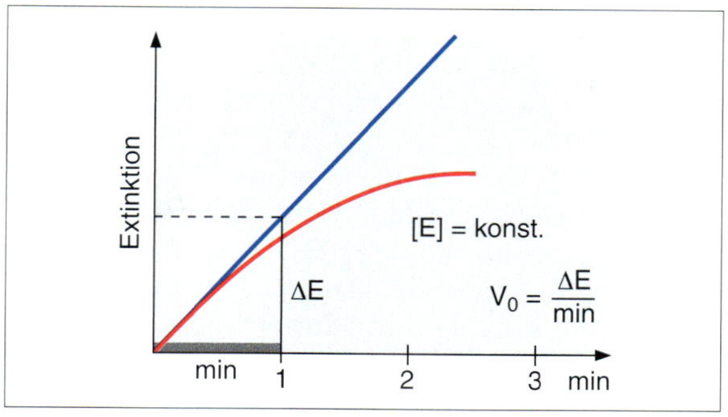

Abb. 1.7 Zeit-Umsatz-Kurve (rot). Die Tangente, mit deren Hilfe die Anfangsreaktionsgeschwindigkeit ermittelt wird, ist blau dargestellt. [1]

Voraussetzung für die Berechnung von V_0 ist – neben der Substratkonzentration [S] – die Kenntnis der **Maximalgeschwindigkeit V_{max}** und der **Michaelis-konstante K_M**:

- **V_{max}** hat die Dimension mol/(l × s). V_{max} ist die Asymptote des Michaelis-Menten-Diagramms.
- **K_M** hat die Dimension einer Konzentration (mol/l). K_M ist die Substratkonzentration, bei der die Reaktionsgeschwindigkeit halbmaximal ist ($V_{max}/2$). (Man mache sich den Zusammenhang klar, indem man in der Michalis-Menten-Gleichung [S] durch K_M ersetzt!) Deshalb lässt sich K_M im Michaelis-Menten-Diagramm ablesen, indem man bei halbmaximaler Reaktionsgeschwindigkeit ein Lot auf die x-Achse fällt.

Mit der Michaelis-Menten-Gleichung lässt sich – auch ohne ihre Herleitung (auf die hier verzichtet wurde) zu kennen – gut rechnen, und sie spiegelt für einfache enzymkatalysierte Reaktionen die Realität annähernd wider. Berücksichtigt man, dass

- K_M gleichbedeutend ist mit ([E] × [S])/[ES] oder $(k_{-1} + k_2)/ k_1$
und
- $V_{max} = k_2 \times [E]$,

lässt sich die Michaelis-Menten-Gleichung auch formulieren als

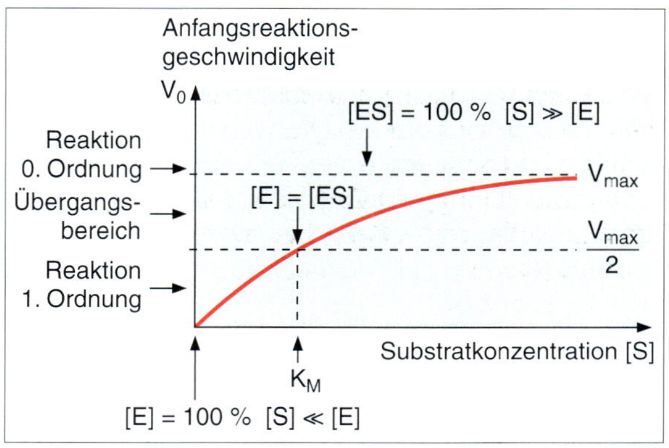

Abb. 1.8 Michaelis-Menten-Diagramm: der Übergang einer Reaktion 1. Ordnung in eine Reaktion 0. Ordnung. [1]

$$V_0 = k_2 \times \frac{[E] \times [S]}{\frac{k_{-1} + k_2}{k_1} + [S]}$$

Anmerkung Es ist üblich, konzentrationsunabhängigen und somit „echten" Konstanten wie der Geschwindigkeitskonstante k_2, welche sich auf *ein Enzym* bezieht, kleine Buchstaben zuzuweisen. Konstanten wie V_{max}, die nicht für ein Enzym, sondern nur für *eine Enzymkonzentration* gelten und somit „unecht" sind, erhalten dagegen große Buchstaben. Eine Ausnahme stellt die Michaeliskonstante K_M dar: Trotz großen Buchstabens ist sie als Verhältnis reiner Geschwindigkeitskonstanten eine echte Enzymkonstante. Im Folgenden sollen echte und unechte Enzymkonstanten etwas ungenau als Enzymkonstanten bezeichnet werden.

Merke
Die Michaeliskonstante K_M ist eine „echte" Enzymkonstante, die für ein Enzymmolekül unabhängig von Enzym- und Substratkonzentration gilt. Die maximale Reaktionsgeschwindigkeit V_{max} ist eine „unechte" Enzymkonstante, sie gilt für eine bestimmte Enzymkonzentration (wenn alle Enzyme mit Substrat gesättigt sind).

Wichtige Enzymkonstanten

Maximalgeschwindigkeit V_{max}

Diese ist, wie bereits erwähnt, die höchstmögliche Geschwindigkeit (in mol/[l × s]), mit der ein Enzym katalytisch tätig sein kann. Sie wird erreicht, wenn Substratsättigung vorliegt. V_{max} und k_2 hängen über folgende Gleichung zusammen:

$V_{max} = k_2 \times [ES]$

Weil bei Substratsättigung nahezu alle Enzyme als [ES] vorliegen, gilt auch:

$V_{max} = k_2 \times [E]$

V_{max} ist somit von der Enzymkonzentration abhängig.

Wechselzahl k_{kat} („turnover number")

Die Wechselzahl eines Enzymmoleküls ist die Anzahl von Substratmolekülen, die pro Zeiteinheit vom (gesättigten) aktiven Zentrum in das Produkt umgewandelt werden können. Die Wechselzahl ist damit gleich der Geschwindigkeitskonstante k_2, die in diesem Zusammenhang meist als k_{kat} bezeichnet wird. k_{kat} ist unabhängig von der Enzymkonzentration.

Die Gleichung der Maximalgeschwindigkeit lässt sich auflösen zu

$k_{kat} = V_{max} / [E]$

Hat ein Enzym mehrere aktive Zentren (die Alkohol-Dehydrogenase z. B. besitzt vier aktive Zentren), muss man noch durch die Anzahl der aktiven Zentren teilen, um die Wechselzahl pro aktives Zentrum zu erhalten.

Die Wechselzahl der Carboanhydrase beträgt $6 \times 10^5\ s^{-1}$. Das bedeutet, dass jedes einzelne Substrat nur 1,7 µs (Mikrosekunden, also millionstel Sekunden) am Enzym verweilt. Ein langsames Enzym dagegen ist das Lysozym mit einer Wechselzahl von $0{,}5\ s^{-1}$. Für die meisten Enzyme liegt k_{kat} zwischen 1 und $10^4\ s^{-1}$.

Enzymaktivität

Mit der Wechselzahl verbunden ist die Enzymaktivität. Man misst sie in verschiedenen Einheiten:

- in Unit: 1 U = 1 µmol (Substratumsatz)/min,
- in der SI-Einheit Katal = katalytische Einheit: 1 kat = 1 mol (Substratumsatz)/s.

Letztere ist „korrekter", jedoch erfreut sich die Einheit Unit nach wie vor vieler Anhänger, zumal man bei der katalytischen Einheit oft unhandlich kleine Werte erhält und auf µkat oder nkat ausweichen muss.

Merke
- Unit: 1 U = 1 µmol (Substratumsatz)/min
- katalytische Einheit (Katal): 1 kat = 1 mol (Substratumsatz)/s

Es gilt: 1 U = 16,7 nkat.

Diese Größen beziehen sich jedoch nicht mehr auf ein Enzymmolekül, sondern auf die enzymatische Aktivität einer Lösung: Wie viel Produkt vermag die Lösung in einer bestimmten Zeiteinheit zu produzieren? Über die Enzymkonzentration ist damit noch nichts ausgesagt. Es gilt: Je aktiver ein Enzym ist, desto weniger Enzym benötigt man für ein Unit oder eine katalytische Einheit. Die für eine Aktivität von 1 U oder 1 kat benötigte Enzymmenge lässt sich somit auch als enzymspezifische Konstante auffassen. Manchmal werden Unit und Katal deshalb auch als Einheiten für eine Enzymmenge verstanden.

Bisweilen ist es sinnvoll, die **Enzymaktivität auf andere Messgrößen** zu **beziehen:**

- Will man die Aktivität eines plasmaspezifischen Enzyms angeben, ist es zweckmäßig, die Enzymaktivität auf ein **Volumen** zu beziehen: Hierzu teilt man die Enzymaktivität durch die entsprechende Volumenmenge, z. B. 1 l Blutplasma: In der klinischen Enzymologie sind die Einheiten µkat/l oder nkat/l gebräuchlich. Auf Patientenbefunden findet sich häufig noch die Einheit U/l.
- Man kann die Enzymaktivität aber auch auf eine **Masse** – z. B. 1 kg Gewebe – beziehen (Anwendungsbeispiel: Aktivität der Phosphoenolpyruvat-Carboxykinase [PEPCK] – Bestimmung der Gluconeogenese pro kg Körpergewicht). Die Einheit lautet dann U/kg oder kat/kg. Auch ein Bezug auf die Masse der eingesetzten Enzymmenge ist möglich. Dies bezeichnet man dann als **spezifische (katalytische) Aktivität** der Enzymmenge (Einheit: U/mg Protein). Falls die spezifische Aktivität

eines reinen Enzyms bekannt ist, lässt die Messung der Aktivität einer vorliegenden Enzymmasse den direkten Rückschluss auf deren Reinheitsgrad zu.

- Ist die **Anzahl der Mole** des interessierenden Enzyms bekannt, kann man die gemessene Enzymaktivität auch durch diese (sog. Molzahl) teilen. (Die Molzahl wird in der Regel weit unter 1 liegen, da ein Mol eines kleinen Enzyms bereits stolze 12 kg wiegt. Je nach Enzym könnte dies bis zu mehreren Milliarden € kosten.) Man erhält als Einheit U/mol Enzym bzw. kat/mol Enzym. Dies entspricht wieder der Einheit s^{-1} (U = µmol/min, kat = mol/s!), die auch die Wechselzahl trägt. Während die Wechselzahl jedoch eine Konstante für die Aktivität pro Enzym bei Substratsättigung ist, gibt U/mol Enzym die tatsächliche Aktivität pro Enzym bei der vorliegenden Substratkonzentration wieder.

Merke
Bezieht man die Enzymaktivität auf eine andere Messgröße, z. B. Volumen (Serum), Masse (Protein), Molmenge (Enzym), erhält man als Einheit: Unit/Messgröße.

Michaeliskonstante K_M

K_M ist, wie oben erwähnt, die spezifische Substratkonzentration (in mol/l), bei der ein Enzym mit halbmaximaler Geschwindigkeit arbeitet. (Bei mehreren möglichen Substraten gibt es für jedes Substrat ein K_M). K_M nimmt in der Regel Werte von 10^{-1} bis 10^{-7} an. Ist die Substratkonzentration gleich K_M, so liegt die Hälfte aller Enzyme in der Lösung als Enzym-Substrat-Komplex ES vor. Deshalb wird K_M auch als **Halbsättigungskonzentration** bezeichnet.

Wie oben bereits dargestellt, lässt sich K_M auch als Verhältnis von Geschwindigkeitskonstanten darstellen (es ergibt sich die Dimension einer Konzentration, weil k_1 eine Geschwindigkeitskonstante zweiter Ordnung ist, k_{-1} und k_2 hingegen erster Ordnung):

$$K_M = \frac{k_{-1} + k_2}{k_1}$$

K_M ist ein **Maß für die Affinität.** Bei großem K_M ist viel Substrat nötig, um die halbmaximale Geschwindigkeit zu erreichen: Die Affinität ist niedrig. So beträgt K_M der Glucokinase 20 mmol/l. Bei kleinem K_M ist die Affinität dementsprechend hoch: Bereits bei niedriger Substratkonzentration – bei der Hexokinase bei 0,01 mmol/l – ist die halbmaximale Geschwindigkeit erreicht. (Überlagert wird dieser Zusammenhang durch den Einfluss der Aktivität – k_2 – auf K_M.)

Tatsächlich beträgt die Substratkonzentration in vivo bei sehr vielen Enzymen annähernd K_M. Eine Ausnahme stellen die sog. **Schlüsselenzyme (Schrittmacherenzyme)** dar: Sie stehen meistens am Anfang oder an Verzweigungen von wichtigen Reaktionsketten. Sie besitzen oft eine geringere Maximalgeschwindigkeit als die anderen Enzyme. Außerdem arbeiten sie im Bereich der Substratsättigung. Deshalb kann die Reaktionsgeschwindigkeit wesentlich durch Regulation der Enzymkonzentration beeinflusst werden, was dem Organismus eine effektive Steuerung ermöglicht.

Assoziationskonstante K_A und Dissoziationskonstante (Substratkonstante) K_S

Streng genommen ist nicht K_M, sondern die **Assoziationskonstante K_A** ein Maß für die Affinität des Enzyms zu seinem Substrat. K_A ist definiert als Quotient der Geschwindigkeitskonstanten der Bildung und des Zerfalls des ES-Komplexes:

$K_A = k_1/k_{-1}$

Der Kehrwert von K_A ist die **Dissoziationskonstante (Substratkonstante) K_S**:

$K_S = k_{-1}/k_1$

Falls die katalytische Geschwindigkeitskonstante k_2 des Enzyms wesentlich kleiner ist als die Zerfallskonstante k_{-1}, entspricht K_S der Michaeliskonstante K_M, weil k_2 im Nenner der Formel für K_M (↗ oben) vernachlässigt werden kann. K_A entspricht dann dem Kehrwert von K_M.

Zusammenfassung

(↗ Tab. 1.7)

Tab. 1.7 Wichtige Enzymkonstanten

Enzymkonstante	Einheit	Maß für	konzentrationsabhängig
K_M	mol/l	Affinität eines Enzymmoleküls zum Substrat	nein
V_{max}	mol/(l × s)	Aktivität einer Enzymlösung bei Substratsättigung	von [E]; [S] per Definition im Sättigungsbereich
k_{kat}	1/s	maximale Aktivität eines (gesättigten) Enzymmoleküls	nein
Unit	1 U	maximale Aktivität eines (gesättigten) Enzymmoleküls: 1 U ist die Enzymmenge, die 1 µmol (Substratumsatz)/min leistet. Ist sie niedrig, so ist die Aktivität eines einzelnen Enzymmoleküls groß.	([S] sollte bei der Bestimmung im Sättigungsbereich sein, da sonst nur ein Teil der Enzymmenge aktiv ist)

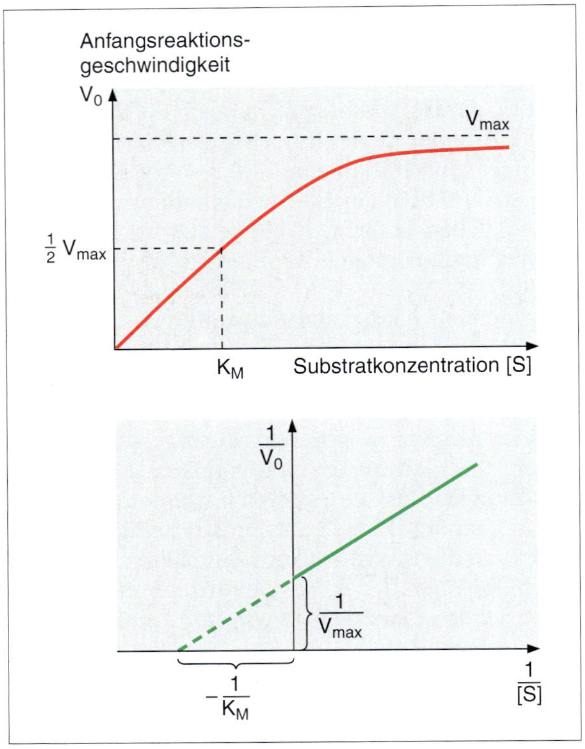

Abb. 1.9 Michaelis-Menten-Diagramm (oben) und Lineweaver-Burk-Diagramm (unten) im Vergleich. [1]

Lineweaver-Burk-Diagramm

Das Michaelis-Menten-Diagramm ist eine Hyperbel (↗ Abb. 1.9 oben). Mathematisch ist es möglich, eine Hyperbel in eine Gerade zu verwandeln, indem man nicht y gegen x, sondern 1/y gegen 1/x aufträgt. Dies macht man sich beim Lineweaver-Burk-Diagramm zunutze: Man trägt $1/V_0$ gegen 1/[S] auf und erhält eine Gerade (↗ Abb. 1.9 unten).

Die mathematische Formel für eine Gerade mit y = f (x) („y Funktion von x") lautet: y = a × x + b. a ist die Steigung der Gerade. b heißt y-Achsenabschnittswert, ist also der Wert auf der y-Achse, bei dem die Gerade (der Graph) die y-Achse schneidet.

Auch ohne Wissen um die mathematische Herleitung lassen sich folgende Zusammenhänge nutzen:

- Die Gleichung der Geraden lautet:

$$\frac{1}{V_0} = \frac{1}{V_{max}} + \frac{K_M}{V_{max}} \times \frac{1}{[S]}$$

- Der y-Achsenabschnitt ist $1/V_{max}$.
- Der x-Achsenabschnitt ist $-1/K_M$ (das Minuszeichen ist darauf zurückzuführen, dass der x-Achsenabschnitt links vom Nullpunkt liegt).
- Die Steigung ist K_M/V_{max}.

Bei der Erstellung und Interpretation eines Lineweaver-Burk-Diagramms sind folgende Punkte zu beachten:

- Wegen der doppelten reziproken Auftragung sind die hohen Substratkonzentrationen auf der x-Achse links, die niedrigen rechts anzutreffen (1/1000 ist kleiner als 1/10). Gleiches gilt für die Anfangsreaktionsgeschwindigkeiten V_0 auf der y-Achse: Die höheren V_0 finden sich im unteren Bereich der y-Achse.
- Der x-Achsenabschnitt ergibt sich erst durch die gedachte Verlängerung (Extrapolation) des Graphen in den negativen x-Bereich (gestrichelter Graph in Abb. 1.9 unten).
- Wird V_{max} verdoppelt, so halbiert sich der y-Achsenabschnittswert, wird V_{max} halbiert, verdoppelt er sich.
- Je größer K_M ist, desto näher liegt der x-Achsenabschnitt an null (von links aus betrachtet). Je kleiner K_M ist, desto weiter links liegt er. Ein großer K_M-Wert bedeutet eine geringe Affinität des Enzyms zum Substrat, ein geringer K_M-Wert eine hohe Affinität!

Da V_{max} und K_M Grenzwerte sind, die im Labor mit dem Michaelis-Menten-Diagramm erst bei hohen Konzentrationen erreicht werden, ist das Lineweaver-Burk-Diagramm zunächst eine Hilfe. Der Nachteil besteht darin, dass die Punkte, durch die man die Gerade legt, sich für zunehmende Substratkonzentrationen in der Nähe des Nullpunkts drängen. Man greift deshalb in der Praxis auf die genauere computergestützte nichtlineare Regression (geringere Fehlerquadratsumme) am Michaelis-Menten-Diagramm zurück, um die charakteristischen Konstanten zu ermitteln. Das Lineweaver-Burk-Diagramm ist vor allem bei der Untersuchung des Mechanismus einer Enzymhemmung von Bedeutung: Die unterschiedlichen Formen der Enzymhemmung (↗ Kap. 1.3.4) haben ganz charakteristische Auswirkungen auf dieses Diagramm (und auf das Michaelis-Menten-Diagramm).

1.3.4 Hemmung von Enzymen

Der Stoffwechsel kann nicht nur durch gezielte Expression (oder Nichtexpression), sondern auch durch Hemmung (oder Aktivierung) von Enzymen reguliert werden.

Formen der Enzymhemmung

Es gibt unterschiedliche Formen der Enzymhemmung, die ganz charakteristische Auswirkungen auf das Michaelis-Menten- und das Lineweaver-Burk-Diagramm haben.

Kompetitive Hemmung

Hierbei ähnelt die Struktur des Inhibitors der Struktur des Substrat-Teilbereichs, der an das aktive Zentrum des Enzyms bindet. Der Inhibitor wird deshalb ebenfalls an das aktive Zentrum gebunden (besser oder schlechter als das Substrat), er konkurriert mit dem Substrat um die Bindungsstelle (daher kompetitiver Inhibitor). Ist der Inhibitor gebunden, blockiert er die Bindungsstelle, ohne dass Produkt entstehen kann. Für die Katalyse stehen dadurch weniger freie aktive Zentren zur Verfügung. Dadurch wird die Katalysegeschwindigkeit (der Produktumsatz) verringert.

Merke
Ein kompetitiver Inhibitor verringert die Katalysegeschwindigkeit, indem er den Anteil der Enzyme mit gebundenem Substrat (ES) verringert.

Je stabiler der Enzym-Inhibitor-Komplex (EI) ist, desto wirkungsvoller ist der Inhibitor. Ist die Affinität des Enzyms zum Inhibitor um ein Vielfaches stärker als zum Substrat (wie bei Kohlenmonoxid, ↗ Enzymhemmung in der Medizin), ist die Hemmung (nahezu) irreversibel.

Merke
Kompetitive Inhibitoren lassen sich außer Kraft setzen, indem man die Substratkonzentration erhöht.

Ein Beispiel für eine kompetitive Hemmung: Das Enzym Succinat-Dehydrogenase katalysiert die Reaktion von Succinat zum Fumarat und kann durch Malonat gehemmt werden, das dem Succinat strukturell ähnlich ist.

Die kompetitive Hemmung erkennt man an folgenden **Veränderungen im Michaelis-Menten- bzw. Lineweaver-Burk-Diagramm:**

- Im **Michaelis-Menten-Diagramm** (↗ Abb. 1.10a) steigt die Hyperbel weniger stark an als bei der Reaktion ohne Inhibitor. Es wird **dieselbe V_{max}** erreicht, jedoch erst **bei höherer Substratkonzentration**, da bei höheren Substratkonzentrationen die Substratmoleküle die Inhibitormoleküle immer mehr vom aktiven Zentrum verdrängen. Weil der Inhibitor mit dem Substrat um die Bindung an das Enzym konkurriert, ist K_M – die Substratkonzentration, bei der die Hälfte aller Enzyme in der Lösung als Enzym-Substrat-Komplex ES vorliegt (↗ Kap. 1.3.3) – in Gegenwart des Inhibitors größer als bei der ungehemmten Reaktion.
- Im **Lineweaver-Burk-Diagramm** bleibt der y-Achsenabschnitt – also $1/V_{max}$ – im Vergleich zur ungehemmten Reaktion unverändert. Der x-Achsenabschnitt – also $-1/K_M$ – hat einen kleineren Betrag. K_M ist somit größer als bei der ungehemmten Reaktion. Man spricht von der **scheinbaren K_M-Erhöhung** („scheinbar", da K_M für das nichtinhibierte Enzym unverändert ist).

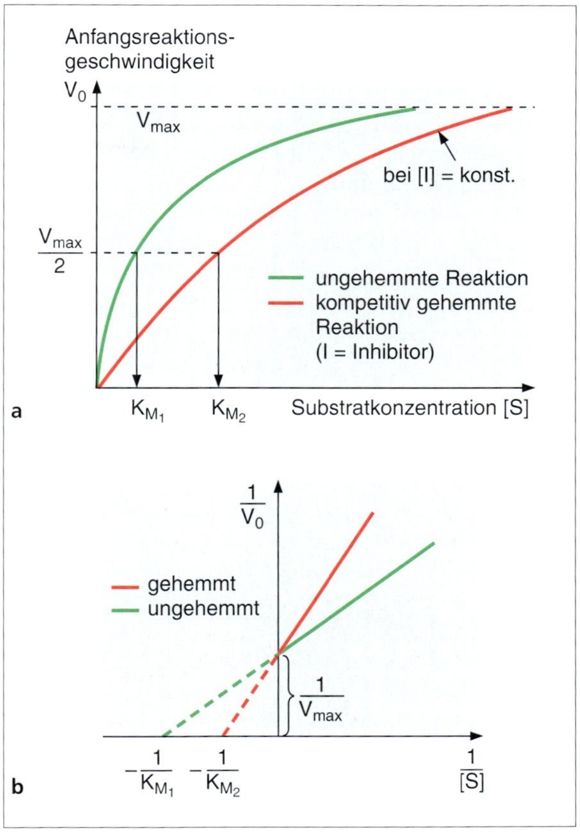

Abb. 1.10 Kompetitive Hemmung im Michaelis-Menten-Diagramm **(a)** und im Lineweaver-Burk-Diagramm **(b).** [1]

Klinik
Die meisten **in der klinischen Therapie eingesetzten Enzyminhibitoren** wirken **kompetitiv:**

- **ACE-Hemmer:** Das Angiotensin-Converting-Enzym (ACE) spielt bei der Regulation des Blutdrucks, des Blutvolumens und der Na^+-Konzentration im Körper eine sehr wichtige Rolle. ACE spaltet Angiotensin I in die aktive Form Angiotensin II. Dieses bewirkt, dass sich die Blutgefäße verengen und vermehrt Na^+ und Wasser von den Nieren in den Körperkreislauf zurückgeführt werden. Infolgedessen steigt der Blutdruck. ACE-Hemmer senken somit den Blutdruck.
- **Zyklooxygenasehemmer:** Die Zyklooxygenase (COX) ist ein Schlüsselenzym für entzündliche Prozesse im Körper, die auch immer schmerzhaft sind. Zyklooxygenasehemmer wie die berühmte Acetylsalicylsäure (ASS, Aspirin®) wirken deshalb antientzündlich und schmerzhemmend (analgetisch).
- Das Antibiotikum **Penicillin** hemmt kompetitiv die **Glykopeptid-Transpeptidase**, die Bakterien für ihre Zellwandsynthese benötigen. Im Gegensatz zu anderen kompetitiven Enzymhemmern kann es aber, wenn es einmal gebunden ist, auch durch eine erhöhte Substratkonzentration nicht mehr aus der Bindung verdrängt werden, da es, sobald es an die Substratbindungsstelle gebunden ist, eine zusätzliche kovalente Bindung mit

einem Serylrest im aktiven Zentrum des Enzyms eingeht. Dennoch kann man von einer kompetitiven Hemmung sprechen, da Penicillin das natürliche Substrat kompetitiv (also konzentrationsabhängig) aus der Substratbindungsstelle am Enzym verdrängt.

- **Allopurinol** hemmt die **Xanthin-Oxidase.** Dieses Enzym katalysiert im Abbau der Purine die Umwandlung von Xanthin in Harnsäure. Die Ausfällung von Harnsäurekristallen im Gewebe (z. B. in Gelenken) führt zur Gicht. Allopurinol verhindert die Bildung von Harnsäure, senkt so den Harnsäurespiegel im Plasma und wird daher in der Therapie der Gicht eingesetzt.

Kompetitive Enzymhemmung ist auch ein **wichtiger Mechanismus bei Vergiftungen:**

- **Kohlenmonoxid (CO)** ist ein **kompetitiver Inhibitor** des Hämoglobins. Seine Gefährlichkeit besteht darin, dass seine Bindungsfähigkeit etwa 300fach stärker ist als die von O_2. Die Bindung ist somit nahezu irreversibel, was die bei Bränden häufige CO-Intoxikation so gefährlich macht. Therapeutisch kann CO nur durch Beatmung mit reinem Sauerstoff oder gar hyperbare Oxygenation aus der Bindung verdrängt werden.
- **Schwermetalle** sind **kompetitive Inhibitoren** von Metallkationen im aktiven Zentrum von Metalloenzymen. Ihre Bindung an das Apoenzym (= Enzym ohne Cofaktor, ↗ Kap. 1.3.2) ist in der Regel stärker als die der zur Funktion benötigten Metallkationen an das Apoenzym.

Nichtkompetitive Hemmung

Ein nichtkompetitiver Inhibitor konkurriert nicht mit dem Substrat um das aktive Zentrum. Er beeinflusst die Enzymaktivität, indem er außerhalb des aktiven Zentrums an das Enzym bindet. Der Anteil von ES-Komplexen bleibt unverändert. Die nichtkompetitive Hemmung stellt sich **im Michaelis-Menten- bzw. Lineweaver-Burk-Diagramm** wie folgt dar (↗ Abb. 1.11):

- Die Affinität des Enzyms zum Substrat – und damit $\mathbf{K_M}$ – **ist** im Vergleich zur ungehemmten Reaktion **unverändert.**
- $1/V_{max}$ ist erhöht. $\mathbf{V_{max}}$ ist also **erniedrigt.** Dies ist logisch: Auch eine noch so hohe Substratkonzentration kann die Wirkung des Inhibitors nicht ausschalten, da dieser nicht im aktiven Zentrum bindet und daher nicht verdrängt werden kann.

Klinik

Die nichtkompetitive Enzymhemmung hat in der Medizin im Vergleich zur kompetitiven eine untergeordnete Bedeutung. Wichtige, vor allem toxikologische Beispiele sind:

- Hemmung der Zytochrom-Oxidase der Atmungskette durch Zyanid. Dabei bildet sich ein stabiler Komplex zwischen Zyanid und dem Fe(III) des Enzyms. Hierdurch wird die Atmungskette unterbrochen und es kann kein ATP mehr bereitgestellt werden.
- nichtkompetitive toxische Hemmung verschiedener Enzyme durch Schwermetalle. Diese können z. B. an Serylresten von Enzymen mit den SH-Gruppen Komplexe bilden und so die Denaturierung und Fällung des Enzyms herbeiführen.

Unkompetitive Hemmung

Die Unterscheidung zwischen unkompetitiver Hemmung und nichtkompetitiver Hemmung mag in begrifflicher Hinsicht befremden. Hinsichtlich des Mechanismus jedoch ist eine eindeutige Unterscheidung möglich: Bei der nichtkompetitiven Hemmung bindet der Inhibitor außerhalb des aktiven Zentrums an das Enzym, bei der unkompetitiven Hemmung bindet er an den Enzym-Substrat-Komplex. Dieser Enzym-Substrat-Inhibitor-Komplex kann nicht gut umgesetzt werden. Im **Michaelis-Menten-**

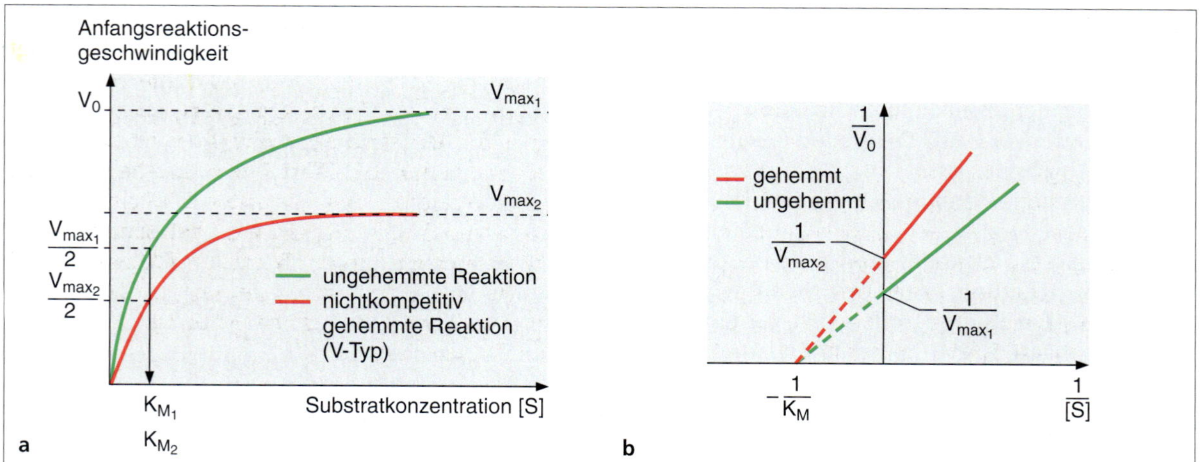

Abb. 1.11 Nichtkompetitive Hemmung im Michaelis-Menten-Diagramm **(a)** und im Lineweaver-Burk-Diagramm **(b).** [1]

bzw. Lineweaver-Burk-Diagramm zeigen sich daher **folgende Veränderungen:**
- **K_M** ist im Vergleich zur ungehemmten Reaktion **erhöht**,
- **V_{max}** ist **vermindert.**

Unkompetitive Hemmung ist selten.

Produkthemmung und Substrathemmung

Manche Produkte können ihr Enzym hemmen (Produkthemmung, negative Rückkopplung): Wenn genug Produkt vorhanden ist, wird die weitere Katalyse unterbunden. Aber auch Substrat kann, wenn es im Übermaß vorhanden ist, „sein" Enzym hemmen (Substrathemmung).

Produkthemmung

Man unterscheidet:
- **kompetitive Produkthemmung:** Diese spielt in der Stoffwechselregulation eine wichtige Rolle, denn sie verhindert, dass Produkt im Überfluss gebildet wird. Sie beruht darauf, dass das Produkt dem Substrat in der „Passform" ähnlich, also **isosterisch**, ist. Das Produkt bindet also wie das Substrat an das aktive Zentrum des Enzyms. Da die Enzymkonzentration im Vergleich zu der des Produkts niedrig ist, steht dem Organismus trotz Produkt-Enzym-Bindung genug Produkt zur Verfügung.
- **nichtkompetitive Produkthemmung:** Das nichtkompetitiv hemmende Produkt hat eine andere Passform als das Substrat, es ist **allosterisch**. Es bindet an eine regulatorische Einheit des Enzyms, die man auch **allosterisches Zentrum** nennt. Dadurch werden das aktive Zentrum und die Reaktionsgeschwindigkeit verändert.

Substrathemmung

Auch ein Übermaß an Substrat kann inhibitorisch wirken: Bei sehr hohen Substratkonzentrationen binden in einem aktiven Zentrum zwei Substrate, so dass ESS-Komplexe entstehen. Diese können nicht umgesetzt werden, weshalb die Reaktionsgeschwindigkeit mit weiter steigender Substratkonzentration immer mehr abnimmt.

1.3.5 Enzymaktivität: Einfluss des Milieus

Veränderungen wichtiger Größen wie pH-Wert, Temperatur oder Ionenkonzentration in der Umgebung wirken sich auf Enzyme aus. Das kann zu einer Steigerung oder Verringerung der Enzymaktivität führen. Das Maß für die Enzymaktivität ist die Anzahl der Substratmoleküle, die ein Enzymmolekül pro Sekunde umsetzt (↗ Kap. 1.3.3).

pH-Abhängigkeit

Enzyme sind anfällig gegen Änderungen des pH-Wertes, also der Konzentration der H^+-Ionen in ihrer Umgebung. Als Proteine bestehen Enzyme aus verschiedenen Aminosäuren. Saure Aminosäuren besitzen überwiegend Carboxyl(COOH)-Gruppen in ihren Seitenketten, basische Aminosäuren Amino-(NH_2)-Gruppen. Die Carboxylgruppen können Protonen (H^+) abgeben und sind dann negativ geladen. Die Aminogruppen können Protonen aufnehmen und sind dann positiv geladen. Unterschiedlich geladene Seitenketten ziehen sich elektrostatisch an und stabilisieren dadurch die Raumstruktur eines Enzyms. Starke Säuren und Basen stören deshalb die zur Funktion notwendige Konformation von Enzymen: Sinkt der pH-Wert (z. B. durch Zugabe einer starken Säure), nimmt die H^+-Konzentration in der Umgebung des Enzyms zu. Carboxylgruppen, die bisher negativ geladen waren, nehmen jetzt ein Proton auf und werden neutral. Steigt der pH (z. B. durch Zugabe einer starken Base), sinkt die H^+-Konzentration in der Umgebung des Enzyms. Aminogruppen, die zuvor positiv geladen waren, geben nun ein Proton in die Lösung ab und werden neutral. In beiden Fällen werden schließlich intramolekulare ionische Wechselwirkungen zerstört. Im Extremfall findet sogar eine teilweise Säurehydrolyse der Polypeptidkette statt. Die Zerstörung der Konformation nennt man **Denaturierung.** Wenn die Polypeptidkette nicht zerstört wurde und die pH-Änderung nicht extrem war, kann das Enzym seine ursprüngliche Konformation wieder annehmen. Man nennt dies **Renaturierung.**

> **Merke**
> Denaturierung = Zerstörung der nativen Konformation eines Proteins, Renaturierung = Rückkehr zur nativen Konformation nach Denaturierung.

Für eine optimale Bindung an das Substrat und eine optimale Katalyse ist die Struktur des aktiven Zentrums des Enzyms entscheidend. Wenn sich der pH-Wert ändert, bleibt dies nicht ohne Einfluss auf die Struktur des aktiven Zentrums. Eine Änderung des pH-Werts kann sich negativ (V_{max} sinkt, K_M steigt) oder positiv (V_{max} steigt, K_M sinkt) auswirken: Alle Enzyme besitzen ein **pH-Optimum**, bei dem sie mit maximaler Wechselzahl arbeiten. Das muss nicht immer der neutrale pH-Wert 7 sein, wie bei der Amylase im Speichel. Das im (sauren) Magensaft vorkommende Enzym Pepsin z. B. hat sein pH-Optimum im deutlich sauren Bereich zwischen 2 und 3. Trypsin dagegen, das im (basischen) Saft des Dünndarms vorkommt, hat ein pH-Optimum von 8, also im basischen Bereich.

Temperaturabhängigkeit

Für jedes Enzym existiert neben dem pH- auch ein **Temperaturoptimum**.

Bei vielen chemischen Reaktionen gilt die so genannte RGT (Reaktionsgeschwindigkeits-Temperatur)-Regel: Eine Temperaturerhöhung um 10 °C führt zu einer Verdoppelung der Reaktionsgeschwindigkeit. (In der deutschen klinisch-chemischen Diagnostik werden Enzymaktivitäten bei 37 °C gemessen, um einen Standard zu haben.)

Die RGT-Regel gilt auch bei enzymkatalysierten Reaktionen, jedoch nur für moderate Temperaturen. Ab einer gewissen Temperatur steigt die Reaktionsgeschwindigkeit nur noch langsam, ab ca. 45 °C fällt sie. Das hat wie beim pH-Wert damit zu tun, dass hohe Temperaturen die Struktur der Enzyme stören: Schwache Kräfte wie Wasserstoffbrückenbindungen sind nicht mehr stark genug, um der großen kinetischen Energie bei hoher Temperatur zu widerstehen. Bei einer bestimmten, für jedes Enzym spezifischen Temperatur erlahmt die Katalyse. Man spricht von der **Hitzedenaturierung** des Enzyms.

Das Temperaturoptimum ist somit ein Kompromiss aus RGT-Regel und zunehmender Hitzedenaturierung.

Klinik
Die Hitzeempfindlichkeit von Enzymen macht man sich bei der Tumorbehandlung mittels **Hyperthermie** zunutze. Durch gezielte Überwärmung von Körperregionen, die von einem Tumor befallen sind, werden gezielt die Tumorzellen geschädigt und dadurch empfindlicher für eine gleichzeitig durchgeführte Strahlen- oder Chemotherapie gemacht.

Abhängigkeit von der Ionenkonzentration

Metalloenzyme (↗ Kap. 1.3.2) benötigen zur Katalyse in ihrem aktiven Zentrum und/oder zur Aufrechterhaltung ihrer Struktur Metallkationen. Ein Mangel an Metallkationen („Spurenelementen") führt deshalb bei solchen Enzymen zu verminderter Enzymtätigkeit. Gleiches gilt für Elektrolyte wie z. B. Mg^{2+}, das einige Enzyme zur Katalyse benötigen.

Weitere Einflüsse auf die Enzymaktivität

Inhibitoren, Produkte, Substrate und Effektoren haben ebenfalls Einfluss auf die Enzymaktivität (↗ Kap. 1.3.4 und 2).

1.3.6 Photometrische Methoden

Photometrie bedeutet „Lichtmessung". Photometrische Methoden beruhen darauf, dass Licht durch eine – meist in Lösung befindliche – Substanz geschickt wird. Gemessen wird der Intensitätsunterschied zwischen eingehender und ausgehender Strahlung. Streng genommen wird als Licht der für den Menschen sichtbare Bereich des elektromagnetischen Spektrums bezeichnet („VIS": 380–780 nm Wellenlänge). Meist wird jedoch auch der UV-Bereich (100–380 nm) hinzugerechnet, weshalb sich insgesamt der „UV/VIS-Bereich" ergibt.

Warum wird Licht beim Passieren einer Lösung geschwächt? Der Energieinhalt eines Lichtteilchens (Lichtquants) hängt von der Wellenlänge ab: $E = h \times \nu$. Dabei ist h eine Konstante (Planck-Wirkungsquantum), ν ist die Frequenz (c/Wellenlänge) der Lichtwelle. Diese Energie kann in einem Atom gespeichert werden, wenn ein Elektron so angeregt werden kann, dass der Energieunterschied zwischen seinem Grund- und seinem angeregten Zustand genau dem Energiegehalt eines absorbierten Lichtteilchens entspricht. Diese Energieumwandlung führt zur Absorption des Lichts beim Passieren einer Lösung, die Streuung der Lichtquanten sollte dabei möglichst wenig zur Schwächung beitragen (entsprechende Verdünnung!). Beide Phänomene fasst man als **Extinktion** zusammen.

Photometrie erfolgt am Photometer. Dies ist ein Gerät, das die Schwächung des Lichts beim Durchgang durch eine Lösung (Extinktion) bei einer einstellbaren Wellenlänge messen kann. Die Lösung wird in einer Küvette (eine Hohlform mit viereckigem Grundriss) aus durchsichtigem Plastik oder Glas in das Photometer eingebracht.

Qualitative Messungen

Moleküle mit Bestandteilen, die im UV/VIS-Bereich Licht absorbieren, können anhand ihrer Spektren („Spektrometrie") eindeutig identifiziert werden, wenn man den Extinktionskoeffizienten ε (↗ unten „Der optische Test") gegen die verwendete Wellenlänge aufträgt. Abbildung 1.12 zeigt die entsprechenden Spektren von $NAD^+/NADP^+$ und $NADH+H^+/NADPH+H^+$. Nur die reduzierten Formen $NADH+H^+$ und $NADPH+H^+$ absorbieren bei 340 nm. Weil der einzige Unterschied zwischen den reduzierten und den oxidierten Substanzen im Nikotinamid (reduziert oder oxidiert) besteht, ist das Extinktionsmaximum bei 340 nm auf den reduzierten Nikotinamid-Anteil zurückzuführen. Für das Maximum bei 260 nm ist das Adenin verantwortlich: Alle Substanzen, die Adenin enthalten, absorbieren bei 260 nm. Wichtig ist dieser Unterschied der Spektren vor allem für den optischen Test (↗ unten).

Quantitative Messungen (eigentliche Photometrie)

Der optische Test
Photometrie im eigentlichen Sinne besteht in der Messung von Absorptionsintensitäten bei einer oder mehreren Wellenlängen. Mit einem Photometer kann man die Konzentration einer in einer Küvette befindlichen gelösten Substanz messen. (Praktisch verwendet man eine „Eichgerade" mit bekannten Konzentrationen zur Bestimmung einer unbekann-

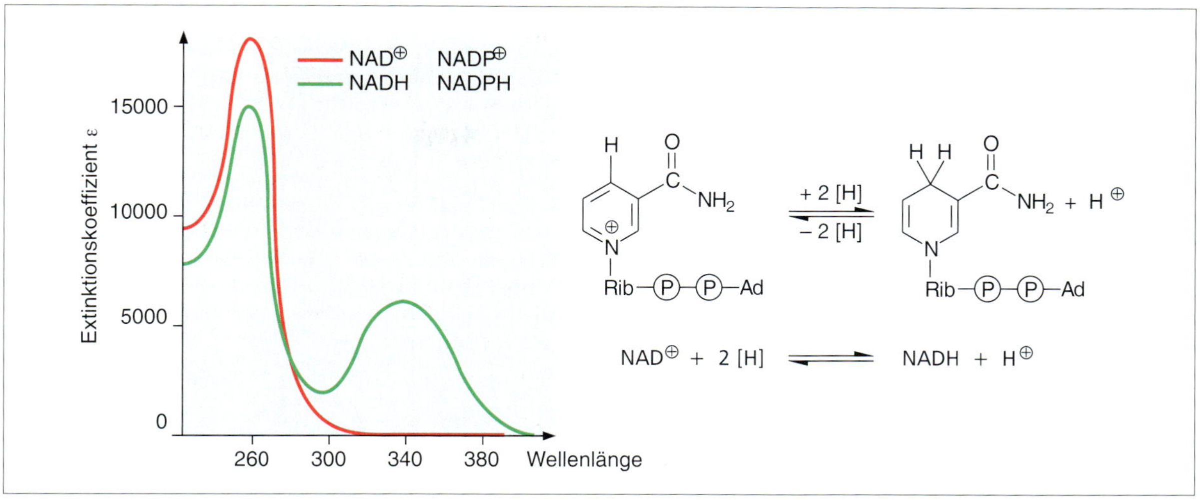

Abb. 1.12 Absorptionsspektren von NAD^+/$NADP^+$ und NADH + H^+/NADPH + H^+ (kurz: NADH/NADPH). Rib: Ribose, Ad: Adenin. [1]

ten Konzentration.) Voraussetzung ist, dass die Substanz im UV/VIS-Bereich absorbiert. Zur Konzentrationsberechnung bedient man sich des **Lambert-Beer-Gesetzes**, das Konzentration und Absorption der Lösung zueinander in Beziehung setzt:

$E = -\log I / I_0 = \varepsilon \times c \times d$

Dabei ist:

- **$E = -\log T = -\log I/I_0$:** Die Extinktion E ist der negative dekadische Logarithmus der Transmission T. T = Intensität der aus der Lösung austretenden Strahlung (I)/Intensität der in die Lösung eintretenden Strahlung (I_0). E hat keine Einheit.
- Der **molare dekadische Extinktionskoeffizient** ε (Einheit: [cm × l]/mol) ist eine substanzspezifische Konstante. ε hängt aber auch ab von
  - der Wellenlänge, bei der gemessen wird. Es gibt für jede Wellenlänge einen spezifischen Extinktionskoeffizienten, wobei man die Wellenlänge als Index von ε angibt, z. B. ε_{450} = 100 (cm × l)/mol.
  - dem verwendeten Lösungsmittel.
- Die **Konzentration c** der Substanz in der Probe hat die Einheit mol/l. Es muss berücksichtigt werden, dass z. B. 0,01 mol der in 1 ml Wasser gelösten Substanz das Volumen auf z. B. 1,2 ml erhöhen kann. Die Konzentration ist dann 0,01 mol/1,2 ml.
- Die **Schichtdicke d** ist die Strecke, die das Licht durch die Probe zurücklegt. Dies entspricht der Ausdehnung der Küvette in dieser Richtung, oft 1 cm.

Es besteht ein exponentieller Zusammenhang zwischen Lichtschwächung und Konzentration: $T = I/I_0 = 10^{\varepsilon \times c \times d}$. (Erst durch Logarithmierung entsteht der lineare Zusammenhang. Erst durch Multiplikation mit −1 ergibt sich ferner eine ansteigende Gerade.) Der Zusammenhang zwischen Substanzkonzentration und Lichtschwächung ist nichtlinear, weil ein statistisches Phänomen vorliegt: Für jedes unendlich kleine Volumen (z. B. nur ein Molekül enthaltend) ist der Zusammenhang zwischen Lichtschwächung und Konzentration tatsächlich linear. Bei großen Volumina dagegen wird, wenn nach Durchlaufen der ersten Volumeneinheit Lichtschwächung erfolgt ist (= weniger Photonen der betreffenden Wellenlänge), die Wahrscheinlichkeit kleiner, dass es in der nächsten und allen folgenden Volumeneinheiten wieder zur Absorption kommt.

Der einfache optische Test

Wie oben bereits erwähnt, dient die eigentliche Photometrie der **Bestimmung von Substratkonzentrationen und evtl. ihrer Änderung über die Zeit (kinetische Messungen).** Im einfachen optischen Test lassen sich z. B. Substanzen bestimmen, deren Umsetzung NAD^+- bzw. $NADP^+$-abhängig ist. Dies ist der Fall für **Substrate von Oxidoreduktasen.** Da pro Substratmolekül auch ein Cosubstratmolekül (NAD^+/$NADP^+$) entsteht, besteht ein direkter Zusammenhang zwischen beiden. Dies zeigt das Beispiel der Umsetzung von Pyruvat zu Lactat mit dem Enzym Lactat-Dehydrogenase:

$\text{Pyruvat} + \text{NADH} + H^+ \xrightarrow{\text{Lactat-Dehydrogenase}} \text{Lactat} + NAD^+$

Diese einfache Substratkonzentrationsbestimmung ist für eine Reihe von Enzymen möglich, vor allem für Dehydrogenasen (z. B. Malat-, Lactat-, Glucose-6-phosphat- oder Isocitrat-Dehydrogenase). Die Messung gibt verständlicherweise nur dann Aufschluss über die vorliegende Substratmenge, wenn das Substrat vollständig umgewandelt wird. Dafür müssen zwei Bedingungen erfüllt sein:

- Die Messreaktion muss irreversibel sein (Gleichgewicht auf der Produktseite).
- Das Cosubstrat muss im Überschuss vorliegen.

Zusätzlich sollte man darauf achten, ein hochspezifisches Enzym zu verwenden. Unter diesen Bedingungen ist die Berechnung der Substratkonzentration über die folgende Formel möglich:

$$c\ (Substrat) = \frac{\Delta E}{\varepsilon \times d} \times \frac{V_{gesamt}}{V_{Probe}}$$

- **c (Substrat)** ist die Substratkonzentration in mol/l (mol Substrat/l Probelösung).
- $\mathbf{V_{gesamt}}$ ist das Volumen des gesamten Reaktionsansatzes (vorgelegte Lösung mit Enzym und Cosubstrat + zugegebene Probelösung).
- $\mathbf{V_{Probe}}$ ist das Volumen der zugegebenen Probelösung.
- **ΔE** ist die Extinktionsänderung, die durch den Substratumsatz erfolgt ist.
- **ε** ist der molare dekadische Extinktionskoeffizient für das Cosubstrat (wahlweise die reduzierte oder oxidierte Form bei der entsprechenden Wellenlänge).
- **d** ist die Schichtdicke der verwendeten Küvette.

Der gekoppelte optische Test

In einem gekoppelten optischen Test ist es möglich, die Konzentrationen von Substanzen (indirekt) zu messen, die nicht Substrate von Oxidoreduktasen sind. „Gekoppelt" bedeutet, dass die vorliegende Substanz über **Hilfsreaktionen** in das Substrat einer Oxidoreduktase umgewandelt wird. Voraussetzung für den Test ist, dass diese Umwandlung möglich ist.

Das Prinzip soll am Beispiel der Glucosebestimmung mit Hilfe von Hexokinase und Glucose-6-phosphat-Dehydrogenase erläutert werden:

- **Hilfsreaktion:**
  Glucose + ATP $\xrightarrow{\text{Hexokinase, } Mg^{2+}}$ Glucose-6-Phosphat + ADP
- **Indikatorreaktion:**
  Glucose-6-P + $NADP^+$ $\xrightarrow{\text{Glucose-6-P-Dehydrogenase}}$ 6-P-Gluconat + NADPH + H^+

Enzymaktivitätsbestimmung

Hierbei wird die **Aktivität einer Enzymlösung** (↗ Kap. 1.3.3) **bei Substratsättigung bestimmt.** Aussagekräftig wird diese Aktivität erst, wenn man sie z. B. auf die Volumeneinheit einer untersuchten Flüssigkeit bezieht. Medizinisch eingesetzt werden kann dieser Test zum Beispiel, um das Absterben von Zellen in einem Organ oder Gewebe nachzuweisen: Untergehende Zellen setzen Enzyme frei.

Mehrere Voraussetzungen müssen erfüllt sein:

- Es muss das richtige Substrat (und Cosubstrat) für das untersuchte Enzym vorliegen.
- Substrat und Cosubstrat müssen im Überschuss vorliegen.
- Zwischen Extinktion und Enzymkonzentration muss ein linearer Zusammenhang bestehen. Dies ist nur für ausreichend niedrige Enzymkonzentrationen der Fall (evtl. die Probe verdünnen).

Dann lässt sich aus der Extinktionsdifferenz über 1 Minute hinweg die Enzymaktivität nach folgender Formel berechnen:

$$b = \frac{\Delta E \times V_{gesamt}}{\min \times \varepsilon \times V_{Probe} \times d \times 10^6}$$

- **b** = katalytische Aktivitätskonzentration in µmol/(l × min)
- $\mathbf{V_{gesamt}}$ = Volumen des gesamten Reaktionsansatzes (vorgelegte Lösung mit Enzym und Cosubstrat plus zugegebene Probelösung)
- $\mathbf{V_{Probe}}$ = Volumen der zugegebenen Probelösung
- **ΔE** = die Extinktionsänderung, die durch den Substratumsatz erfolgt ist
- **ε** = der molare dekadische Extinktionskoeffizient für das Cosubstrat
- **d** = Schichtdicke der verwendeten Küvette

2 Prinzipien der Stoffwechselregulation

U. Dettmer

Lernziele

- Enzymregulation durch Substratkonzentration
- negative Rückkopplung
- allosterische Regulation
- Interkonversion (chemische Modifikation von Enzymen)
- Enzymregulation über Induktion und Repression der Enzymsynthese
- limitierte Proteolyse (Bildung aktiver Enzyme aus inaktiven Vorstufen)

(jeweils Prinzip und Beispiele)

2.1 Überblick

Gewöhnlich lernt man wichtige Stoffwechselwege wie Glykolyse und Citratzyklus nacheinander Schritt für Schritt und könnte so den Eindruck gewinnen, dass in der Zelle eine Art Fließbandarbeit herrscht. Das ist aber nicht der Fall. Vielmehr stellt die Zelle einen Pool dar, in dem voneinander abhängige Reaktionen ein Netzwerk bilden, praktisch alles miteinander verzahnt ist und Metaboliten gleichzeitig verschiedenen Stoffwechselwegen angehören können. Das Netzwerk der biochemischen Vorgänge eines Organismus fasst man unter dem Begriff **Stoffwechsel (Metabolismus)** zusammen. Ein derart komplexes System will wohl reguliert sein und muss dabei flexibel und schnell auf veränderte Bedingungen reagieren können.

Angriffspunkt für die Stoffwechselregulation sind die **Enzyme**, die Stoffwechselreaktionen katalysieren. Der Umsatz von Enzymen und somit der entsprechende Stoffwechselschritt kann reguliert werden über
- das **Substratangebot**,
- die **Enzymaktivität**,
- die **Enzymmenge**.

Alle drei Möglichkeiten nutzt der Organismus. In welcher Weise und in welchem Umfang er dies tut, wird in diesem Kapitel dargestellt.

Innerhalb eines Stoffwechselweges reguliert der Organismus besonders den ersten, irreversiblen

(↗ Kap. 1.2.2) Schritt, der nur in diesem Stoffwechselweg vorkommt. Diesen Schritt bezeichnet man als **Schrittmacherreaktion** oder **committed step**. Das zugehörige Enzym ist in aller Regel das wichtigste Kontrollelement des Stoffwechselweges und wird als **Schlüsselenzym** bezeichnet (z. B. die Phosphofructokinase 1 bei der Glykolyse). Meist sind aber auch alle anderen Enzyme, die irreversible Schritte katalysieren, von regulatorischer Bedeutung, weshalb sie oft ebenfalls als Schlüsselenzyme bezeichnet werden. Ein weiteres Merkmal von Schlüsselenzymen – neben der Irreversibilität der katalysierten Reaktion – ist, dass sie in der Regel bei Substratsättigung arbeiten, was eine effektive Kontrolle des Umsatzes über die Enzymsynthese ermöglicht.

Noch erwähnt sei, dass der Pool Zelle auch räumlich getrennte Einheiten beherbergt. Diese **Kompartimentierung** ermöglicht es, **entgegengesetzte Stoffwechselwege** – anabole und katabole – voneinander zu **trennen**. So erfolgt die Fettsäureoxidation in den Mitochondrien, während die Fettsäuresynthese im Zytosol stattfindet. Außerdem verfügen höhere Organismen über **Organe**, die **spezifische Stoffwechselaufgaben** übernommen haben.

2.2 Regulation der Enzymaktivität durch die Substrat- und Coenzymkonzentration

2.2.1 Regulation durch die Substratkonzentration

Prinzip

Unter physiologischen Bedingungen liegt in der Zelle für die meisten Enzyme – mit Ausnahme der Schlüsselenzyme, ↗ oben – keine Substratsättigung vor. Die Substratkonzentration liegt vielmehr oft in dem Bereich, in dem das Enzym halbmaximal gesättigt ist, also im Bereich des K_M-Wertes (↗ Kap. 1.3.3). In diesem Fall ist es auf einfache Weise möglich, die **Enzymaktivität durch Veränderung der Substratkonzentration zu beeinflussen:** Erhöht man die Substratkonzentration, so stellt ein Enzym in einer bestimmten Zeit mehr Produkt her, verringert man sie, so sinkt der Substratumsatz. Am besten funktioniert dieser Regulationsmechanismus, **wenn** die **Substratkonzentration** noch weit **unter dem K_M-Wert** des entsprechenden Enzyms liegt: Dann befindet man sich im Michaelis-Menten-Diagramm (↗ Kap. 1.3.3) noch im Bereich der Reaktion erster Ordnung und ist weit vom Sättigungsbereich (Reaktion nullter Ordnung) entfernt, wo eine Erhöhung der Substratkonzentration den Substratumsatz nicht mehr erhöhen kann.

Der Organismus nutzt diesen Regulationsmechanismus häufig, um **Isoenzyme** gezielt zu steuern. Isoenzyme katalysieren die gleiche Reaktion, evtl. unter Verwendung unterschiedlicher Substrate, unterscheiden sich jedoch in ihrer Aminosäuresequenz. Deshalb unterscheiden sie sich auch in ihrer Affinität zum Substrat (K_M) und ihrer Aktivität (k_{kat}). Darüber hinaus kommen sie in verschiedenen Geweben in unterschiedlicher Konzentration vor. Sie sind nicht selten auch unterschiedlichen Regulationsmechanismen unterworfen. Ein Beispiel hierfür sind die Isoenzyme Hexokinase und Glucokinase.

Beispiel: die Isoenzyme Hexokinase und Glucokinase

Funktion und Regulation der Hexokinase

Die Hexokinase ist **eines der Schlüsselenzyme der Glykolyse** (neben der Pyruvat-Kinase und dem wichtigsten Kontrollelement, der Phosphofructokinase 1). Sie kommt in allen Organen und Geweben vor und katalysiert die erste Reaktion der Glykolyse:

Glucose + ATP → Glucose-6-P + ADP

Das Produkt Glucose-6-phosphat kann in die weitere Glykolyse, aber auch in die Glykogensynthese oder den Pentosephosphatweg münden. Sind alle diese Wege ausgelastet, kommt es zu einer Ansammlung von **Glucose-6-phosphat**. Das Produkt der Hexokinase wirkt dann als ihr **Inhibitor** (allosterisch, ↗ Kap. 2.4). Als Schlüsselenzym mit hoher Affinität zum Substrat Glucose (K_M klein) arbeitet die (nicht inhibierte) Hexokinase bei Substratsättigung und V_{max}. Der Substratumsatz kann dann über die Enzymkonzentration, d. h. über die Expression des Enzyms, kontrolliert werden (↗ Kap. 2.6).

Funktion und Regulation der Glucokinase

Glucokinase kommt in der Leber und in den β-Zellen des Pankreas vor. Im Gegensatz zur Hexokinase wird sie **nicht von Glucose-6-phosphat** gehemmt. Sie besitzt mit einem ca. 50fach höheren K_M-Wert eine viel **schwächere Affinität zum Substrat Glucose als die Hexokinase**. Die Glucokinase tritt somit immer erst dann in Aktion, wenn das Glucoseangebot sehr hoch (und die Hexokinase durch die hohe Konzentration von Glucose-6-phosphat gehemmt) ist. Die **Glucokinase** wird also **durch die Substratkonzentration reguliert**. Bei hoher Glucosekonzentration im Blut nehmen vorwiegend die Organe Glucose auf, die Glucokinase exprimieren. Die Aufgaben von Leber und β-Zellen des Pankreas unterscheiden sich dabei:

- **Eine der Hauptaufgaben der Leber** besteht in der **Überwachung der Blutglucosekonzentration.** Bei hoher Glucosekonzentration ist die Glucokinase in relevantem Umfang aktiv, wodurch Glucose trotz gehemmter Hexokinase zu Glucose-6-phosphat phosphoryliert wird. In der Leber wird Glucose-6-phosphat nicht in die Glykolyse geleitet, sondern zum Aufbau des verzweigten Polysaccharids Glykogen verwendet (↗ Kap. 3). Glykogen ist die Speicherform der Glucose. Auch dient Glucose-6-phosphat hier dem Aufbau von Fettsäuren.

Der Glucosetransport in die Leber erfolgt durch einfache Diffusion.
- Die **Aufgabe der β-Zellen** der Bauchspeicheldrüse besteht in der **Kontrolle des Blutzuckerspiegels durch Insulinausschüttung**. Auch hier spielt die Glucokinase eine wichtige Rolle: Wenn bei hoher Blutglucosekonzentration die Hexokinase gehemmt ist, sorgt die Aktivität der Glucokinase in den β-Zellen des Pankreas für einen Anstieg der Glucose-6-phosphat-Konzentration. Dadurch
  - steht mehr Substrat für die Glykolyse zur Verfügung,
  - steigt die Zahl der Substrate für den Citratzyklus (↗ Kap. 5),
  - steigt die ATP-Konzentration, was zur Schließung ATP-abhängiger Kaliumkanäle führt. Durch die Depolarisation der Zelle öffnen sich spannungsabhängige Calciumkanäle, Calcium strömt in die Zelle ein und löst die Exozytose von Insulin aus den Speichergranula der β-Zelle aus. Ins Blut freigesetztes Insulin senkt den Blutglucosespiegel.

Merke
Die Glucokinase kommt in Leberzellen und den β-Zellen des Pankreas vor. Bei hoher Blutglucosekonzentration wird das Enzym (im Gegensatz zur gehemmten Hexokinase) aktiv, und in beiden Zelltypen steigt die Glucose-6-phosphat-Konzentration an. In der Leberzelle werden vermehrt Glykogen und Fettsäuren gebildet. In den β-Zellen des Pankreas führt eine hohe Blutglucosekonzentration zur Ausschüttung von Insulin.

Regulationseffekt
Durch die Regulation der beiden Isoenzyme Hexokinase und Glucokinase (↗ Abb. 2.1) erreicht der Organismus, dass die **Muskulatur** und das **Gehirn** durch die Hexokinase immer **ausreichend mit Glucose versorgt werden.** Erst wenn die Blutzuckerkonzentration zu hoch wird, sorgt die Glucokinase in Pankreas und Leber dafür, dass die **überschüssige Glucose nicht vergeudet** (z. B. ausgeschieden) wird. Die entscheidenden Regulationsmechanismen sind:
1. Die Hexokinase wird durch ihr Produkt Glucose-6-phosphat gehemmt, die Glucokinase nicht.
2. Die Glucokinase ist weit weniger affin zum Substrat Glucose als die Hexokinase. Erst wenn die Hexokinase gehemmt und die Glucosekonzentration ausreichend hoch ist, erreicht die Glucokinase ihr Aktivitätsmaximum.

2.2.2 Regulation durch Limitierung von Coenzymen

Neben dem Angebot an Substraten wirkt auch das Angebot an Coenzymen (Cosubstraten) – falls solche benötigt werden – limitierend auf die Aktivität

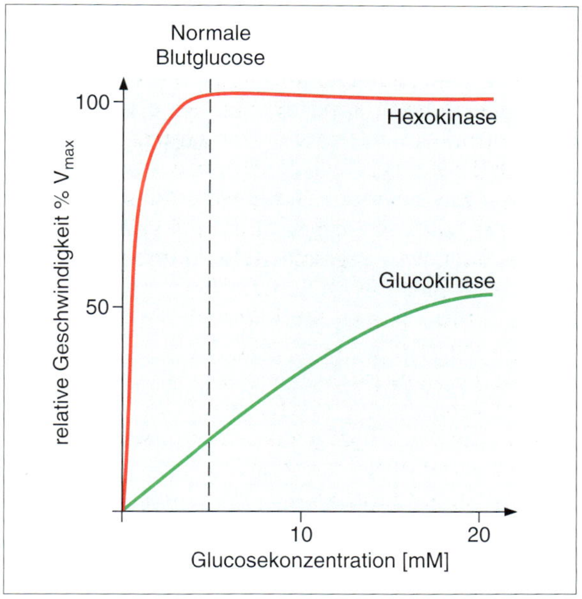

Abb. 2.1 Abhängigkeit der relativen Reaktionsgeschwindigkeit (in % von V_{max}) der Hexokinase und Glucokinase von der Glucosekonzentration. [1]

eines Enzyms. Auf diese Weise können unterschiedliche Stoffwechselwege aufeinander Einfluss nehmen, indem z. B. das benötigte Coenzym eines Stoffwechselweges (Neben-)Produkt eines anderen Stoffwechselweges ist. Ein Beispiel ist NAD^+: Es wird vor allem durch die Atmungskette erzeugt. Seine Konzentration reguliert u. a. Glykolyse und Citratzyklus. Somit steuert die Atmung indirekt den Glucose- und Fettsäureabbau.

2.3 Negative Rückkopplung

Die negative Rückkopplung ist ein sehr verbreiteter Mechanismus der Stoffwechselkontrolle. Sie liegt vor, wenn das Produkt einer Reaktion A oder einer nachgeschalteten Reaktion X, die mehrere Schritte von A entfernt sein kann, die Reaktion A hemmt. Die Hemmung der Reaktion A durch ihr direktes Produkt nennt man **Produkthemmung**, ihre Hemmung durch das Endprodukt des Syntheseweges **Feedback-Hemmung**. (Im Gegensatz dazu würde „positive Rückkopplung" die Reaktion A stimulieren.)

2.3.1 Kompetitive Produkthemmung

Kompetitive Hemmung bedeutet immer, dass **Substrat und Inhibitor (hier das Produkt) um die Bindungsstelle am Enzym konkurrieren.** Das setzt voraus, dass die enzymbindende Region des inhibierenden Produkts der des Substrats möglichst ähnlich sieht; einen solchen Inhibitor bezeichnet man als **isosterisch.** Dieser einfache Regulationsmechanismus ist sehr effektiv: Steigt die Produktbildung über das benötigte Maß hinaus an, bindet das Enzym mit immer größerer Wahrscheinlichkeit Produkt statt Substrat. Dadurch sinkt der Anteil an Enzym, das für Katalyse zur Verfügung steht. Der Substratumsatz wird reduziert. Auch **Nebenprodukte der Reaktion** (wie z. B. reduzierte Coenzyme) **können als Inhibitoren fungieren.** So wird die Pyruvat-Dehydrogenase kompetitiv durch NADH inhibiert.

Merke
Kompetitive Produkthemmung bedeutet, dass Substrat und Produkt um die Bindungsstelle am Enzym konkurrieren.

2.3.2 Hemmung durch das Endprodukt eines Synthesewegs (Feedback-Hemmung)

Ein Enzym kann nicht nur durch sein Produkt, sondern auch durch das Produkt einer gekoppelten nachfolgenden Reaktion reguliert werden. Die Kopplung kann über mehrere Zwischenschritte erfolgen. Meist ist das betreffende Produkt das **Endprodukt** des ganzen Syntheseweges **(Feedback-Hemmung)** und das gehemmte Enzym das Schlüsselenzym. Dieses Regulationsmuster ist sehr verbreitet.

Ein gutes Beispiel hierfür ist die im Mitochondrium lokalisierte **δ-Aminolävulinsäure (ALA)-Synthase.** Sie katalysiert den ersten Schritt der Hämsynthese (↗ Abb. 2.2): Substrate sind Succinyl-CoA und Glycin, Produkt ist δ-Aminolävulinsäure. Die ALA-Synthase ist das Schlüsselenzym der Hämsynthese. Sie wird durch Häm gehemmt: Ist genug Häm vorhanden, wird die Hämsynthese heruntergefahren.

Klinik
Porphyrien sind angeborene Störungen der Hämsynthese. Für jeden Schritt der Synthese sind Enzymdefekte bekannt, jeder entspricht einer bestimmten Porphyrie. Als Folge des Defektes entsteht zu wenig Häm. Dadurch entfällt die Hemmung der ALA-Synthase, und es werden große Mengen von Porphyrinvorläufern und Porphyrinen gebildet, die man im Urin und Stuhl nachweisen kann.

Ein weiteres Beispiel für die Feedback-Hemmung ist die Hemmung der Glutamin-Phosphoribosyl-Amido-Transferase durch Inosinmonophosphat (IMP), ein Endprodukt der Purinbiosynthese.

Merke
Feedback-Hemmung kann kompetitiv, aber auch allosterisch (↗ Kap. 2.4) erfolgen.

2.4 Allosterische Regulation

Enzyme besitzen neben ihrem aktiven Zentrum, in dem die Katalyse stattfindet, meist auch **Regionen, die ausschließlich der Regulation ihrer Aktivität dienen.** An diese sog. **allosterischen Zentren binden allosterische Effektoren**, die im Gegensatz zu den isosterischen Inhibitoren (↗ Kap. 2.3.1) keine Ähnlichkeit zum Substrat aufweisen müssen. Allosterische Effektoren können inhibierend, aber auch aktivierend auf das Enzym wirken. Zum Einsatz kommen neben unmittelbaren Effektoren (Substraten, Produkten, Cofaktoren) auch weniger nahe liegende Effektoren wie Metaboliten aus anderen Stoffwechselwegen. Aktivierend wirksam sind z. B. Vorstufen einer Reaktionskette: So können sie die Aktivität der Enzyme, die ihre weitere Verwertung katalysieren, bei Bedarf stimulieren. Allosterisch inhibierend können z. B. unmittelbare Produkte von Schlüsselenzymen wirken. Allosterische Regulation kann in Sekundenbruchteilen erfolgen und gilt als der schnellste Enzymregulationsmechanismus.

2.4.1 Der Mechanismus der allosterischen Regulation

Allosterische Effektoren wirken, indem sie durch Bindung an effektorspezifische allosterische Zentren die Konformation eines Enzyms verändern. Ein Modell veranschaulicht dies: Ein Enzym wechselt zwischen zwei Zuständen: dem **entspannten R-Zustand** (von „relaxed"), in dem es stärker aktiv ist, und dem **angespannten T-Zustand** (von „tension"), in dem es weniger aktiv ist. Die Bindung von Substrat begünstigt den R-Zustand, die Bindung allosterischer Inhibitoren den T-Zustand (↗ Abb. 2.3).

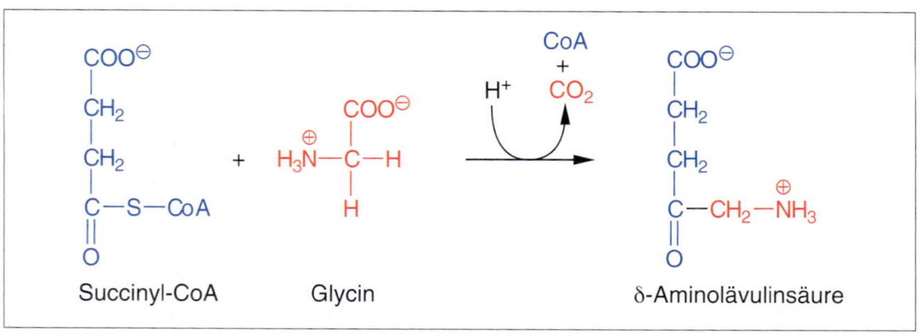

Abb. 2.2 Die von der ALA-Synthase katalysierte Reaktion. [3]

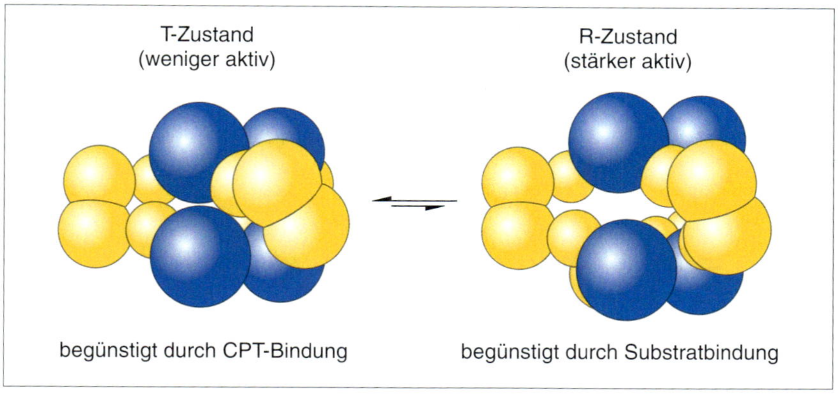

Abb. 2.3 R- und T-Zustand des Enzyms Aspartat-Transcarbamoylase. Der aktivere R-Zustand wird begünstigt durch Substratbindung, der weniger aktive T-Zustand durch Bindung des Inhibitors Cytidintriphosphat (CTP). [3]

In letzterem kann zum einen die Affinität zum Substrat beeinträchtigt sein, zum anderen können die katalytischen Mechanismen eingeschränkt sein. Manche Enzyme besitzen mehrere allosterische Zentren für verschiedene Effektoren, inhibierende wie aktivierende.

Allosterische Enzyme sind in der Regel Oligomere aus zwei oder **mehreren Untereinheiten** und besitzen dementsprechend viele aktive und allosterische Zentren. Bei **homologen Enzymen** sind die Untereinheiten identisch, bei **heterologen Enzymen** verschieden. Die Untereinheiten wirken auf eine Weise zusammen, die als (positive) **Kooperativität** bezeichnet wird:

- Das aktive Zentrum der Untereinheit I ist gleichzeitig das allosterische Zentrum der Untereinheit II.
- Bindet Substrat an Untereinheit I, so erhöht die Untereinheit II ihre Affinität zum Substrat.
- Bindet dann Substrat an Untereinheit II, so erhöhen Untereinheit I und Untereinheit II gemeinsam die Substrataffinität der Untereinheit III.

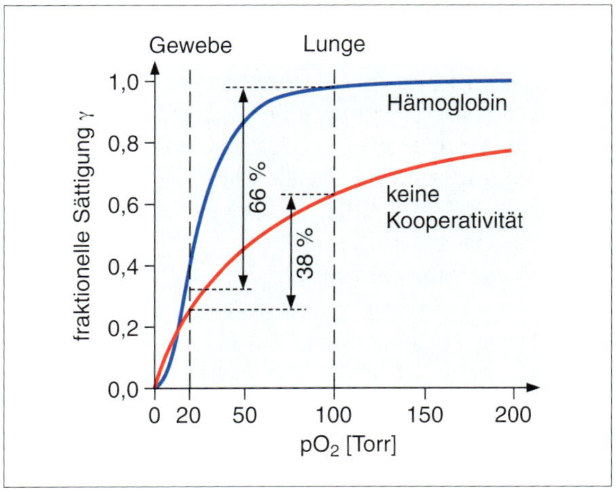

Abb. 2.4 (Positiver) Kooperativer Effekt – sigmoidaler Zusammenhang zwischen Sauerstoffpartial-Druck und Sättigung des Carriers Hämoglobin mit Sauerstoff. O_2 fördert als Aktivator seine eigene Bindung. Zum Vergleich (blau) eine hyperbole nichtkooperative Kurve eines (hypothetischen) nichtkooperativen Hämoglobins. [3]

Dadurch ergibt sich ein **sigmoidaler** (also „S-förmiger") **Zusammenhang zwischen Katalysegeschwindigkeit und Substratkonzentration**. Mit der Affinität zum Substrat ändert sich eine – theoretische – Michaeliskonstante K_M fortwährend. Eine fixe Konstante K_M existiert somit nicht. Eine sigmoidale Kinetik ist keine Michaelis-Menten-Kinetik (diese ist hyperbol).

Das bekannteste **Beispiel für den** (positiven) **kooperativen** (Bindungs-)**Effekt** ist die **Sauerstoffbindung des Hämoglobins**. Deswegen ist diese in Abbildung 2.4 dargestellt, obwohl Hämoglobin kein Enzym, sondern ein Carrier-Protein ist, das O_2 aufnimmt und unverändert entlässt.

Neben dem beschriebenen positiven gibt es auch einen **negativen kooperativen Effekt**, bei dem durch Bindung von Substratmolekülen an Untereinheiten die Affinität der noch freien Untereinheiten zum Substrat zunehmend sinkt.

2.4.2 Arten allosterischer Effektoren

Allosterische Effektoren können als Aktivatoren oder als Inhibitoren wirken.

Als **Aktivatoren** wirken

- **Moleküle, die speziell für Regulationszwecke synthetisiert werden** wie Fructose-2,6-bisphosphat (↗ unten),
- **frühe Metaboliten** einer Reaktionskette: Sie können Enzyme aktivieren, die weiter hinten in der Kette angesiedelte Reaktionen katalysieren.

Als **Inhibitoren** wirken:

- **unmittelbare Produkte** eines Enzyms,
- **Endprodukte einer Reaktionskette**: Sie können Enzyme inhibieren, die weiter vorne in der Kette angesiedelte Reaktionen katalysieren (↗ vgl. Kap. 2.3.2).

Die **Konformationsänderung** eines Enzyms, beispielsweise durch einen allosterischen Inhibitor, kann eine Verminderung der maximalen Katalysegeschwindigkeit V_{max} nach sich ziehen, weil im T-Zustand die Enzymstruktur nicht mehr optimal für die Katalyse ist. Oder es verändert sich die Affinität des Enzyms zum Substrat, weil die Bindungstasche des

Enzyms nicht mehr die optimale Form hat (man stelle sich einen quaderförmigen Bauklotz [Substrat] vor, der in eine rautenförmige Öffnung [Bindungstasche] gesteckt werden soll). Verminderte Affinität äußert sich in einer Erhöhung des K_M-Wertes, erhöhte Affinität in dessen Verringerung. Ob ein allosterischer Effektor Einfluss auf V_{max}, K_M (oder beides) hat, lässt sich aus dem Michaelis-Menten- bzw. Lineweaver-Burk-Diagramm ablesen (↗ Kap. 1.3.3).

K-Typ-Effektoren

Definition

Dies sind **Inhibitoren oder Aktivatoren, die sich nur auf die Affinität des Enzyms zum Substrat auswirken.** Sie **verändern** im Diagramm nur **die Michaeliskonstante K_M** (deshalb „K-Typ"), **nicht** aber **die maximale Reaktionsgeschwindigkeit V_{max}**: Wenn ein Substrat an das Enzym gebunden ist, wird es mit unveränderter Geschwindigkeit umgesetzt. Die Substratbindung erfolgt aber seltener oder häufiger als ohne Effektor. Die Auswirkungen lassen sich darstellen, wenn man die Substratkonzentration und die Anfangsreaktionsgeschwindigkeit V_0 gegeneinander aufträgt: Im Michaelis-Menten-Diagramm verschiebt ein positiver Effektor (Aktivator) die sigmoidale Kurve nach links, ein negativer Effektor (Inhibitor) verschiebt die Kurve nach rechts (↗ Abb. 2.5).

Durch K-Typ-Effektoren regulierte Enzyme

Phosphofructokinase 1 (PFK1)

Die PFK1 ist das (Haupt-)Schlüsselenzym der Glykolyse. Sie katalysiert den irreversiblen zweiten Schritt der Glykolyse:

Fructose-6-phosphat + ATP → Fructose-1,6-bisphosphat + ADP

Wichtiger allosterischer (K-Typ-)**Aktivator** der PFK1 ist **Fructose-2,6-bisphosphat (F-2,6-BP)**. F-2,6-BP entsteht aus Fructose-6-phosphat durch das bifunktionelle Enzym Phosphofructokinase 2 (durch das es auch abgebaut wird). Die aktivierende Wirkung des allosterisch bindenden F-2,6-BP beruht darauf, dass es die PFK1 von der T-Form in die R-Form umwandelt und dadurch

- die Affinität zu Fructose-6-phosphat erhöht (K-Typ!),
- den Hemmeffekt des ATP herabsetzt (↗ unten).

Als allosterischer **Inhibitor** vom K-Typ wirkt **ATP**; AMP hebt den Hemmeffekt auf. Daraus ergibt sich, dass bei geringem Energieinhalt der Zelle die Glykolyse angeregt wird. Citrat – Produkt der ersten Reaktion im Citratzyklus – steigert den inhibitorischen Effekt des ATP.

Weitere Enzyme (Beispiele)

- **Pyruvat-Kinase der Leber:** Aktivator Fructose-1,6-bisphosphat, Inhibitoren ATP und Alanin (zusätzlich Regulation durch Phosphorylierung und Dephosphorylierung des Enzyms [↗ Kap. 2.5]: verstärkte Affinität des dephosphorylierten Enzyms zu den Aktivatoren, verstärkte Affinität des phosphorylierten Enzyms zu den Inhibitoren)
- **Isocitrat-Dehydrogenase der Mitochondrien:** Aktivator ADP, Inhibitoren NADH und ATP

V-Typ-Effektoren

Definition

Effektoren des V-Typs **verändern nur die maximale Katalysegeschwindigkeit V_{max}** (deshalb „V-Typ"),

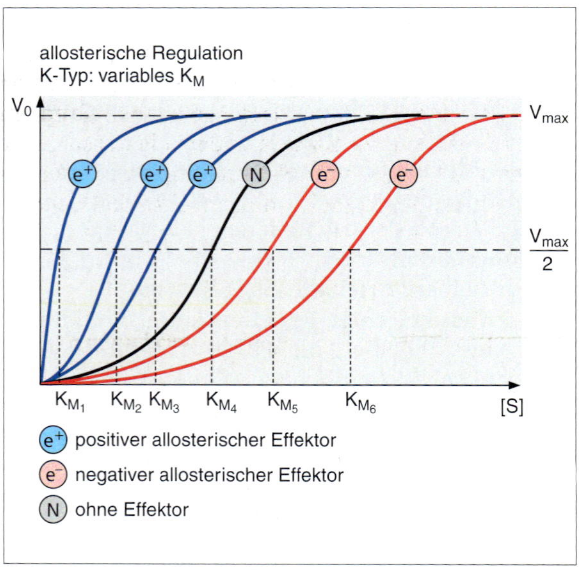

Abb. 2.5 Michaelis-Menten-Diagramm: Einfluss allosterischer Effektoren des K-Typs. [1]

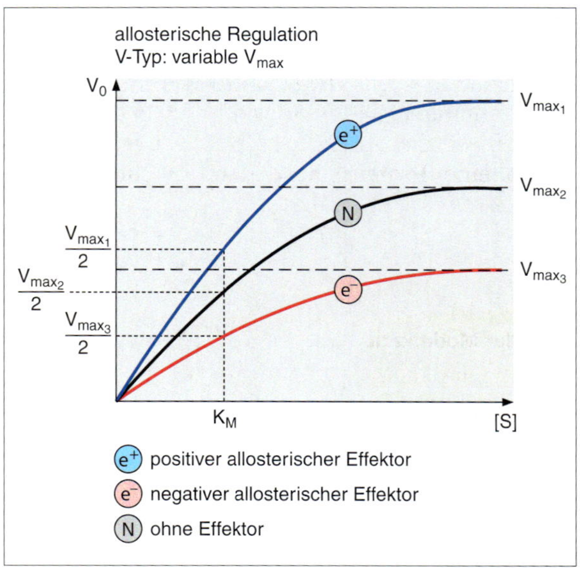

Abb. 2.6 Michaelis-Menten-Diagramm: Einfluss allosterischer Effektoren des V-Typs. [1]

ohne einen Effekt auf die Affinität (K_M) zu haben. Im Michaelis-Menten-Diagramm verschiebt sich die Asymptote durch Aktivatoren nach oben, durch Inhibitoren nach unten (↗ Abb. 2.6). V-Typ-Effektoren sind bedeutend seltener als K-Typ-Effektoren.

Durch V-Typ-Effektoren regulierte Enzyme: das Beispiel Pyruvat-Carboxylase

Die im Mitochondrium lokalisierte Pyruvat-Carboxylase katalysiert den ersten Reaktionsschritt der Gluconeogenese:

Pyruvat + CO_2 + ATP + H_2O → Oxalacetat + ADP + P_i + 2 H^+

Allosterisch aktiviert wird das Enzym durch **Acetyl-CoA**. Dies ist zweckmäßig: Eine hohe Acetyl-CoA-Konzentration signalisiert einen Bedarf an Oxalacetat. Der Acetylrest muss zur Weiterverwertung vom Coenzym A auf Oxalacetat übertragen und so in den Citratzyklus (↗ Kap. 5) eingebracht werden.

2.5 Enzymgesteuerte chemische Modifikation von Enzymen (Interkonversion)

Wie negative Rückkopplung und allosterische Regulation zählt die enzymgesteuerte chemische Modifikation von Enzymen (Syn.: Interkonversion, enzymatische Interkonvertierung) zu den schnellen Formen der Enzymregulation. Der entscheidende Unterschied zu negativer Rückkopplung und allosterischer Regulation ist, dass die Veränderung am Enzym durch Knüpfen einer kovalenten Bindung erfolgt. Deshalb spricht man auch von **kovalenter Modifikation.** Diese ermöglicht eine **schnelle Regulation**, weil das regulierte (Schlüssel-)Enzym in der Regel bereits an seinem Bestimmungsort vorliegt, allerdings in inaktivem Zustand. Erst auf ein entsprechendes Signal hin modifiziert ein zweites, **aktivierendes Enzym** das inaktive Enzym derart, dass dieses seine aktive Form annimmt. Die **häufigste Form der Interkonversion** ist die ATP-abhängige **Phosphorylierung** durch eine **Proteinkinase** bzw. **Dephosphorylierung** durch eine **Phosphatase.**

Merke
Eine Kinase phosphoryliert, eine Phosphatase dephosphoryliert.

Es gibt jedoch noch **weitere Formen der kovalenten Modifikation** zur gezielten Aktivitätskontrolle von Enzymen (und anderen Proteinen, z. B. den DNA-bindenden Histonen). Eine Auswahl ist in Tabelle 2.1 aufgeführt.

Das Spektrum der kovalent angehängten Reste reicht dabei von kleinen Molekülen wie der Carboxylgruppe bis hin zu einem Polypeptid wie dem Ubiquitin mit seinen 72 Aminosäuren. Die Ubiquitin(yl)ierung („Ubiquitinmarkierung", Ubiquitinkonjugation) von Enzymen wird gezielt eingesetzt, um „störende" Enzyme zu entfernen: Erst nach Zerstörung von Zyklin z. B. kann die Zelle in die Anaphase eintreten.

Häufig, doch nicht immer ist die Enzymform mit kovalent gebundenem Rest die aktivere Form. Theoretisch kann sich Interkonversion auf die Enzymaktivität (V_{max}) oder die Enzymaffinität (K_M) auswirken. Real liegt wohl immer eine Mischung beider Effekte vor.

2.5.1 Phosphorylierung und Dephosphorylierung

Die bedeutendste Form der Interkonversion besteht in Phosphorylierung und Dephosphorylierung. Angefangen bei der Signalübertragung spielt dieser Mechanismus bei praktisch allen Stoffwechselvorgängen in einer eukaryontischen Zelle eine Rolle. Die Betonung liegt hierbei auf „in": Nur in der Zelle ist der Phosphorylgruppendonor ATP in ausreichender Menge vorhanden. Extrazellulär vorkommende Proteine werden nicht durch Phosphorylierung und Dephosphorylierung reguliert.

Die Anhängung einer Phosphorylgruppe bleibt nicht ohne Auswirkungen auf die Konformation eines Proteins: Mit zwei negativ geladenen Gruppen ($-O^-$) bildet der Phosphatrest andere elektrostatische Wechselwirkungen und H-Brücken aus als der ursprüngliche OH-Rest. Etwa die Hälfte der Energie,

Tab. 2.1 Auswahl kovalenter Modifikationen der Proteinaktivität

Art der Modifikation	Donormolekül	modifiziertes Protein (Beispiel)	Funktion des Proteins
Phosphorylierung	ATP	Glykogen-Phosphorylase	Einleiten der Glykogenolyse
Acetylierung	Acetyl-CoA	Histone	DNA-Organisation
Farnesylierung	Farnesylpyrophosphat	Ras-Protein	Signaltransduktion
α-Carboxylierung	Kohlensäure	Thrombin	Blutgerinnung
Ubiquitin(yl)ierung	Ubiquitin	Zyklin	Regulation des Zellzyklus

die beim Spalten von ATP frei wird, wird in der Konformation des Proteins gespeichert.

Man sollte auch beachten, dass Phosphorylierung an den Energiestatus der Zelle gekoppelt ist: Bei hohem Energieinhalt liegt viel ATP vor, was die Phosphorylierung erleichtert.

Merke
Phosphorylierung und Dephosphorylierung stellen die wichtigste Form der Interkonversion von Enzymen dar. Phosphorylierung koppelt über das ATP-Angebot an den Energieinhalt der Zelle.

Streng genommen sind Phosphorylierung und Dephosphorylierung nicht Reaktion und Rückreaktion: Eine **Proteinkinase** überträgt ein Phosphatmolekül von ATP auf ein Protein. Bei der Entfernung des Phosphatrestes durch eine **Proteinphosphatase** wird aber nur ein Molekül Phosphat (P_i) freigesetzt, ohne dass wieder ATP entsteht. Nach einem Zyklus aus Phosphorylierung und Dephosphorylierung schlägt also die Hydrolyse von einem Molekül ATP zu Buche:

$$\text{Protein-OH} + \text{ATP} \xrightarrow{\text{Proteinkinase}} \text{Protein-P} + \text{ADP}$$

$$\text{Protein-P} + H_2O \xrightarrow{\text{Proteinphosphatase}} \text{Protein-OH} + P_i$$

$$\text{ATP} + H_2O \rightarrow \text{ADP} + P_i$$

Das phosphorylierbare Enzym ist ständig einem solchen Zyklus unterworfen. Welcher der beiden Zustände eines Enzyms statistisch häufiger vorkommt, hängt von den katalytischen Geschwindigkeiten (Sekundenbruchteile bis Stunden) und Konzentrationen von Kinase und Phosphatase im Vergleich zueinander ab. Eine spontane Umwandlung von der phosphorylierten in die dephosphorylierte Form und umgekehrt ist (fast) nicht möglich.

Proteinkinasen

Gerichtete Proteinkinasen phosphorylieren nur ein Protein bzw. sehr ähnliche Proteine, **multifunktionelle Proteinkinasen** phosphorylieren viele Zielproteine. Der Mensch besitzt über 500 verschiedene Gene für Proteinkinasen. Alle Proteinkinasen hängen unter ATP-Spaltung einen Phosphatrest an ein Protein an. Für eine Phosphorylierung kommen nur bestimmte Aminosäuren in Frage, nämlich die, die eine -OH-Gruppe besitzen, wie Serin, Threonin oder Tyrosin. Man teilt die Proteinkinasen ein nach den Aminosäuren, die sie phosphorylieren, und den Molekülen, durch die sie aktiviert werden. Hier ein paar Beispiele für verschiedene Proteinkinasen:

- **Proteinkinase A:** phosphoryliert Serin, wird allosterisch aktiviert durch cAMP,
- **Proteinkinase C:** phosphoryliert Serin, wird allosterisch aktiviert durch Diacylglycerin (DAG),
- **Proteinkinase G:** phosphoryliert Serin, wird allosterisch aktiviert durch cGMP,
- **CAM-Kinasen I, II, III:** I und II phosphorylieren Serin, III phosphoryliert Threonin, alle werden allosterisch aktiviert durch Ca^{2+}-Calmodulin.
- **Insulinrezeptor:** Die β-Kette des Insulinrezeptors besitzt eine Tyrosinkinaseaktivität, d.h., sie phosphoryliert Proteine an Tyrosylresten. Die Aktivierung erfolgt, wenn Insulin extrazellulär an die α-Kette bindet.

Durch Phosphorylierung und Dephosphorylierung interkonvertierbare Enzyme

Als interkonvertierbar (Syn.: interkonvertierend) gilt jedes Enzym, das durch kovalente Modifikation reguliert wird, auch wenn dies nicht die einzige Möglichkeit der Regulation ist. Im Folgenden ist eine Auswahl an wichtigen interkonvertierenden Enzymen aufgeführt, die durch Phosphorylierung und Dephosphorylierung reguliert werden.

Im **phosphorylierten Zustand aktive** Enzyme sind

- **Glykogen-Phosphorylase:** spaltet von Glykogen Glucose-1-phosphat-Einheiten ab.
- **Phosphorylase-Kinase:** phosphoryliert Phosphorylasen, wie z. B. die Glykogen-Phosphorylase.
- **hormonsensitive Lipase:** spaltet in den Adipozyten Triacylglycerin (TAG) in zwei Fettsäuren und Monoacylglycerin (MAG).
- **Cholesterinester-Hydrolase:** spaltet intrazellulär Cholesterinester in Cholesterin und Fettsäuren.

Im **dephosphorylierten Zustand aktive** Enzyme sind

- **Glykogen-Synthase:** fügt ein Molekül UDP-Glucose unter UDP-Abspaltung an das Glykogenpolymer an. Das Schlüsselenzym der Glykogensynthese kann an mehreren Stellen phosphoryliert werden und wird mit jedem übertragenen Phosphatrest inaktiver.
- **Pyruvat-Dehydrogenase:** ein Komplex mit verschiedenen Untereinheiten, der unter CO_2-Abspaltung Pyruvat und Coenzym A zu Acetyl-CoA verbindet.
- **Phosphofructokinase 2:** bildet Fructose-2-6-bisphosphat (↗ Kap. 2.4.2).

Enzymkaskaden

Der Phosphorylierung oder Dephosphorylierung von Enzymen gehen oft komplexe signalgebende und -verarbeitende Prozesse voraus: Auch Kinasen und Phosphatasen müssen ja aktiviert oder deaktiviert werden. Man spricht von Enzym- bzw. Signalkaskaden. Durch sie wird sichergestellt, dass Enzyme aktiviert werden, wenn sie benötigt, und deaktiviert werden, wenn sie nicht benötigt werden.

Ein gutes Beispiel hierfür ist die Kontrolle des Zuckerhaushaltes durch Glukagon und Insulin: Die Glukagonsekretion wird durch niedrige, die Insulinsekretion durch hohe Blutglucosekonzentration stimuliert.

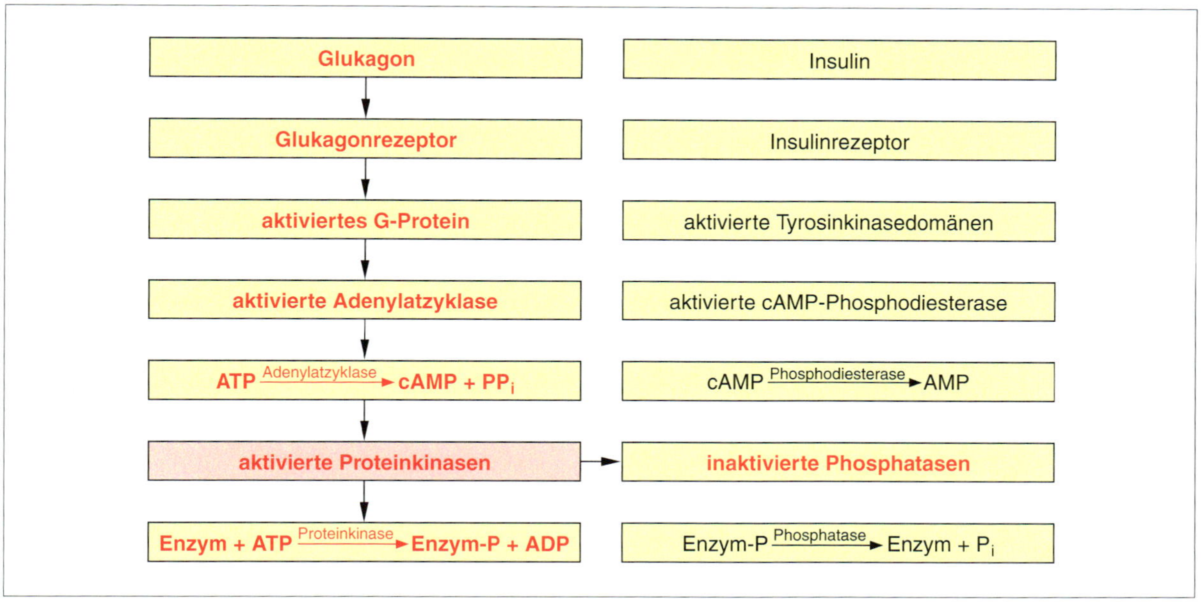

Abb. 2.7 Phosphorylierung von Enzymen unter Glukagoneinfluss: Durch Bindung an seinen Rezeptor aktiviert Glukagon über ein G-Protein die membranständige Adenylatzyklase. Diese synthetisiert aus ATP cAMP, das Proteinkinasen aktiviert. Diese phosphorylieren Enzyme und aktivieren durch Phosphorylierung einen Phosphataseinhibitor (durch den Pfeil von links nach rechts symbolisiert), so dass Phosphatasen gehemmt werden. [1]

- **Glukagon aktiviert Proteinkinasen:** Interkonvertierende Enzyme werden phosphoryliert. Alle interkonvertierenden **Enzyme, die den Blutzuckerspiegel heben**, sind **im phosphorylierten Zustand** (unter Glukagoneinfluss) **aktiv**.
- **Insulin deaktiviert Proteinkinasen** und **fördert** die Wirkung von **Proteinphosphatasen:** Interkonvertierende Enzyme werden dephosphoryliert. Alle interkonvertierenden **Enzyme, die Glucose verwerten** und den Blutzuckerspiegel senken, sind **im dephosphorylierten Zustand** (unter Insulineinfluss) **aktiv**.

Somit senkt Insulin den Blutzuckerspiegel, und Glukagon hebt ihn (↗ Abb. 2.7 und 2.8).

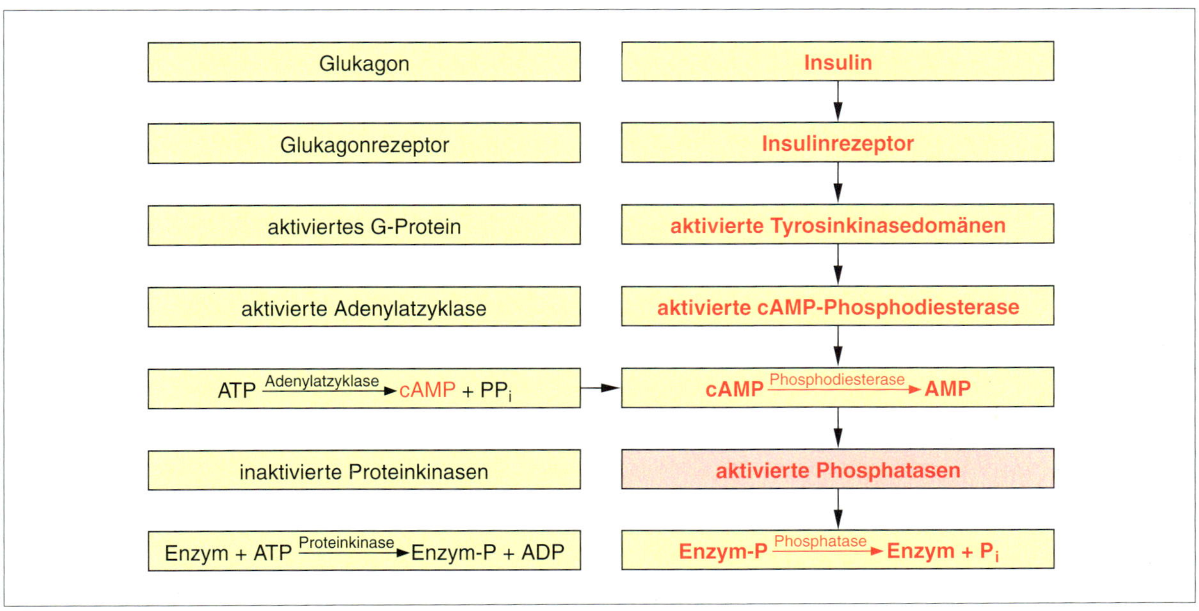

Abb. 2.8 Dephosphorylierung von Enzymen unter Insulineinfluss: Durch Bindung an seinen Rezeptor aktiviert Insulin die Tyrosinkinasedomänen des Rezeptors, die die Aktivität der cAMP-Phosphodiesterase steigern. cAMP, das unter Glukagon-Einfluss entsteht, wird abgebaut. Dadurch werden die Proteinkinasen weniger aktiviert, die Wirkung der Phosphatasen überwiegt und Enzyme werden dephosphoryliert. [1]

Klinik
Beim **Diabetes mellitus Typ 1** liegt aufgrund der Zerstörung der Insulin produzierenden β-Zellen des Pankreas ein absoluter Insulinmangel vor. Dies führt zu einer ungebremsten Phosphorylierung der interkonvertierbaren Enzyme, die den Glucosestoffwechsel kontrollieren, mit folgenden Auswirkungen:

- Phosphorylierung der Phosphofructokinase 2 → Abbau von Fructose-2,6-bisphosphat → verminderte allosterische Aktivierung der Phosphofructokinase 1 → Hemmung der Glykolyse → Glucosekonzentration ↑
- Phosphorylierung der Glykogen-Phosphorylase → Glykogenabbau → Glucosekonzentration ↑
- Phosphorylierung der Pyruvat-Dehydrogenase → Hemmung des Pyruvatabbaus → Steigerung der Gluconeogenese → Glucosekonzentration ↑

In gleichem Sinne führt der Insulinmangel auch auf Gen-Ebene zur Repression von Glucose abbauenden und zur Induktion von Glucose aufbauenden Enzymen (↗ Kap. 2.6). Als Folge des verminderten Glucoseabbaus kommt es intrazellulär zu einem ATP-Mangel, wodurch die Lipolyse angekurbelt wird. Die hieraus folgende Überlastung des Citratzyklus führt zur vermehrten Bildung von Ketonkörpern. Klinisch kommt es zu der für den Diabetiker lebensbedrohlichen Ketoazidose.

2.5.2 ADP-Ribosylierung

Dass es auch unerwünschte, **krankhafte kovalente Modifikationen** an Proteinen gibt, soll am Beispiel der ADP-Ribosylierung von G-Proteinen verdeutlicht werden.

G-Proteine sind an zahlreichen Signalkaskaden beteiligt. Sie bestehen aus den drei Untereinheiten G_α, G_β und G_γ. Dabei hat **G_α im inaktiven Zustand GDP gebunden** und bildet einen Komplex mit G_β und G_γ, **im aktiven Zustand** hat G_α **GTP gebunden** und dissoziiert von $G_{\beta\gamma}$, um Zielmoleküle zu beeinflussen (↗ Kap. 13.1.4).

ADP-Ribosylierung bedeutet, dass von NAD^+ der Nikotinsäureamid-Teil abgespalten und der ADP-Ribose-Teil kovalent an einen Molekülrest (G_α-Untereinheit bei den G-Proteinen) gebunden wird. Die ADP-Ribosylierung ist vor allem bei den Erkrankungen Cholera, Pertussis und Diphtherie von Bedeutung.

Klinik:
Folgende Toxine haben ADP-Ribosyl-Transferase-Aktivität und übertragen ADP-Ribose auf die α-Untereinheit von G-Proteinen:

- **Choleratoxin**, das Toxin des Choleraerregers Vibrio cholerae: Es überträgt ADP-Ribose irreversibel auf einen Argininrest der α-Untereinheit eines die Adenylatzyklase stimulierenden G-Proteins des Wirtes. Dadurch ist die α-Untereinheit ständig aktiv und mit ihr die Adenylatzyklase. Die erhöhte cAMP-Konzentration aktiviert die Proteinkinase A, die Chloridkanäle der Darmepithelzellen durch Phosphorylierung öffnet und Na^+/H^+-Austauscher hemmt. Dadurch verliert der Körper über den Darm große Mengen an NaCl und Wasser. Die Folge sind starke, reiswasserartige Durchfälle, die unbehandelt in kurzer Zeit zu einer lebensbedrohlichen Dehydration führen.
- **Pertussistoxin**, das Toxin des Keuchhustenerregers Bordetella pertussis: Es deaktiviert ein die Adenylatzyklase hemmendes G-Protein des Wirtes, indem es durch ADP-Ribosylierung die Affinität der α-Untereinheit zu GTP verringert. Die fehlende Hemmung der Adenylatzyklase verhindert, dass sich Ca^{2+}-Kanäle schließen und K^+-Kanäle öffnen und führt so zu verschiedensten klinischen Auswirkungen. Die genauen Zusammenhänge zwischen der vorherrschenden Klinik bei Keuchhusten (Zerstörung des respiratorischen Epithels) und der ADP-Ribosylierung durch das Toxin sind nicht geklärt. Im Tiermodell wurden u. a. eine verstärkte Histaminsensitivität, eine Steigerung der Insulinsekretion und eine Aktivierung von Lymphozyten beobachtet.
- **Diphtherietoxin**, das Gift des Diphtherieerregers Corynebacterium diphtheriae: Es bewirkt eine ADP-Ribosylierung am Elongationsfaktor EF-2, einem für die Translation essentiellen G-Protein (↗ Kap. 10). Dadurch wird der GDP-GTP-Austausch an EF-2 verhindert, und die Translation am Ribosom bricht ab. Durch die Unterbrechung der Proteinsynthese kommt es zum Tod der befallenen Zelle (bereits ein einziges Toxinmolekül genügt, um eine Zelle zu vernichten!). Vor allem im Respirationstrakt bilden sich aus abgestorbenen Zellresten und fibrinösem Exsudat die typischen Pseudomembranen. Auch andere Organe können durch das Diphtherietoxin geschädigt werden. Gefürchtet sind hier vor allem die Diphtherie-Myokarditis und die Polyneuritis.

2.6 Induktion und Repression der Enzymsynthese

Alle bisher besprochenen Regulationsmechanismen zielen auf eine schnelle und flexible Kontrolle der Enzymaktivität ab. Mit der Induktion und Repression der Enzymsynthese steht ein Mechanismus zur Verfügung, der die Enzymaktivität **langsamer und nachhaltiger** kontrolliert. Zentral ist hierbei die simple Überlegung, dass viele Enzyme viel Substrat, wenige Enzyme wenig Substrat umsetzen können – und das ohne Veränderung der Enzymkennzahlen K_M (Affinität) und k_{kat} (Aktivität pro Enzym). Nur V_{max}, definiert als Produkt aus Enzymkonzentration und k_{kat}, verändert sich.

2.6.1 Mechanismen

Abgesehen vom gezielten Enzymabbau nach Markierung des Enzyms mit Ubiquitin (↗ Kap. 7) bieten sich folgende Möglichkeiten, die Menge eines Enzyms zu kontrollieren:

- **auf Transkriptionsebene** über Induktion oder Repression der Gene, die für das Enzym kodieren. Hierzu werden DNA-bindende Proteine eingesetzt.
- **auf Translationsebene**, indem mRNA-bindende Moleküle es dem Ribosom erleichtern oder erschweren, die mRNA in die Aminosäuresequenz des Enzyms zu übersetzen.

In beiden Fällen spricht man von **Genregulation.** Der häufigste Genregulationsmechanismus ist die Veränderung der Geschwindigkeit, mit der die Transkription von DNA in mRNA initiiert wird, letztlich also die Zeit, die vergeht, bis die RNA-Polymerase binden und mit der Transkription beginnen kann. Ein Gen kann induziert oder reprimiert werden:

- **Induktion eines Gens:** Besetzung der entsprechenden Enhancer-Sequenzen (DNA-Sequenzen außerhalb des Gens, die seine Transkription stimulieren) durch ein Regulationsprotein. Dieses wechselwirkt in der Regel nicht direkt mit der RNA-Polymerase, sondern macht zunächst die um Histone gewickelte DNA zugänglich und zieht Transkriptionsfaktoren an. **Die Transkriptionsrate steigt**.
- **Repression eines Gens:** Besetzung der entsprechenden Silencer-Sequenzen (DNA-Sequenzen außerhalb des Gens, die seine Transkription hemmen) durch ein Regulationsprotein bzw. Aufhebung der Wirkung von induktiven Regulationsproteinen. **Die Transkriptionsrate sinkt.**

> **Merke**
> **Induktion eines Gens:** Steigerung der Transkriptionsrate durch Besetzung von Enhancer-Sequenzen.
> **Repression eines Gens:** Verringerung der Transkriptionsrate durch Besetzung von Silencer-Sequenzen bzw. Aufhebung der Wirkung von induktiven Regulationsproteinen.

Die **Regulationsproteine**, die an die DNA binden und je nach Typ zu Induktion oder Repression führen, werden **oft von Hormonen gesteuert:**

- **Hydrophobe Hormone** wie Steroide diffundieren durch die Zellmembran, evtl. auch durch die Kernmembran, und binden im Zyto- bzw. Karyoplasma an einen sog. **Zellkernhormonrezeptor.** Der Hormon-Rezeptor-Komplex wandert in den Zellkern (sofern er nicht schon dort ist) und bindet an Kontrollelemente in der DNA (↗ Kap. 10.2.6).
- **Hydrophile Hormone** wirken über **Second messenger.** So stimuliert die Bindung von Adrenalin oder Glukagon an seinen Membranrezeptor ein G-Protein, das die Adenylatzyklase aktiviert. Die steigende cAMP-Konzentration aktiviert die Proteinkinase A (PKA), die ein DNA-bindendes Protein phosphoryliert, woraufhin dieses den Chromatinumbau und die Transkription einleitet.

2.6.2 Voraussetzungen

In den Zellen findet ein ständiger **Protein-Turnover** statt: Fortwährend werden **Proteine abgebaut und neu synthetisiert.** Dies ist eine Voraussetzung für die Wirksamkeit der Stoffwechselregulation über Induktion und Repression der Enzymsynthese. Fände nämlich kein Protein-Turnover statt, so wäre eine einmalig erfolgte Erhöhung der Enzymkonzentration nicht mehr rückgängig zu machen. Tatsächlich besitzen Proteine eine Halbwertszeit, die je nach Protein zwischen Minuten und Jahren liegt. Dabei ist die Lebensdauer für Enzyme des Stoffwechsels in der Regel niedrig.

2.6.3 Beispiele

Hormonelle Regulation der Gluconeogenese und der Glykolyse

Die Regulation der Glucosekonzentration durch **Glukagon** und **Insulin** beruht zu einem großen Teil auf der Induktion und Repression der Gene von Enzymen. Solche Enzyme sind in Tabelle 2.2 aufgeführt.

Tab. 2.2 Enzyme, deren Synthese durch Insulin und Glukagon induziert bzw. reprimiert wird (Auswahl)

Enzyme, deren Synthese durch Insulin induziert und durch Glukagon reprimiert wird	Enzyme, deren Synthese durch Glukagon induziert und durch Insulin reprimiert wird
Glucokinase	Glucose-6-Phosphatase
Phosphofructokinase 1 und 2	Fructose-1,6-Bisphosphatase
Glycerinphosphat-Dehydrogenase	Phosphoenolpyruvat-Carboxykinase
Pyruvat-Kinase Citrat-Lyase	Acyl-CoA-Carnitin-Acyltransferase (transportiert Fettsäuren ins Mitochondrium)
Acetyl-CoA-Carboxylase Fettsäure-Synthase	Pyruvat-Carboxylase (leitet die Gluconeogenese ein)
Malat-Enzym	

Regulation der hepatischen Arginase

Funktion der hepatischen Arginase

Der Körper kann mit der Nahrung aufgenommenes Protein sowie die Aminosäuren (und Di- oder Tripeptide), in die körpereigene Enzyme es zerlegen, nicht speichern. Überschüssiges Protein, das nicht direkt in den anabolen Stoffwechsel eingehen kann, muss deshalb hydrolysiert und die Aminosäuren müssen deaminiert werden, damit zumindest die Kohlenwasserstoffgerüste verwendet werden können (Abbau zu CO_2, Gluconeogenese oder Fettsäuresynthese). Dabei wird der anfallende Stickstoff beim Menschen nicht einfach in Form von Ammoniak, das giftig ist, transportiert und ausgeschieden, sondern in Form von Harnstoff (↗ Harnstoffzyklus, Kap. 7). Die hepatische Arginase katalysiert den letzten Schritt des Harnstoffzyklus:

Arginin + H_2O → Ornithin + Harnstoff

Regulationsmechanismen

Damit die Menge an aufgenommenem Stickstoff (eines Tages) in etwa der Menge an ausgeschiedenem Stickstoff (eines Tages) entspricht (ausgeglichene Stickstoffbilanz), werden die am Harnstoffzyklus beteiligten Enzyme, u. a. die hepatische Arginase, kurzfristig und langfristig reguliert:

- **kurzfristig:** Wie alle Protein abbauenden Enzyme arbeitet die hepatische Arginase zunächst bei einer Substratkonzentration, die weit unter ihrem K_M-Wert liegt. Dabei wird sie **isosterisch durch das Produkt reguliert** und zwischen Substratkonzentration und Umsatz besteht ein linearer Zusammenhang (Bereich erster Ordnung im Michaelis-Menten-Diagramm).
- **langfristig:** Bei länger anhaltender erhöhter Proteinzufuhr ist die Stickstoffbilanz positiv, da die isosterische Produktkontrolle der hepatischen Arginase bei zu hohen Substratkonzentrationen nicht mehr greift (Übergang in den Sättigungsbereich, in Richtung Reaktion nullter Ordnung). Nun wird der Stickstoffhaushalt **durch Induktion der Enzymsynthese reguliert:** Die Transkription des Gens der hepatischen Arginase wird stimuliert und es wird so viel Enzym produziert, dass die N-Bilanz wieder ausgeglichen ist. Diese Adaptation kann mehrere Tage in Anspruch nehmen.

Merke

Protein abbauende Enzyme wie die hepatische Arginase werden kurzfristig isosterisch durch das Produktangebot und langfristig durch Induktion oder Repression der Enzymsynthese reguliert.

Klinik

Induktion des Cytochrom-P_{450}-Systems durch Pharmaka und andere körperfremde Stoffe: Pharmaka und mit der Nahrung oder durch Inhalation aufgenommene körperfremde Stoffe werden meist durch Enzyme des Cytochrom-P_{450}-Systems (CYP) oxidativ abgebaut. Pharmaka und andere Substanzen können die Synthese von CYP-Enzymen induzieren oder reprimieren. So wird die Synthese des CYP1A2, das u. a. an der Aktivierung einiger Karzinogene und Mutagene beteiligt ist, durch Rauchen induziert (was das vermehrte Auftreten bestimmter Krebsformen bei Rauchern teilweise erklärt), aber auch durch Inhaltsstoffe von Nahrungsmitteln (z. B. von Gegrilltem) und Medikamente (z. B. Omeprazol). Dies kann bei CYP1A2-metabolisierten Substanzen wie Koffein und bestimmten Pharmaka (z. B. Tamoxifen, Theophyllin, Phenacetin) zu verringerten Serumspiegeln und Wirkverlust führen. Hierauf kann man den bei Rauchern oft erhöhten Kaffeekonsum zurückführen, ebenso die Tatsache, dass bei Verzicht auf Tabak der Koffein-Serumspiegel um über 250 % ansteigen kann.

Steroidhormonrezeptoren als pharmakologische Angriffspunkte: Glucocorticoide wie Cortisol, Cortison (natürlich) und Triamcinolon (synthetisch) oder Mineralocorticoide wie Aldosteron wirken über Steroidhormonrezeptoren. Die Wirkung dieser Hormone bzw. Hormonanaloga setzt erst Stunden oder Tage nach der Verabreichung ein, da die Wirkung über Geninduktion bzw. -repression erfolgt (↗ oben).

2.7 Limitierte Proteolyse

2.7.1 Definition

Ein weiterer – **kurzfristig wirkender** – **Regulationsmechanismus** besteht in der **Bildung aktiver Enzyme aus inaktiven Vorstufen** durch die sog. limitierte Proteolyse – „limitiert“ deshalb, weil die Proteolyse, also die Spaltung von (einer oder mehrerer) Peptidbindungen des inaktiven Vorläuferproteins, nicht zum kompletten Abbau führt. Die Aktivierung erfolgt, indem aus dem längeren Vorläuferprotein, das man **Zymogen** oder **Proenzym** nennt, eine definierte Sequenz abgespalten wird – evtl. bleiben die Spaltprodukte auch durch Disulfidbrücken miteinander verbunden. Die limitierte Proteolyse ermöglicht es dem Zymogen, auf ein Signal hin rasch aktiviert zu werden, während es bereits an seinem Bestimmungsort vorliegt.

Merke

Limitierte Proteolyse spielt eine wichtige Rolle für die Regulation **extrazellulärer** Enzyme (z. B. Verdauungsenzyme, Komplement- und Blutgerinnungsfaktoren), aber auch intrazellulärer Enzyme (z. B. Caspasen).

Tab. 2.3 Wichtige limitierte Proteolysen (Auswahl)

Proteinklasse	Beispiele für durch limitierte Proteolyse regulierte Proteine inaktive Vorstufe	 aktives Protein
Verdauungsenzyme	Pepsinogen	Pepsin
	Chymotrypsinogen	Chymotrypsin
	Procarboxypeptidasen	Carboxypeptidasen
	Trypsinogen	Trypsin
	Proelastase	Elastase
Enzyme der Apoptose	Procaspasen	Caspasen (cysteinabhängige aspartat-spezifische Proteasen)
Blutgerinnungsfaktoren	Fibrinogen	Fibrin
Hormone bzw. Neurotransmitter	Proinsulin	Insulin
	Proopiomelanocortin	ACTH, β-Lipotropin, α-MSH, β-MSH, β-Endorphin
	Angiotensinogen	Angiotensin I (Renin-katalysiert)
	Angiotensin I	Angiotensin II (ACE-katalysiert)
Kollagen	Prokollagen	Kollagen
Komplementfaktoren	C3	C3a und C3b
lysosomale, sekretorische und Membranproteine	ER-Proteine mit Signalpeptid (das Signalpeptid leitet die Proteine in das endoplasmatische Retikulum)	ER-Proteine ohne Signalpeptid

2.7.2 Wichtige limitierte Proteolysen

In Tabelle 2.3 sind einige wichtige limitierte Proteolysen aufgeführt.

Klinik

Störungen der limitierten Proteolyse spielen bei vielen Erkrankungen eine Rolle. Wichtige Beispiele sind:

- **akute Pankreatitis:** Die Verdauungsenzyme des Pankreas werden als inaktive Vorstufen (Proenzyme) gebildet und sezerniert, um eine Andauung des Drüsengewebes zu verhindern. Erst im Darm werden sie durch limitierte Proteolyse zu wirksamen Enzymen. Durch eine Stauung des Sekretflusses (z. B. Verlegung des Pankreasganges durch einen Gallenstein) kann es zu einer vorzeitigen limitierten Proteolyse, d. h. zu einer Aktivierung der Verdauungsenzyme bereits im Pankreas, kommen. Die Folge ist eine nekrotisierende Pankreatitis.
- **disseminierte intravasale Gerinnung:** Viele Faktoren der Blutgerinnung werden als inaktive Proenzyme gebildet, die kaskadenartig durch limitierte Proteolyse aktiviert werden und dann die limitierte Proteolyse des in der Kaskade nachgeschalteten Faktors katalysieren. Ausgelöst durch verschiedene Faktoren (z. B. bakterielle Toxine) kann es zu einer überschießenden Aktivierung der Gerinnungskaskade kommen. Die Folge ist eine sog. disseminierte intravasale Gerinnung (Verbrauchskoagulopathie). Einerseits führt die Gerinnung zur Bildung von Thromben und Embolien, andererseits kommt es durch den massiven Verbrauch der Gerinnungsfaktoren zu Blutungen.
- **Hämophilie:** Bei der Hämophilie besteht ein Mangel an den Gerinnungsfaktoren VIII oder IX (Hämophilie A bzw. B). Hierdurch kann der in der Gerinnungskaskade nachgeschaltete Faktor X nicht durch limitierte Proteolyse aktiviert werden. Die Folge ist eine verstärkte Blutungsneigung.

2.8 Protein-Protein-Interaktion

Ähnlich wie bei der allosterischen Regulation können Konformations- und somit Aktivitäts- und/oder Affinitätsänderungen an einem Enzymprotein auch durch **Wechselwirkung mit anderen Proteinen** erfolgen. Es gibt eine Reihe von Proteinklassen mit der Aufgabe, durch Andocken an Enzymproteine gezielte Konformationsveränderungen auszulösen. Bekannte Signalüberträger sind

- die **G-Proteine** als Vermittler zwischen Rezeptoren für hydrophile Hormone (und andere Liganden, z. B. Photonen beim Sehvorgang) und bestimmten Enzymen (↗ Kap. 13.1.4 und 23.2f.),
- im Zyto- oder Karyoplasma gelöste **Zellkernhormonrezeptoren:** Nach Bindung ihres Liganden (Steroid- oder Schilddrüsenhormone, also lipophile Hormone) binden sie an die DNA und interagieren mit Coaktivator- oder Corepressorproteinen (↗ Kap. 10.2.6). Sie sind somit Signalempfänger und interagierende Proteine in einem.
- die sog. **Hitzeschock-Proteine (Hsps):** Sie unterstützen die Proteinfaltung. Proteine werden am Ribosom synthetisiert und falten sich dabei theoretisch von selbst. Bevor der Faltungsprozess abgeschlossen ist, sind sie anfällig für **Aggregation**, vor allem über hydrophobe Wechselwirkung. Auch bereits korrekt gefaltete Proteine können z. B. nach einem Hitzeschock denaturieren. Wechselwirkung mit **Chaperon**proteinen (chaperon [engl.] = Anstandsdame, Begleiterin) kann die Aggregation als Nebenreaktion reduzieren. Dass viele Chaperone durch plötzliche starke Temperaturerhöhung verstärkt zur Expression kommen, hat zu der Bezeichnung „Hitzeschockprotein" (Hsp) geführt. Aber auch andere Zellschädigungen können die Hsp-Synthese induzieren. Chaperone werden darüber hinaus auch konstitutiv exprimiert und sind für das Zellwachstum unter Normalbedingungen essentiell. Anhand ihres Molekulargewichtes werden sie in Gruppen unterteilt. So gibt es Hsp60, Hsp70, Hsp90, Hsp100 und „kleine Hsps". Anders als die Faltungskatalysatoren Proteindisulfid-Isomerase und Peptidyl-Prolyl-cis/trans-Isomerase **erhöhen** klassische Chaperone **die Ausbeute der Faltungsreaktion**, nicht deren Geschwindigkeit. Den verschiedenen Chaperonen, die sich stark in Größe und Sequenz unterscheiden, sind dabei gewisse Funktionsprinzipien gemein. So erfolgt die Bindung in der Regel an unpolare, durch Hitze entfaltete (oder bei der Proteinsynthese noch nicht gefaltete) Bereiche von Proteinen. Die Faltungshelfer unterscheiden sich in ihrer genauen Wirkung:
  - ATP-unabhängige Chaperone wie Hsp90 und Hsp25 binden entfaltete Proteine und halten sie dadurch in Lösung.
  - ATP-abhängige Chaperone wie Hsp70 und Hsp60 bewirken aktiv die Rückfaltung. Sie werden auch **Chaperonine** genannt.
  - Entstandene Proteinaggregate können unter gemeinsamem Einfluss von Hsp70 und Hsp104 z. T. wieder gelöst werden.
  - Ist eine korrekte Faltung nicht mehr zu erreichen, wird das betroffene Protein durch Proteasen abgebaut, die oft mit Hsp100-Chaperonen assoziiert sind.

3 Der Kohlenhydratstoffwechsel

M. Folkerts

Lernziele

- Struktur und Eigenschaften der Kohlenhydrate
- Kenntnis der Strukturformeln der wichtigsten einfachen Kohlenhydrate (Glycerinaldehyd, Dihydroxyaceton, Ribose, Glucose, Galaktose, Fructose)
- Kenntnis der einzelnen Schritte von Glykolyse, Gluconeogenese, Glykogenstoffwechsel und Pentosephosphatweg und der zugehörigen Enzyme
- Kenntnis der wichtigsten Regulatoren dieser Stoffwechselwege und ihrer Wirkungen
- Wirkungen von Insulin und Glukagon

Kohlenhydrate erfüllen in allen Lebensformen vielfältige Funktionen und sind die häufigsten organischen Verbindungen auf der Erde. Für den Menschen sind sie der wichtigste Nahrungsbestandteil, da ihr Abbau etwa 50 % seines Energiebedarfs deckt. Sie sind jedoch nicht nur Brennstoff, sondern auch Synthesevorstufen – u.a. von Lipiden und nichtessentiellen Aminosäuren – und dienen in Form des Glykogens als Energiespeicher. Die Kohlenhydrate Ribose und Desoxyribose sind Teil des Grundgerüsts von RNA und DNA. Auch die extrazelluläre Matrix und die Membranproteine bestehen zu großen Teilen aus Kohlenhydraten.

3.1 Chemie der Kohlenhydrate

Kohlenhydrate setzen sich aus Kohlenstoff und Wasser zusammen. Sie sind **Aldehyde oder Ketone mit mindestens zwei Hydroxylgruppen** (OH-Gruppen), sind also Derivate von zwei- oder mehrwertigen Alkoholen. Aldehyde entstehen durch Oxidation einer primären, Ketone durch Oxidation einer sekundären Hydroxylgruppe. Eine Hydroxylgruppe heißt primär, wenn sie an einem C-Atom sitzt, an das nur ein weiteres C-Atom gebunden ist (z.B. das C-Atom 1 des Glycerins). Eine sekundäre Hydroxylgruppe sitzt entsprechend an einem C-Atom, an das zwei weitere C-Atome gebunden sind (z.B. das C-Atom 2 des Glycerins). Kohlenhydrate mit Aldehydgruppe heißen **Aldosen**, solche mit Ketogruppe **Ketosen**. Kohlenhydrate lassen sich unter der allgemeinen Summenformel **$(C\text{-}H_2O)_n$** zusammenfassen, sie enthalten Kohlenstoff und Wasser im Verhältnis eins zu eins.

> **Merke**
> Kohlenhydrate sind Derivate von zwei- oder mehrwertigen Alkoholen. Nach ihrer funktionellen Gruppe unterteilt man sie in Aldosen und Ketosen. Kohlenhydrate enthalten Kohlenstoff und Wasser im Verhältnis 1:1 (Summenformel: $(C\text{-}H_2O)_n$).

3.1.1 Monosaccharide

Struktur

Monosaccharide (Einfachzucker) sind die einfachsten Kohlenhydrateinheiten. Die beiden kleinsten Monosaccharide sind Glycerinaldehyd und Dihydroxyaceton. Grundgerüst dieser Substanzen ist Glycerin, sie enthalten also drei C-Atome. Glycerinaldehyd ist eine Aldose, Dihydroxyaceton eine Ketose (↗ Abb. 3.1a). Monosaccharide mit drei C-Atomen heißen **Triosen**. Entsprechend werden Monosaccharide mit vier, fünf, sechs bzw. sieben C-Atomen **Tetrosen**, **Pentosen**, **Hexosen** bzw. **Heptosen** genannt. In Tabelle 3.1 sind einige besonders wichtige dieser Monosaccharide zusammengefasst.

Das C-Atom 2 von Glycerinaldehyd ist asymmetrisch (chiral), d.h., es hat vier unterschiedliche Bindungspartner. Folglich kommt Glycerinaldehyd in zwei Formen, sog. **Stereoisomeren**, vor. Dies sind Moleküle mit gleicher Strukturformel, die sich in der räumlichen Anordnung der Substituenten an einem oder mehreren asymmetrischen C-Atom(en), der

Tab. 3.1 Wichtige Monosaccharide

Typ	Anzahl C-Atome	Aldose	Ketose
Triose	3	Glycerinaldehyd	Dihydroxyaceton
Tetrose	4	Erythrose	Erythrulose
Pentose	5	Ribose Desoxyribose	Ribulose
Hexose	6	Glucose Galaktose Mannose	Fructose

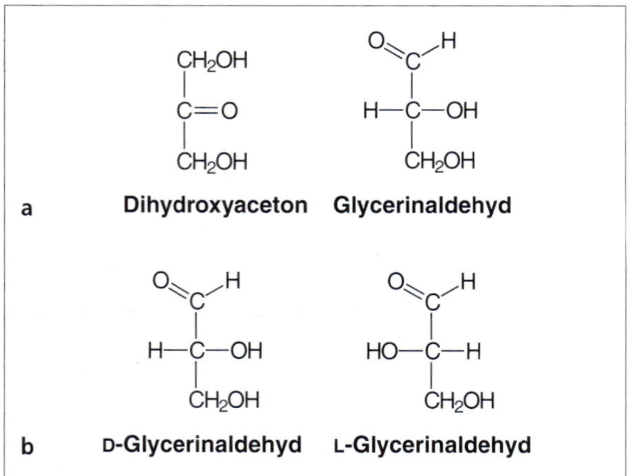

Abb. 3.1 Die kleinsten Monosaccharide: Glycerinaldehyd und Dihydroxyaceton.
a: Struktur, **b:** Stereochemie: die Enantiomere von Glycerinaldehyd. [3]

Tab. 3.2 Wichtige Definitionen zur Isomerie (der Anordnung von Atomen im Molekül)

Begriff	Definition
Isomere (Überbegriff)	Verbindungen, die dieselbe Summenformel haben, sich aber in der Reihenfolge oder der räumlichen Anordnung der Atome im Molekül (= in der Struktur) unterscheiden
Konstitutionsisomere (Strukturisomere)	Verbindungen, die dieselbe Summenformel haben, sich aber in der Reihenfolge der Atome im Molekül (= im Bindungsmuster) unterscheiden (z.B. Glycerinaldehyd und Dihydroxyaceton, Ethanol und Dimethylether)
Stereoisomere	Verbindungen, die dieselbe Summenformel und dasselbe Bindungsmuster besitzen, sich jedoch in der räumlichen Struktur, nämlich der Stellung der Liganden an den asymmetrischen C-Atomen, unterscheiden
• Konformationsisomere (Konformere)	Stereoisomere, die sich durch Drehung um C-C-Einfachbindungen ineinander überführen lassen
• Konfigurationsisomere	Stereoisomere, die sich durch Drehung um C-C-Einfachbindungen nicht ineinander überführen lassen
– Enantiomere (1x)	Konfigurationsisomere, die sich zueinander wie Bild und Spiegelbild verhalten (z.B. D- und L-Glucose)
– Diastereomere	Konfigurationsisomere, die keine Enantiomere sind (z.B. L-Glucose + D-Galaktose)
– Epimere	Konfigurationsisomere, deren Konfiguration sich nur an einem asymmetrischen C-Atom unterscheidet (z.B. D-Glucose und D-Galaktose, D-Glucose und D-Mannose)

(1x) unterscheiden sich nur in opt. Aktivität (polarisiertes Licht)

sog. Konfiguration, unterscheiden (↗ auch Tab. 3.2). Die Stereoisomere des Glycerinaldehyds verhalten sich zueinander wie Bild und Spiegelbild, weshalb sie als **Enantiomere** bezeichnet werden: Zeigt die OH-Gruppe nach rechts, handelt es sich um die D-, zeigt sie nach links, um die L-Form (↗ Abb. 3.1b). Die Form der Moleküldarstellung in Abbildung 3.1 heißt Fischer-Projektion. Sie eignet sich gut zur Darstellung der Stereochemie chiraler Moleküle.

Tetrosen, Pentosen, Hexosen und Heptosen haben mehrere asymmetrische Kohlenstoffatome. Sie kommen nicht nur als Enantiomere, sondern auch als **Diastereomere** vor. Dies sind Stereoisomere, die sich zueinander nicht wie Bild und Spiegelbild verhalten. Die Einteilung in D- oder L-Form erfolgt nach der Stellung der Hydroxylgruppe an dem Kohlenstoffatom, welches am weitesten von der Aldehyd- bzw. Ketogruppe entfernt ist. Die Abbildungen 3.2 und 3.3 geben einen Überblick über die Aldehyd- und Ketoformen einiger Triosen, Tetrosen, Pentosen und Hexosen. Ketosen besitzen ein asymmetrisches Kohlenstoffatom weniger als Aldosen mit derselben Anzahl von C-Atomen (↗ Abb. 3.2 und 3.3).

Einige Monosaccharide unterscheiden sich in ihrer Konfiguration nur an einem asymmetrischen C-Atom (↗ D-Glucose und D-Galaktose in Abb. 3.2, sie unterscheiden sich an C-4). Solche Isomere heißen **Epimere**.

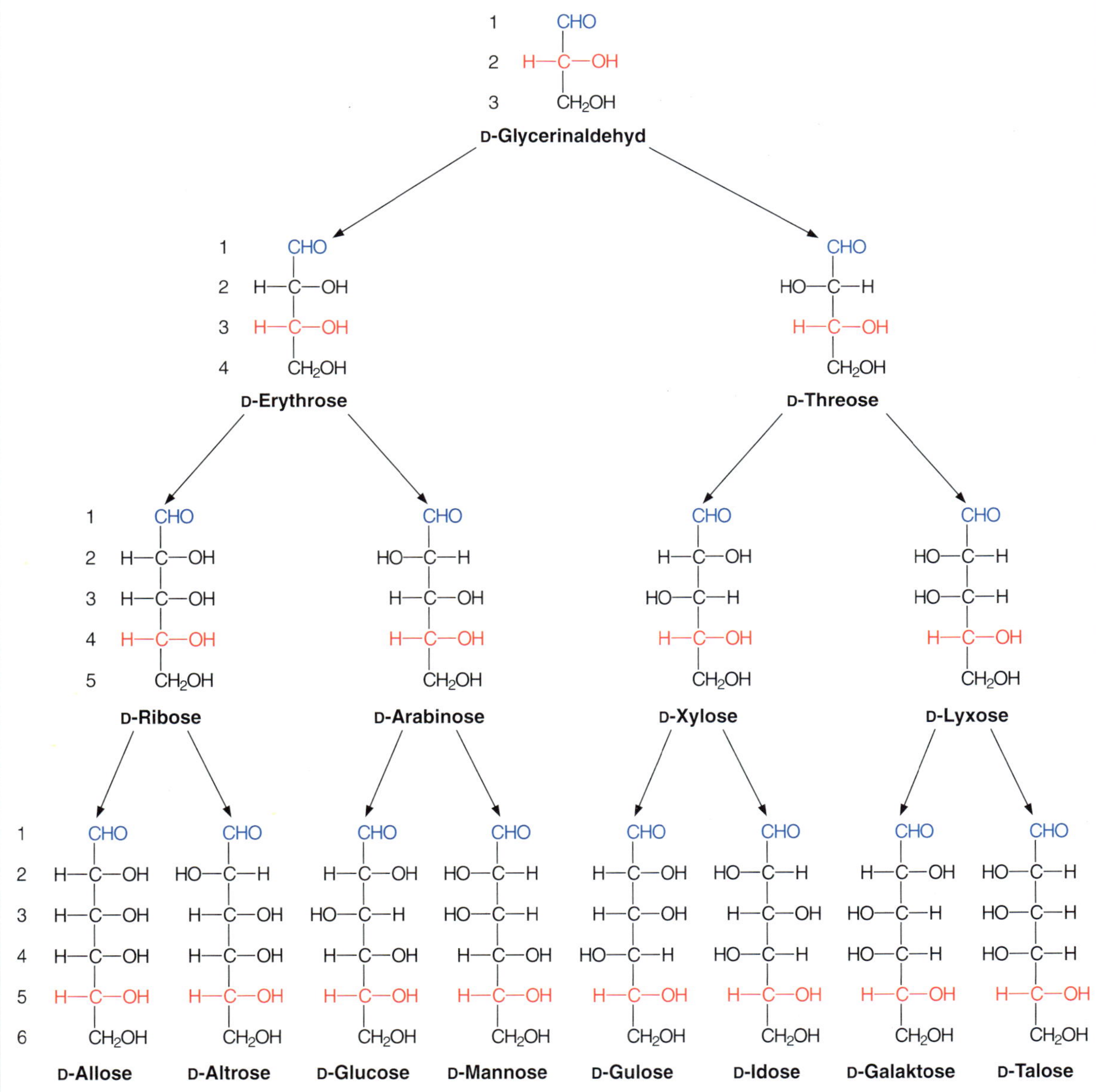

Abb. 3.2 D-Aldosen mit drei, vier, fünf und sechs Kohlenstoffatomen. Die Aldehydgruppe ist blau gekennzeichnet, das für die Konfiguration entscheidende asymmetrische C-Atom rot. [3]

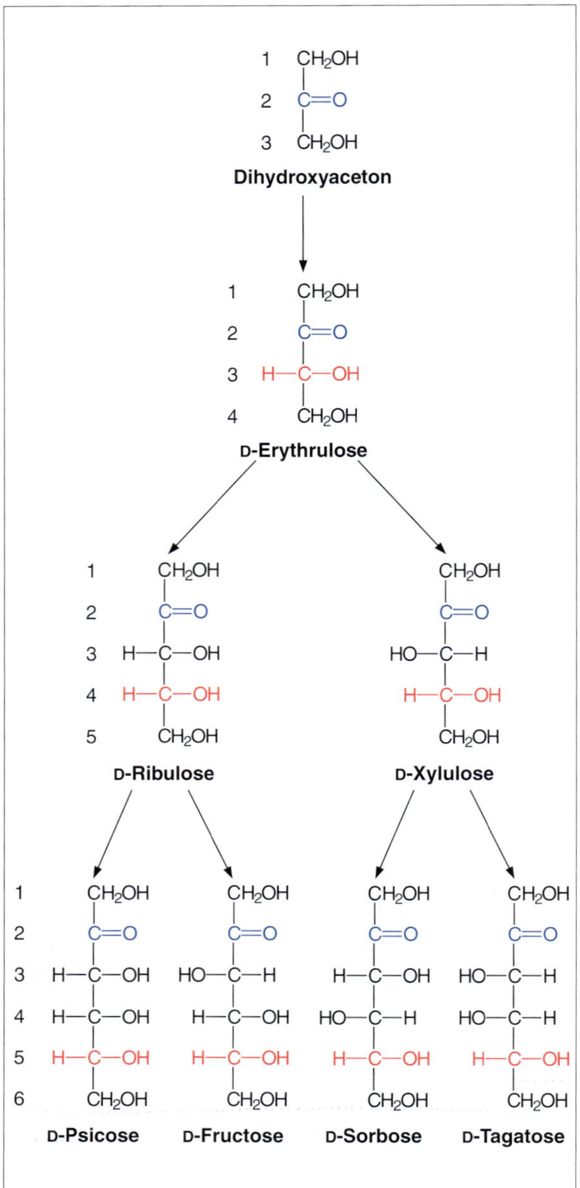

Abb. 3.3 D-Ketosen mit drei, vier, fünf und sechs Kohlenstoffatomen. Die Ketogruppe ist blau gekennzeichnet, das für die Konfiguration entscheidende asymmetrische C-Atom rot. [3]

Ringbildung von Pentosen und Hexosen

Kohlenhydrate kommen als kettenförmige Moleküle vor, wie sie die Fischer-Projektion darstellt (offene Kettenform, ↗ Abb. 3.1–3.3), aber in Lösung, und somit im menschlichen Körper, liegen sie in Ringform vor.

Ringbildung von Aldosen

Chemische Grundlage der Ringbildung von Aldosen ist, dass ein Aldehyd mit der Hydroxylgruppe eines Alkohols zu einem Halbacetal reagieren kann (↗ Abb. 3.4).

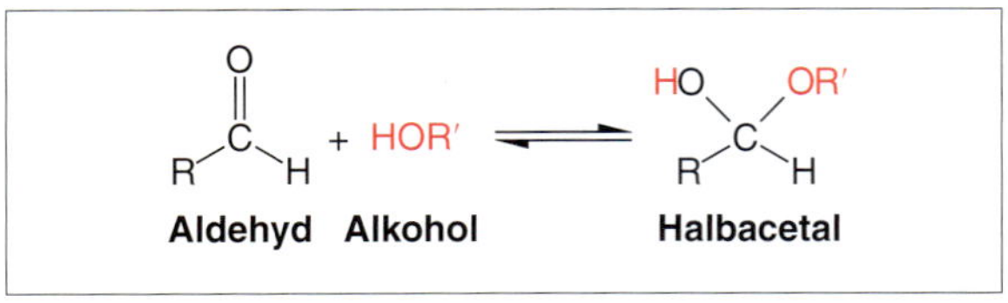

Abb. 3.4 Halbacetalbildung. [3]

Bei der Aldohexose Glucose reagiert z. B. die Aldehydgruppe am C-Atom 1 mit der Hydroxylgruppe am C-Atom 5 unter Ausbildung eines **intramolekularen Halbacetals**. Es entsteht ein sechsgliedriger Ring. Aufgrund seiner chemischen Ähnlichkeit mit dem Sechsring Pyran heißt die sechsgliedrige Ringform Pyranoseform (↗ Abb. 3.5).

Ringbildung von Ketosen

Die der Halbacetalbildung entsprechende Reaktion eines Ketons ist die Bildung eines Halbketals: Hier reagiert die Ketogruppe mit der OH-Gruppe eines Alkohols (↗ Abb. 3.6).

So reagiert die Ketogruppe am C-Atom 2 der Fructose mit der Hydroxylgruppe am C-Atom 5 oder am C-Atom 6 und es entsteht ein **intramolekulares Halbketal** in Form eines Fünfrings (Reaktion mit C-5-Hydroxylgruppe) oder eines Sechsrings (Reaktion mit C-6-Hydroxylgruppe). Die fünfgliedrige Ringform heißt aufgrund ihrer Ähnlichkeit mit dem Fünfring Furan Furanoseform (↗ Abb. 3.7).

Merke
Die fünfgliedrige Ringform von Kohlenhydraten heißt Furanose-, die sechsgliedrige Ringform Pyranoseform.

Anomerie

Die Darstellung der Ringform in den Abbildungen 3.5 und 3.7 heißt Haworth-Projektion. Die Ringatome liegen in einer Ebene, auf die man perspektivisch von schräg oben blickt. Die dick gedruckten Bindungen sind dem Betrachter am nächsten.

Durch die Bildung eines intramolekularen Halbacetals bzw. Halbketals, also beim Ringschluss, entsteht ein weiteres Asymmetriezentrum: bei der Pyranoseform an C-Atom 1, bei der Furanoseform an C-Atom 2. Da die Aldehyd- bzw. Ketogruppe in der Kettenform frei drehbar ist, kann die Hydroxylgruppe nach dem Ringschluss unterhalb (α-Form) oder oberhalb der Ringebene (β-Form) liegen (↗ Abb. 3.5 und Abb. 3.7). Das Kohlenstoffatom 1 bzw. 2 heißt daher **anomeres Kohlenstoffatom**, die α- und die β-Ringform heißen **Anomere**. In Lösung können die α- und die β-Form in einem als **Mutarotation** bezeichneten Vorgang ineinander übergehen, bis sich ein Gleichgewicht einstellt. Bei Glucose liegen im Gleichgewicht etwa zwei Drittel der Moleküle in der

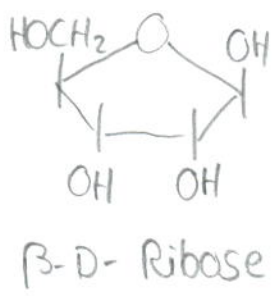

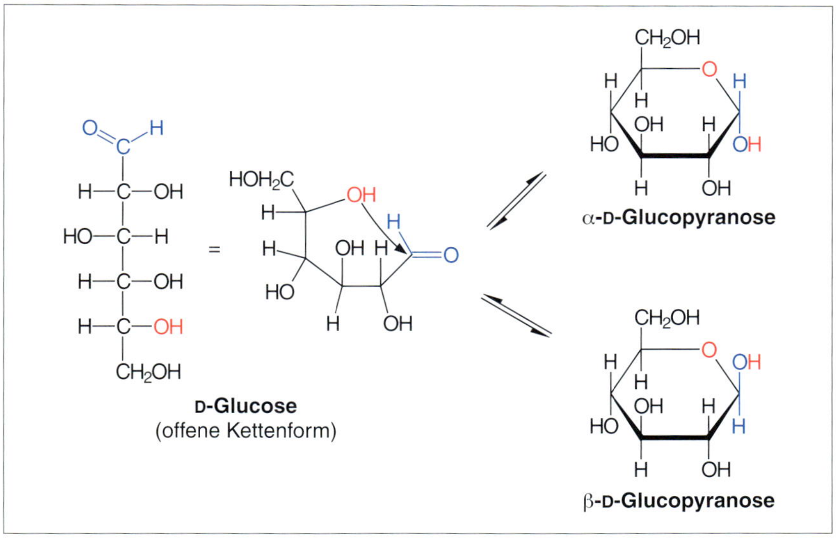

Abb. 3.5 Ringschluss der Glucose unter Ausbildung der Pyranoseform (Glucopyranose). [3]

β-Form, ein Drittel in der α-Form vor, der Prozentsatz der Moleküle in Kettenform ist verschwindend gering.

Die Haworth-Projektion stellt die Ringformen vereinfacht ohne Berücksichtigung der tatsächlichen Anordnung des Moleküls im Raum dar. Die **Sesselform** und die **Wannenform** (↗ Abb. 3.8) geben die tatsächliche räumliche Anordnung von Kohlenhydraten besser wieder. Die Substituenten an den C-Atomen stehen entweder **axial** oder **äquatorial**. Axial bedeutet, dass der Substituent nahezu senkrecht zur Ringebene liegt, äquatorial, dass der Substituent nahezu parallel zur Ringebene liegt. Da sich die Substituenten in der Sesselform gegenseitig weniger behindern als in der Wannenform, ist die Sesselform stabiler und die bevorzugte Molekülform. Die OH-Gruppe am anomeren Kohlenstoffatom steht bei Vorliegen der α-Form axial, bei Vorliegen der β-Form äquatorial.

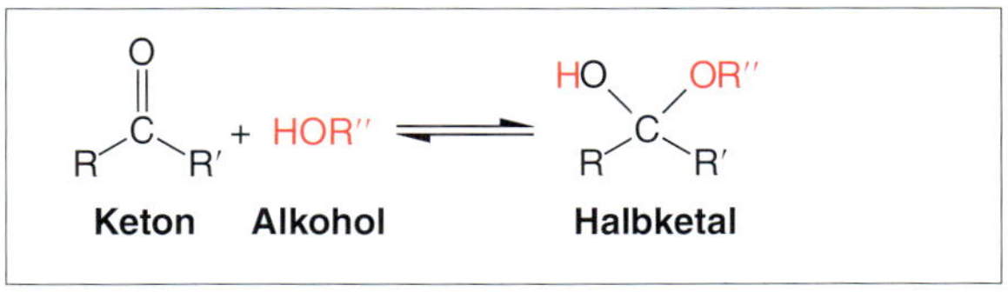

Abb. 3.6 Halbketalbildung. [3]

Es lohnt sich durchaus, sich die Sesselformen der wichtigsten Kohlenhydrate in einem Chemielehrbuch anzusehen, da Kohlenhydrate in Physikumsfragen immer wieder auch in Sesselform dargestellt sind.

> **Merke**
> In der Sessel- bzw. Wannenform steht die OH-Gruppe am anomeren Kohlenstoffatom bei Vorliegen der α-Form axial, bei Vorliegen der β-Form äquatorial.

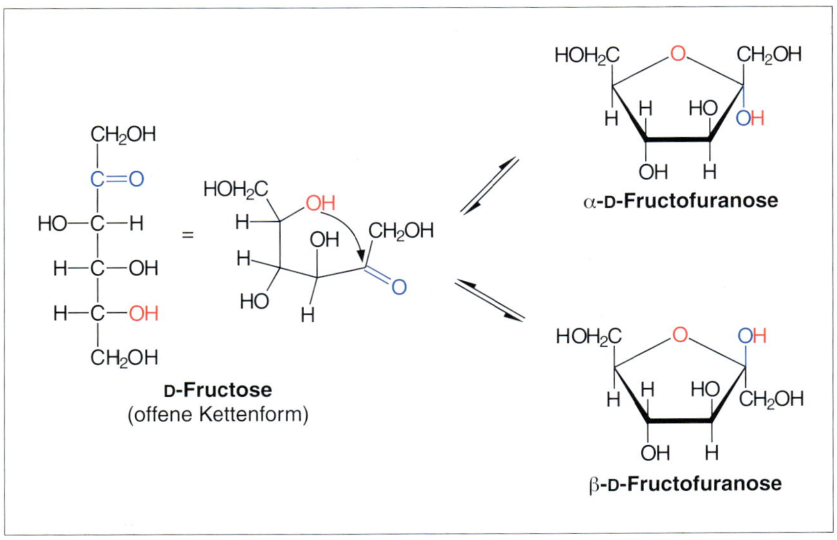

Abb. 3.7 Ringschluss der Fructose unter Ausbildung der Furanoseform (Fructofuranose). Die Ketogruppe am C-Atom 2 reagiert mit der Hydroxylgruppe am C-Atom 5. [3]

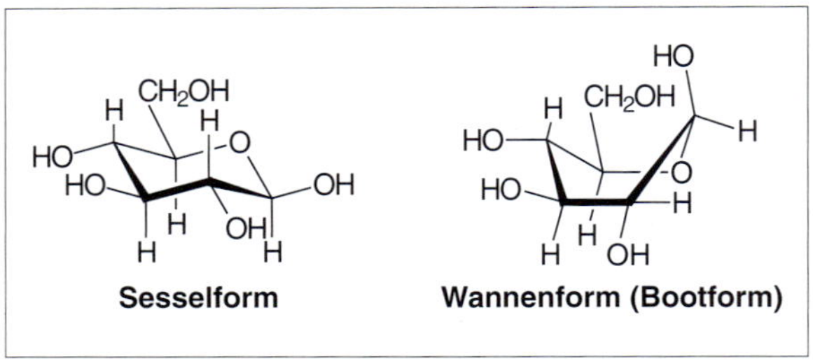

Abb. 3.8 Sessel- und Wannenform der β-D-Glucose. [3]

Reaktionen von Monosacchariden und Monosaccharidderivaten

Monosaccharide bieten eine Vielzahl von Reaktionsmöglichkeiten, die im Folgenden näher erläutert sind. Die Abbildung 3.9 gibt zudem einen Überblick über wichtige Reaktionen von Monosacchariden am Beispiel der Glucose.

- Durch **Oxidation der C-1-ständigen Hydroxylgruppe** der Glucose entsteht zunächst Gluconolacton, das dann durch Wasseranlagerung in Gluconsäure, eine Carbonsäure, übergeht (↗ Abb. 3.9a).
- Durch **Oxidation der endständigen CH_2OH-Gruppe** entstehen Uronsäuren, im Fall der Glucose die Glucuronsäure (↗ Abb. 3.9b), die auch im menschlichen Organismus große Bedeutung besitzt: Substanzen, die vom Körper nicht verwertet werden können (z. B. Arzneimittelreste), werden in der Leber an Glucuronsäure gekoppelt (Glucuronidierung), da sie so leichter ausgeschieden werden können.
- Durch **Reduktion der C-1-ständigen Carbonylgruppe** entstehen sog. Zuckeralkohole. Aus Glucose entsteht z. B. Sorbitol (↗ Abb. 3.9c). Sorbitol kann insulinunabhängig in Zellen aufgenommen werden und ist deshalb als Glucoseersatzstoff für Diabetiker von Bedeutung. Auch Fructose kann in Sorbitol umgewandelt werden (↗ Kap. 3.7.1).
- Durch den **Austausch einer Hydroxylgruppe gegen eine Aminogruppe** (NH_2) entsteht ein Aminozucker (Glucosamin aus Glucose, Abb. 3.9d). Bei Hexosen erfolgt dieser Austausch in nahezu allen Fällen am C-Atom 2. Die häufigsten Aminozucker sind Glucosamin, Galaktosamin (aus Galaktose) und Mannosamin (aus Mannose).
- Eine **Acetylierung der Aminogruppe des Aminozuckers** (z. B. N-Acetyl-Glucosamin aus Glucosamin) ist eine weitere Reaktionsmöglichkeit (↗ Abb. 3.9e).

3.1.2 Monosaccharidverbindungen

Die glykosidische Bindung

Die sehr reaktionsfreudige halbacetalische Hydroxylgruppe am anomeren Kohlenstoffatom eines Monosaccharids kann mit einer Hydroxyl- (OH) oder

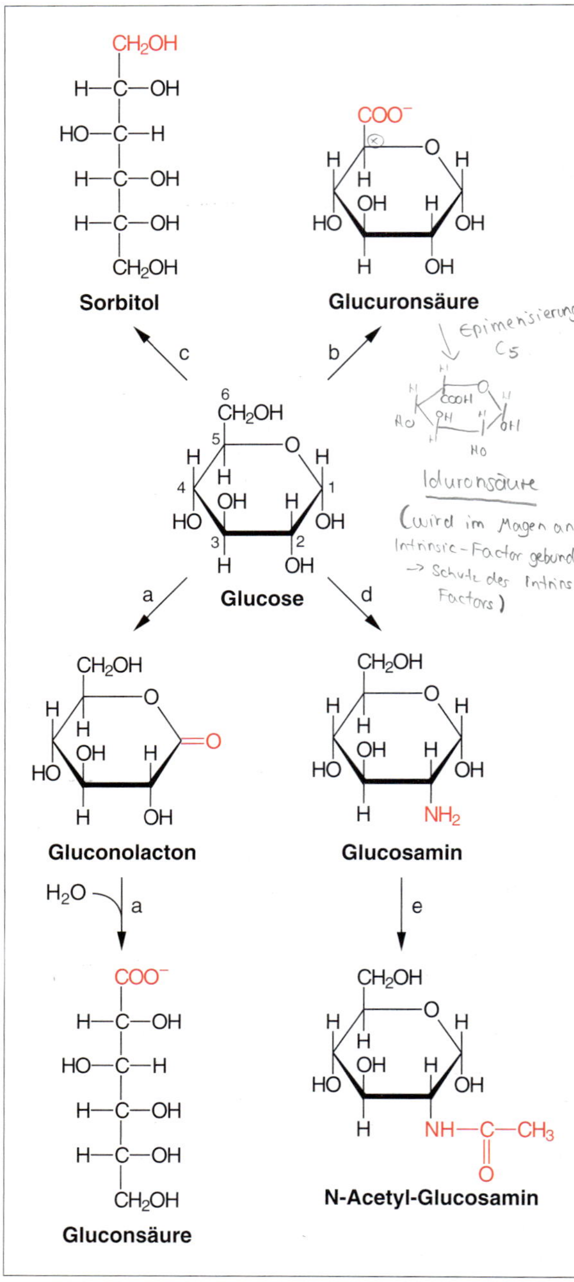

Abb. 3.9 Reaktionsmöglichkeiten der Monosaccharide am Beispiel der Glucose. [4]

einer Aminogruppe (NH_2) unter Ausbildung eines Vollacetals reagieren. Vollacetale heißen O- bzw. N-Glykoside, wenn die **OH- bzw. NH_2-Gruppe von einem Nichtkohlenhydrat**, z. B. Methanol, stammt. Die Bindung heißt **O- bzw. N-glykosidische Bindung**. Bei der Ausbildung einer glykosidischen Bindung wird Wasser abgespalten.

Monosaccharide lassen sich durch glykosidische Bindungen zwischen OH-Gruppen – O-glykosidische Bindungen – verknüpfen. Solche Monosaccharidverbindungen heißen **Disaccharide** (zwei Monosaccharide), **Oligosaccharide** (drei bis neun Monosaccharide) oder **Polysaccharide** (≥ 10 Monosaccharide). Die Einteilung in Oligo- und Polysaccharide ist oft jedoch recht willkürlich.

Je nach Konfiguration der Hydroxylgruppe am anomeren C-Atom (↗ oben) des ersten Monosaccharids wird die entstandene Glykosidbindung als α- oder β-glykosidische Bindung bezeichnet (↗ Abb. 3.10).

Merke
Monosaccharide werden durch O-glykosidische Bindungen miteinander verknüpt. Die Produkte sind – je nach Anzahl der Einfachzucker – Di-, Oligo- oder Polysaccharide. Je nach der Stellung der OH-Gruppe am anomeren Kohlenstoffatom handelt es sich um eine α- oder β-glykosidische Bindung.

Außer der Stellung der OH-Gruppe am anomeren C-Atom des ersten Monosaccharids wird angegeben, welche OH-Gruppen die glykosidische Bindung eingehen: So heißt eine Bindung zwischen der α-anomeren Hydroxylgruppe am C-Atom 1 des ersten Monosaccharids und dem Sauerstoffatom an C-Atom 4 des zweiten Monosaccharids α-1,4-glykosidische Bindung. Eine Bindung zwischen der α-anomeren Hydroxylgruppe am C-Atom 1 des ersten und dem Sauerstoffatom an C-Atom 6 des zweiten Monosaccharids heißt α-1,6-glykosidische Bindung.

Durch die Ausbildung glykosidischer Bindungen kann sich die Reaktivität von Kohlenhydraten verändern. Dies hängt davon ab, ob die Kohlenhydrate weiterhin eine freie Aldehydgruppe (CHO) besitzen. Diese kann mit Oxidationsmitteln (z. B. Kupferionen) reagieren und wird zur Carboxylgruppe (COOH) oxidiert. Kohlenhydrate, die so reagieren, heißen **reduzierende Zucker**, Kohlenhydrate, die nicht reagieren, heißen **nichtreduzierende Zucker**.

Merke
Reduzierende Zucker (z. B. Glucose) können mit der sog. Fehling-Probe leicht nachgewiesen werden: Reagiert der Zucker mit Fehling-Lösung (blauer Tartrat-Komplex von Cu^{2+}), scheidet sich rotes Kupferoxid (CuO) ab.

Disaccharide

Zwei O-glykosidisch miteinander verbundene Monosaccharide bilden ein Disaccharid. Die häufigsten Disaccharide sind **Maltose**, **Lactose** und **Saccharose** (↗ Abb. 3.11 und Tab. 3.3).

Oligosaccharide

Drei bis neun glykosidisch verbundene Monosaccharideinheiten bilden ein Oligosaccharid. Im mensch-

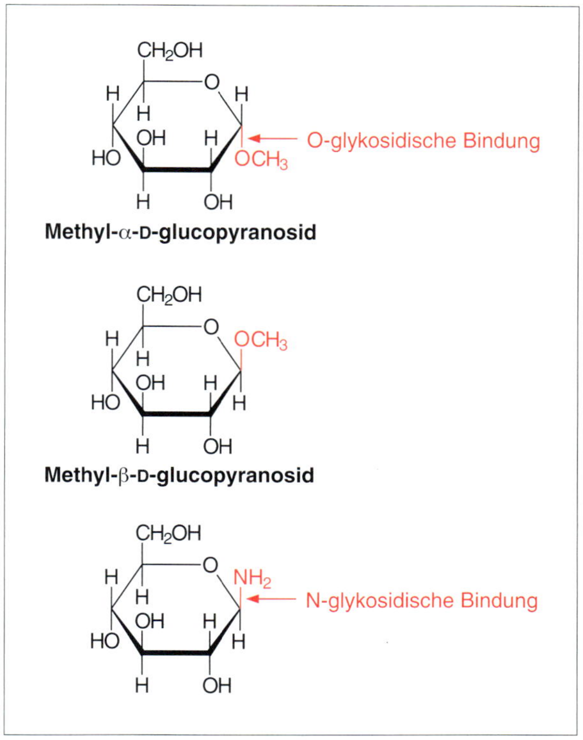

Abb. 3.10 O- bzw. N-glykosidische Bindung. [3]

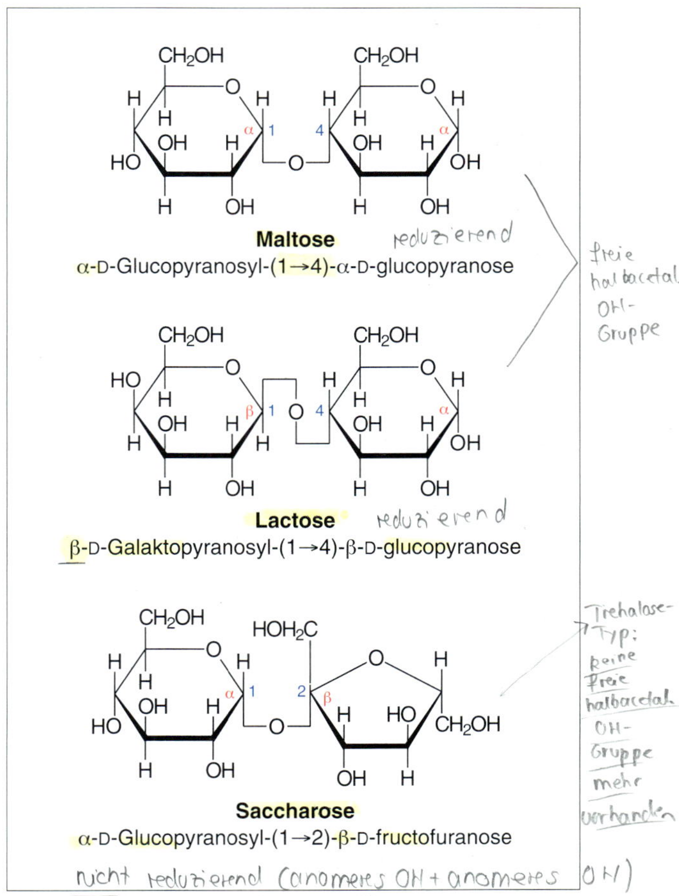

Abb. 3.11 Strukturformeln wichtiger Disaccharide. [3]

Tab. 3.3 Wichtige Disaccharide

Name	Bestandteile	Art der glykosidischen Bindung	Bedeutung
Maltose	zwei Moleküle Glucose	α-Glc-(1-4)-α-Glc	entsteht beim Abbau von Stärke und Glykogen im Verdauungstrakt, wird durch die Maltase in Glucose gespalten
Lactose	1 Molekül Galaktose, 1 Molekül Glucose	β-Gal-(1-4)-α-Glc	Milchzucker
Saccharose	1 Molekül Glucose, 1 Molekül Fructose	α-Glc-(1-2)-β-Fru	Rohrzucker, der gewöhnliche Tafelzucker

lichen Organismus kommen Oligosaccharide in bedeutendem Umfang nur an Lipide oder Proteine gebunden vor (Ganglioside [↗ Kap. 4.2.3], Glykoproteine). Auch die Blutgruppenantigene (↗ Kap. 14.4) sind an membranständige Proteine gebundene Oligosaccharide.

Polysaccharide

Polysaccharide setzen sich aus 10 oder mehr glykosidisch verknüpften Monosacchariden zusammen. Sie werden entsprechend ihrer Zusammensetzung in Homoglykane und Heteroglykane unterteilt.

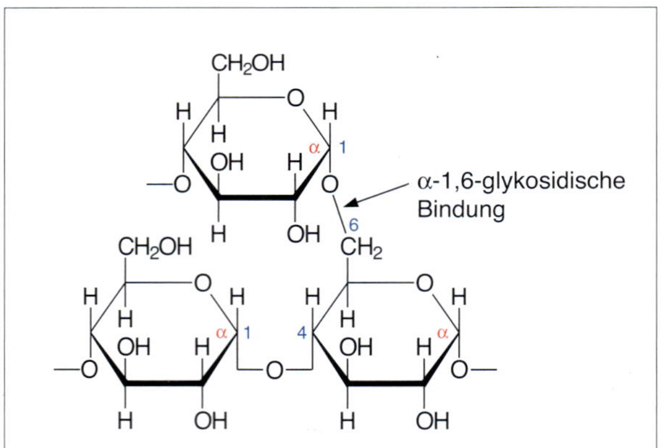

Abb. 3.12 Verzweigungspunkt im Glykogen. [3]

Tab. 3.4 Wichtige aus Glucose bestehende Homoglykane

Name	Bindung	Funktion
Glykogen	α-1,4 und α-1,6	Reservekohlenhydrat tierischer Zellen
Stärke (80 % Amylopectin, 20 % Amylose)	α-1,4 und α-1,6	Reservekohlenhydrat der Pflanzen, wichtigstes Nahrungskohlenhydrat
Cellulose	β-1,4	Gerüstsubstanz bei Pflanzen

Homoglykane

Homoglykane sind **Polymere aus identischen Monosaccharideinheiten**.

Die wichtigsten und häufigsten Homoglykane sind Glykogen und Stärke, die Kohlenhydratspeicherformen von Tier und Pflanze (↗ Tab. 3.4). Sie bestehen aus Glucoseeinheiten, die durch α-1,4- und α-1,6-glykosidische Bindungen miteinander verknüpft sind. **Glykogen** ist ein stark verzweigtes Molekül, dessen unverzweigte Anteile aus α-1,4-glykosidisch verknüpften Glucoseeinheiten bestehen. Etwa jedes 10. Glucosemolekül bildet eine α-1,6-glykosidische Bindung zu einem weiteren Glucosemolekül aus und gewährleistet so die Verzweigung des Glykogens (↗ Abb. 3.12). **Stärke** ist bei Vorkommen gleicher glykosidischer Bindungen weniger verzweigt. Sie setzt sich aus Amylopectin (ca. 80 %) und Amylose (ca. 20 %) zusammen. Amylopectin ist wie Glykogen ein verzweigtes Molekül: Den unverzweigten Anteil bilden α-1,4-glykosidisch verknüpfte Glucosemoleküle. Etwa alle 30 Glucoseeinheiten findet sich eine α-1,6-glykosidische Bindung, die für die Verzweigung sorgt. Amylose dagegen ist nicht verzweigt, sie besteht aus α-1,4-glykosidisch verknüpften Glucosemolekülen. Stärke, die der Mensch mit der Nahrung zu sich nimmt, wird im Intestinaltrakt durch das Enzym α-Amylase, das im Pankreassaft vorkommt, hydrolytisch gespalten (↗ Kap. 17).

Cellulose ist ein pflanzliches Homoglykan. Es besteht wie Stärke und Glykogen aus Glucoseeinheiten, die jedoch über β-1,4-glykosidische Bindungen miteinander verbunden sind. Cellulose ist ein unverzweigtes Polymer aus etwa 10 000 Glucosemolekülen. Aufgrund seiner Kettenstruktur ist Cellulose relativ stabil und eignet sich als Gerüstsubstanz für Pflanzen.

Klinik
Da der Mensch keine Verdauungsenzyme zur Spaltung von β-1,4-glykosidischen Bindungen besitzt, kann Cellulose im menschlichen Intestinaltrakt nicht abgebaut und resorbiert werden. Die Cellulose ist für den Menschen daher ein sog. Ballaststoff.

Heteroglykane

Aus **unterschiedlichen Monosacchariden aufgebaute Kohlenhydrate** heißen Heteroglykane. Sie kommen meistens in Verbindung mit Proteinen, Peptiden oder Lipiden vor. Diese Verbindungen heißen Proteo- oder Peptidoglykane, Glykoproteine oder Glykolipide (↗ auch Tab. 3.5):

- **Proteoglykane** bestehen aus Kohlenhydratketten, die an ein Peptid gebunden sind. Da der Kohlenhydratanteil etwa 95 % des Molekülgewichts ausmacht, entsprechen die chemischen Eigenschaften der Proteoglykane weitgehend denen von Polysacchariden.
  Die **Kohlenhydratketten** sind **meist** sog. **Glykosaminoglykane**. Diese bestehen aus **identischen aneinander gereihten Disaccharideinheiten**. Häufig ist eines der Disaccharide ein – **evtl. acetyliertes**, also mit Carboxylatgruppe versehenes – **Aminozuckerderivat** wie Glucosamin oder Galaktosamin. Die Disaccharide sind häufig sulfatiert, also in jedem Fall mehrfach negativ geladen, so dass Glykosaminoglykane andere Moleküle reversibel binden können. Die Glykosaminoglykane sind O-glykosidisch mit der Peptidkette verbunden. Wichtige Glykosaminoglykane sind **Chondroitin(-6-)sulfat**, **Keratansulfat**, **Heparin**, **Dermatansulfat** und **Hyaluronsäure** (↗ Abb. 3.13). Proteoglykane sind Bestandteil der extrazellulären Matrix und kom-

Tab. 3.5 Heteroglykane

Klasse	Bestandteile	Funktion
Proteoglykane	Glykosaminoglykane und Peptidketten	Bestandteil der extrazellulären Matrix
Peptidoglykane	Disaccharide aus N-Acetylglucosamin und N-Acetylmuraminsäure	Bestandteil der bakteriellen Zellwand
Glykoproteine	Oligo-/Polysaccharide mit bis zu 20 Saccharideinheiten und Proteinanteil	Plasmaproteine
Glykolipide	Oligo-/Polysaccharide und Ceramid/Diacylglycerin	Membranbestandteile

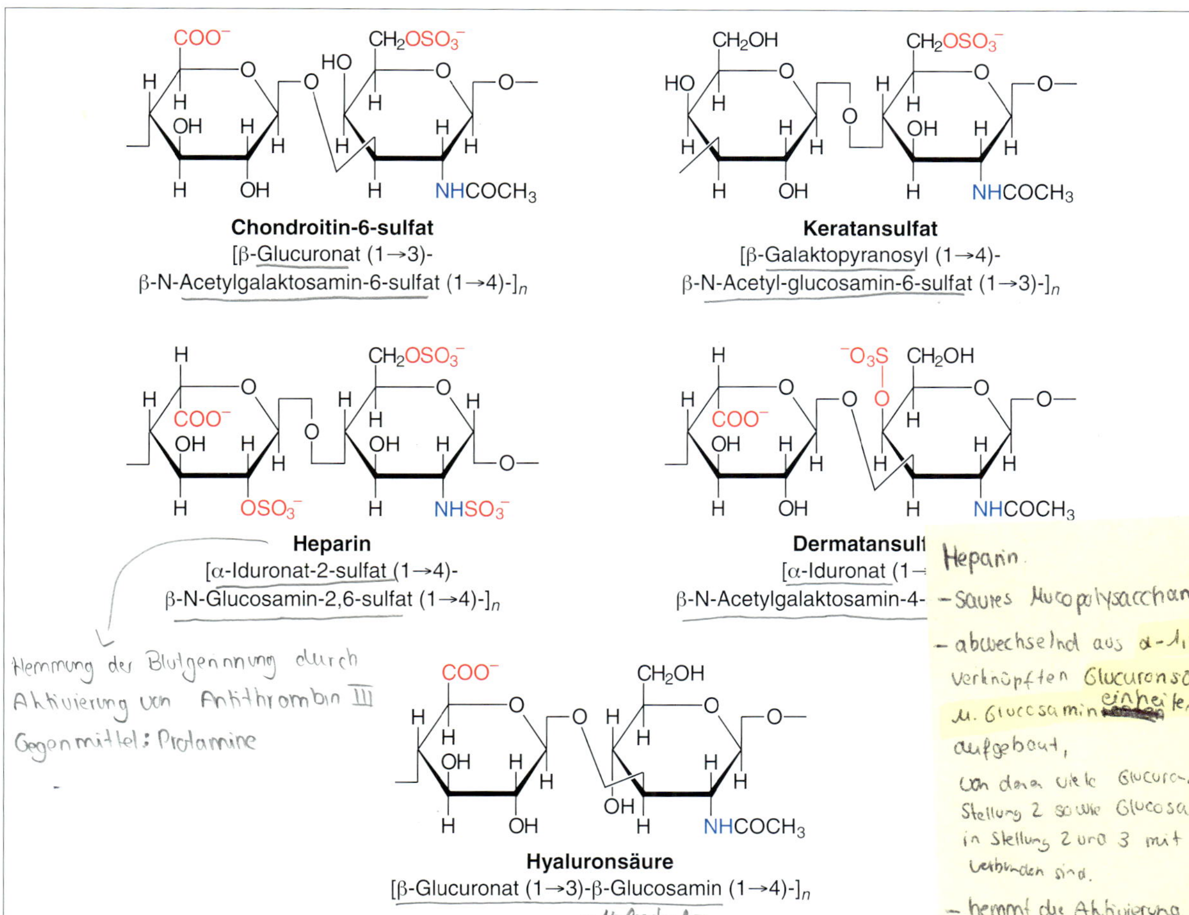

Abb. 3.13 Disaccharideinheiten, die den wichtigsten Glykosaminoglykanen zugrunde liege
Gruppen sind rot, Aminogruppen blau dargestellt. [3]

Heparin
- saures Mucopolysaccharid
- abwechselnd aus α-1,4-verknüpften Glucuronsäure- u. Glucosamineinheiten aufgebaut, von denen viele Glucuronsäurereste in Stellung 2 sowie Glucosaminreste in Stellung 2 und 3 mit Schwefelsäure verbunden sind.
- hemmt die Aktivierung des Gerinnungsfaktors X (Stuart-Power-Factor) und die Enzymaktivität des Thrombins
- lipolytischer Effekt (Freisetzung einer Lipoproteinlipase)

men auch auf der Oberfläche von Zellen vor. Das Glykosaminoglykan Hyaluronsäure findet sich z.B. als Strukturbestandteil des Bindegewebes und des Knorpels; in der Gelenkflüssigkeit dient es als Gleitmittel.

- **Peptidoglykane** besitzen einen Proteinanteil von der Länge eines Peptids. Ein Vertreter der Peptidoglykane ist Murein, ein wichtiger Bestandteil der bakteriellen Zellmembran. Murein ist ein sehr großes netzartiges Molekül: Kohlenhydratketten aus N-Acetylglucosamin und N-Acetylmuraminsäure sind durch Peptidketten quervernetzt.
- **Glykoproteine** setzen sich aus einem großen Proteinanteil und einem relativ kleinen Kohlenhydratanteil – oft nur zwei bis 10 Monosaccharide – zusammen, so dass sie sich chemisch wie Proteine verhalten. Die am häufigsten in Glykoproteinen vorkommenden Zucker sind Mannose, Galaktose, Glucose, Fructose und die acetylierten Aminozucker N-Acetylgalaktosamin und N-Acetylglucosamin. Glykoproteine sind Bestandteil von Zellmembranen, in denen sie als Erkennungsmolekül auf der Membranaußenseite fungieren können. Auch einige Enzyme, Peptidhormone oder Plasmaproteine zählen zu den Glykoproteinen. Die Kohlenhydratreste sind entweder N-glykosidisch an die Amidgruppe in der Asparaginseitenkette oder O-glykosidisch an das Sauerstoffatom in der Seitenkette von Serin oder Threonin gebunden (↗ Abb. 3.14). Die Bindung eines Saccharidrestes an Asparagin setzt voraus, dass dieser Teil der Aminosäuresequenz Asn-X-Ser oder Asn-X-Thr ist. Die Glykosylierung von Proteinen erfolgt im endoplasmatischen Retikulum oder im Golgi-Apparat (↗ Kap. 11.6.2 und 11.7.2).

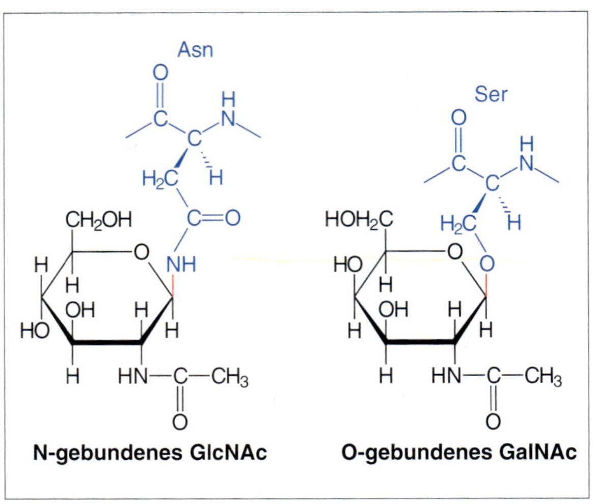

Abb. 3.14 Glykosidische Bindungen zwischen Proteinen und Kohlenhydraten. Die glykosidische Bindung ist rot, die Asparagin(Asn)- bzw. Serin(Ser)-Seitenkette blau dargestellt. GlcNAc: N-Acetylglucosamin, GalNAc: N-Acetylgalaktosamin. [3]

- In **Glykolipiden** sind Oligosaccharide mit Lipiden verbunden. Da der Kohlenhydratanteil relativ klein ist, werden Glykolipide zu den Lipiden gerechnet und sind in Kapitel 4.2.3 näher beschrieben. Sie sind z.B. als Membranbestandteile von Bedeutung.

3.2 Mechanismen der Glucoseaufnahme in Zellen

Glucose ist für den Menschen eines der wichtigsten Kohlenhydrate und wird vor allem in Form von Stärke und Glykogen mit der Nahrung aufgenommen. Diese Polymere werden von Enzymen des Verdauungstraktes in Glucose gespalten (↗ Kap. 17). In die Epithelzellen des Darmes und die Tubuluszellen der Niere wird Glucose durch einen Na^+-Glucose-Symport (= Cotransport) aufgenommen. Andere Monosaccharide (z.B. Galaktose, Fructose) werden vermutlich durch erleichterte Diffusion aus dem Darmlumen in die Mukosazellen aufgenommen. Dies erfolgt jedoch langsamer als der Na^+-Glucose-Symport. In fast alle anderen Zellen des Körpers gelangt Glucose mittels spezifischer Transportproteine (Glucosetransporter, GLUT).

3.2.1 Na^+-Glucose-Symport

Die Resorption von Glucose aus dem Darmlumen ins Innere der Mukosazellen bzw. aus dem Tubuluslumen in die Tubuluszellen der Niere ist natriumabhängig. Durch die auf der basalen Seite der Mukosa- bzw. Tubuluszelle lokalisierte Na^+-K^+-ATPase wird die Natriumionenkonzentration in der Zelle unter der Konzentration im Darm- bzw. Tubuluslumen gehalten, d.h. über die Zellmembran besteht ein Konzentrationsgradient. Glucose wird zusammen mit Natrium entlang dieses Gradienten in die Mukosazelle aufgenommen (**Na^+-Glucose-Symport**, ↗ Abb. 3.15). Die Energie für diesen Transport liefert die

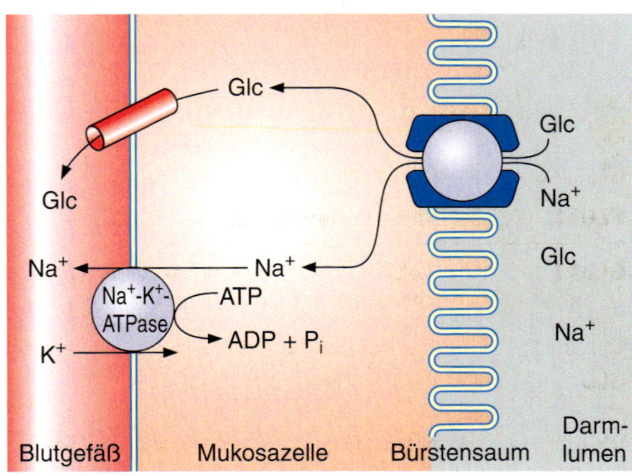

Abb. 3.15 Der Na^+-Glucose-Symporter im Bürstensaum der intestinalen Mukosazellen. [4]

Hydrolyse von ATP durch die Na^+-K^+-ATPase (**sekundär-aktiver Glucosetransport**).

Anschließend gelangt Glucose auf der basalen Zellseite mit Hilfe eines Glucosetransportproteins (↗ unten) durch erleichterte Diffusion in die Blutbahn.

3.2.2 Glucoseaufnahme durch Transportproteine

In den Membranen von nahezu allen menschlichen Zellen existieren spezifische Transportproteine für Glucose, die **Glucosetransporter (GLUT)**. Diese Transportproteine werden benötigt, da die polaren Glucosemoleküle die Lipiddoppelschicht der Plasmamembran nicht überwinden können. Der Mechanismus der Glucoseaufnahme durch Transportproteine heißt **erleichterte Diffusion**. Mittlerweile sind fünf verschiedene Glucosetransporter bekannt, die sich in ihrem Aufbau ähneln, bezüglich Lokalisation und Funktion aber Unterschiede aufweisen (↗ Tab. 3.6).

GLUT1 und **GLUT3** kommen in der Plasmamembran von fast allen menschlichen Zellen vor. Sie werden von den Zellen des Zentralnervensystems verstärkt exprimiert. Ihre Aufgabe besteht in der basalen Versorgung der Zellen mit Glucose. Sie arbeiten insulinunabhängig und weisen eine hohe Affinität für Glucose auf (K_M: < 10 mM; vgl. Blutglucosespiegel: 4–8 mM).

GLUT2 ist in Leberzellen, den β-Zellen des Pankreas und auf der basalen Seite von intestinalen Mukosazellen zu finden. Kennzeichnend ist seine vergleichsweise niedrige Affinität für Glucose (K_M: 15–20 mM), die zur Folge hat, dass Glucose in diese Zellen nur bei hohen Blutglucosespiegeln aufgenommen wird. Im Pankreas ist GLUT2 Teil eines Glucosesensors, der dazu dient, die Insulinsekretion dem Blutglucosespiegel anzupassen (↗ Kap. 13.3.1). Auch GLUT2 ist insulinunabhängig.

GLUT4 findet sich in der Membran von Fettgewebszellen und Skelettmuskelzellen sowie in Vesikeln im Golgi-Apparat. GLUT4 ist **insulinabhängig**: Insulin bewirkt einen vermehrten Einbau von GLUT4 in die Membran von Fettgewebs- und Skelettmuskelzellen und somit eine verstärkte Aufnahme von Glucose in diese Gewebe. Bei hohen Blutglucosespiegeln (die zu einer verstärkten Insulinsekretion führen) wird überschüssige Glucose in Fettgewebe und Skelettmuskel aufgenommen und als Triacylglycerin bzw. Glykogen gespeichert.

GLUT5 kommt in der luminalen Membran von Mukosazellen des Dünndarms sowie in reifen Spermatozyten vor. Er dient hauptsächlich der Aufnahme von Fructose.

> **Merke**
> Glucosetransporter transportieren ausschließlich freie Glucose. Phosphorylierte Glucose kann ihnen nicht als Substrat dienen.

3.3 Die Glykolyse

3.3.1 Einführung

Die Glykolyse ist der wichtigste Abbauweg für Glucose und dient allen tierischen und pflanzlichen Zellen – wie auch den Zellen einfacher eukaryotischer Organismen – zur Energiegewinnung. Jede Zelle des menschlichen Körpers ist in der Lage, Glykolyse zu betreiben. Die zugehörigen Enzyme sind im **Zytoplasma** lokalisiert. In der Glykolyse wird in zehn Reaktionsschritten **ein Molekül Glucose in zwei Moleküle Pyruvat umgewandelt**. Dabei **entstehen zwei Moleküle ATP und zwei Moleküle NADH+H⁺**.

In Abwesenheit von Sauerstoff und in Zellen ohne Mitochondrien (z. B. Erythrozyten) wird **Pyruvat zu Lactat reduziert (Milchsäuregärung)**. Dieser Prozess wird aus traditionellen Gründen noch zur Glykolyse gerechnet und als **anaerobe Glykolyse** bezeichnet. In **Zellen mit Mitochondrien** wird **in Anwesenheit von Sauerstoff Glucose zu Pyruvat** abgebaut, das in die Mitochondrien aufgenommen und unter Sauerstoffeinwirkung über den Citratzyklus und die Atmungskette vollständig zu CO_2 und H_2O oxidiert wird (↗ Abb. 3.16). Ist Pyruvat das Endprodukt der Glykolyse, wird dies als **aerobe Glykolyse** bezeichnet, obwohl Sauerstoff nur für

Tab. 3.6 Glucosetransporter

Bezeichnung	Vorkommen	Bedeutung
GLUT1	in fast allen menschlichen Zellen	basale Glucoseversorgung
GLUT2	Leberzellen, β-Zellen des Pankreas, intestinale Mukosazellen	Pankreas: Regulation der Insulinsekretion Glucoseaufnahme in die Leber transepithelialer Transport
GLUT3	in fast allen menschlichen Zellen	basale Glucoseversorgung
GLUT4	Fettgewebs- und Skelettmuskelzellen	insulinabhängige Aufnahme von Glucose in Fettgewebe und Skelettmuskel
GLUT5	Dünndarm, Spermatozyten	Fructosetransport

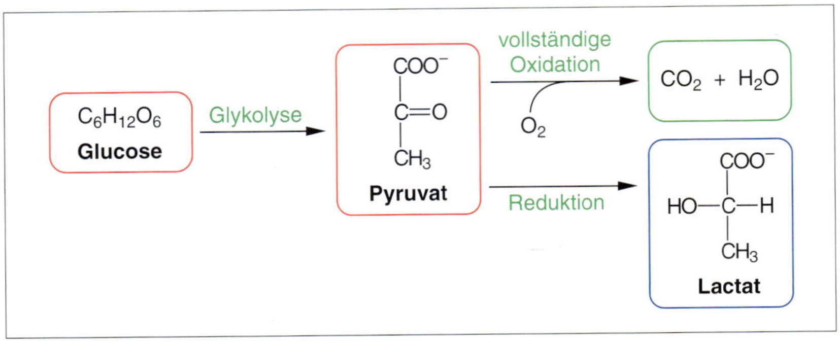

Abb. 3.16 Mögliche Verwertung der Glucose im Stoffwechsel. [3]

den oxidativen Abbau von Pyruvat erforderlich ist, nicht für die Glykolyse an sich – sie verläuft anaerob. Bei oxidativem Abbau von Pyruvat ist der Energiegewinn (in Form von ATP) deutlich höher als bei der Milchsäuregärung.

Merke
Die Enzyme der Glykolyse sind im Zytoplasma lokalisiert und in jeder Zelle des menschlichen Körpers vorhanden.

3.3.2 Die Reaktionen der Glykolyse

Der Reaktionsablauf der Glykolyse lässt sich in drei Abschnitte unterteilen (↗ Abb. 3.17):

- **Phase 1:** Glucose wird in Fructose-1,6-bisphosphat umgewandelt.
- **Phase 2:** Fructose-1,6-bisphosphat wird in Glycerinaldehyd-3-phosphat und Dihydroxyacetonphosphat gespalten, die ineinander überführt werden können.
- **Phase 3:** Glycerinaldehyd-3-phosphat wird in Pyruvat umgewandelt, wobei je zwei Moleküle ATP entstehen.

Phase 1

Phosphorylierung von Glucose

Die mit Hilfe der Glucosetransporter in die Zelle aufgenommene Glucose wird im Zytoplasma in **Glucose-6-phospat** umgewandelt (↗ Abb. 3.17). Die Phosphatgruppe stammt von einem Molekül ATP. Die Reaktion wird durch das Enzym **Hexokinase** katalysiert. Jedes Glucosemolekül, das in die Zelle gelangt, durchläuft diese Phosphorylierung unabhängig von seiner weiteren Verwertung, denn Glucose-6-phosphat kann die Zelle nicht mehr verlassen, da für phosphorylierte Zucker keine Transporter existieren.

Merke
Als Kinasen bezeichnet man Enzyme, die Phosphatgruppen von ATP übertragen. Die Hexokinase überträgt Phosphatgruppen auf C_6-Kohlenhydrate.

In Leber und Pankreas existiert ein Isoenzym der Hexokinase, die Glucokinase, die bei der Anpassung des Stoffwechsels an hohe Blutglucosekonzentrationen sowie bei der Insulinsekretion von Bedeutung ist. Ihre Funktion ist in den Kapiteln 2.2.1 und 13.3.1 näher beschrieben.

Isomerisierung von Glucose-6-phosphat

In einer von der **Glucose-6-phosphat-Isomerase** katalysierten Reaktion entsteht aus Glucose-6-phosphat **Fructose-6-phosphat**. Diese Reaktion ist gleichzeitig die Umwandlung von der Aldose- in die Ketoseform. Da Glucose-6-phosphat in Form eines sechsgliedrigen Ringes und Fructose-6-phosphat in Form eines fünfgliedrigen Ringes vorliegt, verläuft die Reaktion über die Kettenformen von Glucose-6-phosphat und Fructose-6-phosphat (↗ Abb. 3.18).

Phosphorylierung von Fructose-6-phosphat

Die **Phosphofructokinase** phosphoryliert Fructose-6-phosphat am C-Atom 1. So entsteht **Fructose-1,6-bisphosphat** (↗ Abb. 3.17). Der Zusatz „-bis" in Fructose-1,6-bisphosphat weist darauf hin, dass sich die beiden Phosphatgruppen an zwei verschiedenen C-Atomen befinden, der Zusatz „di" (z.B. bei Adenosindiphosphat) dagegen bedeutet, dass zwei Phosphatgruppen über eine Säureanhydridbindung verbunden sind. Die Phosphatgruppe stammt ebenfalls von einem Molekül ATP. Die Phosphofructokinase-Reaktion ist die **Schrittmacherreaktion der Glykolyse** und wird von zahlreichen Metaboliten und Hormonen beeinflusst (↗ Kap. 3.2.5).

Phase 2

Spaltung von Fructose-1,6-bisphosphat

Das Enzym **Aldolase** spaltet Fructose-1,6-bisphosphat in die C_3-Kohlenhydrate **Glycerinaldehyd-3-phosphat** (**GAP**) und **Dihydroxyacetonphosphat** (**DAP**). Auch diese Glykolysereaktion ist reversibel. GAP und DAP sind Isomere und können leicht ineinander umgewandelt werden (↗ Abb. 3.17).

Isomerisierung von Dihydroxyacetonphosphat

Nur GAP kann in der Glykolyse weiterverwertet werden. DAP wird deshalb von der **Triosephosphat-**

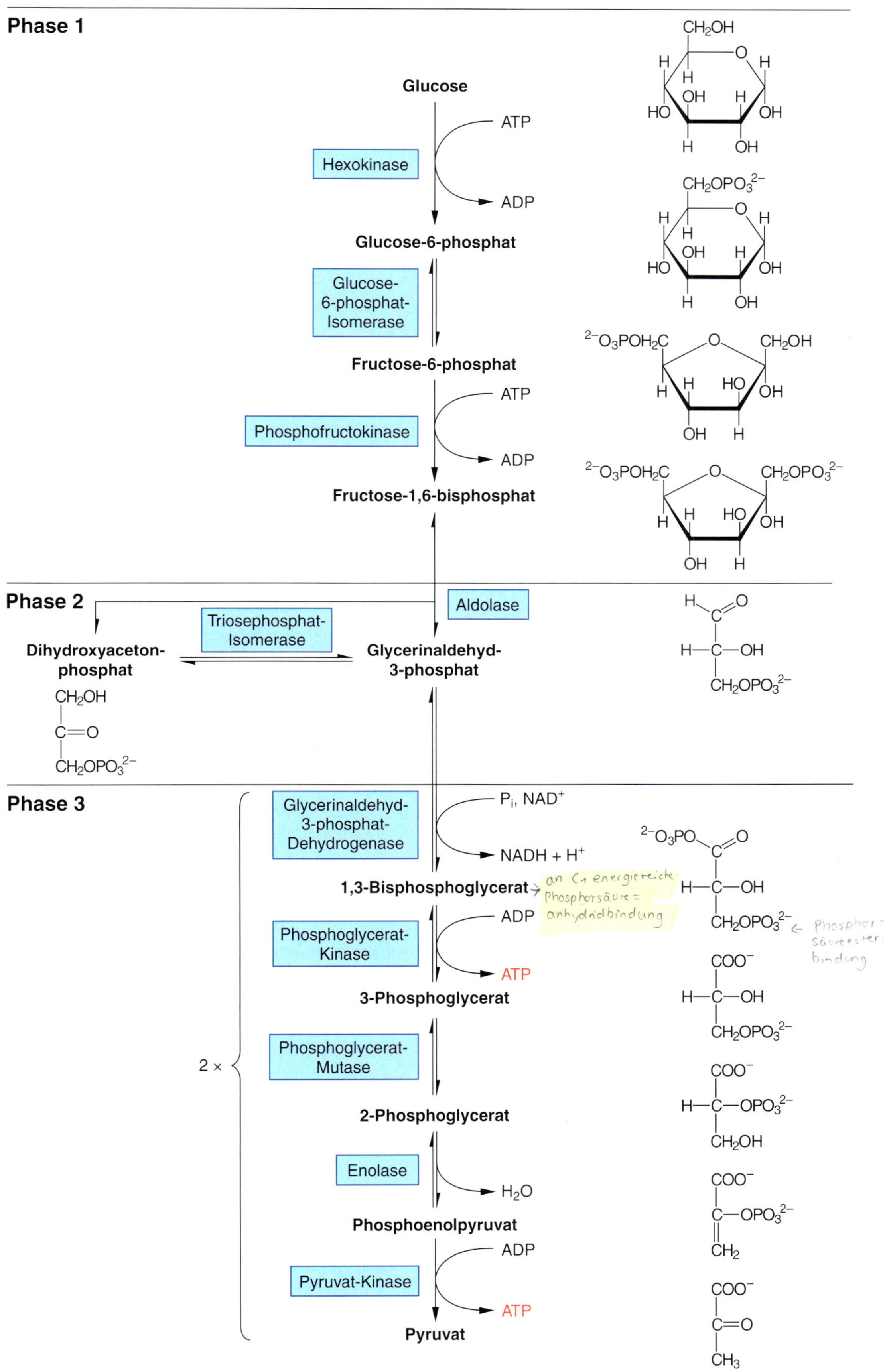

Abb. 3.17 Übersicht über die Reaktionen der Glykolyse. [3]

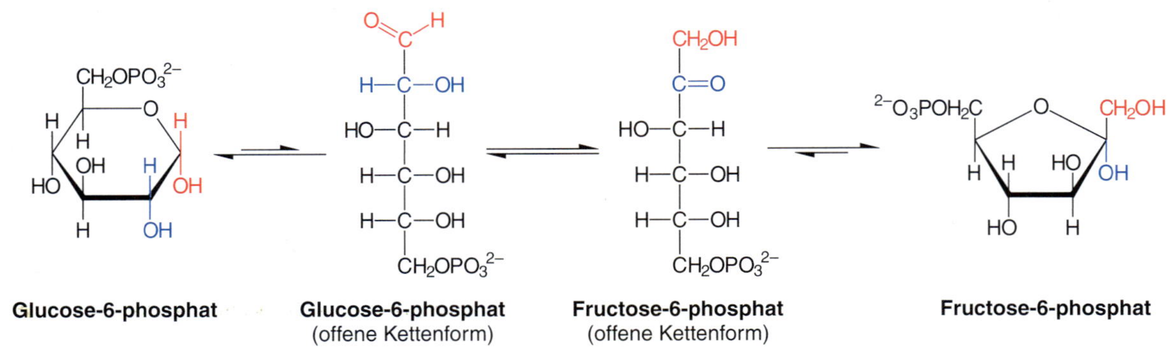

Abb. 3.18 Isomerisierung von Glucose-6-phosphat. [3]

Isomerase (**TIM**) in GAP umgewandelt (↗ Abb. 3.17). Obwohl das Gleichgewicht dieser Reaktion auf der Seite des DAP liegt, wird dieses schnell in GAP umgewandelt, da GAP rasch weiterreagiert und somit aus dem Gleichgewicht entfernt wird.

Phase 3

Da der C_6-Körper Glucose in zwei C_3-Körper zerlegt wurde, laufen die folgenden Reaktionen bis zum Pyruvat pro Glucosemolekül zweimal ab.

Phosphorylierung von Glycerinaldehyd-3-phosphat

Die **Glycerinaldehyd-3-phosphat-Dehydrogenase** phosphoryliert GAP, es entsteht **1,3-Bisphosphoglycerat** (↗ Abb. 3.17). Diese Umwandlung setzt sich aus zwei Teilreaktionen zusammen. Im ersten Schritt wird die Aldehydgruppe von GAP zu einer Carboxylgruppe oxidiert. Als Oxidationsmittel fungiert NAD^+, das zu $NADH+H^+$ reduziert wird. Der zweite Schritt ist die Reaktion der Carboxylgruppe mit einem anorganischen Phosphat. Das Produkt 1,3-Bisphosphoglycerat, ein sog. **Acylphosphat**, besitzt am C-Atom 1 eine energiereiche Phosphorsäureanhydridbindung und am C-Atom 3 eine energiearme Phosphorsäureesterbindung.

Umwandlung von 1,3-Bisphosphoglycerat in 3-Phosphoglycerat

Acylphosphate besitzen ein hohes Phosphatgruppenübertragungspotential. Für 1,3-Bisphosphoglycerat bedeutet dies, dass, wann immer möglich, das am C-Atom 1 energiereich gebundene Phosphat durch die **Phosphoglycerat-Kinase** auf ADP übertragen wird. Es **entstehen 3-Phosphoglycerat und ein Molekül ATP** (↗ Abb. 3.17). Die Erzeugung von ATP mit Hilfe eines energiereichen Zwischenproduktes (1,3-Bisphosphoglycerat) einer Substratkette (hier: Glykolyse) heißt **Substratkettenphosphorylierung** (↗ Kap. 3.3.2).

Umwandlung von 3-Phosphoglycerat in 2-Phosphoglycerat

Die **Phosphoglycerat-Mutase** katalysiert die Umlagerung der Phosphatgruppe vom C-Atom 3 auf das C-Atom 2. Es entsteht 2-Phosphoglycerat (↗ Abb. 3.17). Die Phosphoglycerat-Mutase fungiert als Phosphatase und benötigt 2,3-Bisphosphoglycerat: Sie wandelt 2,3-Bisphosphoglycerat in 2-Phosphoglycerat um. Dabei wird die am C-Atom 3 gebundene Phosphatgruppe zunächst auf das Enzym und anschließend auf 3-Phosphoglycerat übertragen, wobei wieder 2,3-Bisphosphoglycerat entsteht:

- Enzym + 2,3-Bisphosphoglycerat ↔ Enzym-Phosphat + 2-Phosphoglycerat
- Enzym-Phosphat + 3-Phosphoglycerat ↔ Enzym + 2,3-Bisphosphoglycerat

Umwandlung von 2-Phosphoglycerat in Phosphoenolpyruvat

Anschließend wird 2-Phosphoglycerat durch eine **Enolase** dehydratisiert, d.h., es wird Wasser abgespalten. Das Produkt dieser Reaktion ist Phosphoenolpyruvat (PEP) (↗ Abb. 3.19). Dieses ist wie alle Enolphosphate eine Verbindung mit hohem Phosphatgruppenübertragungspotential: Da die Phosphatgruppe das Molekül in seiner instabilen Enolform hält, strebt PEP danach, die Phosphatgruppe abzugeben und sich in seine stabilere Ketoform (Pyruvat) umzulagern.

Umwandlung von Phosphoenolpyruvat in Pyruvat

Die Abspaltung des Phosphats von PEP ist die treibende Kraft für die Umlagerung des Enols in das Keton Pyruvat (↗ Abb. 3.17), die von der **Pyruvat-Kinase** katalysiert wird. Die Phosphatgruppe

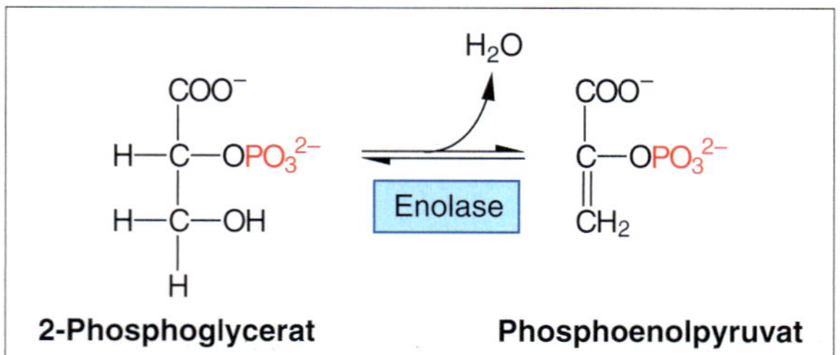

Abb. 3.19 Entstehung von Phosphoenolpyruvat. [3]

wird auf ADP übertragen, es entsteht ein Molekül ATP.

3.3.3 Substratkettenphosphorylierung in der Glykolyse

Unter Substratkettenphosphorylierung versteht man den Aufbau einer energiereichen Verbindung durch Fixierung eines anorganischen Phosphatrestes in einem Zwischenprodukt einer Substratkette und die anschließende Übertragung des Phosphatrestes auf ADP. Im Rahmen der Glykolyse entstehen durch Substratkettenphosphorylierung – Abspaltung der Phosphatgruppe von 1,3-Bisphosphoglycerat bzw. Phosphoenolpyruvat und ihre Übertragung auf ADP – pro C_3-Körper zwei Moleküle ATP.

Der Mechanismus der Substratkettenphosphorylierung soll am Beispiel der Phosphorylierung von GAP (Glycerinaldehyd-3-phosphat-Dehydrogenase-Reaktion) und der Umwandlung von 1,3-Bisphosphoglycerat in 3-Phosphoglycerat (Phosphoglycerat-Kinase-Reaktion) erläutert werden:

Die **Glycerinaldehyd-3-phosphat-Dehydrogenase-Reaktion** besteht, wie oben erwähnt, aus zwei miteinander gekoppelten Reaktionsprozessen:

- aus der **Oxidation der Aldehydgruppe** von GAP mittels NAD^+ zu einer Carboxylgruppe und
- aus der **Vereinigung dieser Carboxylgruppe mit dem anorganischen Phosphat zu** einem gemischten **Phosphorsäure-Carbonsäure-Anhydrid**.

Diese Kopplung ist nötig, da die Vereinigung des Phosphatrestes mit der Carboxylgruppe energetisch ungünstiger ist als die Aldehydoxidation. Ohne Kopplung würde die zweite Reaktion eine hohe Aktivierungsenergie benötigen und könnte nicht mit der vom Organismus geforderten Geschwindigkeit ablaufen. Die Aldehydgruppe reagiert mit der SH-Gruppe eines Cysteinylrestes des Enzyms GAP-Dehydrogenase zu einem Thiohalbacetal (1 in Abb. 3.20). Es

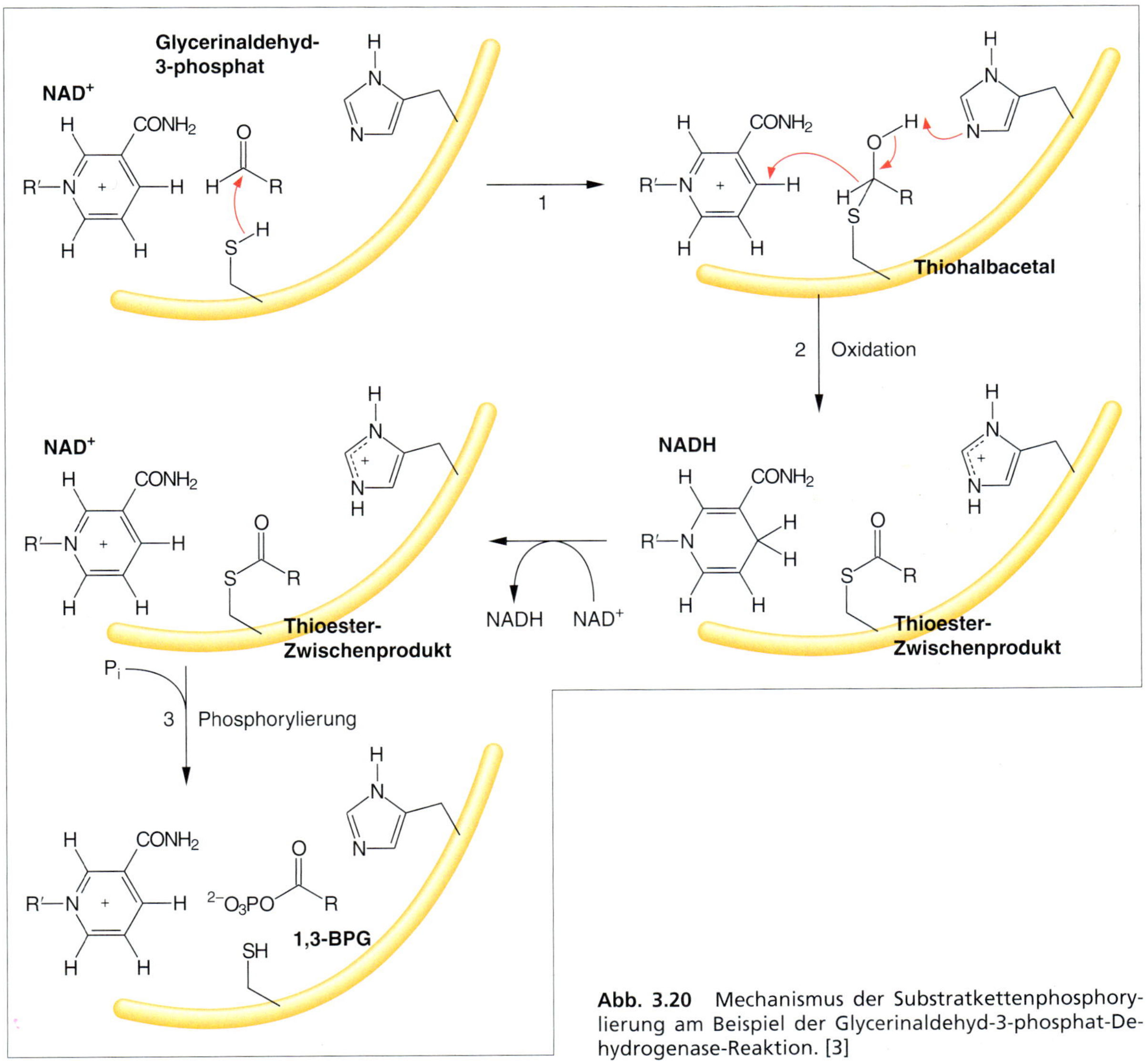

Abb. 3.20 Mechanismus der Substratkettenphosphorylierung am Beispiel der Glycerinaldehyd-3-phosphat-Dehydrogenase-Reaktion. [3]

folgt die Oxidation, wobei ein NADH und ein **energiereiches Thioester-Zwischenprodukt** entstehen (2 in Abb. 3.20). Bei dieser Reaktion ist ein Histidylrest des Enzyms (jeweils oben rechts in Abb. 3.20) als Protonenakzeptor von Bedeutung. Der Thioester besitzt eine höhere freie Enthalpie als die Carboxylgruppe und reagiert mit Phosphat zu 1,3-Bisphosphoglycerat (3 in Abb. 3.20). So wird die bei der Oxidation des Kohlenstoffs entstandene Energie erhalten und in ein hohes Phosphatgruppenübertragungspotential umgewandelt.

Die fixierte Phosphatgruppe wird von der **Phosphoglycerat-Kinase** auf ein Molekül ADP übertragen, so dass ein Molekül ATP entsteht.

Merke
Substratkettenphosphorylierung kommt vor in
- der Phosphoglycerat-Kinase-Reaktion der Glykolyse,
- der Pyruvat-Kinase-Reaktion der Glykolyse,
- der Succinyl-CoA-Reduktase-Reaktion des Citratzyklus.

3.3.4 Die Weiterverwertung des Pyruvats

Bei der Umwandlung der Glucose in zwei Moleküle Pyruvat wird in der Glycerinaldehyd-3-Phosphat-Dehydrogenase-Reaktion NAD^+ zu $NADH+H^+$ reduziert. Eine auf der Stufe des Pyruvats endende Glykolyse würde somit zu einem Ungleichgewicht im Verhältnis $NAD^+/NADH+H^+$ führen, ab einem gewissen Zeitpunkt stünde kein NAD^+ mehr zur Verfügung und die Glykolyse käme zum Stillstand. Da NAD^+, das aus dem Vitamin Nikotinamid entsteht, in der Zelle außerdem nur in begrenztem Umfang vorhanden ist, muss das entstandene $NADH+H^+$ zu NAD^+ rückoxidiert werden. Für die Rückoxidation stehen zwei Reaktionsmöglichkeiten zur Verfügung (↗ Abb. 3.16), die zum einen vom Zelltyp und zum anderen von der Sauerstoffversorgung in der Zelle abhängig sind:
- die anaerobe Umwandlung des Pyruvats in Lactat im Zytoplasma (sog. anaerobe Glykolyse),
- der aerobe oxidative Abbau von Pyruvat über die Pyruvat-Dehydrogenase-Reaktion, den Citratzyklus und die Atmungskette (↗ Kap. 5 und 6) in den Mitochondrien.

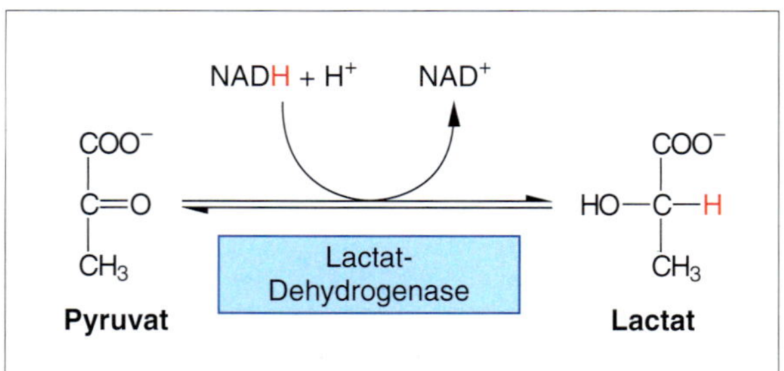

Abb. 3.21 Reduktion von Pyruvat zu Lactat. [3]

Reduktion zu Lactat (Milchsäuregärung)

In Zellen ohne Mitochondrien, z. B. Erythrozyten, oder in Zellen, die sich in anaerobem Zustand (= Sauerstoffmangelzustand) befinden, z. B. Muskelzellen bei andauernder Beanspruchung, wird Pyruvat in der **Lactat-Dehydrogenase-Reaktion** zu Lactat reduziert (↗ Abb. 3.21). Das Reduktionsmittel dieser Reaktion, $NADH+H^+$, wird zu NAD^+ oxidiert. Durch diese Regenerierung von NAD^+ kann der Glykolyseprozess auch unter anaeroben Bedingungen aufrechterhalten werden.

Die Bilanzgleichung der Umwandlung von Glucose in Lactat lautet:

$$\text{Glucose} + 2\,P_i + 2\,\text{ADP} \rightarrow 2\,\text{Lactat} + 2\,\text{ATP} + 2\,H_2O$$

Für die meisten Zellen, so auch für Erythrozyten und Skelettmuskelzellen, ist die Lactatbildung eine „Sackgasse", da sie Lactat nicht weiterverwerten können. Es wird deshalb ins Blut abgegeben und von Leber und Herzmuskelgewebe zur weiteren Verwertung aufgenommen (↗ Kap. 3.4.5).

Oxidativer Abbau von Pyruvat

Unter aeroben Bedingungen liefert die Pyruvatverwertung weit mehr Energie als die anaerobe Umwandlung zu Lactat. Aus Pyruvat wird in den Mitochondrien in der Pyruvat-Dehydrogenase-Reaktion (↗ Kap. 5.2) Acetyl-CoA gebildet, das in den Citratzyklus eingeschleust und zu CO_2 abgebaut wird (↗ Kap. 5.3). Die dabei entstehenden Moleküle $NADH+H^+$ werden in der Atmungskette wieder zu NAD^+ oxidiert.

3.3.5 Energiebilanz der Glykolyse

In Tabelle 3.7 ist die Energiebilanz der sog. aeroben Glykolyse (Glucose → Pyruvat) und des oxidativen Abbaus von Pyruvat der der anaeroben Glykolyse gegenübergestellt. Beim Abbau von einem Molekül Glucose zu zwei Molekülen Pyruvat werden netto zwei Moleküle ATP gewonnen: Zwei ATP müssen für die zweifache Phosphorylierung von Glucose zu Fructose-1,6-bisphosphat investiert werden, 4 ATP werden im Rahmen der Substratkettenphosphorylierung gebildet (je 2 beim Abbau jedes C_3-Körpers). Darüber hinaus entstehen 2 Moleküle $NADH+H^+$. Diese werden im Falle der anaeroben Glykolyse durch die Reduktion von Pyruvat zu Lactat wieder verbraucht. Im Falle des aeroben Abbaus können sie in der Atmungskette zur Gewinnung von ATP verwendet werden.

Den Angaben zur aeroben Glykolyse liegt zugrunde, dass ein $NADH+H^+$ bei seiner Verwertung in der Atmungskette zur Bildung von ca. 2,5 Mol ATP, die Verwertung von einem $FADH_2$ in der Atmungskette zur Bildung von etwa 1,5 Mol ATP führt.

Tab. 3.7 Energiebilanz der aeroben Glykolyse – mit oxidativem Abbau von Pyruvat – und der anaeroben Glykolyse

Stoffwechselweg	Reaktion	Zwischenprodukt	Anzahl ATP aerob	Anzahl ATP anaerob
Glykolyse	zweifache Phosphorylierung von Glucose (benötigt 2 ATP)	2 ADP	–2	–2
	Glycerinaldehyd-3-phosphat-Dehydrogenase-Reaktion	2 NADH + H^+	5	–
	Phosphoglycerat-Kinase-Reaktion	2 ATP	2	2
	Pyruvat-Kinase-Reaktion	2 ATP	2	2
Pyruvat-Dehydrogenase-Reaktion	Umwandlung von 2 Pyruvat in 2 Acetyl-CoA	2 NADH + H^+	5	–
Citratzyklus	Umwandlung von 2 Acetyl-CoA in 2 H_20 + 2 CO_2	6 NADH + H^+ 2 $FADH_2$ 2 GTP ≅ 2 ATP	15 3 2	– – –
Energiegewinn			**32**	**2**

3.3.6 Regulation der Glykolyse

Die Reaktionsgeschwindigkeit der Glykolyse richtet sich nach der intrazellulären und der globalen Stoffwechselsituation. Zum einen muss die ausreichende Erzeugung von ATP, zum anderen die ausreichende Bereitstellung von Vorstufen für synthetische Reaktionen gewährleistet werden. Die Enzyme **Hexokinase**, **Phosphofructokinase** und **Pyruvat-Kinase** katalysieren irreversible Reaktionen und sind die **Regulationspunkte der Glykolyse**. Die Aktivität dieser Enzyme wird sowohl allosterisch als auch durch Hormone reguliert.

Regulation durch allosterische Effektoren

Regulation der Hexokinase

Glucose-6-phosphat, das Produkt des ersten Glykolyseschrittes, hemmt die Hexokinase allosterisch (↗ Kap. 2.4). Bei gedecktem Glucose- und Energiebedarf wird so eine Anhäufung von Glucose-6-phosphat verhindert, die Glucose verbleibt im Blut.

Merke
Glucose-6-phosphat hemmt die Hexokinase.

Regulation der Phosphofructokinase

Die Phosphofructokinase ist das Schrittmacherenzym der Glykolyse. Sie wird von verschiedenen Metaboliten allosterisch beeinflusst.

AMP und ATP

Hohe ATP-Spiegel hemmen die Phosphofructokinase, da ATP als allosterischer Inhibitor durch die Bindung an ein spezifisches allosterisches Zentrum des Enzyms eine Senkung der Affinität der Phosphofructokinase zu Fructose-6-phosphat bewirkt (↗ Abb. 3.22). Ein **erhöhter intrazellulärer AMP-Spiegel** führt durch allosterische Aktivierung zur Aufhebung der Hemmeffekte des ATP und so zu einer **Aktivierung der Phosphofructokinase.** Die Glykolyse läuft folglich beschleunigt ab.

Es ist sinnvoll, dass AMP und nicht ADP der Aktivator der Phosphofructokinase ist, da nach der Reaktionsgleichung ADP + ADP ↔ ATP + AMP eine ATP-Gewinnung aus ADP in der Zelle möglich ist. Ein erhöhter ATP-Verbrauch führt somit direkt zu einem Anstieg des intrazellulären AMP-Spiegels, was einen gesteigerten Energiebedarf signalisiert. Ein hoher ATP-Spiegel dagegen bedeutet, dass der ATP-Bedarf der Zelle aktuell gedeckt ist. Die Regulation über den AMP-Spiegel ermöglicht so eine äußerst sensible Kontrolle der Phosphofructokinase. Zusammenfassend kann man sagen, dass die **Akti-**

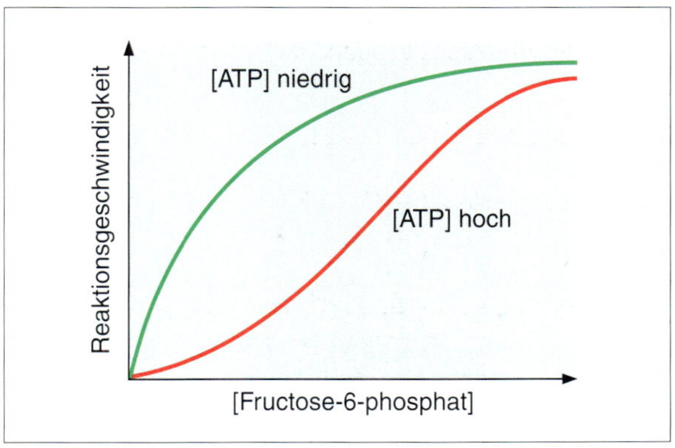

Abb. 3.22 Einfluss des ATP-Spiegels auf die Aktivität der Phosphofructokinase. [3]

vität der Phosphofructokinase über den intrazellulären ATP/AMP-Quotienten reguliert wird: Nimmt der Quotient ab, steigt die Aktivität der Phosphofructokinase und umgekehrt.

pH-Wert

Auch der pH-Wert hat Einfluss auf die Phosphofructokinaseaktivität: Ein Abfall des pH-Wertes hemmt die Phosphofructokinase und beugt so einer Azidose durch übermäßige Lactatbildung vor.

Citrat

Citrat hemmt die Phosphofructokinase, indem es den hemmenden Effekt von ATP auf die Phosphofructokinase verstärkt. Citrat entsteht in der ersten Reaktion des Citratzyklus aus Oxalacetat und Acetyl-CoA. Eine hohe Citratkonzentration signalisiert, dass der Bedarf an Synthesevorstufen aktuell gedeckt und ein weiterer Abbau von Glucose, z. B. zu Acetyl-CoA, nicht notwendig ist.

> **Merke**
> ATP und Citrat hemmen die Phosphofructokinase, AMP aktiviert sie.

Fructose-2,6-bisphosphat

Eine äußerst wichtige Rolle bei der Regulation der Leber-Phosphofructokinase spielt Fructose-2,6-bisphosphat (↗ Abb. 3.23a). Dieser Metabolit darf nicht mit dem Glykolysezwischenprodukt Fructose-1,6-bisphosphat verwechselt werden. Fructose-2,6-bisphosphat **aktiviert die Phosphofructokinase allosterisch**, indem es den **Hemmeffekt des ATP** auf die Phosphofructokinase **herabsetzt** und gleichzeitig die **Affinität der Phosphofructokinase zu Fructose-6-phosphat erhöht**. Diagramm A in Abbildung 3.23b zeigt den aktivierenden Einfluss von Fructose-2,6-bisphosphat. Die Kurve, die die Abhängigkeit der Reaktionsgeschwindigkeit von der Substratkonzentration darstellt, wird nach links verschoben, d. h., der K_m-Wert nimmt ab. In Diagramm B sieht man, dass der hemmende Effekt hoher ATP-Spiegel auf die Phosphofructokinase durch die Anwesenheit von Fructose-2,6-bisphosphat deutlich reduziert wird.

Regulation der Fructose-2,6-bisphosphat-Konzentration. Sie erfolgt durch ein **bifunktionelles Enzym**, das Kinase- und Phosphataseaktivität besitzt. Die Kinasedomäne – **Phosphofructokinase 2 (PFK 2**, nicht verwechseln mit dem Glykolyseenzym Phosphofructokinase!) – katalysiert die Bildung von Fructose-2,6-bisphosphat aus Fructose-6-phosphat. Die Phosphatasedomäne – **Fructosebisphosphatase 2 (FBPase 2)** – katalysiert die Dephosphorylierung von Fructose-2,6-bisphosphat zu Fructose-6-phosphat.

Bei hohem Blutglucosespiegel wird vermehrt Glucose in die Hepatozyten aufgenommen (↗ Kap. 3.2.2) und die Glykolyse läuft verstärkt ab. Dies führt zu einem Anstieg der Fructose-6-phosphat-Konzentration in der Leber und zur vermehrten Bildung von Fructose-2,6-bisphosphat, was wiederum die Phosphofructokinase aktiviert. Ein solches Prinzip heißt **Feedforward-Stimulation**.

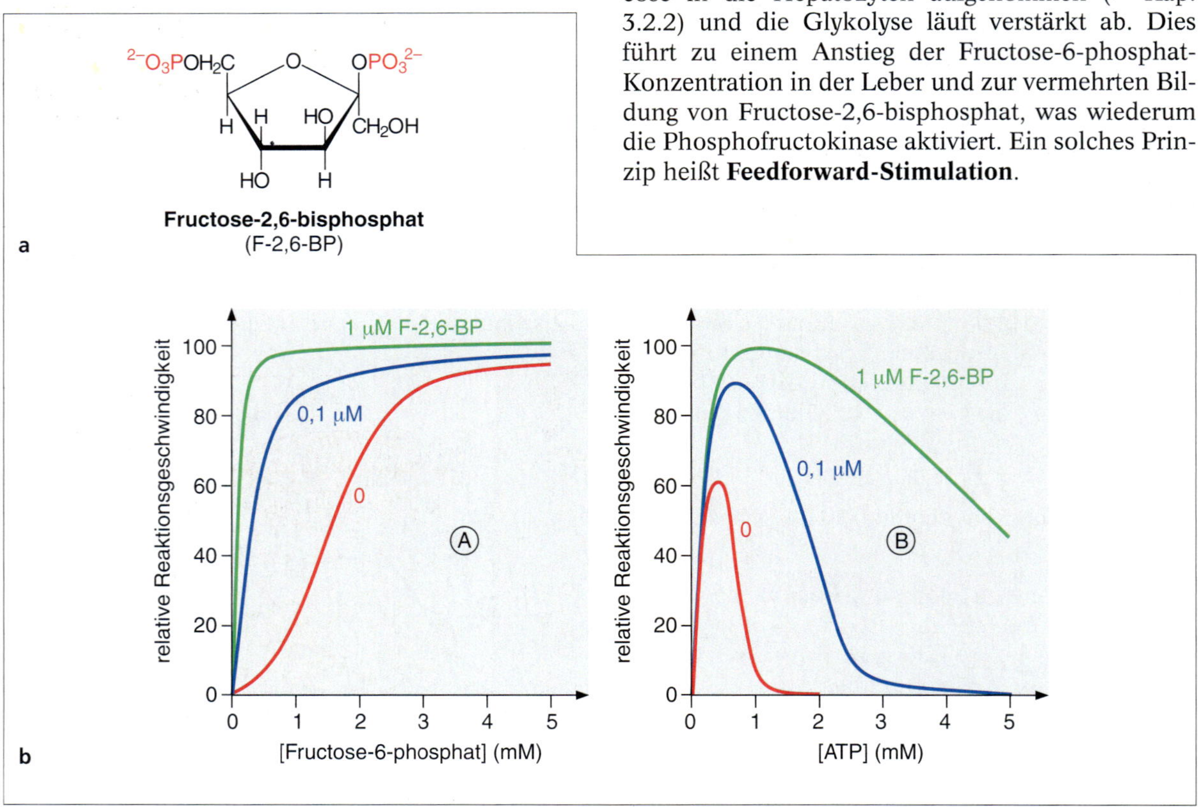

Abb. 3.23 Fructose-2,6-bisphosphat **(a)** und sein Einfluss auf die Aktivität der Phosphofructokinase **(b)**. [3]

Leber: Glukagon, Katecholamine: cAMP ↑ → Glykolyse gehemmt
↕
Herz: gibt andere Isoform des bifunktionellen Enzyms, bei der durch cAMP die Fructose-6-phosphat-2-Kinase aktiviert wird.
Stress → Glykolyse kann vermehrt ablaufen

> **Merke**
> Fructose-2,6-bisphosphat, das in der Leber bei hohen Blutglucosespiegeln vermehrt gebildet wird, aktiviert die Phosphofructokinase.

Regulation des bifunktionellen Enzyms. Die Aktivität der Domänen des bifunktionellen Enzyms wird durch Phosphorylierung und Dephosphorylierung eines Serylrestes des Enzyms reguliert. Bei niedriger Glucosekonzentration wird durch Glukagoneinfluss über die cAMP-Kaskade (↗ Kap. 13.1.4) die Proteinkinase A aktiviert, die das Enzym phosphoryliert. Diese Phosphorylierung hemmt die PFK 2 und aktiviert die FBPase 2. Der Fructose-2,6-bisphosphat-Spiegel sinkt, der aktivierende Einfluss nimmt ab und die Glykolyse läuft langsamer ab.

> **Merke**
> In phosphoryliertem Zustand ist die Phosphatase-(FBPase 2)-Domäne des bifunktionellen Enzyms aktiv, in nichtphosphoryliertem Zustand ist die Kinase (PFK 2)-Domäne des Enzyms aktiv.

Regulation der Pyruvat-Kinase

Es existieren mehrere Isoenzyme (Isoformen) der Pyruvat-Kinase. In der Leber überwiegt die L-Form, während in Muskel und Gehirn vorwiegend die M-Form auftritt. Die Isoformen unterscheiden sich nicht hinsichtlich der allosterischen Regulation: **Allosterischer Aktivator** ist **Fructose-1,6-bisphosphat**, was zur Vermeidung eines Staus in der Reaktionsfolge beiträgt, da die Umsatzgeschwindigkeit der Menge der anfallenden Metaboliten angepasst wird. **ATP und Alanin** dagegen **hemmen die Pyruvat-Kinase**. Sie signalisieren, dass der Energiebedarf und Bedarf an Synthesevorstufen gedeckt ist. Die L-Form der Pyruvat-Kinase wird zusätzlich durch kovalente Modifikation reguliert: Sie ist in dephosphorylierter Form (unter Insulineinfluss, ↗ unten) aktiv und in phosphorylierter Form (unter Glukagoneinfluss, ↗ unten) weniger aktiv (↗ Abb. 3.24).

> **Merke**
> Fructose-1,6-bisphosphat aktiviert die Pyruvat-Kinase. ATP und Alanin hemmen die Pyruvat-Kinase.

Hormonelle Regulation

Die antagonistisch wirkenden Hormone Glukagon und Insulin beeinflussen im Unterschied zu kompetitiven Inhibitoren oder allosterischen Effektoren mehr die Gesamtaktivität der Glykolyse als ihre Geschwindigkeit. Dies erfolgt nicht punktuell, sondern im Rahmen der Koordination von anabolem (aufbauendem) und katabolem (abbauendem) Stoffwechsel (↗ Kap. 8.2, 13.3.1. und 13.3.2).

Insulin

Insulin **steigert die Glykolyse**. Dabei lassen sich schnell und langsam eintretende Insulineffekte unterscheiden. Ein schnell eintretender Effekt ist die Senkung der intrazellulären cAMP-Konzentration durch Aktivierung der cAMP-spezifischen Phosphodiesterase. Sie führt zur Dephosphorylierung des bifunktionellen Enzyms, d.h. zum Anstieg der Fructose-2,6-bisphosphat-Konzentration und zur Aktivierung der Phosphofructokinase. Auch die L-Form der Pyruvat-Kinase wird unter Insulineinfluss dephosphoryliert und dadurch aktiviert. Ein langsam eintretender Effekt ist die Stimulation der Expression der Glykolyse-Schlüsselenzyme Hexokinase, Phosphofructokinase und Pyruvat-Kinase durch Aktivierung der Transkription der entsprechenden Gene.

> **Merke**
> Insulin senkt den Blutglucosespiegel, u.a. indem es die Glykolyse stimuliert.

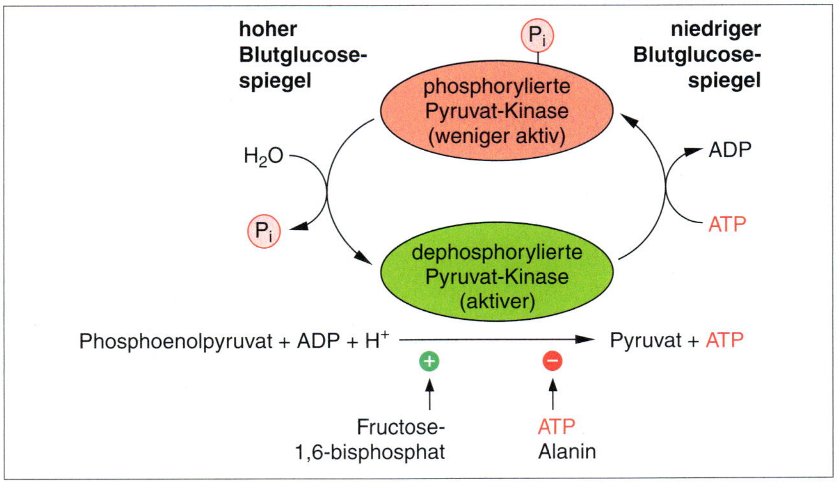

Abb. 3.24 Regulation der Pyruvat-Kinase. [3]

Glukagon

Glukagon, der Gegenspieler des Insulins, **hemmt die Glykolyse**. Es erhöht die intrazelluläre cAMP-Konzentration. Dies führt zur Phosphorylierung des bifunktionellen Enzyms (der Fructose-2,6-bisphosphat-Spiegel sinkt und mit ihm die Aktivität der Phosphofructokinase) und der L-Form der Pyruvat-Kinase (→ Aktivität ↓). Glukagon hemmt außerdem die Expression der Schlüsselenzyme der Glykolyse auf Genebene (↗ oben).

> **Merke**
> Glukagon hemmt die Glykolyse und bewirkt eine Erhöhung des Blutglucosespiegels.

3.4 Die Gluconeogenese

3.4.1 Einführung

Definition und Bedeutung

Als Gluconeogenese bezeichnet man die Neubildung von Glucose aus Pyruvat.

Glucose ist der Hauptenergielieferant des **Nervengewebes**, das in Ruhe etwa 75 % des täglichen Glucosebedarfs des Menschen (ca. 160 g) benötigt. Daneben sind **Erythrozyten** und **Nierenmark** obligat auf die Bereitstellung von Glucose angewiesen, da sie ihren Energiebedarf ausschließlich aus dem Glucoseabbau decken. Unter anaeroben Bedingungen (ausgeprägte körperliche Aktivität) benötigt auch der **Skelettmuskel** Glucose für die anaerobe Glykolyse. Bei normaler Stoffwechsellage kann dieser Bedarf vollständig aus der Nahrung und aus dem Abbau der Glykogenreserven (der Speicherform von Glucose) des Körpers gedeckt werden. Die Gluconeogenese gewinnt also erst in Phasen längerer Nahrungskarenz (> 24 h) an Bedeutung. Im menschlichen Organismus sind nur die Leber und in geringerem Maß auch die Niere (vor allem im Hungerstoffwechsel) in der Lage, Gluconeogenese in relevantem Umfang zu betreiben.

> **Merke**
> Nur die Leber und die Niere sind in der Lage, in für den Organismus bedeutendem Ausmaß Gluconeogenese zu betreiben.

Die Gluconeogenese dient dazu, Glucose für Gehirn, anaerob arbeitenden Skelettmuskel, Erythrozyten und Nierenmark bereitzustellen. Die neu gebildete Glucose wird in die Blutbahn abgegeben, um den Blutglucosespiegel so hoch zu halten, dass diese Gewebe ihren Glucosebedarf auch dann noch decken können, wenn keine Nahrung zur Verfügung steht oder die Glykogenspeicher bereits ausgeschöpft sind. Diese Homöostase der Blutglucosekonzentration ist eine der Hauptaufgaben der Leber (↗ auch Kap. 16.2.1).

Ausgangsstoffe

In der Gluconeogenese wird aus zwei Molekülen Pyruvat ein Molekül Glucose gebildet. Pyruvat entsteht aus **Lactat** und den **glucogenen Aminosäuren** (↗ Kap. 7.4.4). Lactat entsteht beim anaeroben Abbau von Glucose kontinuierlich vor allem in den Erythrozyten, aber auch z.B. in Muskelzellen bei andauernder Beanspruchung. Die glucogenen Aminosäuren stammen entweder aus exogen aufgenommenen Proteinen oder – in Hungerphasen – aus dem Abbau von körpereigenen (Muskel-)Proteinen. **Glycerin**, das beim Abbau von Triacylglycerinen entsteht, kann ausschließlich in der Leber und in wenigen anderen Geweben (Milchdrüse, Niere, intestinale Mukosa) zu Dihydroxyacetonphosphat aktiviert werden und anschließend in die Gluconeogenese oder die Glykolyse eintreten.

> **Merke**
> In der Gluconeogenese wird aus zwei Molekülen Pyruvat ein Molekül Glucose gebildet. Als Substrate für die Gluconeogenese dienen Lactat, glucogene Aminosäuren und Glycerin.

Ablauf

Die Gluconeogenese ist **keine vollständige Umkehr der Glykolyse**. Obwohl sich die Gluconeogenese vieler Glykolyseenzyme und -reaktionen in umgekehrter Richtung bedient, gibt es drei Reaktionen in der Glykolyse, die aus thermodynamischen Gründen irreversibel sind:

- die Hexokinase-Reaktion von Glucose zu Glucose-6-phosphat,
- die Phosphofructokinase-Reaktion von Fructose-6-phosphat zu Fructose-1,6-bisphosphat,
- die Pyruvatkinase-Reaktion von Phosphoenolpyruvat zu Pyruvat.

Diese Reaktionen werden durch **vier gluconeogenesespezifische Reaktionen** umgangen:

- Die **Pyruvat-Carboxylase** katalysiert die Reaktion von Pyruvat zu Oxalacetat.
- Die **Phosphoenolpyruvat-Carboxykinase** katalysiert die Reaktion von Oxalacetat zu Phosphoenolpyruvat.
- Die **Fructose-1,6-Bisphosphatase** katalysiert die Reaktion von Fructose-1,6-bisphosphat zu Fructose-6-phosphat.
- Die **Glucose-6-phosphatase** katalysiert die Reaktion von Glucose-6-phosphat zu Glucose.

Diese Reaktionen werden im folgenden Abschnitt genau beschrieben. Abbildung 3.25 gibt einen Überblick über den Stoffwechselweg der Gluconeogenese.

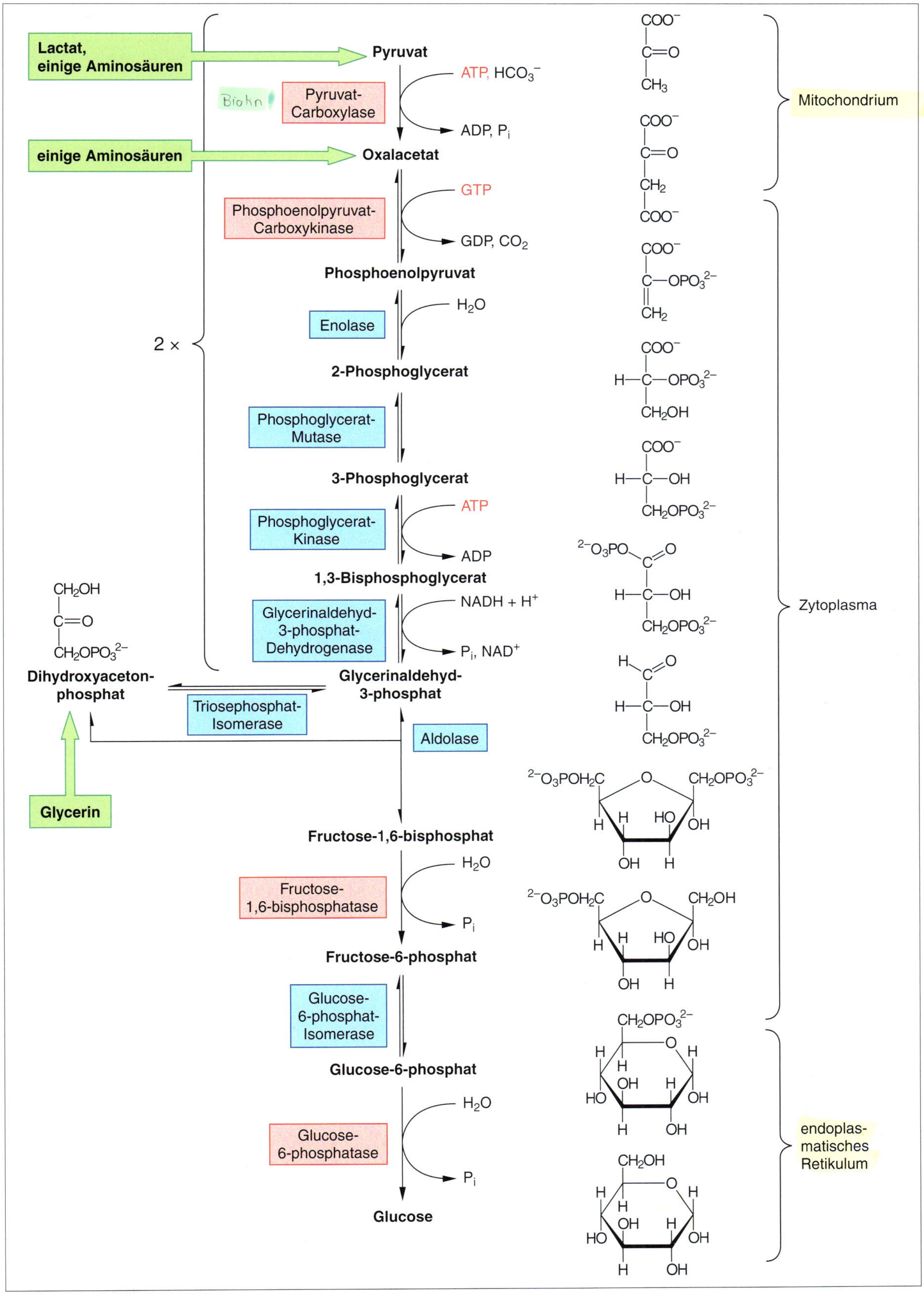

Abb. 3.25 Die Gluconeogenese. Die für die Gluconeogenese spezifischen Reaktionen sind rot gekennzeichnet. Die blau dargestellten Reaktionen laufen in umgekehrter Richtung auch in der Glykolyse ab. Die grünen Pfeile kennzeichnen den Eintritt verschiedener Nicht-Kohlenhydrate in die Gluconeogenese. [3]

3.4.2 Die Reaktionsfolge der Gluconeogenese

Umwandlung von Pyruvat in Oxalacetat

Pyruvat wird mit Hilfe der **Pyruvat-Carboxylase in den Mitochondrien** zu Oxalacetat carboxyliert (↗ Abb. 3.25). Ein elektroneutraler, protonenkompensierter Pyruvat-Carrier (Pyruvat-H^+-Symport oder Pyruvat/OH^--Antiport) transportiert Pyruvat zusammen mit H^+ in die Mitochondrien. In der Carboxylierungsreaktion wird ein Molekül ATP verbraucht:

Pyruvat + CO_2 + ATP + H_2O → Oxalacetat + ADP + P_i

Die Funktion der Pyruvat-Carboxylase ist abhängig von Biotin, einer kovalent gebundenen prosthetischen Gruppe, die als Überträger eines aktivierten CO_2 fungiert. Die Carboxylierung dieser prosthetischen Gruppe, die Bildung von Carboxybiotin, ist abhängig von der Anwesenheit von Acetyl-CoA (↗ Kap. 3.4.4).

Transport von Oxalacetat ins Zytosol

Da sich die anderen Gluconeogenese-Enzyme im Zytosol befinden, muss Oxalacetat über die Mitochondrienmembran transportiert werden (↗ Abb. 3.26). Da die Membran nicht durchlässig für Oxalacetat ist, wird es durch die **mitochondriale Malat-Dehydrogenase** zu Malat reduziert. Ein Molekül NADH+H^+ wird dabei zu NAD^+ oxidiert. Malat wird durch die äußere Mitochondrienmembran geschleust und gelangt so ins Zytosol. Eine NAD^+-abhängige **zytosolische Malat-Dehydrogenase** oxidiert Malat wieder zu Oxalacetat. Dabei entsteht ein Molekül NADH+H^+.

Umwandlung von Oxalacetat in Phosphoenolpyruvat

Im Zytosol wird Oxalacetat von der **Phosphoenolpyruvat-Carboxykinase decarboxyliert und phosphoryliert** (↗ Abb. 3.25). Die CO_2-Gruppe, die in der Pyruvat-Carboxylase-Reaktion an Pyruvat addiert wurde, wird abgespalten und es entsteht Phosphoenolpyruvat. In der Pyruvat-Carboxylase-Reaktion wird die bei der Spaltung eines ATP-Moleküls frei werdende Energie in der Addition der CO_2-Gruppe konserviert. Bei der Decarboxylierung wird diese Energie wieder freigesetzt und treibt die Phosphorylierung des Enols an. Die Phosphorylgruppe stammt von einem Molekül GTP.

Von Phosphoenolpyruvat zu Fructose-1,6-bisphosphat: umgekehrte Glykolyse

Phosphoenolpyruvat wird von den entsprechenden Glykolyseenzymen in umgekehrten Reaktionsabläufen weiterverwertet (↗ Abb. 3.25). Diese Reaktionen befinden sich annähernd im Gleichgewicht, so dass die Reaktionsrichtung von den herrschenden Stoffwechselbedingungen bestimmt wird.

Dephosphorylierung von Fructose-1,6-bisphosphat

Der nächste gluconeogenesespezifische Schritt ist die Reaktion von Fructose-1,6-bisphosphat zu **Fructose-6-phosphat und Phosphat** (P_i) (↗ Abb. 3.25). Die Phosphorylgruppe wird von der **Fructose-1,6-Bisphosphatase** hydrolytisch abgespalten. Die Fructose-1,6-Bisphosphatase katalysiert die Umkehr der Phosphofructokinase-Reaktion und wird wie diese allosterisch beeinflusst (↗ Kap. 3.4.4). Die Energie, die in der Phosphofructokinase-Reaktion der Glykolyse durch Spaltung von ATP investiert wird, geht bei der Rückreaktion verloren!

Isomerisierung von Fructose-6-phosphat

Fructose-6-phosphat reagiert in Umkehrung der Glykolyse mit Hilfe der **Glucose-6-phosphat-Isomerase** zu **Glucose-6-phosphat** (↗ Abb. 3.25).

Sonderfall Leber und Niere: Dephosphorylierung von Glucose-6-phosphat

In der Leber und in kleinerem Ausmaß in der Niere, also in den Organen, denen die Kontrolle des Blutglucosespiegels obliegt, existiert das Enzym **Glucose-6-phosphatase**. Es katalysiert die Umwandlung von Glucose-6-phosphat in freie Glucose. Die Glucose-6-phosphatase ist in der Membran des **endoplasmatischen Retikulums** lokalisiert. Glucose-6-phosphat wird mit Hilfe eines Transportproteins in das Lumen des endoplasmatischen Retikulums

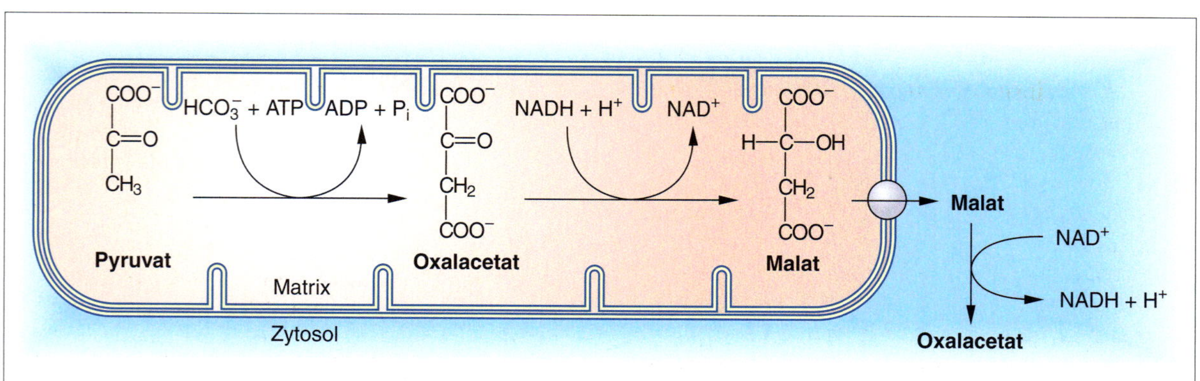

Abb. 3.26 Der Transport von Oxalacetat aus dem Mitochondrium ins Zytosol. [3]

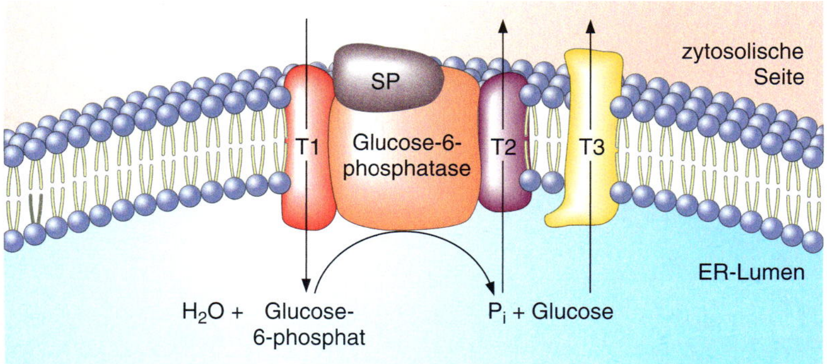

Abb. 3.27 Die hydrolytische Spaltung von Glucose-6-phosphat im Lumen des endoplasmatischen Retikulums (ER). Die Glucose-6-phosphatase wird durch ein calciumbindendes Protein (SP) stabilisiert. Das Protein T1 transportiert Glucose-6-phosphat in das Lumen des ER, die Proteine T2 und T3 bewerkstelligen den Rücktransport von P_i und Glucose ins Zytosol. [3]

transportiert und durch die Glucose-6-phosphatase hydrolytisch in Glucose und P_i gespalten. Die Energie (ATP), die für die Phosphorylierung der Glucose in der Glykolyse aufgewandt wird, geht dabei verloren! Die Spaltprodukte werden durch zwei weitere Transportproteine zurück ins Zytosol transportiert (↗ Abb. 3.27).

Merke
Die Glucose-6-Phosphatase kommt nur in der Leber und Niere vor, nicht im Muskel. Daher kann im Muskel weder Gluconeogenese stattfinden noch kann Muskelglykogen in Glucose überführt werden. Der Muskel ist daher nicht am Glucostat (Homöostase des Blutzuckers) beteiligt.

Merke
Die Glykolyse findet ausschließlich im Zytoplasma statt, die Gluconeogenese hingegen im Mitochondrium, im Zytoplasma und im endoplasmatischen Retikulum (ER).

3.4.3 Energiebilanz der Gluconeogenese

Bei der Betrachtung der Gluconeogenese sieht man, dass für die Synthese eines Moleküls Glucose (C_6) zwei Moleküle Pyruvat (C_3) benötigt werden. Da auf dem Weg vom Pyruvat zum Glycerinaldehyd-3-phosphat pro C_3-Körper drei energiereiche Nukleosidtriphosphate aufgewandt werden müssen (↗ Tab. 3.8), werden insgesamt sechs ATP (bzw. GTP) pro gebildetem Molekül Glucose verbraucht.

ATP verbrauchende Reaktionen:

- Pyruvat → Oxalacetat: 1 Mol ATP für die Carboxybiotin-Bildung
- Oxalacetat → Phosphoenolpyruvat: 1 Mol GTP als ATP-Äquivalent
- 3-Phosphoglycerat → 1,3-Bisphosphoglycerat: 1 Mol ATP für die Phosphorylierung.

Die Reaktionsgleichung der Gluconeogenese lautet:

$$2 \text{ Pyruvat} + 4 \text{ ATP} + 2 \text{ GTP} + 2 \text{ NADH} + H^+ + 6 H_2O \rightarrow \text{Glucose} + 4 \text{ ADP} + 2 \text{ GDP} + 6 P_i + 2 NAD^+$$

Merke
Da für die Herstellung von 1 Mol Glucose 2 Mol 1,3-Bisphosphoglycerat hergestellt werden müssen, verbraucht die Gluconeogenese 6 Mol ATP pro gebildetem Mol Glucose. Im Gegensatz hierzu werden beim Abbau der Glucose in der Glykolyse bis zum Pyruvat nur 2 Mol ATP pro Mol Glucose gewonnen!

Beim Abbau dieses gewonnenen Glucosemoleküls bis zur Stufe von Pyruvat werden zwei Moleküle ATP frei. Unter dem Strich ergibt sich also ein Verlust von vier Molekülen ATP pro neu gebildetem Molekül Glucose.

3.4.4 Regulation der Gluconeogenese

Die Regulation der Gluconeogenese erfolgt in Koordination mit der Regulation der Glykolyse. Das bedeutet, dass die Schlüsselenzyme der beiden Stoffwechselwege so kontrolliert werden, dass Glykolyse und Gluconeogenese nicht nebeneinander ablaufen. Dies hätte einen Verlust von vier Molekülen ATP pro neu gebildetem Molekül Glucose zur Folge (↗ Kap. 3.4.3).

Regulationspunkte sind die Enzyme, die die drei irreversiblen Reaktionen der Gluconeogenese katalysieren:

Tab. 3.8 Energiebedarf der Gluconeogenese

Reaktion	Energiebedarf	Energiebedarf/ mol Glucose (2 Triosen)
Pyruvat-Carboxylase-Reaktion	1 ATP	2 ATP
Phosphoenolpyruvat-Carboxykinase-Reaktion	1 GTP (≅1 ATP)	2 GTP (≅ 2 ATP)
Phosphoglycerat-Kinase-Reaktion	1 ATP	2 ATP

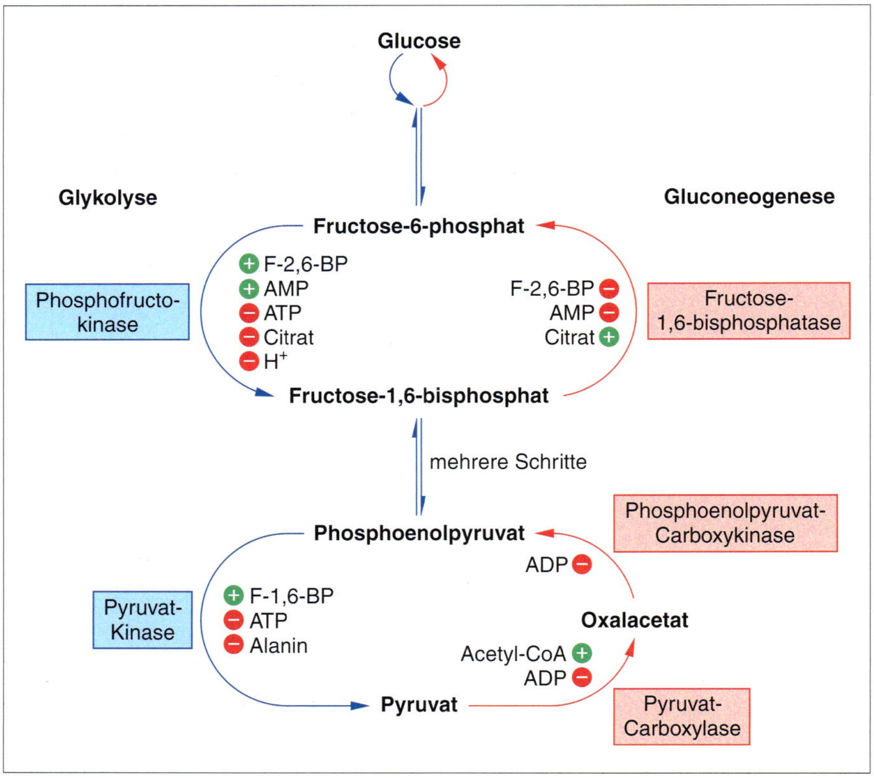

Abb. 3.28 Gegensinnige Regulation von Glykolyse und Gluconeogenese in der Leber. Durch die koordinierte Regulation beider Stoffwechselwege wird gewährleistet, dass Glucose nicht parallel abgebaut und neu gebildet wird. [3]

- die **Fructose-1,6-Bisphosphatase**,
- die **Phosphoenolpyruvat-Carboxykinase**,
- die **Pyruvat-Carboxylase**.

Diese Enzyme werden sowohl allosterisch als auch hormonell reguliert. Die Abbildung 3.28 gibt einen Überblick über die gegensinnige Regulation von Glykolyse und Gluconeogenese.

Allosterische Regulation

Die allosterische Regulation der Schlüsselenzyme der Gluconeogenese erfolgt zum einen durch Zwischenprodukte des Glucosestoffwechsels und zum anderen durch ATP, ADP und AMP.

Fructose-1,6-Bisphosphatase

Die Dephosphorylierung von Fructose-1,6-bisphosphat zu Fructose-6-phosphat durch die Fructose-1,6-Bisphosphatase wird gegensinnig zur Phosphofructokinase-Reaktion der Glykolyse reguliert: Die Phosphofructokinase wird durch ATP und Citrat gehemmt und durch AMP aktiviert (↗ Kap. 3.3.5.). Die Fructose-1,6-Bisphosphatase dagegen wird **durch AMP gehemmt** und **durch Citrat aktiviert**. Bei ausreichender Energieversorgung des Organismus wird folglich verstärkt Gluconeogenese betrieben.

Fructose-2,6-bisphosphat (↗ Kap. 3.3.5), ein wichtiger Aktivator der Phosphofructokinase in der Leber, der in Sättigungsphasen insulinvermittelt vermehrt gebildet wird (↗ Kap. 3.3.5), spielt auch bei der Regulation der Fructose-1,6-Bisphosphatase eine Rolle: **Fructose-2,6-bisphosphat hemmt die Fructose-1,6-Bisphosphatase** und damit die Gluconeogenese. In Hungerphasen dominiert die Wirkung von Glukagon, das die Konzentration von Fructose-2,6-bisphosphat senkt. Der Hemmeffekt auf die Fructose-1,6-Bisphosphatase entfällt und die Gluconeogenese läuft verstärkt ab.

Phosphoenolpyruvat-Carboxykinase und Pyruvat-Carboxylase

Auch diese Enzyme, die die Umwandlung von Pyruvat in Phosphoenolpyruvat über den Zwischenschritt Oxalacetat katalysieren, werden gegensinnig zum entsprechenden Glykolyseenzym Pyruvat-Kinase reguliert (↗ Abb. 3.28): Sie werden durch ADP gehemmt. Acetyl-CoA aktiviert die Pyruvat-Carboxylase, da o.g. Reaktion auch Oxalacetat für den Citratzyklus bereitstellt (↗ Kap. 5).

Bei Energieüberschuss (= hohe ATP- und Citratkonzentrationen → Hemmung der Pyruvat-Kinase) wird folglich die Glykolyse gehemmt und die Gluconeogenese läuft verstärkt ab, bei Energiemangel (= erhöhte ADP-Konzentration) wird die Gluconeogenese gehemmt und die Glykolyse läuft verstärkt ab.

Merke
AMP, ADP und Fructose-2,6-bisphosphat hemmen die Gluconeogenese, ATP und Citrat aktivieren durch Hemmung der Glykolyse die Gluconeogenese.

Hormonelle Regulation

Die Gegenspieler Glukagon und Insulin regulieren durch Beeinflussung der Genexpression die Menge und damit auch die Aktivität der Schlüsselenzyme der Gluconeogenese.

Glukagon
Glukagon **steigert die Expression der Fructose-1,6-Bisphosphatase** und **der Phosphoenolpyruvat-Carboxykinase**, stimuliert also die Gluconeogenese. Gleichzeitig hemmt Glukagon die Expression der Glykolyseenzyme Phosphofructokinase und Pyruvat-Kinase und des bifunktionellen Enzyms, das die Bildung von Fructose-2,6-bisphosphat katalysiert.

Insulin
Insulin **hemmt die Expression** der Gluconeogenese-Enzyme Pyruvatcarboxylase, Phosphoenolpyruvat-Carboxykinase, Fructose-1,6-Bisphosphatase und Glucose-6-phosphatase. Insulin stimuliert die Expression von Phosphofructokinase, Pyruvatkinase und des bifunktionellen Enzyms. Im Gegensatz zur allosterischen Regulation der Gluconeogenese, die innerhalb von Minuten wirksam wird, greift die hormonelle Regulation auf Genebene erst innerhalb von Stunden.

Merke
Glukagon stimuliert die Gluconeogenese und hemmt die Glykolyse, Insulin hemmt die Gluconeogenese und stimuliert die Glykolyse.

3.4.5 Der Cori-(Glucose-Lactat-) und der Alaninzyklus

Der Cori-(Glucose-Lactat-)Zyklus

Definition

Als Cori- oder Glucose-Lactat-Zyklus bezeichnet man den Transport von in Skelettmuskel und Erythrozyten gebildetem Lactat mit dem Blut zur Leber und den Rücktransport der aus Lactat synthetisierten Glucose zum Erythrozyten und zum Skelettmuskel (↗ Abb. 3.29).

Bedeutung

Die Erythrozyten setzen pro Tag ca. 20–30 g Glucose in Lactat um und sind somit im Ruhezustand der Hauptbildungsort von Lactat. Der Cori-Zyklus sorgt dafür, dass die Erythrozyten auch bei fehlender Glucosezufuhr über die Nahrung immer ausreichend mit Glucose versorgt werden.

Bei starker Muskelarbeit ist der Cori-Zyklus auch für die Glucoseversorgung der Muskulatur von Bedeutung. Übersteigt die Menge des im Muskel durch Glykolyse gebildeten Pyruvats die Weiterverwertungskapazität des Citratzyklus, so wird dieses Pyruvat mit Hilfe der Lactat-Dehydrogenase zu Lactat reduziert und als solches in die Blutbahn abgegeben. Hierdurch wird außerdem das bei der Glykolyse im Rahmen der Oxidation von Glycerinaldehyd-3-phosphat entstehende NADH+H$^+$ wieder zu NAD$^+$ rückoxidiert, welches somit wieder für den weiteren Ablauf der anaeroben Glykolyse zur Verfügung steht (↗ Kap. 3.3.3).

Sind die Kapazitäten von Citratzyklus und Atmungskette ausgelastet, werden Pyruvat und Lactat aus dem Skelettmuskel ins Blut abgegeben. Gut mit Sauerstoff versorgte Gewebe, vor allem das Herzmuskelgewebe, besitzen in ihren Zellmembranen Transporter für Pyruvat und Lactat. Die Zellen dieser Gewebe nehmen diese Moleküle zur Weiterverwertung anstelle von Glucose auf. Dies führt dazu, dass mehr freie Blutglucose für den arbeitenden Skelettmuskel zur Verfügung steht. Das restliche Lactat wird von der Leber aus dem Blut aufgenommen und mittels Gluconeogenese in Glucose zurückverwandelt. Die neusynthetisierte Glucose wird wieder ins Blut abgegeben und dient der Versorgung des Skelettmuskels. Die Leber nimmt so dem arbeitenden Skelettmuskel einen Teil der Stoffwechselbelastung ab.

Der Alaninzyklus

Neben Lactat ist auch Alanin als Glucosevorstufe von Bedeutung. Im Muskel werden Aminogruppen aus dem lokalen Aminosäurestoffwechsel auf Pyruvat übertragen, wobei Alanin entsteht. In der Leber wird Alanin in Pyruvat zurückverwandelt, das in der Gluconeogenese verwertet wird. Die Aminogruppe dient der Harnstoffsynthese. Dieser sog. Alaninzyklus ist somit auch für die Aufrechterhaltung des Stickstoffgleichgewichts von Bedeutung.

Abbildung 3.30 zeigt die Koordination von Glykolyse und Gluconeogenese in den verschiedenen Organen. So wird unter Berücksichtigung der jeweiligen gewebespezifischen Besonderheiten die Deckung des Energiebedarfs der unterschiedlichen Gewebe gewährleistet.

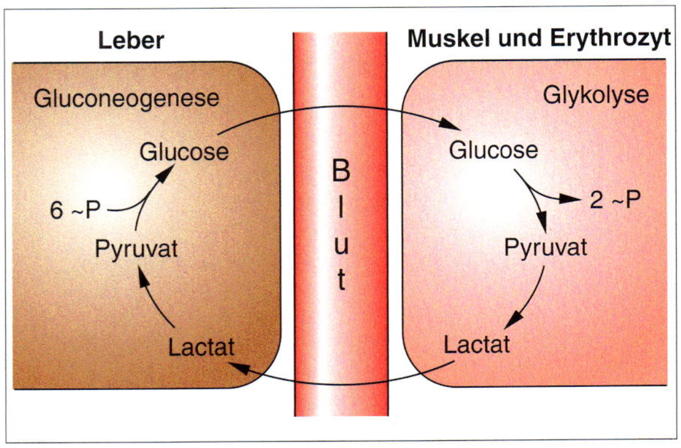

Abb. 3.29 Der Cori-Zyklus. [3]

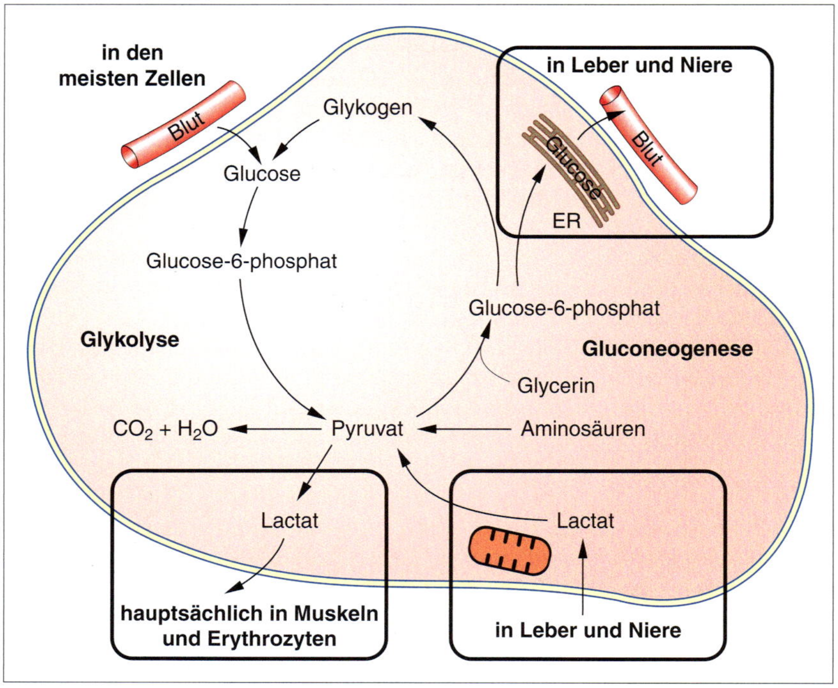

Abb. 3.30 Koordination von Glykolyse und Gluconeogenese. [3]

3.5 Der Pentosephosphatweg

3.5.1 Einführung

Definition und Bedeutung

Im Pentosephosphatweg wird Glucose in phosphorylierte C_5-Kohlenhydrate umgewandelt (daher der Name), die weiter verstoffwechselt werden. Dabei entsteht NADPH+H$^+$, das für viele anabole Stoffwechselreaktionen benötigt wird (Tab. 3.9). Dies, die Bereitstellung von NADPH+H$^+$, ist der Zweck des Pentosephosphatweges. Die C_5-Kohlenhydrate, z. B. Ribose-5-phosphat, dienen als Komponenten von RNA, DNA, ATP, NADH und FAD.

Alle menschlichen Zellen sind in der Lage, Glucose über den Pentosephosphatweg zu verstoffwechseln. Seine Enzyme sind im **Zytosol** lokalisiert. Am bedeutendsten ist der Pentosephosphatweg in Geweben mit hoher biosynthetischer Aktivität (z. B. Fettsäure- oder Steroidsynthese). Dies sind vor allem die Leber, Brustdrüsen, Fettgewebe und die Nebennierenrinde. Auch in Erythrozyten spielt der Pentosephosphatweg eine große Rolle, denn sie benötigen große Mengen an NADPH+H$^+$ zur Reduktion von oxidiertem Glutathion.

Tab. 3.9 Stoffwechselprozesse mit NADPH-Bedarf

Kategorie	Beispiele
Synthesereaktionen	Fettsäurebiosynthese Steroidsynthese (Cholesterinbiosynthese) Biosynthese von Neurotransmittern Nukleotidbiosynthese
Entgiftungsreaktionen	Reduktion von oxidiertem Glutathion in Erythrozyten (↗ Kap. 15.1.5) Hydroxylierungsreaktion durch Cytochrom-P_{450}-Monooxygenasen (Biotransformation von z. B. Pharmaka)

Ablauf

Der Pentosephosphatweg besteht aus zwei Reaktionsabschnitten (↗ Abb. 3.31):

- In der **oxidativen Phase 1** reagiert Glucose-6-phosphat in vier Schritten zu Ribose-5-phosphat, wobei zwei Moleküle NADPH+H$^+$ entstehen. Der oxidative Abschnitt des Pentosephosphatweges ist irreversibel.
- In der **nichtoxidativen Phase 2** wird Ribose-5-phosphat in andere Kohlenhydrate mit drei, vier, fünf, sechs und sieben Kohlenstoffatomen umgewandelt. Dieser Abschnitt ist reversibel und verbindet den Pentosephosphatweg mit der Glykolyse.

3.5.2 Die Reaktionsabschnitte des Pentosephosphatweges

Phase 1

Ausgangssubstanz des Pentosephosphatweges ist Glucose-6-phosphat, das in der Hexokinase-Reaktion aus Glucose entsteht (↗ Kap. 3.3.1). In der oxidativen Phase 1 wird Glucose-6-phosphat in vier Schritten in Ribose-5-phosphat umgewandelt (↗ Abb. 3.32).

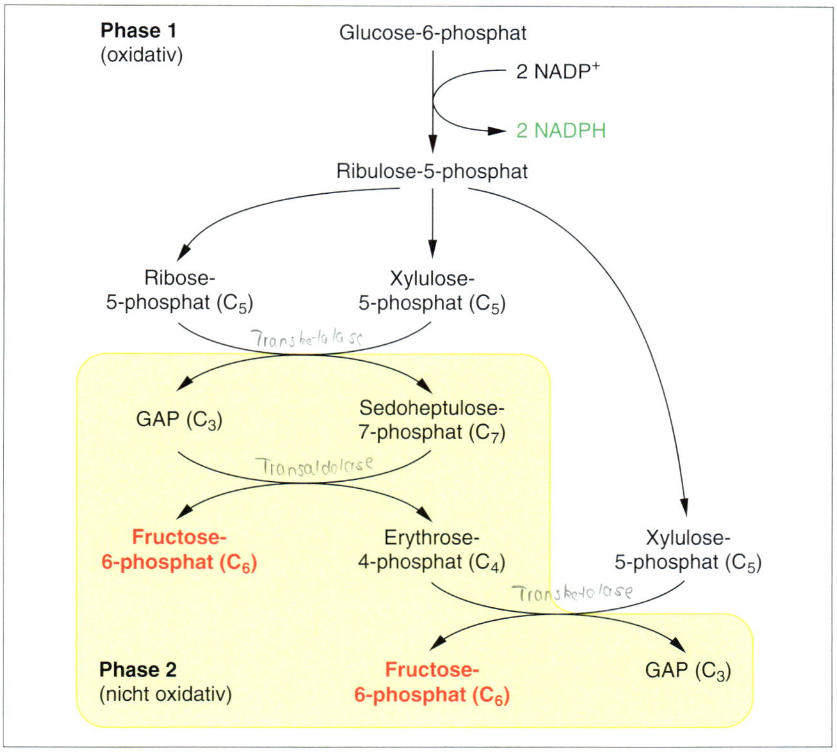

Abb. 3.31 Der Pentosephosphatweg. GAP: Glycerinaldehyd-3-phosphat. [3]

Der erste Schritt ist die Oxidation von Glucose-6-phosphat durch die **Glucose-6-phosphat-Dehydrogenase** zu 6-Phosphogluconolacton. $NADP^+$ nimmt dabei zwei H^+ auf und es entsteht das erste Molekül **NADPH+H⁺**.

Anschließend hydrolysiert eine spezifische **Lactonase** 6-Phosphogluconolacton zu Gluconat-6-phosphat.

Gluconat-6-phosphat wird durch die **Gluconat-6-phosphat-Dehydrogenase** zu Ribulose-5-phosphat

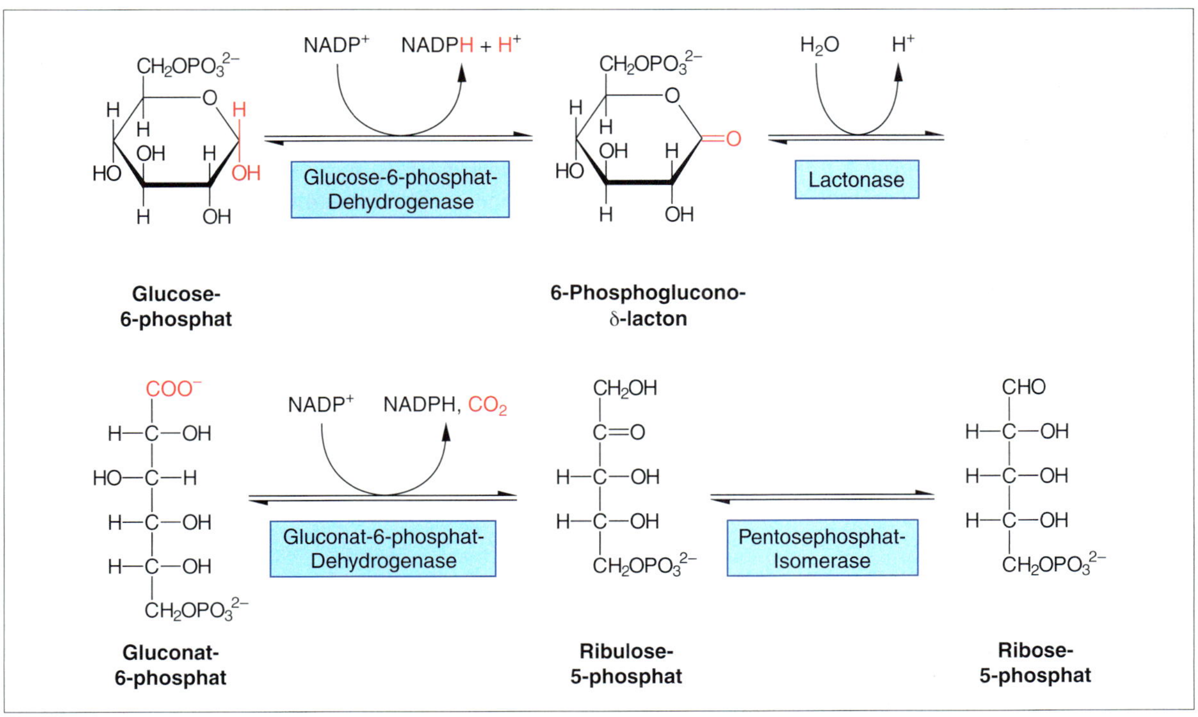

Abb. 3.32 Die oxidative Phase des Pentosephosphatweges. [3]

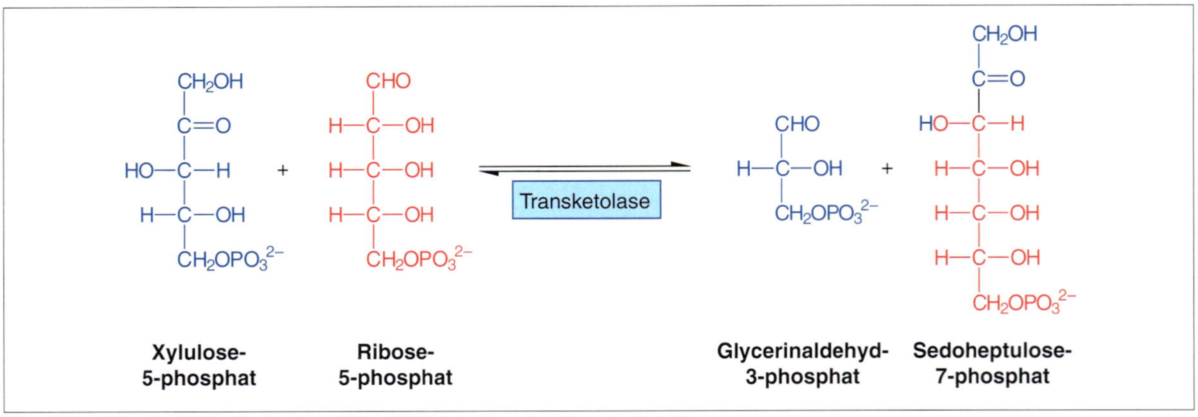

Abb. 3.33 Bildung von Glycerinaldehyd-3-phosphat und Sedoheptulose-7-phosphat aus Ribose-5-phosphat und Xylulose-5-phosphat. [3]

decarboxyliert. In dieser Reaktion entsteht das zweite Molekül **NADPH+H⁺**.

Ribulose-5-phosphat wird im letzten Schritt des oxidativen Abschnitts durch die **Pentosephosphat-Isomerase** zu Ribose-5-phosphat isomerisiert.

Phase 2

Überblick

In Zellen, die in erster Linie NADPH+H⁺ für biosynthetische Zwecke benötigen, z.B. Zellen des Fettgewebes oder der laktierenden Mamma, kann das „überflüssige" Ribose-5-phosphat in der Transketolase- (Übertragung einer C_2-Einheit) und Transaldolase-Reaktion (Übertragung einer C_3-Einheit) in Glycerinaldehyd-3-phosphat und Fructose-6-phosphat umgewandelt werden, die anschließend in der Glykolyse weiterverwertet werden.

Das Prinzip der nichtoxidativen Phase 2 lautet:

$C_5 + C_5 \rightarrow C_3 + C_7$ (Transketolase)
$C_3 + C_7 \rightarrow C_6 + C_4$ (Transaldolase)
$C_4 + C_5 \rightarrow C_3 + C_6$ (Transketolase)

Die zusammengefasste Gleichung dieser drei Reaktionen lautet:

$3\ C_5 \rightarrow 2\ C_6 + 1\ C_3$

In Zellen, die keine ausgeprägte biosynthetische Aktivität besitzen, jedoch Ribose für die DNA- und RNA-Synthese benötigen, kann die Phase 2 in umgekehrter Richtung, d.h. von Glycerinaldehyd-3-phosphat und Fructose-6-phosphat zu Ribose-5-phosphat, ablaufen.

Die einzelnen Reaktionen

Die **Transketolase** katalysiert die Reaktion von Ribose-5-phosphat mit Xylulose-5-phosphat zu **Glycerinaldehyd-3-phosphat** und **Sedoheptulose-7-phosphat** (↗ Abb. 3.33). Xylulose-5-phosphat entsteht aus Ribulose-5-phosphat mit Hilfe der **Phosphopentose-Epimerase**. Thiaminpyrophosphat (↗ Kap. 9) fungiert in beiden Transketolase-Reaktionen als Coenzym.

Glycerinaldehyd-3-phosphat und Sedoheptulose-7-phosphat reagieren zu **Fructose-6-phosphat** und **Erythrose-4-phosphat** (↗ Abb. 3.34). Enzym dieser Reaktion ist die **Transaldolase**.

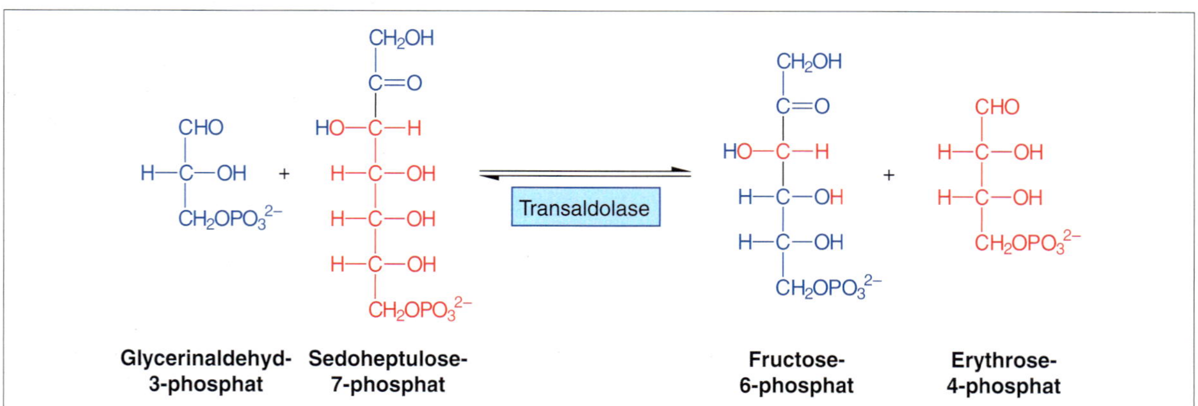

Abb. 3.34 Bildung von Fructose-6-phosphat und Erythrose-4-phosphat aus Glycerinaldehyd-3-phosphat und Sedoheptulose-7-phosphat. [3]

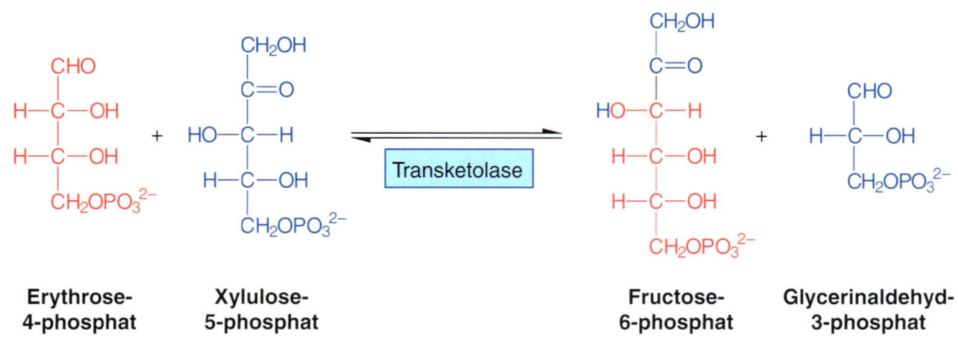

Abb. 3.35 Bildung von Fructose-6-phosphat und Glycerinaldehyd-3-phosphat aus Erythrose-4-phosphat und Xylulose-5-phosphat. [3]

Wiederum die **Transketolase** katalysiert die Bildung von **Fructose-6-phosphat** und **Glycerinaldehyd-3-phosphat** aus Erythrose-4-phosphat und Xylulose-5-phosphat (↗ Abb. 3.35).

3.5.3 Regulation des Pentosephosphatweges

Überblick

Glucose bzw. Glucose-6-phosphat kann sowohl in der Glykolyse als auch im Pentosephosphatweg verstoffwechselt werden. Die Verwertung von Glucose-6-phosphat erfolgt in Abhängigkeit von der intrazellulären $NADP^+$-Konzentration, da die Glucose-6-phosphat-Dehydrogenase, die die irreversible Oxidation von Glucose-6-phosphat zu 6-Phosphogluconolacton katalysiert, $NADP^+$ als Oxidationsmittel benötigt. Die **Glucose-6-phosphat-Dehydrogenase** ist also der **Regulationspunkt der oxidativen Phase** und **$NADP^+$** ist der entscheidende **regulatorische Faktor** bei der Verwertung von Glucose-6-phosphat. $NADP^+$ und $NADPH+H^+$ sind Konkurrenten um die Bindung an die Glucose-6-phosphat-Dehydrogenase. Verschiebt sich das $NADP^+/NADPH+H^+$-Verhältnis auf die Seite des $NADP^+$, verdrängt dieses $NADPH+H^+$ aus der Enzymbindung und aktiviert die Glucose-6-phosphat-Dehydrogenase.

Die **nichtoxidative Phase** des Pentosephosphatweges reguliert sich über die **Verfügbarkeit der Substrate**.

Regulation der Glucose-6-phosphat-Verwertung

Der Bedarf der Zellen an $NADPH+H^+$, ATP und Pentosen entscheidet, ob Glucose-6-phosphat über die Glykolyse oder den Pentosephosphatweg verstoffwechselt wird. Die Abbildung 3.36 stellt exemplarisch vier Stoffwechselsituationen dar, die nun im Einzelnen besprochen werden.

Situation 1

Benötigen Zellen hauptsächlich Pentosen – z. B. für die DNA-Synthese – und kaum $NADPH+H^+$, wird Glucose-6-phosphat größtenteils in der Glykolyse abgebaut. Im Verlauf der Glykolyse entstehen Fructose-6-phosphat und Glycerinaldehyd-3-phosphat, die in Umkehrung der nichtoxidativen Phase 2 des Pentosephosphatweges in Ribose-5-phosphat umgewandelt werden (↗ Abb. 3.33–3.35).

Situation 2

Benötigen Zellen sowohl $NADPH+H^+$ als auch Pentosen, wird Glucose-6-phosphat größtenteils über den Pentosephosphatweg abgebaut. In solchen Fällen endet der Pentosephosphatweg nach der oxidativen Phase auf der Stufe von Ribose-5-phosphat.

Situation 3

Benötigen Zellen hauptsächlich $NADPH+H^+$, wird Glucose-6-phosphat über den kompletten Pentosephosphatweg abgebaut. Während der oxidativen Phase entstehen zwei Moleküle $NADPH+H^+$, in der nichtoxidativen Phase wird Ribose-5-phosphat in Fructose-6-phosphat und Glycerinaldehyd-3-phosphat umgewandelt. Diese werden über die Gluconeogenese wieder in Glucose-6-phosphat zurückverwandelt und durchlaufen unter Gewinn weiterer Moleküle $NADPH+H^+$ erneut die oxidative Phase des Pentosephosphatweges.

Situation 4

Benötigen die Zellen neben $NADPH+H^+$ auch ATP, werden die im Pentosephosphatweg entstandenen Produkte Fructose-6-phosphat und Glycerinaldehyd-3-phosphat nicht wieder in Glucose-6-phosphat zurückverwandelt, sondern in der Glykolyse zu Pyruvat bzw. Lactat (Erythrozyten) abgebaut, das dann oxidiert bzw. im Cori-Zyklus verwendet werden kann.

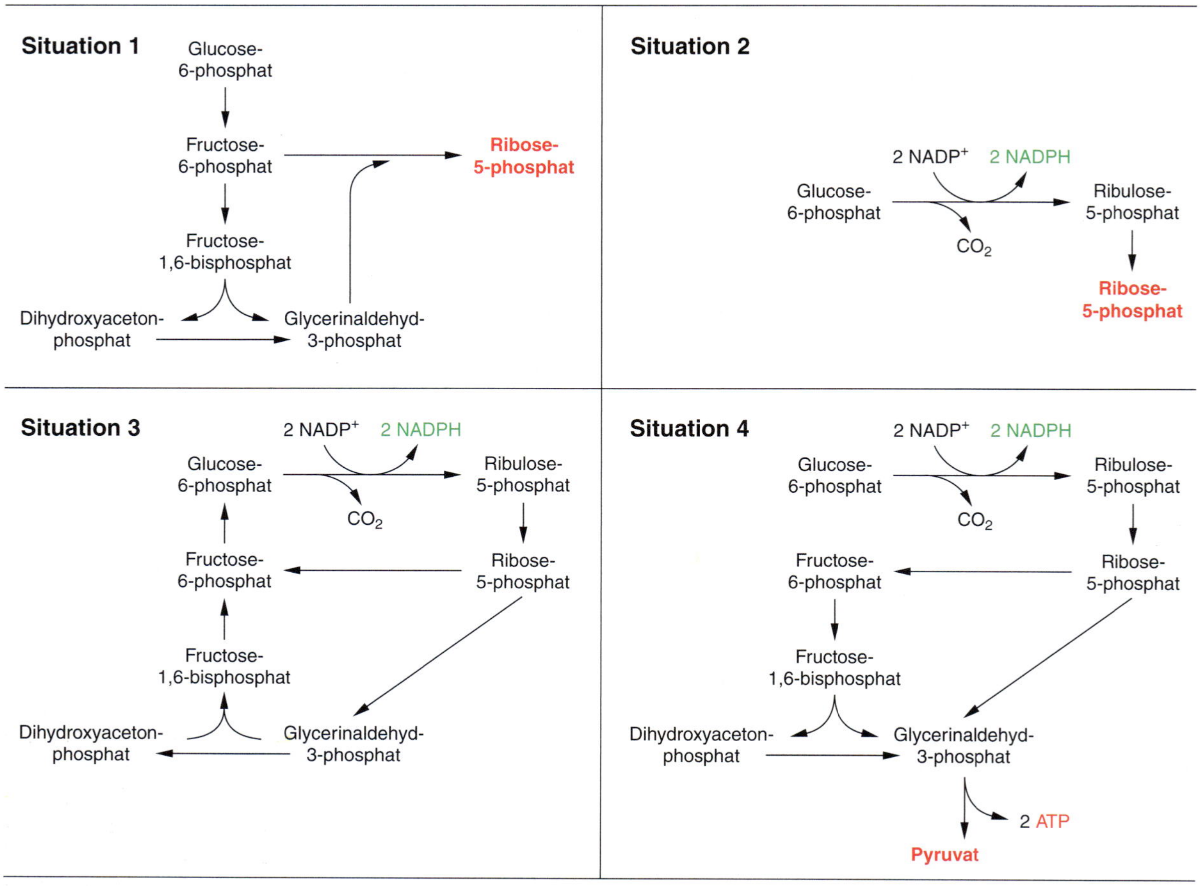

Abb. 3.36 Verwertung von Glucose-6-phosphat in vier verschiedenen Stoffwechselsituationen. [3]

3.6 Der Glykogenstoffwechsel

3.6.1 Einführung

Bedeutung und Lokalisation des Glykogens

Glykogen ist die Speicherform der Glucose und außer in Erythrozyten in allen Körperzellen vorhanden. In bedeutenden Mengen wird es aber nur im Skelettmuskel und in der Leber gespeichert. Die gesamte im Körper gespeicherte Glykogenmenge beträgt etwa 400 g. Davon sind ca. 250 g Muskelglykogen (1 % des Gesamtmuskelgewichtes) und ca. 150 g Leberglykogen (10 % des Lebergewichtes). Die für den Eigenbedarf in jeder Zelle gespeicherten Glykogenmengen sind verschwindend gering. Glykogen kommt in den Zellen in Form zytosolischer Granula vor, die auch die Enzyme des Glykogenauf- und -abbaus enthalten.

Während das in den Muskelzellen gespeicherte Glykogen der Deckung des Glucosebedarfs der Muskulatur dient, orientiert sich die Glucosebereitstellung aus Leberglykogen an den Bedürfnissen des gesamten Organismus, insbesondere am Bedarf von Gehirn und Erythrozyten, die auf Glucose angewiesen sind.

Merke
Glykogen wird nur in der Leber (≈ 150 g) und im Muskel (≈ 250 g) in bedeutenden Mengen gespeichert.

Struktur des Glykogens und Besonderheiten der Glykogenspeicherung

Glykogen ist ein Polymer aus Glucoseeinheiten, die über α-1,4-glykosidische Bindungen miteinander verknüpft sind. Nach etwa 10 Glucoseeinheiten wird die Kette durch eine α-1,6-glykosidische Bindung verzweigt (↗ Abb. 3.37). Aufgrund seiner Größe ist Glykogen osmotisch nahezu inaktiv und erlaubt eine Energiespeicherung ohne osmotische Nebeneffekte, also ohne zusätzliche Wassereinlagerung, wie freie Glucose sie verursachen würde. Die starke Verzweigung des Glykogens und die daraus resultierende große Anzahl endständiger Glucosemoleküle ist der Grund dafür, dass Glucose aus Glykogen rasch mobilisiert werden und zur Konstanthaltung des Blutglucosespiegels beitragen kann.

Glykogenabbau und Regulation des Glykogenstoffwechsels

Glykogen wird durch Spaltung der α-1,4-glykosidischen Bindung endständiger Glucosemoleküle

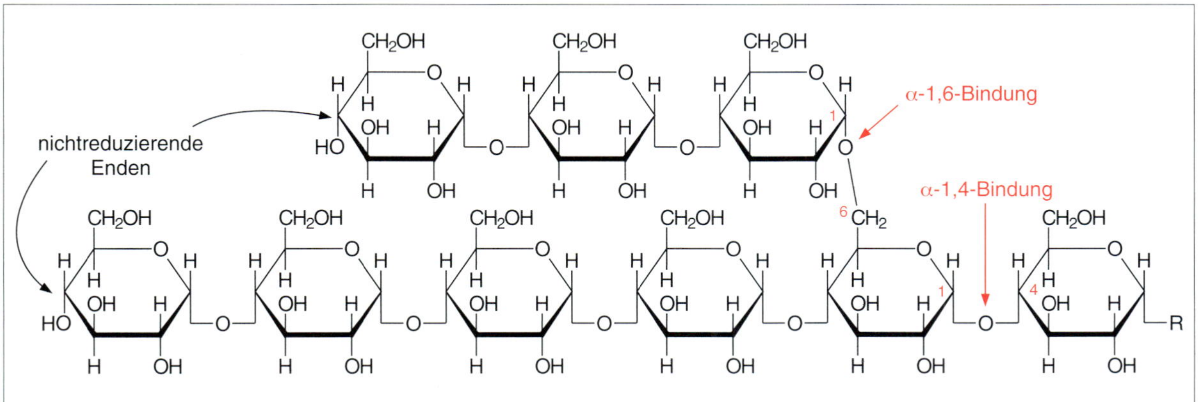

Abb. 3.37 Struktur eines Glykogenmoleküls. [3]

abgebaut. Dabei wird ein Phosphatrest an das abgespaltene Glucosemolekül angehängt, so dass Glucose-1-phosphat entsteht. Dieses wird in Glucose-6-phosphat umgewandelt, das in der Glykolyse weiterverwertet oder im Pentosephosphatweg abgebaut werden kann. In der Leber wird Glucose-6-phosphat in freie Glucose umgewandelt und ins Blut abgegeben (↗ Abb. 3.38).

Der Glykogenstoffwechsel wird in einem komplexen System sowohl allosterisch als auch hormonell reguliert. Aufbau und Abbau von Glykogen werden so mit den Bedürfnissen des gesamten Organismus koordiniert.

3.6.2 Glykogensynthese

Zur Knüpfung einer glykosidischen Bindung ist eine aktivierte Form der Glucose erforderlich. Diese aktivierte Form, Uridindiphosphat-Glucose (UDP-Glucose), entsteht durch die Reaktion von Glucose mit UTP.

Aktivierung der Glucose

Ausgangspunkt der Glykogensynthese ist Glucose-6-phosphat, das von der **Glucosephosphat-Mutase** zu Glucose-1-phosphat isomerisiert wird. Anschließend reagieren Glucose-1-phosphat und Uridintriphosphat (UTP) mit Hilfe der **UDP-Glucose-Phosphorylase** zu **UDP-Glucose** (↗ Abb. 3.39). Dabei wird Pyrophosphat von UTP abgespalten und von einer Pyrophosphatase zu anorganischem Phosphat hydrolysiert. Durch diese Spaltung wird das Gleichgewicht der UDP-Glucose-Phosphorylase-Reaktion auf die Seite der UDP-Glucose verlagert und so deren Bildung angetrieben.

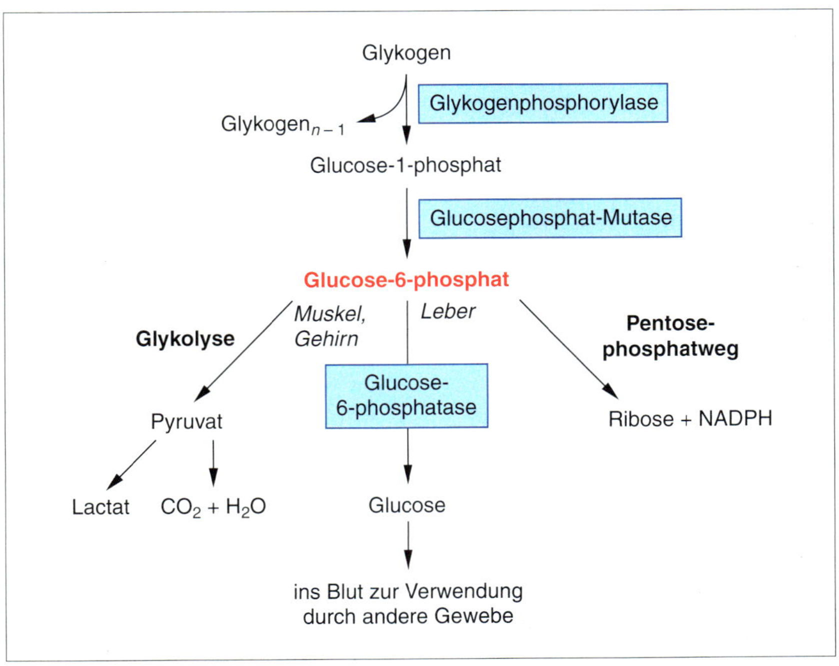

Abb. 3.38 Glykogenabbau und Weiterverwertung des Glucose-6-phosphats. [3]

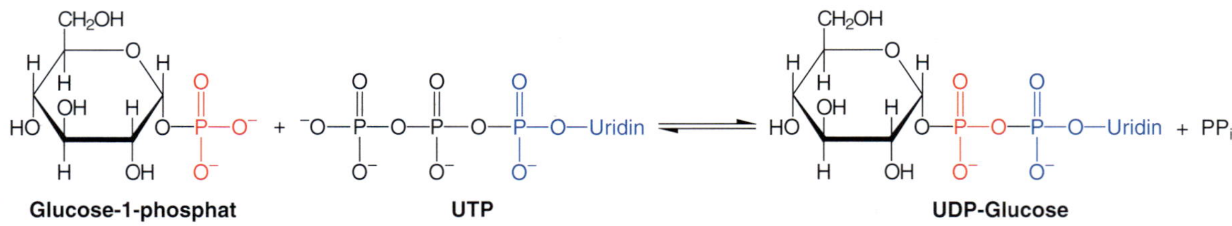

Abb. 3.39 Aktivierung der Glucose. [3]

Synthese unverzweigter Glucoseketten

Übertragung von Glucoseresten auf ein bestehendes Glykogenmolekül
Aktivierte Glucosereste, also UDP-Glucosemoleküle, werden 1,4-glykosidisch an die Hydroxylgruppe am C-4-Atom eines endständigen Glucoserestes gebunden, wobei der UDP-Rest abgespalten wird (↗ Abb. 3.40). Diese Reaktion wird von der **Glykogen-Synthase** katalysiert, die auch in der Regulation der Glykogensynthese eine Schlüsselposition einnimmt (↗ unten).

Neubildung eines Glykogenmoleküls
Die Glykogen-Synthase kann nur neue Glucosemoleküle an ein bereits bestehendes Glykogenmolekül anknüpfen, wenn die unverzweigte Kette bereits mehr als vier Glucoseeinheiten lang ist.

Für die Neubildung eines Glykogenmoleküls ist ein Starter-Glykogen, ein sog. **Primer**, notwendig. Diese Primer-Funktion übt das Protein **Glykogenin** aus. Es besitzt eine **Glykosyltransferase-Aktivität**. Diese hängt an einen Tyrosylrest des Proteins zunächst UDP-Glucose – UDP wird dabei abgespalten – und anschließend weitere Glucosemoleküle an. Sobald diese Oligosaccharidkette am Tyrosylrest des Glykogenins eine Länge von acht Glucoseeinheiten erreicht hat, kann die Glykogen-Synthase sie verlängern. Glykogenin ist im Inneren jedes Glykogenmoleküls vorhanden.

Merke
Die Glykogen-Synthase kann ein bestehendes Glykogenmolekül verlängern, wenn es mehr als 4 Glucoseeinheiten lang ist.
Die Synthese eines neuen Glykogenmoleküls erfordert einen Glykogenin-Primer mit einer Länge von mindestens 8 Glucoseeinheiten!

Einbau von Verzweigungspunkten

Die Glykogen-Synthase katalysiert die Bildung einer Kette aus α-1,4-glykosidisch verknüpften Glucoseeinheiten. Um die starke Verzweigung des Glykogens, die auf dem Einbau von 1,6-glykosidischen

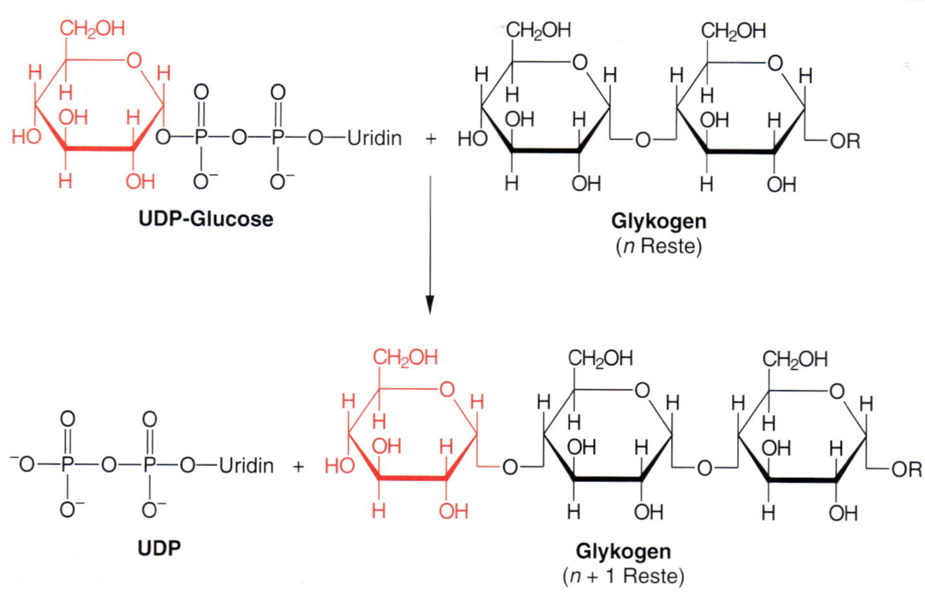

Abb. 3.40 Glykogen-Synthase-Reaktion. [3]

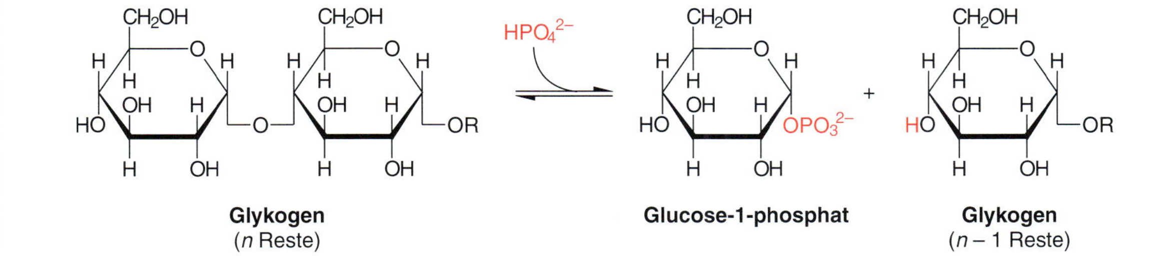

Abb. 3.41 Glykogen-Phosphorylase-Reaktion. [3]

Bindungen beruht, zu erreichen, wird ein weiteres Enzym benötigt: die **Amylo-1,4-1,6-Transglykosylase** (= **Verzweigungs- oder Branching-Enzym**). Dieses spaltet eine α-1,4-glykosidische Bindung in der unverzweigten Kette und überträgt einen Block von sechs bis sieben Glucoseeinheiten auf das C-6-Atom eines anderen Glucoserestes im Glykogenmolekül, indem es eine α-1,6-glykosidische Bindung knüpft. Der neue Verzweigungspunkt muss mindestens vier Glucoseeinheiten vom nächsten Verzweigungspunkt entfernt sein. Durch die starke Verzweigung des Glykogens gibt es viele endständige Glucosereste. Dadurch ist eine rasche Glucosebereitstellung, aber auch eine schnelle Glykogensynthese gewährleistet.

3.6.3 Glykogenabbau (Glykogenolyse)

Spaltung α-1,4-glykosidischer Bindungen

Die **Glykogen-Phosphorylase** spaltet eine α-1,4-glykosidische Bindung zwischen dem C-1-Atom eines endständigen Glucoserestes und dem Sauerstoffatom der glykosidischen Bindung durch Anlagerung eines anorganischen Phosphatrestes (P_i). Die Reaktion ist von der Anwesenheit des Coenzyms Pyridoxalphosphat – eines Pyridoxin(= Vitamin-B_6)-Derivats – abhängig. Der endständige Glucoserest wird als **Glucose-1-phosphat** freigesetzt (↗ Abb. 3.41). Durch diese **phosphorolytische Abspaltung** werden endständige Glucosereste von Ketten des Glykogenmoleküls abgetrennt. Von einem Glykogenmolekül können gleichzeitig an verschiedenen Ketten endständige Glucosereste abgespalten werden.

Die Spaltung α-1,4-glykosidischer Bindungen durch Anlagerung von anorganischem Phosphat ist energetisch günstig, da die Glucose in phosphorylierter Form freigesetzt wird und somit, um in die Glykolyse einzutreten, nicht wieder unter ATP-Verbrauch phosphoryliert werden muss.

Spaltung α-1,6-glykosidischer Bindungen

Da die Glykogen-Phosphorylase keine α-1,6-glykosidischen Bindungen spalten kann, wird die Spaltung α-1,4-glykosidischer Bindungen vier Glucoseeinheiten vor einer Verzweigung gestoppt (↗ Abb. 3.42a). Drei dieser Glucosemoleküle werden von einer **Transferase-Aktivität** als zusammenhängende Einheit abgespalten und auf einen anderen Zweig des Glykogenmoleküls übertragen. Anschließend spaltet eine **α-1,6-Glucosidase** die nun zugängliche α-1,6-glykosidische Bindung hydrolytisch (↗ Abb. 3.42a). Die Transferase-Aktivität und die α-1,6-Glucosidase-Aktivität befinden sich auf einem Enzym. Dieses **bifunktionelle** Enzym zur Entfernung von Verzweigungsstellen heißt **Debranching-Enzym**.

Nur bei der α-1,6-Glucosidase-Reaktion wird direkt ein freies Glucosemolekül abgespalten, das, sofern es in der Zelle verbleiben soll, von der Hexokinase zu Glucose-6-phosphat phosphoryliert werden muss.

Nach der Entfernung der Verzweigungsstelle kann die Glykogen-Phosphorylase die Spaltung α-1,4-glykosidischer Bindungen fortsetzen.

Isomerisierung von Glucose-1-phosphat

Glucose-1-phosphat muss zur weiteren Verwertung im Stoffwechsel in Glucose-6-phosphat umgewandelt werden (↗ Abb. 3.43). Die **Glucosephosphat-Mutase**, Enzym dieser Reaktion, besitzt an ihrem katalytischen Zentrum einen phosphorylierten Serylrest. Die Phosphatgruppe wird auf das C-6-Atom des Glucose-1-phosphats übertragen, so dass Glucose-1,6-bisphosphat als Zwischenprodukt dieser Austauschreaktion entsteht. Die Phosphatgruppe am C-1-Atom des Zwischenproduktes wird anschließend auf den Serylrest der Glucosephosphat-Mutase übertragen, so dass Glucose-6-phosphat entsteht.

Dephosphorylierung von Glucose-6-phosphat in der Leber

Die Leber deckt mit Glucose-6-phosphat aus dem Glykogenabbau nicht ihren Eigenbedarf, sondern verwendet es für die Konstanthaltung des Blutglucosespiegels. Deshalb muss Glucose-6-phosphat, damit es aus der Leberzelle in die Blutbahn abgegeben werden kann, in freie Glucose umgewandelt werden. Das bereits von der Gluconeogenese bekannte Enzym Glucose-6-phosphatase (↗ Kap. 3.4.2) katalysiert diese Reaktion.

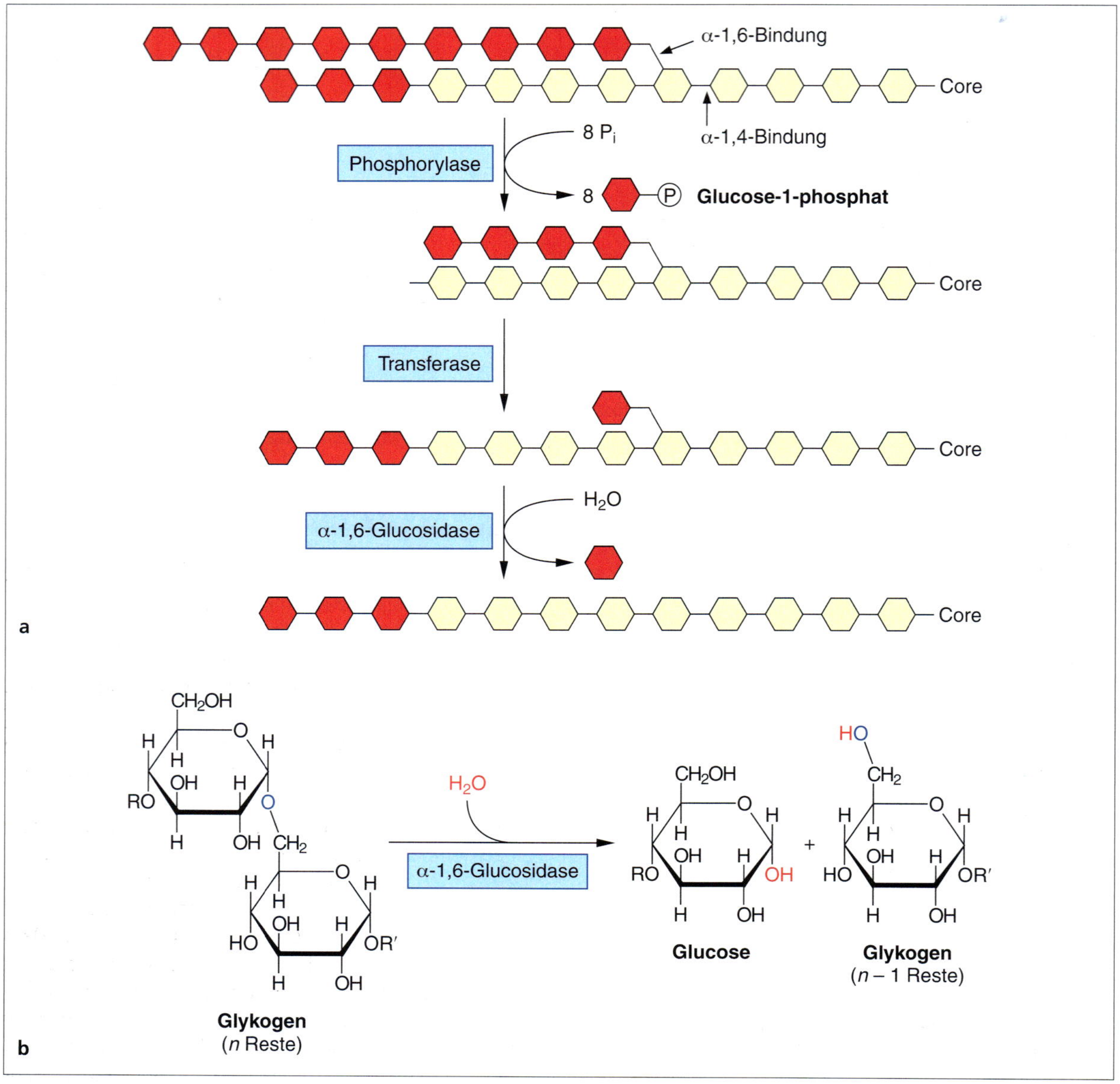

Abb. 3.42 Umformung des Glykogenmoleküls zur Spaltung einer α-1,6-glykosidischen Bindung **(a)** und Reaktionsschema dieser Spaltung **(b).** [3]

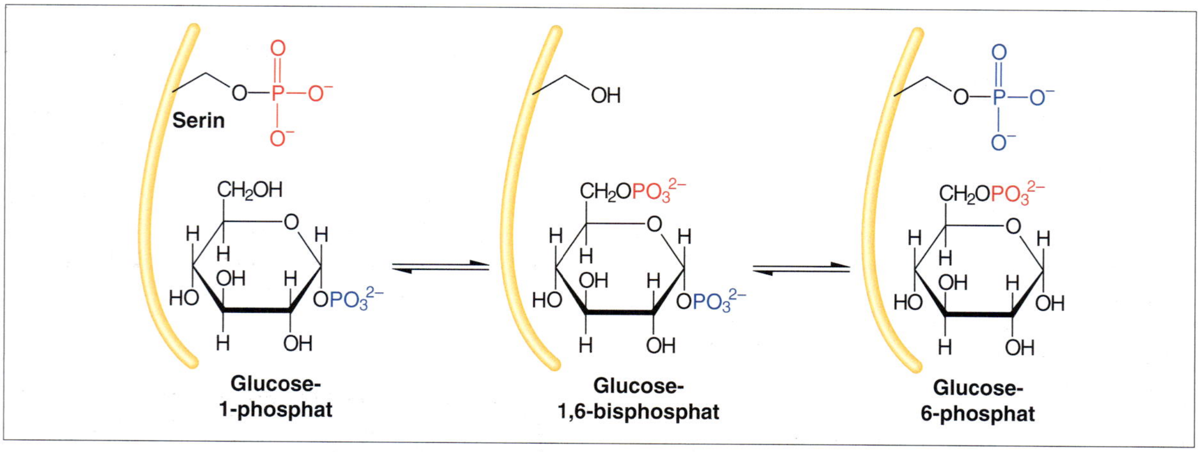

Abb. 3.43 Mechanismus der Umwandlung von Glucose-1- in Glucose-6-phosphat. [3]

3.6.4 Regulation des Glykogenstoffwechsels

Der Glykogenstoffwechsel wird durch Beeinflussung von nur zwei Enzymen, der Glykogen-Phosphorylase und der Glykogen-Synthase, reguliert. Bei der Koordination des Glykogenstoffwechsels sind hormonvermittelte regulatorische Effekte von besonders großer Bedeutung. Allerdings unterliegen die beiden Enzyme teilweise auch einer allosterischen Kontrolle.

Regulation des Glykogenabbaus

Regulation der Glykogen-Phosphorylase

Im Mittelpunkt der Regulation steht die Glykogen-Phosphorylase. Der Regulationsmechanismus ist komplex, da dieses Enzym sowohl allosterisch als auch durch reversible Phosphorylierung infolge von Hormoneinflüssen reguliert wird und es zwei Isoformen gibt: eine im Skelettmuskel und eine in der Leber. Entsprechend der unterschiedlichen Funktion von Muskel- und Leberglykogen – Muskelglykogen deckt den Eigenbedarf des Muskels, Leberglykogen dient der Konstanthaltung des Blutglucosespiegels – werden die Muskel- und die Leber-Isoform getrennt reguliert.

Regulation im Skelettmuskel

Das Folgende gilt auch für alle Nicht-Leberzellen, deren Glykogengehalt im Verhältnis zum gesamten Glykogenvorrat des Körpers allerdings nicht bedeutsam ist.

Die **Glykogen-Phosphorylase** kommt **im Muskel in zwei Formen** vor:

- in einer **aktiven phosphorylierten Form**, die **Phosphorylase a** heißt,
- in einer **inaktiven dephosphorylierten Form**, die **Phosphorylase b** heißt.

Die Phosphorylase a und die Phosphorylase b unterscheiden sich nur durch eine Phosphatgruppe an einem einzigen Serylrest und können ineinander umgewandelt werden. Diese Umwandlung wird von der **Phosphorylase-Kinase** katalysiert, die auf Hormonsignale reagiert (↗ unten).

Kompliziert wird die Regulation dadurch, dass die inaktive Phosphorylase b zusätzlich einer allosterischen Regulation unterliegt und aus dem inaktiven ein partiell aktives Enzym werden kann. So aktiviert AMP die Phosphorylase b. Bei Energiebedarf der Zelle kommt es also – schon bevor die Phosphorylase-Kinase auf Hormonsignale hin aktiv wird und die Phosphorylase b in die Phosphorylase a umwandelt – zu einer Zunahme der Phosphorylaseaktivität. ATP und Glucose-6-phosphat hemmen die Aktivierung der Phosphorylase b, d. h., sie begünstigen den inaktiven Zustand. Bei gedecktem Energiebedarf des Muskels wird demnach kein weiteres Glykogen unnötig abgebaut. Die Phosphorylase a unterliegt keinen allosterischen Einflüssen.

> **Merke**
> Im Skelettmuskel hemmen ATP und Glucose-6-phosphat die Aktivierung der Phosphorylase b, während AMP die Phosphorylase b aktiviert.

Regulation in der Leber

Auch in der Leber kommen die aktive Phosphorylase a und die inaktive Phosphorylase b vor, die durch die Phosphorylase-Kinase ineinander umgewandelt werden können. Glucose hemmt die Phosphorylase a, begünstigt also den inaktiven Zustand, so dass bei normalem oder erhöhtem Blutglucosespiegel, z. B. nach Nahrungsaufnahme, kein weiteres Glykogen in der Leber abgebaut wird. ATP und AMP sind in der Regulation der Leber-Phosphorylase nicht von Bedeutung.

> **Merke**
> In der Leber hemmt Glucose die Phosphorylase a.

Regulation der Phosphorylase-Kinase

Die Phosphorylase-Kinase, die die kovalente Modifikation der Glykogen-Phosphorylase katalysiert, wird ebenfalls durch Phosphorylierung reguliert. Das für diese Phosphorylierung zuständige Enzym ist die **Proteinkinase A (PK A)**. Sie wird **durch** den Second messenger **cAMP aktiviert**.

Daneben haben **im Skelettmuskel Calciumionen** einen **aktivierenden Effekt** auf die Phosphorylase-Kinase. Sie binden an Calmodulin, das seine Konformation ändert, das Enzym bindet und es aktiviert. Bei Muskelarbeit werden Calciumionen aus dem sarkoplasmatischen Retikulum ausgeschüttet, so dass die intrazelluläre Calciumkonzentration steigt. Die Phosphorylase-Kinase wird aktiviert, phosphoryliert die Glykogen-Phosphorylase und es kommt zum verstärkten Glykogenabbau, also zur Bereitstellung von Energieträgern, um den Bedarf des arbeitenden Muskels zu decken.

Regulation der Glykogensynthese

Hierbei gibt es zwischen Leber und Skelettmuskel keine Unterschiede.

Wie die Glykogen-Phosphorylase existiert die Glykogen-Synthase in einer a- und einer b-Form, allerdings

- in einer **aktiven dephosphorylierten Form**, die **Glykogen-Synthase a** heißt, und
- in einer **inaktiven phosphorylierten Form**, die **Glykogen-Synthase b** heißt.

> **Merke**
> Die Glykogen-Phosphorylase ist in phosphorylierter Form aktiv, die Glykogen-Synthase ist in phosphorylierter Form inaktiv.

Die kovalente Modifikation der Glykogen-Synthase erfolgt direkt durch die Proteinkinase A ohne Zwischenschaltung einer weiteren Kinase.

Die inaktive b-Form der Glykogen-Synthase wird durch hohe Konzentrationen von Glucose-6-phosphat allosterisch aktiviert.

Hormonelle Regulation des Glykogenstoffwechsels

Ziel der hormonellen Regulation ist es, den Glykogenstoffwechsel so zu koordinieren, dass Glykogensynthese und -abbau nicht nebeneinander ablaufen. Dies geschieht durch koordinierte kovalente Modifikationen von Glykogen-Phosphorylase und Glykogen-Synthase. Glukagon und Adrenalin führen zu einem verstärkten Glykogenabbau. Glukagon wirkt primär auf die Leber, Adrenalin primär auf den Skelettmuskel. Insulin bewirkt dagegen eine verstärkte Glykogensynthese.

Merke
Glukagon (Leber) und Adrenalin (Skelettmuskel) aktivieren die Glykogenolyse, Insulin aktiviert die Glykogensynthese.

Glukagon und Adrenalin

Die Wirkungen von Glukagon und Adrenalin, deren Ausschüttung einen vermehrten Glucosebedarf signalisiert und zum verstärkten Glykogenabbau führt, werden durch den **Second messenger cAMP** vermittelt (G-Protein-gekoppelte Rezeptoren, deren G-Protein die Adenylatzyklase stimuliert, ↗ Kap. 13.1.4). Der erhöhte intrazelluläre cAMP-Spiegel bewirkt die **Aktivierung der Proteinkinase A** (↗ Kap. 13.1.4), die die Phosphorylase-Kinase und die Glykogen-Synthase phosphoryliert. Die Phosphorylase-Kinase wird durch Phosphorylierung aktiviert und phosphoryliert die Glykogen-Phosphorylase, die dadurch ebenfalls aktiviert wird. Die Glykogen-Synthase wird durch Phosphorylierung inaktiviert. Auf diese Weise kommt es unter Glukagon- bzw. Adrenalineinfluss zu einer Aktivierung des Glykogenabbaus (↗ Abb. 13.29) und zu einer Hemmung der Glykogensynthese (↗ Abb. 13.7).

Die Hormonwirkung wird beendet, indem die Proteinphosphatase 1 die phosphorylierten Enzyme dephosphoryliert.

Insulin

Insulin wird bei hohen Blutglucosespiegeln freigesetzt und bewirkt eine verstärkte Glykogensynthese. Dies geschieht durch **Aktivierung der Proteinphosphatase 1** (PP1), die die Phosphorylase-Kinase, die Glykogen-Synthase und die Glykogen-Phosphorylase dephosphoryliert. Die Glykogen-Synthase geht folglich in die aktive a-Form, die Glykogen-Phosphorylase in die inaktive b-Form über. So stimuliert Insulin die Glykogensynthese und hemmt den Glykogenabbau.

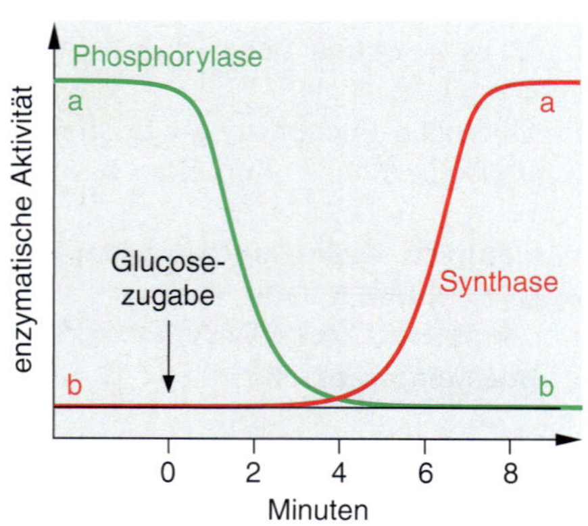

Abb. 3.44 Auswirkungen einer Glucoseinjektion auf den Glykogenstoffwechsel der Leber. [3]

Glykogenstoffwechsel und Blutglucosespiegel

Der Blutglucosespiegel wird durch Regulation des Glykogenstoffwechsels in der Leber kontrolliert. Der Normalwert für die Glucosekonzentration im Blut liegt bei 80–120 mg/100 ml Blut (ca. 4,4–6,7 mM). Die Leber registriert die aktuelle Blutglucosekonzentration und ist in der Lage, ihren Glykogenstoffwechsel darauf abzustimmen: Bei niedrigen Blutglucosespiegeln kommt es zur Freisetzung von Glucose, bei hohen Blutglucosespiegeln wird vermehrt Glykogen synthetisiert. Glucose bewirkt, da sie die Insulinsekretion stimuliert, eine Aktivierung der Glykogen-Synthase und eine Deaktivierung der Glykogen-Phosphorylase (↗ oben). Dies lässt sich einfach nachweisen: Intravenöse Gabe von Glucose führt innerhalb von Minuten zu einer Abnahme der enzymatischen Aktivität der Glykogen-Phosphorylase und mit kurzer Verzögerung zu einer gesteigerten Aktivität der Glykogen-Synthase (↗ Abb. 3.44).

Im Muskel und in anderen Organen und Geweben sind diese Regulationsmechanismen nicht vorhanden.

Klinik
Glykogenspeicherkrankheiten (Glykogenosen, ↗ auch Kap. 8.5.3): Kennzeichen der Glykogenosen sind pathologische Ablagerungen von Glykogen in Organen und Muskelgewebe, deren Ursache angeborene Defekte der Enzyme des Glykogenstoffwechsels sind. Glykogenosen werden autosomal-rezessiv vererbt und sind äußerst selten (Inzidenz der häufigsten Typen ca. 1:100000, Gesamtinzidenz etwa 1:25000). Bisher konnten 11 Glykogenose-Typen mit weiteren Unterformen charakterisiert werden. Die häufigsten Glykogenosen sind die Typen I (Von-Gierke-Krankheit), II (Pompe-Krankheit) und III (Cori-Forbes-Krankheit).

Typische Symtome und Komplikationen sind Hypoglykämie (durch fehlende Glucosebereitstellung aus Glykogen!), Hepatomegalie, Nephromegalie, Leberzirrhose und Muskelschwäche.

3.7 Stoffwechsel weiterer Kohlenhydrate

3.7.1 Fructosestoffwechsel

Fructose ist als Bestandteil der Saccharose (Glu-Fru) in vielen Nahrungsmitteln enthalten. In den Samenbläschen wird Fructose über die Zwischenstufe Sorbitol aus Glucose gebildet.

Abbau von Fructose in der Leber

Die mit der Nahrung aufgenommene Saccharose wird im Darm durch Disaccharidasen in Fructose und Glucose gespalten. Fructose gelangt nach der Resorption aus dem Darmlumen über die Pfortader in die Leber und wird dort abgebaut (↗ Abb. 3.45): Die **Fructokinase** phosphoryliert Fructose am C-Atom 1, es entsteht Fructose-1-phosphat. In Leberzellen existiert eine spezifische **Fructose-1-phosphat-Aldolase** (Aldolase B), die Fructose-1-phosphat in Glycerinaldehyd und Dihydroxyacetonphosphat spaltet. Glycerinaldehyd wird von der **Triose-Kinase** zu Glycerinaldehyd-3-phosphat phosphoryliert. Diese beiden Fructoseabbauprodukte werden der Stoffwechselsituation entsprechend in der Glykolyse oder der Gluconeogenese weiterverwertet.

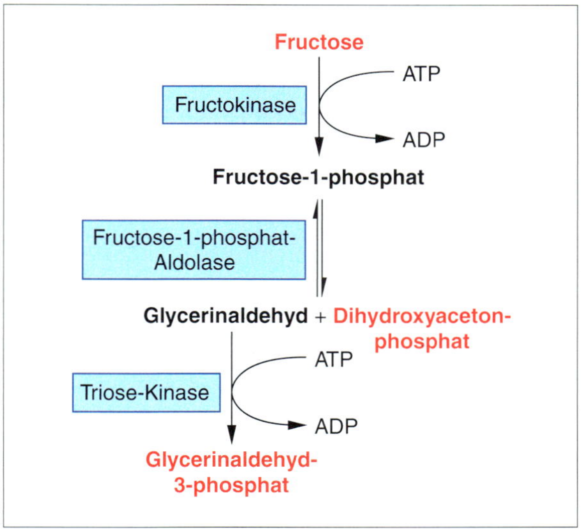

Abb. 3.45 Fructoseabbau in der Leber.

Klinik

Erbliche (hereditäre) Fructoseintoleranz: Ursache der autosomal-rezessiv vererbten hereditären Fructoseintoleranz ist ein Mangel an Aldolase B in Leber, Darmmukosa und Nierenrinde. Die Inzidenz der Erkrankung liegt bei etwa 1:20000. Aufgrund des Enzymdefektes kommt es zur Anreicherung von Fructose-1-phosphat vor allem in der Leber und infolgedessen zur Hemmung von Enzymen des Glucose- und Glykogenstoffwechsels. Resultat ist eine hepatogene Hypoglykämie. Eine intravenöse Fructosezufuhr (Fructose-Infusionstherapie, z.B. bei chirurgischen Eingriffen) kann bei Betroffenen zum akuten Leberversagen führen.

Synthese von Fructose aus Glucose

Die Herstellung von Fructose aus Glucose (↗ Abb. 3.46) ist vor allem in den Samenbläschen von Bedeutung. Glucose wird durch das Enzym **Aldose-Reduktase** zu Sorbitol, einem Zuckeralkohol, reduziert. Reduktionsmittel in dieser Reaktion ist NADPH+H$^+$. Sorbitol wird mit NAD$^+$ als Oxidationsmittel durch die **Sorbitol-Dehydrogenase** am C-Atom 2 zu Fructose oxidiert. Fructose dient der Deckung des Energiebedarfs der Spermien. Die beiden an der Herstellung von Fructose beteiligten Enzyme werden durch Testosteron reguliert. So lässt die Fructosekonzentration im Sperma Rückschlüsse auf die Testosteronproduktion zu.

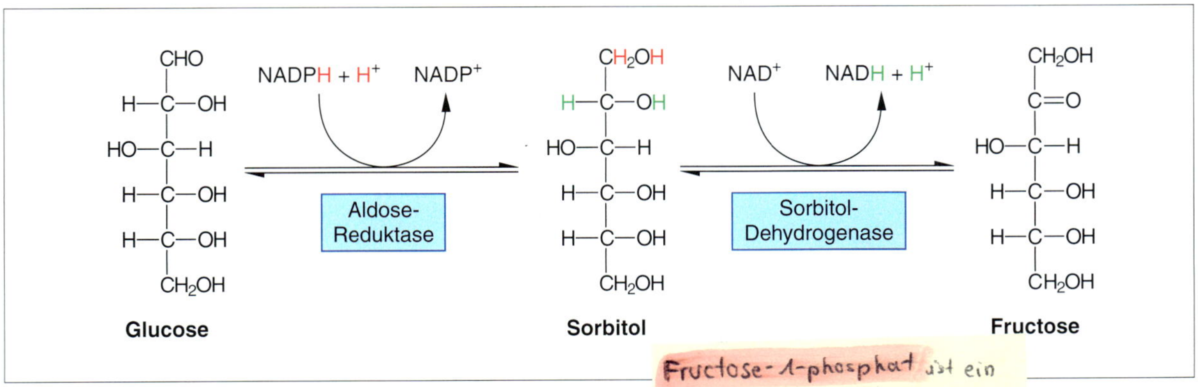

Abb. 3.46 Umwandlung von Glucose in Fructose. [2]

Fructose-1-phosphat ist ein Induktor der Glukokinase aber ein Inhibitor der Aldolase A u. Fructose-1,6-bisphosphatase.

Fructose und Sorbitol als Zuckerersatzstoffe

Die **Resorption und Verstoffwechselung** sowohl von Fructose als auch von Sorbitol erfolgt **insulinunabhängig**. Sorbitol wird in Fructose umgewandelt (↗ oben), das in der Glykolyse abgebaut wird. Somit eignen sich beide Stoffe als Glucoseersatz für Diabetespatienten.

3.7.2 Galaktosestoffwechsel

Galaktose ist Bestandteil der Lactose, die u.a. in Milch enthalten ist. Lactose wird im Darm durch die Disaccharidase Lactase gespalten und das Spaltprodukt Galaktose wird wie die Fructose in der Leber verstoffwechselt.

Abbau von Galaktose

Galaktose kann nicht (wie z.B. Fructose) zerlegt werden und wird deshalb in Glucose-6-phosphat umgewandelt. Dazu phosphoryliert die **Galaktokinase** Galaktose am C-Atom 1 zu Galaktose-1-phosphat. Im nächsten Schritt überträgt die **Galaktose-1-phosphat-Uridyltransferase** eine Uridylgruppe von UDP-Glucose auf Galaktose-1-phosphat, so dass UDP-Galaktose und Glucose-1-phosphat entstehen (↗ Abb. 3.47). Die **UDP-Galaktose-4-Epimerase** epimerisiert die UDP-Galaktose durch Umklappen der OH-Gruppe am C_4-Atom zu UDP-Glucose. Diese kann entweder für eine weitere Umwandlung von Galaktose-1-phosphat in UDP-Galaktose verwendet werden oder in die Glykogensynthese fließen. Glucose-1-phosphat wird durch die **Glucosephosphat-Mutase** zu Glucose-6-phosphat isomerisiert, das in die Glykolyse eingeschleust werden kann.

Klinik

Kongenitale Galaktosämie: Ursache der kongenitalen Galaktosämie ist ein Galaktose-1-phosphat-Uridyltransferase-Mangel, der eine Anhäufung von Galaktose und Galaktose-1-phosphat in Blut und Urin nach sich zieht. Folgen der Grunderkrankung können Schädigungen von Leber, Niere, ZNS sowie der Augenlinse sein. Die Folgen sind Leberzirrhose, Niereninsuffizienz, mentale Retardierung und Katarakt. Einzige Therapiemöglichkeit ist eine lebenslange galaktosefreie Ernährung.

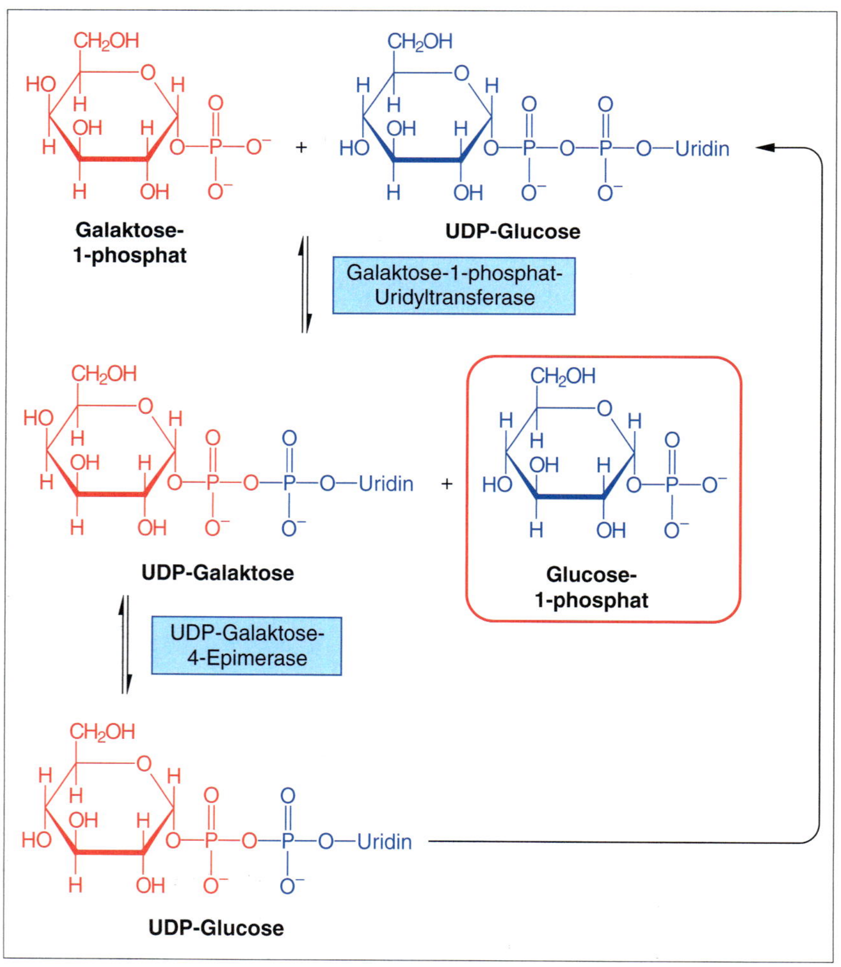

Galaktose-1-phosphat hemmt die
- Phosphoglucomutase
- Glucose-6-Phosphatase
- Glucose-6-phosphat-Dehydrogenase

Abb. 3.47 Umwandlung von Galaktose in UDP-Glucose. [3]

Synthese von Galaktose

Galaktose ist als Bestandteil einiger Heteroglykane und für die Lactoseherstellung in der laktierenden Brustdrüse von Bedeutung. Deshalb kann Galaktose auch im menschlichen Körper hergestellt werden. Dies geschieht durch Umkehrung der oben beschrieben Reaktionen, die allesamt reversibel sind (↗ Abb. 3.47). Die Bildung von Lactose wird von der Lactose-Synthase katalysiert. UDP-Galaktose reagiert mit Glucose, es entstehen Lactose und UDP.

3.7.3 Synthese von Aminozuckern

Aminozucker haben als Bestandteil von Glykoproteinen oder Glykosaminoglykanen im menschlichen Organismus Bedeutung. Die Aminogruppen befinden sich in nahezu allen Fällen am C-Atom 2 des aminierten Monosaccharids und stammen von der Aminosäure Glutamin. Eine Transaminase überträgt die Aminogruppe auf Fructose-6-phosphat (↗ Abb. 3.48). Dabei wird Glutamin in Glutamat umgewandelt. Das Reaktionsprodukt Glucosamin-6-phos-

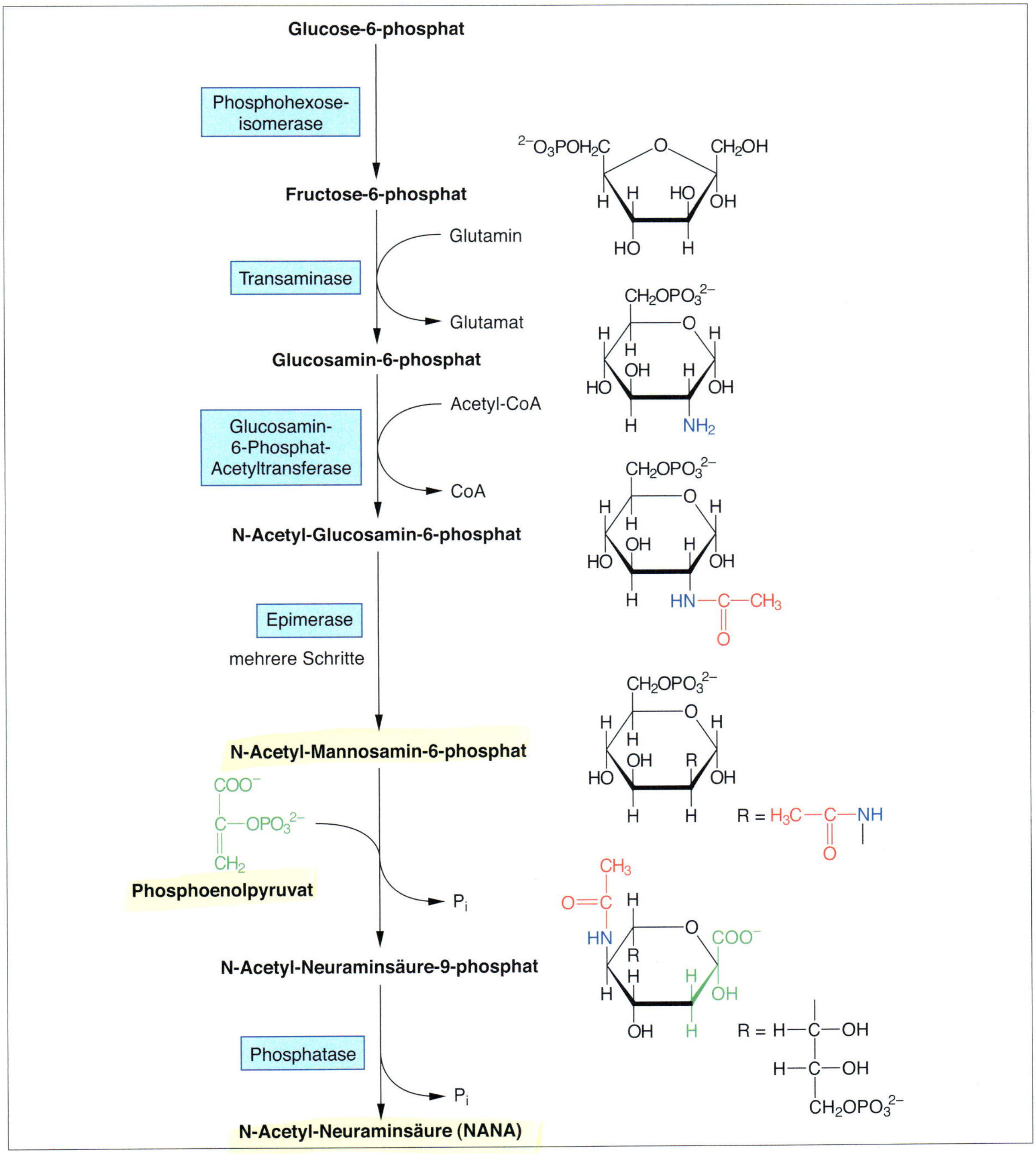

Abb. 3.48 Biosynthese von Aminozuckern und N-Acetyl-Neuraminsäure. [2]

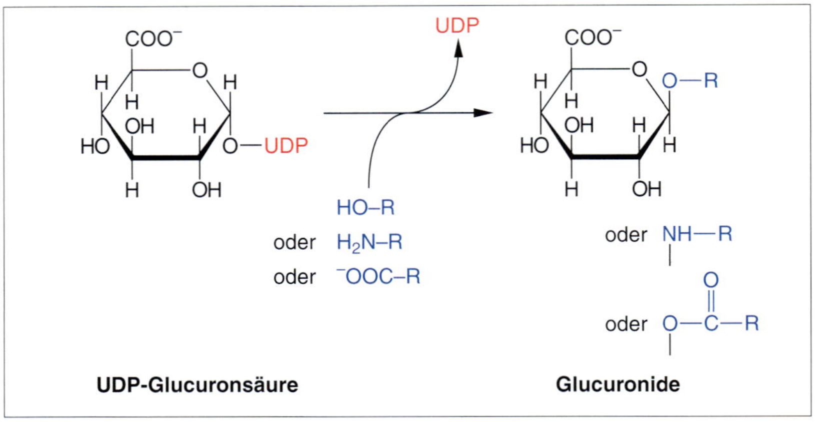

Abb. 3.49 Glucuronidierung. [4]

phat ist Ausgangsstoff für weitere Reaktionen. Die Aminogruppe ist sehr reaktiv, deshalb liegen viele Aminozucker in acetylierter Form vor. Durch Kondensation von Phosphoenolpyruvat und N-Acetyl-Mannosamin-6-phosphat entsteht z. B. N-Acetyl-Neuraminsäure (NANA, ↗ Abb. 3.48).

3.7.4 Stoffwechsel der Glucuronsäure

Synthese der UDP-Glucuronsäure

Ausgangspunkt der Synthese von UDP-Glucuronsäure ist Glucose-6-phosphat, das im ersten Schritt zu Glucose-1-phosphat isomerisiert wird (↗ Abb. 3.43). Glucose-1-phosphat reagiert mit UTP zu UDP-Glucose (↗ Abb. 3.39), die durch Oxidation am C-Atom 6 in UDP-Glucuronsäure (↗ Abb. 3.49) umgewandelt wird. Die Reaktion wird von der UDP-Glucose-Dehydrogenase katalysiert.

Die UDP-Glucuronsäure ist vor allem in der Leber bei der Biotransformation von Arzneimitteln oder Steroidhormonen von Bedeutung. Glucuronyltransferasen übertragen den Glucuronsäure-Anteil von UDP-Glucuronsäure auf funktionelle Gruppen des Arzneimittels oder Hormons. Unter Abspaltung von UDP entstehen Glucuronide (↗ Abb. 3.49), die in vielen Fällen leichter als die Ausgangssubstanz ausgeschieden oder weiter verstoffwechselt werden können.

Klinik
Ein wichtiges Beispiel für eine Glucuronidierung ist die Umwandlung von indirektem in direktes Bilirubin in der Leber. Kann aufgrund eines angeborenen oder erworbenen Glucuronyltransferase-Mangels das indirekte Bilirubin nicht glucuronidiert und somit nicht mehr in die Gallenwege ausgeschieden werden, so kommt es zum Ikterus (Gelbsucht).

Abbau der Glucuronsäure

Überschüssige Glucuronsäure wird in der Leber abgebaut (↗ Abb. 3.50). Durch Reduktion entsteht aus Glucuronsäure Gulonsäure. Im Rahmen der Ringspaltung „dreht" sich das Molekül, so dass aus D-Glucuronsäure L-Gulonsäure entsteht. Im menschlichen Organismus wird Gulonsäure in mehreren Schritten zu D-Xylulose abgebaut, die im Pentosephosphatweg verwertet wird.

Tiere – Primaten und Meerschweinchen ausgenommen – besitzen das Enzym L-Gulonolactonoxidase und sind so in der Lage, aus Glucuronsäure Vitamin C zu synthetisieren.

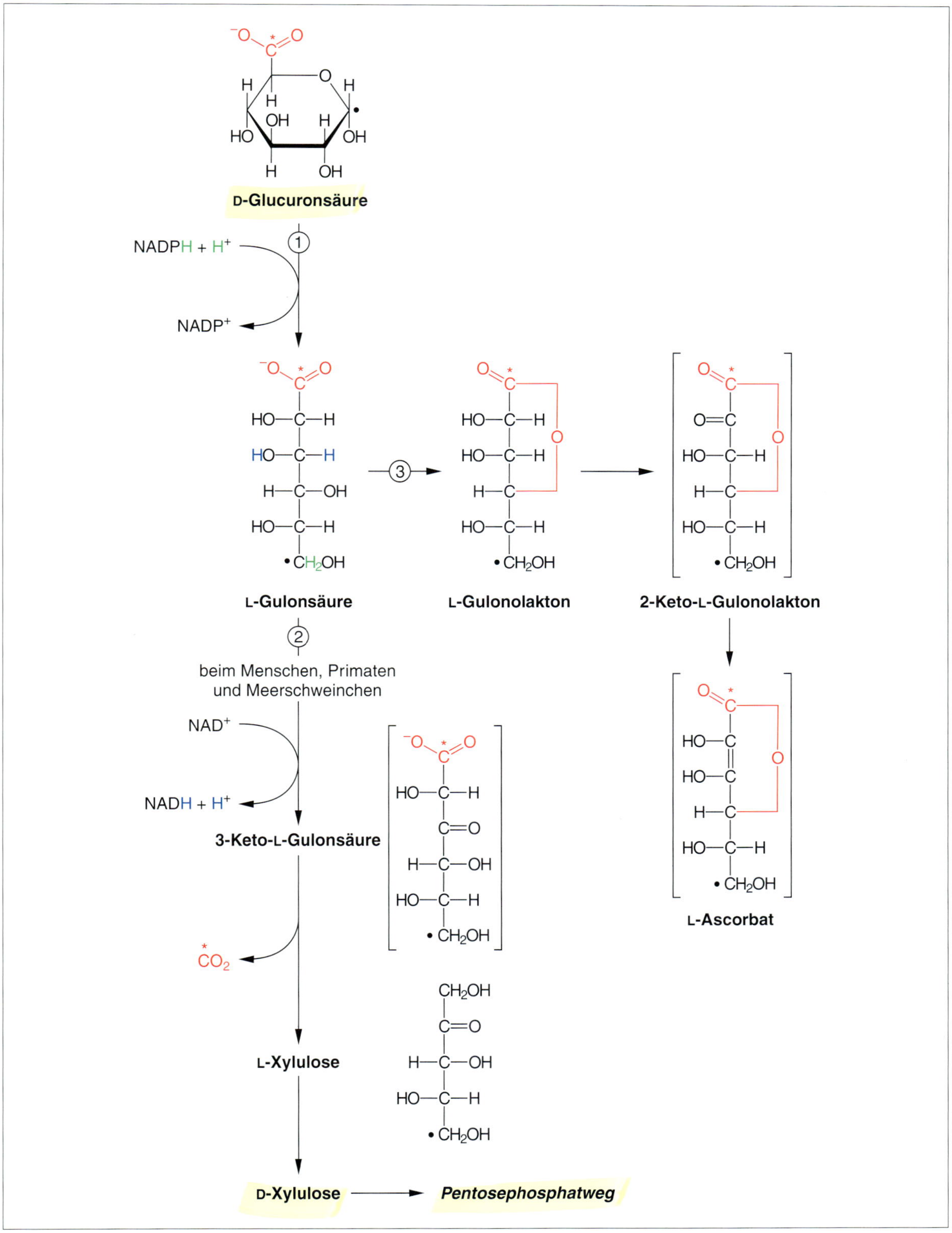

Abb. 3.50 Abbau der Glucuronsäure. [2]

4 Lipide und Lipidstoffwechsel

M. Folkerts

Lernziele

- Charakteristika und Funktionen der Lipide
- Struktur der Lipide (insbesondere der Fettsäuren)
- Lokalisation, Enzyme, Substrate, Cofaktoren, Reaktionsschritte, Produkte und Regulation des Abbaus und der Synthese von Triacylglycerinen und Fettsäuren (inklusive ungeradzahliger und ungesättigter Fettsäuren)
- Lokalisation, Reaktionen und Regulation des Ketonkörperstoffwechels
- Cholesterinstoffwechsel
- Zusammensetzung und Stoffwechsel der Lipoproteine

4.1 Überblick über die Lipide

4.1.1 Charakteristika der Lipide

Die Stoffklasse der Lipide umfasst eine Vielzahl chemisch z. T. sehr unterschiedlicher Substanzen. Alle Lipide besitzen sog. **lipophile Gruppen** und lösen sich deshalb entsprechend der chemischen Grundregel „Gleiches löst sich in Gleichem“ („Simila similibus soluntur“) gut in unpolaren Lösungsmitteln wie Ether, Chloroform oder Benzol und schlecht in polaren Lösungsmitteln, wie z. B. Wasser.

Merke
lipophil = hydrophob = unpolar
lipophob = hydrophil = polar

Neben rein lipophilen Verbindungen zählen zur Klasse der Lipide auch sog. **amphiphile Moleküle**. Amphiphil bedeutet, dass ein Molekül sowohl hydrophile als auch hydrophobe Bestandteile besitzt und sich demnach sowohl in polaren als auch in unpolaren Lösungsmitteln zu einem gewissen Grad löst. Alle Membranlipide weisen dieses gemeinsame

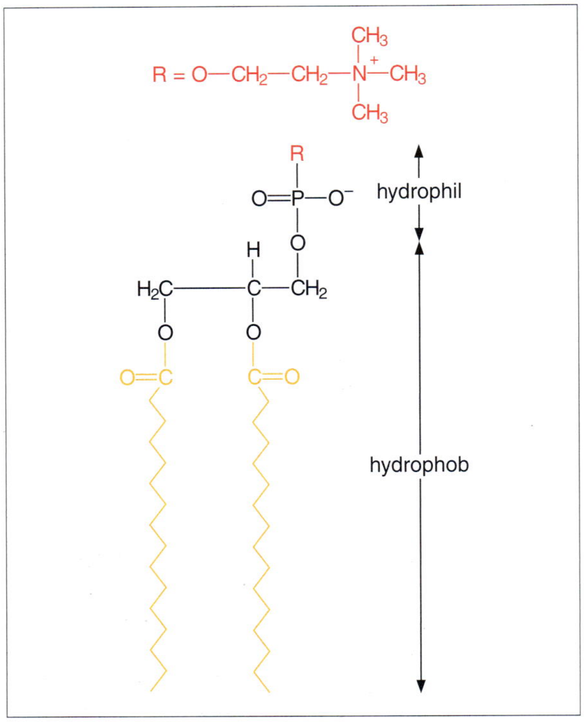

Abb. 4.1 Der hydrophobe und der hydrophile Anteil von Phosphatidylcholin, einem Phosphoglycerid und häufigen Membranlipid. [5]

Merkmal auf. So stellen bei den Phosphoglyceriden (↗ Kap 4.2.) die Fettsäuren den hydrophoben, die Phosphatgruppe und der an diese gebundene Alkohol den hydrophilen Anteil dar (↗ Abb. 4.1).

Merke
Amphiphile Verbindungen besitzen hydrophile und hydrophobe Anteile. Deshalb lösen sie sich in polaren und unpolaren Lösungsmitteln.

An der Grenze zwischen einem polaren und einem unpolaren Lösungsmittel (z. B. an einer Wasser-Luft- oder einer Wasser-Öl-Grenzschicht) lagern sich amphiphile Moleküle stets so, dass die hydrophoben Anteile in das unpolare Lösungsmittel hineinragen und die hydrophilen Anteile in das polare Lösungsmittel hineinragen (↗ Abb. 4.2). Dies ist der Grund für das Entstehen von **Fettschichten** auf Wasseroberflächen. Solche Fettschichten reduzieren die Oberflächenspannung, da sich in diesen Bereichen keine Wasserstoffbrückenbindungen ausbilden können.

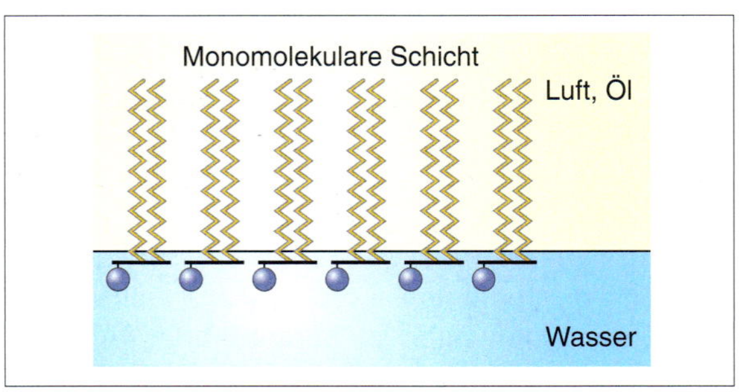

Abb. 4.2 Anordnung amphiphiler Moleküle an der Grenze zwischen einem polaren und einem unpolaren Lösungsmittel. Blau: hydrophile Anteile, gelb: hydrophobe Anteile der amphiphilen Moleküle.

Merke
An der Grenze zwischen einem polaren und einem unpolaren Lösungsmittel orientieren sich die hydrophoben Anteile amphiphiler Moleküle zum unpolaren, die hydrophilen zum polaren Lösungsmittel hin.

Ionisierte Fettsäuren bilden in wässrigen Lösungen ab bestimmten Konzentrationen **Mizellen** (↗ Abb. 4.3). Dies sind kugelförmige Strukturen, bei denen die hydrophilen, polaren Köpfe der Fettsäuren in die wässrige Lösung ragen, die hydrophoben, unpolaren Kohlenstoffketten ins Innere der Kugel zeigen und untereinander in Wechselwirkung treten. Gallensäuren bilden solche Mizellen und benutzen sie zum Transport von liphophilen Verbindungen, z. B. von Cholesterin.

Lipidmoleküle, die mehrere Fettsäuren tragen, wie z. B. Phospho- oder Glykolipide, sind zu groß, um Mizellen zu bilden. Sie bilden **Lipiddoppelschichten** (**Bilayer**, ↗ Abb. 4.4). Lipiddoppelschichten sind die Grundstruktur aller biologischen Membranen. Die unpolaren Kohlenstoffketten der Membranlipide lagern sich im hydrophoben Inneren der Lipiddoppelschicht zusammen. Diese Anordnung wird durch zwischen den Ketten auftretende Van-der-Waals-Kräfte unterstützt. Die polaren Köpfe der Membranlipide ragen nach außen in die wässrige Lösung. Hier können sich Wasserstoffbrücken zwischen den Köpfen und den Wassermolekülen ausbil-

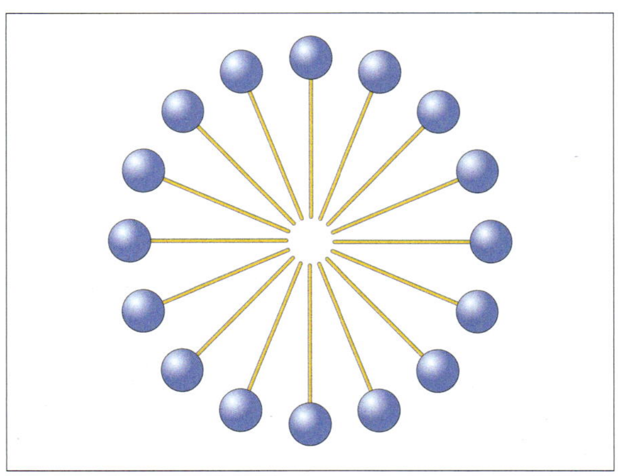

Abb. 4.3 Querschnitt durch eine Mizelle. [3]

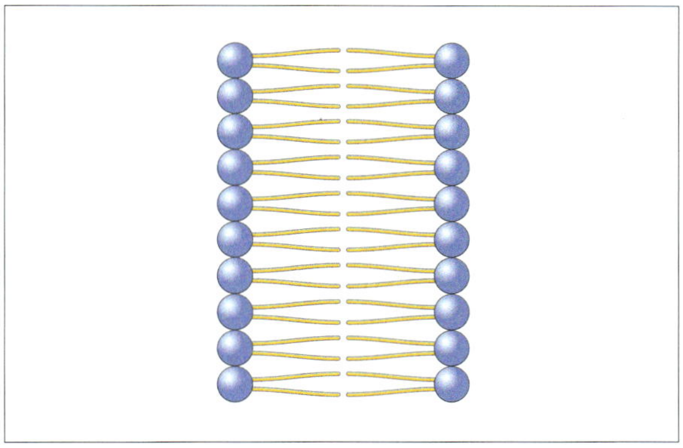

Abb. 4.4 Lipiddoppelschicht (Bilayer). [3]

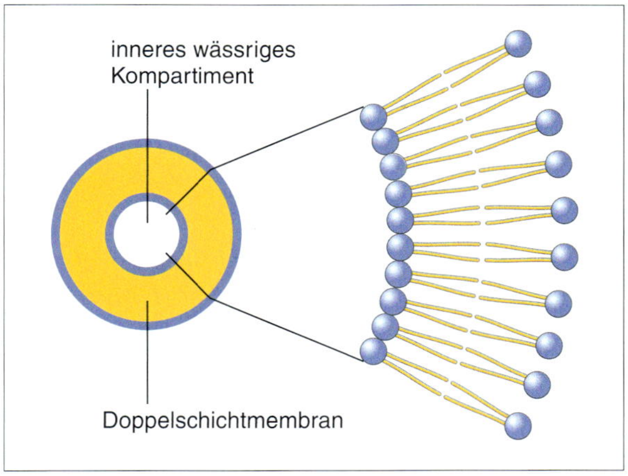

Abb. 4.5 Liposom. [3]

den und ebenfalls zur Stabilisation der Lipiddoppelschicht beitragen. Die Bildung solcher Bilayer in wässrigen Lösungen erfolgt spontan.

Merke
Ionisierte Fettsäuren neigen zur Mizellenbildung, komplexere Lipide zur Bildung von Lipiddoppelschichten.

Eine weitere Form der Anordnung von membranbildenden Lipiden in wässrigen Medien sind **Liposomen** (Lipidvesikel, ↗ Abb. 4.5). In einer Suspension aus Wasser und amphiphilen Verbindungen (z. B. Phosphoglyceride) lagern sich die Lipide zu Doppelschichten (Bilayer) zusammen. Behandelt man diese Lösung anschließend mit Ultraschall, entstehen ringförmige Lipiddoppelschichten, die Liposomen, die Teile der wässrigen Phase einschließen. Die Liposomen können aufgrund ihrer Struktur durch die Plasmamembranen von Zellen diffundieren. Diese Eigenschaften bieten die Möglichkeit, Liposomen als Transporter für Proteine oder Pharmaka zu nutzen, die zusammen mit der wässrigen Phase eingeschlossen und nach Injektion der Liposomen in die Zellen eingeschleust werden. Je nach Zusammensetzung der Liposomen werden diese von verschiedenen Organen bevorzugt aufgenommen.

4.1.2 Funktionen der Lipide

Die Funktionen der Lipide im menschlichen Organismus sind sehr vielfältig. Amphiphile Lipide – Phosphoglyceride und Sphingolipide (↗ Kap. 4.2.2 und 4.2.3) – sind die Grundbausteine biologischer Membranen. Sphingolipide bilden außerdem die Myelinscheiden der Nerven.

Fast alle Zellen des menschlichen Organismus speichern Lipide in Form von Triacylglycerinen. In den Zellen des Fettgewebes ist diese Speicherung von Depotfett besonders ausgeprägt. Bei Energiemangel bzw. Nahrungskarenz werden Triacylglycerine mobilisiert und durch Triglycerinlipasen in freie Fettsäuren und Glycerin gespalten. Diese Spaltprodukte werden über den Blutweg zu energiebenötigenden Geweben und Organen transportiert und unter Energiegewinn weiter abgebaut (β-Oxidation). Das Fettgewebe dient außerdem der Wärmeisolation und in etwas festerer Konsistenz als Baufett der Abpolsterung empfindlicher Gewebe und Organe.

Die Isoprenderivate, zu denen auch Cholesterin zählt, sind Vorstufen von Vitaminen, Steroidhormonen und Gallensäuren. Cholesterin ist darüber hinaus von großer Bedeutung für die Fluidität von Membranen.

4.2 Einteilung der Lipide

Die Vielfalt der Lipide lässt sich am besten nach strukturellen Gesichtspunkten unterteilen, und zwar in
- **Lipide ohne Esterbindung**, d. h. Fettsäuren und Isoprenderivate (**einfache** oder nicht verseifbare **Lipide**, ↗ Tab. 4.1)
  und
- **Lipide mit Esterbindung** (**komplexe** oder verseifbare **Lipide** [Verseifung = Esterhydrolyse], ↗ Tab. 4.2): Ihr Grundgerüst ist ein Alkohol, z. B. Glycerin oder Sphingosin (↗ Abb. 4.6). Dieser ist mit Fettsäuren verestert.

Die Phosphoglyceride und die Sphingophosphatide werden als **Phospholipide** zusammengefasst.

Von medizinischer Bedeutung sind alle einfachen Lipide sowie unter den komplexen Lipiden die Glycero- und die Sphingolipide.

4.2.1 Einfache Lipide

Fettsäuren

Definition und Struktur

Fettsäuren sind Kohlenwasserstoffketten, die eine Carboxylgruppe enthalten. Diese Carboxylgruppe

Tab. 4.1 Einfache Lipide

Lipidklasse	zugehörige Substanzen	Beispiele
Fettsäuren und **Derivate**	• gesättigte Fettsäuren • ungesättigte Fettsäuren	Buttersäure, Palmitinsäure, Stearinsäure Ölsäure, Linolsäure[1], Linolensäure[1]
Isoprenderivate	• Terpene • Steroide	Retinol (↗ Kap. 9.3.4), Tocopherol (Kap. 9.3.1), Phyllochinon (↗ Kap. 9.3.3) Cholesterin, Östrogene, Progesteron, Androgene, D-Vitamine (↗ Kap. 13), Gallensäuren (↗ Kap. 16.4)

[1] essentielle Fettsäuren

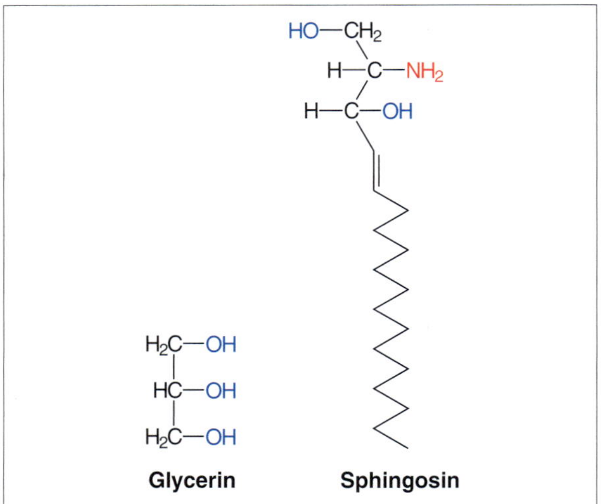

Abb. 4.6 Glycerin und Sphingosin. [2]

liegt bei physiologischem ph-Wert in deprotonierter Form (COO^-) vor. Die Kohlenwasserstoffketten können aus einer geraden oder ungeraden Anzahl von C-Atomen bestehen und Einfach- oder Doppelbindungen enthalten. Demnach unterscheidet man **geradzahlige** und **ungeradzahlige Fettsäuren** sowie **ungesättigte** (mit Doppelbindungen) und **gesättigte** (ohne Doppelbindungen) **Fettsäuren**. Fettsäuren mit einer Doppelbindung heißen einfach, solche mit mehr als einer Doppelbindung mehrfach ungesättigt.

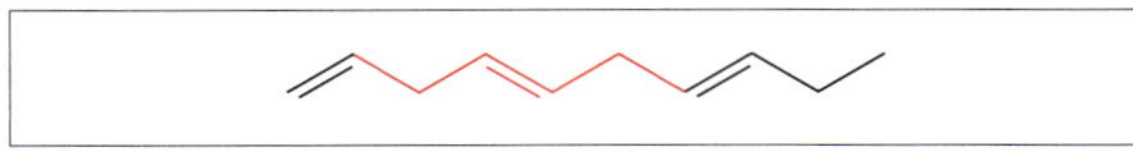

Abb. 4.7 Isolierte Doppelbindungen.

Im menschlichen Organismus sind in mehrfach ungesättigten Fettsäuren die Doppelbindungen durch eine Methylengruppe voneinander getrennt, d.h., zwischen zwei Doppelbindungen liegen zwei C-C-Bindungen. Es handelt sich um isolierte Doppelbindungen (↗ Abb. 4.7). Je mehr Doppelbindungen eine Fettsäure enthält, umso „flüssiger" ist die Konsistenz der Fette, in die sie eingebaut wird.

Merke
Fettsäuren sind Kohlenwasserstoffketten, die eine Carboxylgruppe enthalten. Diese liegt bei physiologischem pH-Wert deprotoniert vor (COO^-). Fettsäuren ohne Doppelbindung heißen gesättigt, Fettsäuren mit Doppelbindung(en) heißen ungesättigt.

Nomenklatur

Die Nomenklatur der Fettsäuren folgt einigen Regeln:
- Die Nummerierung der C-Atome erfolgt von dem C-Atom aus, welches die Carboxylgruppe trägt und demnach die höchste Oxidationsstufe hat. Häufig bezeichnet man die C-Atome der Fettsäuren auch mit griechischen Buchstaben, beginnend

Tab. 4.2 Komplexe Lipide

Bezeichnung	Acylreste	verestert mit	weitere Komponenten
Wachse	1	langkettigen Alkoholen	–
Glycerolipide • Acylglycerine • Phosphoglyceride	 1–3 1–2	 Glycerin Glycerin-3-phosphat	 – Serin, Ethanolamin, Cholin, Inositol
Sphingolipide • Sphingophosphatide • Sphingoglykolipide (Glykolipide)	 1 1	 Sphingosin Sphingosin	 Phosphorsäure + weiterer Alkohol, z.B. Cholin Kohlenhydrate: Mono- oder Oligosaccharide
Cholesterinester	1	Cholesterin	–

beim C-Atom 2, das dann als α-C-Atom bezeichnet wird (↗ Abb. 4.8a).

- Die Position der Doppelbindung wird gekennzeichnet
  - durch Δ plus Ziffer des ersten C-Doppelbindungspartners (↗ Abb. 4.8b): Eine Doppelbindung zwischen den C-Atomen 3 und 4 wird als Δ^3 kodiert. Bei mehrfach ungesättigten Fettsäuren lautet die Kodierung z. B. $\Delta^{6,9,12}$.

  oder
  - indem man die C-Atome vom Ende der Fettsäure her zählt und die Ziffer des ersten C-Doppelbindungspartners einsetzt (ω-Zählung, ↗ Abb. 4.8b): Eine Doppelbindung zwischen dem dritt- und dem viertletzten C-Atom einer Fettsäure wird als ω-3 kodiert.
- Zusätzlich stellt man der Bezeichnung ungesättiger Fettsäuren je nach Position der Wasserstoffatome an der Doppelbindung ein „cis" oder „trans" voran. Bei einer cis-Doppelbindung liegen die H-Atome auf derselben Seite der Doppelbindung, bei der trans-Form liegen sie sich gegenüber (↗ Abb. 4.8a).

Synthese

Der menschliche Organismus kann nur Fettsäuren mit einer oder mehreren Doppelbindungen vor dem C-Atom 9 synthetisieren. Fettsäuren, die Doppelbindungen nach C-9 enthalten, sind für den Menschen essentiell, d. h., sie müssen mit der Nahrung aufgenommen werden.

Merke
Ungesättigte Fettsäuren mit Doppelbindungen nach dem C-Atom 9 können im menschlichen Organismus nicht synthetisiert werden. Solche Fettsäuren sind für den Menschen essentiell.

Wichtige Fettsäuren

In Tabelle 4.3 sind einige im menschlichen Stoffwechsel wichtige Fettsäuren aufgelistet.

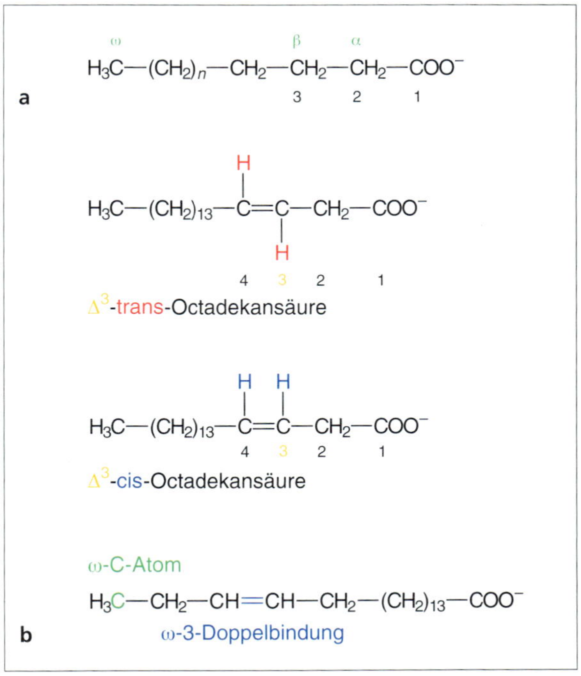

Abb. 4.8 Die Nomenklatur von Fettsäuren.

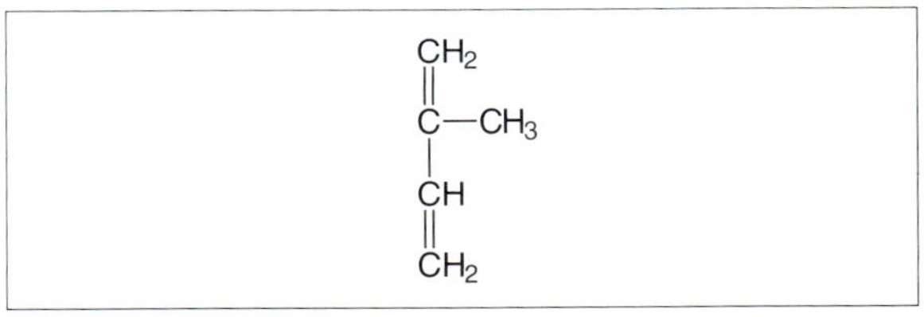

Abb. 4.9 Isopren. [2]

Isoprenderivate

Grundbaustein der Isoprenderivate ist Isopren (2-Methyl-$\Delta^{1,3}$-butadien, Abb. 4.9). Durch Polymerisation von Isopren entstehen lineare Moleküle, die **Terpene** (Beispiele ↗ Tab. 4.1). Mehrere aneinander

Tab. 4.3 Biologisch wichtige Fettsäuren

Formel	Chemische Bezeichnung	Trivialname	Vorkommen
gesättigte Fettsäuren			
$C_{16}H_{32}O_2$	Hexadekansäure	Palmitinsäure	tierische und pflanzliche Lipide
$C_{18}H_{36}O_2$	Octadekansäure	Stearinsäure	tierische und pflanzliche Lipide
ungesättigte Fettsäuren			
$C_{18}H_{34}O_2$	Δ^9-Octadekensäure	Ölsäure	Fette und Öle
$C_{18}H_{32}O_2$	$\Delta^{9,12}$-Octadekadiensäure	Linolsäure (essentiell)	Pflanzenöle, Depotfett
$C_{18}H_{30}O_2$	$\Delta^{9,12,15}$-Octadekatriensäure	Linolensäure (essentiell)	Fischöle
$C_{20}H_{32}O_2$	$\Delta^{5,8,11,14}$-Eikosatetraensäure	Arachidonsäure	Phosphoglyceride, Fischöle Isoprenderivate

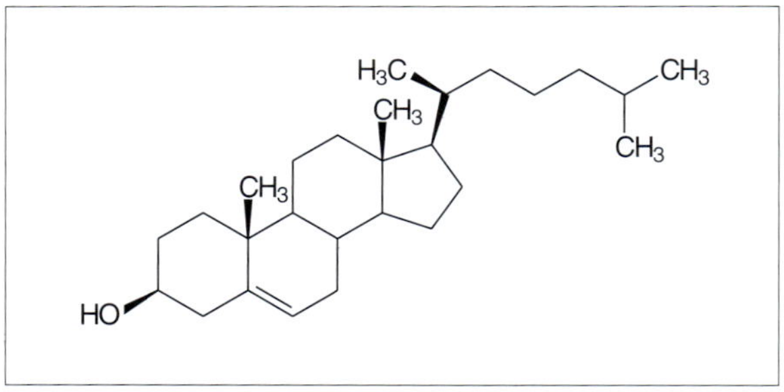

Abb. 4.10 Cholesterin. [3]

gereihte Terpene besitzen die Möglichkeit zur Zyklisierung. So entstehen die **Steroide**, deren wichtigster Vertreter das Cholesterin ist (↗ Abb. 4.10 und Kap. 4.1.2).

> **Merke**
> Grundbaustein der Terpene und Steroide ist Isopren.

4.2.2 Komplexe Lipide

Glycerolipide

Grundbaustein dieser Substanzen ist der Alkohol Glycerin.

Acylglycerine

Bei den Acylglycerinen ist bzw. sind eine, zwei oder alle drei Hydroxylgruppen des Glycerins mit einer Fettsäure verestert. Entsprechend werden die Moleküle als Mono-, Di- oder Triacylglycerine bezeichnet. Triacylglycerine (= Neutralfette, ↗ Abb. 4.11) sind die Lipid-Speicherform des menschlichen Körpers. Für ihre Synthese werden vor allem Palmitin- und Stearinsäure verwendet. Prinzipiell kann das Glycerin aber mit beliebigen Fettsäuren verestert werden. Bei der hydrolytischen Spaltung von Acylglycerinen entstehen Glycerin und Fettsäuren.

> **Merke**
> Triacylglycerine bestehen aus dem Alkohol Glycerin, der an jeder OH-Gruppe mit einer Fettsäure verestert ist.

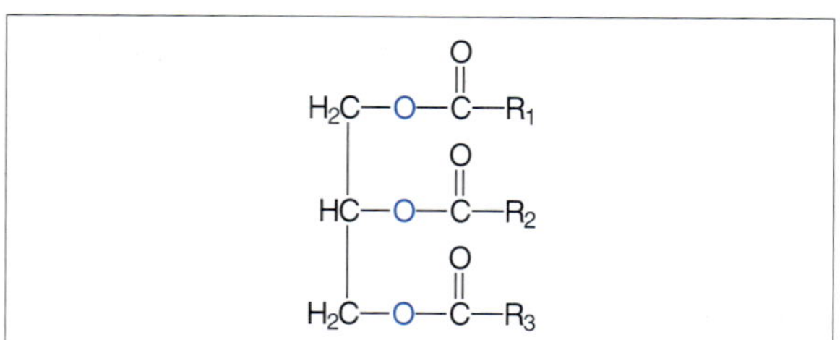

Abb. 4.11 Struktur eines Triacylglycerins. [2]

Phosphoglyceride

Bei diesen Molekülen sind die Hydroxylgruppen am C-Atom 1 und C-Atom 2 des Glycerins jeweils mit der Carboxylgruppe einer Fettsäure verestert. Die Hydroxylgruppe am C-Atom 3 ist mit Phosphorsäure verestert (Phosphatidsäure), die häufig eine zweite Esterbindung zu einem weiteren polaren Rest ausbildet (↗ Abb. 4.12). Im Fall einer zweiten Esterbindung liegt ein Phosphorsäurediester vor. Häufige Substituenten sind Serin, Ethanolamin, Cholin und Inositol. Die entstehenden Verbindungen heißen Phosphatidylserin, Phosphatidylethanolamin, Phosphatidylcholin und Phosphatidylinositol. Phosphoglyceride sind amphiphile Verbindungen und deshalb wichtige Membranbestandteile (↗ Kap. 4.1.1).

> **Merke**
> In Phosphoglyceriden ist Glycerin an C-1 und C-2 jeweils mit einer Fettsäure, an C-3 mit Phosphorsäure verestert. Bei den biologisch wichtigen Phosphoglyceriden ist Glycerin über eine Phosphorsäurediesterbindung mit Serin, Cholin, Ethanolamin oder Inositol verknüpft.

Sphingolipide

Das **Gerüst** der Sphingolipide ist der Aminoalkohol **Sphingosin**. Dieser besitzt zwei Hydroxylgruppen (zweiwertiger Alkohol) und eine Aminogruppe (↗ Abb. 4.13a). Durch Anlagerung einer Fettsäure an die Aminogruppe des Sphingosins (Amidbindung) entsteht die **Ausgangssubstanz** aller Sphingolipide, das **Ceramid** (↗ Abb. 4.13b).

Sphingophosphatide

Wird an die primäre Hydroxylgruppe von Ceramid mittels einer Esterbindung Phosphorylcholin gebunden, entsteht **Sphingomyelin** (↗ Abb. 4.14), der einzige erwähnenswerte Vertreter der Sphingophosphatide. Sphingomyelin ist z. B. Bestandteil der Myelinscheiden der Nervenfasern.

> **Merke**
> Sphingosin + Fettsäure = Ceramid
> Ceramid + Phosphorylcholin = Sphingomyelin

Sphingoglykolipide (Glykolipide)

In Sphingoglykolipiden ist die primäre Hydroxylgruppe von Ceramid mit einem oder mehreren Monosacchariden verknüpft (↗ Abb. 4.15):

- bei den **Cerebrosiden** mit einem Monosaccharid, z. B. Glucose oder Galaktose. Ist der Monosaccharidrest eines Cerebrosids zusätzlich mit Schwefelsäure (SO_3^-) verestert, bezeichnet man die Verbindung als **Sulfatid**.

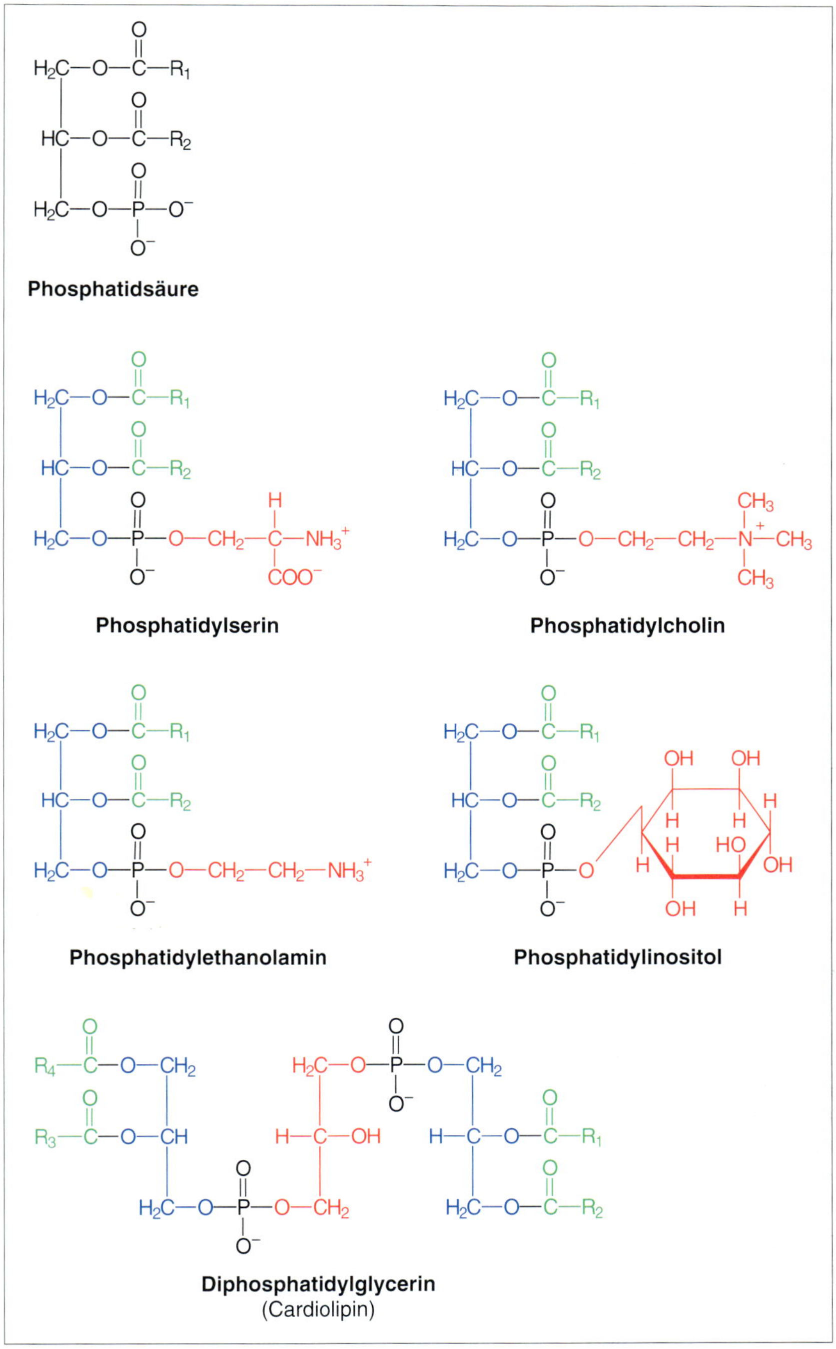

Abb. 4.12 Das einfachste Phosphoglycerid (Phosphatidsäure) und die wichtigsten Phosphoglyceride. [2]

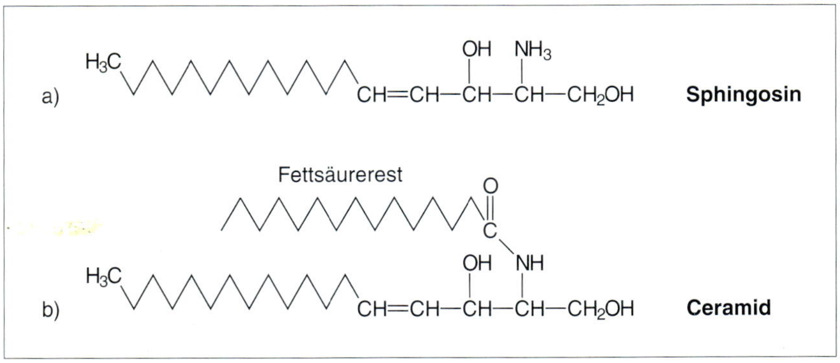

Abb. 4.13 Sphingosin **(a)** und Ceramid **(b).** [1]

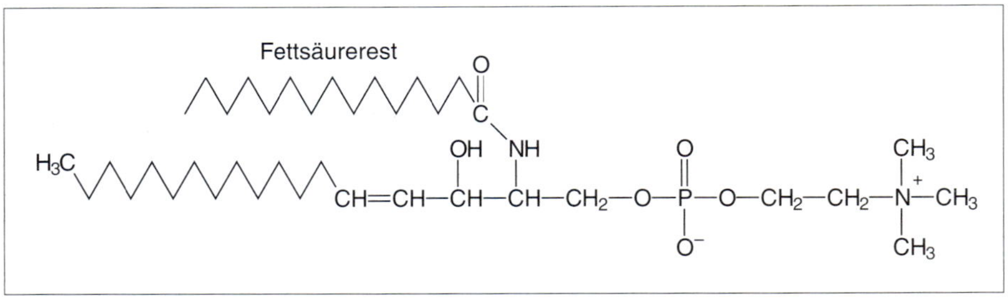

Abb. 4.14 Sphingomyelin. [1]

- bei den **Gangliosiden** mit mehreren – bis zu sieben – Monosacchariden. Häufig enthält der Oligosaccharidrest N-Acetylneuraminsäure (NANA).

> **Merke**
> **Cerebroside** bestehen aus Ceramid und einem Monosaccharidrest, **Ganglioside** aus Ceramid und einem Oligosaccharidrest.

4.3 Abbau von Triacylglycerinen und Fettsäuren

Triacylglycerine sind die Speicherform der Lipide und die größte Energiereserve des Menschen. Sie werden vorwiegend im Fettgewebe gespeichert. Bei Energiebedarf werden Triacylglycerine im Fettgewebe in freie Fettsäuren und Glycerin gespalten. Die freien Fettsäuren gelangen ins Blut und werden von den Energie benötigenden Organen aufgenommen und in den Mitochondrien unter Energiegewinnung abgebaut (β-Oxidation). Besonders Leber, Skelettmuskel und Herzmuskel gewinnen auf diese Weise Energie. Einzig das Gehirn und die Erythrozyten sind nicht zur Lipidverwertung in der Lage, da Fettsäuren die Blut-Hirn-Schranke nicht durchdringen können und Erythrozyten keine Mitochondrien besitzen.

4.3.1 Abbau von Triacylglycerinen

In Hungersituationen oder bei körperlicher Anstrengung setzen Lipasen – fettspaltende Enzyme – durch Hydrolyse von Esterbindungen Fettsäuren aus Triacylglycerinen frei. Dies wird als **Lipolyse** bezeichnet.

Spezifische Lipasen für Tri-, Di- und Monoacylglycerine spalten in Fettzellen sukzessive die Fettsäuren von Glycerin ab, so dass schließlich drei freie Fettsäuren und ein Molekül Glycerin vorliegen und ins Blut abgegeben werden.

Das in das Blut freigesetzte Glycerin wird in der Leber und in den intestinalen Mukosazellen in Glycerinaldehyd-3-phosphat umgewandelt (Abb. 4.16), das in die Glykolyse einfließen oder für die Gluconeogenese verwendet werden kann.

Regulationspunkt der Lipolyse ist die Triacylglycerinlipase, eine hormonsensitive Lipase (↗ Kap.

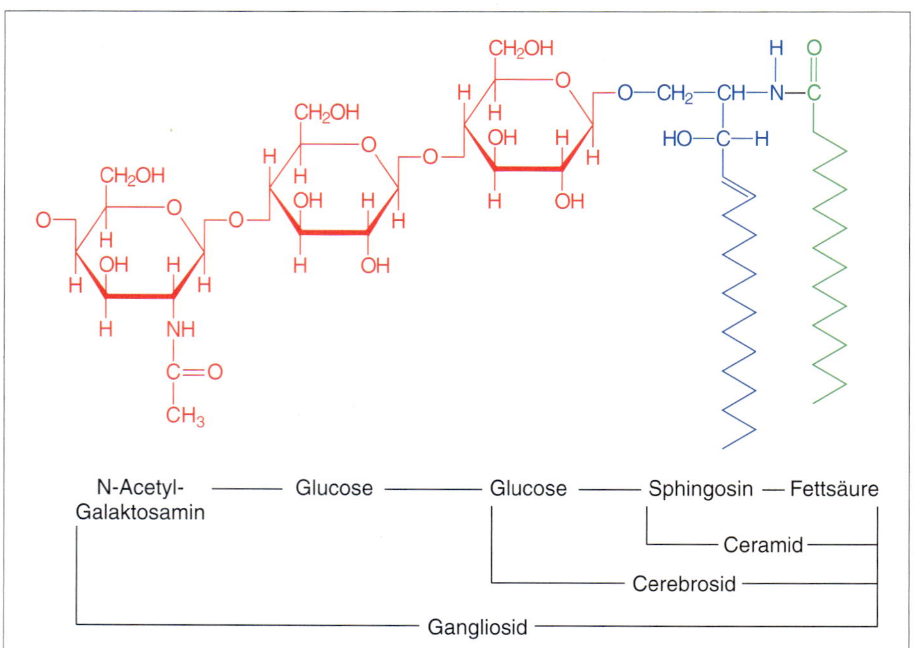

Abb. 4.15 Aufbau eines Cerebrosids und eines Gangliosids. [2]

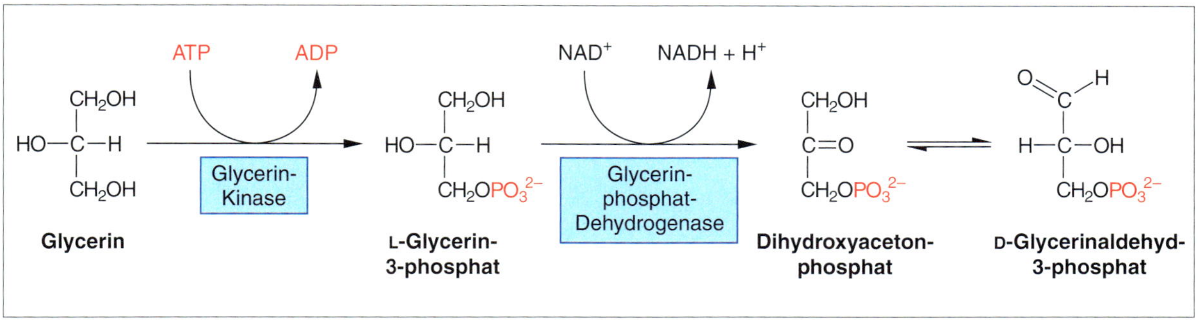

Abb. 4.16 Umwandlung von Glycerin in Glycerinaldehyd-3-phosphat. [4]

4.6.1), die die intrazelluläre Spaltung von Triacylglycerinen katalysiert. Eine weitere Lipase ist die in Blutgefäßen lokalisierte endothelständige Lipoproteinlipase. Sie spaltet Triacylglycerine aus Lipoproteinen, der Transportform der Lipide im Blut, ab. Mit der Nahrung aufgenommene Triacylglycerine werden durch eine Pankreaslipase gespalten, die eine bedeutende Rolle in der Fettverdauung einnimmt (↗ Kap. 17.2.4). Sie wird in den Azinuszellen des Pankreas synthetisiert und ins Duodenum sezerniert. Die Spaltprodukte bilden mit Gallensäuren Mizellen und können im Darm resorbiert werden.

Merke
Triacylglycerine werden durch Lipasen hydrolytisch in Fettsäuren und Glycerin gespalten. Glycerin wird in der Glykolyse oder Gluconeogenese weiterverwertet, Fettsäuren werden mit dem Blut in die Peripherie transportiert und unter Energiegewinn in der β-Oxidation abgebaut.

4.3.2 Abbau von Fettsäuren (β-Oxidation)

Nach dem Transport mit dem Blut zu Geweben, die Energie benötigen, werden die Fettsäuren dort in die Zellen aufgenommen. Fettsäuren sind reaktionsträge. Deshalb müssen sie mit Hilfe von Coenzym A aktiviert werden, bevor sie abgebaut werden können. Dies geschieht an der äußeren Mitochondrienmembran. Da die abbauenden Enzyme in der **mitochondrialen Matrix** lokalisiert sind, werden die aktivierten Fettsäuren mittels des Carriers Carnitin dorthin transportiert. Bei der β-Oxidation entsteht Acetyl-Coenzym A, das im Citratzyklus unter Energiegewinn weiter verstoffwechselt wird.

Aktivierung der Fettsäuren

Der Aktivator: Coenzym A (CoA)
Entscheidend für die Funktion von CoA ist die endständige **SH-Gruppe** der CoA-Komponente Cysteamin (↗ Abb. 4.17). Sie geht eine **energiereiche Thioesterbindung** mit dem Substrat von CoA, z. B.

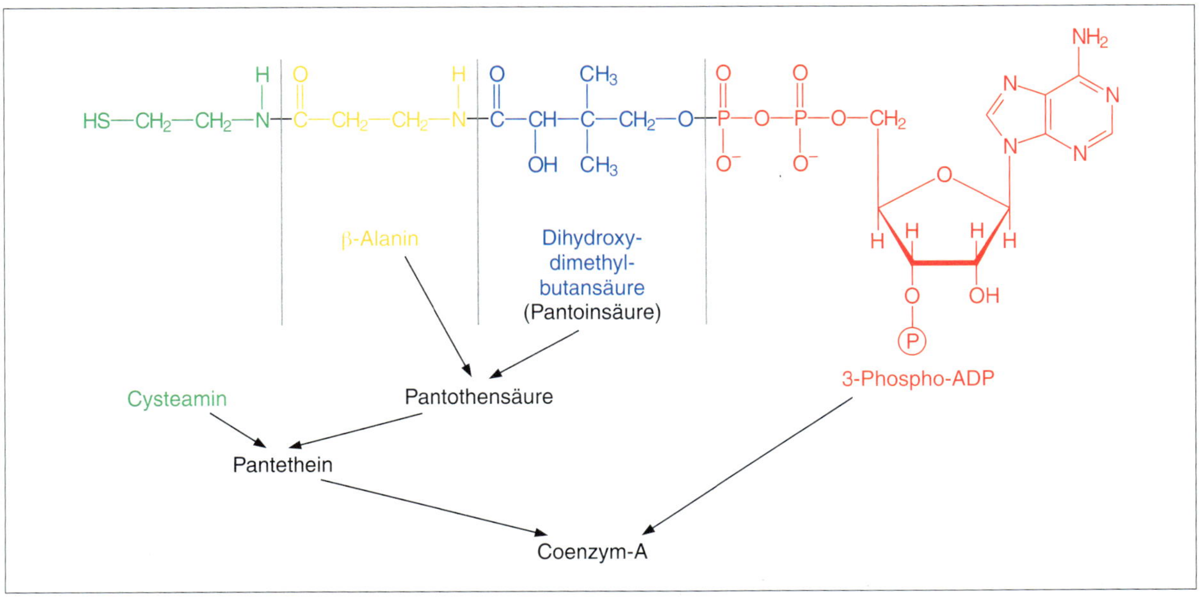

Abb. 4.17 Coenzym A. [2]

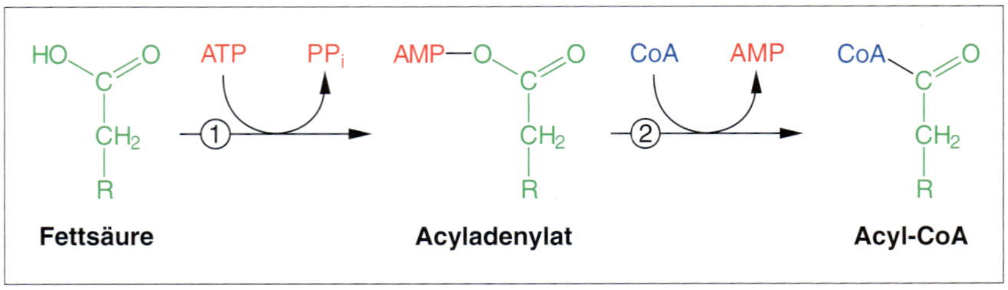

Abb. 4.18 Die Reaktionsschritte der Fettsäureaktivierung. [2]

einer Fettsäure, ein. Da die Spaltung der Thioesterbindung energetisch günstig ist, wird der Fettsäure so die Energie für weitere Reaktionen zugeführt.

Merke
Coenzym A aktiviert eine reaktionsträge Verbindung, z. B. eine Fettsäure, indem seine SH-Gruppe mit dieser eine Thioesterbindung eingeht. Die bei der Spaltung dieser Bindung freigesetzte Energie kann für weitere Reaktionen der Verbindung genutzt werden.

Ablauf der Aktivierung

Der Prozess der Fettsäureaktivierung ist an der äußeren Mitochondrienmembran lokalisiert. Die SH-Gruppe von Coenzym A und die Carboxylgruppe der Fettsäure reagieren in **zwei Stufen** und unter ATP-Verbrauch miteinander (↗ Abb. 4.18):

- Im ersten Reaktionsschritt reagiert die Fettsäure (= Acylgruppe) mit ATP zu **Acyladenylat**. Dabei wird Pyrophosphat frei. Die Fettsäure ist in einer Carbonsäure-Phosphorsäureanhydridbindung an die Phosphatgruppe des AMP gebunden.
- Im zweiten Schritt wird die Carbonsäure-Phosphorsäureanhydridbindung durch die SH-Gruppe von Coenzym A gespalten. Es entstehen AMP und **Acyl-CoA**.

Diese Reaktionsschritte werden von der **Fettsäure-Thiokinase** (Acyl-CoA-Synthetase) katalysiert. Beide Schritte sind reversibel. Jedoch wird das entstandene Pyrophosphat durch eine Pyrophosphatase schnell hydrolysiert. Da durch die Spaltung von Pyrophosphat für die Synthese eines energiereichen Acyl-CoA das Äquivalent von zwei ATP aufgewandt werden muss, wird das Gleichgewicht der Gesamtreaktion auf die Seite der Acyl-CoA-Bildung verschoben und die Gesamtreaktion ist irreversibel.

Merke
Die Spaltung des während der Fettsäureaktivierung entstandenen Pyrophosphats verschiebt das Reaktionsgleichgewicht auf die Seite des Acyl-CoA und bewirkt, dass die Gesamtreaktion trotz reversibler Teilreaktionen irreversibel ist.

Transport der Fettsäuren in die mitochondriale Matrix

Da Acyl-CoA im Unterschied zu freien Fettsäuren die innere Mitochondrienmembran nicht durchdrin-

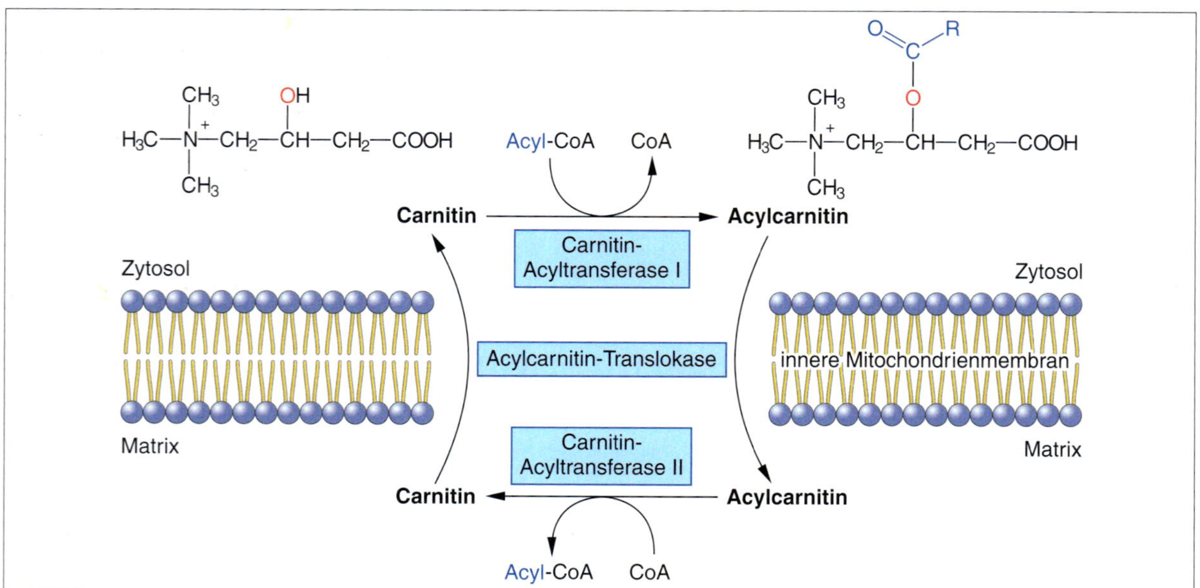

Abb. 4.19 Transport aktivierter Fettsäuren in die mitochondriale Matrix. [2]

gen kann, müssen die aktivierten Fettsäuren mit Hilfe des **Carriers Carnitin** durch die innere Mitochondrienmembran transportiert werden (↗ Abb. 4.19):

- Das Enzym **Carnitin-Acyltransferase I** (Carnitin-Palmitoyltransferase I), das auf der zytosolischen Seite der inneren Mitochondrienmembran lokalisiert ist, überträgt den Acylrest von der SH-Gruppe des Coenzyms A auf die Hydroxylgruppe von Carnitin. Es entsteht **Acylcarnitin**, ein Carnitinester, und Coenzym A wird freigesetzt.
- Die **Acylcarnitin-Translokase**, ein in der inneren Mitochondrienmembran gelegener Antiporter, transportiert Acylcarnitin im Austausch gegen freies Carnitin durch die Membran in die mitochondriale Matrix. Auf der Matrixseite katalysiert das Enzym **Carnitin-Acyltransferase II** (Carnitin-Palmitoyltransferase II) die Übertragung des Acylrests von Acylcarnitin auf die SH-Gruppe von Coenzym A, wobei wieder Acyl-CoA und freies Carnitin entstehen. Diese Reaktion ist die Umkehrung der auf der zytosolischen Seite der inneren Mitochondrienmembran ablaufenden Reaktion. Das freie Carnitin wird im Austausch gegen Acylcarnitin durch die innere Mitochondrienmembran auf die zytosolische Seite transportiert.

Merke
Acyl-CoA kann nicht durch die innere Mitochondrienmembran diffundieren. Deshalb wird der Acylrest auf Carnitin übertragen und von der Acylcarnitin-Translokase im Austausch gegen freies Carnitin in die mitochondriale Matrix transportiert.

Klinik
Carnitinmangel: Bei einem Mangel an Carnitin, Carnitin-Acyltransferase oder Acylcarnitin-Translokase ist ein Fettsäuretransport in die Mitochondrien unmöglich. Die Fettsäuren reichern sich im Zytoplasma bzw. im Blut an. Dies hat neben toxischen Wirkungen auf Leber, Muskulatur oder Herz auch eine Störung der Energiegewinnung aus Fettsäuren zur Folge. So kommt es bei körperlicher Belastung oder längerem Fasten zu Muskelkrämpfen und -schwäche und in schweren Fällen zu lebensbedrohlichen Schwächezuständen.

β-Oxidation der Fettsäuren

Prinzip

Das Prinzip der Fettsäureoxidation ist eine Reaktionssequenz aus **Oxidation**, **Hydratisierung**, erneuter **Oxidation** und **Thiolyse**. Die Oxidation erfolgt am β-C-Atom der Fettsäure (daher die Bezeichnung β-Oxidation). Als Oxidationsmittel fungieren Flavinadenindinukleotid (FAD) im ersten und NAD^+ im zweiten Reaktionsschritt. Die Thiolyse erfolgt durch Coenzym A.

Merke
Die β-Oxidation besteht aus Reaktionszyklen, wobei jeder Zyklus die Reaktionssequenz Oxidation (FAD), Hydratisierung, Oxidation (NAD^+), Thiolyse (CoA) umfasst.

Abbau gesättigter, geradzahliger Fettsäuren

Überblick

Eine gesättigte, an Coenzym A gebundene Fettsäure (Acyl-CoA) wird nach o.g. Prinzip in jedem Zyklus um zwei C-Atome verkürzt. Diese zwei Kohlenstoffatome werden in Form von Acetyl-CoA abgespalten. In jedem Zyklus entstehen außerdem ein Molekül $FADH_2$ und ein Molekül $NADH+H^+$. Die Produkte können dann im Citratzyklus (Acetyl-CoA) und in der Atmungskette ($FADH_2$ und $NADH+H^+$) weiterverwertet werden.

Merke
Pro Reaktionszyklus wird von einer gesättigten, geradzahligen Fettsäure ein Acetyl-CoA abgespalten.

Ablauf

Im ersten Reaktionsschritt wird **Acyl-CoA** durch die **Acyl-CoA-Dehydrogenase oxidiert** (↗ Abb. 4.20). Produkt dieser Oxidation ist **trans-Δ^2-Enoyl-CoA**, eine ungesättigte Fettsäure mit einer Doppelbindung zwischen den Kohlenstoffatomen zwei und drei. Coenzym und Oxidationsmittel in dieser Reaktion ist FAD, das zu $FADH_2$ reduziert wird:

$$\text{Acyl-CoA} + \text{FAD} \rightarrow \text{trans-}\Delta^2\text{-Enoyl-CoA} + \text{FADH}_2$$

Anschließend wird die **Doppelbindung** des Enoyl-CoA mit Hilfe der **Enoyl-CoA-Hydratase hydrati-**

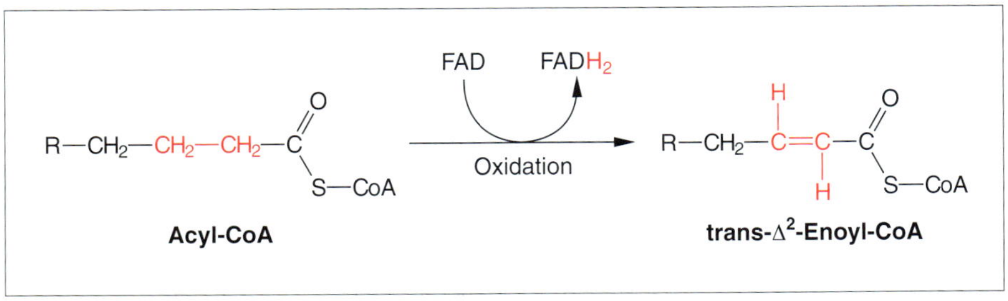

Abb. 4.20 Oxidation von Acyl-CoA. [3]

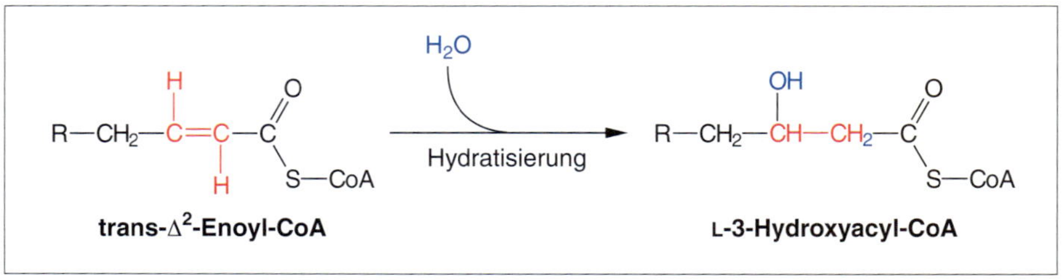

Abb. 4.21 Hydratisierung von trans-Δ^2-Enoyl-CoA. [3]

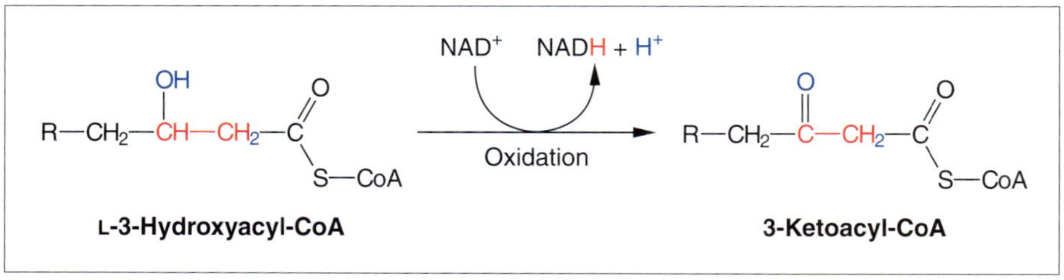

Abb. 4.22 Oxidation von L-3-Hydroxyacyl-CoA. [3]

siert (Wasseranlagerung, ↗ Abb. 4.21). Es entsteht **L-3-Hydroxyacyl-CoA** (L-β-Hydroxyacyl-CoA). Die Entstehung der L-Form des Hydroxyacyl-CoA ist Resultat der Wasseranlagerung an die trans-Doppelbindung. Bei Hydratisierung einer cis-Doppelbindung entstünde ein D-Hydroxyacyl.

trans-Δ^2-Enoyl-CoA + H_2O ↔ L-3-Hydroxyacyl-CoA

Im dritten Reaktionsschritt wird die **Hydroxylgruppe am C-3-Atom** des L-3-Hydroxyacyl-CoA durch die **L-3-Hydroxyacyl-CoA-Dehydrogenase** zu einer Ketogruppe **oxidiert** (↗ Abb. 4.22). Das Produkt heißt **3-Ketoacyl-CoA**. Als Elektronenakzeptor dient in dieser Reaktion NAD^+, folglich entsteht $NADH+H^+$. Das Enzym L-3-Hydroxyacyl-CoA-Dehydrogenase ist spezifisch für das L-Isomer des 3-Hydroxyacyl.

L-3-Hydroxyacyl-CoA + NAD^+ ↔ 3-Ketoacyl-CoA + NADH + H^+

Im letzten Reaktionsschritt des Zyklus wird **3-Ketoacyl-CoA durch die SH-Gruppe eines weiteren Moleküls Coenzym A thiolytisch** in Acetyl-CoA und ein um zwei Kohlenstoffatome verkürztes Acyl-CoA **gespalten** (↗ Abb. 4.23). Diese Reaktion wird von der **β-Ketothiolase** katalysiert.

3-Ketoacyl-CoA (n C-Atome) + CoA ↔ Acetyl-CoA + Acyl-CoA (n–2 C-Atome)

Dieses um zwei C-Atome verkürzte Acyl-CoA durchläuft nun den Reaktionszyklus erneut. Das Ergebnis für Palmitinsäure zeigt Abbildung 4.24.

Die Acyl-CoA-Dehydrogenase existiert in verschiedenen Formen mit Spezifität für lange (12–18 C-Atome), mittellange (4–12 C-Atome) und kurze (4–6 C-Atome) Fettsäuren. Für die Wirksamkeit der Enoyl-CoA-Hydratase, L-3-Hydroxyacyl-CoA-Dehydrogenase und β-Ketothiolase spielt die Länge der Fettsäurekette keine Rolle.

Abbau ungesättigter Fettsäuren

In der Nahrung sind viele ungesättigte Fettsäuren enthalten. Ihr Abbau erfolgt wie der gesättigter Fettsäuren durch Oxidation am β-C-Atom, Hydratisierung, erneute Oxidation und Thiolyse, ist jedoch etwas aufwändiger, da zwei zusätzliche Enzymaktivitäten, nämlich eine **Isomerase** und eine **Reduktase**, benötigt werden.

Abbau einfach ungesättigter Fettsäuren

Entscheidend für den Abbauweg einfach ungesättigter Fettsäuren ist die Position der Doppelbindung.

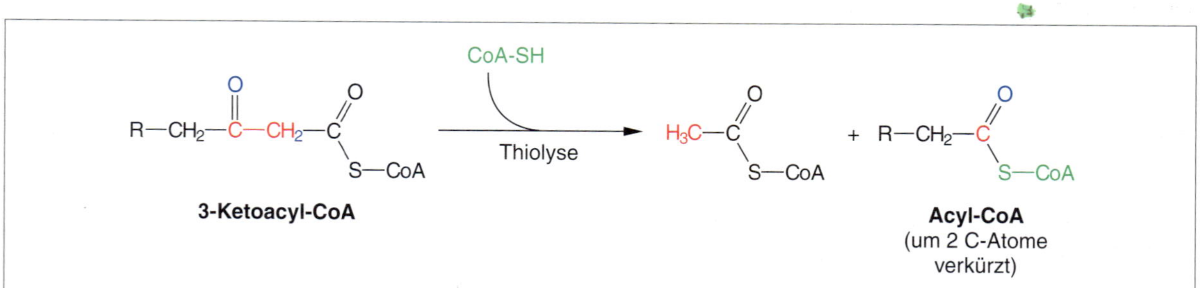

Abb. 4.23 Thiolytische Abspaltung von Acetyl-CoA. [3]

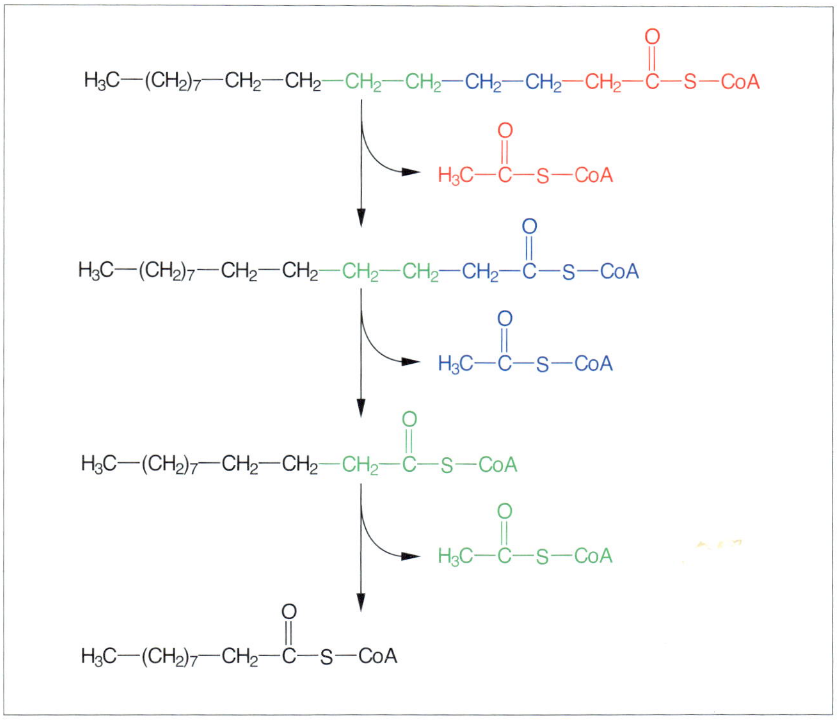

Abb. 4.24 Fettsäureoxidation am Beispiel der Palmitinsäure. [3]

Befindet sich die **Doppelbindung an** einem **C-Atom mit ungerader Zahl**, z. B. zwischen C-Atom 9 und C-Atom 10 (↗ Abb. 4.25), entsteht in diesem Beispielfall nach drei Zyklen ein cis-Δ^3-Enoyl-CoA (nahezu alle ungesättigten Fettsäuren besitzen cis-Doppelbindungen). Die Doppelbindung befindet sich nach drei Abbauzyklen also zwischen den C-Atomen 3 und 4. Bei einer Fettsäure mit Doppelbindung zwischen C-7 und C-8 wäre dies bereits nach zwei Zyklen der Fall. Da ein cis-Δ^3-Enoyl-CoA kein Substrat der Acyl-CoA-Dehydrogenase ist, denn diese ist spezifisch für die trans-Form des Δ^3-Enoyl-CoA, wird nun eine **cis-Δ^3-Enoyl-CoA-Isomerase** benötigt. Diese wandelt die cis-Δ^3-Doppelbindung in eine trans-Δ^2-Doppelbindung um (↗ Abb. 4.25). Die weiteren Reaktionen folgen dem Schema der Oxidation gesättigter Fettsäuren.

Befindet sich die **Doppelbindung** der ungesättigten Fettsäure an einem **C-Atom mit gerader Zahl**, entsteht nach einer entsprechenden Anzahl von Reaktionsumläufen ein Acyl-CoA mit einer cis-Δ^4-Doppelbindung. Nach der Oxidation durch die Acyl-CoA-Dehydrogenase entsteht ein 2,4-Dienoyl-CoA, das der Enoyl-CoA-Hydratase nicht als Substrat dienen kann. Die **2,4-Dienoyl-CoA-Reduktase** beseitigt dieses Problem, indem sie 2,4-Dienoyl-CoA in trans-Δ^3-Enoyl-CoA umwandelt (↗ Abb. 4.26). Als Elektronendonator dient NADPH+H^+, das zu $NADP^+$ oxidiert wird. Die Doppelbindung wird also einfach entfernt. Die **cis-Δ^3-Enoyl-CoA-Isomerase** wandelt anschließend trans-Δ^3-Enoyl-CoA in trans-Δ^2-Enoyl-CoA um, das – wie bei den gesättigten Fettsäuren beschrieben – weiterverstoffwechselt wird.

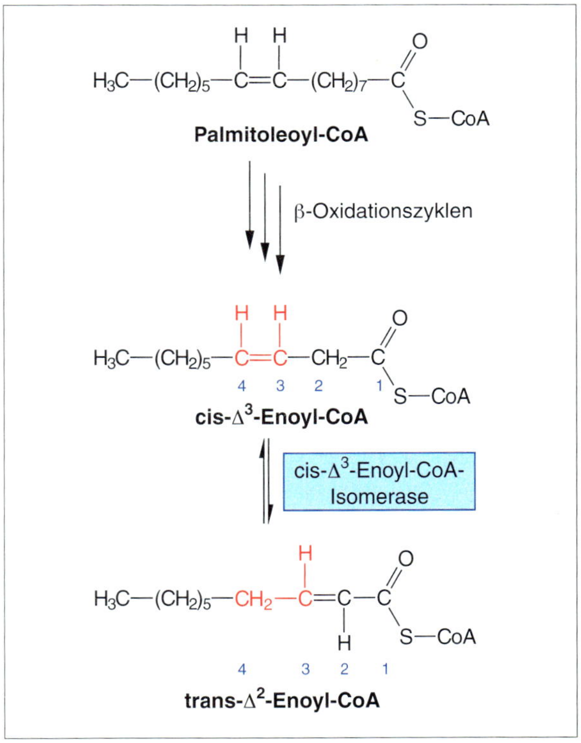

Abb. 4.25 Die Funktion der cis-Δ^3-Enoyl-CoA-Isomerase. [3]

Merke
Der Abbau ungesättigter Fettsäuren mit Doppelbindungen an ungeradzahligen C-Atomen benötigt

zusätzlich die Aktivität der cis-Δ^3-Enoyl-CoA-Isomerase. Der Abbau ungesättiger Fettsäuren mit Doppelbindungen an geradzahligen C-Atomen benötigt zusätzlich die Aktivität der 2,4-Dienoyl-CoA-Reduktase und der cis-Δ^3-Enoyl-CoA-Isomerase.

Abbau mehrfach ungesättigter Fettsäuren

Für den Abbau mehrfach ungesättiger Fettsäuren spielt die Position der ersten Doppelbindung die entscheidende Rolle. Je nachdem, ob an ungeradzahligem oder geradzahligem C-Atom lokalisiert, wird sie entweder durch die Isomerase oder durch Reduktase und Isomerase entfernt. Entsprechend wird mit der zweiten Doppelbindung verfahren.

Dies zeigt das Beispiel der Linolensäure, einer dreifach ungesättigten $\Delta^{9,12,15}$-Fettsäure mit einer Kettenlänge von 18 Kohlenstoffatomen. Nach drei Reaktionszyklen besteht sie nur noch aus 12 C-Atomen, sechs C-Atome wurden in Form von drei Molekülen Acetyl-CoA abgespalten. Die erste Doppelbindung ist dadurch zum C-Atom 3 vorgerückt, eine cis-Δ^3-Doppelbindung ist entstanden, die von der cis-Δ^3-Enoyl-CoA-Isomerase in eine trans-Δ^2-Doppelbindung umgewandelt wird. Nach einem weiteren Reaktionszyklus entsteht eine cis-Δ^4-Doppelbindung (eine solche Bindung befindet sich in der Linolensäure zwischen den C-Atomen 12 und 13). Nach Oxidation des Acyl-CoA durch die Acyl-CoA-Dehydrogenase zu 2,4-Dienoyl-CoA wird diese Doppelbindung durch die 2,4-Dienoyl-CoA-Reduktase und die cis-Δ^3-Enoyl-CoA-Isomerase entfernt (↗ Abb. 4.26). Die ursprünglich an C-Atom 15 lokalisierte Doppelbindung befindet sich nun zwischen C_7 und C_8. So entsteht nach zwei weiteren Zyklen abermals eine cis-Δ^3-Doppelbindung, die wiederum von der cis-Δ^3-Enoyl-CoA-Isomerase entfernt wird.

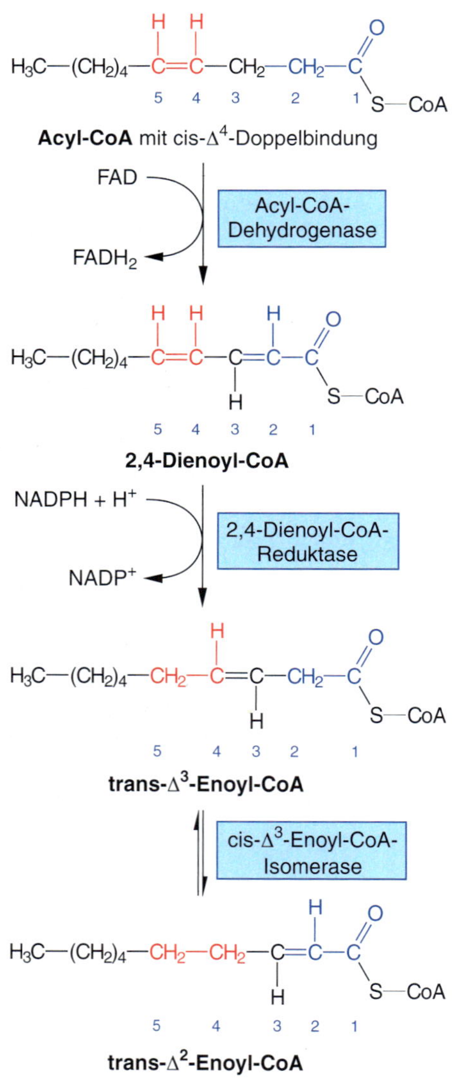

Abb. 4.26 Die Funktion der 2,4-Dienoyl-CoA-Reduktase. [3]

Abbau ungeradzahliger Fettsäuren

Ungeradzahlige Fettsäuren durchlaufen die β-Oxidation genauso wie die geradzahligen Fettsäuren. Im Unterschied zu geradzahligen Fettsäuren **entsteht** nach der letzten Abspaltung von Acetyl-CoA jedoch ein Molekül **Propionyl-CoA**. Dieses wird über folgende Zwischenstufen in Succinyl-CoA, das im Citratzyklus verwertet wird, umgewandelt (↗ Abb. 4.27):

- Propionyl-CoA wird durch die **Propionyl-CoA-Carboxylase** zu D-Methylmalonyl-CoA carboxyliert. Dabei wird ein Molekül ATP verbraucht. Die Propionyl-CoA-Carboxylase ist mit der Pyruvat-Carboxylase (↗ Kap. 3.4.2) verwandt und wie diese **biotinabhängig**. Carboxybiotin liefert die CO_2-Gruppe und wird in der Reaktion in Biotin umgewandelt. Carboxybiotin entsteht, indem Biotin HCO_3^- bindet.
- Eine **Racemase** lagert D-Methylmalonyl-CoA in L-Methylmalonyl-CoA um.
- Eine **cobalamin**(= Vitamin B_{12})**abhängige** Mutase, die **Methylmalonyl-CoA-Mutase**, katalysiert die intramolekulare Umlagerung von L-Methylmalonyl-CoA in Succinyl-CoA. Die C=O-Gruppe wird zusammen mit dem in einer Thioesterbindung gebundenen CoA vom C-Atom 2 an das C-Atom 3 verschoben. Dafür wandert im Austausch ein Wasserstoffatom von C-3 nach C-2. (Es gibt nur zwei cobalaminabhängige Reaktionen: diese und die Reaktion von Homocystein zu Methionin.)

Merke

Beim Abbau von ungeradzahligen Fettsäuren entsteht als vorläufiges Endprodukt Propionyl-CoA, das cobalamin- und biotinabhängig in Succinyl-CoA umgewandelt wird. Dieses wird im Citratzyklus weiterverwertet.

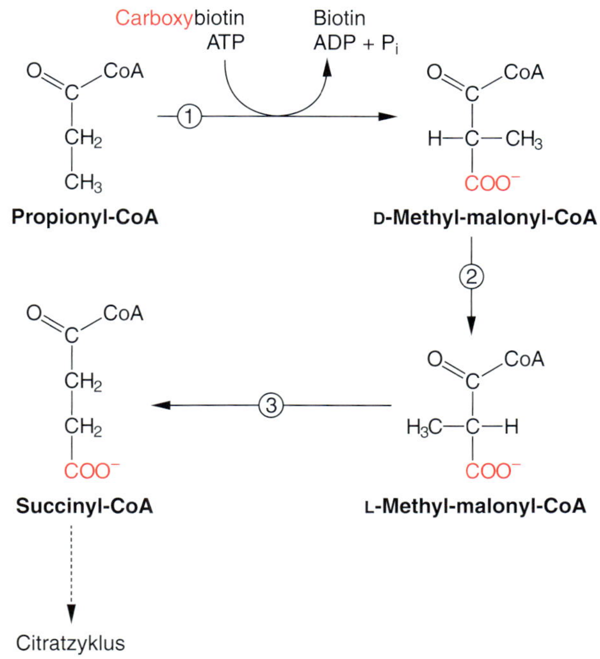

Abb. 4.27 Die Umwandlung von Propionyl-CoA in Succinyl-CoA. [2]

Energiegewinn der β-Oxidation

Im Zuge der β-Oxidation entstehen Acetyl-CoA, $FADH_2$ und $NADH_2$. Aus der Anzahl dieser Moleküle lässt sich berechnen, wie viele Moleküle ATP bei der Oxidation von Acetyl-CoA im Citratzyklus und von $FADH_2$ und $NADH_2$ in der Atmungskette entstehen. Dies soll am Beispiel der Palmitinsäure errechnet werden: Der Abbau von Palmitinsäure erfordert sieben Reaktionszyklen (im siebten Zyklus wird der C_4-Ketoacyl-CoA-Rest in zwei Moleküle Acetyl-CoA gespalten), die Summengleichung lautet somit:

Palmitoyl-CoA + 7 FAD + 7 NAD^+ + 7 CoA + 7 H_2O
→ 8 Acetyl-CoA + 7 $FADH_2$ + 7 NADH + 7 H^+

Ein Molekül $FADH_2$ liefert bei seiner Oxidation in der Atmungskette etwa 1,5 Moleküle ATP, ein Molekül NADH+H^+ etwa 2,5 Moleküle ATP. Die Verbrennung eines Moleküls Acetyl-CoA im Citratzyklus liefert 10 Moleküle ATP. Bei der Oxidation eines Palmitoyl-CoA entstehen also 108 Moleküle ATP. 17,5 davon liefern die 7 NADH+H^+, 10,5 die 7 $FADH_2$. 80 Moleküle ATP entstehen durch die Oxidation der 8 Acetyl-CoA. Bei der Fettsäureaktivierung wird das Äquivalent von zwei Molekülen ATP durch die Spaltung von ATP in AMP und zwei Phosphatreste verbraucht. Der ATP-Gewinn bei der vollständigen Oxidation von Palmitinsäure beträgt demnach 106 Moleküle ATP.

Merke
Die Oxidation eines Moleküls Palmitinsäure liefert 106 Moleküle ATP.

Regulation der β-Oxidation

Die Enzyme der β-Oxidation werden nicht direkt reguliert. **Kontrollstelle** ist der Transport von Fettsäuren in die mitochondriale Matrix durch die **Carnitin-Acyltransferase I**. Dieses für die β-Oxidation der Fettsäuren geschwindigkeitsbestimmende Enzym wird durch folgende Mechanismen gesteuert:

- **allosterische Inhibition** durch **Malonyl-CoA**: Malonyl-CoA ist ein Zwischenprodukt der Fettsäurebiosynthese. Dieser Mechanismus gewährleistet, dass Fettsäureoxidation und -synthese nicht nebeneinander ablaufen.
- **Steigerung der Transkriptionsrate** der RNA für die Carnitin-Acyltransferase I durch eine hohe Konzentration an **langkettigen Fettsäuren**. Diese Wirkung wird wahrscheinlich durch Aktivierung des **Transkriptionsfaktors PPARα** vermittelt.
- **Steigerung der Transkriptionsrate** durch **Schilddrüsenhormone**: Hierdurch wird der erhöhte Energiebedarf unter dem Einfluss von Schilddrüsenhormonen gedeckt.

Merke
Die Carnitin-Acyltransferase I wird von Malonyl-CoA gehemmt.

β-Oxidation in Peroxisomen

Die β-Oxidation findet zum größten Teil in den Mitochondrien, zu einem kleinen Teil in den Peroxisomen statt. Dies sind Zellorganellen, die Katalase (↗ unten) enthalten.

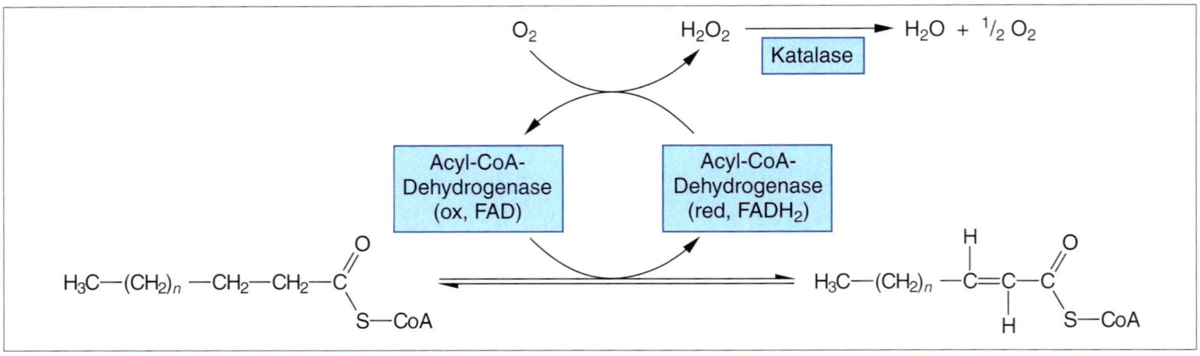

Abb. 4.28 Besonderheiten des peroxisomalen Fettsäureabbaus. [3]

Im Unterschied zur Fettsäureoxidation der Mitochondrien werden

- die **Fettsäuren** in den Peroxisomen **nur bis zu einer Kettenlänge von acht Kohlenstoffatomen verkürzt**. Der weitere Abbau erfolgt dann in den Mitochondrien.
- die **Elektronen und Wasserstoffionen**, die in der ersten Teilreaktion jedes Zyklus frei werden, nicht auf FAD, sondern **auf O_2 übertragen** (↗ Abb. 4.28, es gibt in den Peroxisomen keine Möglichkeit zur Oxidation von $FADH_2$!). Dabei entsteht H_2O_2, das von der Katalase in Wasser und Sauerstoff umgewandelt wird.

Die übrigen Reaktionsschritte sind mit denen des mitochondrialen Fettsäureabbaus identisch, werden allerdings von peroxisomalen Isoformen der Fettsäureabbauenzyme katalysiert.

Merke
Bei der Fettsäureoxidation in Peroxisomen werden die Elektronen und Wasserstoffionen nicht auf FAD, sondern auf O_2 übertragen, da die Peroxisomen keine Atmungskette besitzen.

Klinik
Zellweger-Syndrom: Hierbei liegt ein Enzymdefekt oder -mangel in den Peroxisomen vor. Somit ist die peroxisomale Oxidation langkettiger Fettsäuren gestört. Zu den Symptomen ↗ Kapitel 11.8.2.

4.4 Ketonkörper

4.4.1 Definition und Bedeutung

Als Ketonkörper werden die Moleküle **Acetacetat**, **β-Hydroxybutyrat** und **Aceton** (↗ Abb. 4.29) bezeichnet. Sie werden ausschließlich in den Mitochondrien der Leber aus Acetyl-CoA synthetisiert, und zwar immer dann, wenn die Acetyl-CoA-Konzentration in den Leberzellen die Weiterverwertungskapazität des Citratzyklus übersteigt. Die Menge, in der Acetyl-CoA in den Citratzyklus eintreten kann, hängt von der Verfügbarkeit von Oxalacetat ab, da dieses im ersten Schritt des Citratzyklus mit Acetyl-CoA zu Citrat reagiert (↗ Kap. 5.2). **Im Hungerzustand** oder pathologischerweise z. B. **bei Diabetes mellitus** (Insulinmangel) läuft der Fettsäureabbau verstärkt und die Kohlenhydratverwertung vermindert ab. Im Hungerzustand steht keine Glucose für den Abbau in der Glykolyse zur Verfügung, bei Diabetes mellitus kann die Glucose nicht in Gewebe mit insulinabhängigen Glucosetransportern (Fettgewebe, Skelettmuskel) aufgenommen werden; es werden vermehrt Muskelproteine abgebaut. Dann dient das ohnehin nur in geringen Mengen vorhandene Oxalacetat in der Leber der Glucosesynthese über die Gluconeogenese (↗ Kap. 3.4) und „fehlt" somit im Citratzyklus der Leberzellen. In dieser Situation synthetisieren die Leberzellen aus Acetyl-CoA Ketonkörper, die von den meisten Organen (↗ Kap. 4.4.3) als Energielieferanten genutzt werden können.

Merke
Als Ketonkörper bezeichnet man Acetacetat, β-Hydroxybutyrat und Aceton. Sie werden in Situationen, die mit erhöhter Acetyl-CoA-Konzentration einhergehen (Hunger, Diabetes mellitus), in den Mitochondrien der Leber aus Acetyl-CoA gebildet.

4.4.2 Ketonkörpersynthese

Zunächst wird aus Acetyl-CoA in drei Schritten Acetacetat gebildet (↗ Abb. 4.30): Zwei Moleküle Acetyl-CoA reagieren miteinander zu Acetacetyl-CoA. Diese Reaktion ist die Umkehrung der Ketothiolasereaktion der Fettsäureoxidation. Sie wird von der **3-Ketothiolase** katalysiert. Acetacetyl-CoA reagiert mit einem weiteren Molekül Acetyl-CoA und Wasser zu D-3-Hydroxy-methyl-glutaryl-CoA (D-β-Hydroxy-β-methyl-glutaryl-CoA, HMG-CoA); CoA wird abgespalten. Die mitochondriale **β-HMG-CoA-Synthetase** katalysiert diesen Schritt. Die **β-HMG-CoA-Lyase** spaltet anschließend HMG-CoA in Acetacetat und Acetyl-CoA.

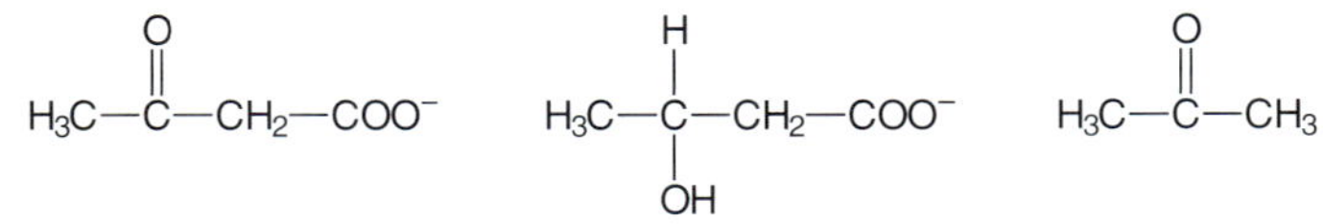

Abb. 4.29 Die Ketonkörper Acetacetat, D-3-Hydroxybutyrat (D-β-Hydroxybutyrat) und Aceton. [2]

Acetacetat wird durch **die β-Hydroxybutyrat-Dehydrogenase** zu D-3-Hydroxybutyrat (D-β-Hydroxybutyrat) reduziert. $NADH+H^+$ wird in dieser Reaktion zu NAD^+ oxidiert. Aus diesem Grund bestimmt das $NADH+H^+/NAD^+$-Verhältnis in den Mitochondrien das Verhältnis von Hydroxybutyrat zu Acetacetat.

Acetacetat ist eine β-Ketosäure. Deshalb kann es nichtenzymatisch zu **Aceton** decarboxylieren. Für Aceton besteht im Organismus keine Verwendung. Es wird mit der Ausatemluft ausgeschieden und ist deshalb bei Personen mit hohem Acetatspiegel, z. B. bei juvenilen Diabetikern, durch einen süßlichen Geruch der Ausatemluft wahrnehmbar.

4.4.3 Ketonkörperverwertung

Die Leber, Ort der Ketonkörpersynthese, kann die Ketonkörper selbst nicht verwerten, da ihr bestimmte Enzyme des Ketonkörperabbaus (CoA-Transferase, ↗ unten) fehlen. Alle anderen Organe und Gewebe sind jedoch in der Lage, Ketonkörper zu verwerten. Ketonkörper sind keine minderwertigen Energieträger. Nierenrinde und Herzmuskel bevorzugen sie sogar gegenüber Glucose und im Hungerzustand sind sie essentiell für die Energiegewinnung des gesamten Organismus. Auch das Gehirn, dessen wichtigster Brennstoff im Ruhezustand Glucose ist, entwickelt innerhalb weniger Tage durch Induktion der Synthese entsprechender Enzyme (vor allem der CoA-Transferase) die Fähigkeit zur Ketonkörperverwertung. Es kann dann den Großteil seines Energiebedarfs mit Ketonkörpern decken.

Die Leber gibt die Ketonkörper in Form von **β-Hydroxybutyrat** ins Blut ab. Dieses wird auf dem Blutweg in die Peripherie transportiert und in die Zellen aufgenommen. Anschließend wird es von der **β-Hydroxybutyrat-Dehydrogenase** NAD^+-abhängig zu **Acetacetat** oxidiert (↗ Abb. 4.30). Dabei entsteht $NADH+H^+$.

Acetacetat wird durch eine spezifische **CoA-Transferase**, die Coenzym A von Succinyl-CoA (einem Zwischenprodukt des Citratzyklus) überträgt, zu **Acetacetyl-CoA** aktiviert. Succinyl-CoA geht dabei in Succinat über (↗ Abb. 19.1b).

Eine **Thiolase** spaltet Acetacetyl-CoA in **zwei Moleküle Acetyl-CoA**, die dann in den Citratzyklus eintreten.

Merke
Außer der Leber sind alle Organe und Gewebe des menschlichen Körpers in der Lage, Ketonkörper zu verwerten. Allerdings benötigt das Gehirn eine Adaptionsphase von einigen Tagen, in der die für die Ketonkörperverwertung nötigen Enzyme exprimiert werden.

Klinik
Ketoazidose: Bei schwerem Insulinmangel ist die Lipolyse verstärkt, da Glukagon und Katecholamine – beides Insulinantagonisten – überwiegen. Folglich ist die Konzentration freier Fettsäuren und von Acetyl-CoA in den Leberzellen erhöht und es kommt zu verstärkter Ketonkörperbildung. Da beim Diabetes mellitus aber gleichzeitig auch ausreichend Glucose im Blut zur Verfügung steht, werden die Ketonkörper als Energielieferanten nicht benötigt und daher auch nicht abgebaut. Da Ketonkörper Säuren sind, die auch über die Nieren nur begrenzt ausgeschieden werden können, kommt es zu einer Anhäufung im Blut. Dies wiederum bewirkt eine metabolische Azidose. Symptome einer diabetischen Ketoazidose sind Polyurie (durch die osmotische Wirkung der renalen Glucose- und Ketonkörperausscheidung), Schwäche, Sehstörungen und Bewusstseinsstörungen. Im Extremfall kommt es zum **ketoazidotischen diabetischen Koma**. Die Therapie besteht in Flüssigkeitsersatz, Insulinsubstitution, Elektrolytersatz und Azidosekorrektur (bei $pH < 7$). Die Normalisierung des Stoffwechsels muss langsam erfolgen (innerhalb von 24 Stunden), da sonst ein extremes intra-/extrazerebrales osmotisches Gefälle entsteht, das die Gefahr eines Hirnödems birgt.

4.5 Biosynthese der Fettsäuren und Triacylglycerine

4.5.1 Fettsäuresynthese

Nahezu alle Zellen des Körpers können gesättigte Fettsäuren synthetisieren, Hauptsyntheseort ist jedoch die Leber. Vorwiegend hier werden darüber hinaus aus den gesättigten ungesättigte Fettsäuren hergestellt.

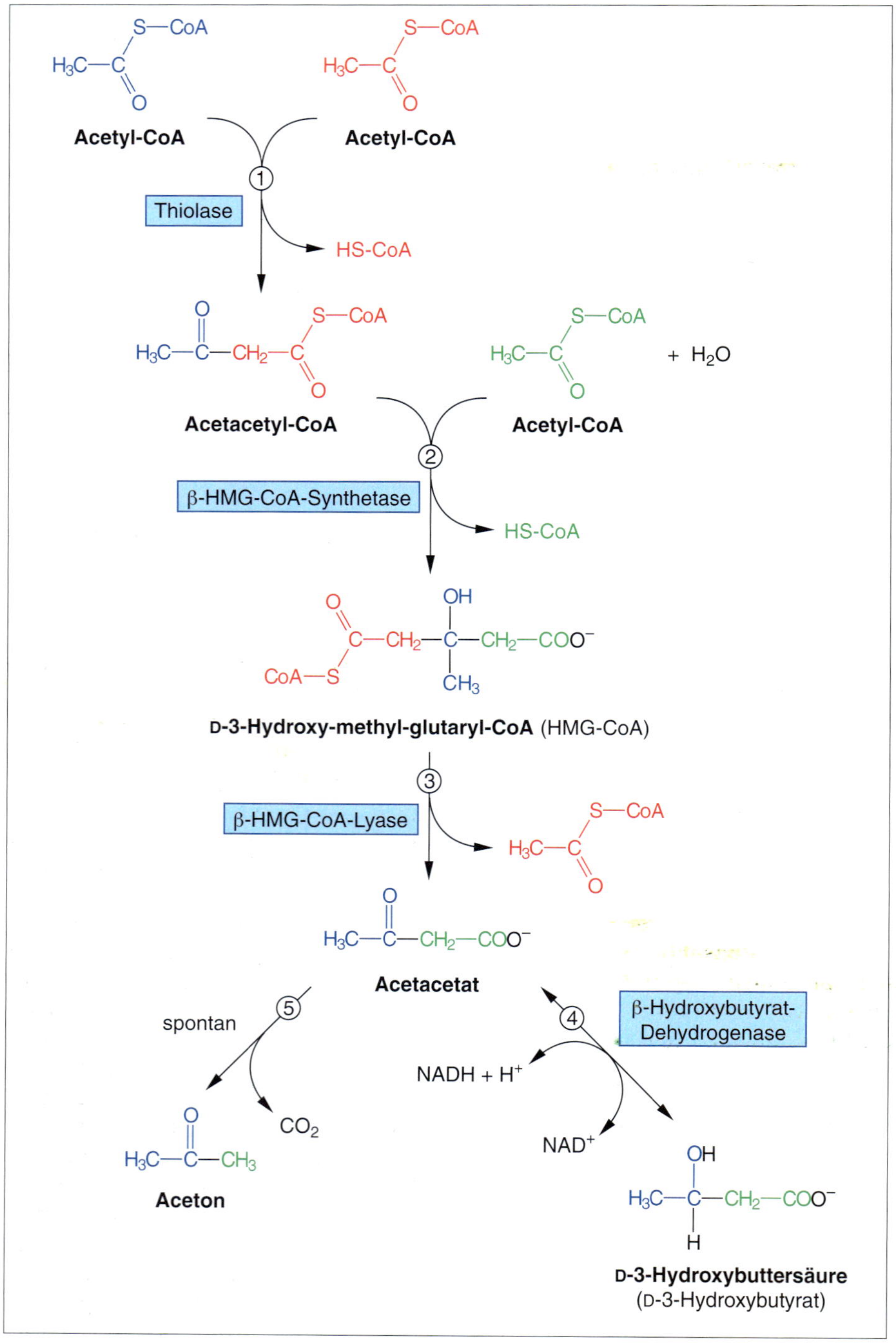

Abb. 4.30 Ketonkörpersynthese. [2]

Die Fettsäuresynthese ist keine Umkehr des Fettsäureabbaus. Zwischen Aufbau und Abbau bestehen gravierende Unterschiede:

- Im Gegensatz zur β-Oxidation, die in den Mitochondrien stattfindet, sind die **Enzyme der Fettsäuresynthese im Zytosol** lokalisiert.
- Fettsäuren werden durch einen **Multienzymkomplex**, die **Fettsäure-Synthase**, synthetisiert. Die Enzyme der Fettsäureoxidation sind dagegen nicht miteinander verbunden.
- Bei der Fettsäuresynthese wird die wachsende Kohlenstoffkette aus **C_2-Einheiten** aufgebaut. Diese werden zunächst in Form von **Malonyl-CoA** angelagert, einem C_3-Körper, der durch Carboxylierung von Acetyl-CoA entsteht und im weiteren Reaktionsverlauf wieder decarboxyliert wird.
- Bei der Fettsäuresynthese fungiert **NADPH+H^+** als **Reduktionsmittel**, beim Fettsäureabbau fungieren NAD^+ und FAD als Oxidationsmittel.
- Bei der Fettsäuresynthese entstehen als **Zwischenprodukte D-Isomere**, bei der β-Oxidation L-Isomere.

Synthese gesättigter Fettsäuren

Carboxylierung von Acetyl-CoA

Kohlenstoffdonor bei der Fettsäuresynthese ist Malonyl-CoA. Es entsteht durch Carboxylierung von Acetyl-CoA (↗ Abb. 4.31). Diese irreversible Reaktion, die die Schrittmacherreaktion der Fettsäuresynthese darstellt, wird von der biotinabhängigen **Acetyl-CoA-Carboxylase** katalysiert. Die Reaktion verbraucht 1 ATP, dessen Hydrolyse der Bildung eines Carboxybiotinzwischenproduktes dient. Die Reaktionsgleichung lautet:

Acetyl-CoA + Carboxybiotin + ATP → Malonyl-CoA + Biotin + ADP + P_i.

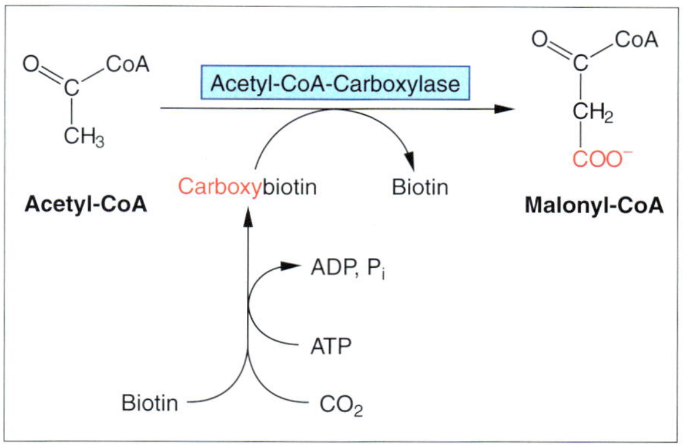

Abb. 4.31 Carboxylierung von Acetyl-CoA. [2]

> **Merke**
> Malonyl-CoA entsteht durch biotinabhängige Carboxylierung von Acetyl-CoA. Diese Reaktion ist die Schrittmacherreaktion der Fettsäuresynthese.

Die weiteren Reaktionsschritte

Reaktionsmechanismus

Mit Ausnahme der Bildung von Malonyl-CoA werden alle Teilreaktionen der Fettsäuresynthese von einem multifunktionellen homodimeren (d.h. aus zwei identischen Untereinheiten bestehenden) Enzymkomplex, der **Fettsäure-Synthase**, katalysiert. Sie **bindet** die **Zwischenprodukte der Fettsäuresynthese an SH-Gruppen**: **Jedes Monomer** enthält **eine zentrale und eine periphere SH-Gruppe**. Die zentrale SH-Gruppe ist Bestandteil einer Phosphopantetheingruppe, die kovalent an einen Serinrest des sog. Acyl-Carrier-Proteins (ACP) gebunden ist (↗ Abb. 4.32). Die periphere SH-Gruppe ist Teil eines Cysteinrestes im aktiven Zentrum eines Acyl-Malonyl-kondensierenden Enzyms (↗ unten). An diesen vier SH-Gruppen (pro Monomer 2) läuft die „Verlängerung" von Malonyl-CoA zu einem Acylrest mit 16–18 C-Atomen ab.

> **Merke**
> Jedes Monomer des dimeren Multienzymkomplexes der Fettsäure-Synthase besitzt eine periphere und eine zentrale SH-Gruppe, an die die Zwischenprodukte der Fettsäuresynthese gebunden sind.

Ablauf

Der Zyklus der Fettsäuresynthese (↗ Abb. 4.33) beginnt mit der **Bindung eines Starter-Acetylrests** (von Acetyl-CoA stammend) **an die zentrale SH-Gruppe**, katalysiert durch die **Acetyl-Transacylase**. Dieses Enzym überträgt anschließend den **Acetylrest auf die periphere SH-Gruppe**.

Auf die frei gewordene **zentrale SH-Gruppe** wird ein **Malonylrest** (von Malonyl-CoA) übertragen. Diese Reaktion katalysiert die **Malonyl-Transacylase**.

Der an die periphere SH-Gruppe gebundene Acetylrest wird auf den Malonylrest an der zentralen SH-Gruppe übertragen und reagiert mit diesem in einer **Kondensationsreaktion** – katalysiert vom **Acyl-Malonyl-kondensierenden Enzym** – zu einem **Acetacetylrest**. Der Malonylrest wird im Zuge dieser Reaktion decarboxyliert. Da diese Decarboxylierung eine Verminderung der freien Enthalpie zur Folge hat, wird das Gleichgewicht der Reaktion auf die Seite des Acetacetylrestes verschoben. Aus diesem Grund wird der Acetacetylrest aus einem Acetyl- und einem Malonylrest gebildet. Die Reaktion zweier Acetylreste wäre energetisch ungünstig.

Der während der folgenden Reaktionen weiterhin an die zentrale SH-Gruppe gebundene Acetacetyl-

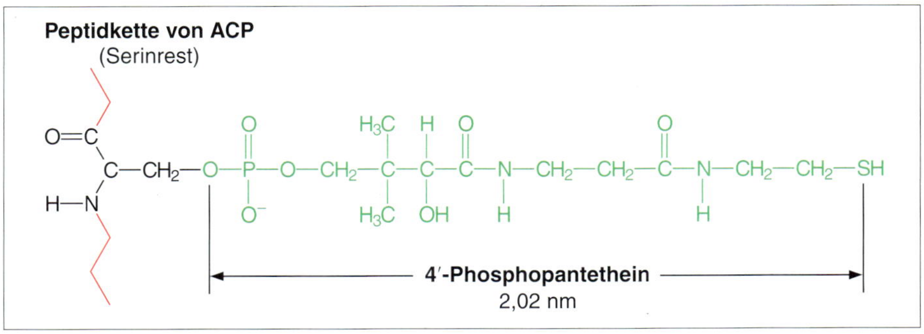

Abb. 4.32 Phosphopantethein als prosthetische Gruppe des Acyl-Carrier-Proteins (ACP). [5]

rest wird zunächst durch die **β-Ketoacyl-Reduktase** am C-3-Atom zu einem **D-3-Hydroxybutyrylrest** reduziert. NADPH+H+ dient in dieser Reaktion als Reduktionsmittel. Aus dem D-3-Hydroxybutyrylrest entsteht durch eine von der **Dehydratase** katalysierte Wasserabspaltung ein **trans-Δ²-Enoylrest** (Crotonoyl). Dieser Enoylrest wird von der **Enoyl-Reduktase** zu einem **Butyrylrest** reduziert. Als Reduktionsmittel dient wiederum NADPH+H+. Somit wurde in diesen drei Reaktionen der Acetacetylrest durch Reduktion, Dehydratisierung und nochmalige Reduktion in einen gesättigten Acylrest umgewandelt.

Der **Butyrylrest** wird im weiteren Verlauf des Synthesezyklus **auf die periphere SH-Gruppe** übertragen und ein neuer **Malonylrest** wird **an die zentrale SH-Gruppe** gebunden. Mit der Kondensation dieses

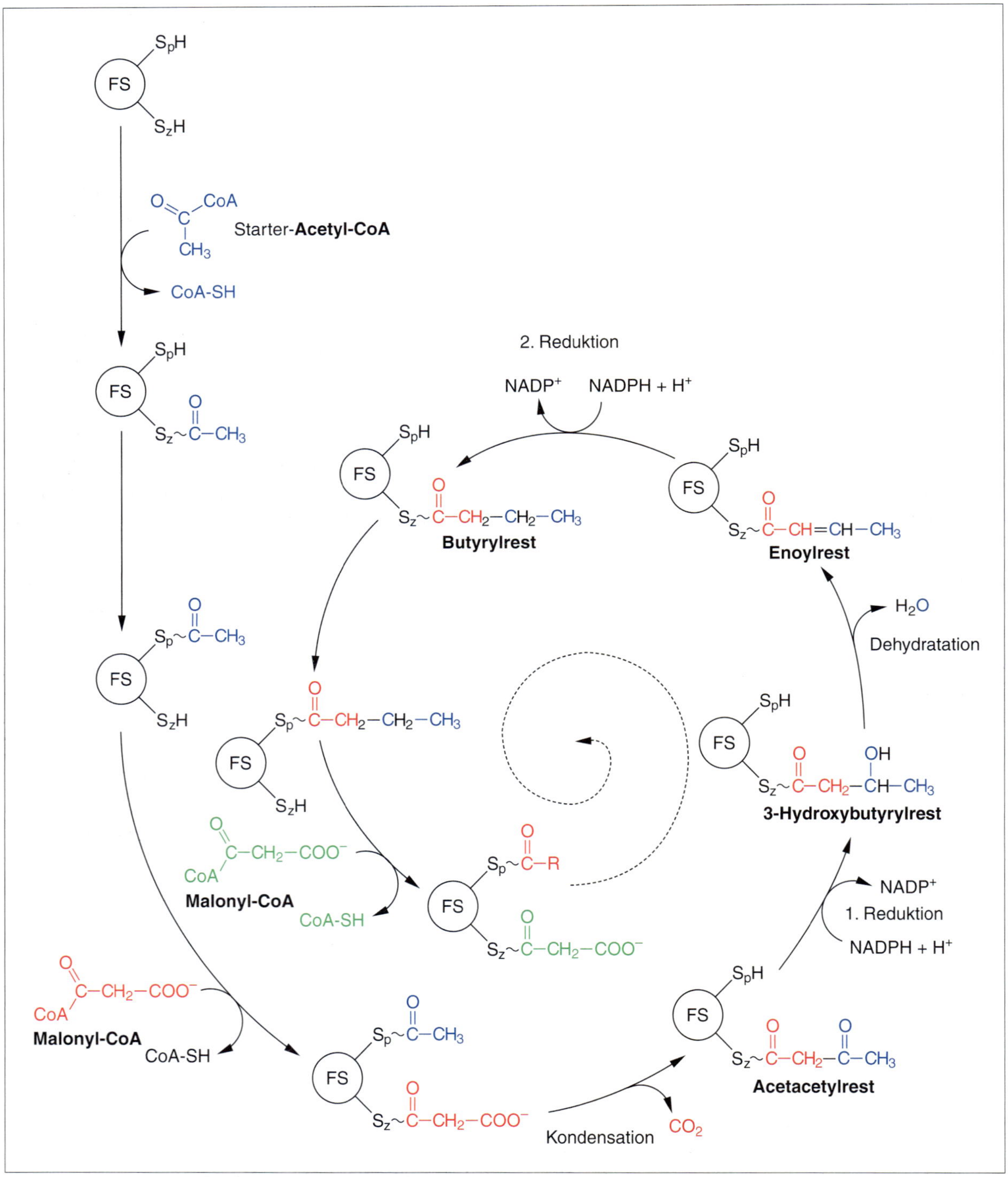

Abb. 4.33 Die Biosynthese gesättigter Fettsäuren. FS: Fettsäure-Synthase, S_p: periphere SH-Gruppe, S_z: zentrale SH-Gruppe. [2]

Malonylrestes mit dem Butyrylrest zu einem C_6-Ketoacylkörper beginnt ein **neuer Synthesezyklus**.

Nach weiteren Verlängerungszyklen bis zum Anwachsen des Acylrestes auf eine Länge von 16–18 C-Atomen spaltet eine Thioesterase den Acylrest hydrolytisch von der zentralen SH-Gruppe des Acyl-Carrier-Proteins ab.

Die Synthese längerkettiger Fettsäuren wird von Enzymen katalysiert, die sich auf der zytosolischen Seite der Membran des endoplasmatischen Reticulums befinden. Kohlenstoffdonor ist Malonyl-CoA (zum Reaktionsmechanismus ↗ „Synthese ungesättigter Fettsäuren").

Summengleichung der Synthese

Die Summengleichung der Synthese lautet z. B. für die gesättigte Fettsäure Palmitinsäure:

CH_3-CO-S-CoA + 7 HOOC-CH_2-CO-CoA + 14 NADPH + 14 H^+ →
CH_3-$(CH_2)_{14}$-COOH + 7 CO_2 + 6 H_2O + 8 CoA + 14 $NADP^+$

Die Fettsäure-Synthase

Aufbau

Die Fettsäure-Synthase ist ein **Homodimer**, besteht also aus zwei identischen Untereinheiten. Diese Untereinheiten sind Polypeptidketten, die jeweils **drei Domänen** enthalten (↗ Abb. 4.34):

- Auf **Domäne 1** am N-Terminus der Polypeptidkette befinden sich die **Acetyl-Transacylase**, die **Malonyl-Transacylase** und das **Acyl-Malonyl-kondensierende Enzym**. Sie ist also die Domäne für den Substrateintritt und die Kondensation.
- Auf **Domäne 2** befinden sich die **Dehydratase**, die **Enoyl-Reduktase**, die **β-Ketoacyl-Reduktase** und das **ACP**. Sie ist die Domäne für die Reduktion des Acylrests.
- Auf **Domäne 3** befindet sich die **Thioesterase**. Hier wird Palmitin- (16 C-Atome) oder Stearinsäure (18 C-Atome) freigesetzt.

Am ACP befindet sich die zentrale SH-Gruppe als Teil des Phosphopantetheinrests, am kondensierenden Enzym die periphere SH-Gruppe als Teil eines Cysteinrests.

Die zwei Polypeptidketten sind so angeordnet, dass sich jeweils ein N-Terminus und ein C-Terminus gegenüberliegen. Dadurch entstehen **zwei katalytische Zentren**, die jeweils auf der einen Kette die Domäne 1 und auf der anderen Kette die Domänen 2 und 3 enthalten.

> **Merke**
> Die Fettsäure-Synthase ist ein Homodimer. Jedes Monomer besitzt drei Domänen, die die Enzymaktivitäten enthalten.

Zusammenwirken der Domänen im Fettsäuresynthesezyklus

Um das Zusammenspiel der einzelnen Domänen zu verdeutlichen, wird hier nur eines der beiden katalytischen Zentren der Fettsäure-Synthase betrachtet: das

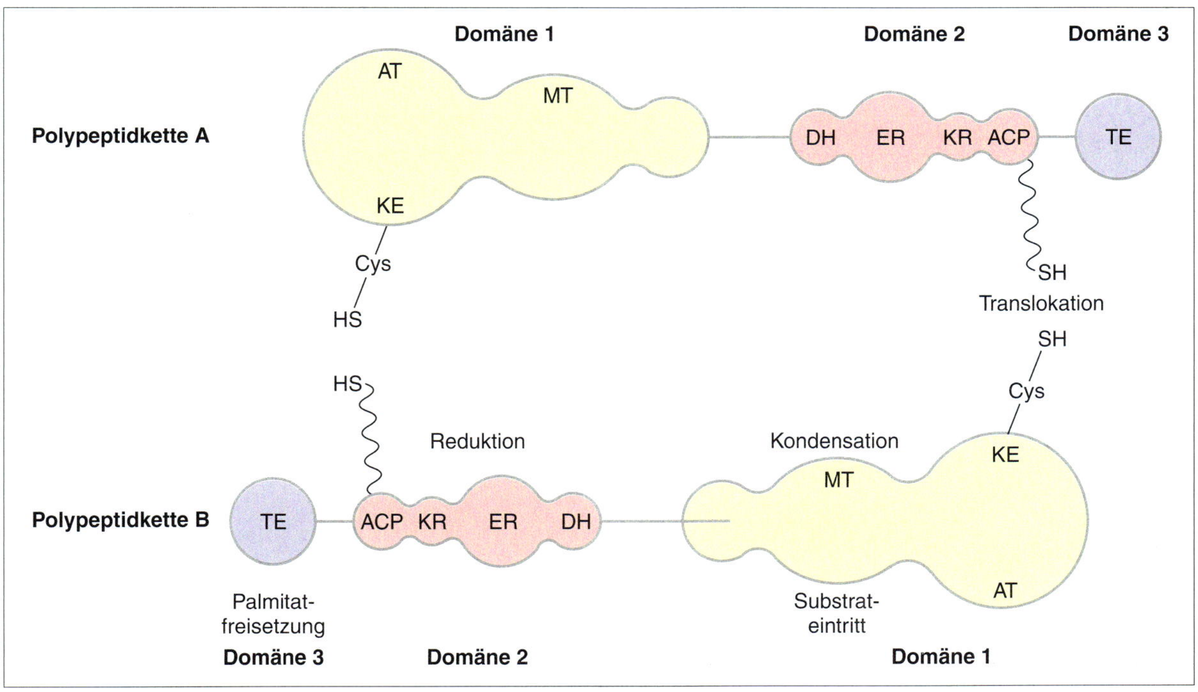

Abb. 4.34 Aufbau der Fettsäure-Synthase. AT: Acetyl-Transacylase, MT: Malonyl-Transacylase, KE: Acyl-Malonyl-kondensierendes Enzym. DH: Dehydratase, ER: Enoyl-Reduktase, KR: β-Ketoacyl-Reduktase, ACP: Acyl-Carrier-Protein, TE: Thioesterase. [3]

aus Domäne 1 der Polypeptidkette A (D1A) und Domäne 2 und 3 der Polypeptidkette B (D2B bzw. D3B).

Zuerst wird der Starter-Acetylrest von der Acetyl-Transacylase (D1A) an die zentrale SH-Gruppe des ACP (D2B), dann auf die periphere SH-Gruppe im aktiven Zentrum des kondensierenden Enzyms (D1A) übertragen. Auf die jetzt freie zentrale SH-Gruppe am ACP wird der Malonylrest übertragen. Dort erfolgt die Kondensation des Malonyl- und des Acetylrests zum Acetacetylrest. In diesem Stadium kooperieren also D1A und D2B.

Im Folgenden (Reduktion) fungiert die zentrale SH-Gruppe (D2B) als flexibler „Schwingarm" und transportiert den Acetacetylrest zu den aktiven Zentren der Enzyme auf D2B; in diesem Stadium ist nur D2B aktiv.

Nach Reduktion des Acetacetylrests zum Butyrylrest wird dieser auf die periphere SH-Gruppe im aktiven Zentrum des kondensierenden Enzyms (D1A) übertragen. Die zentrale SH-Gruppe (D2B) nimmt den nächsten Malonylrest auf; nun kooperieren wieder D1A und D2B.

Der nach mehreren Zyklen am kondensierenden Enzym (D1A) entstandene Acylrest wird von der Thioesterase der D3B hydrolytisch abgespalten.

Die Substrate für die Synthese gesättigter Fettsäuren

Für die Fettsäuresynthese werden Kohlenstoff in Form von **Acetyl-CoA** und Wasserstoff in Form von **NADPH + H⁺** benötigt.

Herkunft des Acetyl-CoA

Acetyl-CoA entsteht **aus Pyruvat** in einer Decarboxylierungsreaktion, die von der **Pyruvat-Dehydrogenase** (↗ Kap. 5.1), einem in den Mitochondrien lokalisierten Enzym, katalysiert wird. Acetyl-CoA muss also aus den Mitochondrien ins Zytosol zur Fettsäure-Synthase transportiert werden. Da Acetyl-CoA als polares Molekül die innere Mitochondrienmembran nicht passieren kann und kein Carrier existiert, reagiert Acetyl-CoA mit Oxalacetat zu **Citrat** (↗ Abb. 4.35), für das ein Carrier existiert. Diese Kondensation wird von der **Citrat-Synthase** katalysiert. Citrat wird mit Hilfe des Carriers ins Zytosol transportiert. Die im Zytosol lokalisierte **ATP-Citrat-Lyase** spaltet Citrat unter Verbrauch eines Moleküls ATP wieder in Oxalacetat und Acetyl-CoA:

Citrat + ATP + CoA + H_2O → Acetyl-CoA + Oxalacetat + ADP + P_i

Merke
Das für die Fettsäuresynthese benötigte Acetyl-CoA wird in Form von Citrat aus den Mitochondrien ins Zytoplasma transportiert.

Herkunft des NADPH+H⁺

Das in der ATP-Citrat-Lyase-Reaktion entstandene Oxalacetat wird im Zytosol über die Zwischenstufe Malat in Pyruvat zurückverwandelt (↗ Abb. 4.35), dieses wird mit Hilfe eines Carriers durch die innere Mitochondrienmembran transportiert. Bei der **Um-**

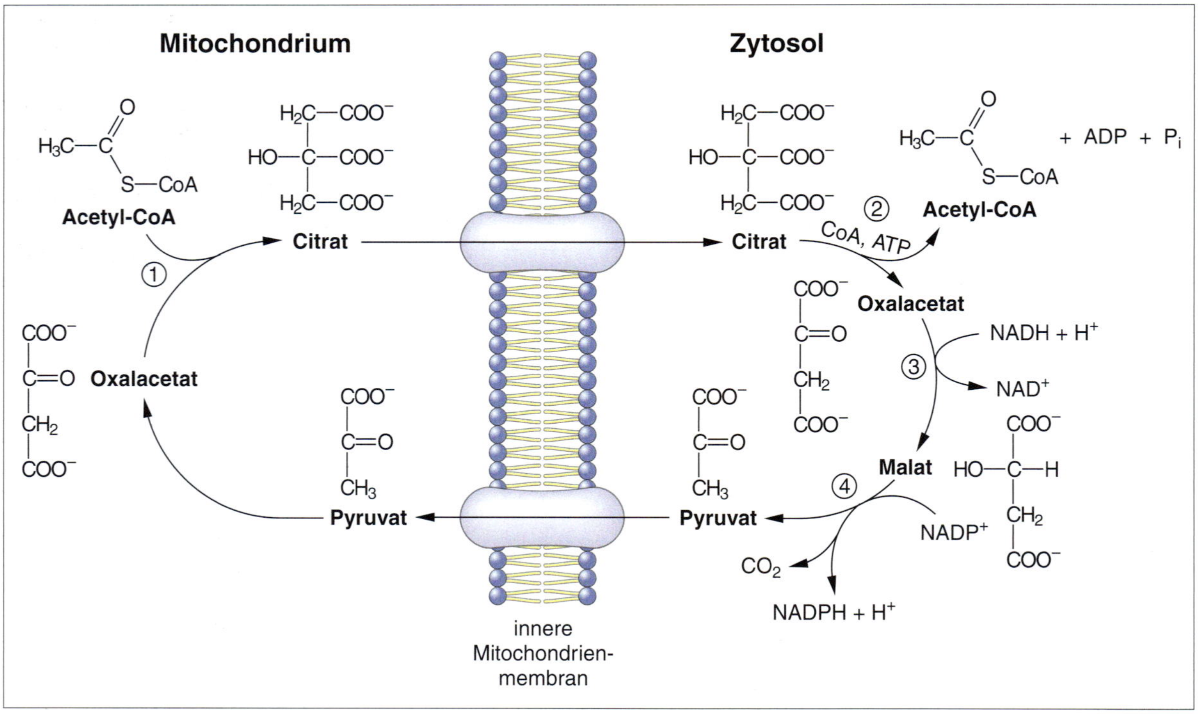

Abb. 4.35 Transport von Acetyl-CoA ins Zytosol und Rücktransport von Pyruvat in die mitochondriale Matrix. 1: Citrat-Synthase-Reaktion, 2: ATP-Citrat-Lyase-Reaktion, 3: Malat-Dehydrogenase-Reaktion, 4: Malat-Enzym-Reaktion. [3]

wandlung von Oxalacetat in Pyruvat entsteht ein Großteil des für die Fettsäuresynthese benötigten NADPH+H^+.

Zunächst wird Oxalacetat mit NADH+H^+ als Oxidationsmittel durch die (zytosolische) **Malat-Dehydrogenase** zu Malat reduziert.

Oxalacetat + NADH + H^+ ↔ Malat + NAD^+

Anschließend wird Malat durch das **Malat-Enzym** durch oxidative Decarboxylierung in Pyruvat umgewandelt. Dabei entsteht NADPH+H^+:

Malat + $NADP^+$ ↔ Pyruvat + CO_2 + NADPH + H^+

In der Summe ergeben die zwei Reaktionen eine Wasserstoffübertragung von NADH auf $NADP^+$:

Oxalacetat + NADH + H^+ + $NADP^+$ ↔ Pyruvat + NAD^+ + NADPH + H^+

Pyruvat wird nach dem Transport in den mitochondrialen Matrixraum durch die Pyruvat-Carboxylase zu Oxalacetat carboxyliert. Diese Carboxylierung benötigt die Energie eines Moleküls ATP.

Ein Teil des in der Fettsäuresynthese benötigten NADPH+H^+ stammt auch aus dem **Pentosephosphatweg**. Da sowohl Pentosephosphatweg als auch Fettsäuresynthese im Zytosol lokalisiert sind, werden hier keine Umwandlungsreaktionen oder Transporter benötigt. Beiden Stoffwechselprozessen steht der zytosolische NADPH+H^+-Vorrat zur Verfügung.

Merke

Die Fettsäuresynthese benötigt NADPH+H^+. Dieses stammt z.T. aus der Umwandlung von Oxalacetat in Pyruvat und z.T. aus dem Pentosephosphatweg.

Regulation der Synthese gesättigter Fettsäuren

Fettsäuresynthese und -abbau unterliegen einer strengen Kontrolle und werden der herrschenden Stoffwechselsituation angepasst. So ist gewährleistet, dass zu keinem Zeitpunkt gleichzeitig Fettsäuren gebildet und abgebaut werden. Eine hohe Kohlenhydratzufuhr bei gleichzeitiger ausreichender Verfügbarkeit von Energie führt so z.B. zu einer verstärkten Fettsäuresynthese. Die größte Bedeutung in der Regulation des Fettsäurestoffwechsels kommt der **Acetyl-CoA-Carboxylase** zu, denn sie katalysiert die Schrittmacherreaktion der Fettsäuresynthese: die Bildung von Malonyl-CoA aus Acetyl-CoA. Die Acetyl-CoA-Carboxylase wird einerseits **durch** die Hormone **Insulin**, **Glukagon** und **Adrenalin**, andererseits durch **Stoffwechselprodukte** reguliert. Weitere untergeordnete Regulationsmechanismen sind die Steuerung der **Pyruvat-Dehydrogenase** (Bereitstellung von Acetyl-CoA für die Fettsäurebiosynthese) und die Kontrolle der **Fettsäure-Synthase**.

Acetyl-CoA-Carboxylase

Dieses Enzym wird vor allem **durch reversible Phosphorylierung reguliert**: Die phosphorylierte Form des Enzyms ist inaktiv, die dephosphorylierte Form aktiv. Eine AMP-abhängige Proteinkinase überführt die Acetyl-CoA-Carboxylase durch Phosphorylierung eines Serinrestes in den inaktiven Zustand, die Proteinphosphatase 2A aktiviert die Carboxylase durch Dephosphorylierung (↗ Abb. 4.36).

Die **Proteinkinase** wird **durch AMP** (nicht cAMP!) und **ATP reguliert**. Eine hohe AMP-Konzentration, also ein Energiemangelzustand, aktiviert die Proteinkinase. Dies führt wiederum zu einer Deaktivierung der Carboxylase und somit zu einer verminderten Fettsäuresynthese. Eine hohe ATP-Konzentration (Energieüberschuss) hemmt die Proteinkinase und bewirkt folglich eine verstärkte Fettsäuresynthese.

Die **Proteinphosphatase 2A** wird **durch Phosphorylierung gehemmt**: Glukagon und Adrenalin aktivieren die cAMP-abhängige Proteinkinase A, die die Proteinphosphatase 2A phosphoryliert. Dadurch verbleibt die Acetyl-CoA-Carboxylase im phosphorylierten inaktiven Zustand und die Fettsäuresynthese ist gehemmt.

Insulin steigert im Gegensatz zu Glukagon und Adrenalin die Fettsäuresynthese, indem es die Acetyl-CoA-Carboxylase aktiviert. Dies geschieht wahrscheinlich sowohl durch eine Dephosphorylierung der Proteinphosphatase 2A als auch durch eine Steigerung der Transkriptionsrate der Acetyl-CoA-Carboxylase.

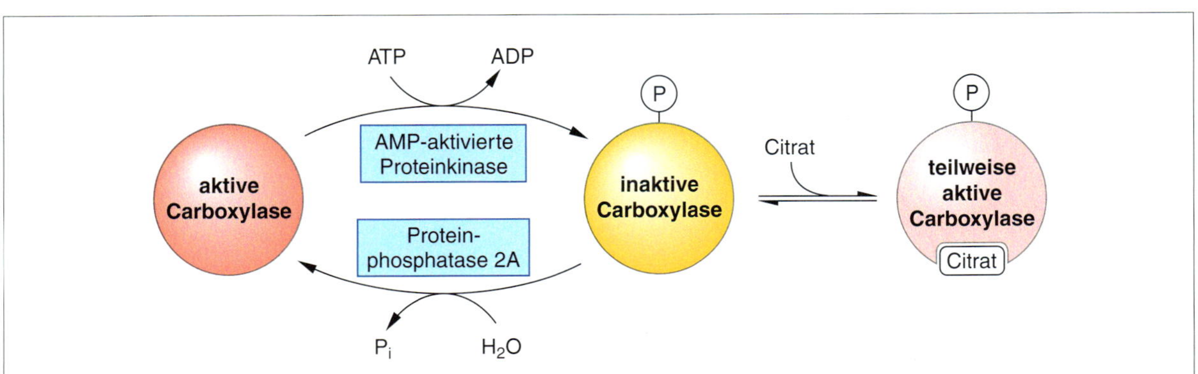

Abb. 4.36 Wichtige Regulationsmechanismen der Acetyl-CoA-Carboxylase. [3]

Merke
Glukagon und Katecholamine hemmen die Acetyl-CoA-Carboxylase und damit die Fettsäuresynthese. Insulin bewirkt durch Aktivierung der Acetyl-CoA-Carboxylase eine verstärkte Fettsäuresynthese.

Darüber hinaus wird die **Acetyl-CoA-Carboxylase durch Stoffwechselprodukte reguliert**:

Hohe Konzentrationen von langkettigem **Acyl-CoA**, dem Endprodukt der Fettsäuresynthese, zeigen eine ausreichende Versorgung mit freien Fettsäuren an und hemmen die Acetyl-CoA-Carboxylase (**negative Rückkopplung**). Zudem kommt es zu einer Hemmung des Citrattransports aus den Mitochondrien ins Zytosol und einer eingeschränkten $NADPH+H^+$-Produktion im Pentosephosphatweg durch Hemmung der Glucose-6-phosphat-Dehydrogenase.

Citrat ist ein **allosterischer Aktivator** der Acetyl-CoA-Carboxylase. Eine hohe Citratkonzentration ist Zeichen eines Energieüberschusses. In dieser Situation wird Citrat nicht mehr im Citratzyklus verwertet, denn ein Enzym des Citratzyklus, die Isocitrat-Dehydrogenase, wird durch ATP gehemmt, sondern aus den Mitochondrien ins Zytosol transportiert, wo es die Acetyl-CoA-Carboxylase aktiviert und in Acetyl-CoA umgewandelt wird. Die Fettsäuresynthese wird gesteigert.

Merke
Die Acetyl-CoA-Carboxylase wird durch Acyl-CoA gehemmt und durch Citrat aktiviert.

Pyruvat-Dehydrogenase

Diese ist das geschwindigkeitsbestimmende Enzym bei der Umwandlung von Pyruvat zu Acetyl-CoA (↗ Kap. 5) und sorgt somit für die Bereitstellung von Acetyl-CoA für die Fettsäurebiosynthese. Unter dem Einfluss von Insulin wird dieses enzymatisch-chemisch interkonvertierbare Enzym dephosphoryliert und dadurch aktiviert. Unter dem Einfluss von Glukagon und Adrenalin ist es phosphoryliert und inaktiv (Mechanismus der hormonabhängigen Phosphorylierung/Dephosphorylierung, ↗ Kap. 2.5.1).

Fettsäure-Synthase

Dieses Enzym katalysiert die Kettenverlängerung der entstehenden Fettsäure. Als Regulationsmechanismen sind lediglich Induktoren und Repressoren auf Transkriptionsebene bekannt:

- Induktoren sind Insulin (über Transkriptionsfaktor SREBP-1c) und Glucose.
- Repressoren sind Glukagon, Katecholamine und langkettige, mehrfach ungesättigte Fettsäuren.

Einfluss von Nahrungsfaktoren und Ernährungssituation

Ein **hoher Kohlenhydratanteil** in der Nahrung führt zu einer **verstärkten Fettsäuresynthese**. Vom Körper aktuell nicht benötigte Kohlenhydrate werden in Form von Triacylglycerinen gespeichert.

Bei **hohem Fettgehalt** der Nahrung können Triacylglycerine und Membranlipide direkt aus Nahrungsfettsäuren synthetisiert werden, die **Fettsäuresynthese** wird **gehemmt**.

Im **Hungerzustand steigern Glukagon und Adrenalin** durch Aktivierung von Fettzelllipasen die **Lipolyse**, so dass die Konzentration freier Fettsäuren zunimmt, und **hemmen** die Acetyl-CoA-Carboxylase, so dass die **Fettsäuresynthese** abnimmt.

Bei **ausreichendem Angebot von Kohlenstoff und ATP** steigt die Konzentration von Malonyl-CoA, dem Produkt der Acetyl-CoA-Carboxylase-Reaktion. Dieses hemmt die zytosolische Carnitin-Acyltransferase I (↗ Kap. 4.3.2), so dass der **Fettsäuretransport** in die mitochondriale Matrix **gestoppt** und der **Fettsäureabbau gehemmt** wird. Außerdem hemmt Insulin in Zeiten ausreichender Nahrungsaufnahme die Lipolyse.

Merke
Brennstoffüberschuss führt zu verstärktem Fettaufbau, im Hungerzustand werden vermehrt Fette abgebaut.

Synthese ungesättigter Fettsäuren

Der menschliche Organismus benötigt nicht nur gesättigte Fettsäuren, sondern auch eine Reihe von ungesättigten Fettsäuren (↗ Tab. 4.4).

Tab. 4.4 Wichtige ungesättigte Fettsäuren

Formel	Chemische Bezeichnung	Trivialname	Vorkommen
$C_{16}H_{30}O_2$	cis-Δ^9-Hexadekensäure	Palmitoleinsäure	Milchfett, Depotfett
$C_{18}H_{34}O_2$	cis-Δ^9-Octadekensäure	Ölsäure	Fette und Öle
$C_{18}H_{32}O_2$	$\Delta^{9,12}$-Octadekadiensäure	Linolsäure (essentiell)	Pflanzenöle, Depotfett
$C_{18}H_{30}O_2$	$\Delta^{9,12,15}$-Octadekatriensäure	Linolensäure (essentiell)	Fischöle
$C_{20}H_{32}O_2$	$\Delta^{5,8,11,14}$-Eikosatetraensäure	Arachidonsäure	Phosphoglyceride, Fischöle

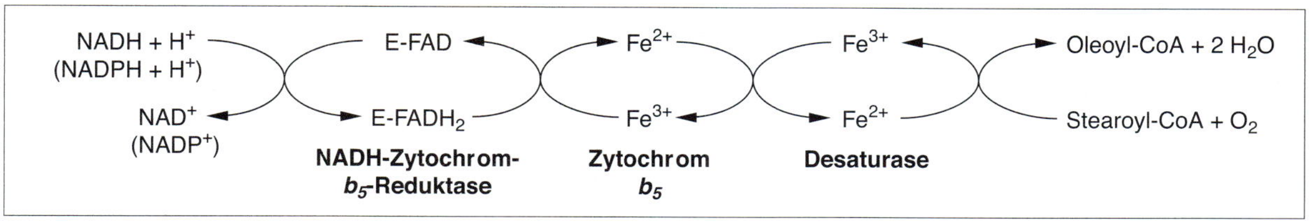

Abb. 4.37 Enzymkomplex zur Einführung von Doppelbindungen in gesättigte Fettsäuren. [3]

Synthesemechanismus

Hauptbildungsort für ungesättigte Fettsäuren ist die **Leber**. In den Leberzellen katalysiert ein auf der zytosolischen Seite des endoplasmatischen Retikulums lokalisiertes **Enzymsystem** die **Einführung von Doppelbindungen in langkettige Acyl-CoA-Moleküle**. Das Enzymsystem besteht aus drei membrangebundenen Enzymen: **NADH-Zytochrom-b_5-Reduktase**, **Zytochrom b_5** und **Desaturase** (↗ Abb. 4.37). Dieses Enzymsystem katalysiert die Umwandlung von Stearoyl-CoA zu Oleoyl-CoA und Palmitoyl-CoA zu Palmitoleyl-CoA.

Das Reaktionsprinzip dieses Komplexes entspricht dem einer Oxygenase: Als Erstes werden Elektronen von NADH auf FAD, das Coenzym der NADH-Zytochrom-b_5-Reduktase, übertragen. Anschließend wird das Häm-Eisen von Zytochrom b_5 von Fe^{3+} zu Fe^{2+} reduziert. Von diesem Fe^{2+} werden Elektronen auf ein Nicht-Häm-Eisen der Desaturase übertragen, das dadurch ebenfalls von der Fe^{3+}-Form in die Fe^{2+}-Form überführt wird. Zwei Elektronen reagieren mit O_2 und dem gesättigten Acyl-CoA. So wird in die Fettsäure eine Doppelbindung eingeführt und es werden zwei Moleküle Wasser freigesetzt. Die vier Elektronen stammen zur Hälfte vom NADH und zur Hälfte aus der Einfachbindung des Acyl-CoA.

Nach dem C-Atom 9 können jedoch **keine Doppelbindungen eingefügt werden**; hierzu fehlen dem menschlichen Organismus die Enzyme. Linolsäure ($\Delta^{9,12}$) sowie Linolensäure ($\Delta^{9,12,15}$) können demnach nicht synthetisiert werden und müssen mit der Nahrung aufgenommen werden. **Linol- und Linolensäure** sind für den Menschen **essentielle Fettsäuren**. Pflanzliche Organismen besitzen dagegen die Fähigkeit, auch nach C-9 Doppelbindungen einzuführen. Eine Reihe mehrfach ungesättigter Fettsäuren kann ausgehend von Ölsäure durch Desaturierung und Kettenverlängerung gebildet werden. Die Kettenverlängerung erfolgt ebenfalls auf der zytosolischen Seite der Membran des endoplasmatischen Retikulums. Nach dem Prinzip der Fettsäuresynthese fungiert Malonyl-CoA als Kohlenstoffdonor und kondensiert mit der vorhandenen Fettsäure, wobei Malonyl-CoA decarboxyliert wird. Das Reduktionsmittel ist $NADPH+H^+$.

Merke
Die Synthese ungesättigter Fettsäuren wird durch ein Enzymsystem in der Membran des endoplasmatischen Retikulums der Leberzellen katalysiert. Allerdings können im menschlichen Organismus in Fettsäuren keine Doppelbindungen nach dem C-Atom 9 eingeführt werden. Linol- und Linolensäure sind deshalb für den Menschen essentiell.

Arachidonsäuresynthese

Die Arachidonsäure (C_{20}, $\Delta^{5,8,11,14}$), die im menschlichen Organismus als **Ausgangssubstanz für** die Synthese der Eikosanoide – **Prostaglandine**, **Thromboxane** und **Leukotriene** – von Bedeutung ist

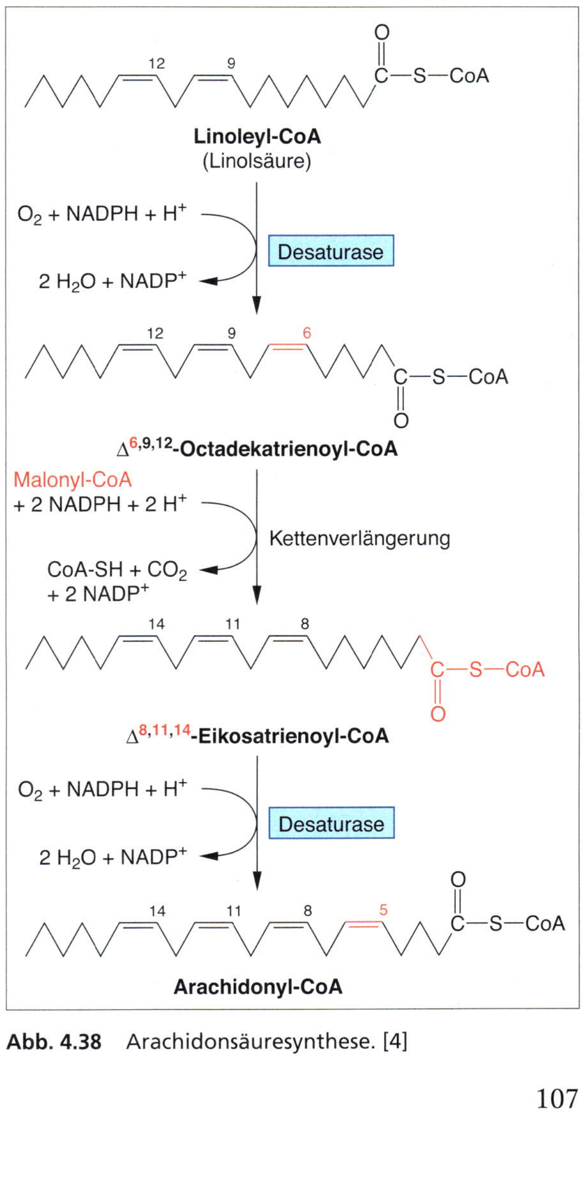

Abb. 4.38 Arachidonsäuresynthese. [4]

(↗ Kap. 13.7.4), kann **aus der** für den Menschen **essentiellen Linolsäure** ($\Delta^{9,12,15}$) **hergestellt** werden (↗ Abb. 4.38). In Linoleyl-CoA (Linolsäure) wird zunächst durch den Desaturase-Komplex eine zusätzliche Doppelbindung eingeführt, wobei $\Delta^{6,9,12}$-Octadekatrienoyl-CoA entsteht. Diese dreifach ungesättigte Kette wird anschließend um zwei C-Atome verlängert. Als C_2-Donor dient Malonyl-CoA. Die entstandene C_{20}-Verbindung heißt $\Delta^{8,11,14}$-Eikosatrienoyl-CoA. In diese Fettsäure kann am C-Atom 5 durch die Desaturase eine weitere Doppelbindung eingeführt werden, es entsteht $\Delta^{5,8,11,14}$-Eikosatetranoyl-CoA oder Arachidonyl-CoA. Die Arachidonsäure wird auch als halbessentiell bezeichnet.

Eikosanoidsynthese (↗ Kap. 13.7.4)

4.5.2 Triacylglycerinsynthese

Freie Fettsäuren werden im menschlichen Organismus als Glycerinester – Triacylglycerine = Neutralfette – im Zytoplasma der Fettzellen gespeichert. Für die Synthese der Triacylglycerine, die in der Leber und im Fettgewebe stattfindet, müssen sowohl das Glycerin als auch die freien Fettsäuren aktiviert werden.

Aktivierung der Substrate

In vielen Geweben wird **Glycerin-3-phosphat** durch die Reduktion von Dihydroxyacetonphosphat, einem Zwischenprodukt der Glykolyse, gewonnen. Diese Reaktion, bei der $NADH+H^+$ als Protonendonator dient, wird von der Glycerin-3-phosphat-Dehydrogenase katalysiert (↗ Abb. 4.39). Die Leber, die Niere, die Darmmukosa und die laktierende Brustdrüse besitzen zusätzlich das Enzym Glycerin-Kinase und können so Glycerin direkt und ATP-abhängig zu Glycerin-3-phosphat phosphorylieren (↗ Abb. 4.39).

Die für die Triacylglycerinsynthese benötigten Fettsäuren werden durch die Fettsäure-Thiokinase (Acyl-CoA-Synthetase) zu **Acyl-CoA** aktiviert. Dabei wird das Äquivalent von zwei Molekülen ATP verbraucht (↗ Kap. 4.3.2).

Merke
Fettsäuren müssen vor der Veresterung mit Glycerin-3-phosphat aktiviert werden.

Ablauf der Triacylglycerinsynthese

Im ersten Reaktionsschritt wird Glycerin-3-phosphat durch die Glycerin-3-phosphat-Acyltransferase mit zwei Acyl-CoA-Molekülen verknüpft. So entsteht **Phosphatidsäure**, ein zweifach acyliertes Glycerophosphat (↗ Abb. 4.39).

Die Phosphatidat-Phosphohydrolase, eine Phosphatase, spaltet den Phosphatrest vom C-Atom 3 der Phosphatidsäure ab. So entsteht ein **1,2-Diacylglycerin**.

Ein drittes Acyl-CoA wird durch eine Diacylglycerin-Acyltransferase auf die letzte noch freie OH-Gruppe am Diacylglycerin übertragen und vervollständigt dieses zu einem **Triacylglycerin**.

Die Glycerin-3-phosphat-Acyltransferase und die Diacylglycerin-Acyltransferase sind als Triacylglycerin-Synthetase-Komplex an der Membran des endoplasmatischen Retikulums lokalisiert.

Die fertigen Triacylglycerine der Leber werden entweder zur Speicherung in das Fettgewebe oder als Energielieferanten zum Muskelgewebe transportiert.

4.6 Regulation des Fettsäure- und Triacylglycerinstoffwechsels

4.6.1 Regulation im Fettgewebe

Einführung

Die im Fettgewebe gespeicherten Triacylglycerine stellen den größten Energievorrat des Menschen dar. Bei einem normalgewichtigen Menschen kann der Energiebedarf durch Abbau von Triacylglycerinen und Fettsäuren über ca. 4–5 Wochen gedeckt werden – im Gegensatz zum Glykogenabbau, der nur Energie für maximal 24 Stunden liefert.

Hauptsyntheseort für Fettsäuren ist die Leber. Die dort synthetisierten Fettsäuren werden mit Glycerinphosphat verestert (↗ Kap. 4.5.2) und in Form spezieller Lipoproteine, der VLDL (↗ Kap. 4.10), zum Fettgewebe transportiert. Mit der Nahrung aufgenommene Triacylglycerine werden nach ihrer intestinalen Resorption als Chylomikronen (↗ Kap. 4.10) vom Darm zum Fettgewebe gebracht. Da Fettzellen die Triacylglycerine nicht im Ganzen aufnehmen können, werden diese von einer endothelständigen Lipoproteinlipase in Glycerin und Fettsäuren gespalten. Die freien Fettsäuren werden in die Fettzellen aufgenommen und nach Aktivierung zu Acyl-CoA mit Glycerin-3-phosphat zu Triacylglycerinen reverestert. Das zur Triacylglycerinsynthese benötigte Glycerin-3-phosphat muss die Fettzelle aus der Glykolyse (durch Reduktion von Dihydroxyacetonphosphat, ↗ Abb. 4.39) beziehen, da freies Glycerin im Fettgewebe nicht aktiviert werden kann. Das bei der Spaltung der Triacylglycerine entstehende freie Glycerin wird in der Leber nach Aktivierung entweder in die Glykolyse eingeschleust oder für die Gluconeogenese verwendet.

Der Abbau der Triacylglycerine in Glycerin und freie Fettsäuren erfolgt in den Fettzellen durch die Triacylglycerinlipase, eine hormonsensitive Lipase. Beide Abbauprodukte werden ins Blut abgegeben. Glycerin wird wie oben beschrieben von der Leber weiterverwertet, die Fettsäuren werden an Serumalbumin gebunden transportiert und dienen anderen Geweben zur Deckung des Brennstoffbedarfs.

Abbildung 4.40 zeigt die Synthese und den Abbau von Triacylglycerinen im Fettgewebe.

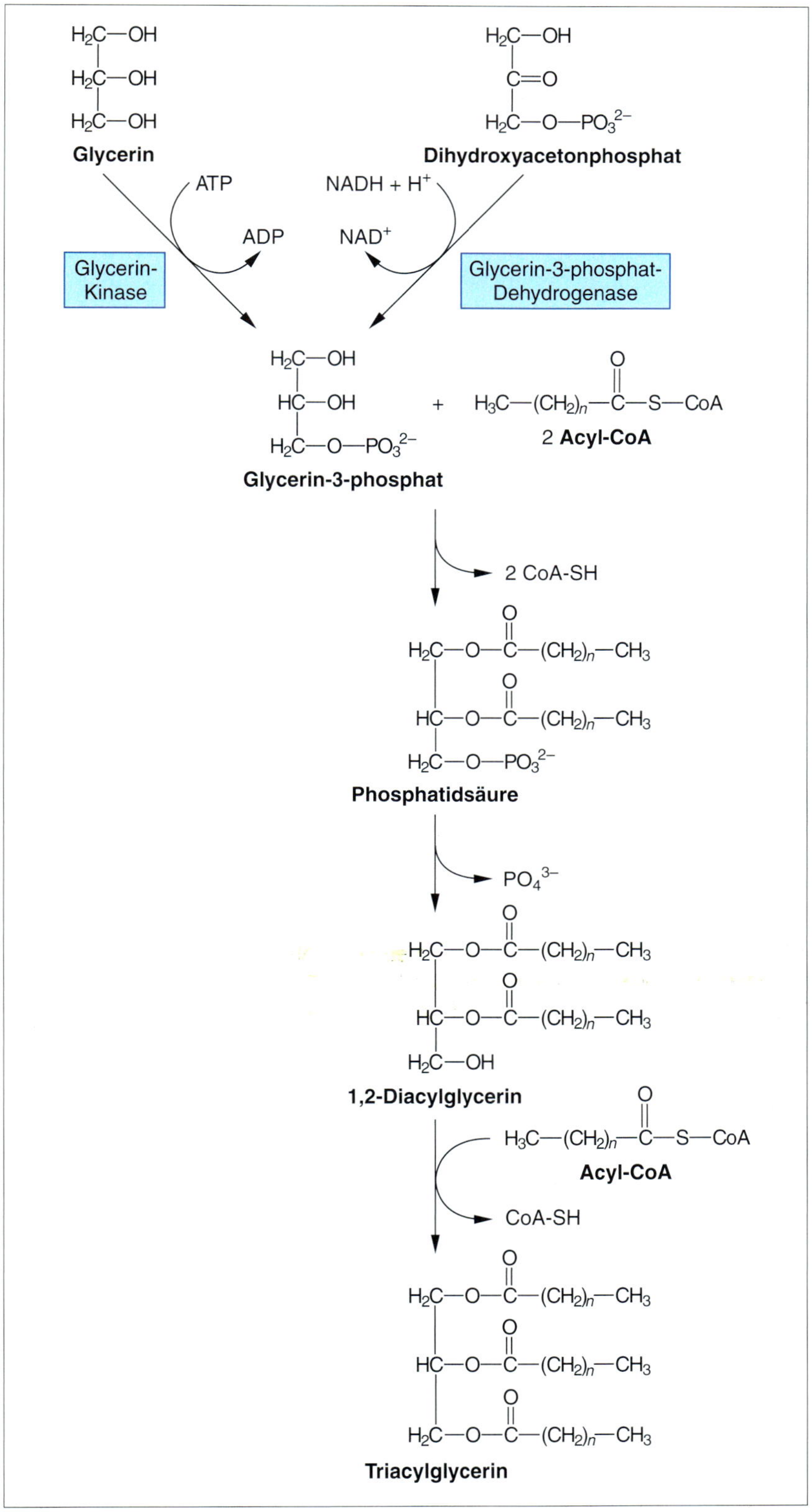

Abb. 4.39 Die Triacylglycerinsynthese. [4]

Hormonelle Regulation

Lipolyse

Im Adipozyten gespeicherte Triacylglycerine liegen in Form von kleinen Fetttröpfchen vor, die von einer Hülle aus dem Protein **Perilipin** umgeben sind. Diese Proteinhülle schützt die Triacylglycerine vor der **Triacylglycerinlipase (= hormonsensitive Lipase)**, die den lipolytischen Abbau von Triacylglycerinen zu Fettsäuren und Glycerin katalysiert. Sowohl Peri-

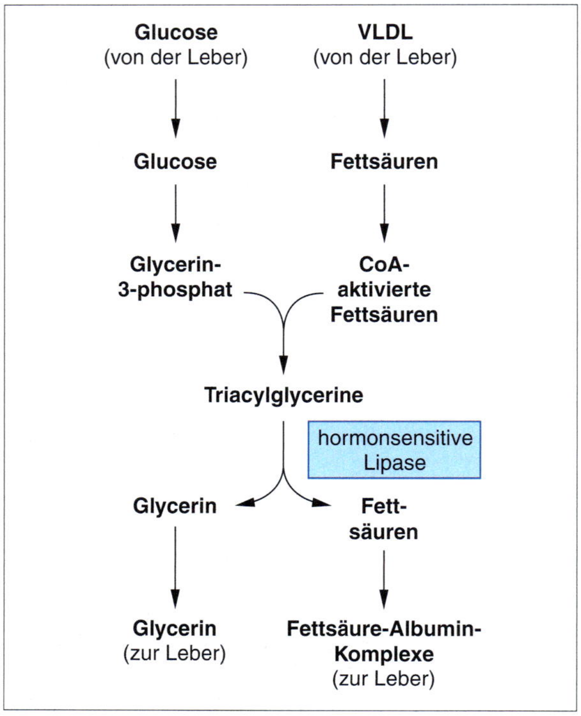

Abb. 4.40 Synthese und Abbau von Triacylglycerinen im Fettgewebe. [3]

lipin als auch hormonsensitive Lipase werden **durch reversible Phosphorylierung reguliert**: Kommt es durch Hormonwirkung über den 7TM-Rezeptor (Rezeptoren mit 7 Transmembranhelices, z. B. Glukagonrezeptor) zur Aktivierung der Adenylatzyklase und damit zur **gesteigerten Bildung von cAMP** (Second messenger), wird die cAMP-abhängige Proteinkinase (Proteinkinase A, PKA) aktiviert. Diese phosphoryliert Perilipin und die Triacylglycerinlipase. Das phosphorylierte Perilipin verliert seine Affinität zu den TAG, dissoziiert vom Fetttropfen ab und ermöglicht so den Kontakt zwischen Triacylglycerinen und Lipase. Gleichzeitig wird die hormonsensitive Lipase durch Phosphorylierung aktiviert. Sie kann nun mit ihrem Substrat, den Triacylglycerinen, in Beziehung treten und die hydrolytische Abspaltung der Fettsäuren katalysieren. Auf diese Weise **stimulieren Glukagon und Katecholamine** nach Bindung an den Glukagon- bzw. β-Adrenozeptor die **Lipolyse** (↗ auch Abb. 13.26).

Merke

Die Lipolyse wird von Adrenalin und Glukagon über spezifische Rezeptoren stimuliert. Beide Hormone wirken durch eine Aktivierung des Adenylatzyklasesystems.

Lipogenese

Die Lipogenese steht unter dem Einfluss von **Insulin**. Dieses Hormon aus den β-Zellen des Pankreas wirkt über einen spezifischen Insulinrezeptor, ein tetrameres Membranprotein aus zwei α- und zwei β-Untereinheiten. Durch die Bindung von Insulin an die α-Untereinheit kommt es zur Aktivierung der Tyrosinkinaseaktivität der β-Untereinheit. Durch die Tyrosinkinase wird die cAMP-Phosphodiesterase aktiviert, die cAMP spaltet und dadurch den intrazellulären **cAMP-Spiegel senkt**. Als Folge werden die cAMP-abhängige Proteinkinase A inaktiviert und die Phosphatasen aktiviert. Diese dephosphorylieren die interkonvertierbaren Enzyme:

- Dephosphorylierung und dadurch Hemmung der hormonsensitiven Lipase
- Dephosphorylierung von Perilipin, was sich daraufhin schützend um die TAG-Tröpfchen lagert,
- Dephosphorylierung und dadurch Aktivierung der Glycerin-3-phosphat(Glycerophosphat)-Acyltransferase (GPAT). Dieses Enzym katalysiert die Veresterung von Glycerin-3-phosphat mit Acyl-CoA (↗ oben).

Weitere Regulationsmechanismen der Lipogenese sind:

- Insulin führt auf noch unbekannte Weise zu einer Abspaltung der aktiven Domäne des Transkriptionsfaktors SREBP-1c (Sterol response element binding protein) an der Membran des endoplasmatischen Retikulums. Diese wandert anschließend in den Zellkern und steigert dort die Transkriptionsrate der RNA von Glucokinase und Glycerin-3-phosphat-Acyltransferase.
- Durch eine hohe Konzentration von Acyl-CoA wird die Phosphatidat-Phosphohydrolase aktiviert.
- Die Diacylglycerin-Acyltransferase wird wahrscheinlich ebenfalls durch Dephosphorylierung aktiviert.

Merke

- Adrenalin und Glukagon aktivieren Proteinkinasen. Die chemisch-enzymatisch interkonvertierbaren Enzyme werden phosphoryliert. Die Enzyme der Lipolyse sind im phosphorylierten Zustand aktiv. Die Lipolyse wird stimuliert.
- Insulin aktiviert die Proteinphosphatasen. Die chemisch-enzymatisch interkonvertierbaren Enzyme werden dephosphoryliert. Die Enzyme der Lipogenese sind im dephosphorylierten Zustand aktiv. Die Lipogenese wird stimuliert.

Regulation durch das Glucoseangebot

Da die Fettzelle das zur Triacylglycerinsynthese benötigte Glycerin-3-phosphat aus der Glykolyse bezieht, ist die intrazelluläre Glucosekonzentration hierfür von großer Bedeutung.

Ein **hohes Glucoseangebot** stimuliert die Freisetzung von **Insulin**, das die **Lipolyse hemmt** und die Pyruvat-Dehydrogenase (Acetyl-CoA-Lieferant) und die Acetyl-CoA-Carboxylase aktiviert, so dass **vermehrt Fettsäuren gebildet** werden. Insulin induziert auch die Lipoproteinlipase, die Triacylglycerine in Chylomikronen und VLDL hydrolysiert und die Aufnahme der freien Fettsäuren in die Fettzellen ermöglicht.

Bei **niedrigem Glucoseangebot** steht nur wenig Glycerin-3-phosphat zur Verfügung, so dass die De-novo-**Triacylglycerinsynthese vermindert** ist. Unter dem Einfluss von Glukagon wird die **Lipolyse gesteigert**.

4.6.2 Regulation in der Leber

Die Leber ist für die Kontrolle des Lipidstoffwechsels von großer Bedeutung. Sie ist die Schaltstelle zwischen Lipogenese und Ketonkörpersynthese:

Bei **Energiemangel** ist der Citratzyklus der Leberzellen gedrosselt, weil das Oxalacetat verstärkt in der Gluconeogenese verwertet wird. Daher verwendet die Leberzelle die vermehrt anfallenden freien Fettsäuren (gesteigerte Lipolyse!) dazu, Ketonkörper zu synthetisieren.

Ist das **Energieangebot ausreichend**, **synthetisiert** die Leber **Triacylglycerine** aus exogenen und in der Leber neu synthetisierten Fettsäuren und gibt diese in Form von VLDL ins Blut ab. Malonyl-CoA, das Produkt der Acetyl-CoA-Carboxylase-Reaktion, ist in hohen Konzentrationen vorhanden und hemmt die Carnitin-Acyltransferase I. Somit ist der Transport von Fettsäuren in die mitochondriale Matrix unterbrochen und der **Fettsäureabbau gehemmt**.

Klinik

Ein langjähriger **Alkoholabusus** führt zu Leberveränderungen im Sinne einer **Fettleber** und in etwa 25 % der Fälle zu schweren irreversiblen Leberschädigungen in Form einer **Leberzirrhose**. Die kritische Alkoholdosis liegt bei Männern bei etwa 60–80 g und bei Frauen bei etwa 20–40 g Alkohol pro Tag. Alkohol (Ethanol) wird nach seiner Resorption aus dem Magen zur Leber transportiert und dort über Acetaldehyd zu Acetat oxidiert. Dieses wird zu Acetyl-CoA aktiviert. Die zusätzliche Acetyl-CoA-Produktion aus Alkohol führt zu einem Acetyl-CoA-Überschuss, der vom Citratzyklus nicht bewältigt werden kann. Infolgedessen fließt das überschüssige Acetyl-CoA größtenteils in die Fettsäurebiosynthese. Zudem kommt es bei Alkoholabusus durch die hohe Ethanoloxidation zur vermehrten Produktion von $NADH+H^+$ – NAD^+ fungiert in der Reaktion als Oxidationsmittel – und zu einem Ungleichgewicht im $NADH+H^+/NAD^+$-Verhältnis, das zur Änderung des Redoxstatus der Leberzellen führt. Aus dem relativen NAD^+-Mangel resultiert ein erhöhter Spiegel an Glycerin-3-phosphat, da NAD^+ hier für die weitere Oxidation benötigt wird. Der hohe Glycerin-3-phosphat-Spiegel begünstigt die Reveresterung von Fettsäuren zu Triacylgylcerinen in der Leber. Dies führt zusammen mit der verstärkten Fettsäurebiosynthese über eine erhebliche Steigerung des Fettgehalts der Leber zu Fettleber und Leberzirrhose.

4.7 Stoffwechsel der Phosphoglyceride

4.7.1 De-novo-Synthese

Phosphoglyceride enthalten 1,2-Diacylglycerin und Phosphorsäure, die in einer Esterbindung am C-Atom 3 des Diacylglycerins gebunden und meist mit einem Alkohol verestert ist. Bei diesem Alkohol handelt es sich meist um Cholin, Ethanolamin, Serin oder Inositol.

Der erste Schritt der De-novo-Synthese der Phosphoglyceride (↗ Abb. 4.41) entspricht dem der Triacylglycerinsynthese: Aus Glycerin-3-phosphat und zwei Molekülen Acyl-CoA entsteht Phosphatidsäure (1,2-Diacylglycerinphosphat).

Zur Veresterung der Phospatidsäure mit einem Alkohol muss einer der beiden Reaktionspartner aktiviert werden:

- Bei der **De-novo-Synthese von Phosphatidylcholin** (Lecithin) **bzw. Phosphatidylethanolamin** wird der **Alkohol aktiviert**: Durch eine ATP-abhängige Phosphorylierungsreaktion entsteht aus Cholin bzw. Ethanolamin Phosphorylcholin bzw. Phosphorylethanolamin. Dieses Vorstufenmolekül reagiert mit Cytidintriphosphat (CTP) zu Cytidindiphosphat(CDP)-Cholin bzw. CDP-Ethanolamin; Pyrophosphat wird abgespalten.
  Nach dieser Aktivierung wird die Phosphorylcholin- bzw. Phosphorylamingruppe von CDP-Cholin bzw. CDP-Ethanolamin auf 1,2-Diacylglycerin übertragen, das durch Dephosphorylierung aus Phosphatidsäure entstanden ist. Unter Abspaltung von CMP entsteht Phosphatidylethanolamin bzw. Phosphatidylcholin. Dies sind die häufigsten Phosphoglyceride.
- Bei der **De-novo-Synthese von Phosphatidylinositol und Phosphatidylserin** wird nicht der Alkohol, sondern die **Phosphatidsäure aktiviert**: Sie reagiert mit CTP unter Abspaltung von Pyrophosphat zu CDP-Diacylglycerin.
  Nach dieser Aktivierung reagiert das CDP-Diacylglycerin unter Abspaltung von CMP mit Inositol bzw. Serin, das unter Ausbildung einer Phosphodiesterbindung an die C-3-ständige Phosphogruppe des Diacylglycerins gebunden wird. Es entsteht Phosphatidylinositol bzw. Phosphatidylserin.

Das Prinzip der Aktivierung eines Reaktionspartners, im Falle der Phosphoglyceridsynthese durch CTP, ist schon von der Glykogensynthese (↗ Kap. 3.6.2) bekannt. Aus einer phosphorylierten Verbindung entsteht ein nukleotidaktiviertes Zwischen-

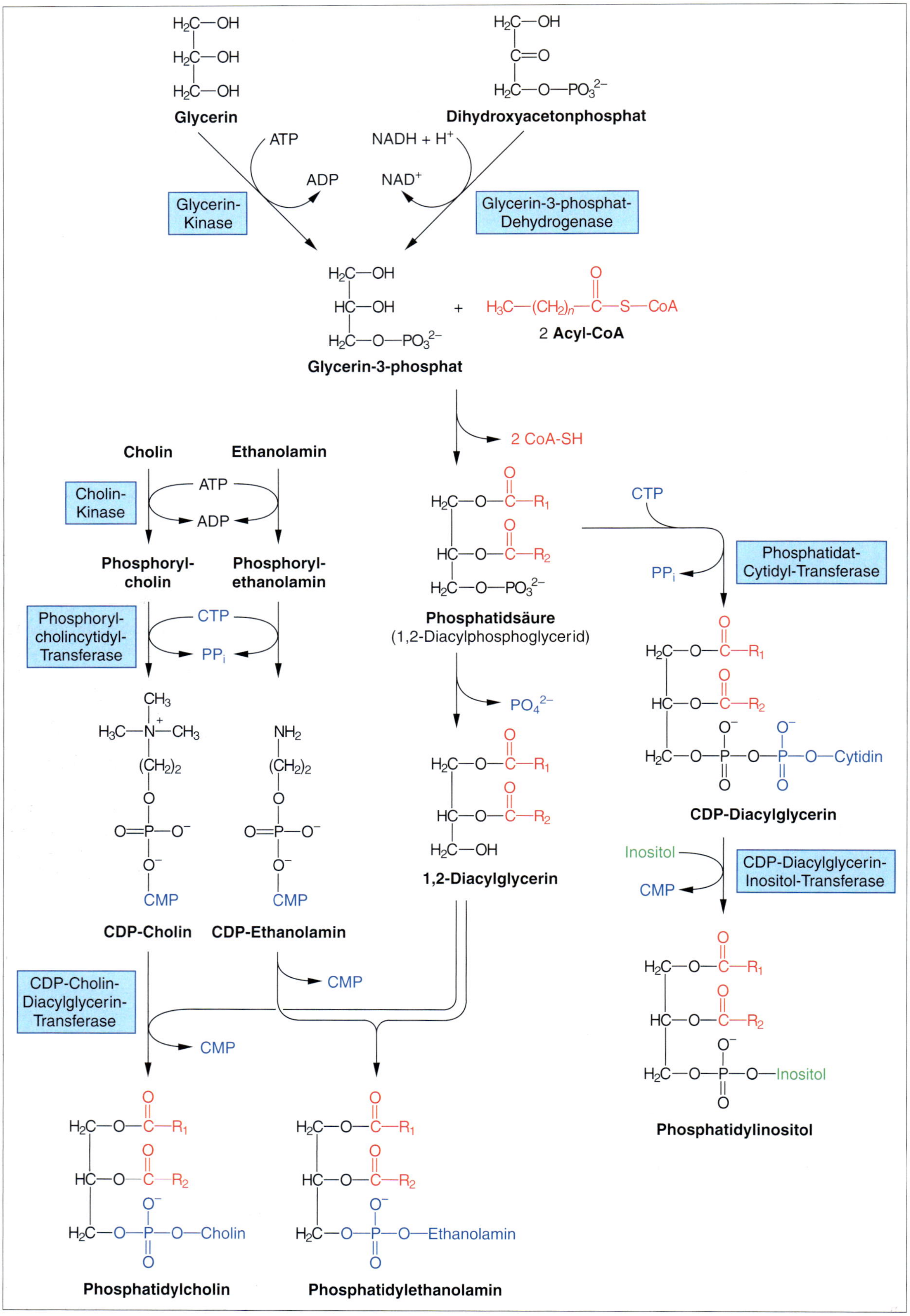

Abb. 4.41 Synthese der Phosphoglyceride. [4]

produkt (z. B. UDP-Glucose, CDP-Diacylglycerin), das anschließend mit einer Hydroxylgruppe des anderen Reaktionspartners reagiert.

Merke
Für die De-novo-Synthese der meisten Phosphoglyceride (Ausnahme: Phosphatidsäure) muss entweder die Phosphatidsäure oder der Alkohol durch Nukleotiddiphosphate aktiviert werden.

Klinik
Surfactant, ein Faktor, der die Oberflächenspannung in den Alveolen herabsetzt, besteht zu etwa 80 % aus Phospholipiden (vor allem Dipalmitoylphosphatidylcholin). Eine Störung im Syntheseweg von Dipalmitoylphosphatidylcholin hat einen **Surfactant-Mangel** zur Folge, der die gleichmäßige Entfaltung der Lungen nach der Geburt verhindert. Diese Synthesestörung ist eine der Ursachen des Atemnotsyndroms des Neugeborenen (IRDS = infant respiratory distress syndrome), das sich bei etwa 10 % aller Frühgeborenen entwickelt. Die Erkrankung führt unbehandelt zum Tod, kann aber z. B. durch Gabe von synthetisch gewonnenem Surfactant therapiert werden.

4.7.2 Synthese aus bestehenden Phosphoglyceriden

Phosphoglyceride können de novo synthetisiert oder ineinander überführt werden. Diese zweite Synthesemöglichkeit (↗ Abb. 4.42) gewinnt an Bedeutung, sobald die für eine De-novo-Synthese benötigten Ausgangssubstanzen nicht in ausreichender Menge zur Verfügung stehen. Da die Phosphoglyceride wichtiger Bestandteil aller biologischer Membranen sind, wird so deren Funktion gewährleistet. (Das Phosphoglycerid Phosphatidylinositol-4,5-bisphosphat [PIP_2] ist außerdem ein wichtiger Second messenger, ↗ Kap. 13.1.4).

Im **Mittelpunkt** dieser Umwandlungen steht **Phosphatidylethanolamin**, da dieses Phosphoglycerid sowohl in Phosphatidylserin als auch in Phosphatidylcholin umgewandelt werden kann. Die in der Leber lokalisierte Phosphatidylethanolamin-Methyltransferase bietet die Möglichkeit, Phosphatidylcholin durch schrittweise dreifache Methylierung von Phosphatidylethanolamin zu synthetisieren. Phosphatidylethanolamin kann durch enzymatischen Austausch der Ethanolamingruppe gegen Serin in Phosphatidylserin umgewandelt werden. In einer Umkehrreaktion kann Phosphatidylserin ebenfalls durch enzymatischen Austausch in Phosphatidylethanolamin umgewandelt werden.

Merke
Phosphatidylserin ↔ Phosphatidylethanolamin → Phosphatidylcholin

4.7.3 Abbau von Phosphoglyceriden

Beim Abbau werden die Phosphoglyceride in mehreren Schritten in Glycerin-3-phosphat und den am C-Atom 3 in einer Phosphorsäurediesterbindung gebundenen Alkohol gespalten. Dies geschieht in allen Geweben durch **Phospholipasen**, die eine Spezifität sowohl für das Phospholipid als auch für die Angriffspunkte aufweisen und deshalb in diversen Klassen und Isoformen vorliegen (Tab. 4.5). Die Abbildung 4.43 zeigt den Abbau der Phosphoglyceride exemplarisch für Phosphatidylcholin, ebenso die Angriffspunkte der zugehörigen Phospholipasen. Eine Phospholipase A_2 spaltet die am C-Atom 2 des Phosphatidylcholins veresterte Fettsäure ab; es entsteht Lysophosphatidylcholin. Eine Lysophos-

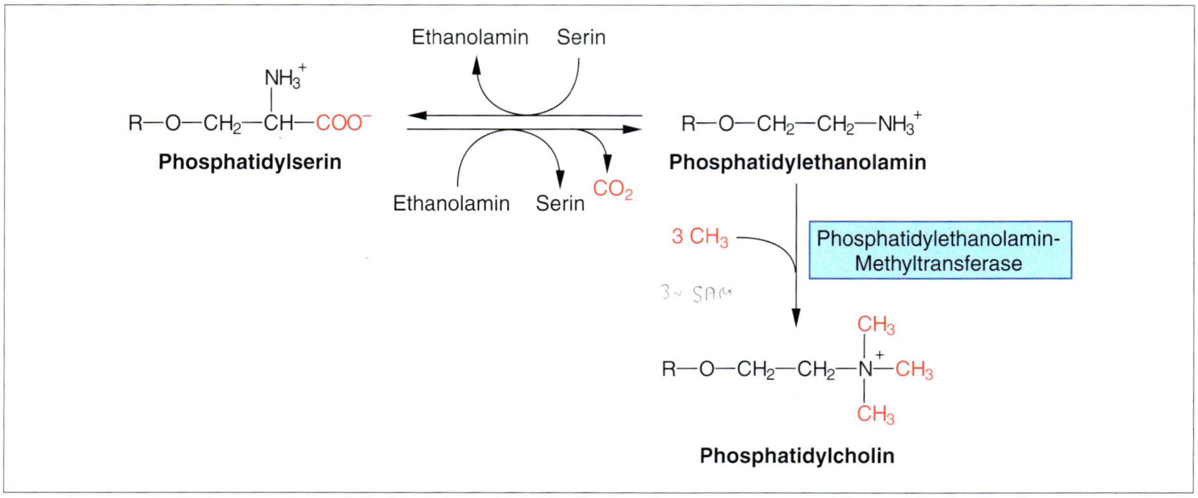

Abb. 4.42 Umwandlungsreaktionen der Phosphoglyceride. [4]

Tab. 4.5 Angriffspunkte von Phospholipasen am Phosphatidylcholin

Angriffspunkt am Phosphatidylcholin	Phospholipase
Esterbindung zwischen Fettsäure an C-1 bzw. C-2	Phospholipase A_1 bzw. A_2
Phosphorsäurediesterbindung zum Glycerin	Phospholipase C
Phosphorsäurediesterbindung an C-3	Phospholipase D

pholipase spaltet anschließend die an C-1 gebundene Fettsäure ab, wobei Glycerinphosphorylcholin entsteht. Im letzten Schritt katalysiert eine spezifische Glycerinphosphorylcholinesterase die Spaltung in Glycerin-3-phosphat und Cholin.

Klinik
Die Phospholipase A_2 ist auch Bestandteil des Giftes der Honigbiene (Apis mellifera) und für **toxische Reaktionen nach einem Bienenstich** mit verantwortlich. Während ein einzelner Stich aufgrund der geringen Giftkonzentration zumeist nur lokale Reaktionen verursacht (Ausnahme: Allergiker), kann es infolge eines Bienenangriffs mit multiplen Stichen zu schweren Intoxikationen kommen. Die Phospholipase A_2 greift die Phosphoglyceride der Erythrozytenmembran an. Dies führt zu einer intravasalen Hämolyse mit Schock und Blutungen.

4.8 Stoffwechsel der Sphingolipide

Zur Klasse der Sphingolipide zählen Sphingophosphatide und Sphingoglykolipide. Basis der Sphingolipide ist der Aminoalkohol Sphingosin. Sphingolipide sind wie die Phosphoglyceride Bestandteile von Membranen in allen menschlichen Zellen, insbesondere in den Zellen des ZNS.

4.8.1 Synthese der Sphingolipide

Die Enzyme der Sphingosinsynthese sind im Lumen des glatten endoplasmatischen Retikulums lokalisiert.

Zunächst reagiert Serin mit Palmitoyl-CoA in einer pyridoxalphosphatabhängigen Reaktion zu Dehydrosphingosin (↗ Abb. 4.44). Dabei bindet Serin an Pyridoxalphosphat, was die Abspaltung der Carboxylgruppe von Serin erleichtert. Dehydrosphingosin wird an der C-1-ständigen Ketogruppe des Acylrestes zu Dihydrosphingosin reduziert, dabei dient NADPH+H$^+$ als Reduktionsmittel. Anschließend wird zwischen den C-Atomen 2 und 3 des Acylrestes

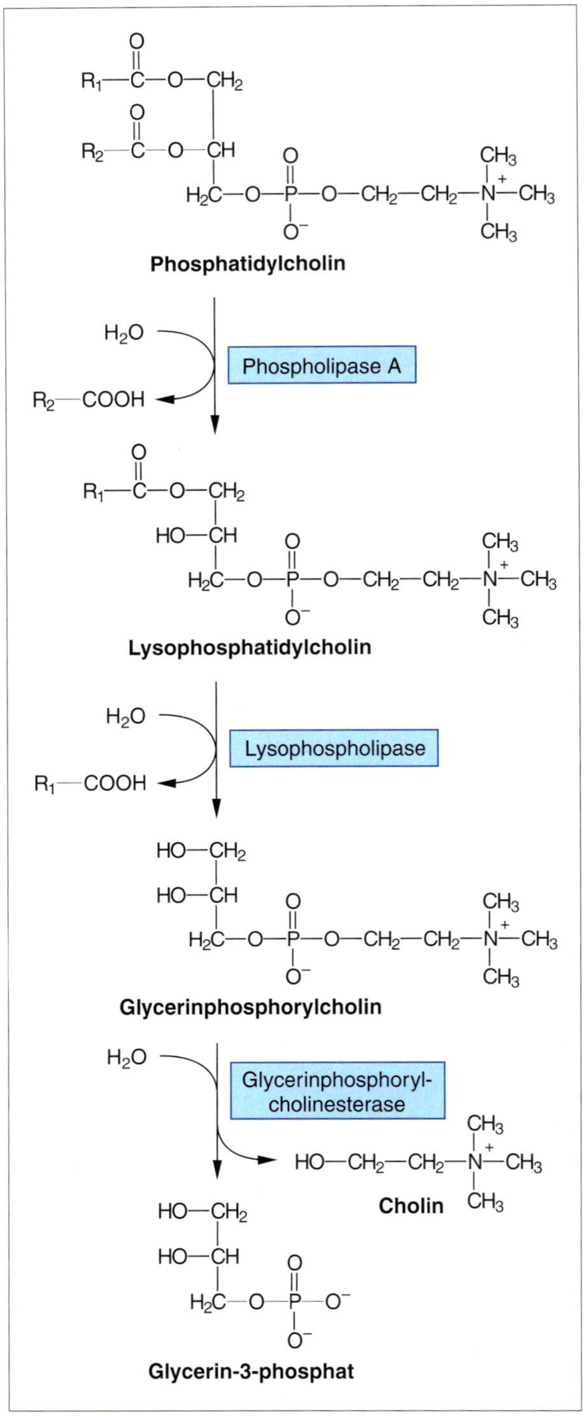

Abb. 4.43 Abbau von Phosphoglyceriden am Beispiel von Phosphatidylcholin. Die Angriffspunkte der Phosphatidylcholin-spaltenden Phospholipasen sind eingezeichnet. [4]

eine Doppelbindung eingeführt; es entsteht **Sphingosin**. Die Elektronen werden bei dieser Reaktion auf FAD übertragen.

Für die Synthese der verschiedenen Sphingolipide (↗ Abb. 4.45) wird die Aminogruppe des Sphingosins mit einem langkettigen Acyl-CoA in einer Amidbindung verestert. Diese Verbindung heißt

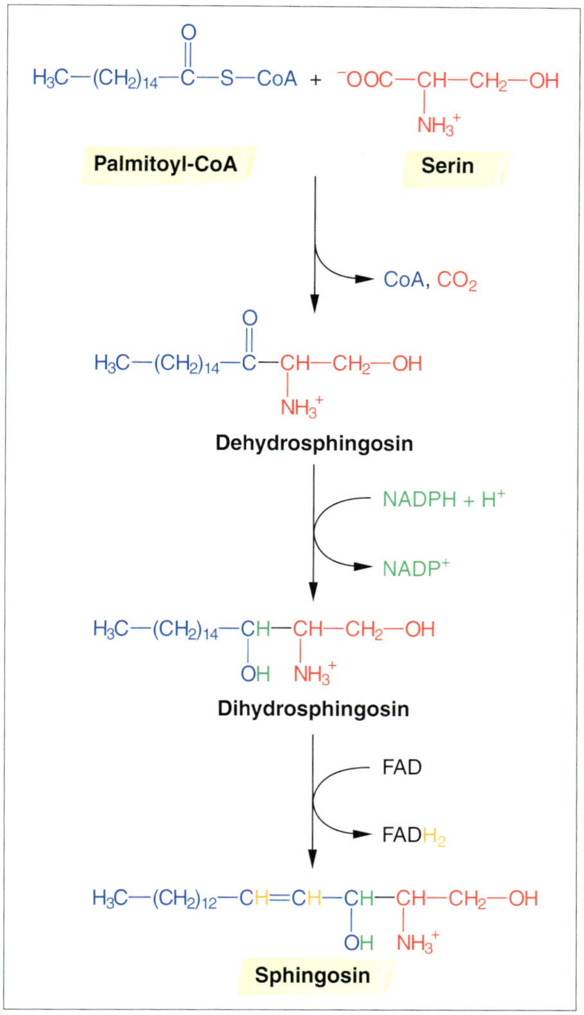

Abb. 4.44 Sphingosinsynthese. [3]

Ceramid oder **N-Acyl-Sphingosin**. Der Substituent an der terminalen OH-Gruppe des Ceramids macht den Unterschied zwischen den verschiedenen Sphingolipiden aus.

Sphingophosphatide

Bei **Sphingomyelin**, dem wichtigsten Vertreter der Sphingophosphatide (Bestandteil der Myelinscheiden von Nerven), ist die terminale OH-Gruppe des Ceramids mit Phosphorylcholin verestert. Dieses wird von Phosphatidylcholin auf das Ceramid übertragen, wobei Diacylglycerin entsteht.

Sphingoglykolipide

Bei den **Cerebrosiden** ist die terminale OH-Gruppe von Ceramid mit einem Monosaccharid, z. B. Glucose oder Galaktose, verknüpft. Ceramid reagiert mit UDP-Glucose oder UDP-Galaktose, wobei UDP abgespalten wird. Die Fettsäurekette an der Aminogruppe des Sphingosins ist länger als bei Sphingomyelin.

Bei den **Gangliosiden** ist die terminale Hydroxylgruppe von Ceramid mit mehreren – bis zu sieben – Monosacchariden verknüpft. Häufig enthält der Oligosaccharidrest N-Acetylneuraminsäure (NANA) oder N-Acetylgalaktosamin (GalNAc). Die Synthese eines Gangliosids erfolgt durch schrittweise Übertragung von aktivierten Zuckern durch Glykosyltransferasen. Glucose und Galactose sowie N-Acetylgalactosamin werden mit Uridindinucleotid (UDP) aktiviert, N-Acetylneuraminsäure reagiert mit CTP zu CMP-N-Acetylneuraminsäure.

4.8.2 Abbau der Sphingolipide

Die Sphingolipide werden in der Zelle nach relativ kurzer Zeit abgebaut und ersetzt. Glykoproteine binden an Sphingolipide, die sich in der Membran befinden, und machen sie so einer Vielzahl von lysosomalen Hydrolasen zugänglich, welche die Sphingolipide in ihre Bestandteile zerlegen. Ganglioside werden z. B. durch Galaktosidasen, Glucosidasen, Neuraminidasen und Hexosaminidasen von den Seitenketten her abgebaut. Sphingomyelinidasen spalten Phosphorylcholin vom Sphingomyelin ab, wobei wieder Ceramid entsteht.

Tab. 4.6 Sphingolipidosen

Sphingolipidose	angereichertes Lipid	betroffenes Organ (Zellen)	Symptome
Morbus Niemann-Pick	Sphingomyelin	ZNS (Ganglienzellen), Leber (Hepatozyten)	Krampfanfälle (akute Formen), Hepatomegalie (chronische Formen)
Morbus Gaucher	Glucocerebroside	ZNS (Ganglienzellen)	Krampfanfälle, Hepatosplenomegalie, Osteolyse
Morbus Fabry	Glykosphingolipide	ZNS (Ganglienzellen), Niere (Epithelzellen), Haut	Niereninsuffizienz, Angiokeratome (Haut)
metachromatische Leukodystrophie	Galaktosylsulfatide	ZNS + PNS (Ganglienzellen, Schwann-Zellen, Oligodendrozyten)	Spastik, Ataxie, Demenz
Morbus Tay-Sachs	GM_2-Gangliosid	ZNS + PNS (Ganglienzellen)	Ataxie, psychomotorische Störungen, Demenz

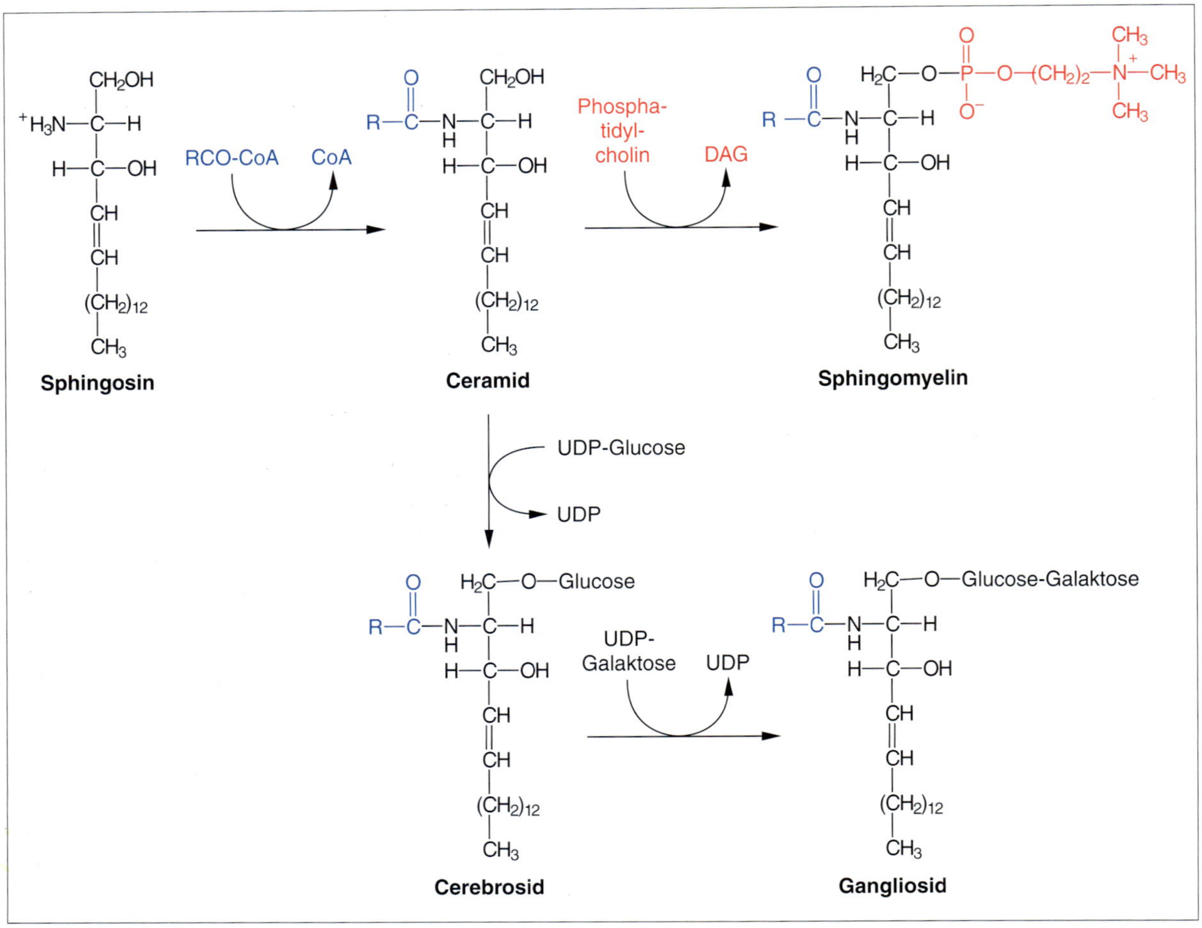

Abb. 4.45 Synthese der Sphingolipide. [3]

Klinik

Sphingolipidosen – angeborene Störungen des Sphingolipidstoffwechsels – zählen zu den lysosomalen Speicherkrankheiten, d. h., bei Betroffenen ist aufgrund von Gendefekten der lysosomale Lipidabbau gestört. Infolgedessen reichern sich Lipide in den Lysosomen der Zellen verschiedener Organe (vor allem ZNS, Leber, Nieren) an. Tabelle 4.6 gibt einen Überblick über einige Sphingolipidosen.

4.9 Stoffwechsel des Cholesterins

Das Steroid Cholesterin ist im menschlichen Organismus vor allem als Bestandteil biologischer Membranen von Bedeutung, in denen es die Fluidität reguliert (↗ Kap. 11.2.2). Cholesterin ist überdies Vorstufe von Steroidhormonen und Gallensäuren. Der Mensch verliert täglich ca. 1 g Cholesterin über die Gallensäuren sowie geringe Mengen über die Zellmauserung und die renale Elimination von Abbauprodukten der Steroidhormone. Täglich werden je nach Nahrungszusammensetzung etwa 0,3–0,8 g Cholesterin mit der Nahrung (ausschließlich aus tierischen Nahrungsmitteln!) aufgenommen, wovon jedoch nur etwa 50 % resorbiert werden. Ca. 0,8 g Cholesterin müssen täglich neu synthetisiert werden.

Die Cholesterinbiosynthese, deren Regulation und die Elimination bzw. Umwandlung von Cholesterin in Gallensäuren sind ausführlich im Kapitel 16.3 dargestellt.

4.10 Die Transportform der Lipide: Lipoproteine

Die hydrophoben Eigenschaften der Lipide machen ihren Transport in wässrigen Medien wie Blutplasma oder Lymphe schwierig bzw. unmöglich. Deshalb werden die meisten Lipide in Körperflüssigkeiten in Form der Lipoproteine transportiert, nur unveresterte langkettige Fettsäuren sind im Blut an Serumalbumin gebunden.

4.10.1 Aufbau und Einteilung der Lipoproteine

Lipoproteine setzen sich aus einer **Lipid- und einer Proteinkomponente**, den sog. **Apolipoproteinen**, zusammen.

Lipoproteine bestehen aus drei Schichten. Von innen nach außen sind dies

- hydrophobe Lipide (Triacylglycerine, Cholesterinester)
- amphiphile Lipide (z. B. Phosphoglyceride)
- Apolipoproteine.

Die Apolipoproteine erhöhen zum einen die Löslichkeit der Lipidkomponente, zum anderen fungieren sie als Liganden für zellständige Rezeptoren und steuern so den Transport und die Aufnahme der Lipoproteine in Zellen. Bislang wurden zehn Apolipoproteine isoliert und klassifiziert. Sie heißen A-I, A-II, A-IV, B-48, B-100, CI-III, D und E.

Lipoproteine werden nach ihrer Dichte in sechs Klassen eingeteilt. Dies sind, nach steigender Dichte und damit nach abnehmendem Durchmesser angeordnet:

- Chylomikronen
- Chylomikronen-Remnants
- VLDL (Very low density lipoproteins)
- IDL (Intermediate density lipoproteins)
- LDL (Low density lipoproteins)
- HDL (High density lipoproteins)

Die verschiedenen Lipoproteinklassen unterscheiden sich nicht nur in Dichte und Durchmesser, sondern auch im Verhältnis von Lipidkomponente zu Proteinkomponente sowie in der hauptsächlich im Kern enthaltenen Lipidklasse. Tabelle 4.7 zeigt die wichtigsten Eigenschaften und die Zusammensetzung der einzelnen Lipoproteine.

Merke
Lipoproteine setzen sich aus einer Lipid- und einer Proteinkomponente zusammen.

4.10.2 Stoffwechsel der Lipoproteine

Chylomikronen

Synthese und Sekretion

Mit der Nahrung zugeführte (exogene) Triacylglycerine werden im Dünndarm nach der Spaltung durch intestinale Lipasen als Fettsäuren und Monoacylglycerine aus dem Lumen in die Mukosazellen aufgenommen. Dort werden sie wieder in Triacylglycerine umgewandelt und mit Nahrungscholesterin und Apolipoprotein B-48 sowie mit den Apolipoproteinen A-I, A-II und A-IV zu Chylomikronen zusammengesetzt. Chylomikronen werden im Golgi-Apparat gebildet. Sie haben einen Durchmesser von 180–1200 nm und sind aufgrund ihres hohen Triacylglycerinanteils die Lipoproteine mit der geringsten Dichte. Sie werden in Sekretgranula verpackt und mittels Exozytose in die intestinalen Lymphgefäße abgegeben. Über den Ductus thoracicus gelangen sie im linken Venenwinkel in die Blutbahn. Dort nehmen sie aus HDL Apolipoprotein C-II und Apolipoprotein E auf. Nach besonders lipidreicher Mahlzeit bewirken Chylomikronen eine Trübung des Plasmas.

Abbau

In der Plasmamembran der Endothelzellen von Kapillaren der peripheren Gewebe (vor allem Muskel- und Fettgewebe) sind Lipoproteinlipasen lokalisiert. Apolipoprotein C-II ist unerlässlicher Cofaktor dieser endothelständigen Lipoproteinlipasen. Sie

Tab. 4.7 Eigenschaften und Zusammensetzung der Lipoproteine

Lipoproteinklasse	wichtigste Lipidklasse im Kern	Apolipoproteine	Durchmesser bzw. Maße	Mechanismus der Lipidabgabe
Chylomikronen	Nahrungstriacylglycerine	A-I, C-II, E, B-48, A-IV, A-II	180–1200 nm	Hydrolyse durch Lipoproteinlipasen
Chylomikronen-Remnants	Nahrungscholesterinester	B-48, E	75–180 nm	rezeptorvermittelte Endozytose
VLDL	endogene (d. h. de-novo-synthetisierte) Triacylglycerine	B-100, C, E	30–70 nm	Hydrolyse durch Lipoproteinlipasen
IDL	endogene Cholesterinester	B-100, E	25–30 nm	rezeptorvermittelte Endozytose in der Leber und Umwandlung in LDL
LDL	endogene Cholesterinester	B-100	15–25 nm	rezeptorvermittelte Endozytose
HDL	endogene Cholesterinester	A	5–12 nm	Übertragung von Cholesterinestern auf IDL und LDL

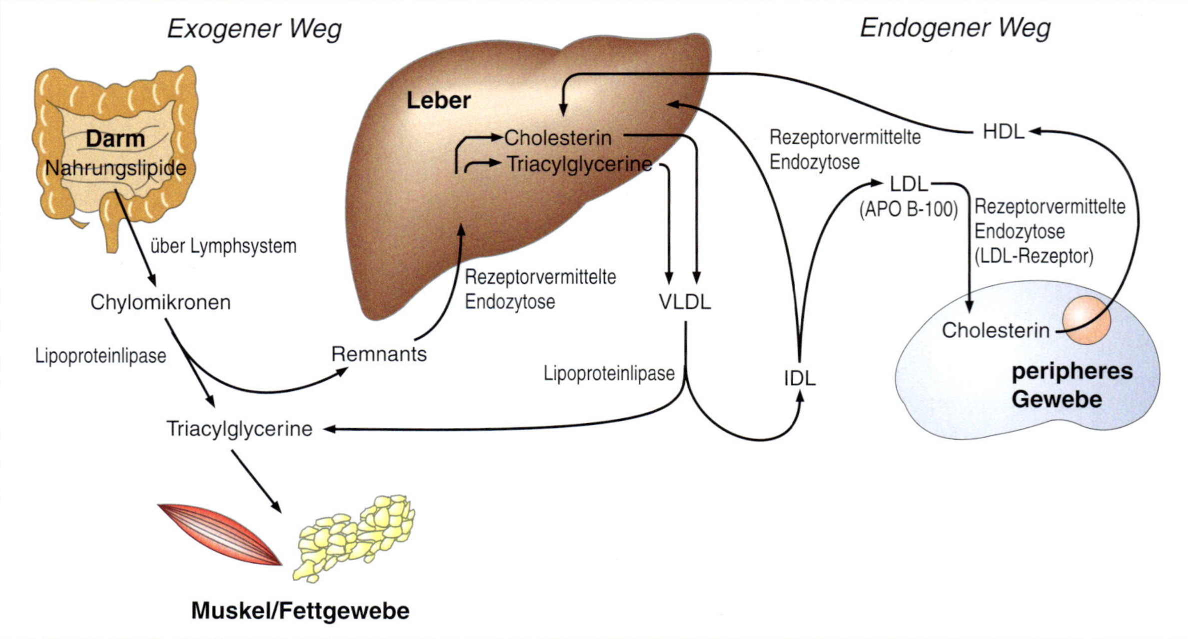

Abb. 4.46 Stoffwechsel der Lipoproteine. [2]

hydrolysieren die Triacylglycerine der Chylomikronen (↗ Abb. 4.46) und setzen als Produkte Fettsäuren und Glycerin frei. Die Fettsäuren werden von den Zellen des umliegenden Gewebes aufgenommen und dienen als Brennstoff oder Vorstufen für die Lipidsynthese, Glycerin wird zur Verwertung in die Leber transportiert. Die Chylomikronen verlieren auf diese Weise ca. 80 % ihres Triacylglycerinbestandes. Die Reste, die nun als größten Lipidbestandteil im Kern Cholesterin enthalten, heißen **Chylomikronen-Remnants**. Sie werden zur Leber transportiert und durch rezeptorvermittelte Endozytose (Rezeptorligand ist Apolipoprotein E) aufgenommen.

VLDL

Synthese und Sekretion

In der Leber synthetisierte (endogene) Triacylglycerine, die die Leber bei Brennstoffüberschuss selbst nicht benötigt, sowie endogenes Cholesterin werden mit den Apolipoproteinen B-100 und E im Golgi-Apparat zu VLDL zusammengesetzt. Im Blut erhalten die VLDL Apolipoprotein C und E von HDL-Partikeln. Die Apolipoproteine stabilisieren die VLDL.

Abbau

Der Abbau der VLDL (↗ Abb. 4.46) gleicht dem der Chylomikronen: Die im Kapillarendothel lokalisierte Lipoproteinlipase hydrolysiert Triacylglycerine der VLDL. Die Fettsäuren werden von peripheren Geweben aufgenommen. Aus den restlichen Komponenten entstehen Lipoproteine intermediärer Dichte, die **IDL**. Diese werden von der Leber aufgenommen und durch Spaltung weiterer Triacylglycerine in **LDL** umgewandelt. Der Kern der LDL besteht infolge der hohen Triacylglycerinabgabe zum größten Teil aus Cholesterinestern. Die Veresterung des Cholesterins – meist mit mehrfach ungesättigten Fettsäuren – wird von der Acyl-Cholesterin-Acyltransferase (ACAT) katalysiert. Die Hülle der LDL bilden Apolipoprotein B-100, freies Cholesterin und Phospholipide (↗ Abb. 4.47).

Bedeutung der LDL

LDL sind die **wichtigsten Transporter von Cholesterin in die peripheren** (nichthepatischen) **Gewebe** und ein **wichtiger Regulator der dortigen Cholesterinbiosynthese**: Die Zellen peripherer Gewebe synthetisieren wenig Cholesterin, da sie den Großteil ihres Cholesterinbedarfs aus den „Lieferanten" LDL decken. LDL-Partikel binden über die Rezeptorbindungsregion des Apolipoproteins B-100 an die Bindungsdomäne des LDL-Rezeptors in der Plasmamembran der Zielzellen. Diese befinden sich in sog. Coated pits, spezialisierten, Clathrin-enthaltenden Membranbezirken. Durch die Bindung von LDL an den Rezeptor und die Interaktion mit Clathrin wird die Endozytose des LDL-Rezeptorkomplexes ausgelöst: Die Plasmamembran „stülpt" sich über die LDL-Partikel und bildet so intrazelluläre Vesikel. In diesen löst sich LDL vom Rezeptor, der in einem separaten Vesikel zur Plasmamembran zurückgelangt und dort wiederverwendet wird. Die LDL enthaltenden Vesikel verschmelzen mit primären Lysosomen zu sekundären Lysosomen. Dort setzen saure Lipasen Cholesterin aus Cholesterinestern frei und

Proteasen zerlegen das Apolipoprotein B-100 in Aminosäuren. Cholesterin wird aus den sekundären Lysosomen freigesetzt und kann als Membranbaustein verwendet oder in der Zelle in Lipidtropfen gespeichert werden. Überschüssiges Cholesterin wird durch die ACAT mit einfach ungesättigten Fettsäuren veresterert, da hohe Konzentrationen von unverestertem Cholesterin die Struktur zellulärer Membranen zerstören. Hohe intrazelluläre Konzentrationen von freiem Cholesterin führen auch zu einer verminderten Transkription des HMG-CoA-Reduktase-Gens (↗ Kap. 16.3). Daher geht die Cholesterinsynthese in der Zelle zurück. Dies verhindert ihre „Überschwemmung“ mit Cholesterin.

HDL

Vorstufen von HDL-Partikeln, sog. **diskoidale HDL-Partikel**, werden von Leber und Darm synthetisiert und fallen darüber hinaus beim Abbau von Chylomikronen an. Ihre Proteinkomponenten sind Apolipoprotein A-I und A-II (Leber) bzw. A-IV (Darm). Die Proteinkomponente ermöglicht die Bindung von diskoidalen HDL an das Enzym Lecithin-Cholesterin-Acyltransferase (LCAT), das freies Cholesterin (z.B. aus abgestorbenen Zellen oder abgebauten Membranen) mit einer Fettsäure von Phosphatidylcholin (Lecithin) verestert. Die HDL-Vorstufen nehmen diese Cholesterinester in ihren hydrophoben Kern auf und nehmen dadurch eine runde Form an. Nun spricht man von **HDL**. In die Hülle der HDL kann weiteres Cholesterin aus dem Plasma aufgenommen werden. HDL fungieren somit als „**Cholesterinfänger**“, die freies Cholesterin aufnehmen und zur Verwertung **in die Leber transportieren (reverser Cholesterintransport)**.

4.10.3 Störungen im Lipoproteinstoffwechsel

Störungen des Lipoproteinstoffwechsels sind häufig. Die häufigste Störung ist eine Erhöhung der Lipoproteinkonzentration im Plasma (**Hyperlipoproteinämie**). Bestimmte Formen zählen neben Rauchen, Hypertonie und Diabetes mellitus zu den Risikofaktoren einer Atherosklerose, d.h. einer Verengung von arteriellen Gefäßen durch Ablagerung von Lipiden. Untersuchungen haben gezeigt, dass das Atheroskleroserisiko mit dem Serumcholesterinspiegel korreliert.

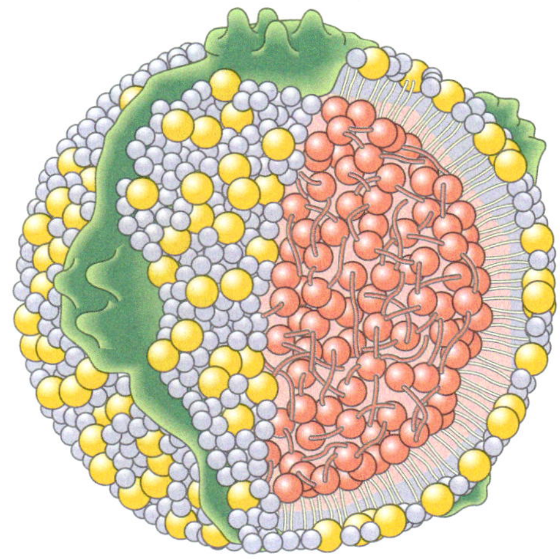

Abb. 4.47 Schematische Darstellung eines LDL-Partikels. [3]

Merke
Hyperlipidämie (z.B. familiäre Hypercholesterinämie, ↗ unten), Rauchen, Hypertonie und Diabetes mellitus sind Risikofaktoren für eine Atherosklerose.

Die Hyperlipoproteinämien können nach ihrem Phänotyp in der Lipidelektrophorese (Typisierung nach Frederickson, ↗ Tab. 4.8) oder nach ätiologi-

Tab. 4.8 Einteilung der Hyperlipoproteinämien nach Frederickson

Phänotyp	Serum	vermehrtes Lipid	vermehrtes Lipoprotein
I	milchig mit Rahmschicht	Triacylglycerine	Chylomikronen
IIa	klar	Cholesterin	LDL (β-Lipoprotein)
IIb	trüb	Triacylglycerine und Cholesterin	LDL und VLDL (Prä-β- und β-Lipoprotein)
III	trüb	Triacylglycerine und Cholesterin	IDL (Remnants, atypisches β-Lipoprotein)
IV	trüb-milchig	Triacylglycerine	VLDL (Prä-β-Lipoprotein)
V	milchig mit Rahmschicht	Triacylglycerine und Cholesterin	Chylomikronen und VLDL (Prä-β-Lipoprotein)

Tab. 4.9 Einteilung der Hyperlipoproteinämien nach ihrer Ätiologie

Typ	primäre Form	sekundäre Form
Chylomikronämie (I, V)	autosomal-dominante Chylomikronämie (Lipoproteinlipasemangel, Apolipoprotein-C-II-Mangel)	z. B. alkoholinduzierte Chylomikronämie
Hypercholesterinämie (IIa)	familiäre Hypercholesterinämie (LDL-Rezeptor-Defekt, ↗ Kap. 16.3.3)	z. B. Hypercholesterinämie bei Hypothyreose
kombinierte Hyperlipidämie (IIb)	familiär kombinierte Hyperlipidämie	z. B. gemischte Hyperlipidämie bei Überernährung
kombinierte Hyperlipidämie (III)	familiäre Dysbetalipoproteinämie	–
Hypertriglyceridämie (IV)	familiäre Hypertriglyceridämie	z. B. alkoholinduzierte Hypertriglyceridämie

schen Gesichtspunkten (↗ Tab. 4.9) eingeteilt werden.

Bei der ätiologischen Einteilung wird zwischen primären und sekundären Formen unterschieden.

Primäre Hyperlipoproteinämien haben ihre **Ursache in genetischen Defekten** und werden zumeist autosomal vererbt. Wichtige Erkrankungen sind:

- **Chylomikronämie:** Diese sehr seltene autosomal-rezessiv vererbte Hyperlipidämie geht mit einer Erhöhung der Chylomikronenfraktion einher, die auch über 12 Stunden nach der letzten Nahrungsaufnahme noch nachzuweisen ist. Ursache ist ein genetisch bedingter Mangel an Lipoproteinlipase oder ein Mangel des Cofaktors C-II. Exogene Triacylglycerine können nach ihrer Resorption zwar in Chylomikronen „verpackt", im Muskel- oder Fettgewebe jedoch nur sehr langsam aus diesen freigesetzt werden. Im Serum lässt sich ein erhöhter Triacylglycerinspiegel nachweisen. Lässt man die Blutprobe länger stehen, setzen sich die Chylomikronen als Fettschicht auf dem durch den hohen Fettgehalt trüben Serum ab. Die Therapie besteht in der Reduktion der Fettzufuhr bzw. der überwiegenden Zufuhr von mittel- und kurzkettigen Fettsäuren, die direkt ins Blut aufgenommen werden können und nicht zur Bildung von Chylomikronen führen.
- **familiäre Hypercholesterinämie:** Diese häufige Erkrankung (heterozygot 1:500) ist durch einen **LDL-Rezeptor-Defekt** gekennzeichnet. Es konnten verschiedene Defekte charakterisiert werden:
  - vollständiges Fehlen des Rezeptors
  - Mutation der Apo-B-Bindungsdomäne
  - Mutation der Endozytose-Einheit.

  Homozygote haben praktisch keine und Heterozygote halb so viele LDL-Rezeptoren wie Gesunde. Aufgrund des Rezeptordefekts kommt es zu einer intrazellulären Cholesterinverarmung, wodurch die HMG-CoA-Reduktase zusätzlich aktiviert und so noch mehr Cholesterin gebildet wird. Als Folge steigt der LDL-Cholesterinspiegel (normal < 150 mg/dl) bei heterozygoten Trägern auf > 250 mg/dl und bei Homozygoten auf > 400 mg/dl an.

  Das Überangebot an LDL führt dazu, dass die LDL-Partikel zu lange im Blut zirkulieren und oxidativ modifiziert werden. Es entsteht **ox-LDL**. Dieses wird von Makrophagen über den sog. **Scavenger-Rezeptor** aufgenommen, wodurch die Makrophagen zu absterbenden **Schaumzellen** werden, die in der Gefäßwand liegen bleiben und dort zunächst die Bildung von **Lipidflecken** (↗ Abb. 4.48a und b) initiieren. Diese gehen später durch Nekrose der im Zentrum des Lipidfleckens lokalisierten Schaumzellen in atherosklerotische Plaques über (↗ Abb. 4.49a und b). Die Erkrankung führt zu einer frühzeitigen **Atherosklerose** vor allem der Herzkranzgefäße (bei Homozygoten schon im Kindesalter!). Auch sind Cholesterinablagerungen in Haut und Sehnen zu beobachten (Xanthombildung).

  Die gesteigerte Aktivität der HMG-CoA-Reduktase kann durch **Statine** (z. B. Lovastatin, Simvastatin) kompetitiv gehemmt werden. Diese Präparate werden daher zur medikamentösen Behandlung der Hypercholesterinämie eingesetzt. Bei Homozygoten sind sie jedoch nur begrenzt wirksam.

  In geringerem Ausmaß führen auch Hypercholesterinämien mit anderen Ursachen (polygene Hypercholesterinämie, sekundäre Hypercholesterinämien) über den gleichen Mechanismus zur Ausbildung einer frühzeitigen Atherosklerose.

Merke

- Ein hoher HDL-Cholesterinspiegel vermag durch gesteigerten reversen Cholesterintransport vor Atherogenese und so vor dem Herzinfarkt zu schützen.
- Ein hoher LDL-Cholesterinspiegel begünstigt die Atherogenese und ist mit einem erhöhten Infarktrisiko verbunden.

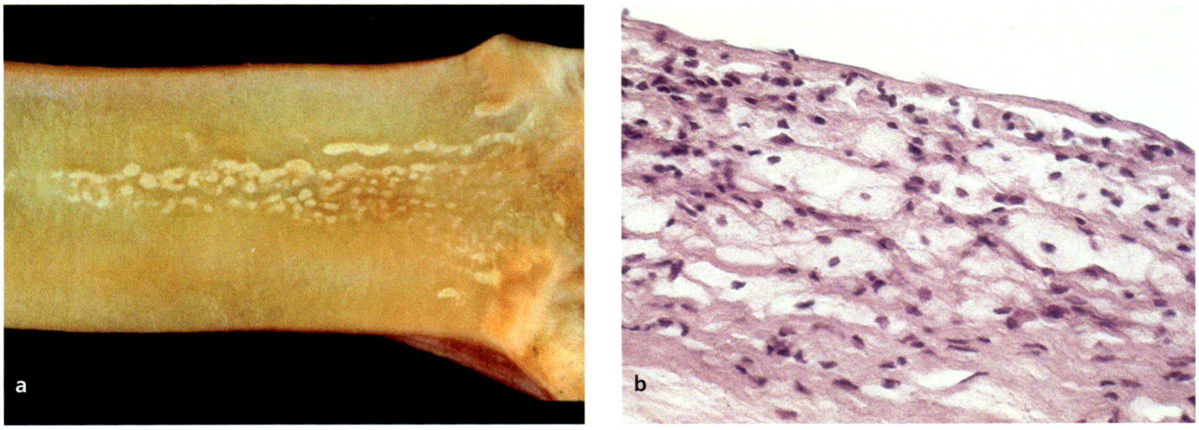

Abb. 4.48 Frühstadium der Atherosklerose: Lipidflecken. **a:** Makroskopisches Bild von Lipidflecken in der Aortenintima eines jungen Menschen. **b:** Mikroskopisches Bild eines Lipidflecks in der Aortenintima. Die Abbildung zeigt zahlreiche Schaumzellen. [6]

- **familiär kombinierte Hyperlipidämie:** Die Ursache dieser Erkrankung ist nicht geklärt. Typischerweise liegt ein Phänotyp **Typ IIb** vor. Sowohl die VLDL- als auch die LDL-Fraktion und insbesondere das Apolipoprotein B-100 sind erhöht. Die Störung ist mit einem hohen Atheroskleroserisiko verbunden.
- **Dysbetalipoproteinämie:** Diese Fettstoffwechselstörung beruht auf einer homozygoten Punktmutation des Apolipoproteins E (Apo E 2/2, normal ist Apo E 3/3), wodurch die Chylomikronen-Remnants und IDL nicht mehr weiterverarbeitet werden können. Es kommt zur Erhöhung atypischer β-Lipoproteine im Blut. In der Lipidelektrophorese findet man eine besonders breite Bande im β-Globulinbereich (Typ III). Auch diese Form der Hyperlipidämie ist mit einem hohen Atheroskleroserisiko verbunden.
- **familiäre Hypertriglyceridämie:** Der genetische Defekt und der Vererbungsmodus für diese Erkrankung wurden bisher nicht identifiziert. Kennzeichen ist eine isolierte erhöhte Triacylglycerinkonzentration im Plasma (Typ IV), die mit einer **Erhöhung der VLDL-Fraktion** einhergeht. Das Plasma kann eine milchige Trübung aufweisen. Man spricht auch von einer kohlenhydratinduzierten Hyperlipidämie, da eine kohlenhydratreiche Mahlzeit die Konzentration der Lipoproteine deutlich erhöht. Häufig ist die Hyperlipidämie mit anderen (Stoffwechsel-)Störungen verbunden (Adipositas, Diabetes mellitus Typ 2, Hyperurikämie [Gicht], Hypertonie). Man spricht dann von einem metabolischen Syndrom. Bei exzessiver Nahrungs- und insbesondere Alkoholzufuhr kann die Fettstoffwechselstörung in eine Chylomikronämie (Typ V) übergehen. Dann besteht das Risiko einer akuten Pankreatitis durch Mikrozirkulationsstörungen. Das Atheroskleroserisiko ist nur bei gleichzeitig niedrigem HDL-Cholesterin erhöht. Die Therapie besteht in einer Reduktion der Kohlenhydrat- und Kalorienzufuhr.

Sekundäre Hyperlipoproteinämien sind **Folge einer Grunderkrankung**, wie z. B. Diabetes mellitus oder einer Lebererkrankung.

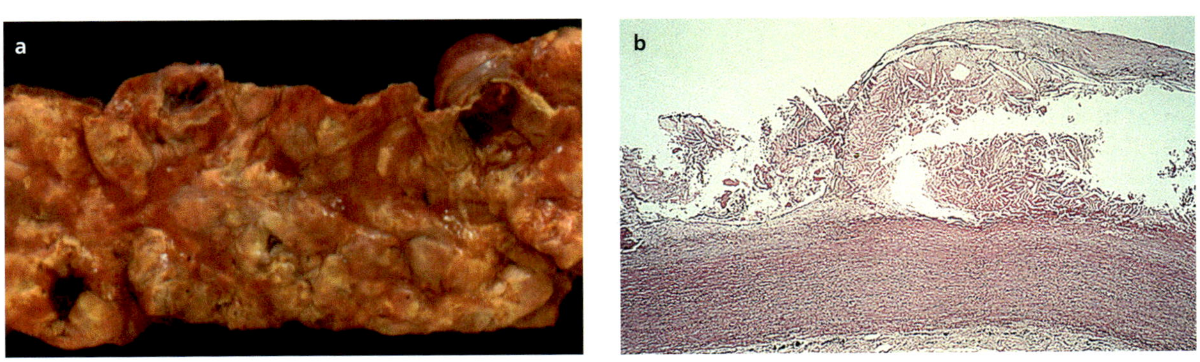

Abb. 4.49 Spätstadium der Atherosklerose: zahlreiche atherosklerotische Plaques in der Bauchaorta. **a:** Makroskopisches Bild, **b:** mikroskopisches Bild: Die Abbildung zeigt eine fortgeschrittene Arteriosklerose mit fettigem Detritus. Die umgebende Intima ist fibrosiert. [6]

5 Pyruvat-Dehydrogenase-Reaktion und Citratzyklus

M. Folkerts

Lernziele

- Mechanismus der Pyruvat-Dehydrogenase-Reaktion und des Citratzyklus
- Kenntnis der einzelnen Schritte, der zugehörigen Enzyme, der Zwischenprodukte und der Cofaktoren von Pyruvat-Dehydrogenase-Reaktion und Citratzyklus
- Kenntnis der Regulation dieser beiden Stoffwechselwege und ihrer Wirkungen
- Bedeutung der Pyruvat-Dehydrogenase-Reaktion und des Citratzyklus im Stoffwechsel

5.1 Überblick

In der **Pyruvat-Dehydrogenase-Reaktion** wird – sofern in der Zelle aerobe Bedingungen herrschen – das in der Glykolyse (↗ Kap. 3.3) gewonnene **Pyruvat in Acetyl-CoA umgewandelt**. Diese Umwandlung findet in der mitochondrialen Matrix statt. Sie ist die Voraussetzung für den anschließenden aeroben oxidativen Abbau von Acetyl-CoA im Citratzyklus, durch den die Zelle das Maximum an Energie gewinnt, weit mehr als beim anaeroben Abbau von Glucose (↗ Kap. 3.3.5).

Im **Citratzyklus** (= Krebs- oder Tricarbonsäurezyklus) wird **Acetyl-CoA oxidativ zu CO_2**, **Reduktionsäquivalenten** ($NADH+H^+$, $FADH_2$) und CoA **abgebaut**. Die Oxidation der Reduktionsäquivalente in der Atmungskette liefert die für die ATP-Synthese nötige Energie (↗ Kap. 6). Der Citratzyklus nimmt im intrazellulären Stoffwechsel eine zentrale Stellung ein, denn fast alle zellulären Brennstoffmoleküle werden zu Acetyl-CoA abgebaut (↗ Abb. 5.1):

- Glucose (stellvertretend für die Kohlenhydrate) wird zu Pyruvat abgebaut (↗ Kap. 3.3), das – sofern aerobe Bedingungen vorliegen – in der Pyruvat-Dehydrogenase-Reaktion zu Acetyl-CoA umgewandelt wird (↗ Kap. 5.2).

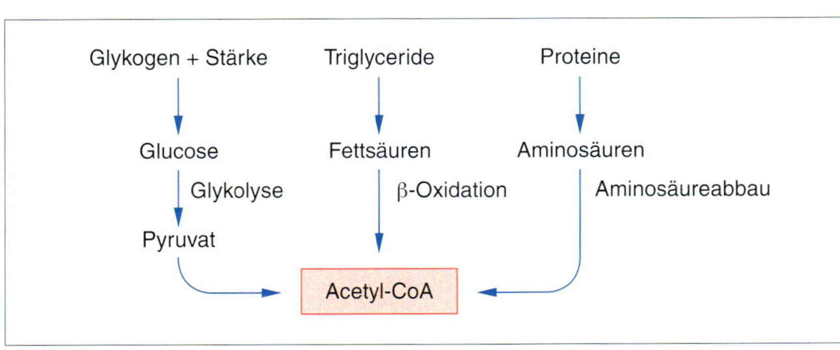

Abb. 5.1 Die Stellung von Acetyl-CoA im intrazellulären Stoffwechsel. [2]

- Fettsäuren werden in der β-Oxidation zu Acetyl-CoA abgebaut (↗ Kap. 4.3.2).
- Der Abbau vieler Aminosäuren endet ebenfalls bei Acetyl-CoA (↗ Kap. 7.4.4).

Aufgabe des Citratzyklus ist es, in Verbindung mit der Atmungskette die Energieversorgung der Zelle bzw. des Organismus sicherzustellen. Außerdem liefern die Reaktionen des Citratzyklus Zwischenprodukte für eine Reihe von Biosynthesen, z.B. für die Synthese von Aminosäuren, Häm, Purinen und Pyrimidinen (↗ Kap. 5.3.5).

Merke
Die Enzyme der Pyruvat-Dehydrogenase-Reaktion und des Citratzyklus sind in der mitochondrialen Matrix lokalisiert.

5.2 Die Pyruvat-Dehydrogenase-Reaktion

Die Pyruvat-Dehydrogenase-Reaktion, die Umwandlung von Pyruvat in Acetyl-CoA, verbindet die Glykolyse mit dem Citratzyklus (↗ Abb. 5.2). Da die Enzyme der Glykolyse im Zytoplasma lokalisiert sind, die Pyruvat-Dehydrogenase sich aber in der mitochondrialen Matrix – in der Nachbarschaft von Citratzyklus und Atmungskette – befindet, wird Pyruvat durch einen Pyruvat-Carrier (Pyruvat/OH^--Antiporter bzw. Pyruvat/H^+-Symport) in die mitochondriale Matrix transportiert.

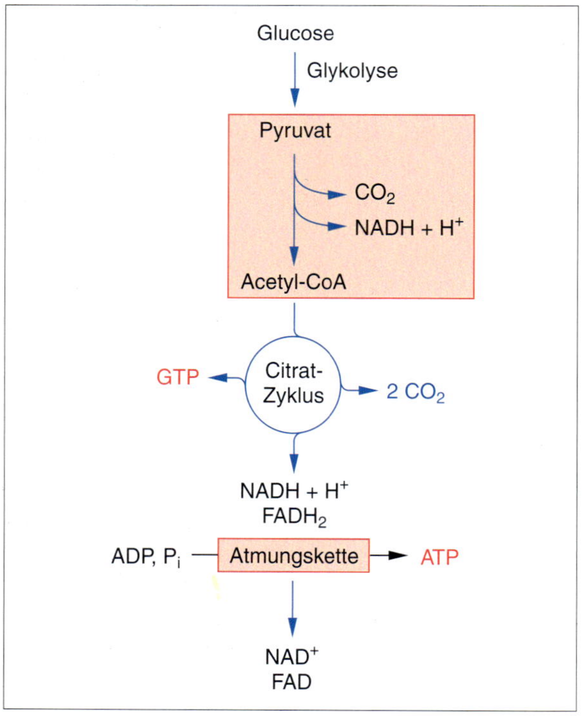

Abb. 5.2 Die Pyruvat-Dehydrogenase-Reaktion: Bindeglied zwischen Glykolyse und Citratzyklus. [3]

Die **Pyruvat-Dehydrogenase-Reaktion** ist **irreversibel**, da sie stark exergon verläuft. Deshalb können aus Acetyl-CoA keine Kohlenhydrate gebildet werden.

Merke
Acetyl-CoA kann nicht in Pyruvat zurückverwandelt werden.

5.2.1 Aufbau und Cofaktoren der Pyruvat-Dehydrogenase

Die Pyruvat-Dehydrogenase ist ein **Multienzymkomplex** aus drei Enzymen (↗ Abb. 5.3):

- der **Pyruvat-Dehydrogenase** (E_1), die die oxidative Decarboxylierung von Pyruvat katalysiert,
- der **Dihydrolipoyl-Transacetylase** (E_2), die die Acetylgruppe auf Coenzym A überträgt,
- der **Dihydrolipoyl-Dehydrogenase** (E_3), die die Regeneration des Cofaktors Liponamid (↗ unten) katalysiert.

Ein Multienzymkomplex bietet im Vergleich zu einzelnen „hintereinander geschalteten" Enzymen einige Vorteile: Da alle Zwischenprodukte der Umwandlung von Pyruvat in Acetyl-CoA an den Komplex gebunden werden, können sie rasch weiterreagieren, so dass Nebenreaktionen kaum vorkommen. Eine von einem Multienzymkomplex katalysierte Reaktion weist deshalb eine **deutlich höhere Gesamtreaktionsgeschwindigkeit** auf.

Der Multienzymkomplex Pyruvat-Dehydrogenase benötigt fünf **Cofaktoren**:

- Thiaminpyrophosphat (TPP, Syn.: Thiamindiphosphat)
- Liponsäure (in der Reaktion als Liponamid an das Enzym gebunden)
- FAD
- Coenzym A
- NAD^+

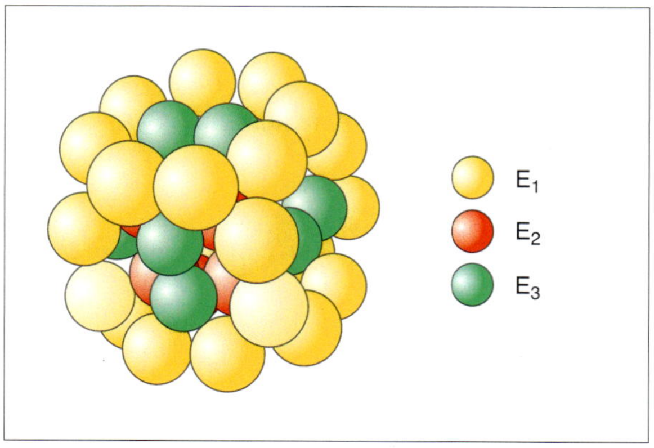

Abb. 5.3 Der Pyruvat-Dehydrogenase-Komplex (schematische Darstellung). Die Pyruvat-Dehydrogenase (E_1) ist gelb, die Dihydrolipoyl-Transacetylase (E_2) rot und die Dihydrolipoyl-Dehydrogenase (E_3) ist grün dargestellt. [3]

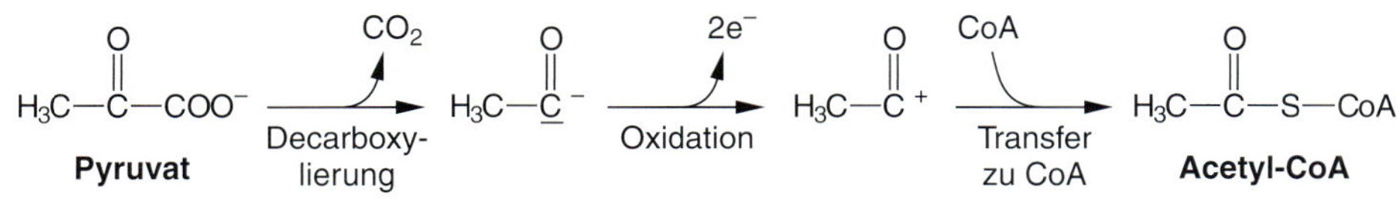

Abb. 5.4 Die Reaktionsschritte der Umwandlung von Pyruvat in Acetyl-CoA. [3]

Merke
Die Pyruvat-Dehydrogenase ist ein Multienzymkomplex aus drei Enzymen, der die Cofaktoren TPP, Liponsäure, FAD, Coenzym A und NAD^+ benötigt.

5.2.2 Die Reaktionsschritte der Pyruvat-Dehydrogenase-Reaktion

Überblick

Abbildung 5.4 zeigt die Schritte der Umwandlung von Pyruvat in Acetyl-CoA:
- Decarboxylierung von Pyruvat zu einem Hydroxyethylrest,
- Oxidation des Hydroxyethylrests zu einem Acetylrest,
- Transfer des Acetylrests auf Coenzym A.

Durch die Kopplung der Reaktionsschritte kann die bei der Decarboxylierung von Pyruvat frei werdende Energie zur Bildung von $NADH+H^+$ und Acetyl-CoA genutzt werden.

Ablauf (↗ Abb. 5.5)

Decarboxylierung von Pyruvat

Pyruvat bindet an das Carbanion von TPP, dem Cofaktor der **Pyruvat-Dehydrogenase** (E_1) und wird anschließend durch die Pyruvat-Dehydrogenase decarboxyliert. Es entsteht **Hydroxyethyl-TPP**, ein „aktiver Acetaldehyd“.

Oxidation der Hydroxyethylgruppe

Hydroxyethyl-TPP wird, ebenfalls katalysiert von der **Pyruvat-Dehydrogenase**, oxidiert. Der entstandene Acetylrest wird auf Liponamid, ein Derivat der Liponsäure, das über einen Lysinrest an die Pyruvat-Dehydrogenase gebunden ist, übertragen. Die Disulfidgruppe des Liponamids übernimmt als Oxidationsmittel den frei werdenden Wasserstoff (bzw. die beiden frei werdenden Elektronen, ↗ Abb. 5.4) und wird reduziert. Das Zwischenprodukt heißt **Acetylliponamid** (auch S-Acetylhydrolipoat).

Transfer der Acetylgruppe auf Coenzym A

Die **Dihydrolipoyl-Transacetylase** (E_2) katalysiert die Bildung von **Acetyl-CoA**: Die Acetylgruppe wird von Acetylliponamid auf Coenzym A übertragen und Dihydroliponamid (die reduzierte Form des Liponamids) freigesetzt.

Regeneration des Dihydroliponamids

Um die katalytische Aktivität des Multienzymkomplexes wiederherzustellen, muss Dihydroliponamid durch die **Dihydrolipoyl-Dehydrogenase** (E_3), ein Flavoprotein (enthält FAD), wieder zu Liponamid oxidiert werden. Dabei werden zwei Elektronen auf FAD und von diesem auf NAD^+ übertragen, das dadurch zu $NADH+H^+$ reduziert wird. Die Übertragung von Elektronen von FAD auf NAD^+ ist möglich, weil das Elektronenübertragungspotential von FAD durch die Bindung von FAD an die Dihydrolipoyl-Dehydrogenase negativer wird als das Potential des NAD^+/NADH-Systems.

Klinik
Über 90 % der Patienten mit **primär-biliärer Zirrhose** weisen antimitochondriale Antikörper (AMA) auf, die gegen an der inneren Mitochondrienmembran lokalisierte Dehydrogenasen (u.a. gegen die E_2-Untereinheit der Pyruvat-Dehydrogenase) gerichtet sind. Der Nachweis dieser Antikörper ist wahrscheinlich lediglich in der Diagnostik von Bedeutung. In der Pathogenese der primär-biliären Zirrhose scheinen sie keine Rolle zu spielen.
Als Ursache der primär-biliären Zirrhose (chronische, nichteitrige destruierende Cholangitis, Immuncholangitis) wird eine Zerstörung der intrahepatischen Gallengänge durch zytotoxische T-Lymphozyten, die sich gegen abnorme Antigene an den Gallengangsepithelien richten, vermutet. Es kommt zu einer chronischen Cholestase, die im weiteren Krankheitsverlauf zur Leberzirrhose führt.

5.2.3 Regulation der Pyruvat-Dehydrogenase

Der Pyruvat-Dehydrogenase-Komplex und damit die Produktion von Acetyl-CoA wird durch kovalente Modifikation, allosterische Effektoren (↗ Abb. 5.6) sowie hormonell reguliert. Dabei kommt der kovalenten Modifikation die größte, der hormonellen Regulation die geringste Bedeutung zu.

Kovalente Modifikation

Eine spezifische Kinase inaktiviert den Multienzymkomplex durch Phosphorylierung der E_1-Kom-

Teil der PDH

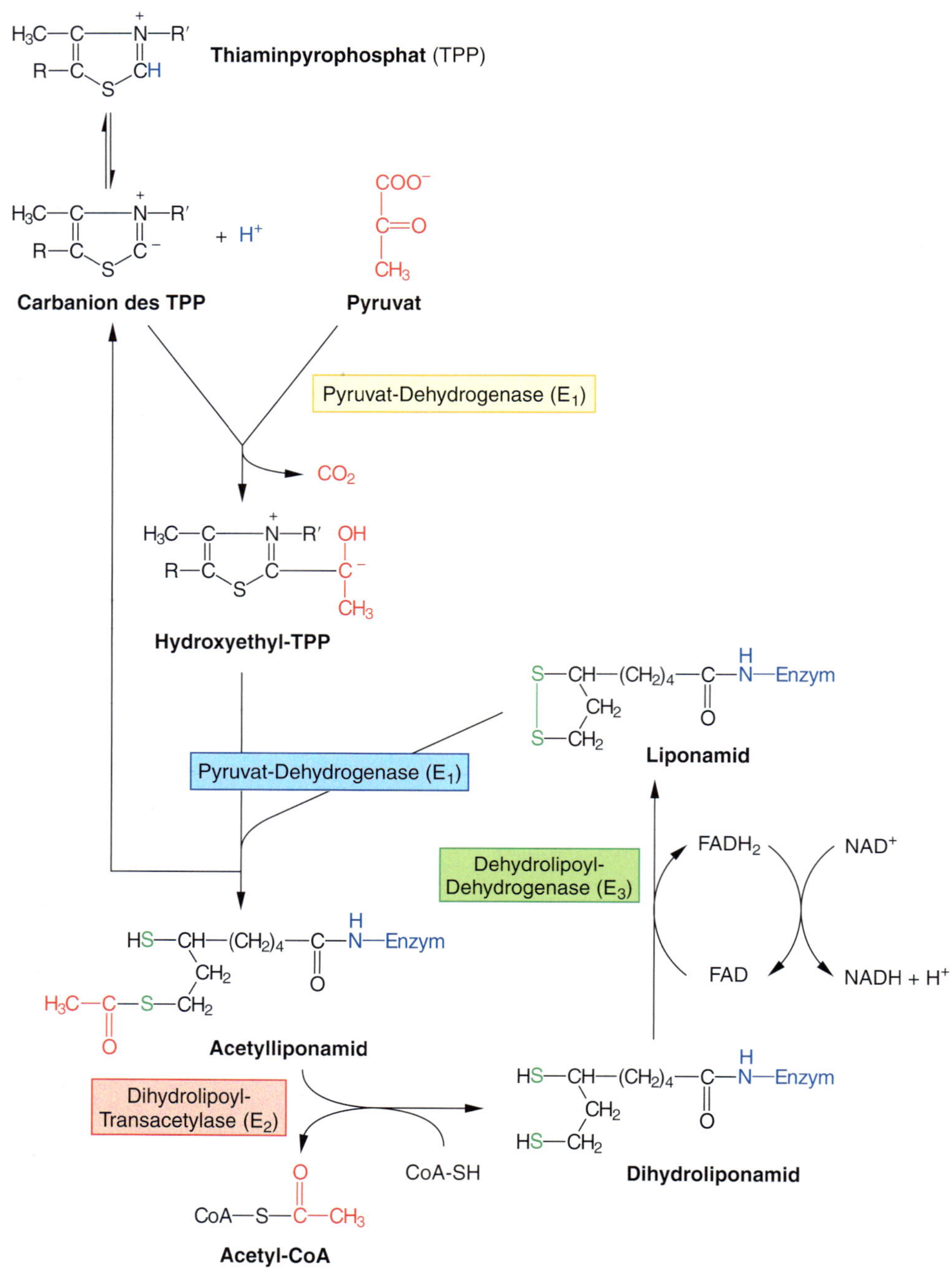

Abb. 5.5 Ablauf der Pyruvat-Dehydrogenase-Reaktion. [4]

ponente. Eine spezifische Phosphatase kann den Komplex durch Dephosphorylierung wieder aktivieren.

- Die **Inaktivierung** des Komplexes wird **von Acetyl-CoA** und **NADH+H⁺**, den Produkten der Pyruvat-Dehydrogenase-Reaktion, durch Aktivierung der Kinase **gefördert**, ebenso durch hohe Konzentrationen von **ATP** (Signal eines ausreichenden Energieangebots).
- Die **Aktivierung** des Komplexes wird **von Pyruvat, CoA** und **NAD⁺**, den Substraten der Pyruvat-Dehydrogenase-Reaktion, durch Hemmung der Kinase **gefördert**. Entsprechend wird die Kinase zusätzlich von **ADP** als Signal des Energiebedarfs gehemmt.

Bei ausreichender Versorgung der Zelle mit Energie (ATP) und Zwischenprodukten befindet sich die Pyruvat-Dehydrogenase folglich in inaktivem, bei Energiebedarf in aktivem Zustand.

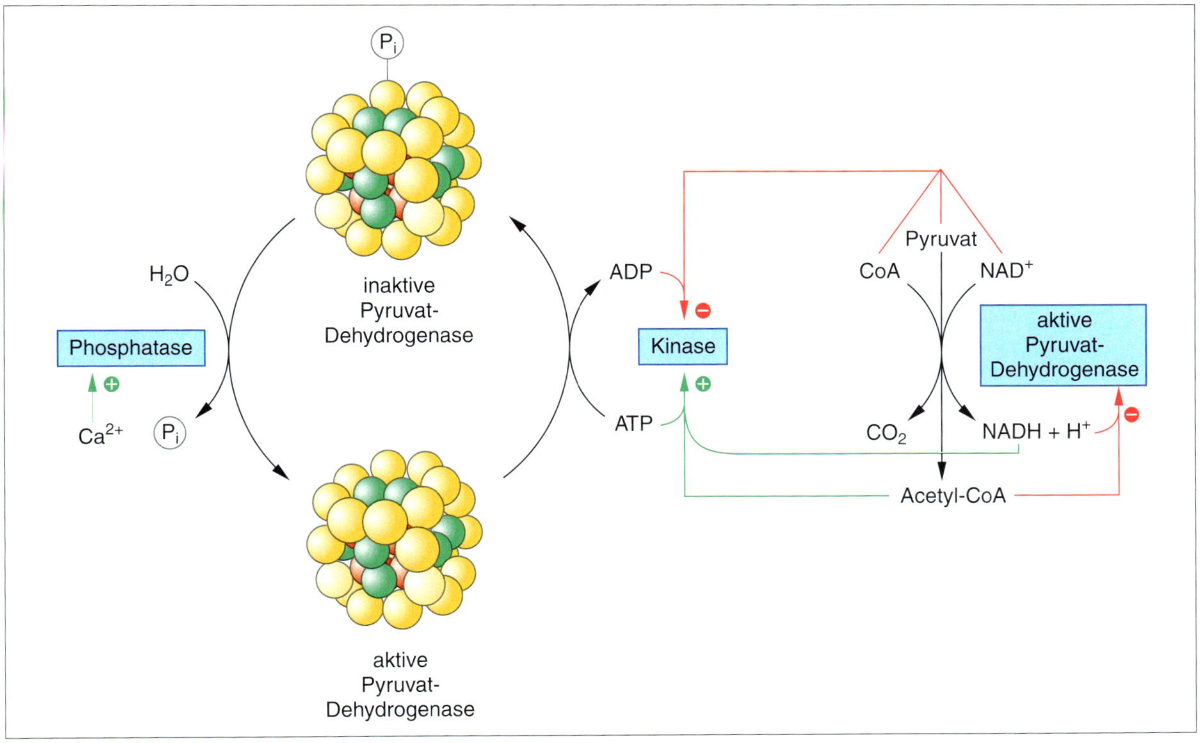

Abb. 5.6 Kovalente Modifikation und allosterische Regulation des Pyruvat-Dehydrogenase-Komplexes. [3]

Merke
Der Pyruvat-Dehydrogenase-Komplex ist in phosphoryliertem Zustand inaktiv und in dephosphoryliertem Zustand aktiv.

Allosterische Regulation

Die allosterische Regulation der Pyruvat-Dehydrogenase erfolgt durch Reaktionsprodukte. Häufen sich **Acetyl-CoA** und **NADH+H⁺** an, hemmt dies den Pyruvat-Dehydrogenase-Komplex: Dabei hemmt Acetyl-CoA die Dihydrolipoyl-Transacetylase (E_2), NADH+H⁺ die Dihydrolipoyl-Dehydrogenase (E_3). Die Hemmung eines dieser Enzyme führt zur Hemmung des gesamten Multienzymkomplexes.

Hormonelle Regulation

Katecholamine aktivieren den Pyruvat-Dehydrogenase-Komplex, indem sie die intrazelluläre Ca^{2+}-Konzentration erhöhen. Dies steigert die Aktivität der Phosphatase.

Insulin aktiviert den Pyruvat-Dehydrogenase-Komplex vor allem im Fettgewebe, vermutlich durch Förderung der Dephosphorylierung. Da Pyruvat folglich weiterverstoffwechselt wird, fördert dies den Abbau von Glucose zu Pyruvat.

Merke
Regulation des Pyruvat-Dehydrogenase (PDH)-Komplexes:

- durch allosterische Hemmung (Acetyl-CoA, NADH+H⁺)
- durch kovalente Modifikation
  - Pyruvat, CoA, NAD⁺ und ADP hemmen die PDH-Kinase (Dephosphorylierung = Aktivierung der PDH).
  - Acetyl-CoA, NADH+H⁺ und ATP aktivieren die PDH-Kinase (Phosphorylierung = Deaktivierung der PDH).
- durch Hormone:
  - Katecholamine aktivieren den PDH-Komplex (Ca^{2+} stimuliert die Phosphatase).
  - Insulin aktiviert den PDH-Komplex.

5.3 Der Citratzyklus

5.3.1 Reaktionsprinzip

Der Citratzyklus ist das Bindeglied zwischen Substratabbau und Zellatmung. Er lässt sich in zwei Phasen unterteilen:

- In der **ersten Phase entsteht** aus Acetyl-CoA und Oxalacetat **Citrat**, ein C_6-Körper. Citrat wird durch zweimalige oxidative Decarboxylierung **in** den C_4-Körper **Succinat umgewandelt** (↗ Abb. 5.7).
- Die **zweite Phase** dient der **Regeneration von Oxalacetat** (aus Succinat), wodurch die weitere Verstoffwechselung von Acetyl-CoA im Citratzyklus gewährleistet wird. Succinat wird in drei Reaktionsschritten wieder in Oxalacetat umge-

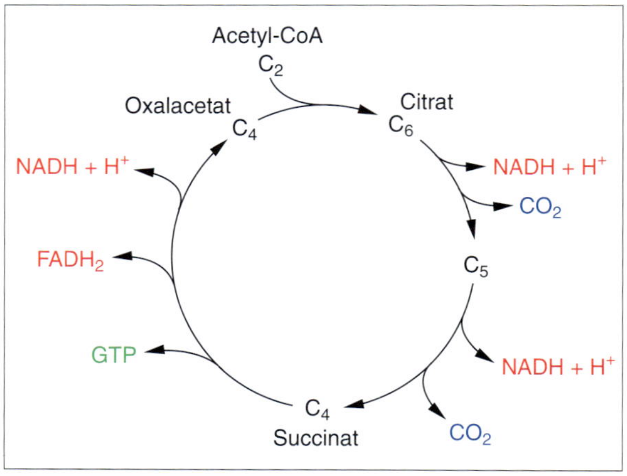

Abb. 5.7 Reaktionsprinzip des Citratzyklus. [3]

wandelt (↗ Abb. 5.7). Das chemische Muster dieser Regeneration ist identisch mit dem der Fettsäureoxidation: eine Oxidation, eine Hydratisierung und eine weitere Oxidation.

Im Verlauf des Zyklus werden sechs Wasserstoffatome auf drei Moleküle NAD^+ übertragen, wobei drei Moleküle $NADH+H^+$ entstehen, zwei Wasserstoffatome werden auf FAD übertragen, wobei ein Molekül $FADH_2$ entsteht. Im Citratzyklus selbst wird nur ein ATP-Äquivalent (GTP) erzeugt. Der Großteil der Energie für die ATP-Synthese wird in der Atmungskette durch die Rückoxidation von $NADH+H^+$ und $FADH_2$ gewonnen (↗ Kap. 6).

5.3.2 Die Reaktionen des Citratzyklus

Phase 1

Synthese von Citrat

In der ersten Reaktion des Citratzyklus reagiert **Oxalacetat** mit **Acetyl-CoA** zu **Citrat**. Die von der **Citrat-Synthase** katalysierte Reaktion umfasst zwei Schritte:

- die Kondensation von Oxalacetat und Acetyl-CoA zu **Citryl-CoA**,
- die **hydrolytische Abspaltung von CoA**.

Diese Reaktion ist eine Aldolkondensation mit anschließender Hydrolyse des Thioesters Citryl-CoA. Durch die hydrolytische Spaltung des energiereichen Zwischenproduktes wird das Gleichgewicht auf die Seite von Citrat verlagert.

Umwandlung von Citrat in Isocitrat

Da die OH-Gruppe von Citrat als tertiäre Alkoholgruppe nicht weiter oxidiert werden kann, wird Citrat in Isocitrat umgewandelt. Die Umwandlung besteht in einer Dehydratisierung und einer anschließenden Hydratisierung. Das **dehydratisierte Zwischenprodukt** heißt **cis-Aconitat**. Deshalb trägt das Enzym, das die Umwandlung katalysiert, den Namen **Aconitase**. Da Isocitrat rasch aus dem System entfernt wird, läuft die Reaktion gerichtet ab, obwohl das Gleichgewicht sich auf der Seite von Citrat befindet.

Oxidative Decarboxylierung von Isocitrat

Isocitrat wird durch die **Isocitrat-Dehydrogenase** oxidativ zu **α-Ketoglutarat** decarboxyliert. In dieser Reaktion entsteht ein Molekül **$NADH+H^+$**, **CO_2** wird abgespalten.

Oxidative Decarboxylierung von α-Ketoglutarat

α-Ketoglutarat wird durch die **α-Ketoglutarat-Dehydrogenase** oxidativ zu **Succinyl-CoA** decarboxyliert. Im Rahmen dieser Reaktion entsteht ein weiteres Molekül **$NADH+H^+$**, **CO_2** wird abgespalten.

Die α-Ketoglutarat-Dehydrogenase ist ein Multienzymkomplex, der strukturell dem Pyruvat-Dehydrogenase-Komplex gleicht. Er besteht aus drei Enzymen:

- der α-Ketoglutarat-Dehydrogenase,
- der Transuccinylase und der
- Dihydrolipoyl-Dehydrogenase.

Die oxidative Decarboxylierung von α-Ketoglutarat verläuft analog zur Pyruvat-Dehydrogenase-Reaktion. Folglich werden TPP, Liponsäure, Coenzym A, NAD^+ und FAD als Cofaktoren benötigt. Wie in der Pyruvat-Dehydrogenase-Reaktion werden die Elektronen bei der Oxidation von Dihydroliponamid zunächst auf FAD, anschließend auf NAD^+ übertragen. Im Unterschied zum Pyruvat-Dehydrogenase-Komplex wird die α-Ketoglutarat-Dehydrogenase allerdings nicht durch kovalente Modifikation reguliert.

Umwandlung von Succinyl-CoA in Succinat

Die **Succinat-Thiokinase** (Succinyl-CoA-Synthetase) spaltet Coenzym A von Succinyl-CoA ab, wodurch Succinat entsteht.

Die bei der Hydrolyse des energiereichen Thioesters Succinyl-CoA frei werdende Energie wird zur Phosphorylierung von GDP zu **GTP** genutzt. Diese **Substratkettenphosphorylierung** (↗ auch Kap. 3.3.3) läuft wie folgt ab: Zunächst wird Coenzym A von Succinyl-CoA abgespalten und durch eine Phosphatgruppe ersetzt (↗ Abb. 5.9). Dieses Zwischenprodukt heißt Succinylphosphat. Anschließend wird die Phosphatgruppe auf einen Histidylrest des Enzyms und von dort auf GDP übertragen, wodurch GTP entsteht.

GTP kann von der **Nukleosiddiphosphat-Kinase** in ATP umgewandelt werden:

GTP + ADP ↔ ATP + GDP

Phase 2

In drei Reaktionsschritten wird **Succinat in Oxalacetat umgewandelt**:

- Erster Schritt ist die **Oxidation von Succinat zu Fumarat** durch die **Succinat-Dehydrogenase**. Die Succinat-Dehydrogenase ist im Unterschied zu den anderen Enzymen des Citratzyklus integraler

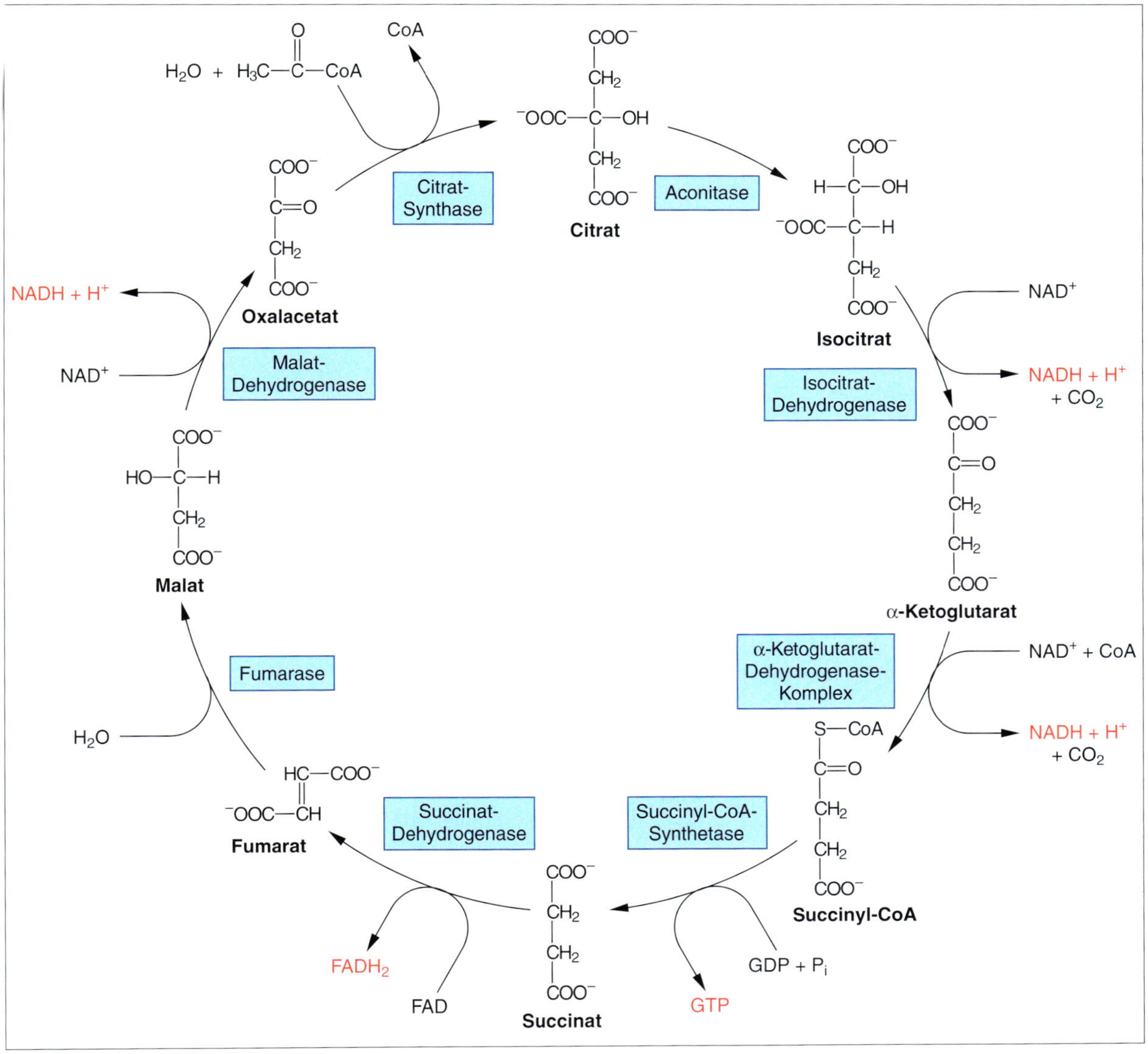

Abb. 5.8 Der Citratzyklus. [3]

Bestandteil der inneren Mitochondrienmembran und dadurch direkt mit der Atmungskette, dem Bindeglied zwischen Citratzyklus und ATP-Synthese, verbunden (↗ Kap. 6).

- Fumarat wird durch die **Fumarase zu Malat hydratisiert**.
- Im letzten Schritt katalysiert die **Malat-Dehydrogenase** die **Oxidation von Malat zu Oxalacetat**. In dieser Reaktion ist NAD^+ Oxidationsmittel und wird zu **NADH+H⁺** reduziert. Da das Reaktionsgleichgewicht auf der Seite von Malat liegt, wird die Reaktion durch die Weiterverwertung von Oxalacetat und $NADH+H^+$ angetrieben.

5.3.3 Bilanz des Citratzyklus

Die Bilanz des Citratzyklus lautet:

$$\text{Acetyl-CoA} + 3\,NAD^+ + FAD + GDP + P_i + 2\,H_2O \rightarrow 2\,CO_2 + 3\,NADH{+}H^+ + FADH_2 + GTP + CoA$$

Erläuterung zur Bilanzgleichung

Durch die Kondensation von Oxalacetat mit Acetyl-CoA zu Citrat treten zwei Kohlenstoffatome in den Citratzyklus ein. Während der zwei folgenden oxidativen Decarboxylierungen werden zwei Kohlenstoffatome abgespalten und verlassen in Form von zwei Molekülen CO_2 den Zyklus. Durch Versuche mit Radioisotopen fand man heraus, dass diese nicht identisch mit den eingetretenen Kohlenstoffatomen sind.

In insgesamt vier Oxidationsreaktionen entstehen drei Moleküle $NADH+H^+$ und ein Molekül $FADH_2$.

Bei der Spaltung von Succinyl-CoA (energiereiche Thioesterbindung) entsteht eine Verbindung mit hohem Phosphatgruppenübertragungspotential (GTP).

Bei der Synthese von Citrat und bei der Hydratisierung von Fumarat werden insgesamt zwei Moleküle H_2O verbraucht.

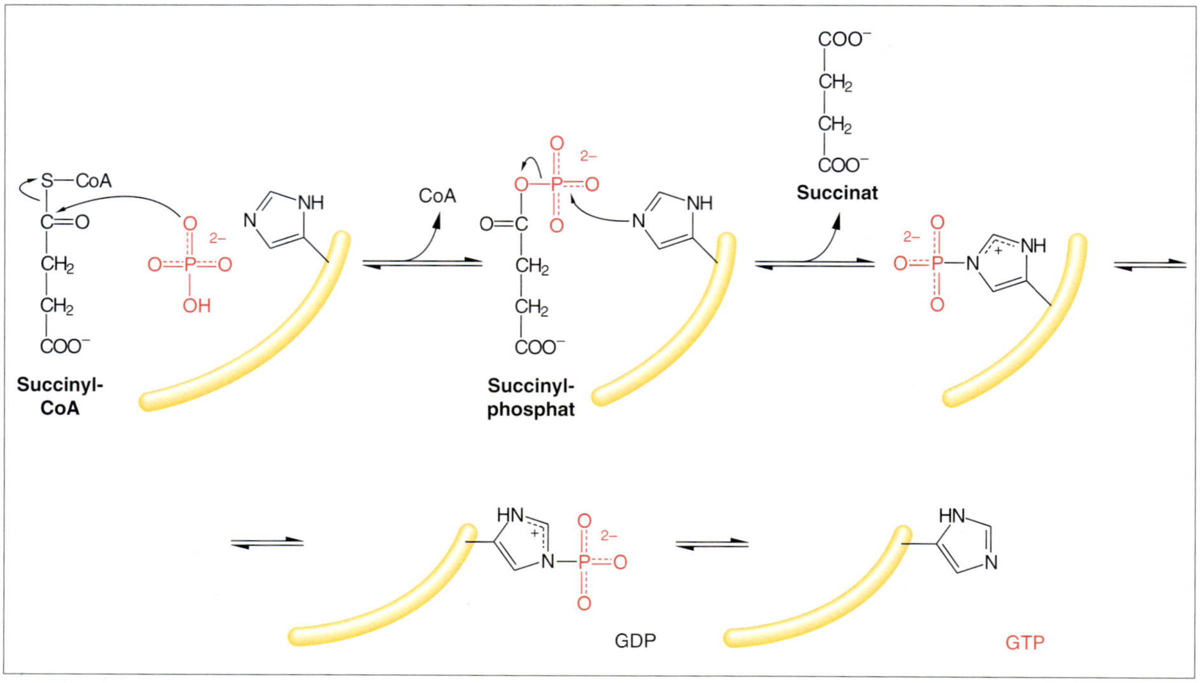

Abb. 5.9 Die Bildung von GTP im Rahmen der Succinat-Thiokinase-Reaktion. [3]

> **Merke**
> Im Citratzyklus entstehen drei Moleküle NADH + H^+, ein Molekül $FADH_2$, ein Molekül GTP und zwei Moleküle CO_2.

Energiegewinn

Die reduzierten Cofaktoren NADH+H^+ und $FADH_2$ liefern bei ihrer Reoxidation in der Atmungskette die Energie zur Bildung von ATP. Pro NADH+H^+ entstehen etwa 2,5 Moleküle ATP, pro $FADH_2$ etwa 1,5 Moleküle ATP. Insgesamt liefert die Oxidation von drei Molekülen NADH+H^+ und einem Molekül $FADH_2$ etwa 9 Moleküle ATP. Ein Nukleosidtriphosphat wird in Form von GTP direkt im Citratzyklus gebildet. Die Verwertung **einer Acetyleinheit** liefert folglich Energie zur Bildung von **etwa 10 Molekülen ATP** (einige Autoren gehen von einer Energieausbeute von 3 ATP pro NADH+H^+ und von 2 ATP pro $FADH_2$ aus, auch wenn dieser Wert in vivo wahrscheinlich nicht erreicht wird. In diesem Fall errechnet sich die Energieausbeute des Citratzyklus zu 12 ATP pro abgebauter Acetyl-Einheit).

Obwohl molekularer Sauerstoff am Citratzyklus nicht direkt beteiligt ist, laufen die Reaktionen nur unter aeroben Bedingungen ab. Denn die Regeneration (Rückoxidation) von NAD^+ und FAD in den Mitochondrien erfolgt ausschließlich durch Elektronenübertragung auf molekularen Sauerstoff (↗ Kap. 6). Der **Citratzyklus** ist strikt **aerob**, die Glykolyse kann im Unterschied dazu auch anaerob verlaufen, da NAD^+ in der Lactat-Dehydrogenase-Reaktion regeneriert werden kann.

5.3.4 Regulation des Citratzyklus

Die Umsatzgeschwindigkeit des Citratzyklus wird im Wesentlichen vom ATP-Bedarf der Zelle reguliert. Von Bedeutung ist dabei die Regulation der Enzyme Citrat-Synthase, Isocitrat-Dehydrogenase und α-Ketoglutarat-Dehydrogenase.

Generell wirken hohe Konzentrationen von NADH+H^+, $FADH_2$ und ATP – Zeichen eines ausreichenden Energieangebots – inhibitorisch, hohe ADP-Konzentrationen dagegen, die Energiebedarf signalisieren, stimulierend (↗ Abb. 5.10).

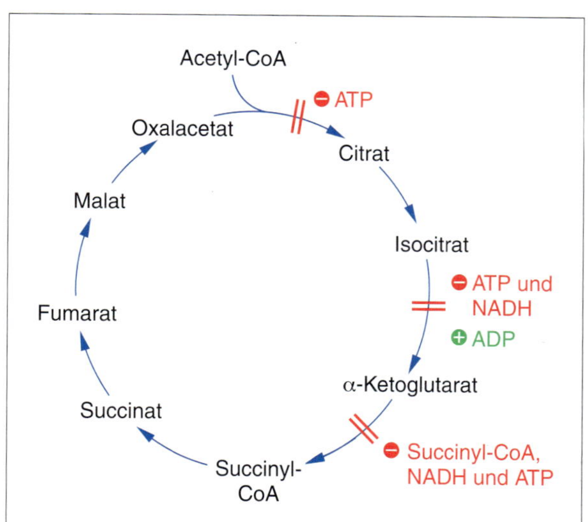

Abb. 5.10 Die Regulation des Citratzyklus. [3]

Citrat-Synthase

Die Citrat-Synthase wird **durch ATP gehemmt**. Dies ermöglicht bei ausreichender Energieversorgung der Zelle die Umleitung von Acetyl-CoA zu alternativen Stoffwechselwegen, z.B. zu Fettsäure- und Cholesterinsynthese.

Isocitrat-Dehydrogenase

Die allosterische Kontrolle der Isocitrat-Dehydrogenase erfolgt entsprechend der energetischen Situation der Zelle: **ATP und NADH+H⁺**, die anzeigen, dass der Energiebedarf gedeckt ist, **hemmen** das Enzym, **hohe ADP-Konzentrationen** dagegen **aktivieren** das Enzym.

α-Ketoglutarat-Dehydrogenase

Die α-Ketoglutarat-Dehydrogenase wird durch Produkte der von ihr katalysierten Reaktion reguliert: **Succinyl-CoA und NADH+H⁺ hemmen** das Enzym. Auch **ATP** als Zeichen des ausreichenden Energieangebots wirkt inhibitorisch.

> **Merke**
> ATP und NADH+H⁺ als Zeichen der ausreichenden Energieversorgung wirken hemmend auf Enzyme des Citratzyklus, ADP als Zeichen des Energiebedarfs aktivierend.

5.3.5 Entnahme und Einschleusung von Substraten aus dem bzw. in den Citratzyklus

Neben seiner Rolle als Bindeglied zwischen Substratabbau und Zellatmung bei der Energieversorgung der Zelle ist der **Citratzyklus** als **Lieferant von Substraten für diverse Biosynthesen** von Bedeutung. Werden viele Substrate des Citratzyklus für andere Biosynthesewege abgezweigt, muss die entstandene Lücke wieder geschlossen werden, um eine optimale Reaktionsgeschwindigkeit des Citratzyklus zu gewährleisten. Diesem Zweck dienen sog. **anaplerotische Reaktionen**, die den **Citratzyklus** in Mangelsituationen mit Zwischenprodukten „**auffüllen**".

Der Citratzyklus als Lieferant von Biosynthesevorstufen

Einen Überblick gibt Abbildung 5.11.

Citrat dient als Lieferant von Acetyl-CoA für die **Fettsäure- und Steroidbiosynthese**. Hierzu wird Citrat aus dem Mitochondrium ins Zytosol transportiert und dort durch die ATP-Citrat-Lyase in Acetyl-CoA und Oxalacetat gespalten (↗ Kap. 4.5.1).

α-Ketoglutarat, das in Glutamat umgewandelt werden kann, und **Oxalacetat**, das in Aspartat umgewandelt werden kann, finden bei der **Synthese** zahlreicher **Aminosäuren** (↗ Kap. 7.5) sowie von **Purinen und Pyrimidinen** (↗ Kap. 10.1.2) Verwendung.

Succinyl-CoA, die Ausgangssubstanz der **Hämsynthese** (↗ Kap. 15.1.4), wird ebenfalls in großem Ausmaß vom Citratzyklus bereitgestellt. Auch bei der Aktivierung von Ketonkörpern (vor deren Verwertung, ↗ Kap. 4.4.3) ist Succinyl-CoA von Bedeutung.

Anaplerotische Reaktionen

Im Folgenden sind die wichtigsten den Citratzyklus „auffüllenden" Reaktionen dargestellt.

Synthese von Oxalacetat aus Pyruvat

Die bereits von der Gluconeogenese bekannte **Pyruvat-Carboxylase-Reaktion** (↗ Kap. 3.4.2) stellt Oxalacetat für den Citratzyklus zur Verfügung:

Pyruvat + CO_2 + ATP → Oxalacetat + ADP + P_i

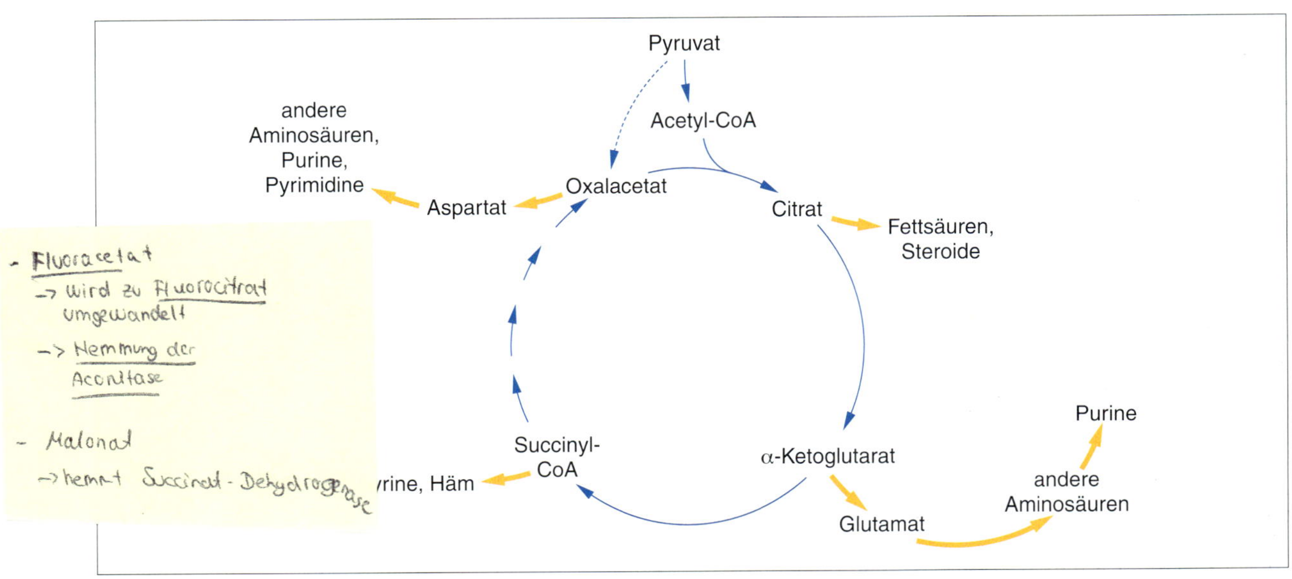

Abb. 5.11 Der Citratzyklus als Lieferant für Biosynthesevorstufen. [3]

Die Pyruvat-Carboxylase ist nur in Gegenwart von Acetyl-CoA aktiv. So wird Oxalacetat tatsächlich nur bei Anhäufung von Acetyl-CoA, d.h. bei Oxalacetat-Mangel (Acetyl-CoA kann nur durch Kondensation mit Oxalacetat in den Citratzyklus eintreten) aus Pyruvat gebildet. Bei gedecktem Energiebedarf wird Pyruvat für die Gluconeogenese verwendet.

Synthese von Oxalacetat und α-Ketoglutarat aus Aminosäuren

Eine weitere Möglichkeit zur Auffüllung des Citratzyklus ist die Umwandlung von Aspartat in Oxalacetat bzw. von Glutamat in α-Ketoglutarat. Diese Reaktionen werden von der Aspartat-Aminotransferase bzw. Glutamat-Dehydrogenase katalysiert (↗ Kap. 7.4.1).

6 Atmungskette und oxidative Phosphorylierung

M. Folkerts

Lernziele

- Funktionsprinzip und Arbeitsweise der Atmungskette
- Kenntnis der Komplexe der Atmungskette, ihres Aufbaus (einschließlich der prosthetischen Gruppen) und der von ihnen katalysierten Reaktionen
- Mechanismus der Kopplung von Atmungskette und oxidativer Phosphorylierung (= mitochondriale ATP-Synthese)
- Mechanismus der mitochondrialen ATP-Synthese
- Kenntnis physiologischer und pathologischer Inhibitoren von Atmungskette bzw. oxidativer Phosphorylierung und ihrer Wirkungsmechanismen
- Mechanismen des Stofftransports durch die innere Mitochondrienmembran

6.1 Überblick

Die Atmungskette

Als Atmungskette bezeichnet man **vier Proteinkomplexe**, **die die Elektronen der** in den zellulären Stoffwechselprozessen gebildeten **Reduktionsäquivalente NADH+H⁺ und FADH$_2$ auf** molekularen Sauerstoff (**O$_2$**) **übertragen**. Dabei werden die Reduktionsäquivalente oxidiert und der molekulare Sauerstoff wird durch Aufnahme der Elektronen zu Wasser reduziert. Grundprinzip ist also die klassische Knallgasreaktion:
$H_2 + \frac{1}{2} O_2 \rightarrow H_2O$.

In der Atmungskette verläuft diese endergone Reaktion ($\Delta G°' = 220$ kJ/mol) nach Zufuhr der Aktivierungsenergie allerdings schrittweise. Die **frei werdende Energie** wird für den Transport von Protonen aus der mitochondrialen Matrix in den Intermembranraum verwandt und somit in Form eines **Protonengradienten gespeichert**. Dieser Protonengradient ist die **treibende Kraft für die mitochondriale ATP-Synthese**.

Die **treibende Kraft für den Elektronentransport** über die Komplexe **der Atmungskette** zu O$_2$ sind die **unterschiedlichen Reduktions-(Redox-)potentiale der Systeme NADH+H$^+$/NAD$^+$ und O$_2$**. Das Redoxpotential ist ein Maß für das Elektronenübertragungspotential eines Systems, das in oxidiertem und reduziertem Zustand vorliegen kann (Redoxpaar). Ein negatives Redoxpotential bedeutet, dass ein Stoff leicht Elektronen abgibt, also eine geringe Elektronenaffinität besitzt. Ein positives Redoxpotential bedeutet, dass ein Stoff leicht Elektronen aufnimmt, also eine hohe Elektronenaffinität besitzt. In der Atmungskette werden die Elektronen vom System mit dem niedrigsten Redoxpotential (NADH+H$^+$/NAD$^+$; – 0,32 V) zum System mit dem höchsten Redoxpotential (O$_2$; 0,82 V) übertragen. Innerhalb der Atmungskette herrscht somit eine Potentialdifferenz von 1,14 V, die die treibende Kraft für den Elektronentransport darstellt und den Aufbau des Protonengradienten ermöglicht.

Merke
Die Potentialdifferenz von 1,14 V zwischen den Elektronenübertragungspotentialen von NADH + H^+ und O_2 ist die treibende Kraft für den Elektronentransport in der Atmungskette.

Die oxidative Phosphorylierung
Als oxidative Phosphorylierung bezeichnet man die **Erzeugung energiereicher Nukleosidtriphosphate** – hier: **ATP** – **in den Mitochondrien mit** Hilfe der **Energie**, die bei der **Rückoxidation von NADH+H^+ und $FADH_2$** in der Atmungskette frei wird. Bei der Substratkettenphosphorylierung dagegen stammt die Energie für die Synthese der energiereichen Nukleosidtriphosphate aus energiereichen Zwischenprodukten eines Stoffwechselweges (Glykolyse, ↗ Kap. 3.3.3, oder Citratzyklus, ↗ Kap. 5.3.2).

Lokalisation von Atmungskette und oxidativer Phosphorylierung
Die Enzymkomplexe der Atmungskette und der oxidativen Phosphorylierung sind in der **inneren Mitochondrienmembran** (↗ Abb. 11.20) lokalisiert.

Während die äußere Mitochondrienmembran für nahezu alle kleinen Moleküle und Ionen permeabel ist, da sie Poren (Mitochondrienporine) besitzt, ist die innere Mitochondrienmembran relativ undurchlässig. Hier existieren verschiedene Transporter, z. B. für ATP, Citrat oder Pyruvat. Auch für NADH+H^+ ist die Membran undurchlässig. Daher gibt es in der Membran verschiedene Elektronen- und Protonentransport(Shuttle-)Systeme (↗ Kap. 6.4.1).

6.2 Die Atmungskette

6.2.1 Funktionsprinzip

Als Atmungskette bezeichnet man vier Proteinkomplexe, die den Transport von Elektronen auf molekularen Sauerstoff (O_2) katalysieren (↗ Abb. 6.1). Die ersten beiden Komplexe transportieren Elektronen und Protonen, Komplex III und Komplex IV dagegen transportieren „nur" Elektronen. **Transportvehikel** der geladenen Teilchen sind die **prosthetischen Gruppen** – kovalent gebundene Cofaktoren – der Komplexe.

Der **Komplex I**, die **NADH-Ubichinon-Oxidoreduktase**, katalysiert die Übertragung von zwei Elektronen und zwei Protonen von NADH+H^+ auf Ubichinon.

Der **Komplex II**, die **Succinat-Ubichinon-Reduktase**, überträgt die zwei Elektronen und zwei Protonen des in der Succinat-Dehydrogenase-Reaktion des Citratzyklus gebildeten $FADH_2$ auf Ubichinon. Die Succinat-Dehydrogenase ist ein Bestandteil von Komplex II.

Ubichinon (Coenzym Q) ist sehr lipophil und kann sich daher – auch nach Reduktion durch die Aufnahme von zwei Elektronen und zwei Protonen zu **Ubichinol** (↗ Abb. 6.2) – frei in der inneren Mitochondrienmembran bewegen. Ubichinon übernimmt auch die Elektronen und Protonen von $FADH_2$-Molekülen, die nicht Teil von Komplex II sind. Diese $FADH_2$-Moleküle entstehen bei der Oxidation von Acyl-CoA durch die Acyl-CoA-Dehydrogenase im Rahmen des Fettsäureabbaus (↗ Kap. 4.3.2) und bei der Reduktion von Glycerin-3-phosphat durch die Glycerin-3-phosphat-Dehydrogenase des Glycerin-3-phosphat-Shuttle-Systems (↗ Kap. 6.4.1).

Ubichinol transportiert die Elektronen zu **Komplex III** der Atmungskette, der **Ubichinol-Zytochrom-c-Oxidoreduktase (Zytochrom bc_1)**.

Im Komplex III werden die Elektronen von Ubichinol auf **Zytochrom c** übertragen und Ubichinol wieder zu Ubichinon oxidiert. Dabei werden die Protonen des Ubichinols in den Intermembranraum freigesetzt. Zytochrome sind Proteine, die Häm als prosthetische Gruppe enthalten. Die Struktur des Häm-Porphyrinrings variiert je nach Zytochromprotein, weshalb die Hämgruppe nach dem Zytochromprotein benannt wird (so heißt die Hämgruppe in Zytochrom c Häm c). Da das Eisen der Hämgruppe reduziert und oxidiert werden kann, können Zytochrome Elektronen transportieren. Zytochrom c befindet sich – frei beweglich – im Intermembranraum an der inneren Mitochondrien-

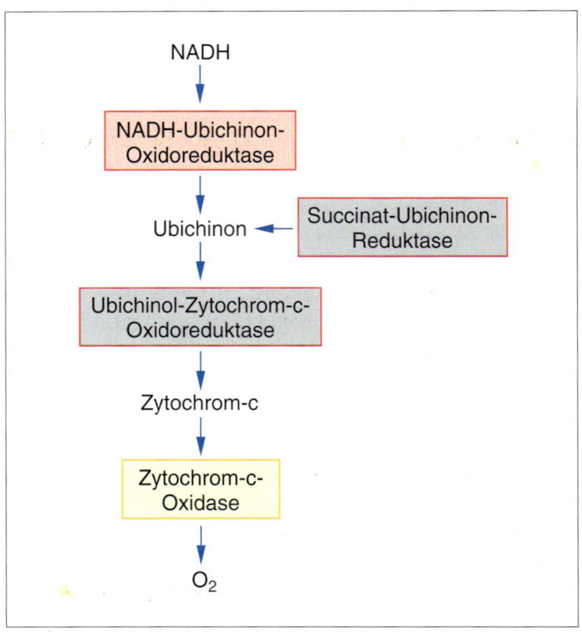

Abb. 6.1 Schematische Darstellung der Komplexe der Atmungskette. [3]

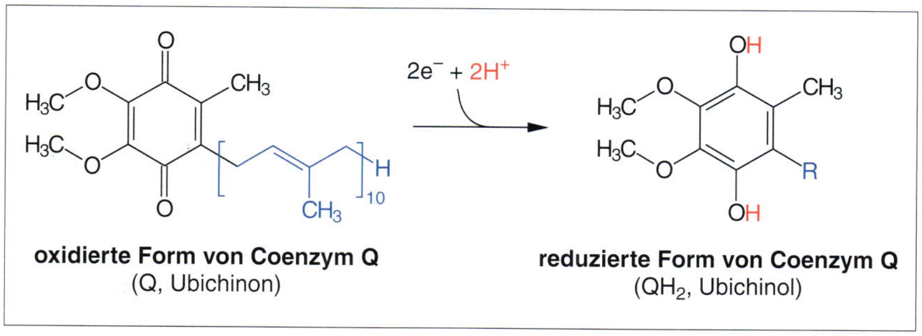

Abb. 6.2 Reduktion von Ubichinon zu Ubichinol. [3]

membran und transportiert die Elektronen zu Komplex IV.

Komplex IV, die **Zytochrom-c-Oxidase**, katalysiert die Rückoxidation von Zytochrom c und die Reduktion von O_2 zu H_2O.

> **Merke**
> Ubichinon wird durch die Aufnahme von zwei Elektronen und zwei Protonen zu Ubichinol reduziert. Bis zum Komplex III werden in der Atmungskette Elektronen und Protonen, ab Komplex III nur Elektronen übertragen.

6.2.2 Aufbau und Funktionsweise der Atmungskettenkomplexe

Komplex I (NADH-Ubichinon-Oxidoreduktase)

Komplex I ist der größte der Atmungskettenkomplexe; er besteht aus über 30 Untereinheiten. In ihm treten die (zwei) Protonen und (zwei) Elektronen des NADH+H⁺ in die Atmungskette ein: Sie werden von NADH+H⁺ auf **Flavinmononukleotid (FMN)** – eine prosthetische Gruppe der NADH-Ubichinon-Oxidoreduktase – übertragen, das dadurch zu $FMNH_2$ reduziert wird.

Von FMN wird jedes der beiden **Elektronen** auf ein **Eisen-Schwefel-Zentrum** (**Eisen-Schwefel-Cluster**) übertragen. Die Eisen-Schwefel-Zentren sind über Cysteinylreste an die Untereinheiten des Enzymkomplexes gebunden, stellen also eine weitere prosthetische Gruppe der NADH-Ubichinon-Oxidoreduktase dar. Die Schwefelatome der Cysteinylreste bilden einen Komplex mit einem oder mehreren Eisenatomen. Bei Elektronenaufnahme gehen die Eisenatome vom oxidierten (Fe^{3+}) in den reduzierten Zustand (Fe^{2+}) über.

Von den Eisen-Schwefel-Zentren werden die beiden **Elektronen** auf **Ubichinon** (Coenzym Q) **übertragen**, das zusätzlich auch **zwei Protonen aufnimmt** und zu **Ubichinol** (QH_2) reduziert wird.

Durch den Elektronenfluss von NADH+H⁺ zu Ubichinon werden im Komplex I vier Protonen aus der mitochondrialen Matrix herausgepumpt. Die genauen Hintergründe der Verbindung von Elektronen- und Protonentransport sind unbekannt.

> **Merke**
> Die NADH-Ubichinon-Oxidoreduktase überträgt zwei Elektronen und zwei Protonen von NADH + H⁺ auf Ubichinon. Der Elektronentransport bewirkt den Transport von vier Protonen aus der mitochondrialen Matrix in den Intermembranraum.

/ FAD, 3 Eisen-S-Zentren
/ 1 Häm, Ubichinon

Komplex II (Succinat-Ubichinon-Reduktase)

Die Funktion von Komplex II besteht darin, die von der Succinat-Dehydrogenase im Citratzyklus erzeugten $FADH_2$ wieder zu FAD zu oxidieren. Die Succinat-Dehydrogenase ist ein Teil von Komplex II. Die gebildeten $FADH_2$-Moleküle verlassen somit den Komplex nicht, sondern ihre Elektronen und Protonen werden direkt auf Ubichinon übertragen, das dadurch zu Ubichinol reduziert wird. Es findet kein Protonentransport durch die innere Mitochondrienmembran statt. Aus diesem Grund liefert die Reoxidation von $FADH_2$ weniger Energie in Form von ATP als die Reoxidation von NADH+H⁺.

> **Merke**
> Der Komplex II besitzt keine Protonenpumpenfunktion.

→ Hemmstoffe Myxothiazol, Antimycin

Komplex III (Ubichinol-Zytochrom-c-Oxidoreduktase, Zytochrom bc_1)

Der Komplex III überträgt die Elektronen im sog. Q-Zyklus (↗ unten) von Ubichinol auf Zytochrom c und transportiert die Protonen des Ubichinols in den Intermembranraum.

Aufbau

Komplex III ist ein Dimer, dessen Monomere aus elf Untereinheiten bestehen. Er enthält folgende **prosthetische Gruppen**:

- die **Zytochrome b und c_1**: Zytochrom b enthält die Hämgruppen b_L (l für low affinity) und b_H (h für high affinity), Zytochrom c_1 die Hämgruppe c. Alle diese Hämgruppen enthalten wie die Hämgruppe des Hämoglobins das Eisenprotoporphyrin IX. Die Funktion der Zytochrome als Elektronentransporter beruht auf einer Wertigkeitsänderung des Eisens.

- ein **Eisen-Schwefel-Zentrum**, das sog. **Rieske-Zentrum**: Dieses weist eine Besonderheit auf: Eines der Eisenatome ist statt mit Cysteinyl- mit zwei Histidylresten verbunden, wodurch sich das Reduktionspotential des Rieske-Zentrums erhöht.

Merke
Die Ubichinol-Zytochrom-c-Oxidoreduktase besteht aus zwei Monomeren zu je elf Untereinheiten und besitzt drei Hämgruppen (zwei Häm b und ein Häm c) und ein Eisen-Schwefel(Rieske-) Zentrum als prosthetische Gruppen.

Der Komplex III besitzt **zwei Bindungsstellen für Ubichinon/Ubichinol** in der inneren Mitochondrienmembran, die als Q_i und Q_a bezeichnet werden. Q_i ist der Matrix, Q_a dem Intermembranraum zugewandt.

Reaktionsmechanismus: der Q-Zyklus

Die Übertragung der Elektronen von Ubichinol (QH_2) auf Zytochrom c und der damit assoziierte Transport von Protonen aus dem Matrix- in den Intermembranraum wird als Q-Zyklus bezeichnet. Durch die Abgabe der Elektronen und Protonen wird Ubichinol (QH_2) wieder zu Ubichinon (Q) oxidiert. Im Unterschied zu Ubichinol kann Zytochrom c nur ein Elektron aufnehmen. Die Reaktion lautet demnach:

$QH_2 + 2\,\text{Zytochrom}\ c_{ox.} \rightarrow Q + 2\,\text{Zytochrom}\ c_{red} + 2\,H^+$

Der erste Schritt von **Phase 1** des Q-Zyklus (↗ Abb. 6.3) ist die Bindung von Ubichinol (QH_2) an die äußere Bindungsstelle Q_a. Die beiden Elektro-

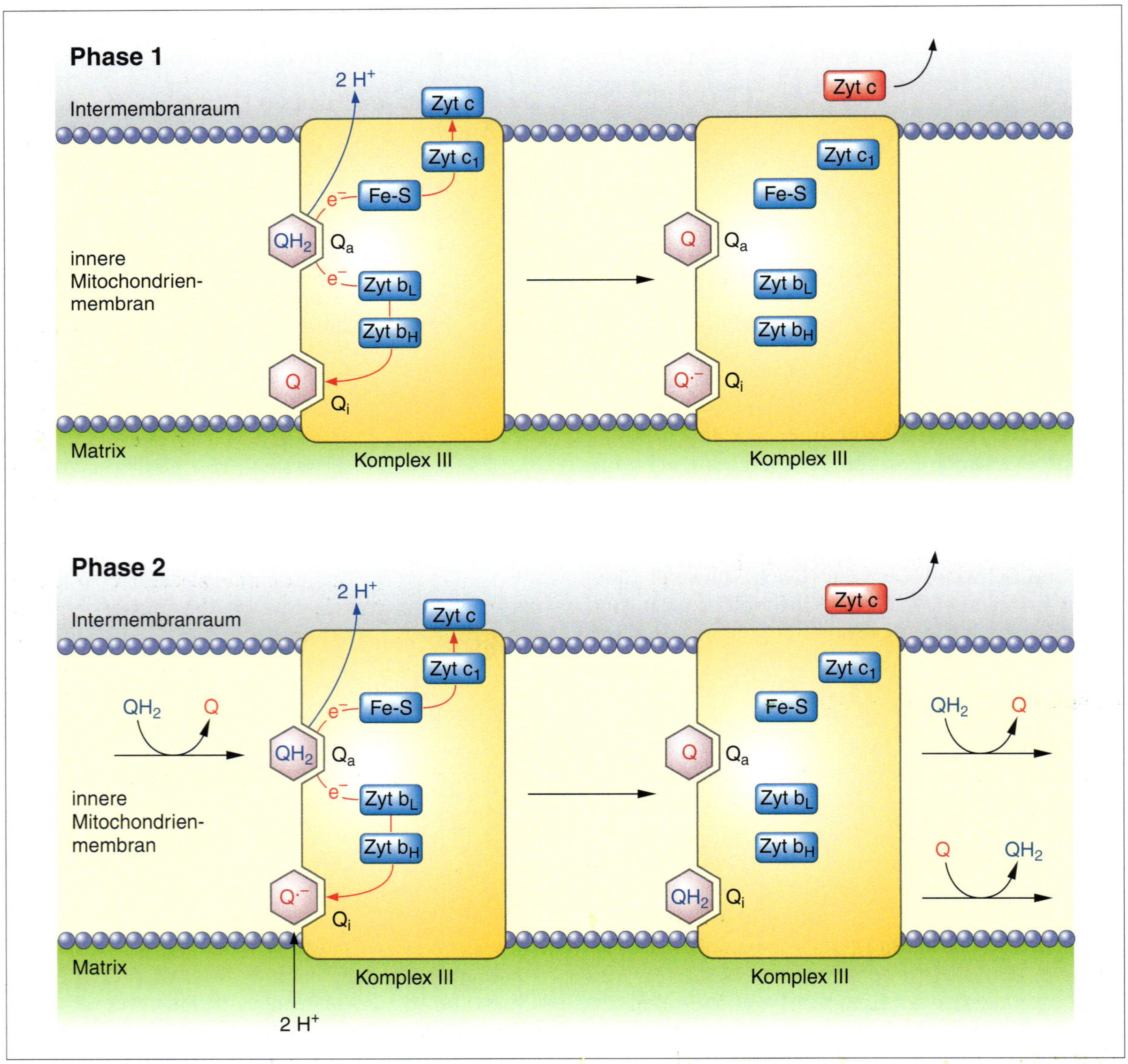

Abb. 6.3 Der Q-Zyklus. [3]

nen des Ubichinols werden getrennt transportiert: Ein Elektron wird über das Rieske-Zentrum und Zytochrom c_1 auf Zytochrom c übertragen, das dadurch in seine reduzierte Form überführt wird und zum Komplex IV diffundiert. Das zweite Elektron wird über Zytochrom b_L und Zytochrom b_H auf ein an der inneren Bindungsstelle Q_i lokalisiertes Ubichinon (Q) übertragen, das dadurch zu einem Semichinon (Q^-) reduziert wird. Die zwei Protonen des Ubichinols (QH_2) werden in den Intermembranraum abgegeben.

Phase 2 verläuft zunächst analog zu Phase 1: Ein weiteres Ubichinol (QH_2) gelangt an Q_a und ein Elektron wird auf ein weiteres Molekül Zytochrom c übertragen. Die Protonen gelangen wiederum in den Intermembranraum. Das zweite Elektron wird jedoch nicht auf ein Ubichinon-Molekül, sondern auf das noch an Q_i gebundene Semichinon übertragen, das zudem zwei Protonen aus dem Matrixraum aufnimmt und dadurch zu Ubichinol (QH_2) reduziert wird. Das entstandene Ubichinol löst sich von der inneren Bindungsstelle ab und durchläuft nun den Q-Zyklus von der äußeren Bindungsstelle an.

Netto werden somit im Q-Zyklus bei der Oxidation zweier Moleküle Ubichinol an Q_a zwei Moleküle Zytochrom c und ein Molekül Ubichinon (an Q_i) reduziert. Dabei werden zwei Protonen aus dem Matrixraum „herausgepumpt" und vier Protonen von den zwei Molekülen Ubichinol in den Intermembranraum abgegeben.

Merke

Im Q-Zyklus wird ein Elektron von Ubichinol auf Zytochrom c und ein Elektron auf Ubichinon übertragen, das dadurch zu Semichinon reduziert wird. Die Protonen des Ubichinols werden in den Intermembranraum abgegeben. Mit dem nächsten Ubichinol wird ebenso verfahren. Dadurch entsteht ein weiteres reduziertes Zytochrom c und das Semichinon wird unter Aufnahme zweier Protonen aus der Matrix wieder zu Ubichinol reduziert.

Komplex IV (Zytochrom-c-Oxidase)

Der Komplex IV katalysiert die Übertragung des Elektrons vom reduzierten Zytochrom c auf molekularen Sauerstoff (O_2). Sauerstoff wird durch die Übertragung von zwei Elektronen und die Anlagerung von zwei Protonen aus der mitochondrialen Matrix zu H_2O reduziert. Zusätzlich werden durch den Elektronenfluss im Komplex IV zwei Protonen aus der Matrix in den Intermembranraum gepumpt. Die im Physikum geprüfte Gleichung der vom Komplex IV katalysierten Reaktion lautet für ein Elektronenpaar (= ein Molekül NADH+H⁺ bzw. $FADH_2$):

$2\ Zyt\ c_{red} + \frac{1}{2}\ O_2 + 4\ H^+_{Matrix} \rightarrow 2\ Zyt\ c_{ox} + H_2O_{Matrix} + 2\ H^+_{Intermembranraum}$

Aufbau

Komplex IV besteht aus 13 Untereinheiten und enthält als prosthetische Gruppen

- **Häm a** und **Häm a_3** (häufig auch als **Zytochrom a** und **Zytochrom a_3** bezeichnet), die sich nur in der Funktion, nicht in der Struktur unterscheiden,
- die Kupferzentren **Cu_A** und **Cu_B**.

Merke

Die Zytochrom-c-Oxidase katalysiert die Reduktion von molekularem Sauerstoff (O_2) zu H_2O. Pro Molekül $NADH+H^+$ bzw. $FADH_2$ werden zwei Elektronen – von zwei Molekülen Zytochrom c – und zwei Protonen – aus der Matrix – auf ½ Sauerstoffatom (½ O_2) übertragen. Zusätzlich werden pro Molekül $NADH+H^+$ bzw. $FADH_2$ zwei Protonen aus der Matrix in den Intermembranraum „gepumpt".

Reaktionsmechanismus (↗ Abb. 6.4)

Da es in der Realität keine „halben O_2" gibt, ist der tatsächliche Reaktionsmechanismus der Zytochrom-c-Oxidase etwas komplizierter:

Der erste Reaktionsschritt ist die Bindung von reduziertem Zytochrom c an den Enzymkomplex (I.). Das Elektron wird von Zytochrom c über Cu_A, Häm a und Häm a_3 auf Cu_B übertragen, das dadurch reduziert wird (Cu^{1+}).

Anschließend überträgt ein weiteres Molekül Zytochrom c ein Elektron über Cu_A und Häm a auf das Eisenatom von Häm a_3 (II.), das dadurch ebenfalls reduziert wird (Fe^{2+}). Das Fe^{2+} bindet nun molekularen Sauerstoff (O_2) (IV.). Die Reduktion des Sauerstoffs führt zur Ausbildung einer Peroxidbrücke zwischen dem Eisenatom von Häm a_3 und Cu_B (V.). Durch die Übertragung von zwei weiteren Elektronen von zwei Molekülen reduziertem Zytochrom c und die Aufnahme von zwei Protonen aus der mitochondrialen Matrix entstehen Fe^{3+}-OH und Cu_B^{2+}-OH (VI. u. VII.). Die Aufnahme zweier weiterer Protonen aus der Matrix bewirkt die Freisetzung von zwei Molekülen H_2O in die mitochondriale Matrix und den Übergang der Zytochrom-c-Oxidase in ihren Ausgangszustand (VIII.). Zusätzlich werden vier Protonen aus der Matrix in den Intermembranraum transportiert. Die an den tatsächlichen Reaktionsablauf angepasste Gleichung muss somit lauten:

$4\ Zyt\ c_{red} + O_2 + 8\ H^+_{Matrix} \rightarrow 4\ Zyt\ c_{ox} + 2\ H_2O + 4\ H^+_{Intermembranraum}$

Zusammenfassung (↗ Tab. 6.1)

6.2.3 Beseitigung reaktiver Zwischenprodukte

Während des Elektronentransports in Komplex IV von Häm a_3 auf molekularen Sauerstoff (O_2) werden **Superoxidanionen (O_2^-)** und **Peroxid (O_2^{2-})** als

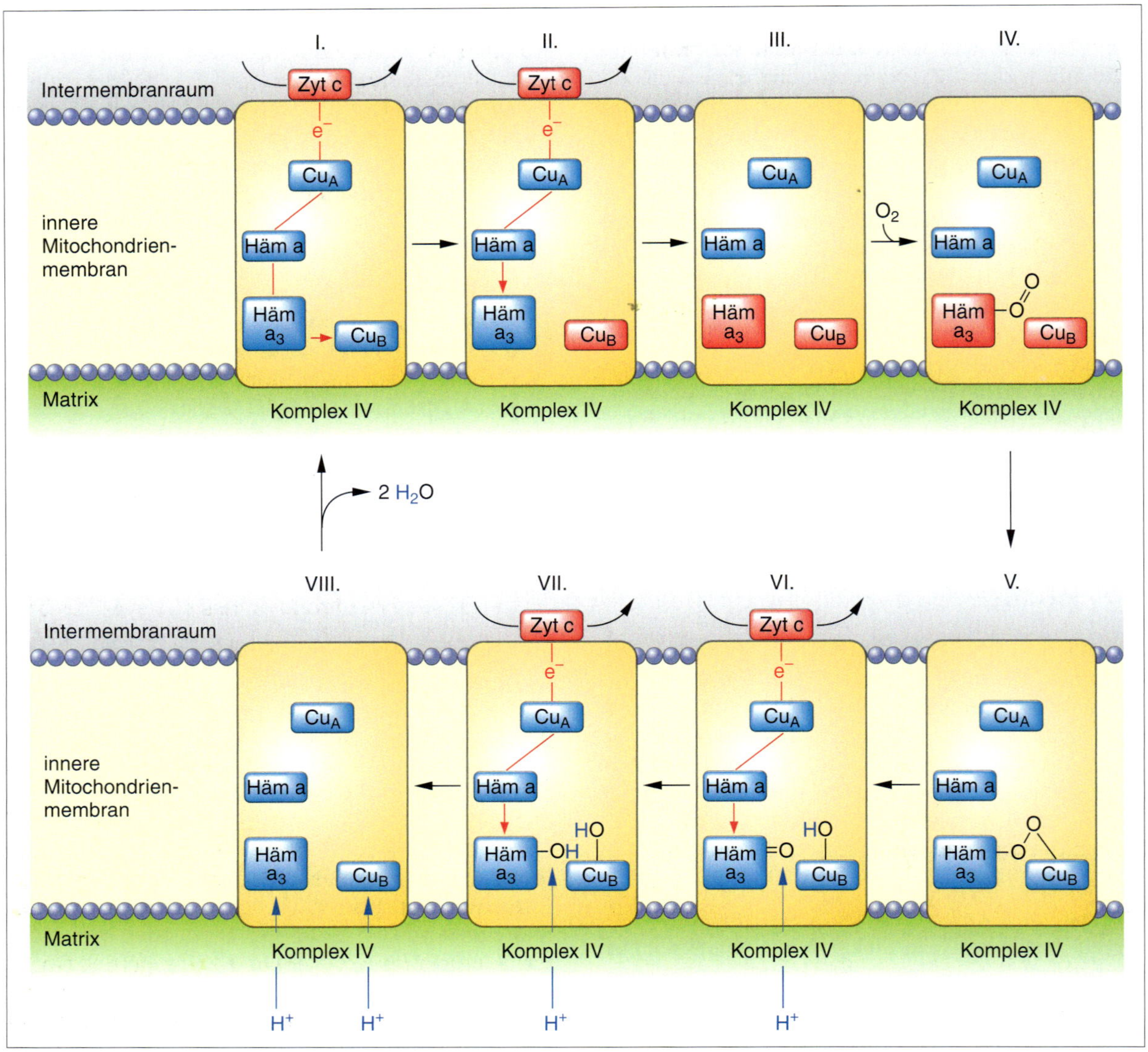

Abb. 6.4 Reaktionsmechanismus des Komplex IV (Zytochrom-c-Oxidase). [3]

Tab. 6.1 Die Komplexe der Atmungskette und ihre Funktion

Kom-plex	Bezeichnung	prosthetische Gruppen	Funktion (inkl. Zahl der pro Molekül NADH + H⁺ bzw. $FADH_2$ transportierten Protonen [↗ Abb. 6.5])
I	NADH-Ubichinon-Oxidoreduktase	Flavinmononukleotid (FMN) Eisen-Schwefel-Zentren (Fe-S)	Übertragung von zwei Elektronen und zwei Protonen von NADH + H⁺ auf Ubichinon Transport von vier Protonen in den Intermembranraum
II	Succinat-Ubichinon-Reduktase	FAD Eisen-Schwefel-Cluster (Fe-S)	Übertragung von zwei Elektronen und zwei Protonen von $FADH_2$ auf Ubichinon (kein Protonentransport)
III	Ubichinol-Zytochrom-c-Oxidoreduktase	Zytochrom b (Häm b_H und b_L) Zytochrom c_1 (Häm c_1) Eisen-Schwefel-Zentren (Fe-S)	pro Molekül Ubichinol (QH_2) Übertragung zweier Elektronen auf zwei Moleküle Zytochrom c Abgabe von zwei Protonen (von QH_2) in den Intermembranraum und Transport zweier weiterer Protonen aus dem Matrixraum in den Intermembranraum
IV	Zytochrom-c-Oxidase	Zytochrom a (Häm a) Zytochrom a_3 (Häm a_3) Cu_A und Cu_B	Übertragung von zwei Elektronen (von zwei Molekülen Zytochrom c) und von zwei Protonen aus der Matrix auf ½ O_2 Transport von zwei Protonen aus der Matrix in den Intermembranraum

Zwischenprodukte gebildet und können in geringen Mengen freigesetzt werden. Da diese sog. **reaktiven Sauerstoffverbindungen** und ihre Reaktionsprodukte zelluläre Bestandteile wie DNA oder Proteine schädigen, werden sie durch „**Schutzenzyme**" beseitigt:

Die **Superoxid-Dismutase** setzt zu diesem Zweck zwei Superoxidradikale mit zwei Protonen zu molekularem Sauerstoff und Wasserstoffperoxid um:

$2\ O_2^- + 2\ H^+ \rightarrow O_2 + 2\ H_2O_2$

Das Wasserstoffperoxid wird von der **Katalase** in Wasser und Sauerstoff „zerlegt":

$2\ H_2O_2 \rightarrow O_2 + 2\ H_2O$

Merke
Zellschädigende reaktive Sauerstoffverbindungen werden von Superoxid-Dismutase und Katalase „entschärft".

6.3 Oxidative Phosphorylierung: die mitochondriale ATP-Synthese

6.3.1 Bedeutung des Protonengradienten

Fließen Elektronen durch die Komplexe der Atmungskette von NADH+H$^+$ bzw. $FADH_2$ zu O_2, so kommt es in den Mitochondrien zur Bildung von ATP aus ADP und anorganischem Phosphat, ein Prozess, der als **oxidative Phosphorylierung** bezeichnet wird. Katalysator dieses Prozesses ist die **ATP-Synthase** (auch als **Komplex V** der Atmungskette oder **F_1/F_0-ATP-Synthase** bezeichnet).

Da der Elektronentransport Bedingung für die mitochondriale ATP-Synthese ist, spricht man von einer **Kopplung zwischen Elektronentransport** (bzw. Atmungskette) **und oxidativer Phosphorylierung**. Das **verbindende Prinzip** dieser getrennten Systeme ist der Aufbau eines **Protonengradienten über die innere Mitochondrienmembran**.

Ursache dieses Protonengradienten ist der Elektronenfluss durch die Komplexe der Atmungskette. Er liefert die Energie für den Transport von Protonen durch die innere Mitochondrienmembran. Pro Elektronenpaar werden im Komplex I vier Protonen und in den Komplexen III und IV je zwei Protonen aus der mitochondrialen Matrix in den Intermembranraum gepumpt (↗ Abb. 6.5). Da die innere Mitochondrienmembran für Ionen nahezu undurchlässig ist, kommt es deshalb zu pH-Wert- und Ladungsunterschieden zwischen Matrix- und Intermembranraum. Man spricht von einer **elektrochemischen Potentialdifferenz** oder **protonenmotorischen Kraft**. Sie liefert die Energie für die Bildung von ATP durch die ATP-Synthase.

Die These der Kopplung von Elektronentransport und ATP-Bildung, die 1961 von Peter Mitchell in der **chemiosmotischen Hypothese** formuliert wurde, wurde inzwischen durch zahlreiche experimentelle Befunde untermauert.

Als Maß für das Verhältnis von ATP-Bildung und Sauerstoffverbrauch dient der **P/O-Quotient**. Dieser Quotient gibt an, wie viele Moleküle Phosphat (P_i) pro verbrauchtem Grammatom Sauerstoff auf ADP übertragen werden können. Mittlerweile nimmt man für NADH+H$^+$ einen Gewinn von etwa 2,5 Molekülen ATP pro Grammatom Sauerstoff (P/O = 2,5/1) und für $FADH_2$ einen Gewinn von etwa 1,5 Molekülen ATP pro Grammatom Sauerstoff (P/O = 1,5/1) an.

Merke
Die Prozesse Elektronentransport und oxidative Phosphorylierung sind durch einen Protonengradienten, der über die innere Mitochondrienmembran aufgebaut wird, miteinander gekoppelt. Pro Elektronenpaar werden im Komplex I der Atmungskette vier Protonen und in den Komplexen III und IV je zwei Protonen aus der mitochondrialen Matrix in den Intermembranraum gepumpt.

6.3.2 Aufbau und Mechanismus der ATP-Synthase

Aufbau

Die ATP-Synthase besteht aus zwei Untereinheiten:

- Die ringförmige **F_0-Untereinheit**, der „**Fuß**" der ATP-Synthase, ist in der inneren Mitochondrienmembran verankert. Sie bildet einen **Protonenkanal**.
- Die kugelförmige **F_1-Untereinheit** ragt in die mitochondriale Matrix hinein. Sie ist das **Reaktionszentrum** der ATP-Synthase. Sie besteht aus fünf unterschiedlichen Proteinen (α, β, γ, δ und ε, Anordnung ↗ Abb. 6.6).

Die ATP-Bildung erfolgt nur im Zusammenspiel von F_0- und F_1-Untereinheit.

Merke
Die ATP-Synthase katalysiert die mitochondriale ATP-Bildung. Sie besteht aus einer F_0-Untereinheit, die als Protonenkanal fungiert, und einer F_1-Untereinheit, die das Reaktionszentrum bildet.

Mechanismus

Die ATP-Synthese findet in der F_1-Untereinheit der ATP-Synthase statt:

Die drei β-Untereinheiten binden ADP und P_i, katalysieren die Bildung von ATP und setzen ATP frei. Sie sind kreisförmig um die γ-Untereinheit angeordnet und befinden sich in T- (für „tight"), L- (für „loose") oder O- (für „open") Konformation. In T-Konformation werden ADP und P_i in ATP umgewandelt, das die Untereinheit aber nicht verlassen kann. In L-Konformation sind ADP und P_i an die

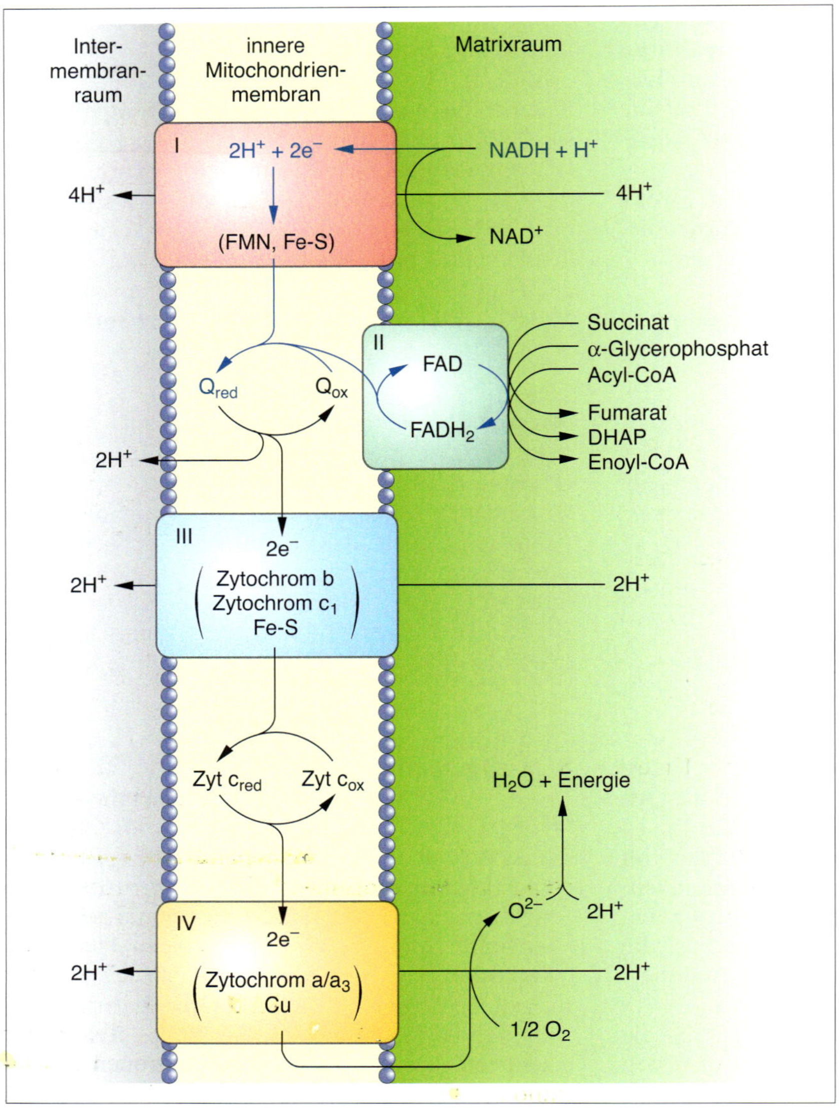

Abb. 6.5 Aufbau der elektrochemischen Potentialdifferenz. [4]

Untereinheit gebunden und können diese ebenfalls nicht verlassen. Nur in O-Konformation kann ATP abgegeben und können ADP und P_i aufgenommen werden. Den Wechsel zwischen diesen Konformationen ermöglicht die Rotation der γ-Untereinheit

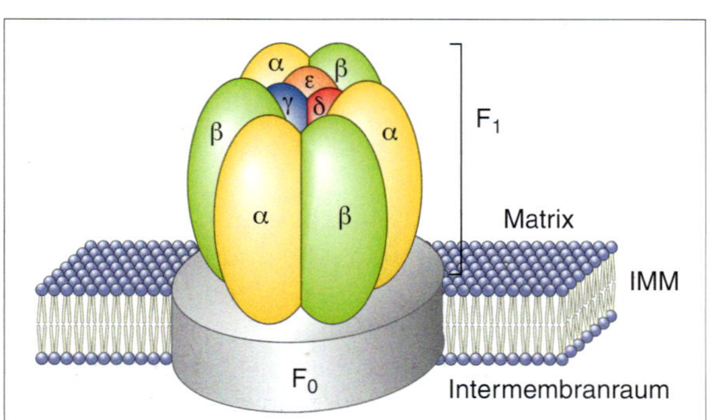

Abb. 6.6 Struktur der ATP-Synthase. [4]

(↗ Abb. 6.7, nur die γ-Untereinheit rotiert, die β-Untereinheiten drehen sich nicht mit!):

- 1. Die lila β-Untereinheit liegt in T-Konformation vor und hat aus ADP und P_i ATP synthetisiert, kann dieses aber nicht freisetzen. An die grüne β-Untereinheit in L-Konformation sind ADP und P_i gebunden, die ebenfalls nicht freigesetzt werden können. Die rote β-Untereinheit nimmt ADP und P_i auf.
- 2. Durch eine 120°-Rotation der γ-Untereinheit gegen den Uhrzeigersinn wird die lila β-Untereinheit in die O-Konformation überführt und kann nun das ATP abgeben. Die grüne β-Untereinheit geht in die T-Konformation über und bildet aus ADP und P_i ATP. Die rote β-Untereinheit liegt nun in L-Konformation vor und kann das aufgenommene ADP und P_i nicht mehr abgeben.
- 3. Nach Freisetzung von ATP kann die lila β-Untereinheit, die sich in O-Konformation befindet, ADP und P_i aufnehmen und durch eine

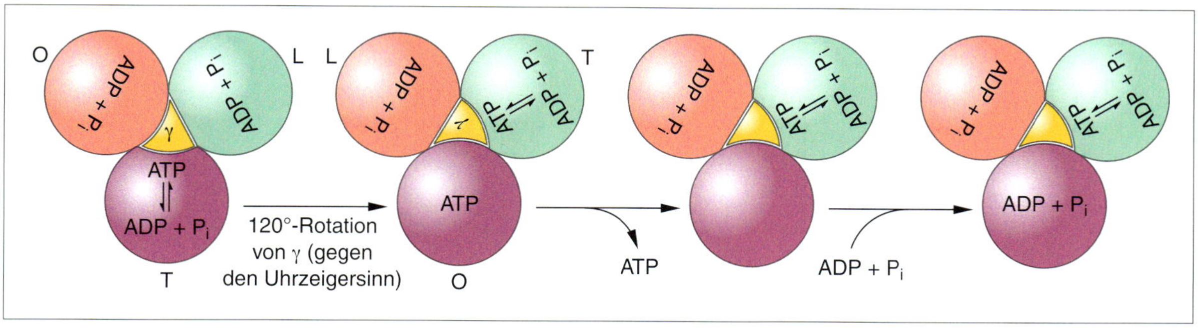

Abb. 6.7 Bildung und Freisetzung von ATP durch die β-Untereinheiten infolge Rotation der γ-Untereinheit (Ansicht von oben). [3]

weitere 120°-Rotation der γ-Untereinheit beginnt der nächste Zyklus.

Ursache für die Rotation der γ-Untereinheit ist der Protonenfluss durch die F_0-Untereinheit der ATP-Synthase: Er versetzt die F_0-Untereinheit und mit ihr die γ-Untereinheit in Rotation. Er treibt somit primär die Freisetzung von ATP aus den β-Untereinheiten an, da die ATP-Synthese infolge der hohen Affinität der T-Konformation zu ATP ohne zusätzliche Energiezufuhr erfolgt. Zur Bildung eines ATP-Moleküls, die mit einer 120°-Rotation der γ-Untereinheit einhergeht, werden drei bis vier Protonen durch den F_0-Teil der ATP-Synthase transportiert. Da bei der Rückoxidation von $NADH+H^+$ zu NAD^+ 10 Protonen für den „Protonenmotor“ im Intermembranraum bereitgestellt werden, reicht diese Oxidation für die Bildung von etwa 2,5 ATP (↗ auch oben).

Merke

Durch den Fluss von Protonen entlang dem Konzentrationsgradienten durch die F_0-Untereinheit wird in der F_1-Untereinheit der ATP-Synthase nach der Gleichung

$ADP + P_i \rightarrow ATP + H_2O$

ATP gebildet.

6.4 Mitochondriale Transportsysteme

Die innere Mitochondrienmembran ist für nahezu alle Moleküle undurchlässig. Da jedoch eine Reihe von Verbindungen – z. B. Reduktionsäquivalente, ATP und ADP – zwischen Zytosol und mitochondrialer Matrix transportiert werden müssen, gibt es in der inneren Mitochondrienmembran eine große Anzahl von Transportproteinen.

6.4.1 Transport von Reduktionsäquivalenten

Da die innere Mitochondrienmembran für $NADH+H^+$ undurchlässig ist, kann im Zytosol gebildetes $NADH+H^+$ nicht in der Atmungskette rückoxidiert werden. Deshalb gibt es in der inneren Mitochondrienmembran sog. **Shuttle-Systeme**, die **die Elektronen und Protonen des zytosolischen $NADH+H^+$ in** die mitochondriale **Matrix transportieren**.

Glycerin-3-phosphat-Shuttle

Dieses Shuttle-System spielt eine große Rolle in der **Muskulatur**. Die beiden Protonen und Elektronen des zytosolischen $NADH+H^+$ werden auf **Dihydroxyacetonphosphat** übertragen, das dadurch zu **Glycerin-3-phosphat** reduziert wird. Diese Reaktion wird von der **zytosolischen Glycerin-3-phosphat-Dehydrogenase** katalysiert. Anschließend wird Glycerin-3-phosphat durch die **mitochondriale Glycerin-3-phosphat-Dehydrogenase**, die an die zytosolische Seite der inneren Mitochondrienmembran gebunden ist, wieder zu Dihydroxyacetonphosphat reduziert. Dabei werden die **beiden Protonen und Elektronen** auf eine enzymgebundene **FAD**-Gruppe übertragen, die dadurch zu **$FADH_2$** reduziert wird (↗ Abb. 6.8).

$FADH_2$ gibt die Protonen und Elektronen an Ubichinon (Q) weiter, das zu Ubichinol (QH_2) reduziert wird und am Komplex III in die Atmungskette eintritt. Da durch den Glycerin-3-phosphat-Shuttle der Komplex I der Atmungskette „übergangen“ wird und somit vier Protonen weniger aus der Matrix in den Intermembranraum gelangen, liefern die mit diesem Shuttle transportierten Elektronen und Protonen des zytosolischen $NADH+H^+$ genau wie $FADH_2$ nur 1,5 Moleküle ATP.

Merke

Der Transport von zytosolischem $NADH+H^+$ über den Glycerin-3-phosphat-Shuttle liefert wie die Oxidation von $FADH_2$ durch Komplex II der Atmungskette ca. 1,5 Moleküle ATP.

Malat-Aspartat-Shuttle

Dieser Shuttle kommt vor allem in **Herz- und Leberzellen** vor. Die Protonen und Elektronen von zytosolischem $NADH+H^+$ werden unter Katalyse der zytosolischen **Malat-Dehydrogenase** auf **Oxal-**

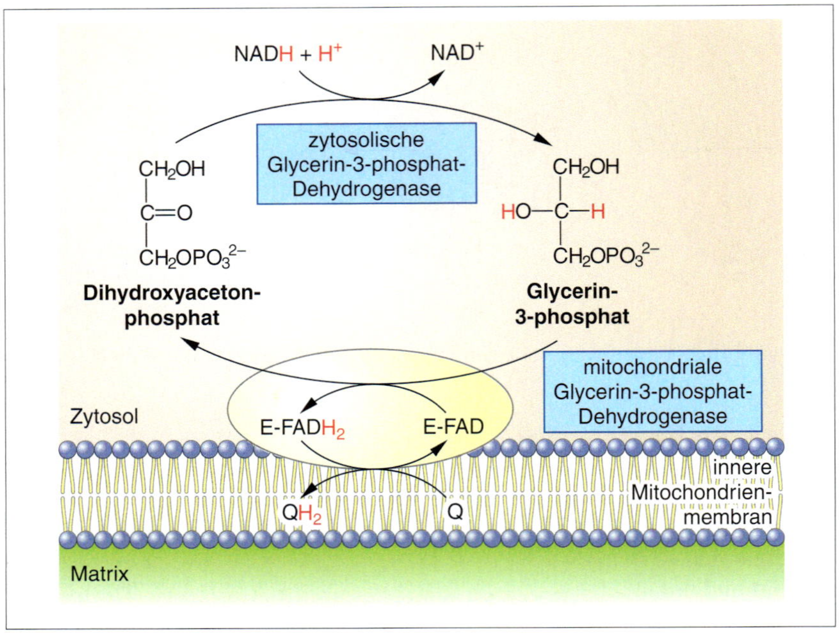

Abb. 6.8 Der Glycerin-3-phosphat-Shuttle. [3]

acetat übertragen, das dadurch zu **Malat** reduziert wird (↗ Abb. 6.9). Dieses gelangt mit Hilfe eines Carriers durch die innere Mitochondrienmembran und wird in der Matrix durch die mitochondriale Malat-Dehydrogenase wieder zu **Oxalacetat** oxidiert. Die Protonen und Elektronen werden auf mitochondriales NAD^+ übertragen. Da Oxalacetat die innere Mitochondrienmembran nicht überwinden kann, wird es in einer Transaminierungsreaktion (↗ Kap. 7.4.1) durch die Aspartat-Aminotransferase zu **Aspartat** aminiert. Dieses wird durch einen Carrier auf die zytosolische Seite transportiert. Dort überträgt die Aspartat-Aminotransferase die Aminogruppe von Aspartat auf α-Ketoglutarat, so dass Oxalacetat und Glutamat entstehen. Der Transportzyklus kann erneut beginnen. Ein Vorteil des Malat-Aspartat-Shuttles ist seine Reversibilität (im Gegensatz zum Glycerin-3-phosphat-Shuttle). Er funktioniert aus diesem Grund jedoch nur dann, wenn im Zytosol mehr $NADH+H^+$ und weniger NAD^+ vorhanden ist als im Mitochondrium.

6.4.2 Transport von ATP, ADP und P_i

ADP-ATP-Translokase ohne Protonenverlust

Der ADP-Transport vom Zytosol in die mitochondriale Matrix ist an den Transport von ATP aus der

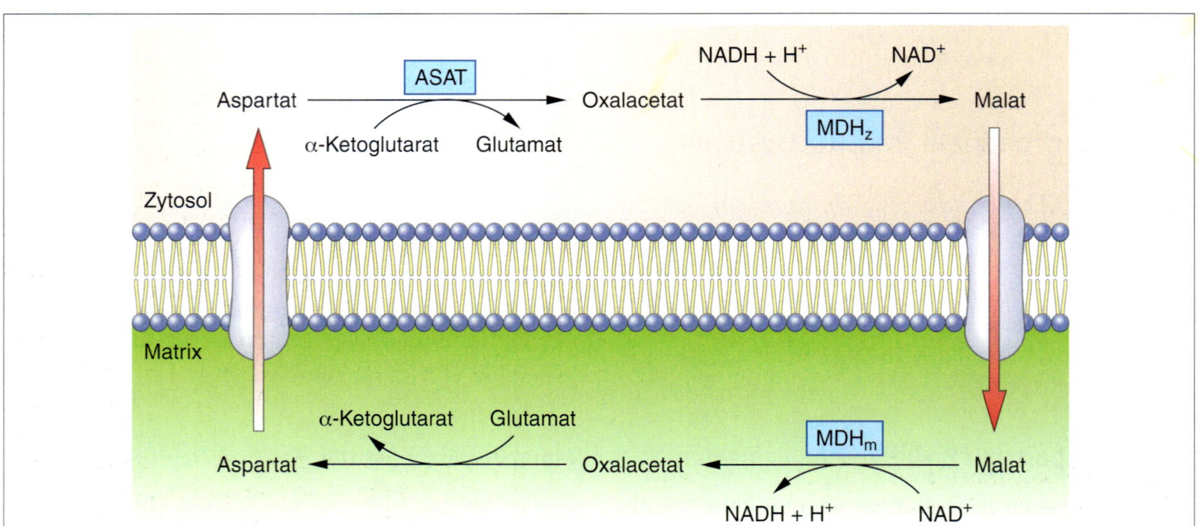

Abb. 6.9 Der Malat-Aspartat-Shuttle. ASAT: Aspartat-Aminotransferase, MDH: Malat-Dehydrogenase. Der Index „z" symbolisiert zytosolischen, der Index „m" mitochondrialen Ursprung. [3]

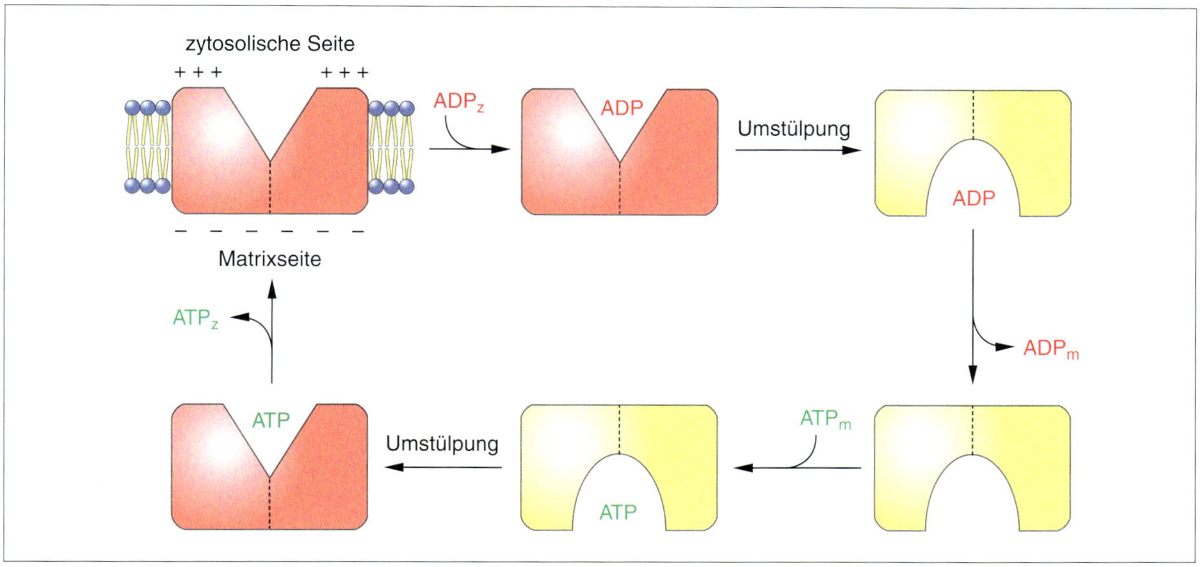

Abb. 6.10 Die ADP-ATP-Translokase. Der Index „z" symbolisiert zytosolischen, der Index „m" mitochondrialen Ursprung. [3]

Matrix ins Zytosol gekoppelt. Dieser Antiport wird von der **ADP-ATP(Adeninnukleotid)-Translokase** katalysiert, die in der inneren Mitochondrienmembran lokalisiert ist (↗ Abb. 6.10). Sie macht ca. 10–15 % aller Proteine der inneren Mitochondrienmembran aus.

Phosphat-Carrier

1 H^+ pro Phosphat
-> Protonenverlust

Das für die ATP-Synthese benötigte Phosphat wird mit Hilfe eines Phosphat-Carriers aus dem Zytosol in die mitochondriale Matrix gebracht. Der Carrier transportiert Phosphat entweder im elektroneutralen Austausch gegen mitochondriales OH^- (Antiport) oder im elektroneutralen Symport mit H^+ und gleicht die Phosphatbilanz der oxidativen ATP-Bildung aus.

Merke
ADP gelangt im Austausch gegen ATP durch die ADP-ATP-Translokase in die mitochondriale Matrix, Phosphat wird durch einen Phosphat-Carrier transportiert.

6.5 Regulation von Atmungskette und oxidativer Phosphorylierung

Durch die Kopplung von Elektronentransport und oxidativer Phosphorylierung fließen nur Elektronen durch die Komplexe der Atmungskette, wenn aus ADP und P_i auch ATP gebildet werden kann, wenn also neben Sauerstoff (der unter physiologischen Bedingungen ausreichend vorhanden ist) auch ADP und P_i in ausreichenden Mengen zur Verfügung stehen. Bei isolierten Mitochondrien, die ausreichend mit Sauerstoff, NADH+H^+ und Phosphat versorgt sind, steigt der Sauerstoffverbrauch nach Zugabe von ADP (Signal des ATP-Bedarfs!) sprunghaft an und sinkt erst nach Phosphorylierung des gesamten ADP wieder ab. Man spricht deshalb von einer **Atmungskontrolle durch ADP**. Demnach ist eine Erhöhung der Geschwindigkeit von Elektronentransport und oxidativer Phosphorylierung auf einen gesteigerten ATP-Bedarf zurückzuführen.

Merke
Die Geschwindigkeit der Atmungskette und der oxidativen Phosphorylierung wird durch den ADP-Spiegel kontrolliert.

Klinik
Mitochondriale Myopathien bzw. Enzephalopathien: Mutationen der mitochondrialen DNA können zur Fehlfunktion von Enzymen des Citratzyklus oder der Komplexe der Atmungskette führen. Die Folgen sind Störungen der Energiebereitstellung und der Zellatmung. Primär sind Gewebe mit hohem Stoffwechselumsatz und Energiebedarf betroffen, z. B. das Myokard oder das Gehirn.

Folgen einer Hypoxie am Beispiel des Myokardinfarkts: Bei einem vollständigen, länger anhaltenden Verschluss einer Koronararterie kommt es zu einer Hypoxie (Sauerstoffunterversorgung) der Herzmuskelzellen im Versorgungsgebiet dieser Arterie, da es keinen Kollateralkreislauf gibt. Die Hypoxie führt zum Zusammenbruch der mitochondrialen ATP-Synthese. Etwa 20–30 Minuten lang können die Herzmuskelzellen ihren Energiebedarf durch Glykogenabbau und anaerobe Glykolyse decken. Da die Vorräte nicht für eine längere Versorgung ausgelegt sind und die Abbauprodukte aufgrund des verminderten Blutflusses nicht abtransportiert werden können, kommt es nach dieser Zeit zu ersten Zelluntergängen (Nekrose) und damit zum Myokardinfarkt. Die Therapierichtlinien sehen eine Wiedereröffnung des Gefäßes mit Hilfe von Medikamenten oder mittels Herzkatheter sowie evtl. die Einlage einer Prothese (Stent) vor, die das Gefäß offen hält.

6.6 Blockade und Entkopplung von Atmungskette und oxidativer Phosphorylierung

Blockade von Atmungskette und oxidativer Phosphorylierung

Der Elektronentransport und die oxidative Phosphorylierung können durch eine Reihe von Substanzen gehemmt werden. Diese haben viel zur Aufklärung des Aufbaus der Atmungskette beigetragen.

Inhibitoren des Elektronentransport in der Atmungskette:

- **Rotenon** und **Amytal** blockieren im Komplex I der Atmungskette die Übertragung der Protonen und Elektronen von NADH+H^+ auf Ubichinon (Q). Die Aktivität von Komplex II wird durch diese Substanzen nicht beeinflusst.
- **Antimycin A** hemmt die Elektonenübertragung von Zytochrom b auf Zytochrom c_1 im Komplex III.
- **Kohlenmonoxid (CO)**, **Cyanid** (**CN^-**, Blausäure) und **Azid** (**N_3^-**) blockieren im Komplex IV die Übertragung der Elektronen von Zytochrom a_3 auf Sauerstoff.

Hemmung des Elektronentransports bedeutet auch Hemmung der ATP-Synthese, da der Protonengradient nicht aufrechterhalten werden kann.

Oligomycin ist ein **Hemmstoff der ATP-Synthase**. Die Blockierung der ATP-Bildung hat auch einen Stopp des Elektronentransports in der Atmungskette zur Folge (Kopplung!).

Atractylosid ist ein **Hemmstoff der ADP-ATP-Translokase**. Da mit ADP das Substrat der oxidativen Phosphorylierung fehlt, kommen ATP-Synthese und Elektronentransport zum Erliegen.

Entkopplung von Atmungskette und oxidativer Phosphorylierung

Die Kopplung von Atmungskette und oxidativer Phosphorylierung lässt sich durch lipophile aromatische Verbindungen, z.B. 2,4-Dinitrophenol (DNP), aufheben: Diese „Entkoppler" transportieren Protonen durch die innere Mitochondrienmembran aus dem Intermembranraum in die Matrix zurück (➚ Abb. 6.11), was zu einem Verlust der protonenmotorischen Kraft führt. Die Entkopplung führt zu einer unkontrollierten Atmung mit erhöhtem Sauerstoffverbrauch. Die in der Atmungskette erzeugte Energie wird als Wärme freigesetzt. Da unter der Einwirkung von Entkopplern kein ATP mehr gebildet wird, kommt es zur Erhöhung des ADP-Spiegels, was über die Aktivierung von Schlüsselenzymen zu einer Beschleunigung von Citratzyklus und Glykolyse führt.

Mitochondriale Thermogenese

Winterschlaf haltende Tiere sowie Neugeborene besitzen im mitochondrienreichen braunen Fettgewebe die Möglichkeit, durch Entkopplung von Elektronentransport und oxidativer Phosphorylierung Wärme zu produzieren: Auf einen Kältereiz hin werden Hormone ausgeschüttet, die im braunen Fettgewebe die Fettsäureoxidation steigern. Dadurch fallen vermehrt Reduktionsäquivalente an, die über die Atmungskette oxidiert werden. Gleichzeitig wird die Synthese des Proteins **Thermogenin** (UCP-1, uncoupling protein) induziert. Thermogenin ist ein Protonenkanal, der in die innere Mitochondrienmembran „eingebaut" wird. Dies führt zum Fluss

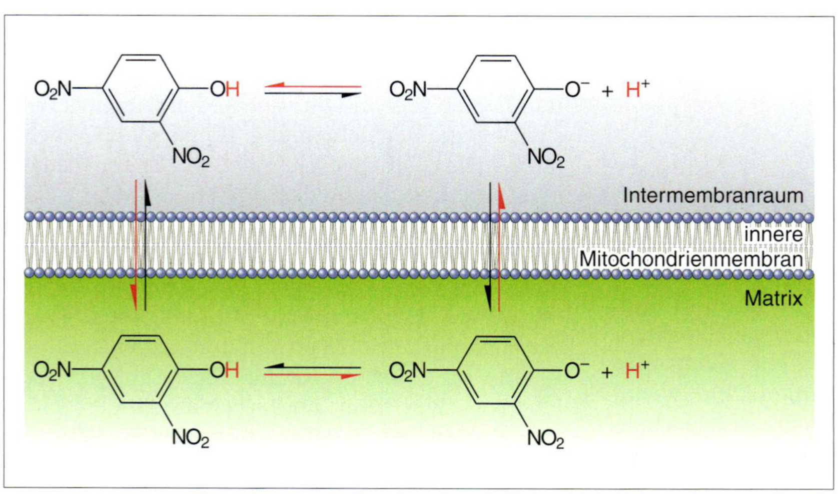

Abb. 6.11 Wirkungsmechanismus von entkoppelnden Verbindungen am Beispiel von 2,4-Dinitrophenol. [4]

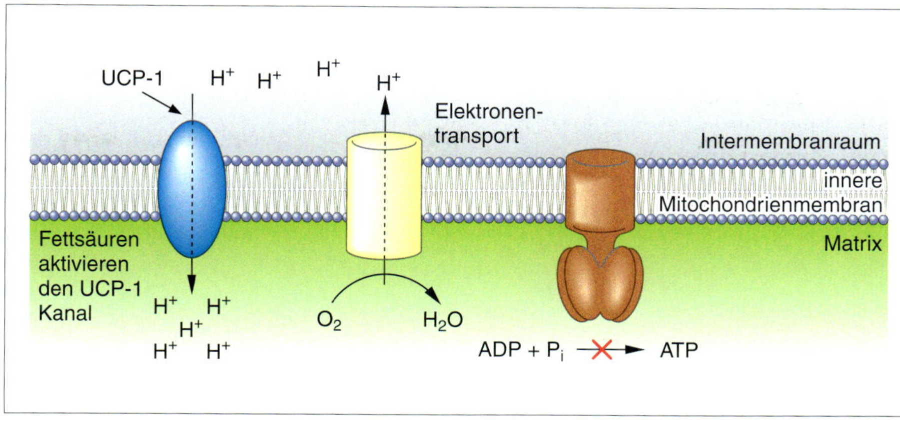

Abb. 6.12 Mechanismus der mitochondrialen Thermogenese. [3]

von Protonen aus dem Intermembranraum in den Matrixraum (↗ Abb. 6.12) und dadurch zum Verlust des Protonengradienten. Folglich kann von der ATP-Synthase kein ATP mehr gebildet werden. Die beim Elektronentransport entstehende Energie wird nun als Wärme frei.

PMK: $\Delta pH = 1$ elektr. Potentialdifferenz: 1,14 V ≈ 200 kJ
$\Delta\psi = 140\,mV$

- Na-Ascorbat: gibt e^- ab
  TMPD: überträgt die e^- von Aspartat auf Cytochrom c und erhöht damit die Atmungsaktivität

- Nitrat atmende Bakterien / oft Anaerobier, " Colibakterien im Darm
  $NO_3^- \rightarrow NO_2^- \rightarrow N_2$
  Nitrit
  ↳ sehr reaktiv

- Fenton-Reaktion muss verhindert werden: $Fe^{2+} + H_2O_2 \rightarrow Fe^{3+} + OH^\bullet + OH^-$

- in Peroxisomen zB
  - Acyl-CoA + O_2 → Δ^2-Enoyl-CoA + H_2O_2
  - MEOS Ethanol + O_2 → Acetaldehyd + H_2O_2

Auch Leukozyten (Makrophagen) synthetisieren mit Hilfe der NADPH-Oxidase (in der Plasmamembran) und O_2 zunächst Superoxidradikale, aus denen durch Disproportionierung H_2O_2 (extrazellulär) entsteht.

7 Stoffwechsel der Ami und Proteine

M. Folkerts

Proteinfaltung: – Chaperone
(z.B. bakterielles GroEL-Protein)
– PDI: Proteindisulfidisomerase
– Prolyl-cis-trans-Isomerase

Lernziele

- Proteinogene Aminosäuren: Strukturformeln, essentielle und nichtessentielle Aminosäuren, Bedeutung im Stoffwechsel
- Wichtige nichtproteinogene Aminosäuren
- Proteine: Aufbau und räumliche Struktur einschließlich der Mechanismen, die zur Stabilisation der räumlichen Proteinstruktur beitragen, Funktion, Mechanismen des Abbaus
- Abbauwege des Kohlenstoffgerüsts der proteinogenen Aminosäuren, wichtige Zwischenprodukte, wichtige biogene Amine, endgültige Abbauprodukte
- „Entsorgung" der Aminogruppe im Harnstoffzyklus
- Ausgangsstoffe und Synthesewege der nichtessentiellen proteinogenen Aminosäuren

7.1 Aminosäuren

7.1.1 Struktur und Einteilung der Aminosäuren

Aminosäuren (korrekt: Aminocarbonsäuren) sind die Bausteine der Proteine. Sie besitzen zwei funktionelle Gruppen:
- eine Carboxylgruppe (COOH),
- eine Aminogruppe (NH_2).

In allen Organismen werden nur 20 (21, wenn man die seltene Aminosäure Selenocystein hinzuzählt) der insgesamt über 100 vorkommenden Aminosäuren zur Synthese von Proteinen verwendet. Diese 20 (21) Aminosäuren werden als **proteinogene Aminosäuren**, die übrigen als **nichtproteinogene Aminosäuren** bezeichnet.

Merke
Nur 20 (21) der in der Natur vorkommenden Aminosäuren werden für den Einbau in Proteine verwendet und deshalb als proteinogene Aminosäuren bezeichnet.

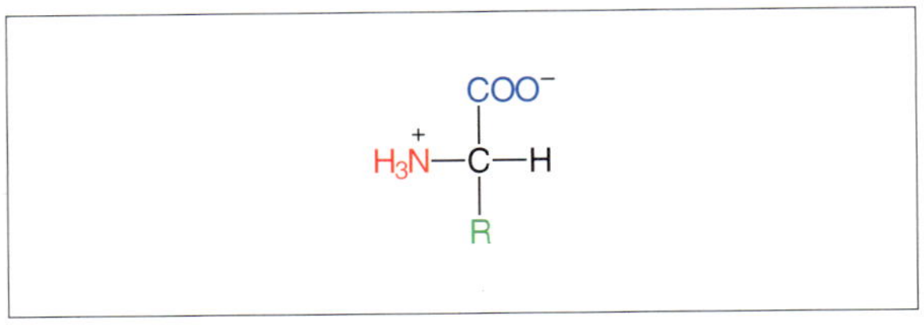

Abb. 7.1 Struktur der proteinogenen Aminosäuren. [2]

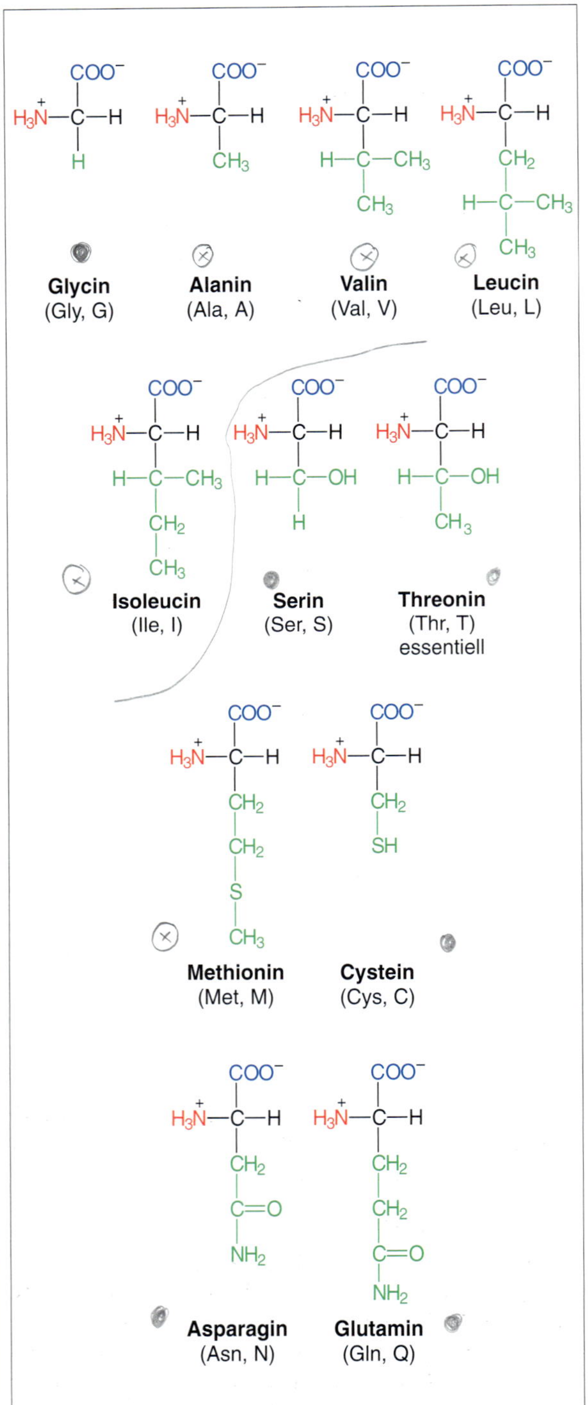

Abb. 7.2 Strukturformeln aliphatischer Aminosäuren. [2]

7.1.2 Die proteinogenen Aminosäuren

Struktur

Sämtliche proteinogenen Aminosäuren sind **α-L-Aminosäuren** und weisen die in Abbildung 7.1 dargestellte typische Struktur auf. Am α-Kohlenstoffatom sind die Aminogruppe, die Carboxylgruppe, ein Wasserstoffatom und ein individueller Rest gebunden, in dem sich die proteinogenen Aminosäuren unterscheiden. Sofern der Rest nicht – wie in Glycin – Wasserstoff ist, bildet das α-Kohlenstoffatom ein **Chiralitätszentrum**, da an diesem C-Atom vier unterschiedliche Substituenten gebunden sind. Folglich existieren D- und L-Isomere, für den Einbau in Proteine werden allerdings nur L-Isomere verwendet.

Anmerkung: Proteinogene Aminosäuren werden oft durch ein Kürzel aus drei Buchstaben (meist die ersten drei Buchstaben des Trivialnamens) oder ein (einziges) Buchstabensymbol abgekürzt. Diese Kurzschreibweisen sind in den Abbildungen 7.2–7.7 in Klammern hinter dem Trivialnamen der Aminosäure angegeben.

> **Merke**
> Alle proteinogenen Aminosäuren sind α-L-Aminosäuren.

Einteilung

Die Gruppe der 20 proteinogenen Aminosäuren – zu der Selenocystein meist nicht gezählt wird, weil es keine freie Aminosäure ist (↗ unten) – setzt sich aus 15 ungeladenen (= neutralen) und fünf geladenen Aminosäuren zusammen. Unter den 15 ungeladenen Aminosäuren sind aliphatische (d. h. kettenförmige) und aromatische (ringförmige) Aminosäuren sowie eine Iminosäure. Unter den fünf geladenen Aminosäuren sind drei basische und zwei saure Aminosäuren.

Die ungeladenen proteinogenen Aminosäuren

Aliphatische Aminosäuren (↗ Abb. 7.2)

Hierzu zählen

- **Glycin**, **Alanin**, **Valin**, **Leucin** und **Isoleucin:** Sie enthalten keinerlei polare Gruppen und sind deshalb sehr reaktionsträge. Glycin nimmt unter den proteinogenen Aminosäuren eine Ausnahmestellung ein, da es am α-C-Atom zwei Wasserstoffatome trägt und somit achiral ist. Valin, Leucin und Isoleucin werden auch als verzweigtkettige Aminosäuren bezeichnet, da sie an der Hauptkette zusätzliche Kohlenstoffatome tragen. Leucin und Isoleucin sind Isomere.
- **Serin** und **Threonin:** Sie besitzen eine polare **Hydroxylgruppe** und sind deshalb hydrophiler und reaktiver als z. B. Valin oder Alanin. Aller-

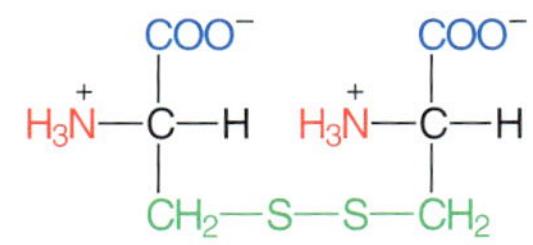

Cystin (Cys-Cys)

Abb. 7.3 Strukturformel von Cystin. [2]

dings liegt die Hydroxylgruppe bei physiologischem pH-Wert (ca. 7,4) undissoziiert vor, weshalb Serin und Threonin zu den ungeladenen Aminosäuren gehören.

- die schwefelhaltigen Aminosäuren **Methionin** und **Cystein:** Methionin besitzt eine **Thioether-Gruppe** (-S-) und Cystein eine **Sulfhydryl-** bzw. **Thiolgruppe** (-SH).
  Cystein kann mit einem weiteren Molekül Cystein über seine SH-Gruppe eine Disulfidbrücke ausbilden, so dass die Aminosäure Cystin (↗ Abb. 7.3) entsteht. Dies ist für die Stabilisierung der Struktur von Proteinen von Bedeutung (↗ Kap. 7.2.2).
- die Amide **Asparagin** und **Glutamin:** Asparagin und Glutamin sind die **Säureamide** der geladenen proteinogenen Aminosäuren Aspartat und Glutamat, d. h., sie besitzen anstelle der Carboxylgruppe von Aspartat und Glutamat eine **Carboxyamidgruppe**. Deshalb werden sie zu den ungeladenen Aminosäuren gerechnet.

Aromatische Aminosäuren

Phenylalanin, **Tyrosin** und **Tryptophan** besitzen einen **aromatischen Ring** in ihrer Seitenkette (↗ Abb. 7.4). Phenylalanin ähnelt in seiner Grundstruktur Alanin, besitzt aber an der Methylengruppe ($-CH_2-$) der Seitenkette zusätzlich einen Phenylring. Tyrosin besitzt zusätzlich am Phenylring in Parastellung eine Hydroxylgruppe (p-Hydroxyphenylalanin), Tryptophan anstelle des Phenylrings eine Indolgruppe.

Die Iminosäure Prolin

Prolin (↗ Abb. 7.5) nimmt unter den proteinogenen Aminosäuren eine Sonderstellung ein. Es enthält einen **Pyrrolidinring**, der durch die Verbindung der Seitenkette sowohl mit dem α-Kohlenstoffatom als auch mit dem Stickstoffatom der α-Aminogruppe entsteht. Aufgrund dieser Ringbildung heißt Prolin nicht Amino-, sondern Iminosäure. Die besondere Konformation dieser Ringstruktur wirkt sich auch auf die räumliche Struktur von Proteinen oder Peptiden, die Prolin enthalten, aus (↗ Kap. 7.2.1).

Die geladenen proteinogenen Aminosäuren

Zwei saure und drei basische Aminosäuren bilden die Gruppe der geladenen proteinogenen Aminosäuren. Bei physiologischem pH-Wert (ca. 7,4) liegen die sauren Aminosäuren dissoziiert (also negativ

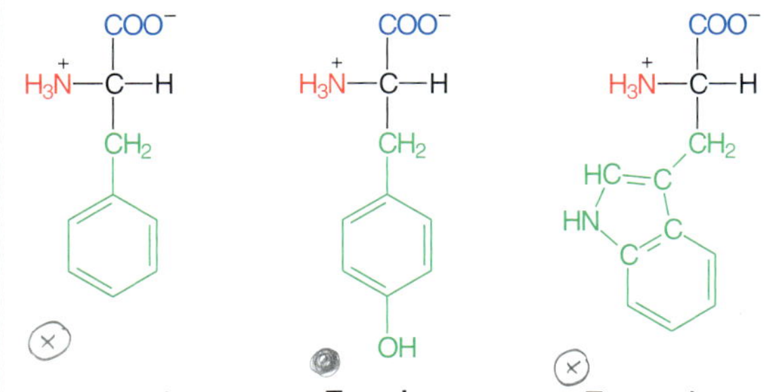

Phenylalanin (Phe, F) **Tyrosin** (Tyr, Y) **Tryptophan** (Trp, W)

Abb. 7.4 Strukturformeln aromatischer Aminosäuren. [2]

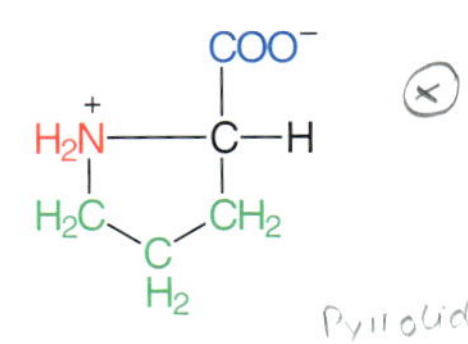

Prolin (Pro, P)

Abb. 7.5 Strukturformel von Prolin. [2]

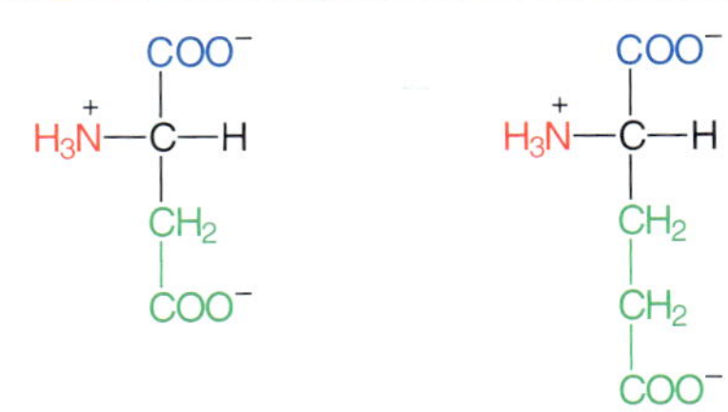

Asparaginsäure (Aspartat, Asp, D) **Glutaminsäure** (Glutamat, Glu, E)

Abb. 7.6 Strukturformeln von Aspartat und Glutamat. [2]

geladen) und die basischen protoniert (also positiv geladen) vor.

Saure Aminosäuren

Die sauren Aminosäuren **Asparaginsäure** und **Glutaminsäure** (↗ Abb. 7.6) werden, da sie bei physiologischem pH-Wert dissoziiert vorliegen, meist als **Aspartat** und **Glutamat** bezeichnet.

Basische Aminosäuren

Arginin, **Lysin** und **Histidin** (↗ Abb. 7.7a) sind die basischen proteinogenen Aminosäuren. Arginin besitzt am Ende seiner Seitenkette eine Guanidinogruppe (↗ Abb. 7.7b) und Lysin eine primäre Aminogruppe. Diese Gruppen sind bei physiologischem pH-Wert positiv geladen. Histidin besitzt einen aromatischen Imidazolring (↗ Abb. 7.7b), der bei einem

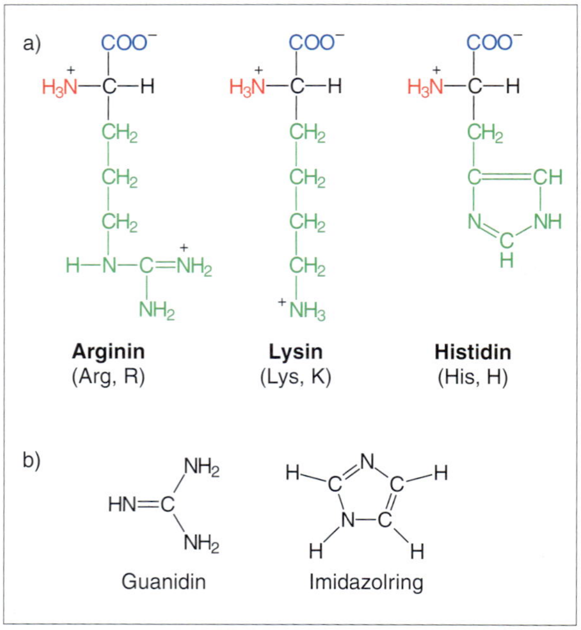

Abb. 7.7 Basische Aminosäuren. **a** Strukturformeln, **b** Guanidinogruppe von Asparagin und Imidazolring von Histidin. [2], [3]

pH-Wert um 7 geladen oder ungeladen vorliegen kann.

Selenocystein (aus Serin synthetisiert)

Vor einigen Jahren wurde eine weitere proteinogene Aminosäure, Selenocystein (↗ Abb. 7.8), entdeckt. Selenocystein taucht jedoch nur in sehr wenigen Proteinen, z. B. in der **Glutathion-Peroxidase** oder der **Thyroxin-Deiodase**, auf. Obwohl Selenocystein somit eine proteinogene Aminosäure ist, wird es meist nicht in der Gruppe der 20 proteinogenen Aminosäuren aufgeführt, da Selenocystein nicht als freie Aminosäure existiert.

Beim **Einbau von Selenocystein in Proteine** wird unter Verwendung eines normalerweise als **Stoppcodon** fungierenden Basentripletts und durch Einflüsse der Sekundärstruktur der mRNA ein spezifisches tRNA-Molekül mit Serin beladen. **An Serin** wird **an der tRNA** über Selenophosphat ein **Selenoidrest gebunden** und das entstandene Selenocystein in das Protein eingebaut.

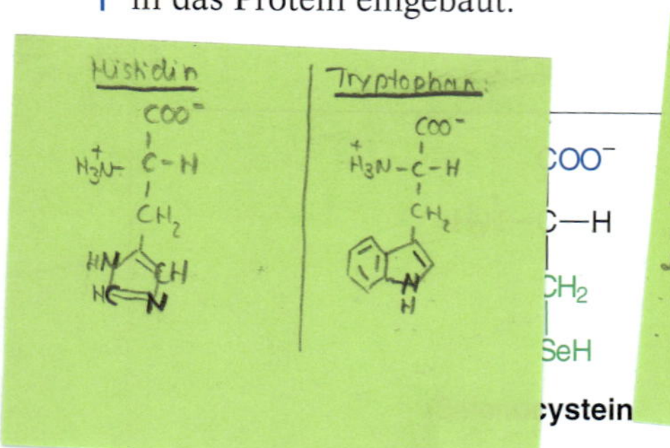

- 6 protonierbare AS
 - 3 basische
 - 2 saure
 + Cystein

α-Aminogruppe: pK ≈ 11
α-Carboxylgruppe: pK ≈ 2
Glutaminsäure: Carboxylgruppe: pK ≈ 3
Asparaginsäure: " " "

Abb. 7.8 Strukturformel von Selenocystein.

Wasserlöslichkeit

Die chemischen Eigenschaften von Aminosäuren, die weitgehend durch die Seitenketten bestimmt werden, haben Auswirkungen auf das Verhalten des Proteins, in das sie eingebaut sind. Vor allem die Wasserlöslichkeit und Wechselwirkungen der Seitenketten mit wässrigen Lösungsmitteln spielen eine Rolle.

Die proteinogenen Aminosäuren lassen sich unter diesem Aspekt in hydrophile (polare) Aminosäuren und hydrophobe (apolare) Aminosäuren unterteilen.

Zu den **hydrophilen Aminosäuren** zählen vor allem Aminosäuren mit Seitenketten, in denen Stickstoff- oder Sauerstoffatome auftauchen und die deshalb Wasserstoffbrückenbindungen ausbilden können. Dies sind die basischen Aminosäuren Arginin, Lysin und Histidin, die neutralen Aminosäuren Glutamin, Asparagin, Serin, Threonin und Cystein und die sauren Aminosäuren Aspartat und Glutamat.

Hydrophobe Wirkung haben die aliphatischen Seitenketten von Alanin, Glycin, Valin, Leucin, Isoleucin und Prolin sowie die aromatischen Ringe von Phenylalanin, Tryptophan und Tyrosin.

Chemische Modifikationen

Häufig werden proteinogene Aminosäuren nach dem Einbau in Proteine modifiziert. So finden sich z. B. im Kollagenmolekül **Hydroxylysin** und **Hydroxyprolin**, Derivate der proteinogenen Aminosäuren Lysin und Prolin. Weitere Beispiele für Modifikationen sind die **Phosphorylierung** der Hydroxylgruppen von Serin oder Threonin, die **Methylierung** der ε-Aminogruppe von Lysin oder die **Sulfatierung** der Hydroxylgruppe von Tyrosin. Diese Prozesse werden **posttranslationale Modifikationen** genannt.

Eine klinisch besonders relevante Modifikation ist die Vitamin-K-abhängige **Carboxylierung** des γ-C-Atoms von Glutamat (↗ Kap. 9.3.3), da γ-Carboxyglutamat, das Produkt dieser Carboxylierung, Bestandteil von Gerinnungsfaktoren ist. Diese Carboxylierung und mit ihr die Blutgerinnung (↗ Kap. 9.3.3) wird durch Vitamin-K-Antagonisten wie Marcumar® gehemmt.

Essentielle und ... Aminosäuren

Histidin: NH_2-Gruppe: pK ≈ 7,3
→ Puffersystem!!
Arginin: " " pK ≈ 8,9
Lysin: " " pK ≈ 8,9
Cystein: pK-Wert der SH-Gruppe ≈ 7
(spielt jedoch für Puffer kaum eine Rolle)

... zeichnet.

...ng: Der Bedarf an bestimmten Aminosäuren kann bei Erwachsenen und Kindern bzw. Jugendlichen differieren. So ist z. B. Arginin für

Säuglinge essentiell, da sie diese Aminosäure nicht in ausreichenden Mengen synthetisieren können.

7.1.3 Die nichtproteinogenen Aminosäuren

Die über 100 in der Natur vorkommenden nichtproteinogenen Aminosäuren haben zwar keine Funktion als Proteinbaustein, sind im Stoffwechsel aber dennoch von Bedeutung. In fast allen Fällen sind die nichtproteinogenen Aminosäuren Derivate proteinogener Aminosäuren, d.h., sie werden aus proteinogenen Aminosäuren synthetisiert.

Die Funktionen einiger wichtiger nichtproteinogener Aminosäuren (Strukturformeln ↗ Abb. 7.9) sind im Folgenden aufgelistet:

- Ornithin und Citrullin sind Zwischenprodukte der Harnstoffbiosynthese (↗ Kap. 7.4.3).
- γ-Aminobuttersäure (GABA) fungiert im Gehirn als Neurotransmitter.
- β-Alanin ist Bestandteil von Coenzym A.
- 5-Hydroxytryptophan ist Vorstufe von Serotonin, einem Gewebshormon und Neurotransmitter.
- 3,4-Dihydroxyphenylalanin ist Vorstufe des Hautpigments Melanin.
- Homocystein ist Zwischenprodukt des Methioninstoffwechsels (↗ Kap. 7.4.4 und 7.5.2).

7.1.4 Ampholytcharakter der Aminosäuren

Aminosäuren besitzen eine basische Aminogruppe und eine saure Carboxylgruppe, d.h., sie können Protonen sowohl aufnehmen als auch abgeben. Substanzen, die so reagieren, werden als **Ampholyte** bezeichnet.

> **Merke**
> Aminosäuren sind Ampholyte, d.h., sie können Protonen sowohl aufnehmen als auch abgeben.

Die funktionellen Gruppen der neutralen proteinogenen Aminosäuren sind beide an das α-C-Atom gebunden. Der pK_s-Wert der Carboxylgruppe liegt etwa bei 2, der pK_s-Wert der Aminogruppe bei ca. 9–10. Bei pH = pK_s liegen 50 % der Moleküle einer funktionellen Gruppe dissoziiert, 50 % undissoziiert vor.

In **saurer Lösung** (hohe H^+-Konzentration) „halten" sowohl die Aminogruppe ($-NH_3^+$) als auch die Carboxylgruppe (-COOH) das Proton.

Je mehr der pH-Wert der Lösung ansteigt (sich also dem pK_s-Wert der Aminogruppe nähert), desto mehr steigt auch der Dissoziationsgrad der Carboxylgruppe, bis sie schließlich vollständig dissoziiert (deprotoniert) vorliegt. Im **pH-Bereich von etwa 5–8** (also auch bei physiologischem pH-Wert [ca. 7,4]) liegt eine neutrale proteinogene Aminosäure deshalb als **Zwitterion** (dipolares Ion) vor, d.h., die Aminogruppe ist protoniert ($-NH_3^+$) und die Carboxylgruppe dissoziiert ($-COO^-$). Die neutrale Aminosäure besitzt somit die **Nettoladung 0**. Den pH-Wert, bei dem die Aminosäure ungeladen vorliegt, bezeichnet man als **isoelektrischen Punkt (IP)**. Der isoelektrische Punkt ist der Mittelwert der pK_s-Werte der Amino- und der Carboxylgruppe.

In **basischer Lösung** (niedrige H^+-Konzentration), d.h. in der Nähe des pK_s-Werts der Aminogruppe,

Tab. 7.1 Essentielle und nichtessentielle proteinogene Aminosäuren

essentielle Aminosäuren	nichtessentielle Aminosäuren
Histidin	Alanin
Isoleucin	Arginin
Leucin	Asparagin
Lysin	Aspartat
Methionin	Cystein
Phenylalanin	Glutamat
Threonin	Glutamin
Tryptophan	Glycin
Valin	Prolin
	Serin
	Tyrosin

Arginin + Histidin: essentiell für Säuglinge

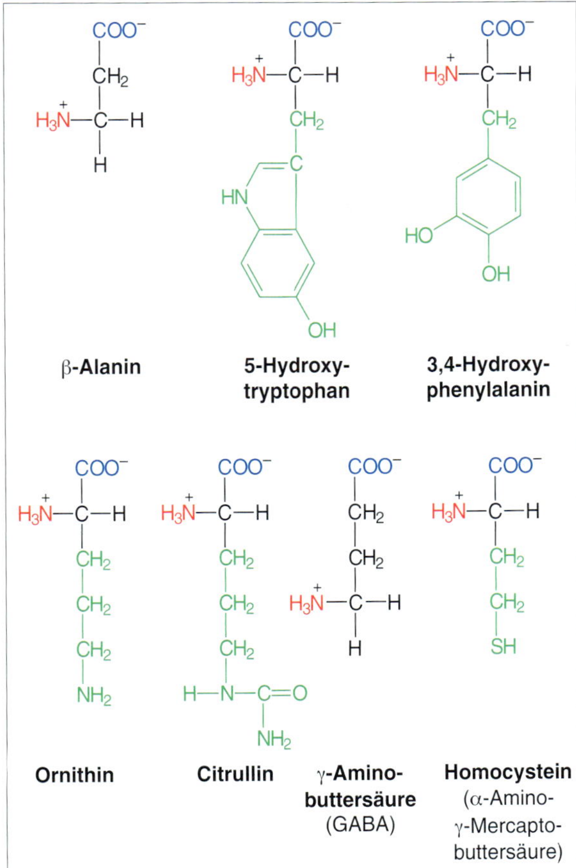

Abb. 7.9 Strukturformeln wichtiger nichtproteinogener Aminosäuren. [2]

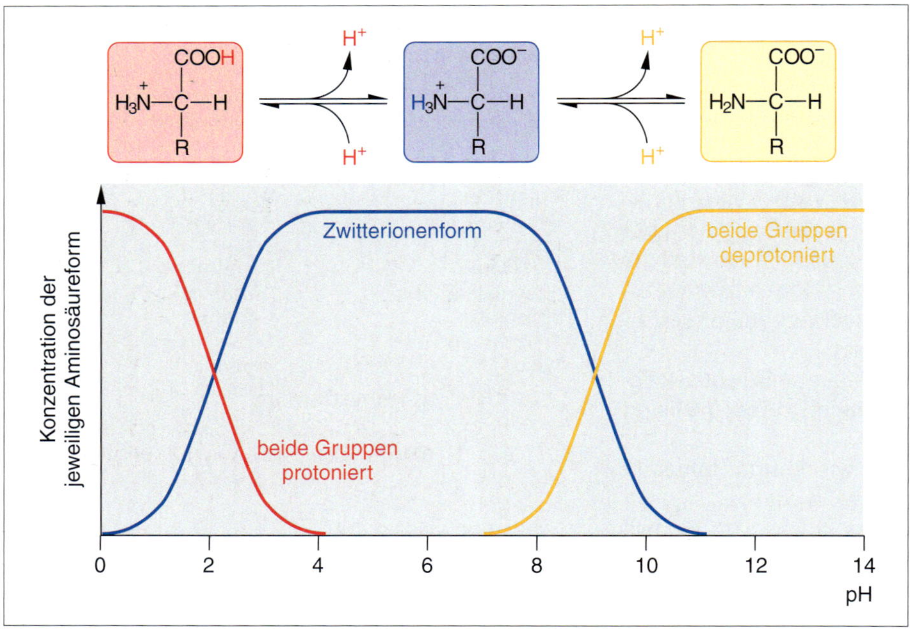

Abb. 7.10 Dissoziationsgrad der funktionellen Gruppen einer neutralen Aminosäure in Abhängigkeit vom pH-Wert. [3]

gibt auch diese ein Proton ab. Beide Gruppen liegen deprotoniert vor. Eine neutrale Aminosäure besitzt dann die **Nettoladung –1**.

Die Abbildung 7.10 zeigt den Dissoziationsgrad der funktionellen Gruppen einer neutralen Aminosäure in Abhängigkeit vom pH-Wert.

Die isoelektrischen Punkte der sauren bzw. der basischen proteinogenen Aminosäuren entsprechen dem Mittelwert der pk_s-Werte der beiden Carboxylgruppen der sauren Aminosäuren bzw. der beiden Aminogruppen der basischen Aminosäuren. Bei physiologischem pH-Wert besitzen basische Aminosäuren die Nettoladung +1 und saure Aminosäuren die Nettoladung –1.

Merke
Der pH-Wert, bei dem eine Aminosäure ungeladen vorliegt, heißt isoelektrischer Punkt (IP).

7.1.5 Nachweis und Trennung von Aminosäuren

Nachweis von Aminosäuren

Der Nachweis bestimmter Aminosäuren in Körperflüssigkeiten ist vor allem bei Verdacht auf Störungen im Aminosäurestoffwechsel angezeigt. Eine der empfindlichsten Methoden zum quantitativen Nachweis von α-Aminosäuren ist die **Ninhydrin-Reaktion**: Prinzip ist die Reaktion zweier reduzierter Ninhydrinmoleküle zu einem blauen Farbstoff, die nur in Gegenwart von Aminosäuren abläuft. Aus der photometrisch bestimmten Extinktion der Lösung (Absorptionsmaximum des blauen Farbstoffs: 570 nm) lässt sich die Aminosäurekonzentration berechnen.

Trennung von Aminosäuregemischen

Die verschiedenen Bestandteile eines Gemisches lassen sich durch **Chromatographie**-Verfahren voneinander trennen. Grundlage der Chromatographie ist die **unterschiedliche Affinität der Bestandteile** des Gemisches **zu** einer **mobilen** und einer **stationären Phase**. Die mobile Phase ist in Bewegung, die stationäre an einen festen Träger gebunden. Die Trennung des Gemisches erfolgt durch die immer neue Einstellung eines Gleichgewichtes zwischen mobiler und stationärer Phase. Nach der Art der Kräfte, die die Einstellung des Gleichgewichts bewirken, unterscheidet man zwischen Ionenaustausch-, Verteilungs-, Adsorptions- und Hohlraumdiffusionschromatographie, nach der Anordnung des Trägermaterials zwischen Dünnschicht- und Säulenchromatographie. Die wichtigsten chromatographischen Verfahren zur Trennung von Aminosäuren sind die Ionenaustausch- und die Verteilungschromatographie.

Ionenaustauschchromatographie

Grundlage dieses Verfahrens ist der Austausch von Ionen zwischen der stationären und der mobilen Phase.

Die stationäre Phase besteht aus polymeren Kunstharzen, die Sulfonsäuregruppen (SO_3H-) besitzen. Vor Beginn der Chromatographie werden die Kunstharze in Säure eingelegt. Dadurch bilden sich H_3O^+-Ionen, die an die nun negativ geladenen SO_3-Gruppen gebunden bleiben. Die Kunstharze werden in eine Säule (Säulenchromatographie) eingefüllt.

Die mobile Phase besteht aus einer sauren Lösung, die die Aminosäuren enthält. Aufgrund des niedrigen pH-Wertes der Lösung liegen die Aminosäuren positiv geladen, also als Kationen, vor.

Lässt man die Aminosäurelösung durch das Kunstharzpulver strömen, nehmen die positiv geladenen Aminosäuren die Position der H_3O^+-Ionen ein. Anschließend wird der pH-Wert der mobilen Phase durch Pufferzugabe kontinuierlich erhöht. Da jede Aminosäure einen spezifischen isoelektrischen Punkt besitzt, an dem sie vom geladenen in den ungeladenen Zustand übergeht, werden die verschiedenen Aminosäuren bei verschiedenen pH-Werten von der stationären Phase abgelöst (eluiert). Die einzelnen Fraktionen des Eluats werden mit Ninhydrin gefärbt und photometrisch auf ihre Aminosäurekonzentration untersucht (↗ oben).

Spezielle Geräte können Ionenaustauschchromatographien nach Einbringen des Aminosäuregemisches mittlerweile vollautomatisch durchführen und die Ergebnisse graphisch darstellen.

Merke
Bei der Ionenaustauschchromatographie werden die Aminosäuren mit Hilfe ihrer unterschiedlichen isoelektrischen Punkte voneinander getrennt.

Verteilungschromatographie

Bei der Verteilungschromatographie werden die Bestandteile eines Gemisches zwischen zwei flüssigen Phasen verteilt.

Eine der flüssigen Phasen ist an einen Träger gebunden (stationäre Phase). Nach Art des Trägers unterscheidet man zwischen Dünnschicht- oder Papierchromatographie.

Die zweite Phase ist ungebunden (mobile Phase).

Nach der Wasserlöslichkeit der Phasen unterscheidet man

- **Normalphasenverteilungs-Chromatographie**: Hier ist die stationäre Phase hydrophil, die mobile Phase hydrophob;
- **Umkehrphasen-Verteilungschromatographie**: Hier ist die stationäre Phase hydrophob und die mobile Phase hydrophil.

Zur Trennung von Aminosäuren wird meist die Umkehrphasen-Verteilungschromatographie verwendet. Das Aminosäuregemisch wird auf den Träger mit der stationären Phase aufgetragen und dieser anschließend mit der Kante in die mobile Phase eingetaucht. Die mobile Phase „läuft" den Träger entlang. Je nach Affinität zur mobilen Phase legen die einzelnen Aminosäuren unterschiedlich lange Wege mit der mobilen Phase auf dem Träger zurück. So läuft z. B. eine hydrophile Aminosäure mit einer hydrophilen mobilen Phase weiter als eine eher hydrophobe Aminosäure. Zur Beurteilung der Wanderstrecke wurde der so genannte Rf-Wert eingeführt, der sich wie folgt berechnet:

Rf-Wert = Laufstrecke des Stoffes (z. B. Aminosäure) / Laufstrecke der mobilen Phase (stets < 1)

Merke
Bei der Verteilungschromatographie legen die Aminosäuren je nach Affinität zur mobilen Phase unterschiedliche Laufstrecken auf dem Trägermaterial zurück.

7.2 Peptide und Proteine

Peptide und Proteine bestehen aus unverzweigt miteinander verknüpften proteinogenen Aminosäuren. Die Verknüpfung der Aminosäuren erfolgt durch sog. Peptidbindungen (↗ unten).

Als **Peptide** bezeichnet man **Ketten** mit einer Länge von **bis zu 100 Aminosäuren**. Man unterscheidet zwischen **Oligopeptiden** (< 10 Aminosäuren, z. B. Dipeptid [zwei miteinander verknüpfte Aminosäuren], Tripeptid [drei miteinander verknüpfte Aminosäuren], etc.) und **Polypeptiden** (10–100 Aminosäuren).

Als **Proteine** werden **Aminosäureketten** bezeichnet, die **länger als 100 Aminosäuren** sind. Ein Protein kann auch aus mehreren Aminosäureketten bestehen.

7.2.1 Die Peptidbindung

Definition und Eigenschaften

Als Peptid- oder Säureamidbindung bezeichnet man die Verknüpfung der α-Carboxylgruppe einer Aminosäure mit der α-Aminogruppe einer zweiten Aminosäure unter Abspaltung von Wasser (↗ Abb. 7.11).

Das Gleichgewicht der Reaktion liegt aufgrund des hohen Wassergehalts in Organismen auf der Seite der freien Aminosäuren, d. h., diese gehen nicht spontan Peptidbindungen ein. Deshalb wird für die Bildung einer Peptidbindung Energie benötigt. Eine

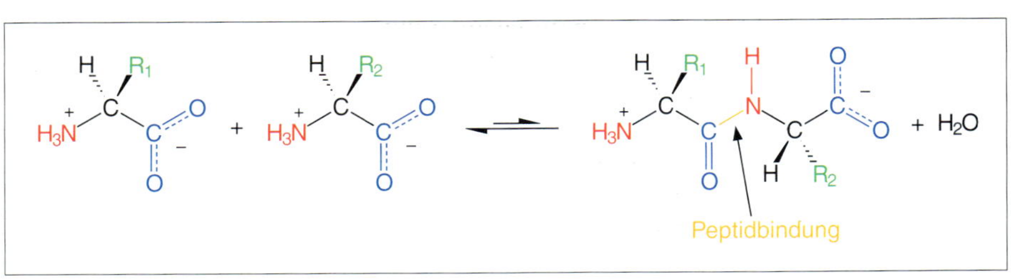

Abb. 7.11 Bildung einer Peptidbindung. [3]

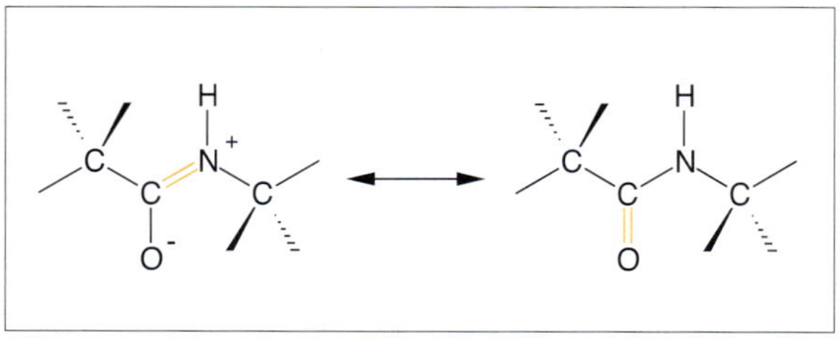

Abb. 7.12 Resonanzstrukturen einer Peptidbindung. [3]

einmal gebildete Peptidbindung ist allerdings sehr stabil und hält ohne die Einwirkung von lysierenden Enzymen jahrelang.

> **Merke**
> Aminosäuren werden unter Energieverbrauch und Wasserabspaltung durch Peptidbindungen miteinander verknüpft.

Konformation

Da die Stickstoff- und Kohlenstoffatome einer Peptidkette scheinbar über Einfachbindungen verknüpft sind, könnte man auch annehmen, dass diese Bindungen frei drehbar sind. Tatsächlich ist die Peptidbindung jedoch **planar**, da sechs Atome – das α-C-Atom und die Carbonylgruppe der ersten Aminosäure und die NH-Gruppe und das α-C-Atom der zweiten Aminosäure – in derselben Ebene liegen. Ursache für die Planarität sind Elektronenverschiebungen zwischen dem Sauerstoffatom der Carbonylgruppe und dem Stickstoffatom, die der Peptidbindung einen **partiellen Doppelbindungscharakter** verleihen und die Drehbarkeit der Bindung einschränken. Die Abbildung 7.12 zeigt die beiden Resonanzstrukturen einer Peptidbindung. Die tatsächliche Konformation der Peptidbindung liegt zwischen den beiden Resonanzstrukturen und ist energieärmer und folglich stabiler.

Die α-C-Atome der ersten und der zweiten an der Peptidbindung beteiligten Aminosäuren sind in Bezug auf die Peptidbindung in trans-Konfiguration, also auf entgegengesetzten Seiten der Peptidbindung, angeordnet (↗ Abb. 7.11). Die Bevorzugung der trans-Konfiguration erklärt sich aus der im Vergleich zur cis-Konfiguration geringeren sterischen Hinderung der Gruppen. Eine Ausnahme bildet die Iminosäure Prolin, deren Stickstoffatom sowohl an das α-C-Atom als auch an ein C-Atom der Seitenkette gebunden ist (↗ Abb. 7.5). Dadurch wird bei X-Prolin-Verbindungen (X = beliebige Aminosäure) die cis-Konfiguration bevorzugt.

7.2.2 Räumliche Struktur der Proteine

Allen Peptiden und Proteinen ist die Atomsequenz -N-C-C-N-C-C- gemeinsam, die das **Rückgrat** oder die Hauptkette eines jeden Peptids oder Proteins bildet (↗ Abb. 7.13). Die **Seitenketten** der eingebauten Aminosäuren bilden den variablen Anteil und bestimmen die individuellen Eigenschaften eines Peptids oder Proteins.

Bei der Darstellung der Strukturformel einer Aminosäurekette steht der **Aminoterminus** (die N-terminale Aminosäure) – der Kettenanfang – links, der **Carboxylterminus** (die C-terminale Aminosäure) – das Kettenende – rechts. Deshalb handelt es sich z. B. bei den Aminosäuresequenzen Tyr-Gly-Gly-Phe-Leu und Leu-Phe-Gly-Gly-Tyr um zwei unterschiedliche Peptide.

Die Carbonyl- und NH-Gruppen des Rückgrats der Aminosäurekette können untereinander und mit funktionellen Gruppen der Seitenketten in Wechselwirkung treten und Wasserstoffbrückenbindungen ausbilden, die die räumliche Konformation des Peptids bzw. Proteins beeinflussen.

Primärstruktur

Als Primärstruktur eines Proteins bezeichnet man seine auf der DNA kodierte Aminosäuresequenz. Sie bestimmt aufgrund der verschiedenen Eigenschaften der Seitenketten die räumliche Struktur des Proteins.

> **Merke**
> Die genetisch festgelegte Aminosäuresequenz eines Proteins bezeichnet man als Primärstruktur.

Sekundärstruktur

Infolge der Ausbildung von Wasserstoffbrückenbindungen zwischen den Carbonyl- und NH-Gruppen des Rückgrats einer oder mehrerer Aminosäurekette(n) ergeben sich verschiedene regelmäßige periodische Strukturen. Diese **durch die Bildung von Wasserstoffbrückenbindungen entstehende Struktur** nennt man Sekundärstruktur eines Proteins. Die wichtigsten Sekundärstrukturen sind **α-Helix** und **β-Faltblatt**, daneben kommen **β-Kehre** (β-Turn)

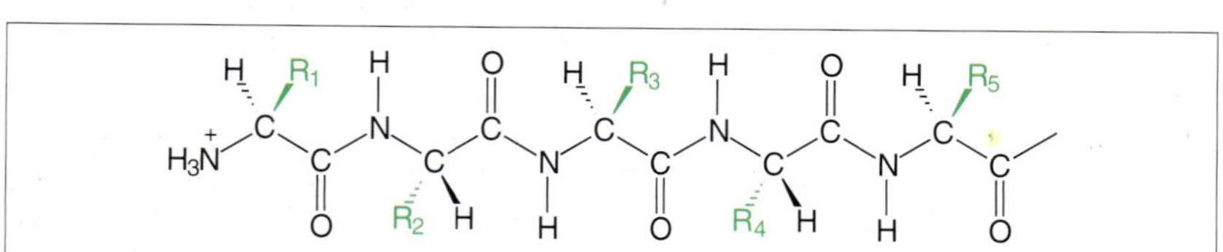

Abb. 7.13 Die Komponenten jeder Aminosäurekette. Das Rückgrat ist schwarz, die Seitenketten sind grün dargestellt. [3]

und **Ω-Schleife** (Ω-loop) vor. In den meisten Fällen liegt ein Protein nicht durchgehend in derselben Sekundärstruktur vor. Vielmehr weisen verschiedene Bereiche des Proteins verschiedene Sekundärstrukturen auf, so dass in einem Protein α-Helix-Anteile, β-Faltblätter und Kehren auftauchen können.

Merke
Die regelmäßigen Strukturen, zu denen sich Aminosäureketten unter Ausbildung von Wasserstoffbrücken anordnen, nennt man Sekundärstruktur.

Die Aufklärung der Sekundärstruktur gelang Linus Pauling und Robert Corey, die im Jahre 1951 das theoretische Modell von α-Helix und β-Faltblatt vorlegten. Die Helix erhielt den Zusatz α, da sie von Pauling und Corey vor dem Faltblatt entdeckt wurde. Die theoretischen Überlegungen wurden sechs Jahre später durch Röntgenstrukturanalysen von Myoglobin bestätigt.

α-Helix

Als α-Helix bezeichnet man eine **schraubenförmige Windung einer Aminosäurekette**, die durch Wasserstoffbrückenbindungen zwischen CO- und NH-Gruppen des Kettenrückgrats entsteht und durch sie stabilisiert wird. Die CO-Gruppe jeder Aminosäure bildet eine Wasserstoffbrückenbindung mit der NH-Gruppe der vierten (in der α-Helix „liest" man von oben nach unten) in der Sequenz auf sie folgenden Aminosäure aus (↗ Abb. 7.14). Somit sind mit Ausnahme der funktionellen Gruppen der Aminosäuren am C-Terminus alle α-CO- und α-NH-Gruppen der Aminosäurekette an der Bildung von Wasserstoffbrücken beteiligt. Das Rückgrat einer Aminosäurekette liegt nahezu parallel zur Helixachse, die Seitenketten weisen nach außen. Die α-Helix enthält pro Windung 3,6 Aminosäurereste. Die Ganghöhe der Helix, die sich als Produkt der Anzahl der Aminosäurereste und der Verschiebung von 0,15 nm pro Rest errechnet, beträgt 0,54 nm.

Merke
Die α-Helix ist eine schraubenförmig gewundene Peptidkette, die durch Wasserstoffbrückenbindungen entsteht und stabilisiert wird. Das Rückgrat verläuft nahezu parallel zur Helixachse, die Seitenketten ragen nach außen. Die Helix enthält pro Windung 3,6 Aminosäurereste.

Theoretisch sind sowohl rechts- als auch linksgängige Helices (von oben gesehen) möglich. Tatsächlich sind aber alle in Proteinen auftauchenden Helices rechtsgängig, da diese Form energetisch günstiger ist.

Die α-Helix ist nur eine mögliche Sekundärstruktur. Folglich variiert der Anteil, zu dem Proteine in α-Helix-Form vorliegen, zwischen 0 und 100 %. Während einzelne Helices meist relativ kurz sind (bis ca. 4,5 nm lang), lagern sich z. B. im Myosin, Fibrin oder Keratin, dem Strukturprotein der Haare, mehrere α-Helices zu längeren spiralisierten Helices zusammen (Länge bis ca. 100 nm).

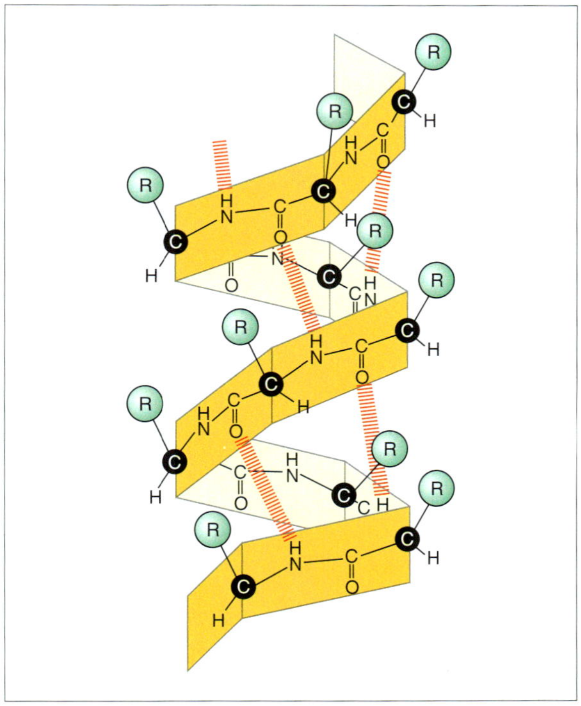

Abb. 7.14 Struktur einer α-Helix. [5]

β-Faltblatt

In einem β-Faltblatt sind **zwei oder mehr Peptidketten durch Wasserstoffbrückenbindungen** miteinander **verknüpft**. Im Unterschied zur α-Helix liegen die Peptidketten nicht schraubenförmig, sondern **nahezu gestreckt** vor. Dies zeigt auch der Abstand zwischen aufeinander folgenden Aminosäuren: Während dieser bei der α-Helix nur 0,15 nm beträgt, sind es beim β-Faltblatt 0,35 nm. Die Seitenketten befinden sich abwechselnd ober- und unterhalb der Faltblattebene.

Je nach Verlaufsrichtung der zu einem Faltblatt verbundenen Aminosäureketten unterscheidet man zwischen

- **antiparallelen β-Faltblättern** (↗ Abb. 7.15a), bei denen die Aminosäureketten in entgegengesetzter Richtung verlaufen. Bei einem antiparallelen β-Faltblatt ist jeweils die NH-Gruppe einer Aminosäure mit der CO-Gruppe und die CO-Gruppe mit der NH-Gruppe der gegenüberliegenden Aminosäure über eine Wasserstoffbrückenbindung verbunden.
- **parallelen β-Faltblättern** (↗ Abb. 7.15b), bei denen die Aminosäureketten in derselben Richtung verlaufen. Hier bilden sich die Wasserstoffbrücken zwischen nicht korrespondierenden (also sich

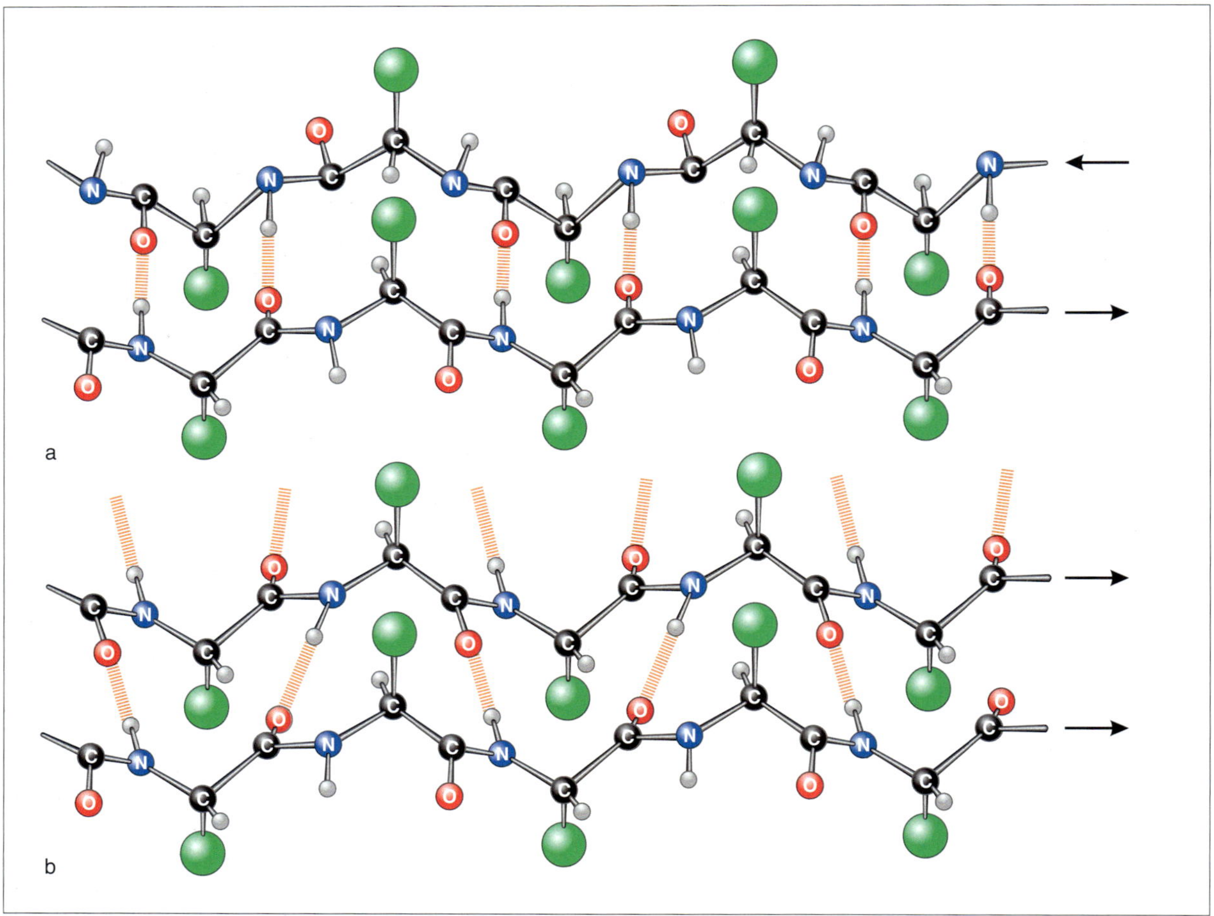

Abb. 7.15 β-Faltblatt: **a** antiparallel, **b** parallel. [3]

nicht direkt gegenüber liegenden) Aminosäureresten aus. So kann die NH-Gruppe der Aminosäure drei der Kette A mit der CO-Gruppe der Aminosäure zwei der Kette B und die CO-Gruppe der Aminosäure drei der Kette A mit der NH-Gruppe der Aminosäure vier in Kette B verbunden sein.

Da β-Faltblätter meist aus mehr als zwei Peptidketten bestehen, existieren neben rein parallelen bzw. antiparallelen Faltblättern auch **gemischte β-Faltblätter**.

Merke
Ein β-Faltblatt besteht aus zwei oder mehreren miteinander verbundenen gestreckten Aminosäureketten. Je nach Verlaufsrichtung der Aminosäureketten unterscheidet man zwischen parallelen, antiparallelen oder gemischten β-Faltblättern.

β-Kehre und Ω-Schleife

Die globuläre Gestalt vieler Proteine kommt durch häufige Abknickungen und Richtungsänderungen der Polypeptidkette zustande. Eine solche **Richtungsänderung** wird auch als **β-Kehre** bezeichnet und wird durch die Ausbildung einer Wasserstoffbrückenbindung gebildet und stabilisiert. **Ω-Schleifen** sind **komplexere** Möglichkeiten, die Änderung der Peptidkettenrichtung zu stabilisieren. Sie zeigen keine regelmäßigen periodischen Strukturen.

Tertiärstruktur

Als Tertiärstruktur bezeichnet man die **stabile räumliche Anordnung der verschiedenen Sekundärstrukturen**, also die Gesamtanordnung der α-Helix-, β-Faltblatt- und Schleifenanteile eines Proteins. Die Tertiärstruktur weist häufig eine charakteristische Verteilung der Aminosäuren auf: Bereiche mit hydrophoben Aminosäuren befinden sich größtenteils im Inneren eines Proteins, die Außenbereiche bestehen hauptsächlich aus hydrophilen Aminosäuren, enthalten jedoch auch vereinzelte hydrophobe Aminosäuren. Auch folgende **Wechselwirkungen zwischen Seitenketten** sind, da sie die Polarität von Aminosäuren bestimmen, für die Bildung und Stabilisierung der Tertiärstruktur **von Bedeutung**:

- **Wasserstoffbrückenbindungen** zwischen CO- und NH-Gruppen der Seitenketten,
- **hydrophobe Wechselwirkungen:** Durch das Bestreben hydrophober Aminosäuren, dem Wasser

zu „entfliehen", liegen diese Reste nach Verdrängung von Wasser meist zusammengelagert im Inneren eines Proteins. Dieser Zustand ist energieärmer und somit thermodynamisch stabiler.

- **Van-der-Waals-Kräfte**, die zwischen den eng gelagerten hydrophoben Kohlenwasserstoffseiten entsprechender Aminosäuren (z. B. Isoleucin, Leucin, Valin) entstehen,
- **Disulfidbrücken** zwischen den Sulfhydrylgruppen (-SH) zweier Cysteinmoleküle.

Durch die Wirkung der stabilisierenden Kräfte falten sich viele Proteine in mehrere abgrenzbare Bereiche, die allerdings z. B. durch Schleifen miteinander verbunden sind. Diese kompakten Bereiche mit eigener Tertiärstruktur heißen **Domänen** und können z. B. in Enzymproteinen unterschiedliche definierte Funktionen übernehmen.

Merke
Die stabile räumliche Anordnung der verschiedenen Sekundärstrukturen eines Proteins heißt Tertiärstruktur.

Quartärstruktur

Einige Proteine bestehen nicht nur aus einer, sondern aus **mehreren Aminosäureketten** (sog. **Untereinheiten**). Solche Proteine weisen eine weitere Organisationsebene auf, die als **Quartärstruktur** bezeichnet wird: Hierunter versteht man die **Anordnung der Untereinheiten im Raum und ihre Wechselwirkungen untereinander**.

Proteine mit z. B. zwei Untereinheiten nennt man dimere, Proteine mit vier Untereinheiten tetramere Proteine. In der Natur tauchen aber auch Proteine mit hunderten oder tausenden Untereinheiten auf. Ein Beispiel für ein tetrameres Protein (Tetramer) ist das Hämoglobin. Das adulte Hämoglobin (HbA) besteht z. B. aus zwei identischen α- und zwei identischen β-Untereinheiten, ist also ein $\alpha_2\beta_2$-Tetramer. Durch geringe Lageveränderungen der Untereinheiten können Eigenschaften und Funktionen solcher Proteine reguliert werden. Dies spielt z. B. bei Hämoglobin hinsichtlich der Funktion als Sauerstofftransporter oder bei Enzymproteinen bei der Veränderung der Aktivität eine Rolle.

Merke
Die räumliche Anordnung der Untereinheiten eines Proteins heißt Quartärstruktur.

7.2.3 Trennung und Sequenzanalyse von Proteinen

Die Untersuchung und Erforschung von Proteinen gewinnt in der Medizin mehr und mehr an Bedeutung, sei es, um die Entstehung von Krankheiten zu verstehen oder um neue Medikamente zu entwickeln. Im folgenden Abschnitt soll deshalb ein grober Überblick über die Methoden der Analyse von Proteinen gegeben werden.

Am Anfang der Untersuchung eines Proteins steht dessen Isolierung durch Verfahren, die der Auftrennung und Reinigung dienen. Ist ein Protein isoliert und gereinigt, bestimmt man sein Molekulargewicht oder seine Konzentration. Anschließend analysiert man zuerst, aus welchen Aminosäuren das Protein besteht, dann seine Aminosäuresequenz. Sie gibt Aufschluss über die Konformation und die Funktion des Proteins.

Auftrennung und Reinigung

Freisetzung der Proteine aus der Zelle

Bevor man mit der Aufreinigung eines Proteins beginnen kann, müssen die Proteine aus den Zellstrukturen extrahiert werden. Durch die Zerstörung der Zellmembran erhält man ein Homogenisat, welches durch mehrmalige Zentrifugation getrennt wird: Nach jeder Zentrifugation wird die Überstandsfraktion erneut zentrifugiert. Auf diese Weise erhält man mehrere Fraktionen verschiedener Dichte. Deshalb heißt das Verfahren differenzielle Zentrifugation. Nun bestimmt man – z. B. mittels Radioimmuno- oder Enzyme-linked immunosorbent Assay – die Konzentration des gesuchten Proteins in den einzelnen Fraktionen und wählt die Fraktion mit der höchsten Konzentration für die weitere Reinigung aus.

Auftrennung des Proteingemisches

Das durch differenzielle Zentrifugation gewonnene Proteingemisch enthält immer noch eine große Anzahl verschiedener Proteine. Die Verfahren zur weiteren Auftrennung, von denen zumeist mehrere nacheinander angewendet werden, machen sich die unterschiedliche Größe, Löslichkeit, Ladung und spezifische Bindungsaffinität von Proteinen zunutze.

Aussalzen

Hierbei wird die Löslichkeit der Proteine eines Proteingemisches durch die Zugabe von Salz herabgesetzt. Da unterschiedliche Proteine bei unterschiedlich hohen Salzkonzentrationen ausfallen, lassen sie sich auf diese Weise trennen. Bei Bedarf kann das Salz anschließend mittels Dialyse durch eine semipermeable Membran, die für kleine Moleküle und Ionen, jedoch nicht für Proteine durchlässig ist, wieder entfernt werden. Zu diesem Zweck füllt man die mit Salz versetzte Proteinlösung in einen semipermeablen Schlauch mit den genannten Eigenschaften und legt diesen in ein salzfreies flüssiges Medium. Kleine Moleküle und Ionen diffundieren durch die Membran aus dem Schlauch in das Medium, die Proteinfraktion verbleibt im Schlauch.

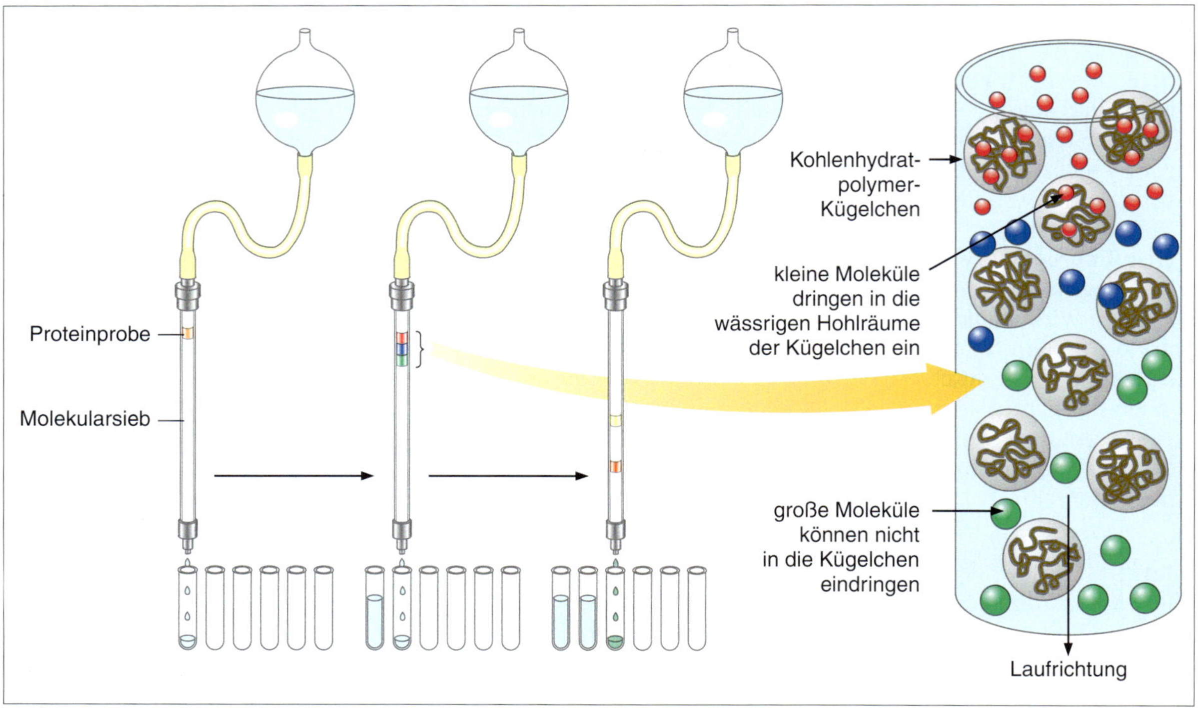

Abb. 7.16 Prinzip der Gelfiltrationschromatographie. [3]

Gelfiltrationschromatographie

Bei der Gelfiltrationschromatographie (auch Hohlraumdiffusions- oder Molekularsieb-Chromatographie) erfolgt die Trennung nach der Molekülgröße (↗ Abb. 7.16). Das Proteingemisch wird in eine Säule gegeben, die ein Gel aus porösen Dextran-, Agarose- oder Polyacrylamidkügelchen – ein Molekularsieb – enthält. Kleine Moleküle diffundieren in die Kügelchen und lagern sich auch zwischen ihnen an. Große Moleküle lagern sich nur zwischen den Kügelchen an. Sie passieren die Säule deshalb am schnellsten, die anderen Moleküle folgen entsprechend ihrer Größe.

Ionenaustauschchromatographie

Bei dieser Methode erfolgt die Trennung von Proteinen nach ihrer Nettoladung (↗ Kap. 7.1.5).

Affinitätschromatographie

Bei der Affinitätschromatographie wird die spezifische Bindungsaffinität von Proteinen zu bestimmten Molekülen (z. B. Glucose) ausgenutzt. Das entsprechende Molekül wird kovalent an eine Säulenmatrix gebunden. Gibt man das Proteingemisch auf die Säule, bindet das gesuchte Protein an die Matrix, die übrigen Bestandteile des Gemisches werden mit einem Puffer abgewaschen. Anschließend kann man das gesuchte Protein durch die Zugabe des Moleküls, an das das Protein bindet, von der Säule ablösen (im Falle eines glucosebindenden Proteins also durch Zugabe von Glucoselösung, ↗ Abb. 7.17).

Hochdruckflüssigkeitschromatographie

Die Hochdruckflüssigkeitschromatographie (high performance liquid chromatography, HPLC) bietet eine höhere Auflösung als die bisher genannten chromatographischen Verfahren. Die Säulenmatrix besteht aus Kieselgelpartikeln und ist somit vergleichsweise feiner strukturiert. Dies bietet diverse weitere Interaktionsmöglichkeiten zwischen der Matrix und Proteinen (z. B. hydrophobe Wechselwirkungen bei Verwendung hydrophober Gelpartikel) und erhöht das Auflösungsvermögen. Um trotz der feiner strukturierten Matrix einen ausreichenden Durchfluss des Gemisches zu erreichen, wird dieses unter Druckaufwendung durch die Säule gepresst.

Bestimmung von Molekulargewicht oder Konzentration

Biuret-Reaktion

Durch die Biuret-Reaktion lassen sich Peptidbindungen nachweisen. Diese reagieren in alkalischer Lösung mit Cu^{2+}-Ionen zu einem blauen Farbkomplex. Die Farbintensität des Komplexes ist proportional zur Konzentration des Proteins.

Gelelektrophorese

Mittels Gelelektrophorese lassen sich Proteine sichtbar machen und lässt sich ihr Molekulargewicht bestimmen. Das Prinzip der Elektrophorese ist die Wanderung geladener Moleküle in einem elektrischen Feld, z. B. wandern negativ geladene Moleküle zur Anode. Als Trägermaterial werden Gele

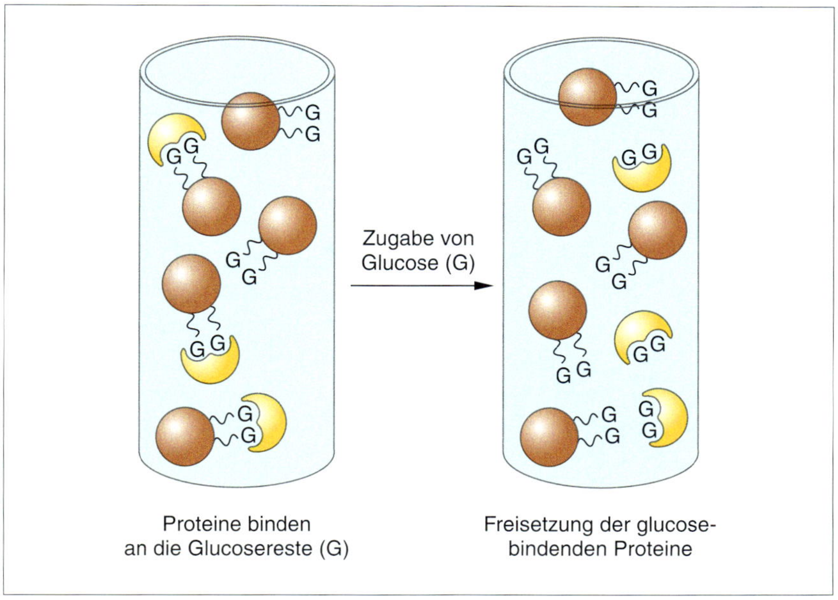

Abb. 7.17 Affinitätschromatographie eines glucosebindenden Proteins. [3]

(oder selten auch Papier) verwendet, da sich durch die Wirkung von Gelen als Molekularsieb (↗ oben) die Auftrennung zusätzlich verbessern lässt.

Meist kommt Polyacrylamidgel zum Einsatz. Vor der Elektrophorese wird das Proteingemisch mit Natriumdodecylsulfat (englisch: sodium dodecyl sulfate, SDS; ↗ Abb. 7.18) versetzt. Dieses hebt die Wechselwirkungen der Aminosäure-Seitenketten auf und führt so zur Entfaltung des Proteins. Zusätzlich kann zur Spaltung von Disulfidbindungen Mercaptoethanol zugesetzt werden. Der denaturierte Protein-SDS-Komplex besitzt eine negative Ladung, die der Masse des Proteins proportional ist. Entsprechend lässt sich aus der elektrophoretischen Beweglichkeit des Proteins die Molekülmasse ablesen. Dieses Verfahren heißt SDS-Polyacrylamidgelelektrophorese (SDS-PAGE).

Nach dem Ablauf der Elektrophorese werden die Proteine mit Farbstoffen wie Coomassie-Blau oder durch eine Silberfärbung sichtbar gemacht. Die Abbildung 7.19 zeigt eine Gelelektrophoreseapparatur und die Auftrennung von Proteinen nach ihrer Größe.

Ultrazentrifugation

Dieses Verfahren zur Bestimmung des Molekulargewichts wird seltener angewandt als die Gelektrophorese. Im Gegensatz zur SDS-Gelelektrophorese bleiben die komplexen nativen Strukturen der Proteine erhalten. Auskunft über die Bewegung von Teilchen unter Einwirkung von Zentrifugalkräften gibt der Sedimentationskoeffizient. Im Zentrifugationsröhrchen wird ein Dichtegradient erzeugt, auf den eine kleine Menge der Proteinlösung aufgebracht wird. Im Verlauf der Zentrifugation werden die Proteine nach ihren Sedimentationskoeffizienten aufgetrennt. Anhand des Sedimentationskoeffizienten lassen sich Angaben zum Molekulargewicht machen.

Analyse der Aminosäuresequenz

Analyse der Aminosäurezusammensetzung

Der erste Schritt ist die Aufklärung der Aminosäurezusammensetzung. Dazu wird das Protein durch Säurezusatz (6 M HCl) hydrolysiert. Anschließend werden die Aminosäuren durch Ionenaustauschchromatographie getrennt und ihre Konzentration mit Hilfe der Ninhydrin-Reaktion ermittelt (↗ Kap. 7.1.5).

Sequenzanalyse

Die Aminosäuresequenz von Peptiden kann mit einer nach seinem Entwickler benannten Methode,

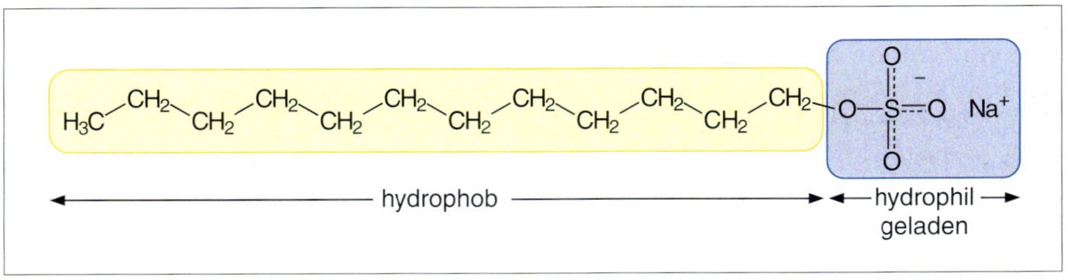

Abb. 7.18 Natriumdodecylsulfat. [5]

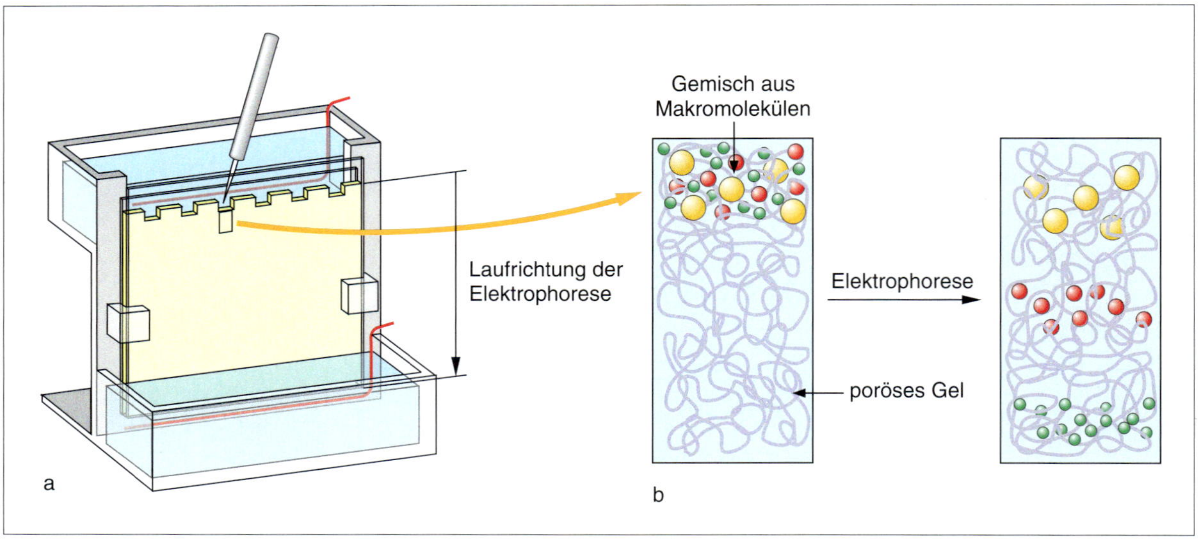

Abb. 7.19 Gelelektrophorese. **a** Apparatur. Nach dem Einfüllen der Proteinlösungen in die Geltaschen wird die Elektrophoresekammer geschlossen und eine Spannung angelegt. Die negativ geladenen Protein-SDS-Komplexe wandern zur Anode, die sich am unteren Ende der Apparatur befindet. **b** Auftrennung der Proteine nach Größe. [3]

dem **Edman-Abbau**, ermittelt werden. Prinzip dieser Methode ist die Markierung und die anschließende Abspaltung des N-terminalen Aminosäurerestes.

Die N-terminale Aminosäure reagiert mit Phenylisothiocyanat zu einem zyklischen Phenylthiocarbamoylderivat. Dieses Derivat wird mit einer schwachen Säure abgespalten, der Rest des Peptides bleibt intakt. Anschließend kann die abgespaltene Aminosäure chromatographisch identifiziert werden. Nacheinander lässt sich so Rest um Rest eines Peptides ermitteln. Mit der Edman-Methode lässt sich die Sequenz von Peptiden mit einer Länge von etwa 50 Aminosäuren bestimmen. Zur Analyse der Sequenz längerer Proteine müssen diese in einzelne Peptide gespalten werden. Dies geschieht mit Hilfe chemischer (Bromcyan) oder enzymatischer (Trypsin, Chymotrypsin) Verfahren. Ein Sequenzierungsautomat analysiert eine Aminosäuresequenz in ca. 1 Stunde.

Alternative Analyseverfahren

Die Sequenzanalyse großer Proteine mit der Edman-Methode erfordert einen erheblichen vor allem zeitlichen Aufwand. Gentechnologische Ansätze stellen hier eine effizientere Alternative dar, denn nach der Analyse von Teilsequenzen eines Proteins lässt sich die entsprechende cDNA aus einer Datenbank ermitteln. Dennoch kann die Gentechnik die Forschung an isolierten Proteinen nicht ersetzen, da viele Proteine posttranslational modifiziert werden und die aus der DNA ermittelte Aminosäurefolge die Sequenz des unveränderten Proteins darstellt. Gentechnologische Verfahren sind in Kapitel 10.2.9 und 10.2.10 ausführlich erläutert.

7.2.4 Funktion der Peptide und Proteine im Organismus

Funktion von Peptiden

Die meisten der im menschlichen Organismus vorkommenden Peptide sind biologisch aktiv (↗ Tab. 7.2). Sie übernehmen wichtige Funktionen als

- Hormone,
- Transmitter,
- Antibiotika,
- Toxine,
- Oxidationsschutz.

Für biologisch aktive Peptide gibt es drei Entstehungsmechanismen:

1. Viele Peptide des menschlichen Organismus werden durch spezifische Proteolyse aus größeren Protein- oder Peptidvorstufen gebildet.
2. Kleine Oligopeptide werden direkt an spezifischen Multienzymkomplexen synthetisiert. Bei diesem Syntheseweg werden die Aminosäuren zuvor mit ATP aktiviert.
3. Einige Peptide werden am Ribosom auf Grundlage der mRNA translatiert.

Funktion von Proteinen

In Tabelle 7.3 sind verschiedene wichtige Proteingruppen und ihre Funktion aufgeführt.

7.3 Proteinabbau

Im menschlichen Organismus werden laufend Proteine abgebaut und neu synthetisiert. Substrat für die

Tab. 7.2 Biologisch wichtige Peptide

Name	Gruppe	Funktion	↗ Kapitel
Thyreotropin Releasing Hormon (TRH)	Hypothalamushormone	Stimulation der TSH-Sekretion	13.1.5
Corticotropin Releasing Hormon (CRH)	Hypothalamushormone	Stimulation der ACTH-Sekretion	13.1.5
Antidiuretisches Hormon (ADH, Vasopressin)	Hypothalamushormone	Förderung der Wasserretention, Blutdruckregulation	13.5.3
Adrenocorticotropes Hormon (ACTH)	Hypophysenhormone	Stimulation der Glucocorticoid-sekretion	13.1.5 und 13.3.4
Insulin	Pankreashormone	Regulation des Glucosestoffwechsels	3.3.6, 3.4.4, 3.6.4 und 13.3.1
Glukagon	Pankreashormone	Regulation des Glucosestoffwechsels	3.3.6, 3.4.4, 3.6.4 und 13.3.2
Bradykinin, Kallidin	Kinine (Gewebshormone)	Gefäßerweiterung, Erhöhung der Kapillarpermeabilität, Förderung der Leukozytenmigration (Entzündungssymptome)	13.7.3
Glutathion	Oxidationsschutz	Schutz der Erythrozyten vor reaktiven Sauerstoffradikalen	15.1.5
Penicillin	Antibiotika	Hemmung der bakteriellen Zellwandsynthese	11.1.1
α-Amanitin, Phalloidin	Toxine (Gifte des Knollen-blätterpilzes)	Zerstörung des endoplasma-tischen Retikulums	10.2.4

Tab. 7.3 Wichtige Proteingruppen und ihre Funktion

Proteingruppe	Funktion	Beispiele	↗ Kapitel
Enzyme	Katalyse von Stoffwechsel-prozessen	Transferasen, Isomerasen, Phosphatasen, Hydrolasen	7.4.1 (Transferasen), 3.3.2 und 3.4.2 (Isomerasen und Phosphatasen), 17.2.1 (Hydrolasen)
Strukturproteine	Stabilisierung von Gewebe-strukturen	Kollagen, Elastin, Keratin	11.11 (Kollagen, Elastin), 11.10.2 (Keratin)
kontraktile Proteine	Mobilität	Aktin und Myosin (Muskel)	20.1.1
Membranproteine	Transport, Signaltransduk-tion, Zelladhäsions-moleküle usw.	Na-K-ATPase, Insulin-rezeptor, Cadherine	11.2.4 (Na-K-ATPase und Cadherine), 13.3.1 (Insulin-rezeptor)
Immunglobuline	Bindung von Antigenen	γ-Globuline	14.2.2
Transportproteine	Transport diverser Substanzen im Blutplasma	Transferrin, Albumin	15.5.1
Transkriptionsfaktoren	Regulation der Genexpression	TFIID, TFIIA	10.2.4
Histone	Proteinkomponente des Chromatins	H2A, H2B	10.2.1 und 11.3.1

Synthese von Proteinen sind Aminosäuren. Sie entstehen beim Abbau von mit der Nahrung zugeführten oder von intrazellulären Proteinen. Nahrungsproteine werden im Dünndarm zu Aminosäuren oder kleinen Peptiden verdaut. Intrazelluläre Proteine werden von Proteasomen in der Zelle abgebaut. Aminosäuren, die nicht für die Proteinsynthese verwendet werden, dienen als Ausgangsstoffe für die Synthese anderer Aminosäuren oder werden abgebaut (↗ Kap. 7.4).

Die Enzyme, die die Spaltung von Proteinen katalysieren, heißen **Proteasen**. Man unterscheidet zwischen **Endoproteasen**, die Peptidbindungen in einer Proteinkette spalten, und **Exoproteasen**, die Aminosäuren am Aminoterminus oder am Carboxylterminus abspalten. Proteasen kommen sowohl intra- als auch extrazellulär vor. Die Bezeichnung Endo- bzw. Exoprotease bezieht sich jedoch nicht auf den Wirkort in oder außerhalb der Zelle, sondern auf die Stelle, an der das Enzym eine Peptidbindung im Protein spaltet! Es gibt also sowohl intra- als auch extrazelluläre Endo- und Exoproteasen. Die Proteasen übernehmen nicht nur Aufgaben beim Abbau von Proteinen, sondern sind auch bei der Aktivierung von Proteinen durch limitierte Proteolyse von Bedeutung (↗ Kap. 2.6 und 10.3.3).

7.3.1 Abbau von Nahrungsproteinen

Mit der Nahrung aufgenommene Proteine sind für den Organismus eine notwendige Aminosäurequelle. Ihr Abbau erfolgt im **Intestinaltrakt**. Das saure Milieu des Magens führt zur Denaturierung der Proteine, was sie für Proteasen leichter zugänglich macht. Die unspezifische Protease Pepsin, die bei einem pH-Wert um 2 mit maximaler Aktivität arbeitet, beginnt bereits im Magen mit der proteolytischen Spaltung. Im Dünndarm wirken weitere Enzyme, die mit dem Pankreassaft sezerniert werden (z. B. Trypsin, Chymotrypsin, ↗ Kap. 17.2.1 und 17.2.3), auf die Proteine ein. Die Pankreasenzyme werden als inaktive Proenzyme sezerniert und durch limitierte Proteolyse in ihre aktive Form umgewandelt. Mit der Membran von Dünndarmzellen assoziierte Aminopeptidasen tragen ebenfalls zum Proteinabbau bei. Bei diesen proteolytischen Prozessen entstehen je nach Protein freie Aminosäuren oder Oligopeptide aus zwei oder drei Aminosäuren, die über Transporter in die Dünndarmzellen aufgenommen und über das Blut in die Peripherie transportiert werden (↗ Abb. 7.20). Einzelheiten zum Abbau der Nahrungsproteine ↗ Kap. 17.2.3.

7.3.2 Intrazelluläre Proteolyse

In jeder Zelle des menschlichen Organismus werden ständig Proteine abgebaut (und neu synthetisiert). Dies geschieht im Rahmen des normalen Proteinumsatzes, des Abbaus von falsch synthetisierten oder defekten Proteinen oder im Rahmen eines Gewebeabbaus.

Defekte Proteine, die **in der Zelle synthetisiert** wurden, werden in Proteasekomplexen, den sog. **Proteasomen** (26S-Proteasomen) **abgebaut**. Zuvor werden sie durch den „Marker“ Ubiquitin markiert.

Aus dem Extrazellularraum aufgenommene Proteine oder **defekte Zellorganellen** werden **in Lysosomen** – Zellorganellen, die Hydrolasen enthalten – **abgebaut**.

Proteinabbau in Proteasomen

Markierung mit Ubiquitin (Ubiquitin[yl]ierung, Ubiquitinkonjugation)

Ubiquitin ist ein kleines Protein, das in allen eukaryotischen Zellen vorkommt. Es bindet an defekte Proteine, um sie für den Abbau zu markieren. Dieser Vorgang benötigt die Aktivität von drei Enzymen (↗ Abb. 7.21): Ein ubiquitinaktivierendes Enzym (E_1) aktiviert Ubiquitin mit ATP, so dass unter Abspaltung von Pyrophosphat (PP_i) AMP-Ubiquitin entsteht. Dieses wird unter Freisetzung von AMP über eine Thioesterbindung an einen Cysteinylrest von E_1 gebunden. Ubiquitin wird dann auf das ubiquitinkonjugierende Enzym (E_2) übertragen. Die Ubiquitin-Protein-Ligase (E_3) überträgt Ubiquitin auf die ε-Aminogruppe eines Lysylrestes des Zielproteins.

An den Lysylrest des Ubiquitinmoleküls werden weitere Ubiquitinmoleküle geheftet. Je mehr Ubiquitinmoleküle gebunden sind, desto effektiver ist das Abbausignal.

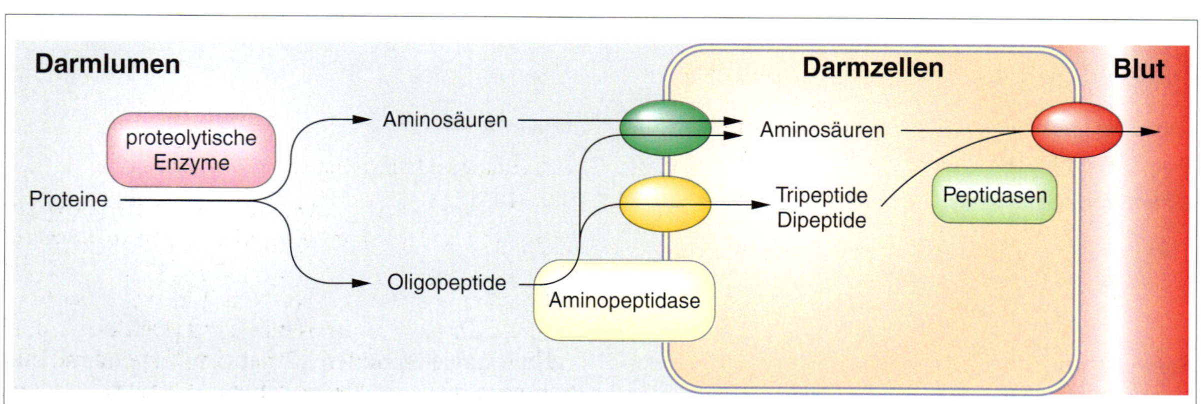

Abb. 7.20 Intestinaler Abbau und Absorption von Proteinen. [3]

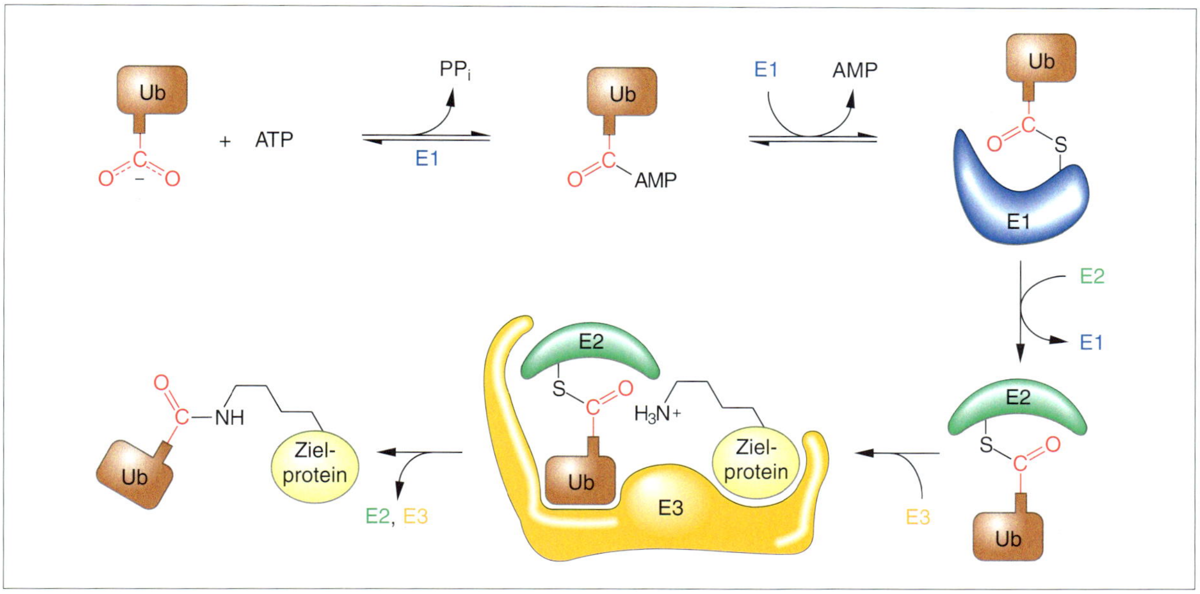

Abb. 7.21 Mechanismus der Ubiquitinkonjugation. [3]

Abbau im Proteasom

Der Abbau ubiquitinierter Proteine erfolgt in den (26S-)Proteasomen. Dies sind **aus mehreren Untereinheiten bestehende, ATP-abhängige Proteasekomplexe**, die in fast allen eukaryotischen Zellen vorkommen. Sie **bestehen aus**

- **einem 20S-Proteasom**. Dieses besitzt eine multikatalytische Protease, die Peptidbindungen ohne besondere Präferenzen spaltet (unspezifisch).
- **einer 19S-Untereinheit**. Diese wirkt regulatorisch und enthält zusätzlich eine Peptidase, die die Abspaltung der Ubiquitinmoleküle katalysiert, da diese nicht abgebaut, sondern in der Zelle wiederverwertet werden.

Merke
Defekte Proteine werden mit Ubiquitin markiert und im Proteasom abgebaut.

Lysosomaler Proteinabbau

Lysosomen sind Zellorganellen, die den Abbau intrazellulären Materials – z. B. defekter Organellen (wie Mitochondrien), aber auch endozytotisch aufgenommener Partikel oder Proteine – bewerkstelligen. Sie enthalten eine große Zahl an Hydrolasen (Kathepsine, Kollagenasen, Elastase, Peptidase, Phospholipase), die die Spaltung von Proteinen, Kohlenhydraten oder Nukleinsäuren katalysieren. Zum Abbauvorgang ↗ Kap. 11.5.3.

7.4 Aminosäureabbau

Die im Rahmen des Proteinabbaus gewonnenen Aminosäuren gelangen nach der Absorption aus dem Darmlumen über die Pfortader zur Leber, die im Aminosäurestoffwechsel eine zentrale Position einnimmt. Nach Bedarf und Stoffwechsellage werden die Aminosäuren dort entweder für die Proteinsynthese verwendet (z. B. für die Synthese von Plasmaproteinen) oder abgebaut. Der erste Schritt des Aminosäureabbaus ist die Abspaltung der α-Aminogruppe in Form von Ammoniak (↗ Kap. 7.4.1). Ammoniak wird zur Leber transportiert (↗ Kap. 7.4.2) und im Harnstoffzyklus eliminiert (↗ Kap. 7.4.3). Das verbleibende Kohlenstoffskelett der Aminosäuren wird zu Zwischenprodukten des Lipidstoffwechsels, des Kohlenhydratstoffwechsels oder des Citratzyklus abgebaut (↗ Kap. 7.4.4) und dient somit der Energiegewinnung.

7.4.1 Transaminierung, Desaminierung und Decarboxylierung

Beim Abbau der Aminosäuren sind drei Reaktionsprinzipien – Transaminierung, Desaminierung und Decarboxylierung – von entscheidender Bedeutung.

Transaminierung

Definition und Bedeutung

Als Transaminierung bezeichnet man die **Übertragung der α-Aminogruppe einer Aminosäure auf eine α-Ketosäure** (↗ Abb. 7.22). Dabei wird die α-Ketosäure in ihre α-Aminosäure und die α-Aminosäure in ihre α-Ketosäure umgewandelt. Transaminierungsreaktionen dienen im Organismus der Synthese von nichtessentiellen Aminosäuren aus α-Ketosäuren und sind außerdem für den Aminosäureabbau von Bedeutung.

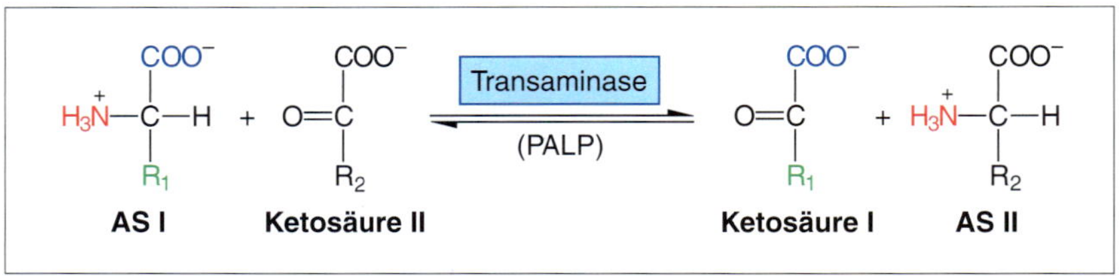

Abb. 7.22 Prinzip der Transaminierung. [2]

Ausführende Enzyme

Aminogruppenübertragungen werden von sog. **Aminotransferasen (Transaminasen)** katalysiert. Diese Enzyme enthalten Pyridoxalphosphat (PALP) als prosthetische Gruppe (↗ unten).

Merke
Aminotransferasen katalysieren die Übertragung der α-Aminogruppen vieler Aminosäuren auf α-Ketoglutarat (im Physikum auch 2-Ketoglutarsäure genannt), das dadurch in Glutamat überführt wird.

Die wichtigsten Aminotransferasen sind

- die **Aspartat-Aminotransferase (ASAT)**, die die Übertragung der α-Aminogruppe von Aspartat auf α-Ketoglutarat katalysiert (↗ Abb. 7.23). Dabei wird Aspartat in Oxalacetat und α-Ketoglutarat in Glutamat umgewandelt. Deshalb heißt die Aspartat-Aminotransferase im klinischen Sprachgebrauch Glutamat-Oxalacetat-Transaminase (GOT).
- die **Alanin-Aminotransferase (ALAT)**, die die Übertragung der α-Aminogruppe von Alanin auf α-Ketoglutarat katalysiert (↗ Abb. 7.24). Dabei wird Alanin in Pyruvat und α-Ketoglutarat in Glutamat umgewandelt. Deshalb heißt die Alanin-Aminotransferase im klinischen Sprachgebrauch Glutamat-Pyruvat-Transaminase (GPT).

Beide genannten Transaminierungsreaktionen sind voll reversibel und können demnach der Synthese von Aminosäuren aus α-Ketosäuren dienen (↗ Kap. 7.5).

Klinik
Die **Bestimmung von Enzymaktivitäten – u. a.** der **GOT**-Aktivität – im Serum dient als **Nachweismethode** für einen abgelaufenen **Myokardinfarkt**, denn beim Untergang von Zellen (Nekrose) treten diverse „infarktspezifische" Enzyme (Troponin T, CK, LDH, GOT) aus dem nekrotischen Gewebe in die Blutbahn über. Die GOT-Aktivität steigt ca. 8 Stunden nach dem Infarktereignis an und erreicht nach etwa 24 Stunden ihr Maximum. Etwa 100 Stunden nach dem Infarkt ist keine erhöhte GOT-Aktivität mehr nachweisbar.

Die prosthetische Gruppe Pyridoxalphosphat

Alle Aminotransferasen tragen Pyridoxalphosphat (↗ Abb. 7.25), das aus Pyridoxin (Vitamin B_6, ↗ Kap. 9.2.3) entsteht, als **prosthetische Gruppe.** Daneben ist Pyridoxalphosphat als Coenzym auch an weite-

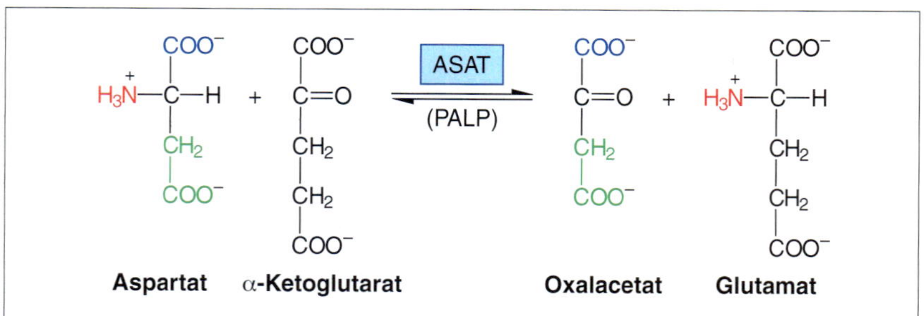

Abb. 7.23 Transaminierung durch die Aspartat-Aminotransferase. [2]

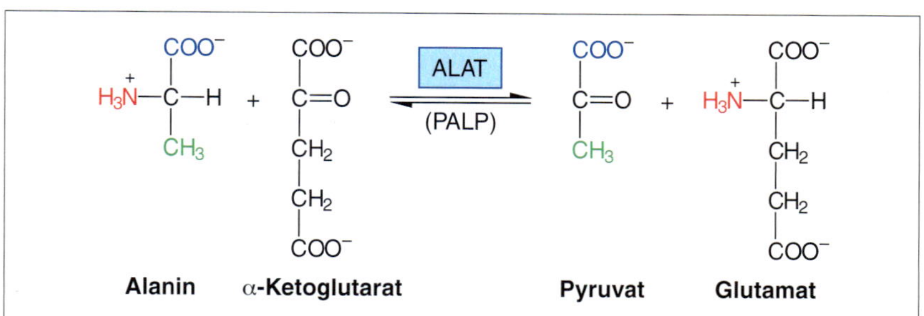

Abb. 7.24 Transaminierung durch die Alanin-Aminotransferase. [2]

ren Reaktionen des Aminosäurestoffwechsels (z.B. eliminierende Desaminierung oder Decarboxylierung, ↗ unten) beteiligt.

Die Aminosäure (z.B. Alanin) wird über ihre Aminogruppe an die Aldehydgruppe des PALP geknüpft, so dass als Zwischenprodukt eine **Schiff-Base** (Aldimin) entsteht (↗ Abb. 7.26). Aldimin lagert sich über ein chinoides Zwischenprodukt zu einem Ketimin, der tautomeren Form des Aldimins, um. Ketimin wird anschließend hydrolytisch in eine α-Ketosäure (im Beispielfall Pyruvat) und Pyridoxaminphosphat (PAMP) gespalten. Anschließend wird als zweiter Teil der Reaktion die Aminogruppe von PAMP in umgekehrter Reaktionsfolge auf die andere α-Ketosäure (α-Ketoglutarat) übertragen, so dass wieder Pyridoxalphosphat und eine Aminosäure (Glutamat) entstehen.

Desaminierung

Definition und Bedeutung

Als Desaminierung bezeichnet man die **Abspaltung der Aminogruppe** einer Aminosäure. Dabei wird die Aminogruppe entweder direkt abgespalten **(eliminierende Desaminierung)** oder erst zu einer Iminogruppe dehydriert und diese dann abgespalten **(oxidative Desaminierung**, wichtigstes Substrat ist Glutamat).

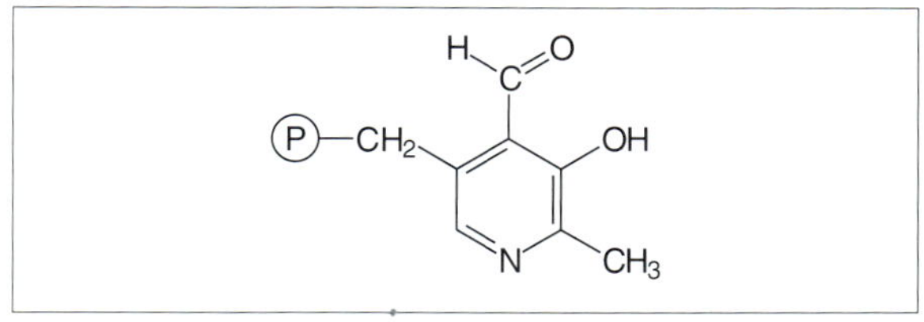

Abb. 7.25 Pyridoxalphosphat. [2]

Nach der Desaminierung werden die Kohlenstoffgerüste der Aminosäuren im Organismus weiterverwertet. Die Aminogruppen dagegen werden in Harnstoff umgewandelt und in dieser Form über die Nieren ausgeschieden.

Oxidative Desaminierung von Glutamat

Da bei vielen Transaminierungsreaktionen Glutamat entsteht (↗ oben), hat die oxidative Desaminierung von Glutamat im Aminosäurestoffwechsel die größte Bedeutung. Die Reaktion wird von der **Glutamat-Dehydrogenase** katalysiert. Dieses Enzym ist in den **Mitochondrien** lokalisiert und benötigt **NAD⁺** als Cofaktor.

Glutamat wird zunächst mit NAD⁺ als Oxidationsmittel zu einer **Iminosäure** oxidiert. Diese wird anschließend **hydrolytisch gespalten**, wobei **α-Ketoglutarat und Ammoniak** entstehen (↗ Abb. 7.27).

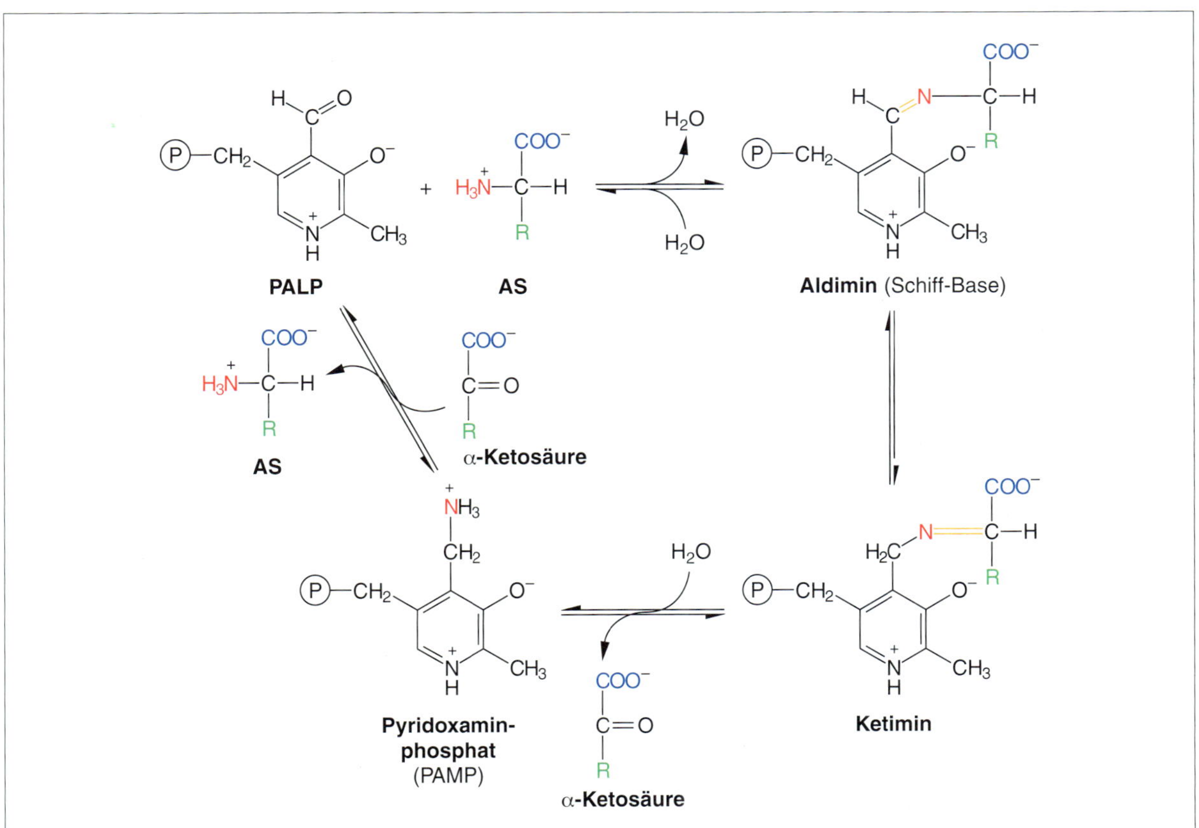

Abb. 7.26 Mechanismus der Transaminierung. [1]

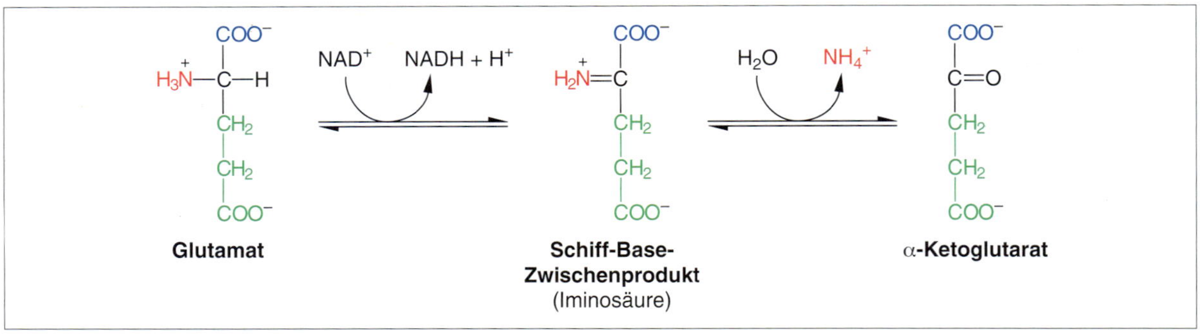

Abb. 7.27 Oxidative Desaminierung von Glutamat. [2]

Die reversible Reaktion wird durch Entfernung von Ammoniak angetrieben (so kann sich kein Gleichgewicht einstellen).

GTP und ATP hemmen die Glutamat-Dehydrogenase, GDP und ADP aktivieren sie allosterisch.

> **Merke**
> Glutamat stellt bei Transaminierungsreaktionen den „Aminogruppen-Sammelpool" dar. Aus diesem Pool wird die Aminogruppe durch die Glutamat-Dehydrogenase-Reaktion entfernt und dem Harnstoffzyklus und somit der Ausscheidung zugeführt.

Eliminierende Desaminierung

Bei dieser Reaktion wird als erster Schritt Wasser abgespalten. Deshalb ist eine **β-Hydroxylgruppe Voraussetzung** für die eliminierende Desaminierung. Sie findet folglich nur bei **Serin** und **Threonin** statt. Durch die Wasserabspaltung entsteht ein instabiles Zwischenprodukt, das mit Wasser zur entsprechenden α-Ketosäure und zu Ammoniak reagiert. Die Reaktion wird von der **Serin-** bzw. **Threonin-Dehydratase** katalysiert. Aus Serin entsteht Pyruvat (↗ Abb. 7.28), aus Threonin α-Ketobutyrat.

> **Merke**
> Die Aminogruppe von Serin und Threonin wird durch eliminierende Desaminierung abgespalten.

Decarboxylierung

Definition und Bedeutung

Als Decarboxylierung bezeichnet man die **Abspaltung der Carboxylgruppe** einer Aminosäure. Diese von spezifischen **L-Aminosäure-Decarboxylasen** katalysierte Reaktion (↗ Abb. 7.29) ist **pyridoxalphosphatabhängig**. Reaktionsprodukt sind **biogene Amine**, die im Stoffwechsel eine wichtige Funktion haben (↗ Tab. 7.4).

Abbau biogener Amine

Der Abbau und somit die Inaktivierung der biogenen Amine wird von Aminooxidasen – je nach Anzahl der Aminogruppen entweder von Mono- oder Diaminooxidasen – katalysiert. Der Abbau verläuft analog zur oxidativen Desaminierung (↗ oben).

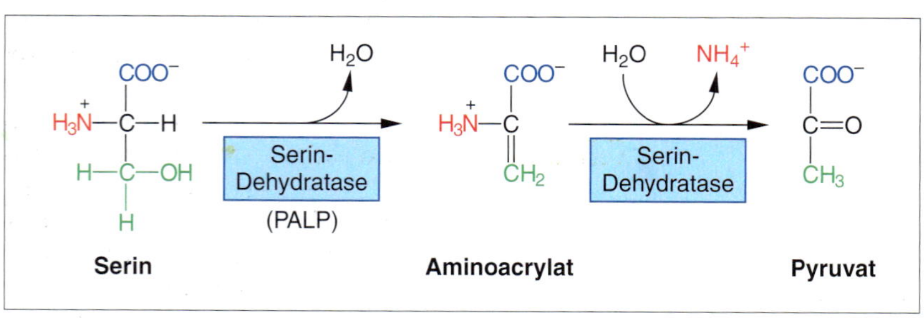

Abb. 7.28 Eliminierende Desaminierung von Serin. [2]

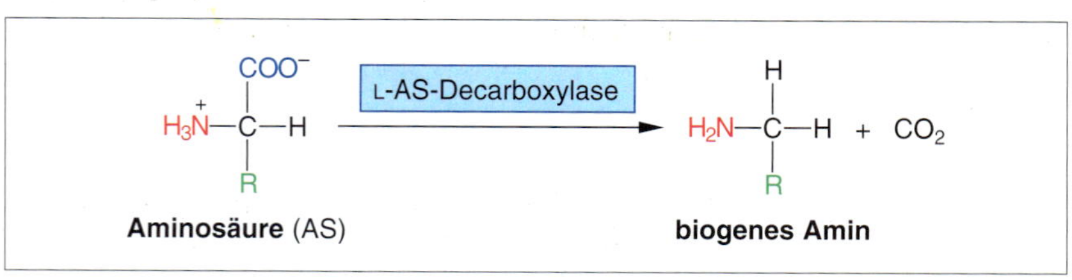

Abb. 7.29 Decarboxylierung von Aminosäuren. [2]

Klinik
Hemmstoffe der Monoaminooxidasen MAO_A und MAO_B (sog. **MAO-Hemmer**) blockieren den Abbau von Dopamin, Serotonin, Adrenalin und Noradrenalin und erhöhen folglich deren Konzentrationen. Sie wirken stark antriebssteigernd und werden in der Therapie vor allem therapierefraktärer Depressionen eingesetzt.

7.4.2 Transport des Ammoniaks zur Leber

Stickstoff, der beim Aminosäureabbau im Muskel und in anderen peripheren Geweben freigesetzt wird, kann aufgrund seiner Toxizität nicht in Form von Ammoniak über die Blutbahn zur Leber transportiert werden. Als „**Transporter**" dienen deshalb die Aminosäuren **Alanin** und **Glutamin**.

Von dem „Aminogruppen-Sammelpool" Glutamat (↗ Kap. 7.4.1) überträgt die Alanin-Aminotransferase die α-Aminogruppe auf Pyruvat, wobei **Alanin** und α-Ketoglutarat entstehen (↗ Abb. 7.24). Alanin wird ins Blut abgegeben und zur Leber transportiert. In den Leberzellen katalysiert die Alanin-Aminotransferase die Rückreaktion, bei der Pyruvat entsteht. Dieses wird bei Bedarf oxidativ abgebaut oder der Gluconeogenese zugeführt. Das Kohlenstoffgerüst gelangt also in Form von Glucose wieder in die peripheren Gewebe. Die Aminogruppe fließt nach der oxidativen Desaminierung von Glutamat (↗ Kap. 7.4.1) in den Harnstoffzyklus ein. Dieser Transportkreislauf heißt **Alaninzyklus** (↗ Kap. 3.4.5).

Freies Ammoniak (NH_3) liegt bei physiologischem pH-Wert überwiegend als Ammoniumion (NH_4^+) vor. NH_4^+ wird ATP-abhängig durch die **Glutamin-Synthetase** in Glutamat fixiert (↗ Kap. 7.5.2). Das entstandene **Glutamin** wird nach dem Transport zur Leber durch die Glutaminase wieder in Glutamat und NH_4^+ gespalten.

Merke
Der beim Aminosäureabbau in den peripheren Geweben anfallende Stickstoff wird von Alanin und Glutamin zur Leber transportiert.

7.4.3 Der Harnstoffzyklus

Im Harnstoffzyklus wird der beim Abbau von Aminosäuren in Form von Ammoniak anfallende **Stickstoff** – sofern er nicht für die Biosynthese von Aminosäuren oder stickstoffhaltigen Molekülen (Purine, Pyrimidine, Porphyrine) benötigt wird – in fünf Reaktionsschritten **in Harnstoff umgewandelt**. Die ersten beiden Reaktionen finden in **der mitochondrialen Matrix**, die weiteren **im Zytosol der Leberzellen** statt. Harnstoff wird anschließend über die Nieren ausgeschieden.

Tab. 7.4 Aminosäuren und ihre biogenen Amine

Aminosäure	Biogenes Amin	Funktion des biogenen Amins
Aspartat	β-Alanin	Bestandteil von Coenzym A
Glutamat	γ-Aminobutyrat (GABA)	Transmitter im ZNS
Serin	Ethanolamin	Phospholipidsynthese
3,4-Dihydroxyphenylalanin (DOPA)	Dopamin	Zwischenprodukt der Katecholaminsynthese, Transmitter im ZNS
5-Hydroxytryptophan	Serotonin (Tryptamin)	Transmitter im ZNS, Gewebshormon
Histidin	Histamin	Gewebshormon

Die Stickstoffeliminierung in Form von Harnstoff bietet für den Organismus **folgende Vorteile**:
- Im Unterschied zu Ammoniak ist **Harnstoff** für den Körper **nicht toxisch**.
- Harnstoff ist **ungeladen** und kann somit leichter durch biologische Membranen diffundieren und ausgeschieden werden.

Merke
Die Umwandlung von Ammoniak in Harnstoff findet in der Leber statt. Die Enzyme des Harnstoffzyklus sind im Zytosol und in der mitochondrialen Matrix lokalisiert.

Die Reaktionen des Harnstoffzyklus

Die Bildung von Carbamoylphosphat

Die erste Reaktion des Harnstoffzyklus ist die Bildung von Carbamoylphosphat aus $\mathbf{HCO_3^-}$ (Hydrogencarbonat) und $\mathbf{NH_4^+}$ (Ammoniumion) (↗ Abb. 7.30). Diese von der **Carbamoylphosphat-Synthetase I** katalysierte und in der **mitochondrialen Matrix** lokalisierte Reaktion verläuft über die Zwischenprodukte Carboxyphosphat und Carbaminsäure und „verbraucht" zwei Moleküle ATP: Hydrogencarbonat wird unter Spaltung eines Moleküls ATP zu Carboxyphosphat phosphoryliert, das mit Ammoniak unter Phosphatabspaltung zu Carbaminsäure reagiert. Die Carbaminsäure wird unter Verbrauch eines zweiten ATP-Moleküls zu Carbamoylphosphat phosphoryliert. Essentieller Cofaktor dieser irreversiblen Reaktion ist N-Acetylglutamat, das als allosterischer Aktivator wirkt (↗ unten).

Merke
Achtung: Die Carbamoylphosphat-Synthetase I des Harnstoffzyklus darf man nicht mit der zyto-

plasmatischen Carbamoylphosphat-Synthetase II verwechseln, die die Bildung von Carbamoylphosphat für die Pyrimidinbiosynthese (↗ Kap. 10.1.2) katalysiert.

Die Bildung von Citrullin

Carbamoylphosphat reagiert unter Abspaltung seiner Phosphatgruppe mit der nichtproteinogenen Aminosäure **Ornithin** zu **Citrullin**. Diese Reaktion wird von der **Ornithin-Transcarbamoylase** katalysiert, die in der **mitochondrialen Matrix** lokalisiert ist.

Die Bildung von Argininosuccinat

Citrullin wird aus der mitochondrialen Matrix ins **Zytosol** transportiert, wo es mit Aspartat zu **Argininosuccinat** kondensiert. Bei dieser von der **Argininosuccinat-Synthetase** katalysierten Reaktion wird ein Molekül Wasser abgespalten, das aber für die Hydrolyse von ATP gleich wieder verbraucht wird. Im Verlauf der Reaktion werden zwei energiereiche Bindungen gespalten: ATP wird in AMP und Pyrophosphat gespalten, welches anschließend zu zwei Phosphatresten hydrolysiert wird.

Merke
Harnstoff besitzt zwei Aminogrupppen: eine von freiem NH_4^+ und eine von Aspartat.

Die Spaltung von Argininosuccinat

In der nächsten Reaktion wird Argininosuccinat im **Zytosol** durch die **Argininosuccinat-Lyase** (Argininosuccinase) in **Arginin** und **Fumarat** gespalten. Fumarat wird über mehrere Zwischenschritte wieder in Aspartat umgewandelt (↗ unten).

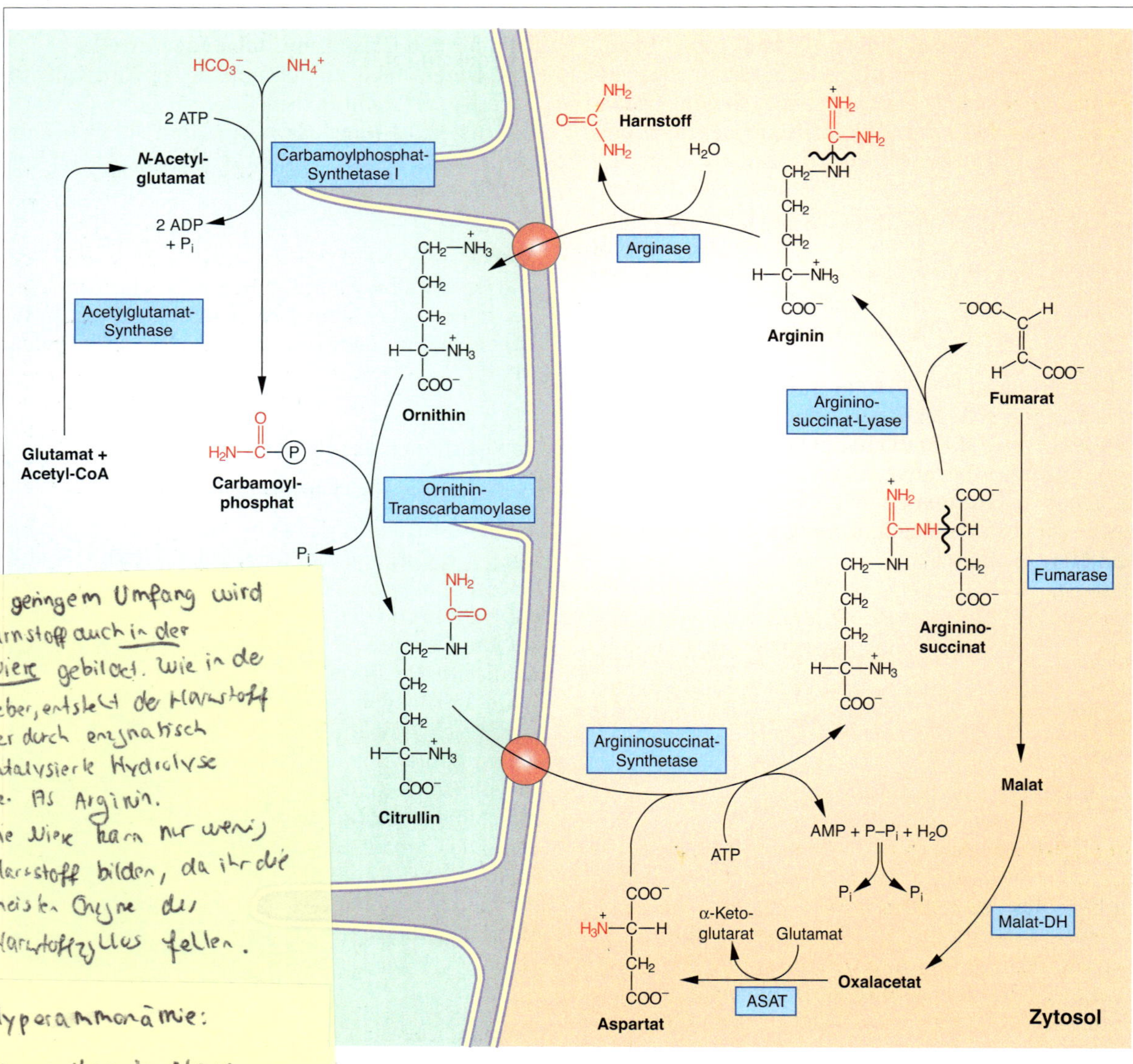

H: Dehydrogenase, ASAT: Aspartat-Aminotransferase. [4]

In geringem Umfang wird Harnstoff auch in der Niere gebildet. Wie in der Leber, entsteht der Harnstoff hier durch enzymatisch katalysierte Hydrolyse des Arginin. Die Niere kann nur wenig Harnstoff bilden, da ihr die meisten Enzyme des Harnstoffzyklus fehlen.

Hyperammonämie:
Ammoniakkonz. im Plasma:
> 250 µg/dl

Die Bildung von Harnstoff

Arginin wird im **Zytosol** durch die **Arginase I** hydrolytisch in **Ornithin** und **Harnstoff** gespalten. Ornithin wird in die mitochondriale Matrix zurücktransportiert, Harnstoff gelangt in die Blutbahn und wird über die Nieren ausgeschieden.

> **Merke**
> Achtung: Die Arginase I des Harnstoffzyklus darf man nicht mit der Arginase II in den Mitochondrien fast aller extrahepatischen Gewebe verwechseln, die die Ornithinsynthese katalysiert. Harnstoff entsteht ausschließlich in der Leber, denn nur hier sind alle Enzyme des Harnstoffzyklus vorhanden.

Energiebilanz

Die Summengleichung der Harnstoffbildung lautet: $HCO_3^- + NH_4^+ + 3\ ATP + Aspartat + 2\ H_2O \rightarrow$ Harnstoff $+ 2\ ADP + 2\ P_i + AMP + PP_i +$ Fumarat.

Zur Synthese eines Harnstoffmoleküls werden vier energiereiche Bindungen gespalten (3 ATP und 1 Pyrophosphat), wird also das Äquivalent von vier Molekülen ATP verbraucht.

> **Merke**
> Für die Bildung eines Harnstoffmoleküls werden vier Moleküle ATP verbraucht.

Rückgewinnung von Aspartat aus Fumarat

Fumarat wird durch zytosolische Isoformen der Fumarase und Malat-Dehydrogenase in Oxalacetat umgewandelt. Dieses wird mit einer α-Aminosäure zu Aspartat transaminiert (↗ Abb. 7.30). Alternativ kann Oxalacetat in die Gluconeogenese oder – nach dem Transport ins Mitochondrium – in den Citratzyklus eingebracht werden. Es stellt folglich die Verbindung zwischen Harnstoffzyklus und Gluconeogenese (↗ Kap. 3.4) oder Citratzyklus (↗ Kap. 5.2) dar.

Regulation

Regulationspunkt des Harnstoffzyklus ist die **Carbamoylphosphat-Synthetase**. Sie wird durch den **allosterischen Aktivator N-Acetylglutamat** reguliert. In Abwesenheit von N-Acetylglutamat ist die Carbamoylphosphat-Synthetase inaktiv. Bei Aminosäurebelastung steigt aufgrund des vermehrten Aminosäureabbaus die Glutamatkonzentration (↗ Kap. 7.4.1), was die Bildung von N-Acetylglutamat durch die N-Acetylglutamat-Synthase (↗ Abb. 7.30) und die Aktivierung der Harnstoffsynthese zur Folge hat. So wird die Harnstoffsynthese an die Konzentration freier Aminosäuren im Plasma angepasst.

> **Merke**
> Die Carbamoylphosphat-Synthetase ist nur in Anwesenheit von N-Acetylglutamat aktiv.

> **Klinik**
> **Störungen des Harnstoffzyklus:** Die Blockierung der Harnstoffsynthese hat einen lebensbedrohenden Anstieg der NH_4^+-Konzentration im Blut **(Hyperammonämie)** zur Folge. Da NH_4^+ für die Zellen des ZNS sehr toxisch ist, kommt es in Abhängigkeit von der Plasmakonzentration zu einem Hirnödem und neurologischen Symptomen.
>
> Die Störung kann angeboren (genetisch bedingter Enzymdefekt) oder erworben (Leberinsuffizienz, z. B. aufgrund einer Leberzirrhose) sein:
>
> - **Genetisch bedingte Enzymdefekte:** Sie manifestieren sich direkt nach der Geburt durch Trink- und Muskelschwäche („Floppy infant") sowie Erbrechen, im Extremfall durch Krämpfe und Koma oder später durch psychomotorische Retardierung mit Spastik. Während die Therapie früher generell in einer proteinarmen Diät bestand, richtet sich die gegenwärtige Vorgehensweise nach dem betroffenen Enzym:
>   - Im Falle eines **Argininosuccinat-Lyase-Mangels** kommt es aufgrund des blockierten Stoffwechselschrittes zu einem Arginin- und Ornithinmangel. Der Ornithinmangel ist die Ursache dafür, dass Carbamoylphosphat nicht weiterverarbeitet werden kann und dadurch die Ammoniak-Fixierung zum Erliegen kommt. Die Therapie besteht daher in der Verabreichung von Arginin bei gleichzeitiger proteinarmer Diät. Arginin wird in Ornithin und Harnstoff gespalten. Harnstoff wird ausgeschieden und Ornithin reagiert mit Carbamoylphosphat über mehrere Schritte wieder zu Argininosuccinat. Dieses staut sich zwar vor dem Block an, ist jedoch im Unterschied zu Ammoniak nicht neurotoxisch und kann mit dem Urin ausgeschieden werden. Durch diese Therapie ist trotz des Enzymdefektes die Entfernung von Ammoniak aus dem Organismus gewährleistet.
>   - Bei einem Defekt oder Mangel der Enzyme **Carbamoylphosphat-Synthetase**, **Ornithin-Transcarbamoylase** oder **Argininosuccinat-Synthetase** kann die verminderte Ammoniakeliminierung nicht durch Zugabe von Arginin kompensiert werden. Da die Synthese in frühen Schritten blockiert wird, kommt es in jedem Fall zum Anstau von Ammoniak. Therapeutisch kann man der Hyperammonämie hier begegnen, indem man die Aminosäuren, die hauptsächlich zur Ammoniakbildung beitragen, direkt aus dem Körper eliminiert. Die Therapie besteht daher in der Gabe von Ben-

zoat, das mit Glycin zu Hippurat reagiert, und von Phenylacetat, das mit Glutamin zu Phenylacetylglutamin reagiert. Auf diese Weise werden die Aminosäuren Glycin und Glutamin, die in beträchtlichem Ausmaß für die Bildung von Ammoniak verantwortlich sind, in Reaktionsprodukte überführt, die über die Nieren mit dem Urin ausgeschieden werden können.

- **Leberinsuffizienz:** Häufigste Ursache ist die Leberzirrhose, z. B. als Folge von Alkoholabusus oder chronischer Hepatitis. Sie führt zu Einschränkungen der Leberfunktion, z. B. zu einer verminderten Aktivität der Enzyme des Harnstoffzyklus, und zur Bildung portalvenöser Anastomosen zwischen der V. porta und der V. cava, so dass stickstoffreiches Blut an der Leber vorbeigeleitet wird. Eine weitere Abnahme der Leberfunktion, z. B. durch eine zusätzliche Infektion, kann zu einer hepatischen Enzephalopathie führen. Diese äußert sich – in Abhängigkeit von der NH_4^+-Konzentration im Blut – als Konzentrationsstörung, grobschlägiges Zittern der Hände (Flapping tremor), Sprach- oder Sehstörungen oder Lethargie bis hin zu Koma und Tod.

7.4.4 Abbau des Kohlenstoffskeletts der Aminosäuren

Schicksal des Kohlenstoffskeletts

Nach der Übertragung oder Abspaltung der α-Aminogruppe wird das verbleibende Kohlenstoffskelett der Aminosäuren abgebaut. Beim Abbau der 20 proteinogenen Aminosäuren entstehen nur sieben verschiedene Stoffwechselzwischenprodukte, die als Substrate der **Gluconeogenese** oder der **Ketonkörpersynthese** dienen oder im **Citratzyklus** oxidiert werden. Daher unterteilt man die proteinogenen Aminosäuren nach ihren Abbauprodukten in glucogene und ketogene Aminosäuren (↗ Abb. 7.31 und Tab. 7.5):

- Aminosäuren, die zu **Pyruvat**, **α-Ketoglutarat**, **Succinyl-CoA**, **Fumarat** oder **Oxalacetat** abgebaut werden, bezeichnet man als **glucogen**, da aus ihren Abbauprodukten Glucose gebildet werden kann.
- Aminosäuren, die zu **Acetyl-CoA** und **Acetacetat** abgebaut werden, heißen **ketogene** Aminosäuren, da ihre Abbauprodukte als Substrate für die Ketonkörpersynthese dienen.

Die Aminosäuren **Isoleucin**, **Phenylalanin**, **Tyrosin** und **Tryptophan** sind **sowohl glucogen als auch ketogen**, da ihr Abbau neben Acetyl-CoA und Acetacetat auch glucogene Zwischenprodukte liefert.

Merke
Das Kohlenstoffskelett der 20 proteinogenen Aminosäuren wird zu Zwischenprodukten der Gluconeogenese, des Citratzyklus oder der Ketonkörpersynthese abgebaut.

Abbauwege

Im Folgenden wird der Abbau des Kohlenstoffskeletts der proteinogenen Aminosäuren – unterteilt nach Abbauprodukten – erläutert.

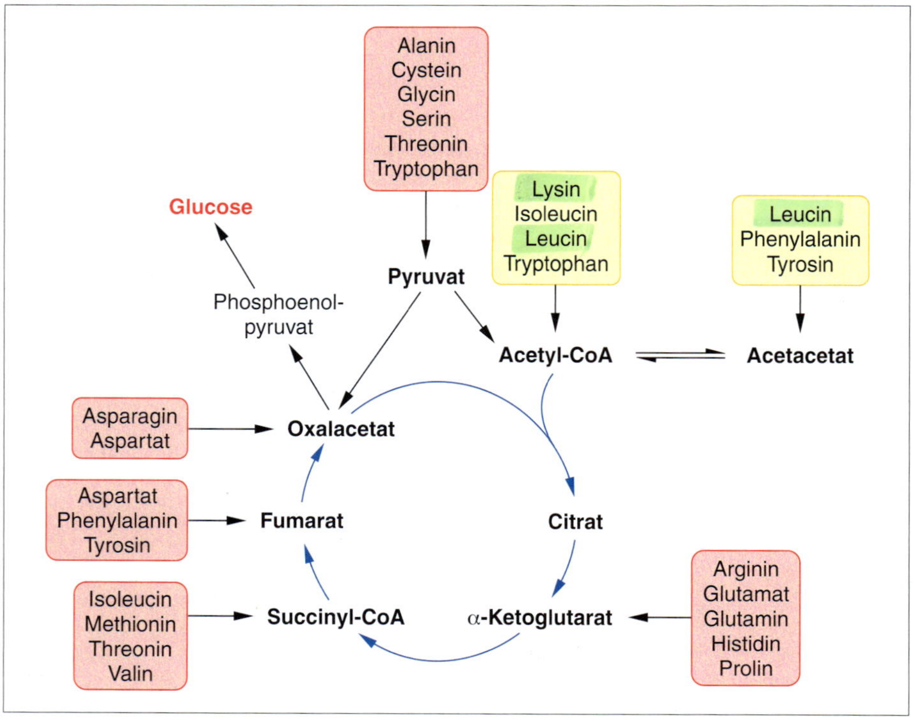

Abb. 7.31 Die Verwertung des Kohlenstoffskeletts der proteinogenen Aminosäuren. Glucogene Aminosäuren sind rot, ketogene gelb unterlegt. [3]

Abbau zu Pyruvat

Die Aminosäuren Alanin, Cystein, Glycin, Serin und Threonin werden in Pyruvat überführt (↗ Abb. 7.32). Der Abbau von **Alanin** zu Pyruvat erfolgt in einem Schritt durch die Alanin-Aminotransferase. **Serin** und **Threonin** werden durch die **Serin-** bzw. **Threonin-Dehydratase** direkt desaminiert und über die Zwischenprodukte Aminoacrylat bzw. Aminoaceton in Pyruvat umgewandelt. **Glycin** wird durch die Addition einer Hydroxymethylgruppe von Tetrahydrofolsäure zunächst in Serin (↗ Kap. 7.5.1) und anschließend in Pyruvat überführt. **Cystein** wird in einem der Serin-Dehydratase-Reaktion ähnlichen Vorgang in Pyruvat umgewandelt. Das Schwefelatom wird als H_2S, SCN^- oder SO_3^- abgegeben.

Abbau zu α-Ketoglutarat

Die C_5-Aminosäuren Glutamin, Arginin, Prolin und Histidin werden in Glutamat umgewandelt (↗ Abb. 7.33), das anschließend von der Glutamat-Dehydrogenase (↗ Kap. 7.4.1) durch oxidative Desaminierung in α-Ketoglutarat und NH_4^+ umgewandelt wird.

Glutamin wird durch die **Glutaminase** hydrolytisch in Glutamat und NH_4^+ gespalten.

Arginin wird unter Abspaltung von Harnstoff in Ornithin überführt, das über Glutamat-γ-Semialdehyd zu Glutamat oxidiert wird. **Prolin** wird ebenfalls über Glutamat-γ-Semialdehyd in Glutamat umgewandelt.

Tab. 7.5 Die proteinogenen Aminosäuren und ihre Abbauprodukte

Aminosäuren	Abbauprodukt	→ Klassifikation als
Alanin, Cystein, Glycin, Serin, Threonin, Tryptophan	Pyruvat	glucogen
Arginin, Glutamat, Glutamin, Histidin, Prolin	α-Ketoglutarat	
Isoleucin, Methionin, Threonin, Valin	Succinyl-CoA	
Aspartat, Phenylalanin, Tyrosin	Fumarat	
Asparagin, Aspartat	Oxalacetat	
Isoleucin, Leucin, Tryptophan, Lysin	Acetyl-CoA	ketogen
Leucin, Phenylalanin, Tyrosin	Acetacetat	

Histidin wird in drei Schritten unter Desaminierung und Spaltung der Amidbindung des Ringes in N-Formiminoglutamat umgewandelt. Durch den Transfer der Formiminogruppe auf den **Cofaktor Tetrahydrofolsäure** (↗ Abb. 7.40, Kap. 7.5.1) entsteht Glutamat.

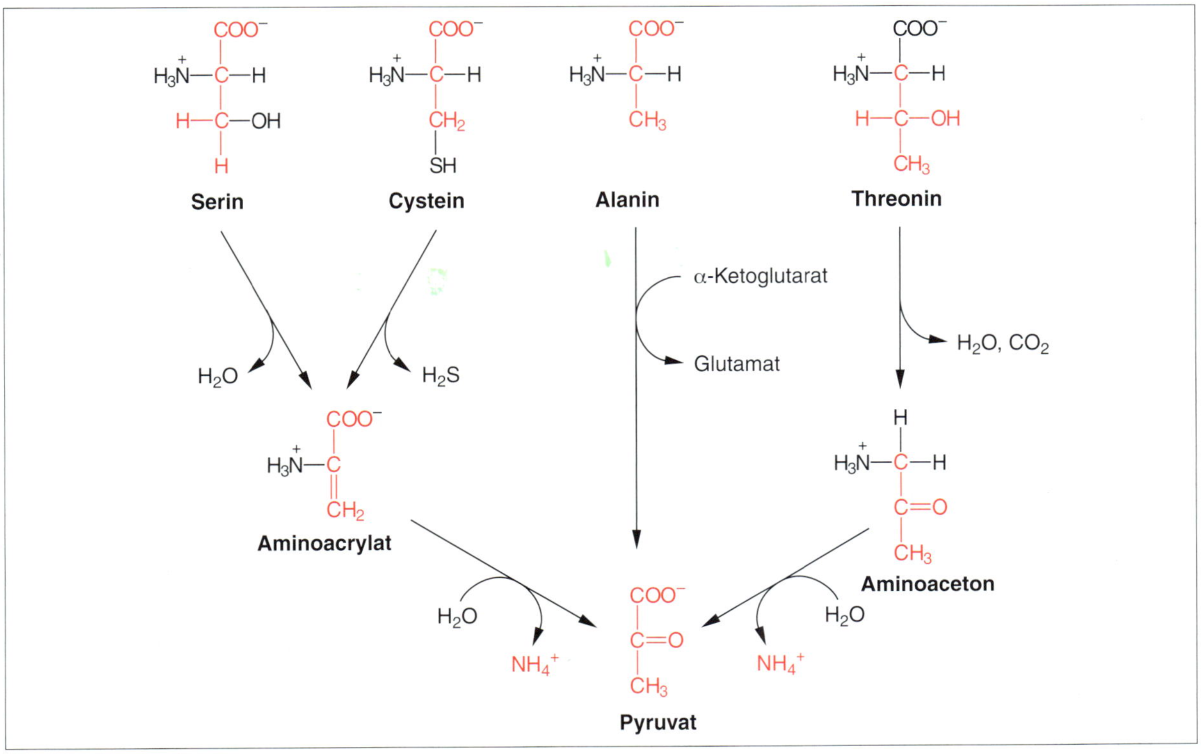

Abb. 7.32 Der Abbau von Serin, Cystein, Alanin und Threonin zu Pyruvat. [3]

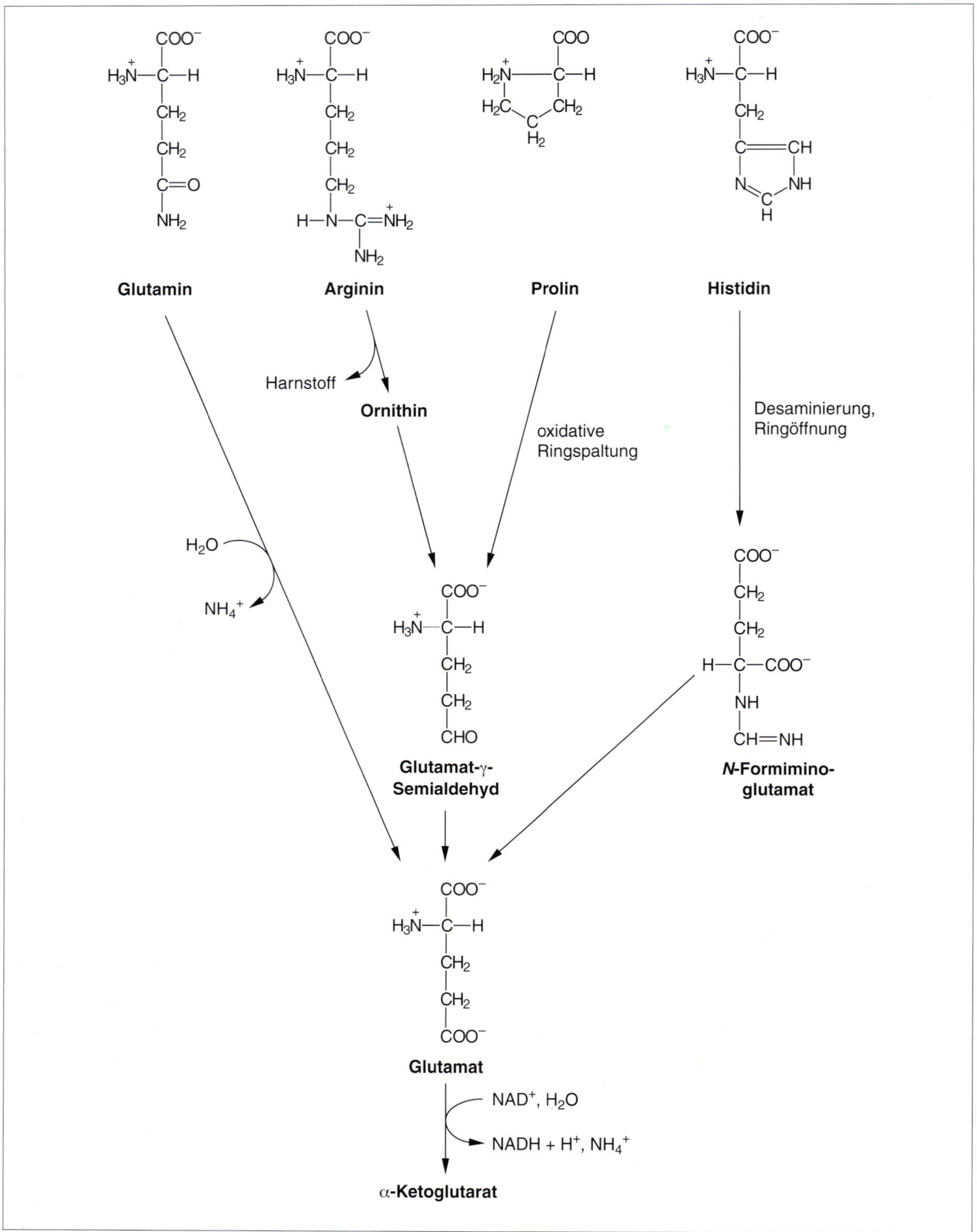

Abb. 7.33 Abbau von Glutamin, Prolin, Arginin und Histidin über Glutamat zu α-Ketoglutarat. [3]

Merke
Der Abbau von Histidin benötigt Tetrahydrofolsäure.

Abbau zu Succinyl-CoA

Die Aminosäuren **Methionin**, **Valin** und **Isoleucin** werden über Propionyl-CoA und Methylmalonyl-CoA zu Succinyl-CoA abgebaut (↗ Abb. 7.34). Die

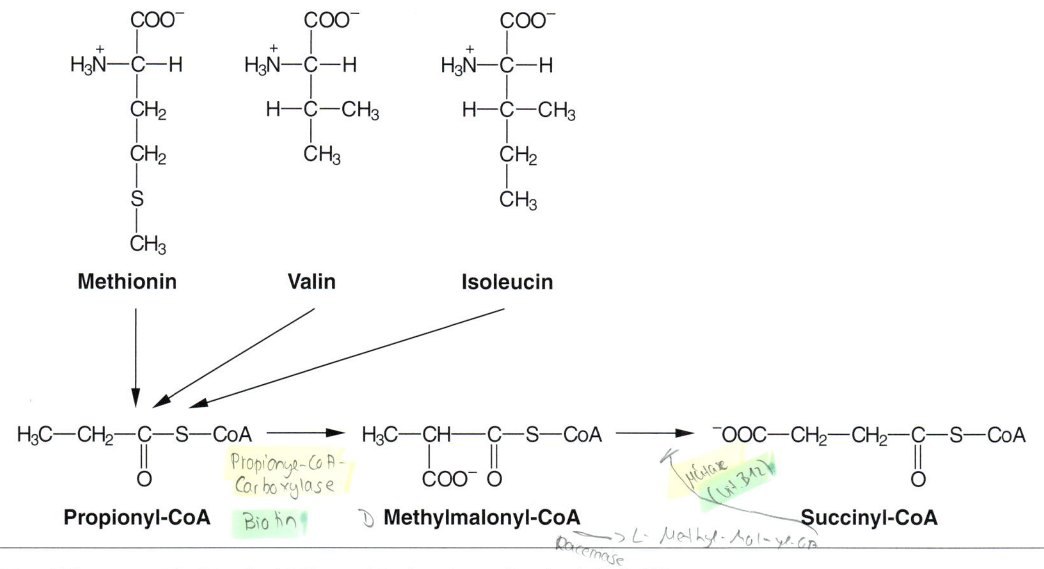

Abb. 7.34 Abbau von Methionin, Valin und Isoleucin zu Succinyl-CoA. [3]

Umwandlung von Propionyl-CoA in Succinyl-CoA ist auch Teil des Abbaus von Fettsäuren mit einer ungeraden Anzahl von C-Atomen (↗ Kap. 4.3.2).

Beim **Abbau von Methionin** entsteht als **Zwischenprodukt S-Adenosylmethionin**, das im Stoffwechsel eine wichtige Rolle als Methylgruppendonor spielt (↗ Kap. 7.5.1).

Abbau zu Fumarat

Zur Umwandlung von **Aspartat** in Fumarat ↗ Kap. 7.4.3.

Phenylalanin wird nach der Umwandlung in **Tyrosin** zu Acetacetat und Fumarat abgebaut (↗ Abb. 7.35). Der erste Schritt ist die irreversible Hydroxylierung von Phenylalanin zu Tyrosin, die von der **Phenylalanin-Hydroxylase**, einer Monooxygenase (ein Sauerstoffatom erscheint im Produkt, das zweite in H_2O), katalysiert wird. **Reduktionsmittel** dieser Reaktion ist **Tetrahydrobiopterin**, das zu Dihydrobiopterin oxidiert wird. Dihydrobiopterin wird durch die Dihydrobiopterin-Reduktase mit NADPH+H^+ als Reduktionsmittel wieder zu Tetrahydrobiopterin reduziert (↗ Abb. 7.36).

Tyrosin wird durch die **Tyrosin-Transaminase** transaminiert, so dass p-Hydroxyphenylpyruvat entsteht, das in einer komplexen von der p-Hydroxyphenylpyruvat-hydroxylase katalysierten Reaktion in **Homogentisat** umgewandelt wird (↗ Abb. 7.35). Die p-Hydroxyphenylpyruvat-Hydroxylase ist eine Dioxygenase: Sie baut beide Atome des O_2 in das Substrat p-Hydroxyphenylpyruvat ein. Eine weitere Dioxygenase, die Homogentisat-Oxidase, katalysiert die Spaltung des Homogentisats durch O_2, wodurch 4-Maleylacetacetat entsteht, das durch eine Isomerase in Fumarylacetacetat, die trans-Form, überführt wird. Die Fumarylacetacetase katalysiert die anschließende Spaltung in Fumarat und Acetacetat.

Abbau zu Oxalacetat

Die C_4-Aminosäuren Aspartat und Asparagin werden in Oxalacetat umgewandelt: **Aspartat** wird von der **Aspartat-Aminotransferase** direkt in Oxalacetat überführt und **Asparagin** wird durch die **Asparaginase** in Aspartat und NH_4^+ gespalten.

Die Umwandlung von Aspartat in Fumarat im Rahmen des Harnstoffzyklus stellt eine weitere Abbaumöglichkeit dar (↗ Kap. 7.4.3).

Abbau zu Acetyl-CoA, Acetacetat und Propionyl-CoA

Leucin und **Isoleucin**, beides proteinogene Aminosäuren mit verzweigten Seitenketten, werden in Fettsäureoxidation-ähnlichen Reaktionsfolgen abgebaut:

- Leucin wird durch Transaminierung in α-Ketoisocapronat umgewandelt. Aus diesem entsteht in mehreren Schritten 3-Hydroxy-3-Methylglutaryl-(HMG)-CoA, das in Acetyl-CoA und Acetacetat gespalten wird.
- Isoleucin wird nach der Umwandlung in seine entsprechende α-Ketosäure zu Acetyl-CoA und Propionyl-CoA abgebaut. Propionyl-CoA wird anschließend in Succinyl-CoA umgewandelt (↗ Abb. 7.34).

Lysin wird in einer äußerst komplexen Reaktionsfolge ebenfalls zu Acetyl-CoA abgebaut.

Tryptophan wird in mehreren komplexen Reaktionsschritten zu **Acetyl-CoA** abgebaut. Zuerst wird der Pyrrolring durch eine Dioxygenase gespalten (↗ Abb. 7.37). Das entstandene Formylkynurenin wird von einer Monooxygenase zu 3-Hydroxykynurenin hydroxyliert. Nach der **Abspaltung von Alanin** entsteht 3-Hydroxyanthranilsäure. Sie wird von einer Dioxygenase gespalten und in mehreren Schritten in Acetyl-CoA umgewandelt.

Eine Alternative ist die Verstoffwechselung über Chinolin- und Nikotinsäure zu **Nikotinamid** (Vit-

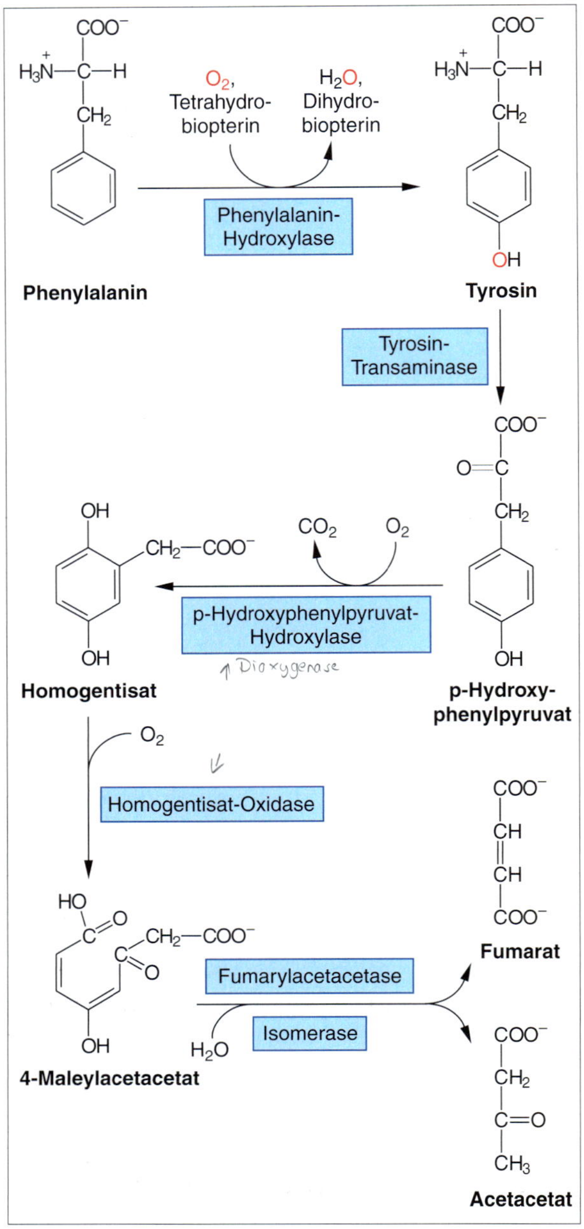

Abb. 7.35 Phenylalanin- und Tyrosinabbau. [2]

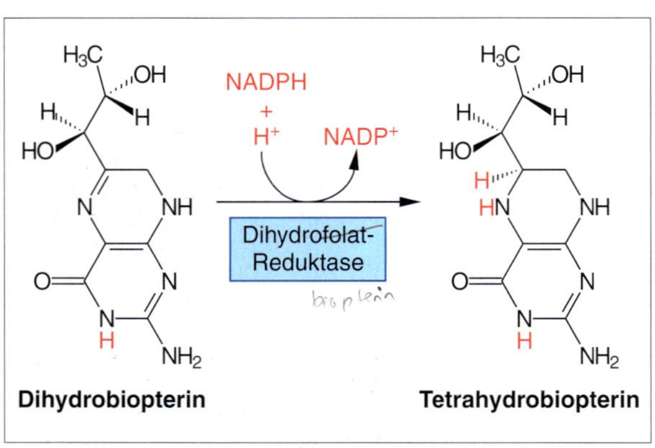

Abb. 7.36 Reduktion von Dihydrobiopterin zu Tetrahydrobiopterin. [3]

amin-B-Komplex). Da für die Bildung kleiner Mengen Nikotinamid sehr viel Tryptophan mit der Nahrung zugeführt werden muss, kann unter normalen Ernährungsbedingungen ein Nikotinamidmangel nicht durch verstärkten Tryptophanabbau kompensiert werden.

7.4.5 Störungen des Aminosäureabbaus

Ein großer Teil der Störungen des Aminosäurestoffwechsels ist durch Defekte von Enzymen des Aminosäureabbaus bedingt. Im Folgenden sind die bekanntesten dieser Defekte bzw. die daraus resultierenden Erkrankungen vorgestellt; die Therapie besteht meist in einer Diät.

Phenylketonurie

Die autosomal-rezessiv vererbte Phenylketonurie ist die wohl bekannteste und mit einer Erkrankung auf ca. 20 000 Neugeborene auch die häufigste genetische Störung des Aminosäurestoffwechsels. Sie geht auf einen Mangel bzw. das vollständige Fehlen des Enzyms Phenylalanin-Hydroxylase – oder seltener des Cofaktors Tetrahydrobiopterin – zurück. Da die von der Phenylalanin-Hydroxylase katalysierte Umwandlung in Tyrosin – der Hauptstoffwechselweg des Phenylalanins – blockiert ist, akkumuliert Phenylalanin in allen Körperflüssigkeiten. Tyrosin wird für die Patienten somit zu einer essentiellen Aminosäure. Phenylalanin wird alternativ zu Phenylpyruvat – das der Störung ihren Namen gab – abgebaut und mit dem Urin ausgeschieden.

Bleibt die Phenylketonurie unbehandelt, so kommt es zu schwerer geistiger Behinderung oder zur irreversiblen geistigen Retardierung. Erkrankte Personen haben ein geringeres Hirngewicht als Gesunde und weisen eine unzureichende Myelinisierung der Nerven sowie verstärkte Reflexe auf. Die biochemischen Hintergründe dieser Symptome sind ungeklärt. Diskutiert wird eine toxische Wirkung der pathologischen Abbauprodukte des Phenylalanins auf die Entwicklung des Nervensystems.

Da durch eine phenylalaninarme Diät von Geburt an das Auftreten von Symptomen verhindert werden kann, ist eine rechtzeitige Diagnose von größter Bedeutung. Diagnosekriterium ist der Phenylalaninspiegel im Blut. Er wird bei jedem Neugeborenen am 2.–6. Lebenstag bestimmt (Neugeborenen-Screening nach Guthrie).

Alkaptonurie (Schwarzharn)

Eine weitere Störung des Phenylalaninstoffwechsels ist die Alkaptonurie. Ihre Ursache liegt im Fehlen des Enzyms Homogentisat-Oxidase. Bei dieser vergleichsweise harmlosen Störung kommt es zur Ablagerung von polymerisiertem Homogentisat, die sich in einer ockerfarbigen Pigmentierung des be-

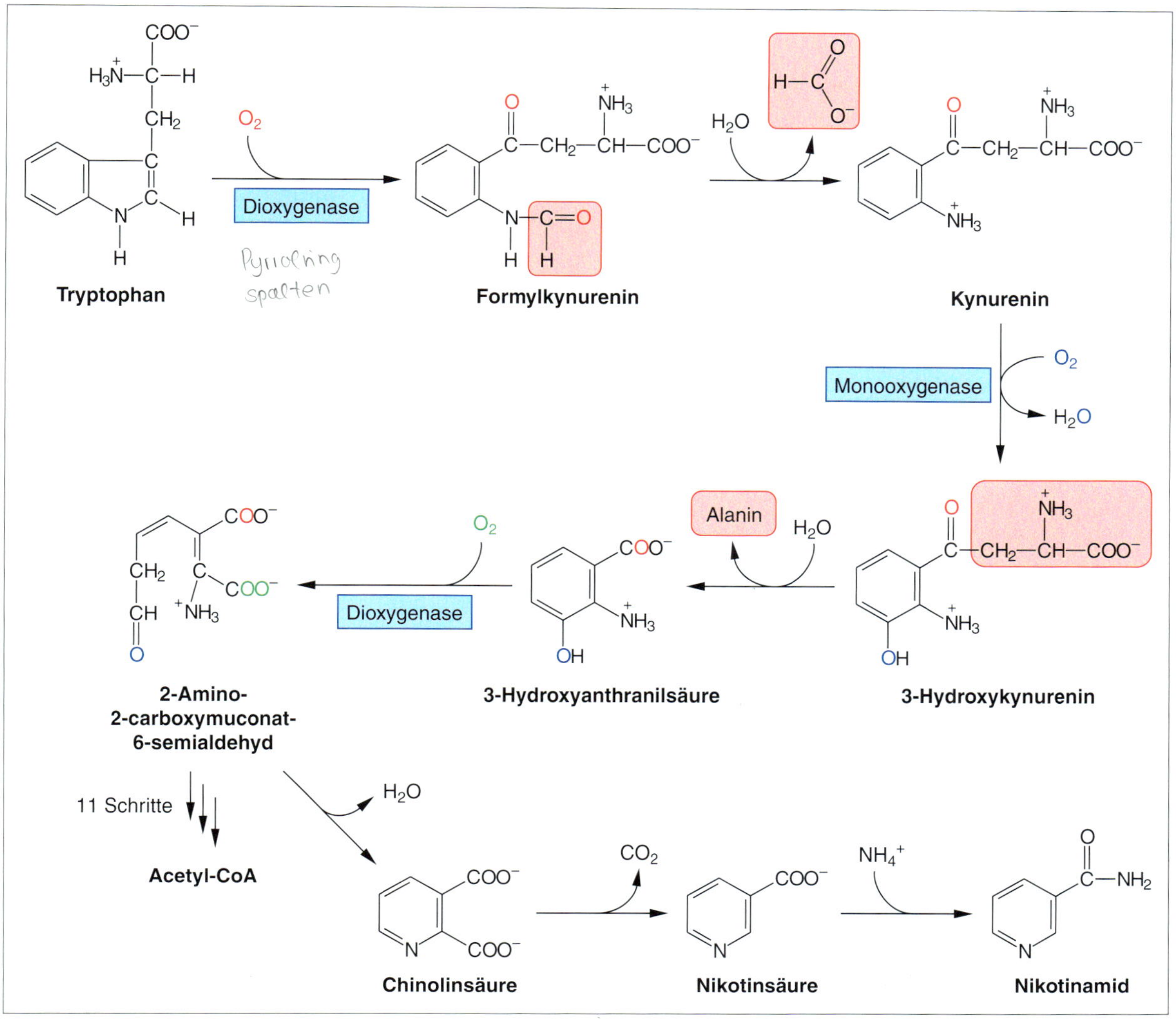

Abb. 7.37 Tryptophanabbau. [2]

troffenen Gewebes (z.B. der Skleren) äußert. Im fortgeschrittenen Alter sind degenerative Knochenveränderungen möglich. Daneben wird das Phenylalaninabbauprodukt Homogentisat vermehrt mit dem Urin ausgeschieden. Dieser nimmt durch den Kontakt mit Luft rasch eine dunkle Färbung an, da Homogentisat oxidiert wird.

Ahornsirupkrankheit (Verzweigtketten-Ketoacidurie)

Weniger harmlos verläuft die Ahornsirupkrankheit, eine Störung im Abbau der verzweigtkettigen Aminosäuren. Durch das Fehlen der Verzweigtketten-Dehydrogenase ist die oxidative Decarboxylierung der von Leucin, Valin und Isoleucin abgeleiteten α-Ketosäuren blockiert. Die abgeleiteten α-Ketosäuren sowie Leucin, Valin und Isoleucin akkumulieren in Blut und Urin, der dadurch einen ahornsirupähnlichen Geruch annimmt. Erfolgt nicht von Kindesalter an eine Therapie in Form einer leucin-, isoleucin- und valinarmen Diät, führt die Störung zu einer körperlichen und geistigen Retardierung.

Weitere Defekte des Aminosäureabbaus (↗ Tab. 7.6)

Tab. 7.6 Weitere angeborene Störungen des Aminosäureabbaus

Erkrankung	Ursache	Folgen
Homocystinurie	Mangel des Enzyms Cystathion-Synthetase (Methioninstoffwechsel, ↗ Kap. 7.5.1)	Anhäufung von Methionin und Homocystin. Es kommt zu Muskelschwäche und psychischer Retardierung.
Albinismus	Mangel des Enzyms Tyrosinase (oxidiert das Tyrosin-Abbauprodukt DOPA, ↗ Abb. 7.43, Kap. 7.6)	Gestörte Melaninsynthese. Die Folge ist eine fehlende Pigmentierung der Haare, der Haut und der Iris.

7.5 Aminosäuresynthese

Der Mensch besitzt die enzymatische Ausstattung zur Synthese von neun der 20 proteinogenen Aminosäuren (↗ Kap. 7.5.2). Dies sind Aspartat, Asparagin, Glutamat, Glutamin, Glycin, Alanin, Serin, Prolin und Arginin. Die übrigen Aminosäuren muss der Mensch mit der Nahrung zu sich nehmen (essentielle Aminosäuren) bzw. aus essentiellen Aminosäuren synthetisieren (Tyrosin und Cystein = bedingt essentiell). Bei der Synthese einiger der nichtessentiellen Aminosäuren spielt die Übertragung von C_1-Körpern durch Tetrahydrofolat und S-Adenosylmethionin eine große Rolle. Sie wird deshalb als Erstes erläutert.

7.5.1 Übertragung von C_1-Körpern

Der C_1-Körper-Überträger Tetrahydrofolat

Die aktive Form des Vitamins Folsäure, Tetrahydrofolat (↗ Kap. 9.2.2), überträgt Methyl- ($-CH_3$), Methylen- ($-CH_2-$), Formyl- (-CHO), Formimino- (-CHNH) und Methenylgruppen (-CH=) und ist im menschlichen Organismus ein wichtiger Kohlenstoffdonor (↗ Tab. 7.7). Die verschiedenen C_1-Körper übertragenden Formen des Tetrahydrofolats können durch Oxidation und Reduktion ineinander umgewandelt werden (↗ Abb. 7.38). Ein Großteil der C_1-Körper stammt aus der Umwandlung von Serin in Glycin (↗ Kap. 7.5.2).

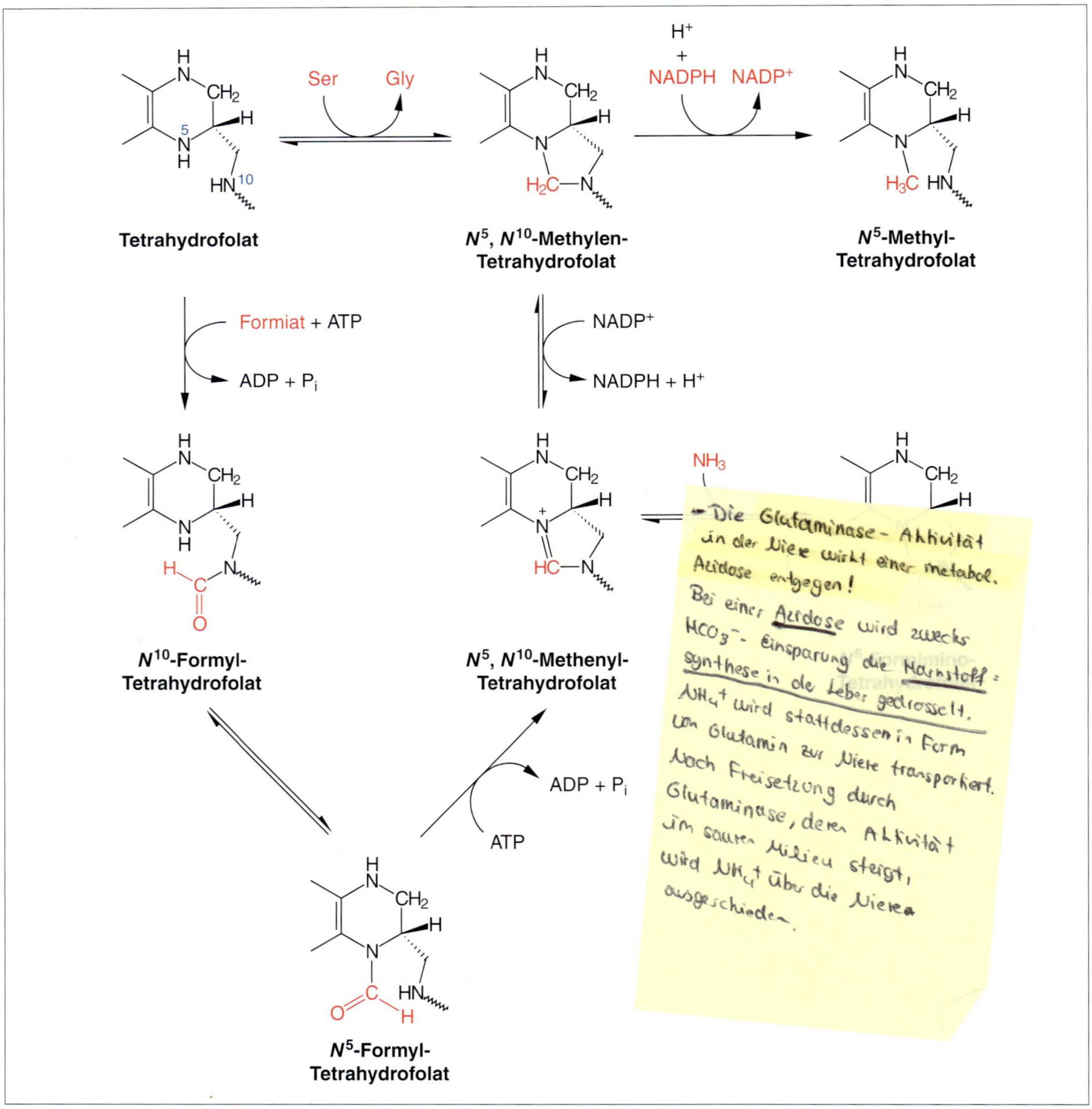

Abb. 7.38 Die C_1-Körper übertragenden Formen von Tetrahydrofolat. [3]

- Die Glutaminase-Aktivität in der Niere wirkt einer metabol. Azidose entgegen!
Bei einer Azidose wird zwecks HCO_3^--Einsparung die Harnstoffsynthese in der Leber gedrosselt. NH_4^+ wird stattdessen in Form von Glutamin zur Niere transportiert. Nach Freisetzung durch Glutaminase, deren Aktivität im sauren Milieu steigt, wird NH_4^+ über die Nieren ausgeschieden.

Der C_1-Körper-Überträger S-Adenosylmethionin

Funktion

S-Adenosylmethionin (SAM) ist der wichtigste Methylgruppendonor im Stoffwechsel (↗ Tab. 7.8). Tetrahydrofolat kann zwar auch eine Methylgruppe binden, sein Methylgruppenübertragungspotential liegt jedoch erheblich unter dem von SAM.

Synthese und Abbau

SAM entsteht durch die Reaktion von Methionin und ATP unter Abspaltung der Triphosphatgruppe in Form von Phosphat und Pyrophosphat (↗ Abb. 7.39). Pyrophosphat wird anschließend in zwei P_i gespalten, so dass insgesamt drei energiereiche Bindungen (also das Äquivalent von drei ATP) gespalten werden, um **eine** energiereiche Bindung herzustellen.

Dies erleichtert die Übertragung der Methylgruppe und damit auch den Abbau von SAM: Er wird durch Übertragung der Methylgruppe auf einen Methylgruppenakzeptor eingeleitet, wodurch S-Adenosylhomocystein entsteht (↗ Abb. 7.39). Dieses wird durch hydrolytische Abspaltung des Adenosylrestes in Homocystein umgewandelt, das mit Serin zu

Tab. 7.7 Funktion von Tetrahydrofolatderivaten bei Biosynthesen

Form des Tetrahydrofolats	Funktion
N^5-Methyl-Tetrahydrofolat	Methylierung von Homocystein zu Methionin (↗ unten)
N^{10}-Formyl-Tetrahydrofolat	Purinbiosynthese (↗ Kap. 10.1.2)
N^5,N^{10}-Methylen-Tetrahydrofolat	Umwandlung von Glycin in Serin Thyminbiosynthese (↗ Kap. 10.1.2)

Tab. 7.8 S-Adenosylmethionin als Methylgruppendonor bei Biosynthesen

S-Adenosylmethionin +	Guanidinoacetat →	Kreatin
	Noradrenalin →	Adrenalin
	Ethanolamin →	Cholin
	Cytosin →	Methylcytosin (ein seltenes Nukleotid)

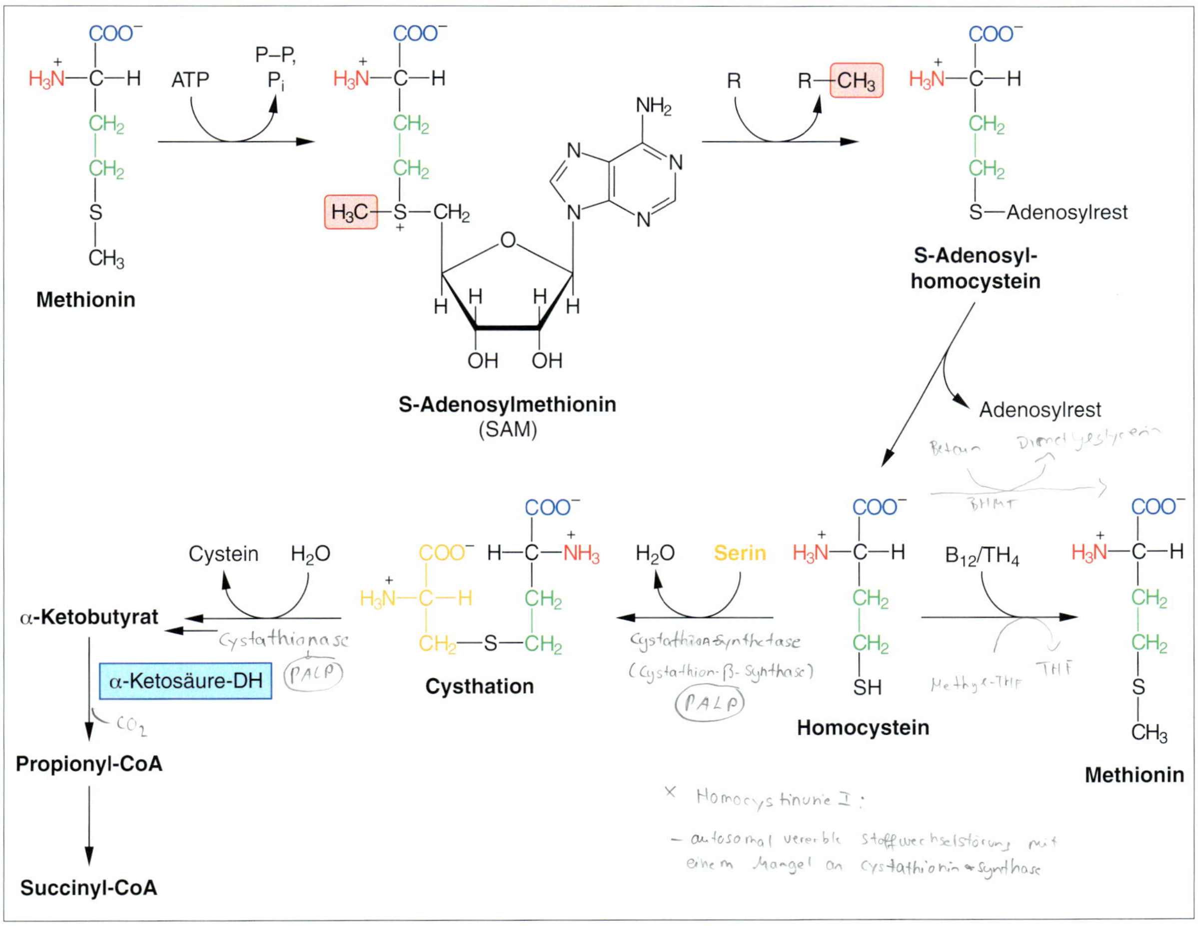

Abb. 7.39 Synthese und Abbau von S-Adenosylmethionin. DH: Dehydrogenase, TH_4: Tetrahydrofolat. [2]

Cystathion reagiert. Cystathion wird in Cystein und α-Ketobutyrat gespalten. Aus α-Ketobutyrat entsteht mittels oxidativer Decarboxylierung durch die α-Ketosäure-Dehydrogenase Propionyl-CoA, das in Succinyl-CoA umgewandelt wird.

Homocystein kann außer in Cystein auch in Methionin umgewandelt werden (↗ Abb. 7.39). Diese Regeneration von Methionin benötigt Cobalamin (Vitamin B_{12}) als Cofaktor und wird von der Methionin-Synthase (Homocystein-Methyltransferase) katalysiert. Die Methylgruppe stammt von N^5-Methyl-Tetrahydrofolat.

7.5.2 Synthese der nichtessentiellen Aminosäuren

Der Mensch besitzt die enzymatische Ausstattung zur Synthese folgender Aminosäuren: Aspartat, Asparagin, Glutamat, Glutamin, Glycin, Alanin, Serin, Prolin und Arginin. Tyrosin und Cystein sind bedingt essentiell, d.h., sie können im menschlichen Organismus aus essentiellen Aminosäuren gebildet werden. Die Synthesewege der nichtessentiellen Aminosäuren decken sich zum Teil mit den umgekehrten Abbauwegen. So wird das Kohlenstoffskelett der meisten Aminosäuren aus Zwischenprodukten der Glykolyse oder des Citratzyklus gebildet, die α-Aminogruppe durch Transaminierung von Glutamat geliefert.

Merke
- Aspartat, Asparagin, Glutamat, Glutamin, Glycin, Alanin, Serin, Prolin und Arginin können vom menschlichen Organismus synthetisiert werden.
- Tyrosin und Cystein sind bedingt essentiell, da sie nur aus den essentiellen Aminosäuren Phenylalanin und Methionin hergestellt werden können.

Synthese von Glutamat und Glutamin

Glutamat entsteht durch die Umkehr der oxidativen Desaminierung von Glutamat (↗ Abb. 7.27). Nun wird freies Ammoniak an α-Ketoglutarat gebunden. Auch diese Umkehrreaktion wird von der **Glutamat-Dehydrogenase** katalysiert. Im Unterschied zum Glutamatabbau, der NAD^+ als Oxidationsmittel benötigt, fungiert bei der Synthese von Glutamat **NADPH+H⁺** als **Reduktionsmittel**.

Glutamin wird in einer von der **Glutamin-Synthetase** katalysierten Reaktion aus **Glutamat** gebildet (↗ Abb. 7.40). Zunächst wird unter Verbrauch eines ATP-Moleküls die Seitenkette von Glutamat phosphoryliert, so dass ein Acylphosphat als Zwischenprodukt entsteht. Dieses reagiert dann unter Abspaltung des Phosphatrestes mit Ammoniak zu Glutamin.

Synthese von Aspartat und Asparagin

Aspartat wird in der **Aspartat-Aminotransferase-Reaktion** aus Oxalacetat gebildet (↗ Abb. 7.23, Kap. 7.4.1).

Asparagin wird durch die Übertragung der Seitenketten-Aminogruppe des Glutamins auf Aspartat erzeugt. Die Reaktion wird von der **Asparagin-Synthetase** katalysiert. Die Seitenkette wird unter Freisetzung von Ammoniak hydrolysiert und Ammoniak direkt auf das an das Enzym gebundene Aspartat übertragen. Somit lautet die Reaktionsgleichung:

Aspartat + Glutamin → Asparagin + Glutamat

Merke
Die Aminogruppe der Seitenkette von Asparagin stammt von Glutamin.

Synthese von Arginin und Prolin

Vorstufe dieser Aminosäuren ist **Glutamat**. Der Syntheseweg ist die Umkehrreaktion des Abbauweges von Arginin und Prolin (↗ Abb. 7.33), wird jedoch von anderen Enzymen katalysiert. Glutamat wird unter Verbrauch eines ATP an seiner γ-Carboxylgruppe phosphoryliert und das entstandene Acylphosphat im Anschluss mit NADPH+H⁺ als Re-

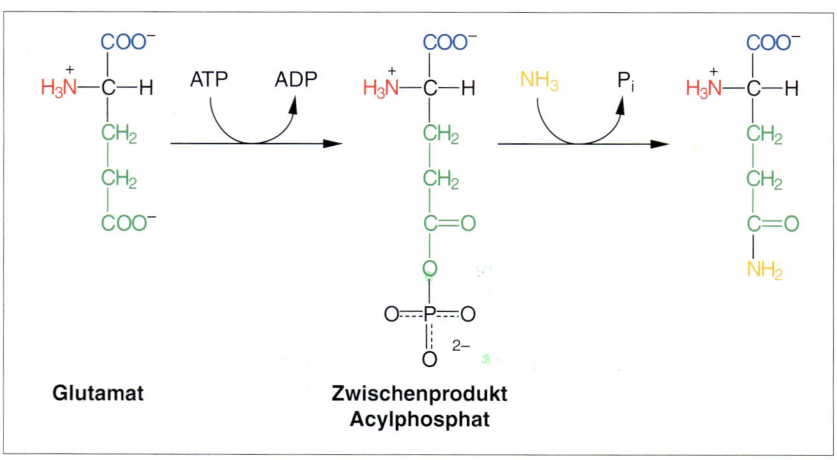

Abb. 7.40 Synthese von Glutamin aus Ammoniak und Glutamat. [3]

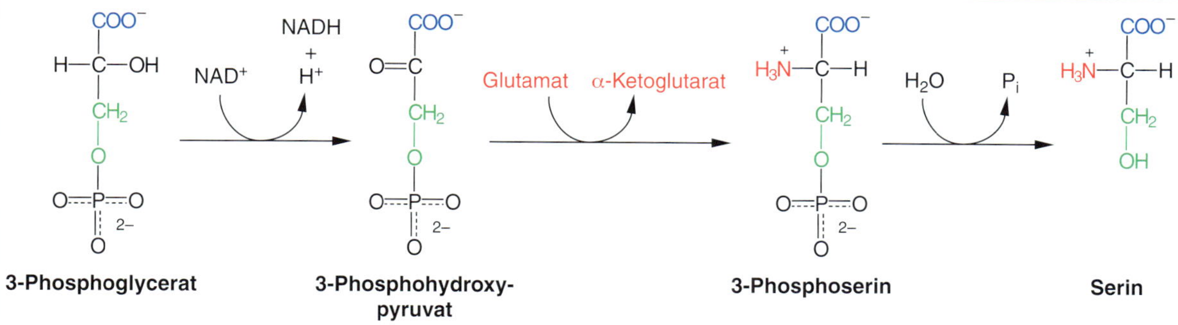

Abb. 7.41 Synthese von Serin. [3]

duktionsmittel unter Abspaltung des Phosphatrestes zu Glutamat-γ-Semialdehyd reduziert. Glutamat-γ-Semialdehyd kann in zwei Schritten in Prolin umgewandelt werden. Durch Transaminierung mit Glutamat entsteht aus Glutamat-γ-Semialdehyd Ornithin, das im Rahmen des Harnstoffzyklus in Arginin überführt wird.

Synthese von Serin, Glycin und Alanin

Die Synthese von **Serin** (↗ Abb. 7.41) geht von 3-Phosphoglycerat, einem Glykolyse-Zwischenprodukt, aus. Der erste Schritt ist die Oxidation von 3-Phosphoglycerat – mit NAD^+ als Oxidationsmittel – zu 3-Phosphohydroxypyruvat. Eine Transaminase überträgt anschließend eine Aminogruppe von Glutamat auf 3-Phosphohydroxypyruvat, wodurch 3-Phosphoserin entsteht, das durch die hydrolytische Abspaltung des Phosphatrestes in Serin überführt wird.

Glycin entsteht durch Demethylierung von Serin (↗ Abb. 7.42). Die Methylengruppe der Serin-Seitenkette wird auf Tetrahydrofolat übertragen, so dass Glycin und Methylen-Tetrahydrofolat entstehen. Enzym dieser Reaktion ist die **pyridoxalphosphatabhängige Serin-Hydroxymethyltransferase**.

Alanin entsteht durch Transaminierung von Glutamat (↗ Abb. 7.24, Kap. 7.4.1).

Synthese von Cystein

Bei der Synthese von Cystein reagieren Homocystein und Serin unter Wasserabspaltung zu Cystathion (↗ Abb. 7.39). Diese Reaktion wird von der **Cystathion-Synthetase (Cystathion-β-Synthase)** katalysiert. Anschließend spaltet die **Cystathionase** Cystathion hydrolytisch in Cystein und α-Ketobutyrat. Beide Enzyme sind **pyridoxalphosphatabhängig**. Das Schwefelatom des Cysteins stammt von Homocystein, das Kohlenstoffgerüst von Serin.

7.6 Aminosäuren als Ausgangsstoffe für Synthesen

Aminosäuren dienen nicht nur als Bausteine der Synthese von Peptiden und Proteinen. Sie sind Ausgangsstoffe für biogene Amine (↗ Kap. 7.4.1) und für weitere Synthesen:

- Die **Purin**- und **Pyrimidinbasen** der DNA (Adenin, Guanin, Cytosin und Thymin, Biosynthese ↗ Kap. 10.1.2) enthalten Aminosäurekomponenten.
- Tyrosin ist Ausgangsstoff der Synthese der **Schilddrüsenhormone** Thyronin (T_3) und Thyroxin (T_4), der **Katecholamine** Noradrenalin und Adrenalin – die Methylgruppe von Adrenalin stammt von SAM – und des Hautpigmentes **Melanin** (↗ Abb. 7.43).
- Tryptophan dient als Vorstufe von **Serotonin** (5-Hydroxytryptophan, ↗ Kap. 7.4.1) und des **Nikotinamidrings von NAD⁺** (↗ Kap. 9.2.2).
- Aus Glycin und Succinyl-CoA wird der **Porphyrinring von Häm** synthetisiert (↗ Kap. 15.1.4). Daneben ist Glycin Bestandteil des Tripeptids **Glutathion**, das die Erythrozyten vor der Oxidation durch Sauerstoffradikale schützt (↗ Kap. 15.1.5).
- Arginin und Glycin sind Vorstufen bei der **Kreatininsynthese** (↗ Kap. 16.2.4).
- Aus Arginin wird durch eine membranständige Stickstoffmonoxid-Synthase **Stickstoffmonoxid**

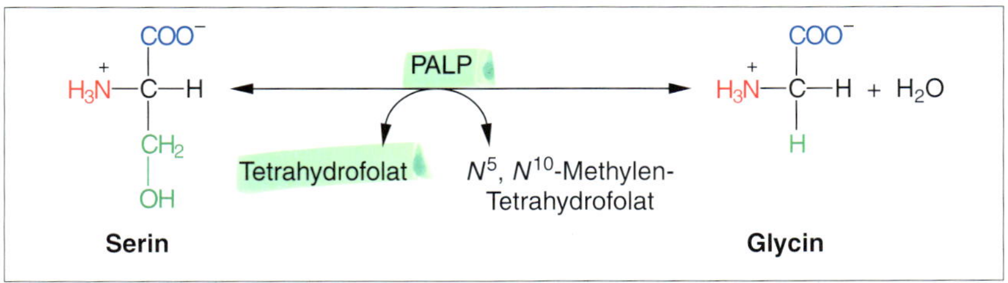

Abb. 7.42 Synthese von Glycin aus Serin. [2]

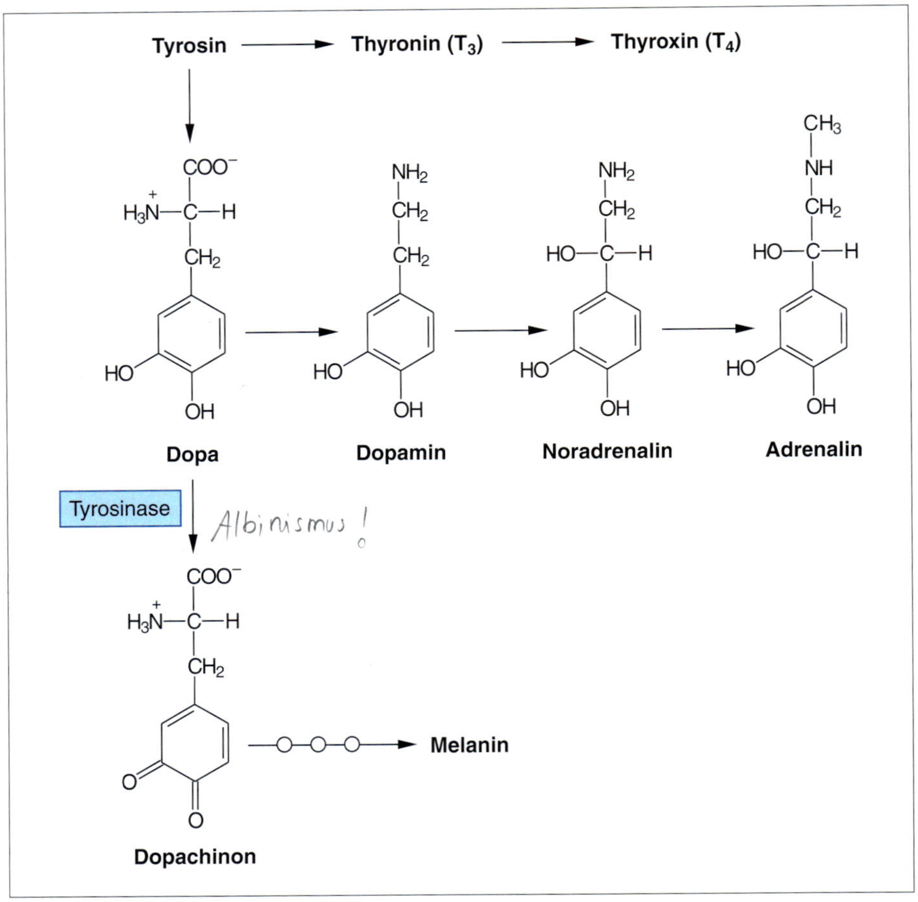

Abb. 7.43 Tyrosin als Ausgangssubstanz für Synthesen. [2]

(NO) gebildet. Dieses fungiert bei der lokalen Durchblutungsregulation als Transmitter und übt eine relaxierende Wirkung auf die glatte Gefäßmuskulatur aus. Außerdem entsteht in dieser Reaktion Citrullin.

- Serin liefert Molekülkomponenten für die Synthese von **Phospholipiden** und **Sphingolipiden**.
- Glutamin dient bei der Synthese von **Aminozuckern** (z. B. Glucosamin-6-phosphat) als Aminogruppendonor.

Cystein u. Paps

3-Phosphoadenosin-5-Phosphosulfat

Abbau von Cystein → Sulfat entsteht (2 ATP nötig)

PAPS → Sulfatierung für Glykosaminoglykane u. Cerebroside

→ Sulfatierung körpereigener u. körperfremder Stoffe, um sie wasserlöslicher zu machen

→ Biotransformation in der Leber

8 Regulation des Stoffwechsels

M. Folkerts

Lernziele

- Regulation der Energiespeicherbildung und -verwertung durch Insulin und Glukagon
- Regulation der Energiespeicherverwertung durch Katecholamine und Glucocorticoide
- Mechanismen der Stoffwechselumstellung bei Nahrungskarenz und körperlicher Anstrengung
- Auswirkungen von Insulinmangel und Insulinresistenz auf den Stoffwechsel (Diabetes mellitus)

In den Kapiteln 3 bis 7 wurden die Stoffwechselwege der Kohlenhydrate, Lipide, Aminosäuren und die mitochondriale Energiegewinnung erläutert, die allesamt der Energiegewinnung und der Bildung und Verwertung von Energiespeichern dienen. Diese Stoffwechselwege sind durch eine Reihe von Wechselwirkungen miteinander verbunden, so dass die Energieversorgung des Organismus den unterschiedlichen Anforderungen angepasst werden kann. In diesem Kapitel werden diese Verbindungen aufgezeigt und die Einflüsse von Insulin und seinen Gegenspielern (Glukagon, Katecholamine, Glucocorticoide) auf die Energieversorgung erläutert. Außerdem werden die Umstellungen dargestellt, die Nahrungsaufnahme, Nahrungskarenz oder körperliche Arbeit für den Organismus mit sich bringen.

Zum besseren Verständnis der Wechselwirkungen und Regulationspunkte beginnt dieses Kapitel mit einer Zusammenfassung der wichtigsten Stoffwechselwege.

8.1 Wiederholung der wichtigsten Stoffwechselwege

8.1.1 Kohlenhydratstoffwechsel

Glykolyse

In den Reaktionen der Glykolyse wird ein Molekül Glucose in zwei Moleküle Pyruvat gespalten. Die Enzyme der Glykolyse sind im **Zytosol** lokalisiert. Im Rahmen der Glucosespaltung entstehen zwei Moleküle ATP und zwei Moleküle $NADH+H^+$. Unter anaeroben Bedingungen wird Pyruvat unter Regeneration von NAD^+ durch die Lactat-Dehydrogenase in Lactat umgewandelt, unter aeroben Bedingungen erfolgt die vollständige Oxidation von Pyruvat in der Pyruvat-Dehydrogenase-Reaktion und dem Citratzyklus. $NADH+H^+$ wird unter deutlich höherem Energiegewinn in der Atmungskette rückoxidiert. Neben der Energieerzeugung dient die Glykolyse der Bereitstellung von Synthesevorstufen.

Das **Schrittmacherenzym** der Glykolyse ist die **Phosphofructokinase** (PFK 1), die die Phosphorylierung von Fructose-6-phosphat zu Fructose-1,6-bisphosphat katalysiert. ATP und Citrat hemmen, AMP dagegen aktiviert dieses Enzym. Zusätzlicher Aktivator der Phosphofructokinase der Leber ist Fructose-2,6-bisphosphat, dessen Synthese und Abbau von einem bifunktionellen Enzym mit Kinase- (PFK 2) und Phosphataseaktivität (FBPase) katalysiert wird (↗ Kap. 3.3.6). Weitere regulierte Enzyme der Glykolyse sind die **Hexokinase** (Glucokinase) und die **Pyruvat-Kinase**. Hormonell wird die Glykolyse durch Insulin stimuliert und durch Glukagon gehemmt.

Pentosephosphatweg

Der Pentosephosphatweg ist im **Zytosol** lokalisiert und wird in eine irreversible oxidative Phase 1 und eine reversible nichtoxidative Phase 2 unterteilt. In der irreversiblen Phase 1 werden aus Glucose-6-phosphat **Pentosen** für die Nukleotidbiosynthese (Ribose-5-phosphat) und **NADPH+H$^+$** für reduktive Biosynthesen (z. B. Fettsäuresynthese) erzeugt. In der reversiblen Phase 2 werden bestimmte Pentosen bei Energiebedarf der Zelle in Glykolysezwischenprodukte umgewandelt. Wenn jedoch Bedarf an Pentosen besteht (z. B. für DNA- und RNA-Synthese), läuft diese Reaktion in umgekehrter Richtung ab.

Gluconeogenese

In der Gluconeogenese, deren Enzyme in **Leber** und **Niere** vorkommen, wird aus Lactat, Glycerin oder glucogenen Aminosäuren Glucose gebildet. Die genannten Verbindungen werden zunächst in Pyruvat umgewandelt, das in den **Mitochondrien** durch die Pyruvat-Carboxylase in Oxalacetat überführt wird. Die anschließende Umwandlung von Oxalacetat zu Phosphoenolpyruvat und alle weiteren Reaktionen der Gluconeogenese finden im **Zytosol** statt.

Die Regulation der Gluconeogenese erfolgt gegensinnig zur Regulation der Glykolyse, so dass Glucosebildung und -abbau nicht parallel ablaufen können. Reguliert werden die drei Enzyme **Fructose-1,6-bisphosphatase**, **Phosphoenolpyruvat-Carboxykinase** und **Pyruvat-Carboxylase**. Die Fructose-1,6-bisphosphatase wird durch Citrat aktiviert und durch AMP und Fructose-2,6-bisphosphat gehemmt. Die beiden anderen Enzyme werden durch ADP gehemmt. Bei ausreichender Energieversorgung des Organismus (hohe Citratkonzentration) läuft die Gluconeogenese demnach verstärkt, bei Energiebedarf (hohe AMP- und ADP-Konzentration) in geringerem Umfang ab.

Glykogenstoffwechsel

Glykogen ist nach den Triacylglycerinen der zweitgrößte Energiespeicher des menschlichen Organismus. Die **Glykogensynthese** wird durch die **Glykogen-Synthase** katalysiert: Sie überträgt aktivierte Glucosereste (UDP-Glucose) auf eine wachsende Kette von Glucosemolekülen. Der **Glykogenabbau** erfolgt durch die **Glykogen-Phosphorylase**, die Glucose-1-phosphat vom Glykogenpolymer abspaltet. Glucose-1-phosphat wird von der **Glucosephosphat-Mutase** in Glucose-6-phosphat umgewandelt.

Die Regulation des Glykogenstoffwechsels erfolgt durch hormoninduzierte reversible Phosphorylierung der Glykogen-Synthase und der Glykogen-Phosphorylase. Bei aktivierter Synthase ist die Phosphorylase inaktiv und umgekehrt (↗ Kap. 3.6.4).

8.1.2 Pyruvat-Dehydrogenase, Citratzyklus und oxidative Phosphorylierung

Pyruvat-Dehydrogenase

Unter aeroben Bedingungen wird das Glucoseabbauprodukt Pyruvat in der **mitochondrialen Pyruvat-Dehydrogenase-Reaktion** zu Acetyl-CoA decarboxyliert. Die Pyruvat-Dehydrogenase wird sowohl durch reversible Phosphorylierung (inaktive phosphorylierte Form, aktive dephosphorylierte Form) als auch durch Ausgangsstoffe, Produkte und Cofaktoren reguliert. ATP, Acetyl-CoA und NADH+H$^+$ hemmen, ADP, Pyruvat und NAD$^+$ aktivieren die Pyruvat-Dehydrogenase.

Citratzyklus und oxidative Phosphorylierung

Der ebenfalls in den **Mitochondrien** lokalisierte Citratzyklus ist die gemeinsame Endstrecke des oxidativen Kohlenhydrat-, Fett- und Aminosäureabbaus. Die Verbindungen treten in Form von Acetyl-CoA in den Citratzyklus ein. Der Abbau eines Acetyl-CoA-Moleküls zu CO_2 liefert ein GTP sowie Reduktionsäquivalente (ein $FADH_2$, drei Moleküle NADH+H$^+$), die in der Atmungskette unter Energiegewinn rückoxidiert werden. Zwischenprodukte des Citratzyklus, z. B. Succinyl-CoA oder Oxalacetat, sind Ausgangsstoffe für Biosynthesen.

Der Citratzyklus wird auf der Stufe der Isocitrat-Dehydrogenase und der α-Ketoglutarat-Dehydrogenase reguliert. ATP und NADH+H$^+$ wirken hemmend, ADP aktivierend.

8.1.3 Fettstoffwechsel

Fettsäuresynthese

Ausgangssubstanz der im **Zytosol** lokalisierten Synthese von Fettsäuren ist Acetyl-CoA. Da Acetyl-CoA aber ausschließlich im Mitochondrium entsteht, muss es für die Fettsäurebiosynthese ins Zytosol transportiert werden. Dieser Transport erfolgt in Form von Citrat mit Hilfe des Citrat-Malat-Shuttles, da Acetyl-CoA die Mitochondrienmembran nicht passieren kann (↗ Kap. 4.5.1).

Die Synthese der Kohlenstoffkette in der Fettsäurebiosynthese erfolgt durch wiederholte Übertragung von aktivierten C_2-Körpern auf einen an den Fettsäure-Synthase-Komplex gebundenen Starter-Acetylrest (der von Acetyl-CoA stammt). Die Aktivierung der C_2-Körper zu Malonyl-CoA wird von der **Acetyl-CoA-Carboxylase**, dem **Schrittmacherenzym** der Fettsäuresynthese, katalysiert. Dieses Enzym wird durch Citrat aktiviert und durch Acyl-CoA gehemmt.

Fettsäureabbau

Die Enzyme der β-Oxidation der Fettsäuren sind in der **mitochondrialen Matrix** lokalisiert. Dort werden die Fettsäuren schrittweise zu Acetyl-CoA abgebaut, das entweder in den Citratzyklus eintritt oder im Falle eines Oxalacetatmangels bzw. bei Acetyl-CoA-Überschuss für die Ketonkörpersynthese verwendet wird. Die beim Fettsäureabbau gebildeten Reduktionsäquivalente NADH+H^+ und $FADH_2$ werden in der Atmungskette rückoxidiert. Der Transport der Fettsäuren in die Mitochondrien erfolgt in Form von Acylcarnitin.

Die **Regulation** des Fettsäureabbaus erfolgt über die **Verfügbarkeit von NAD^+ und FAD**: Diese sind bei Energiebedarf ausreichend vorhanden. Darüber hinaus wird die Bildung von Acylcarnitin und damit der **Transport von Fettsäuren** in die Mitochondrien **durch Malonyl-CoA**, das aktivierte Zwischenprodukt der Fettsäuresynthese, **gehemmt**.

8.2 Bildung von Energiespeichern

Nach der Resorption der Nahrungsbestandteile (Zucker, Fettsäuren, Aminosäuren) aus dem Intestinaltrakt liegen deren Plasmakonzentrationen weit über den zur Deckung des Energiebedarfs benötigten Mengen. Infolge der erhöhten Glucosekonzentration im Plasma sezernieren die β-Zellen der Langerhans-Inseln des Pankreas das „anabole" Hormon **Insulin** (Sekretionsmechanismus ↗ Kap. 13.3.1). Von besonderer Bedeutung sind die Wirkungen von Insulin auf die Muskulatur, das Fettgewebe und die Leber, die in dieser sog. **resorptiven Phase** zur **Bildung von Glykogen und Triacylglycerinen**, den Energiespeichern des Körpers, führen. Dabei unterscheidet man schnell und langsam eintretende Insulineffekte. Die schnell eintretenden Effekte haben eine Latenzzeit von Sekunden bis Minuten, die langsam eintretenden Effekte eine Latenzzeit von Stunden bis Tagen. Da sich das Ende eines Insulineffekts mit derselben Latenz bemerkbar macht, werden die schnell eintretenden Effekte auch als kurzfristig, die langsam eintretenden als langfristig bezeichnet.

> **Merke**
> Insulin ist das Hormon der Energiespeicherbildung.

Schnell eintretende Insulineffekte

Hierzu zählen

- der **verstärkte Einbau des Glucosetransporters 4 (GLUT4) in die Membranen der Skelettmuskel- und Fettgewebszellen:** Er führt durch die verstärkte Glucoseaufnahme in Skelettmuskel und Fettgewebe zur Senkung der Blutglucosekonzentration. (Auch die Leber nimmt bei hohen Blutglucosekonzentrationen verstärkt Glucose auf, aber insulinunabhängig via GLUT2!)
- die **Aktivierung der cAMP-spezifischen Phosphodiesterase:** Sie führt zu einem Abfall der cAMP-Konzentration und dadurch zur Inaktivierung der Phosphorylase-Kinase und der Glykogen-Phosphorylase (↗ Kap. 3.6.4). Dies hat den **Stopp des Glykogenabbaus** in Leber und Skelettmuskel zur Folge. Über die **Aktivierung der Proteinphosphatase**, die die Glykogen-Synthase dephosphoryliert und dadurch aktiviert, **steigert** Insulin gleichzeitig die **Glykogensynthese** in diesen Geweben.
  Der Abfall der cAMP-Konzentration führt darüber hinaus durch **Hemmung der Proteinkinase A** zur Aktivierung der PFK 2 (sie ist in dephosphorylierter Form aktiv) und so zu verstärkter Bildung von Fructose-2,6-bisphosphat. Dieses aktiviert die Phosphofructokinase der Leber. Außerdem **begünstigt** Insulin die dephosphorylierte, d. h. **aktive Form der Pyruvat-Dehydrogenase**. Beides **stimuliert die Glykolyse**.
- die **Aktivierung der Acetyl-CoA-Carboxylase**, des Schrittmacherenzyms der Fettsäuresynthese, mit Hilfe einer Phosphatase. Somit wird die über GLUT 4 vermehrt in Fettgewebszellen aufgenommene Glucose zu Acetyl-CoA abgebaut und zur **Fettsäuresynthese** bzw. letztendlich zur Synthese von Triacylglycerinen verwendet.
- die **Hemmung der Adenylatzyklase im Fettgewebe:** Hierdurch sinkt die cAMP-Konzentration, was zur Inaktivierung der Triacylglycerinlipase führt. Insulin hat also auch einen **antilipolytischen Effekt.**

> **Merke**
> Insulin führt durch Senkung der cAMP-Konzentration zur Dephosphorylierung und somit zur Aktivierung von speicherbildenden Enzymen.

Langsam eintretende Insulineffekte

Hierzu zählen zum einen die Induktion und Repression der Synthese wichtiger Enzyme der Glykolyse, Gluconeogenese und der Fettsäuresynthese, zum anderen die Förderung der Aminosäureaufnahme in Zellen und eine Stimulation der Proteinbiosynthese.

Induktion und Repression der Enzymsynthese

Insulin induziert oder reprimiert die Transkription von Genen, die für bestimmte Enzyme kodieren:

Es **steigert die Glykolyse** in der Leber und im Fettgewebe **durch Induktion** der

- Glucokinase (nur in der Leber)
- Phosphofructokinase
- Pyruvat-Kinase.

Gleichzeitig **reprimiert** Insulin in der Leber **folgende Enzyme der Gluconeogenese**:

- Pyruvat-Carboxylase
- Phosphoenolpyruvat-Carboxykinase
- Fructose-2,6-bisphosphatase
- Glucose-6-phosphatase

Im Fettgewebe induziert Insulin die **Synthese** der

- Acetyl-CoA-Carboxylase
- Fettsäure-Synthase
- Lipoproteinlipase.

Die Induktion der ersten beiden Enzyme steigert die Fettsäure- bzw. Triacylglycerinsynthese. Die Induktion der Lipoproteinlipase steigert die Aufnahme von Triacylglycerinen der VLDL in die Fettgewebszellen.

Merke
Insulin induziert die Gene der Schlüsselenzyme der Glykolyse und der Fettspeicherbildung und reprimiert die Gene der Schlüsselenzyme der Gluconeogenese.

Stimulation von Aminosäureaufnahme und Proteinsynthese

Insulin stimuliert die Aufnahme von Aminosäuren vor allem in Muskelzellen. So werden unter Insulineinfluss vermehrt Alanin, Glycin, Histidin, Methionin, Prolin, Serin und Threonin in Muskelzellen aufgenommen.

Darüber hinaus wird eine synergistische Wirkung von Insulin und Wachstumsfaktoren (IGF-1, IGF-2) bzw. Wachstumshormonen auf die Proteinbiosynthese diskutiert, da als gesichert gilt, dass Insulin für ein normales Körperwachstum essentiell ist.

8.3 Speicherverwertung

Die Verwertung von Energiespeichern erfolgt in der **Postresorptionsphase**, also z. B. zwischen den Mahlzeiten oder nachts. Die Speicherverwertung wird größtenteils durch den Insulinantagonisten Glukagon, aber auch durch Katecholamine und Glucocorticoide vermittelt.

8.3.1 Wirkung von Glukagon

Gegen Ende der Resorptionsphase sinkt der Blutglucosespiegel zunehmend, weil Glucose in Form von Glykogen und Triacylglycerinen gespeichert wird, und die Insulinsekretion wird zurückgefahren. Gleichzeitig sezernieren die α-Zellen der Langerhans-Inseln des Pankreas verstärkt das „katabole" Hormon Glukagon (Sekretionsmechanismus ➚ Kap. 13.3.2).

Wie bei Insulin unterscheidet man schnell und langsam eintretende Glukagonwirkungen. Beide beruhen auf einer **Aktivierung der Adenylatzyklase** und somit auf einer **Erhöhung der intrazellulären cAMP-Konzentration**. Hauptzielorgan von Glukagon ist die Leber.

Schnell eintretende Wirkungen

Durch den Anstieg der cAMP-Konzentration werden mit einer Latenzzeit von Sekunden bis Minuten **Proteinkinasen aktiviert**. Diese bewirken eine

- Aktivierung der Glykogen-Phosphorylase und Hemmung der Glykogen-Synthase. Die Folge ist eine **Aktivierung der Glykogenolyse**.
- Aktivierung der Proteinkinase A, die die hormonsensitive (Triacylglycerin-)Lipase phosphoryliert und dadurch aktiviert. Infolgedessen werden vermehrt Triacylglycerine hydrolysiert und Fettsäuren freigesetzt (**gesteigerte Lipolyse**).
- Aktivierung der FBPase. Dies führt über den Abfall der Fructose-2,6-bisphosphat-Konzentration zur **Hemmung der Glykolyse**.

Merke
Glukagon führt durch Erhöhung der cAMP-Konzentration zur Phosphorylierung und somit zur Aktivierung von speicherverwertenden Enzymen.

Langsam eintretende Wirkungen

cAMP **bewirkt** mit einer Latenzzeit von Stunden bis Tagen eine

- **Repression der Gene der Glykolyse-Schlüsselenzyme** (Glucokinase, Phosphofructokinase, Pyruvat-Kinase),
- **Induktion der Gene der Gluconeogenese-Schlüsselenzyme** (Pyruvat-Carboxylase, Phosphoenolpyruvat-Carboxykinase).

Merke
Glukagon induziert die Gene der Schlüsselenzyme der Gluconeogenese und reprimiert die Gene der Schlüsselenzyme der Glykolyse.

8.3.2 Wirkung von Katecholaminen

Die Katecholamine **Adrenalin** und **Noradrenalin** werden bei körperlicher oder psychischer Belastung von den Zellen des Nebennierenmarks sezerniert und versetzen den Körper in die Lage, bei Gefahr die Flucht zu ergreifen: Sie steigern Frequenz und Kontraktionskraft des Herzens, erweitern die Blutgefäße in der Herz- und Skelettmuskulatur und verengen die Blutgefäße der übrigen peripheren Gewebe. Außerdem stimulieren sie die Verwertung der Energiespeicher, vor allem indem sie die **Insulinsekretion hemmen** und die **Glykogenolyse und Lipolyse** durch Aktivierung der Adenylatzyklase (wie Glukagon, ↗ Kap. 8.3.1) **stimulieren**.

Merke
Katecholamine hemmen die Insulinsekretion und stimulieren die Glykogeno- und Lipolyse.

8.3.3 Wirkung von Glucocorticoiden

Die Wirkung des wichtigsten natürlichen Glucocorticoids, Cortisol, wird durch Bindung an einen Zellkernhormonrezeptor vermittelt. Der Hormon-Rezeptor-Komplex diffundiert in den Zellkern und induziert dort die Synthese bestimmter Enzyme. Die Wirkung tritt also langsam ein. Cortisol ist wie Glukagon und die Katecholamine ein **Insulinantagonist** (die Wirkungen der drei Hormonklassen auf die Energiespeicher ergänzen und verlängern sich demnach gegenseitig):

- Durch **Induktion der Pyruvat-Carboxylase und der Phosphoenolpyruvat-Carboxykinase fördert** Cortisol die **Gluconeogenese** in der Leber. Die neu synthetisierte Glucose dient dem Aufbau von Leberglykogen oder wird in die Blutbahn abgegeben. Gleichzeitig **hemmt** Cortisol die **Glucoseaufnahme der peripheren Gewebe**. Die Cortisolwirkung hat demnach einen Anstieg des Blutglucosespiegels zur Folge.
- Cortisol **stimuliert die Lipolyse** im Fettgewebe. Die Abbauprodukte dienen der Gluconeogenese (Glycerin) und der Energiebereitstellung (Fettsäuren).
- In peripheren Geweben (vor allem Muskel- und Fettgewebe) **stimuliert** Cortisol die **Proteolyse** und **hemmt** die **Proteinbiosynthese**. Die freigesetzten Aminosäuren dienen in der Leber der Gluconeogenese.

8.4 Anpassung der Speicherverwertung an Stoffwechselveränderungen

8.4.1 Anpassung an Nahrungskarenz

Der Mensch besitzt Energiereserven in Form von Glykogen und Triacylglycerinen. In Kapitel 8.3 wurde die Speicherverwertung zwischen Mahlzeiten bzw. nachts beschrieben. Um die Energieversorgung des Organismus während Nahrungskarenz – z.B. in einer Hungerperiode oder beim Fasten – zu gewährleisten, werden die Energiequellen und die Prozesse der Energiebereitstellung an die neue Situation angepasst.

Zu **Beginn der Nahrungskarenz** kommt es infolge des abfallenden Blutglucosespiegels zu einer Abnahme der Insulin- und einer Zunahme der Glukagon- und Glucocorticoidsekretion. Die **Glykogenreserven** von Skelettmuskel und Leber werden **aufgebraucht**, allerdings deckt die in ihnen gespeicherte Energie den Energiebedarf nur für ca. 24 Stunden. Cortisol induziert den **Abbau von Muskelprotein**. Im Fettgewebe ist die **Lipolyse gesteigert**. Die freigesetzten Aminosäuren bzw. das aus Triacylglycerinen freigesetzte Glycerin werden zur Leber transportiert und dort für die **Gluconeogenese** verwendet. Etwa 25 % der aus Triacylglycerinen freigesetzten Fettsäuren werden ebenfalls zur Leber transportiert, 75 % gelangen zu extrahepatischen Geweben (vor allem zur Muskulatur). Durch den niedrigen Insulinspiegel ist die Glucoseaufnahme in insulinabhängige Gewebe (Fettgewebe, Muskulatur) vermindert, diese Gewebe verbrennen nun hauptsächlich Fettsäuren. Die in der Leber gebildete Glucose dient ausschließlich den auf Glucose angewiesenen Geweben – Gehirn, Erythrozyten, Zellen des Nebennierenmarks – als Energiequelle. Dadurch wird deren Versorgung mit Glucose sichergestellt und der Abbau von Muskelprotein minimiert.

Nach ca. 2 Tagen der Nahrungskarenz **synthetisiert** die **Leber verstärkt Ketonkörper** und gibt sie in die Blutbahn ab (↗ Abb. 8.1). Als Substrat für die Synthese dient Acetyl-CoA, das durch die verstärkte Fettsäureoxidation der peripheren Gewebe vermehrt anfällt und das die Leber, da sie Oxalacetat für die

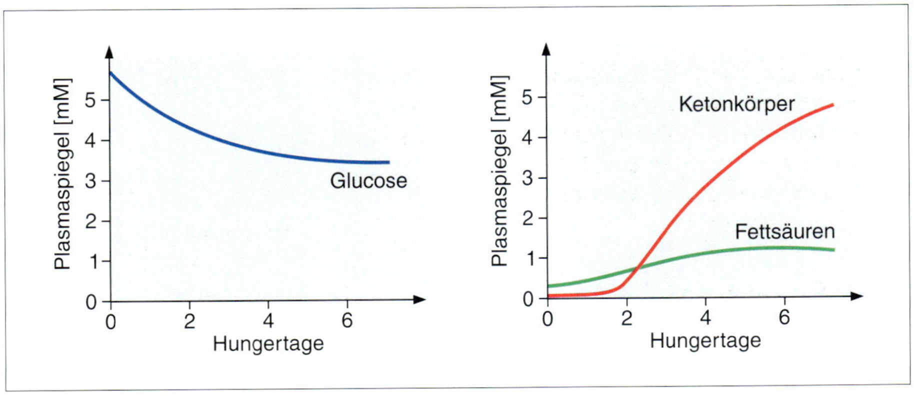

Abb. 8.1 Der Verlauf der Plasmaspiegel von Glucose, Ketonkörpern und freien Fettsäuren während einer Hungerperiode. [3]

Tab. 8.1 Deckung des Energiebedarfs des Gehirns zu Anfang und im Verlauf einer Hungerperiode

Brennstoffquelle	Brennstoffverbrauch des Gehirns aus dieser Quelle pro 24 Stunden		
	Tag 1	Tag 3	Tag 30
Glucose	≈ 150 g	≈ 100 g	≈ 40 g
Ketonkörper	–	≈ 50 g	≈ 100 g

Gluconeogenese verwendet, nicht in vollem Umfang in den Citratzyklus einschleusen kann. Nicht alle Gewebe können Ketonkörper auf Anhieb verwerten: Das Gehirn ist hierzu erst nach einer Nahrungskarenz von ca. 3 Tagen in der Lage, da die Bereitstellung der hierfür nötigen Enzyme eine gewisse Zeit in Anspruch nimmt (↗ Tab. 8.1). Dann jedoch deckt es den Großteil seines Energiebedarfs mit Ketonkörpern. Dadurch sinkt der Glucosebedarf und das Ausmaß der Gluconeogenese sowie der Abbau von Muskelprotein können fürs Erste zurückgefahren werden (↗ Tab. 8.2).

Über die Überlebensdauer während einer Hungerperiode entscheidet folglich die Menge der gespeicherten Triacylglycerine, da nach deren Verwertung nur noch Proteine als Energielieferanten zur Verfügung stehen und ein fortschreitender Proteinabbau letzendlich nicht mit dem Leben vereinbar ist. Ein gut genährter Mensch ist durch die Verwertung seiner Energiespeicher in der Lage, je nach körperlicher Aktivität Hungerperioden von 1–3 Monaten Dauer zu überstehen.

8.4.2 Anpassung an körperliche Anstrengung

Bei körperlicher Anstrengung wird der Energiebedarf des Organismus je nach Dauer und Intensität der Aktivität aus verschiedenen Energiereserven gedeckt:

- Bei **kurzer intensiver körperlicher Anstrengung** – z. B. einem 100-Meter-Lauf – wird der ATP-Bedarf durch vorhandenes ATP, aus Kreatinphosphat (durch Übertragung der Phosphatgruppe) regeneriertes ATP und die **anaerobe Glykolyse** von Glucose aus Muskelglykogen gedeckt. Letztere führt zur Freisetzung von Lactat und damit von H^+-Ionen aus dem arbeitenden Muskel, so dass der pH-Wert kurzzeitig von ca. 7,4 auf ca. 7,2 sinkt.
- Da die ATP- und Kreatinphosphatreserven des Muskels bei intensiver Belastung innerhalb von Sekunden verbraucht sind und die anaerobe Glykolyse auf Dauer eine Azidose verursachen würde (↗ oben), die nicht mehr sofort respiratorisch kompensiert werden kann, müssen bei **körperlicher Anstrengung im Bereich von Minuten** weitere Energiequellen zur Deckung des Energiebedarfs herangezogen werden. In solchen Fällen wird Glucose aus Muskelglykogen durch **aerobe Glykolyse** abgebaut und ATP durch **oxidative Phosphorylierung** gewonnen. Da diese Prozesse langsamer als die anaerobe Glykolyse oder die ATP-Bereitstellung mittels Kreatinphosphat ablaufen, kann man extreme körperliche Anstrengung – z. B. einen Sprint mit Maximalgeschwindigkeit – nicht über Minuten durchhalten.
- Bei **körperlicher Anstrengung über Stunden**, z. B. einem Marathonlauf, deckt der Körper seinen Energiebedarf – ungefähr jeweils zur Hälfte – durch die Verwertung von Glucose aus **Muskel- und Leberglykogen** sowie von **Triacylglycerinen** (Lipolyse und β-Oxidation). Die Lipidverwertung geht langsamer vonstatten als die Glykogenverwertung. Die Regulation erfolgt durch Glukagon. Dieses wird bei Energiebedarf (niedriger Blutglucosespiegel!) vermehrt sezerniert. Infolgedessen werden verstärkt Fettsäuren aus Triacylglycerinen mobilisiert, in die Muskelzellen aufgenommen und dort verwertet. Die Konzentration von Acetyl-CoA und Citrat steigt, was zur Hemmung der Pyruvat-Dehydrogenase (Acetyl-CoA) und der Glykolyse (Citrat) führt. Auf diese Weise wird die Glucoseverwertung zurückgefahren, sobald der Fettsäureabbau in ausreichendem Umfang angelaufen ist. Wenn die Geschwindigkeit des Fettsäureabbaus mit einem steigenden Energiebedarf nicht mehr Schritt halten kann, stimuliert die Abnahme der Acetyl-CoA-Konzentration die Glucoseverwertung erneut.

Tab. 8.2 Anpassung der Speicherverwertung im Verlauf einer Hungerperiode

mobilisierte/synthetisierte Brennstoffe	mobilisierte/synthetisierte Menge pro 24 Stunden	
	Tag 3	Tag 30
Fettsäuren	180 g	180 g
Muskelprotein	75 g	20 g
Glucose (von der Leber neu synthetisiert)	150 g	80 g
Ketonkörper	150 g	150 g

8.5 Pathobiochemie

Veränderungen in der Energiespeicherbildung und -verwertung treten auch bei Diabetes mellitus, Adipositas und bei Mangel der für die Speicherverwertung notwendigen Enzyme auf.

8.5.1 Diabetes mellitus

Bei Diabetes mellitus, der global wohl häufigsten Stoffwechselerkrankung, führt Insulinmangel zu einer erheblichen Störung der Glucoseverwertung. Beim **Typ-1-** oder **insulinabhängigen Diabetes mellitus** (**IDDM**: insulin-dependent diabetes mellitus) besteht **absoluter Insulinmangel**, da die Insulin produzierenden β-Zellen des Pankreas zerstört sind. Beim **Typ-2-** oder **insulinunabhängigen Diabetes mellitus** (**NIDDM**: non-insulin-dependent diabetes mellitus) liegt dagegen ein **relativer Insulinmangel** vor, da das Hormonsignal aufgrund einer Störung der Signaltransduktion nicht umgesetzt wird (Insulinresistenz).

Typ-1-Diabetes

Ursache des Typ-1-Diabetes ist eine **Autoimmunreaktion**, die zur Zerstörung der β-Zellen führt. Da Symptome häufig bereits im Jugendalter auftreten, wird dieser Diabetes-Typ auch als **juveniler Diabetes** bezeichnet.

Da absoluter Insulinmangel besteht, kommen die Wirkungen der insulinantagonistischen Hormone – auch bei niedrigen Konzentrationen – stark zum Tragen und führen zu einer **katabolen Stoffwechselsituation**:

- Durch den Insulinmangel enthält die Membran von Fettgewebs- und Skelettmuskelzellen keine GLUT4-Moleküle, so dass diese Zellen keine Glucose aufnehmen können. Die Insulinantagonisten stimulieren die Gluconeogenese. Beides lässt die Blutglucosekonzentration ansteigen. Überschreitet sie die Rückresorptionskapazität der Nieren (= Nierenschwelle), wird Glucose mit dem Urin ausgeschieden (**Glucosurie**).
- Im Fettgewebe werden vermehrt Triacylglycerine gespalten. Die Fettsäuren werden in die Blutbahn abgegeben und in peripheren Geweben sowie in der Leber abgebaut, wo das anfallende Acetyl-CoA aufgrund des Gluconeogenese-bedingten Oxalacetatmangels nur begrenzt im Citratzyklus verwertet werden kann. Infolgedessen kommt es zu einer massiven Bildung von Ketonkörpern, die in die Blutbahn abgegeben und mit dem Urin ausgeschieden werden (**Ketonämie** bzw. **Ketonurie**).

Der Diabetes Typ 1 wird durch Zufuhr von Insulin behandelt. Bleibt er unbehandelt, führen die genannten Störungen zum **Coma diabeticum**. Ursache sind der extreme Flüssigkeitsverlust durch osmotische Diurese (die Bezeichnung Diabetes mellitus bedeutet „honigsüßer Durchfluss" und charakterisiert dieses Symptom) und die infolge der steigenden Glucosekonzentration erhöhte Osmolalität des Blutes, die zu einer osmotisch bedingten Exsikkose (insbesondere des Gehirns) und damit zum Koma führt. Ein weiterer Faktor ist die durch die hohe Ketonkörperkonzentration bedingte Abnahme des pH-Werts, die zunächst noch durch verstärktes Abatmen von CO_2 („Kussmaul-Atmung") kompensiert wird. Bei Überschreiten der respiratorischen Kompensationsfähigkeit kommt es zur **Ketoazidose**.

Typ-2-Diabetes

Der Typ-2-Diabetes macht 90 % aller Diabeteserkrankungen aus und tritt vorwiegend in höherem Lebensalter auf. Er ist häufig vergesellschaftet mit Fettleibigkeit, Hypertonie und Hyperlipidämie; diese Konstellation wird als **metabolisches Syndrom** bezeichnet. Es gibt eine genetische Veranlagung zum Typ-2- Diabetes, die sich bei zu geringer körperlicher Aktivität und gleichzeitiger Überernährung manifestiert.

Beim Typ-2-Diabetiker sind die insulinabhängigen Gewebe (Skelettmuskel, Fettgewebe) aufgrund eines Rezeptor- oder Postrezeptordefekts **insulinresistent**. Infolgedessen ist die Insulinsekretion zunächst kompensatorisch erhöht. Später kann es durch Erschöpfung der β-Zellen zu einer Abnahme der Insulinsekretion kommen. Folgen der Insulinresistenz sind eine verlangsamte Glucoseaufnahme über insulinabhängige Transporter sowie teilweise eine erhöhte Gluconeogenese in der Leber, die zur **Hyperglykämie** führen.

Aufgrund des relativen Insulinmangels ist der Verlauf meist weniger schwer als der des Typ-1-Diabetes. Das Ausmaß der Lipolyse ist geringer, so dass es meist nicht zur Ketonkörpersynthese kommt. Aber auch beim Diabetes Typ 2 kann es durch die osmotische Wirkung der Hyperglykämie zur Glucosurie, zur Exsikkose und zum sog. hyperosmolaren Koma kommen. Da die Glucoseverwertungsstörung wegen der geringeren Symptomatik oft lange unerkannt bleibt, ist das **Risiko von Folgeerkrankungen** (Hypertonie, konoronare Herzerkrankung, Schlaganfall, Nierenfunktionsstörungen) **hoch**.

Beim Typ-2-Diabetes lässt sich die Hyperglykämie anders als beim Typ 1 häufig allein durch nichtmedikamentöse Maßnahmen – Ernährungsumstellung und Gewichtsreduktion – beseitigen.

8.5.2 Adipositas

Adipositas (Fettsucht) ist durch eine längerfristig über dem Energieverbrauch liegende Kalorienaufnahme bedingt. Die überschüssige Energie wird in Form von Triacylglycerinen im Fettgewebe gespeichert (↗ auch Kap. 18.1.3).

8.5.3 Angeborene Störungen der Energiespeicherverwertung

Diese seltenen Störungen betreffen die Verwertung von Glykogen (Glykogenosen) oder Triacylglycerinen (Lipoproteinlipase-Mangel) und sind in Kapitel 3.6.4 und 4.10.3 ausführlich beschrieben.

9 Vitamine

E. Kächler

Lernziele

- Was sind Vitamine?
- Klassifikation der Vitamine
- Struktur und Funktion jedes Vitamins
- Symptomatik des Mangels und/oder Überschusses eines Vitamins

9.1 Allgemeines

9.1.1 Definition und Klassifikation

Definition

Vitamine sind essentielle Nahrungsbestandteile, d. h., der menschliche Körper kann sie (im Gegensatz zu Pflanzen und Mikroorganismen) nicht selbst synthetisieren. Bei unzureichender Ernährung oder Resorptionsstörungen treten deshalb Mangelerscheinungen auf. Da Vitamine in so wichtigen Lebensbereichen wie Wachstum, Fortpflanzung und Aufrechterhaltung des Stoffwechsels eine Rolle spielen, sind diese Mangelerscheinungen oft schwerwiegend.

Klassifikation

Die Vitamine werden in zwei Gruppen unterteilt:

- wasserlösliche Vitamine: B_1, B_2, B_6, B_{12}, Biotin, Nikotinsäure, Pantothensäure, Folsäure, C
- fettlösliche Vitamine: E, D, K, A.

Merke
Wasserlösliche Vitamine: alle B-Typen und C sowie Biotin, Nikotinsäure, Pantothensäure, Folsäure.
Fettlösliche Vitamine: Edeka.

9.1.2 Funktion

Viele Vitamine – alle B-Vitamine, Vitamin A und K – sind **Coenzyme (Cosubstrate)** oder **Bestandteile von Coenzymen**. Zusammen mit dem Proteinanteil des Enzyms (Apoenzym) bilden sie das aktive Enzym = Holoenzym (↗ Abb. 9.1). Sie übernehmen z. B. Elektronen (NAD, FAD) oder Methylgruppen (Tetrahydrofolsäure) vom Apoenzym, übertragen diese auf ein anderes Enzym und regenerieren sich so.

Andere Vitamine (z. B. Vitamin C = Ascorbinsäure) dienen als **Oxidationsschutz** (Antioxidans), **nehmen Einfluss auf die Genexpression** oder spielen eine **Rolle bei der Signaltransduktion** (Vitamin A).

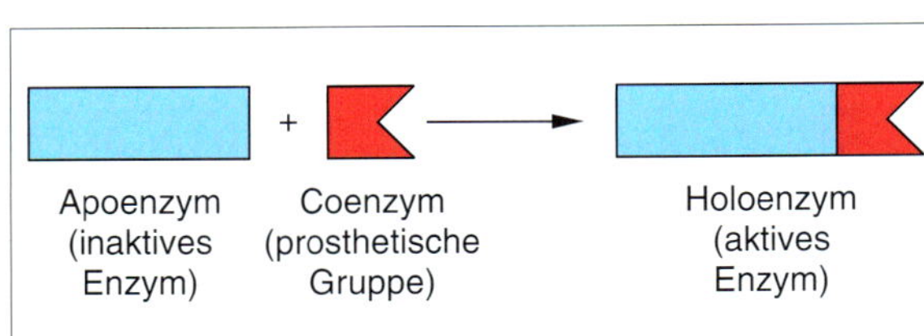

Abb. 9.1 Zusammensetzung eines Enzyms. [2]

Merke
Außer Ascorbinsäure müssen alle Vitamine erst modifiziert werden, um die biologisch aktive Form zu erreichen.

Da Vitamine demnach katalytisch oder regulatorisch wirken, werden sie nur in sehr kleinen Mengen benötigt (↗ Tab. 9.1).

9.1.3 Vorkommen

Vitamine werden vor allem von Pflanzen und Mikroorganismen synthetisiert und finden sich deshalb vornehmlich in Getreide, Gemüse und Obst (Tab. 9.2).

Der Vitamingehalt eines Nahrungsmittels hängt von verschiedenen Faktoren ab, so z. B. von Transport, Lagerung und Zubereitung. Der Grund dafür ist die geringe Stabilität vieler Vitamine. Fast alle Vitamine sind empfindlich gegen Licht, O_2 und Hitze.

9.1.4 Hypo- und Hypervitaminosen

Eine **Hypovitaminose** ist eine mangelhafte Versorgung des Organismus mit Vitaminen. Mögliche Ursachen sind einseitige Ernährung und Resorptionsstörungen. Da viele Vitamine Coenzyme von Enzymen sehr wichtiger Stoffwechselwege sind, ist dann der gesamte Intermediärstoffwechsel von einem Vitaminmangel betroffen, vor allem in Geweben mit hohem Umsatz (Myokard, Gastrointestinaltrakt) oder hoher Teilungsrate (Knochenmark, Epithel). Daher sind die Symptome einer Hypovitaminose meist unspezifisch, z. B. Müdigkeit, Schwindel und Konzentrationsstörungen.

Die schwerste Form der Hypovitaminose ist die **Avitaminose**. Dabei treten je nach Vitamin spezifische Symptome auf, die im schlimmsten Fall bis zum Tod führen können.

Unter einer **Hypervitaminose** versteht man die schädigende Wirkung eines Vitamins, das in zu großen Mengen zugeführt wird. Sie tritt **nur bei fettlöslichen Vitaminen** auf, da die wasserlöslichen Vitamine bei Überfluss über die Niere ausgeschieden werden können.

Tab. 9.1 Vitaminbedarf eines Erwachsenen unter Normalbedingungen

Vitamin	Bedarf
Retinol (Vitamin A)	1,5 mg/Tag oder 0,3 mg + 2,4 mg der Vorstufe β-Carotin/Tag
Thiamin (Vitamin B_1)	1,7 mg/Tag
Riboflavin (Vitamin B_2)	1,8 mg/Tag
Nikotinsäure	20 mg/Tag
Pantothensäure	10 mg/Tag
Folsäure	400 µg/Tag
Biotin	30–60 µg/Tag
Pyridoxin (Vitamin B_6)	1,2–1,5 mg/Tag
Cobalamin (Vitamin B_{12})	2–3 µg/Tag
Ascorbinsäure (Vitamin C)	100 mg/Tag
Calciferol (Vitamin D)	5 µg/Tag
Tocopherol (Vitamin E)	10–15 mg/Tag
Phyllochinon (Vitamin K)	60–80 µg/Tag

Naphtochinon
wirksam: Difarnesylnaphtochinon

Tab. 9.2 Vorkommen von Vitaminen in Nahrungsmitteln

Vitamin	Vorkommen
Retinol (Vitamin A)	Karotten, Tomaten, grüne Pflanzen (z. B. Salat, Broccoli), Fischöl, Eigelb, Leber
Thiamin (Vitamin B_1)	Hefe, Getreide, Nüsse, Eigelb, Innereien
Riboflavin (Vitamin B_2)	Pilze, Salat, Tomaten, Innereien
Nikotinamid	Hefe, Pilze, Getreide, Nüsse, Innereien
Pantothensäure	Hefe, Getreide, Nüsse, Eier, Innereien
Folsäure	Gemüse, Sojabohnen, Innereien
Biotin	Hefe, Eier, Nüsse, Fleisch, Innereien
Pyridoxin (Vitamin B_6)	Hefe, Getreide, Sojabohnen, Obst, Nüsse, Innereien
Cobalamin (Vitamin B_{12})	Eier, Fleisch
Ascorbinsäure (Vitamin C)	Obst, Paprika, Salat, Innereien
Calciferol (Vitamin D)	Lebertran, Milch, Leber
Tocopherol (Vitamin E)	Getreide, Sojabohnen, Nüsse, Öle
Phyllochinon (Vitamin K)	grünes Gemüse (z. B. Spinat, Bohnen), Nüsse, Leber

• Liponsäure -> Lipoyl-Lysyl-Enzym: Wasserstoff- u. Acylgruppen-Transfer
z.B. Pyruvat-Decarboxylase

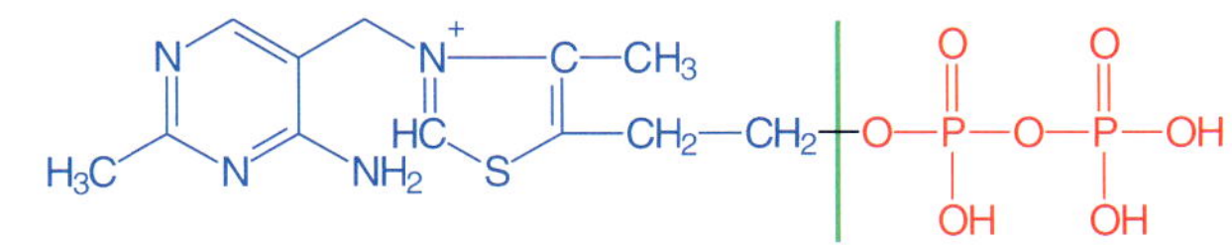

Abb. 9.2 Thiaminpyrophosphat. [2]

9.2 Wasserlösliche Vitamine

9.2.1 Thiamin (Vitamin B_1)

-> Thiaminpyrophosphat TPP
-> Aldehyd-Gruppen Transfer bei dehydrierender Decarboxylierung

Struktur

Thiamin besteht aus einem Pyrimidinring (6-Ring) und einem Thiazolring (5-Ring), die über eine Methylengruppe verbunden sind (↗ Abb. 9.2).

Vorliegen in der Nahrung

In der Nahrung kommen Thiamin und Thiaminpyrophosphat (↗ Abb. 9.2) vor (sowohl in pflanzlichen als auch in tierischen Nahrungsmitteln). Thiamin kann ohne Probleme resorbiert werden, Thiaminpyrophosphat muss dazu erst dephosphoryliert werden.

Aktivierung und Funktion

Thiamin wird in der Leber von einer Thiaminkinase unter ATP-Verbrauch phosphoryliert und so in die biologisch **aktive Form Thiaminpyrophosphat** umgewandelt. Thiaminpyrophosphat spielt vor allem als **Coenzym bei Decarboxylierungen** im Kohlenhydratstoffwechsel und beim **Aminosäureabbau** eine große Rolle:

- Pyruvat → Acetyl-CoA (Enzym: Pyruvat-Dehydrogenase)
- α-Ketoglutarat → Succinyl-CoA (Enzym: α-Ketoglutarat-Dehydrogenase)
- Coenzym der Transketolase (Pentosephosphatweg)
- Abbau von Valin (α-Ketoisovalerianat → Methylpropionyl-CoA)
- Abbau von Leucin (α-Ketoisocapronat → Isovaleryl-CoA).

Für diese Reaktionen werden zusätzlich Liponamid, Coenzym A, FAD und NAD^+ benötigt.

Merke

Thiamin spielt als Coenzym bei Decarboxylierungen im Kohlenhydratstoffwechsel und beim Aminosäureabbau eine Rolle.

Klinik

Mangelerscheinungen: Die verminderte Aktivität der Enzyme, deren Coenzym Thiaminpyrophosphat ist, äußert sich wie folgt:

- **Beri-Beri:** Polyneuropathie, Herzinsuffizienz,
- **Wernicke-Korsakow-Syndrom:** Polyneuropathie, Hirnleistungsschwäche, Persönlichkeitsveränderung.

Diese Symptome treten oft bei Alkoholikern auf, da bei ihnen die Thiaminresorption im Darm und die Speicherung des Thiamins in der Leber gestört sind, ebenso bei Menschen, die sich überwiegend von poliertem Reis ernähren.

9.2.2 Riboflavin (Vitamin B_2)

Struktur

Riboflavin besteht aus der Base Flavin (drei kondensierte 6-Ringe, einer davon Pyrimidin) und dem Zuckeralkohol Ribitol (↗ Abb. 9.3). Die Stickstoffatome N_1 und N_{10} können Wasserstoffatome anlagern und diese auf andere Substanzen übertragen.

Vorliegen in der Nahrung

Riboflavin liegt sowohl in pflanzlichen als auch in tierischen Nahrungsmitteln in dephosphorylierter Form vor.

Aktivierung und Funktion

In der Darmmukosa wird Riboflavin phosphoryliert. Dadurch entsteht die **aktive Form Flavinadeninmononukleotid (FMN)**; erst diese kann resorbiert werden.

Es gibt jedoch insgesamt zwei aktive Formen von Riboflavin:

- **Flavinadeninmononukleotid (FMN)** (↗ Abb. 9.4) entsteht durch Phosphorylierung von Riboflavin.

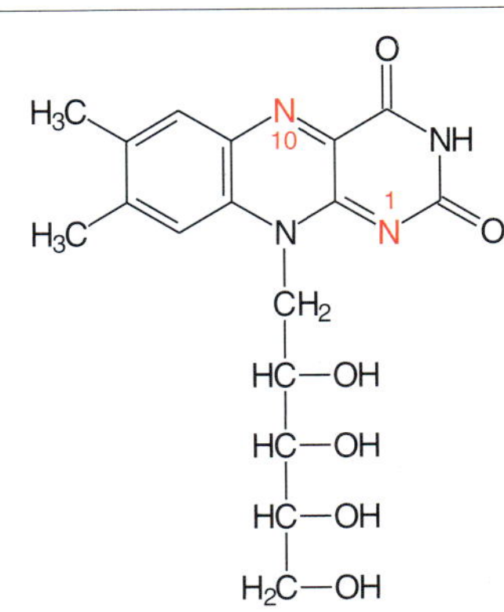

Abb. 9.3 Riboflavin. [2]

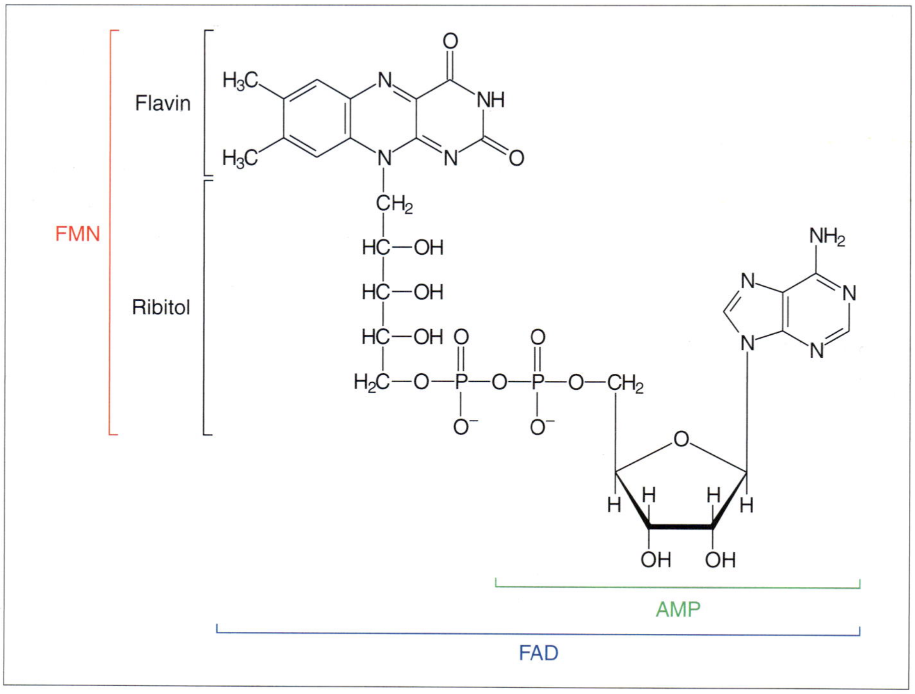

Abb. 9.4 FMN/FAD. [1]

Es kann zwei Elektronen und zwei Protonen aufnehmen (Oxidationsmittel):
FMN + 2 Elektronen + 2 $H^+ \rightarrow FMNH_2$
FMN ist Bestandteil der NADH-Ubichinon-Oxidoreduktase (Komplex I der Atmungskette).

- **Flavinadenindinukleotid (FAD)** (↗ Abb. 9.4) entsteht bei der Verknüpfung von FMN mit ATP:
  FMN + ATP → FAD + PP.
  FAD kann ebenfalls zwei Elektronen und zwei Protonen aufnehmen:
  FAD + 2 Elektronen + 2 $H^+ \rightarrow FADH_2$
  FAD ist Coenzym von Dehydrogenasen und Oxidasen, z.B. bei Einführung einer Doppelbindung
  - zwischen dem α- und dem β-C-Atom einer Fettsäure (β-Oxidation) durch die Acyl-CoA-Dehydrogenase,
  - in Succinat entsteht Fumarat (Citratzyklus).

Merke
Riboflavin liegt im Organismus in Form von FMN (Atmungskette-Komplex I) und FAD (Coenzym bei Dehydrogenasen und Oxidasen) vor.

Klinik
Mangelerscheinungen: Riboflavinmangel kommt häufig bei Alkoholikern vor. Er äußert sich vor allem in Entzündungen von Haut (Dermatitis) und Schleimhäuten (Mundwinkelrhagaden, Glossitis). Er ist oft schwer erkennbar, da er meist von Mangelsymptomen anderer Vitamine begleitet wird.

9.2.3 Nikotinsäure oder Nikotinamid

Struktur

Nikotinsäure und Nikotinamid setzen sich aus einem Pyridinring und einer Säure- bzw. Säureamidgruppe zusammen. Beide sind als Vitamin wirksam. Der Pyridinring kann zwei Elektronen und ein Proton aufnehmen (↗ Abb. 9.5). Da hierbei seine aromatische Struktur verloren geht, ändert sich das Absorptionsspektrum. Dies spielt in der klinisch-chemischen Diagnostik eine große Rolle (enzymatisch-optischer Test).

Vorliegen in der Nahrung

In der Nahrung kommt überwiegend Nikotinamid, weniger Nikotinsäure vor. Beide können gut re-

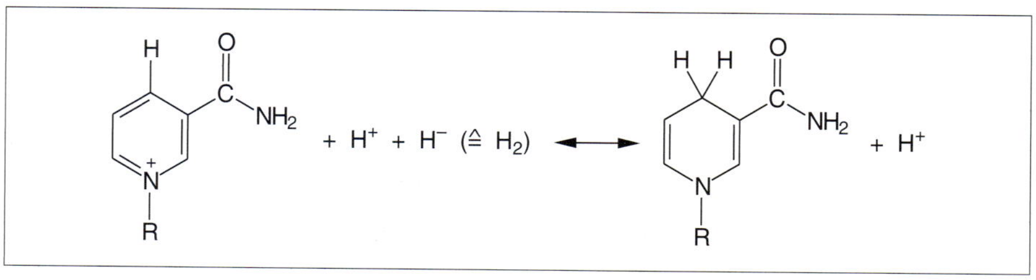

Abb. 9.5 Wasserstoffanlagerung an Nikotinamid. [1]

sorbiert werden. Eine Nikotinamidquelle ist in der Nahrung enthaltenes Nikotinamidadenindinukleotid (NAD^+) bzw. -dinukleotidphosphat ($NADP^+$), aus dem im Darm Nikotinamid freigesetzt und resorbiert werden kann. Obwohl der menschliche Organismus Nikotinamid auch selbst aus Tryptophan synthetisieren kann, wird es zu den Vitaminen gezählt. Der Grund für diese Zuordnung ist, dass Tryptophan selbst eine essentielle Aminosäure ist.

Synthese von NAD^+ bzw. $NADP^+$

Chinolinsäure, ein Abbauprodukt von Tryptophan, wird decarboxyliert und mit Phosphoribosylpyrophosphat (PRPP) kondensiert bzw. Nikotinsäure wird mit PRPP ribosyliert und phosphoryliert (1). In beiden Fällen entsteht **Nikotinsäuremononukleotid (NMN = Nikotinsäureribosyl-5-phosphat)**. An das NMN wird mit Hilfe der im **Zellkern** lokalisierten **NAD^+-Pyrophosphorylase** ein AMP-Rest angehängt (2). Anschließend wird die Carboxylgruppe in eine Säureamidgruppe (aus Glutamin) umgewandelt (3). Es entsteht NAD^+ (↗ Abb. 9.6). Dieses kann mit Hilfe einer Kinase in $NADP^+$ und letzteres kann mittels einer Phosphatase wieder in NAD^+ umgewandelt werden.

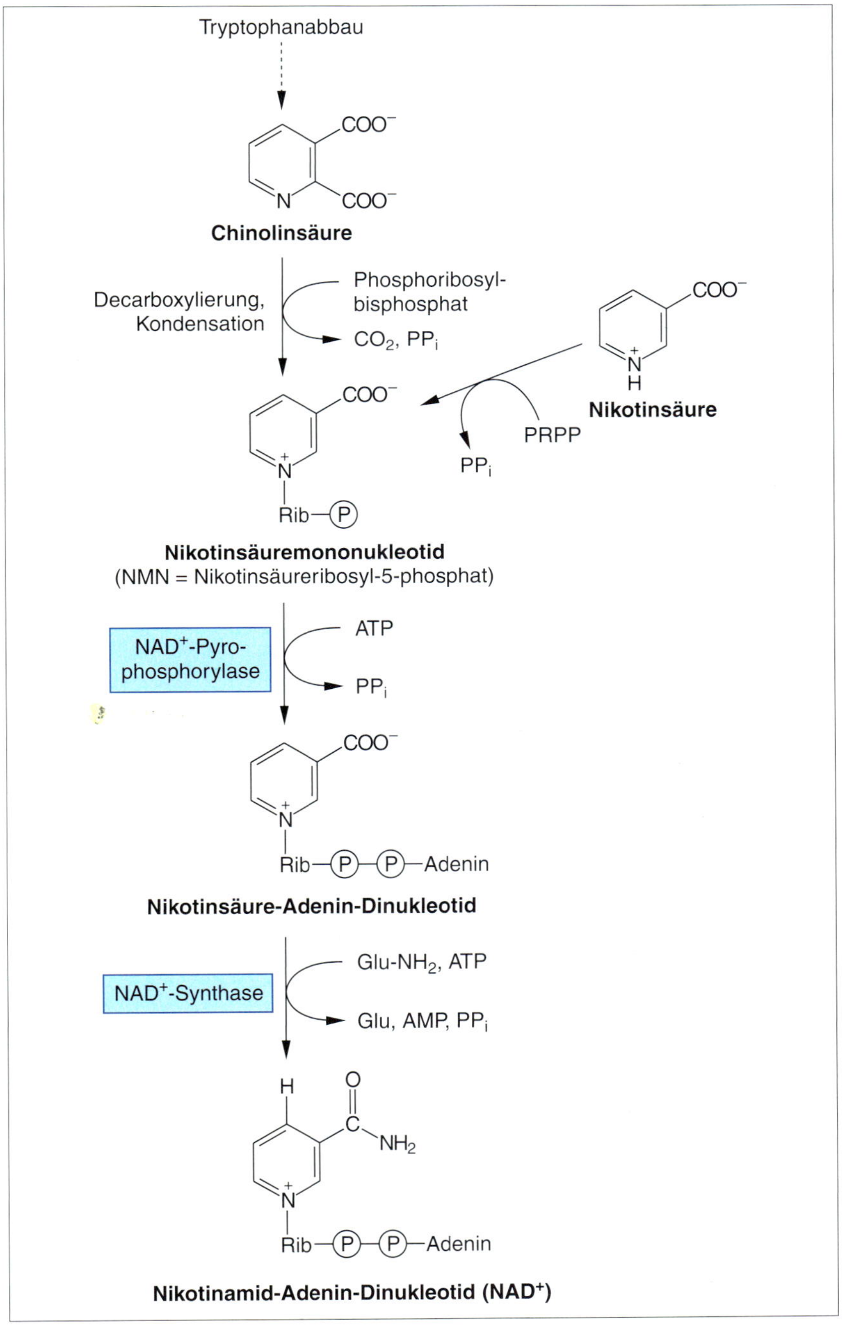

Abb. 9.6 NAD-Synthese. [2]

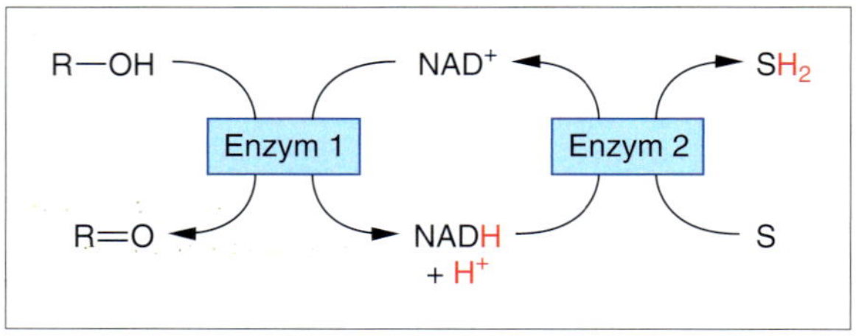

Abb. 9.7 Regeneration von NAD^+. [2]

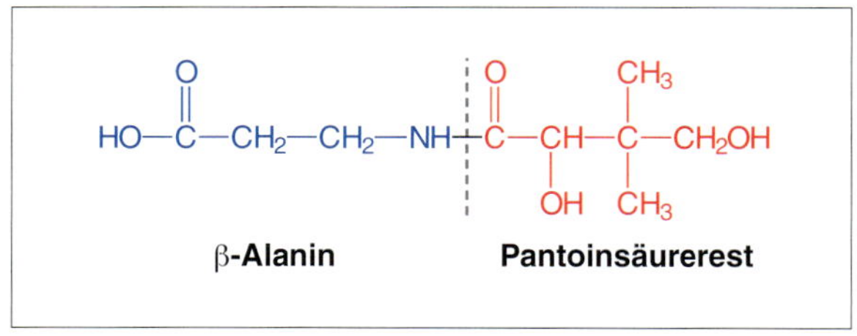

Abb. 9.8 Pantothensäure. [1]

Merke
Nikotinamid wird für die Synthese der Coenzyme NAD^+ und $NADP^+$ benötigt.

Funktion

NAD^+ ist ein wichtiges Oxidationsmittel. Es kann zwei Elektronen und ein Proton aufnehmen:

$NAD^+ + 2$ Elektronen $+ 2H^+ \rightarrow NADH + H^+$

NADH kann in der Atmungskette zu NAD^+ rückoxidiert werden (↗ Abb. 9.7).

Wichtige Reaktionen, bei denen NAD^+ beteiligt ist, sind:

- Isocitrat → α-Ketoglutarat (Enzym: mitochondriale Isocitrat-Dehydrogenase)
- Pyruvat → Acetyl-CoA (Enzym: Pyruvat-Dehydrogenase)
- Glycerinaldehyd-3-phosphat → 3-Phosphoglycerat (Enzym: Glycerinaldehyd-Dehydrogenase).

$NADPH + H^+$ ist ein wichtiges **Reduktionsmittel** und Coenzym von Reduktasen. Es gibt zwei Elektronen und ein Proton ab:

$NADPH + H^+ \rightarrow NADP^+ + 2$ Elektronen $+ 2H^+$

$NADPH + H^+$ ist beteiligt an folgenden Reaktionen:

- Glucose-6-phosphat → 6-Phosphogluconolacton (Enzym: Glucose-6-P-Dehydrogenase)
- 6-P-Gluconat → Ribulose-5-P (Enzym: 6-P-Gluconat-Dehydrogenase)
- Isocitrat → α-Ketoglutarat (Enzym: zytosolische Isocitrat-Dehydrogenase)
- Biosynthese von Cholesterin und Fettsäuren
- Schutz vor Oxidationen durch Sauerstoffradikale (Enzym: Glutathion-Oxidase und -Reduktase)
- Bildung von Sauerstoffradikalen und Oxidantien zur Abtötung von Bakterien (Enzym: NADPH-Oxidase und Superoxid-Dismutase).

Merke
- NAD^+ ist ein Oxidationsmittel (nimmt zwei Elektronen und ein Proton auf!).
- $NADPH+H^+$ ist ein Reduktionsmittel (gibt zwei Elektronen und ein Proton ab!).

Alle $NADPH+H^+$-abhängigen Reaktionen finden im Zytosol statt. $NADP^+$ wird im Zytosol zu $NADPH + H^+$ recycelt, $NADH + H^+$ (wie $FADH_2$) in der Atmungskette im Mitochondrium zu NAD^+.

Klinik
Mangelerscheinungen: Die Erkrankung **Pellagra** ist Ausdruck eines Tryptophan- bzw. Nikotinamidmangels. Sie äußert sich in
- Dermatitis,
- Demenz,
- Durchfall (infolge chronischer Schleimhautentzündung).

Merke: Eselsbrücke: Pellagra = **DDD**!

9.2.4 Pantothensäure

• Coenzym A
→ Acylgruppen-Transfer

Struktur

Pantothensäure besteht aus β-Alanin und Pantoinsäure (α,β-Dihydroxy-β-Dimethyl-Buttersäure), die über eine Amidgruppe verbunden sind (↗ Abb. 9.8).

Vorliegen in der Nahrung

Pantothensäure liegt in fast allen Nahrungsmitteln in der in Abbildung 9.8 gezeigten Form vor.

Aktivierung

Pantothensäure wird in folgenden Schritten in die **aktive Form Coenzym A** umgewandelt:

- Aktivierung der Pantothensäure zu Pantothensäure-P mittels ATP
- Bindung von Cystein → Pantethein-P
- Bildung von Coenzym A durch Bindung eines an der Ribose zusätzlich phosphorylierten ATP → Coenzym A (↗ Abb. 9.9).

Funktion

Bei der **Aktivierung eines Substrates** mit Hilfe von Coenzym A entsteht eine **energiereiche Thioesterbindung** zwischen dem Substrat und der SH-Gruppe des endständigen Cysteamins von Coenzym A. Durch diese Verbindung wird das Substrat energiereicher und somit reaktionsfreudiger.

Folgende Substrate werden mit Hilfe von Coenzym A aktiviert:

- Acetyl-CoA:
  - Endprodukt des Kohlenhydrat-, Fett- und Aminosäureabbaus
  - Ausgangsstoff für Acetylcholin (Acetyl-CoA + Cholin)
  - Werkzeug bei der Biotransformation (Acetylierung von Arzneimitteln)

- Succinyl-CoA: Ausgangsstoff für die Hämoglobinsynthese
- Acyl-CoA (aktivierte Fettsäuren) bei der β-Oxidation, der Biosynthese von Triacylglycerinen (Fettsäure-Synthase) und der Cholesterinesterbildung (nicht bei HDL).

Klinik

Mangelerscheinungen: Ein Pantothensäuremangel ist sehr selten, da Pantothensäure in fast allen Nahrungsmitteln enthalten ist. Möglich sind Mangelerscheinungen jedoch bei einer Resorptionsstörung. Dann kommt es zu einer Hemmung der Pyruvat-Dehydrogenase (Pyruvat → Acetyl-CoA), da diese einen sehr hohen Verbrauch an CoA-SH hat, der bei Mangel an Pantothensäure nicht gedeckt werden kann. Symptome eines Pantothensäuremangels sind:

- Wachstumsstillstand
- Burning-feet-Syndrom: nächtliche Parästhesien (Missempfindungen) der Beine aufgrund einer Polyneuropathie
- Ergrauung der Haare.

9.2.5 Folsäure

Struktur

Folsäure setzt sich aus einem Pteridinrest, einem p-Aminobenzoesäurerest und einem Glutaminsäurerest zusammen (↗ Abb. 9.10).

Vorliegen in der Nahrung

Folsäure liegt in der Nahrung – vor allem in grünem Blattgemüse und in Innereien – in Form von Pteroylpolyglutamat vor. Sie wird über einen spezifischen Aufnahmeprozess vom Enterozyten resorbiert und nach Abspaltung der überzähligen Glutamylreste als Pteroylmonoglutamat (= Folat, ↗ Abb. 9.10) rezeptorvermittelt in die Zielzellen aufgenommen.

Aktivierung

Im menschlichen Organismus ist die biologisch aktive Form der Folsäure die **Tetrahydrofolsäure** (bei Pflanzen und Mikroorganismen: Folsäure). Aus der Nahrung resorbierte Folsäure wird in Enterozyten durch die Folat-Reduktase und die Dihydrofolat-Reduktase in zwei $NADP^+$-abhängigen Reaktionen zur Tetrahydrofolsäure reduziert und in das Blut abgegeben.

Funktion

Tetrahydrofolsäure ist ein **Überträger von C1-Einheiten**. Diese können an N_5 und N_{10} anstelle der H-Atome gebunden werden. Tetrahydrofolsäure überträgt folgende C_1-Gruppen:

- Formylgruppen (↗ Abb. 9.11) (bei der Purinsynthese)
- Methylengruppen (↗ Abb. 9.12) (bei der Synthese von dTMP aus dUMP durch die Thymidylat-Synthase)
- Methylgruppen (↗ Abb. 9.13) (bei der Methylierung von Homocystein [→Methionin]).

Die C_1-Einheiten werden größtenteils aus Serin, Formaldehyd und Histidin gebildet.

Merke

Bei der Übertragung einer C_1-Einheit von Tetrahydrofolat (THF) auf eine andere Substanz entsteht Dihydrofolat (DHF). Dieses wird mit Hilfe der Dihydrofolat-Reduktase wieder zu THF reduziert.

Klinik

Mangelerscheinungen: Folsäuremangel ist eine der häufigsten Formen des Vitaminmangels. Bei

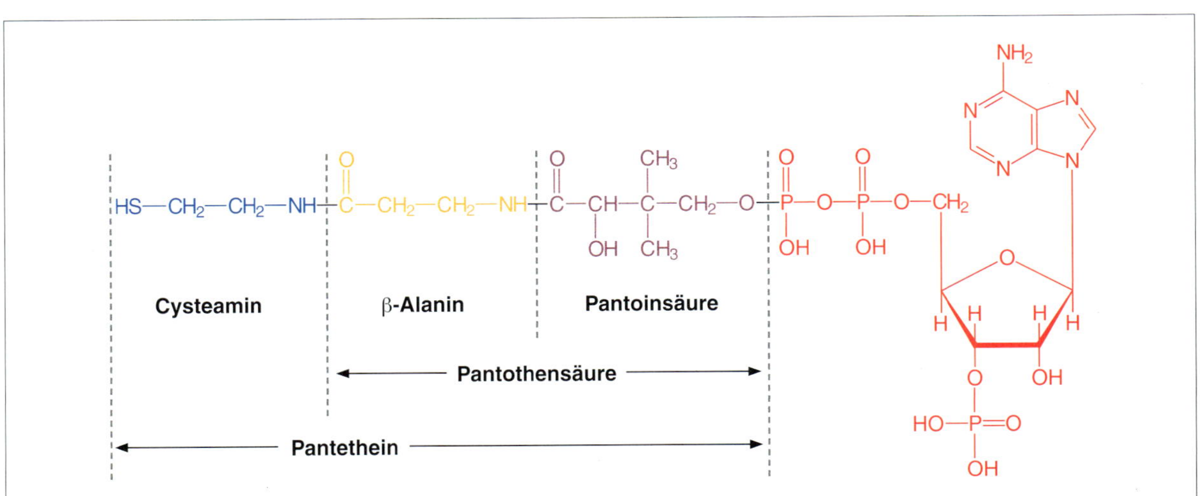

Abb. 9.9 Coenzym A. [1]

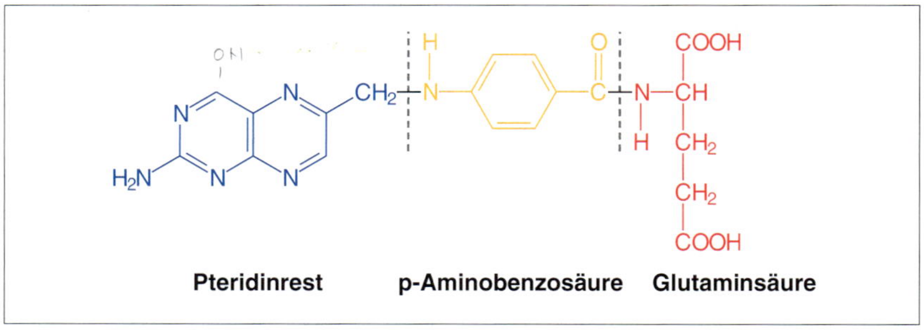

Abb. 9.10 Folsäure. [1]

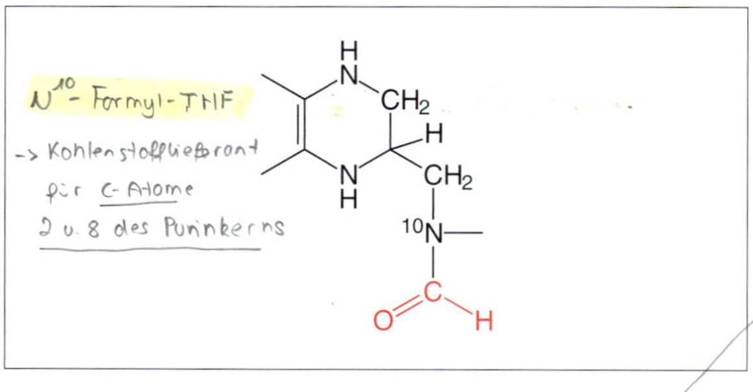

Abb. 9.11 Formyl-Tetrahydrofolat. [1]

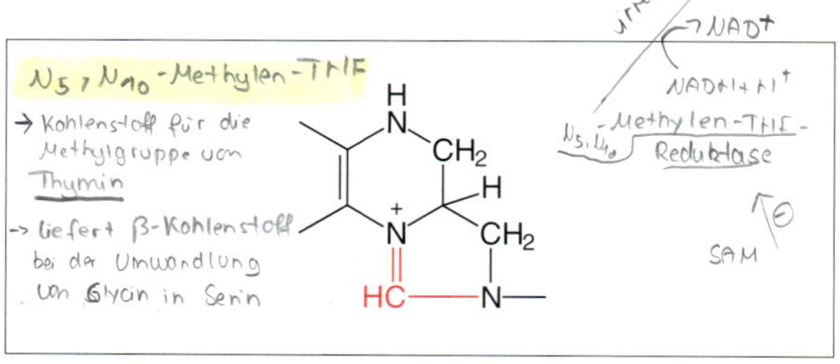

Abb. 9.12 Methylen-Tetrahydrofolat. [1]

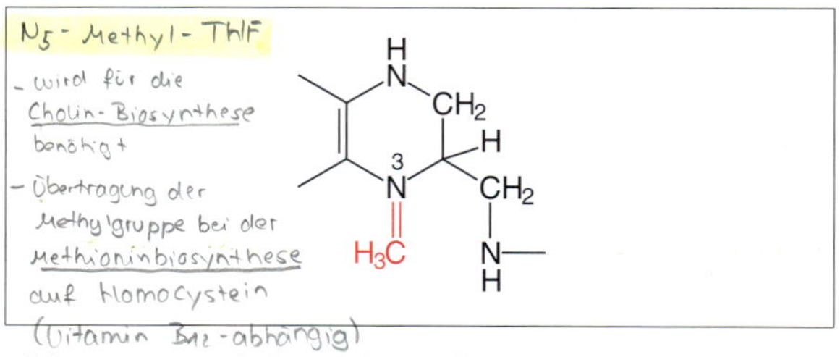

Abb. 9.13 Methyl-Tetrahydrofolat. [1]

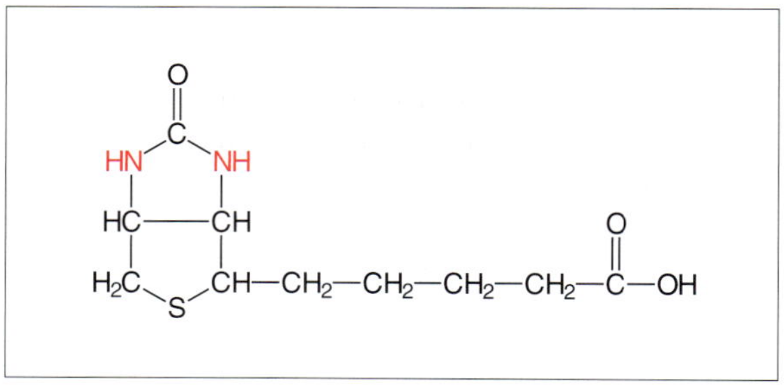

Abb. 9.14 Biotin. [1]

Frauen tritt er sehr oft während der Schwangerschaft auf. Er äußert sich in

- Störungen der Erythropoese (→ megaloblastäre Anämie, Zytopenie [Verminderung der Zellzahl im peripheren Blut]),
- Gastritis,
- Dermatitis,
- Spina bifida (Spaltbildung der Wirbelsäule durch ungenügende Verschmelzung der hinteren Wirbelbögen während der Embryonalentwicklung).

Klinik
Folsäureantagonisten:

- bei Säugern: Methotrexat hemmt die Dihydrofolat-Reduktase und somit die Bildung von THF (↗ „Aktivierung"). Da dies zu einer Störung der DNA-Synthese führt, sind sich schnell teilende Zellen, z. B. Tumorzellen, besonders betroffen. Aus diesem Grund wird Methotrexat als Zytostatikum (Antitumor- = Chemotherapeutikum) eingesetzt.
- bei Bakterien:
  - Trimethoprim und Aminopterin hemmen die Dihydrofolat-Reduktase und somit die Bildung von THF. Sie werden zur Bekämpfung bakterieller Infekte eingesetzt.
  - Sulfonamide hemmen die Folsäuresynthese.

9.2.6 Biotin

• Biotinyl-Lysyl-Enzym
• Biocytin (Biotin an Carboxylase gebunden)
-> Carboxylierung

Struktur

Biotin, auch „Vitamin H" genannt, setzt sich aus einem Thiophanring und Harnstoff zusammen (↗ Abb. 9.14).

Vorliegen in der Nahrung

Biotin kommt in vielen pflanzlichen und tierischen Nahrungsmitteln vor, v. a. in Leber, Niere, Eigelb und Hefe.

Aktivierung und Funktion

Biotin ist ein kovalent gebundenes Coenzym von Carboxylasen. Die Säureamidbindung kommt zwi-

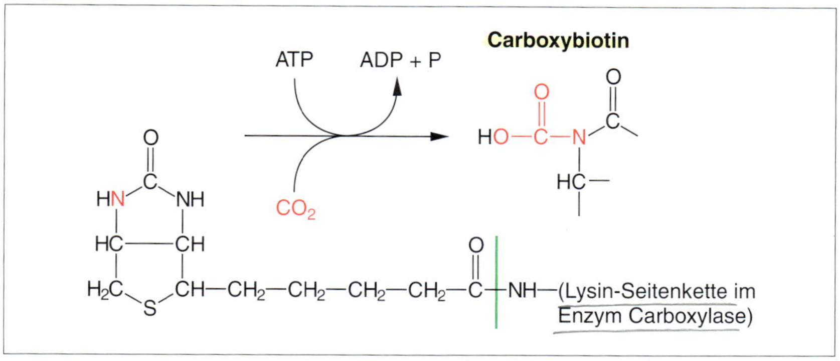

Abb. 9.15 Carboxybiotin. [1]

schen der Carboxylgruppe des Biotins und der ε-Aminogruppe eines Lysylrestes in der Peptidkette der Carboxylase zustande (↗ Abb. 9.15). Die biologisch aktive Form von Biotin, **Carboxybiotin**, entsteht, indem die Carboxybiotin-Synthetase unter ATP-Verbrauch CO_2 auf ein Stickstoffatom des Biotins überträgt (↗ Abb. 9.15). Die Aufgabe des Carboxybiotins liegt in der **Übertragung von Carboxylgruppen**. Es ist an folgenden Reaktionen beteiligt:

- Acetyl-CoA + CO_2 → Malonyl-CoA (Enzym: Acetyl-CoA-Carboxylase [Fettsäuresynthese])
- Pyruvat + CO_2 → Oxalacetat (Enzym: Pyruvat-Carboxylase [Gluconeogenese])
- Propionyl-CoA + CO_2 → Methylmalonyl-CoA (Enzym: Propionyl-CoA-Carboxylase [Abbau ungeradzahliger Fettsäuren, Abbau von Isoleucin, Methionin, Threonin, Valin]).

Merke
Biotinunabhängig sind die Carbamoyl-P-Synthetase I und II und die Vitamin-K-abhängige Carboxylierung von Gerinnungsproteinen.

Klinik
Mangelerscheinungen: Ein Biotinmangel ist extrem selten, da das Vitamin in vielen Nahrungsmitteln enthalten ist und außerdem von Darmbakterien synthetisiert wird. Dennoch kann es in folgenden Situationen zu Biotinmangel kommen:

- bei übermäßigem Genuss von rohem Eiweiß (ab 10 Eier pro Tag): Dieses enthält Avidin, das Biotin spezifisch binden kann. Avidin hemmt somit die Reaktionen, an denen Biotin beteiligt ist.
- bei Abtötung der physiologischen Darmflora, die das Biotin produziert, z. B. durch eine Antibiotikatherapie.

Biotinmangel äußert sich in unspezifischen Symptomen wie Dermatitis, neurologischen Störungen oder Haarausfall.

9.2.7 Pyridoxin (Vitamin B_6)

Pyridoxalphosphat
· Aminogruppen-Transfer
· Decarboxylierungen

Struktur

Pyridoxin besteht aus einem Pyridinring, der mit einem primären und einem sekundären Alkohol und einer Methylgruppe verbunden ist. Je nach Substituent an einem weiteren C-Atom werden folgende Substanzen unterschieden (↗ Abb. 9.16):

- Pyridoxol = Pyridoxin (Alkohol)
- Pyridoxal (Aldehyd)
- Pyridoxamin (Amin).

Vorliegen in der Nahrung

Ausschließlich Pyridoxal und Pyridoxamin kommen in sehr vielen tierischen und pflanzlichen Nahrungsmitteln vor, besonders in grünem Gemüse, Milch, Getreide und Innereien. Die verschiedenen Formen des Vitamins können im Körper ineinander umgewandelt werden.

Aktivierung und Funktion

In den Zellen wird Pyridoxal von einer ATP-abhängigen Kinase zur **aktiven Form Pyridoxalphosphat** (PALP) phosphoryliert. Dieses ist **Coenzym des**

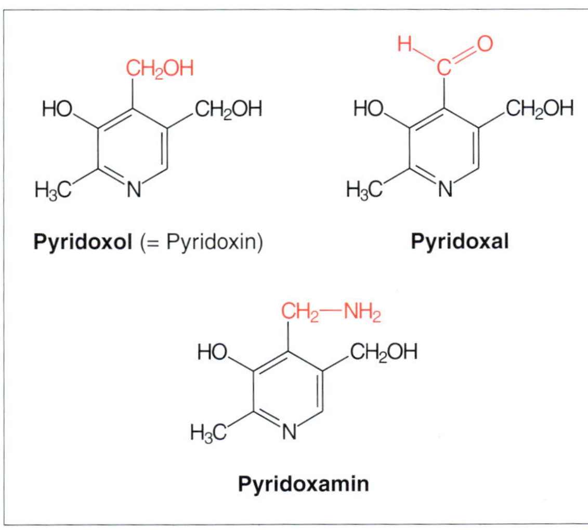

Abb. 9.16 Pyridoxin, Pyridoxal, Pyridoxamin. [2]

Aminosäurestoffwechsels und fungiert als Gruppenüberträger für

- Decarboxylasen (Bildung der biogenen Amine, z. B. Dopamin, Serotonin)
- Transaminasen (Bildung der α-Ketosäuren aus Aminosäuren [AS]: AS + α-Ketosäure → „neue" AS + „neue" α-Ketosäure)
- Aldolasen (Spaltung von Aminosäuren, z. B. beim Tryptophanabbau)
- Sphingosin-Synthetase (Sphingosin ist die Ausgangssubstanz für z. B. Ganglioside oder Cerebroside.)
- δ-Aminolävulinsäure-Synthetase (Hämoglobinsynthese)

Merke
Pyridoxin ist an vielen Reaktionen im Aminosäurestoffwechsel beteiligt.

Klinik
Mangelerscheinungen: Ein Pyridoxinmangel tritt – außer in der Schwangerschaft (erhöhter Bedarf) – äußerst selten auf, da das Vitamin in fast allen pflanzlichen und tierischen Nahrungsmitteln enthalten ist. Bei Therapie mit bestimmten Medikamenten, z. B. Isoniazid (INH, einem Antituberkulotikum) oder Levodopa (Antiparkinsonmittel), reagiert die Aldehydgruppe des Pyridoxalphosphats mit dem Medikament, so dass das Vitamin seine Wirksamkeit verliert. Deshalb muss bei Therapie mit diesen Wirkstoffen Pyridoxin substituiert werden.

9.2.8 Cobalamin (Vitamin B_{12})

• 5'-Desoxyadenosyl-Cobalamin
• Methylcobalamin
-> C-C-Umlagerungen
-> 1-Kohlenstoffatomübertragungen

Struktur

Zentraler Bestandteil von Cobalamin ist ein Corrinring (vier Pyrrolringe), der einen Chelat-Komplex mit einem zentralen Cobaltion bildet. Das Cobaltion besitzt sechs Koordinationsplätze. Vier sind von Stickstoffatomen der vier Pyrrolringe besetzt (drei koordinative, eine kovalente Bindung). Die verbleibenden zwei Koordinationsplätze besetzen ein 5,6-Dimethylbenzimidazolribosid (blau in Abb. 9.17), das über Phosphat und Aminopropanol eine Brücke zum 4. Pyrrolring schlägt, und ein Rest. Bei diesem handelt es sich entweder um ein Cyanidion, einen Adenosylrest oder eine Methylgruppe (↗ Abb. 9.17).

Vorliegen in der Nahrung

Cobalamin kann nur von Mikroorganismen synthetisiert werden. Über diese gelangt es in Pflanzen und Tiere. Gute Cobalaminlieferanten sind Innereien und Milch, höher entwickelte Pflanzen enthalten dagegen nur geringe Mengen dieses Vitamins.

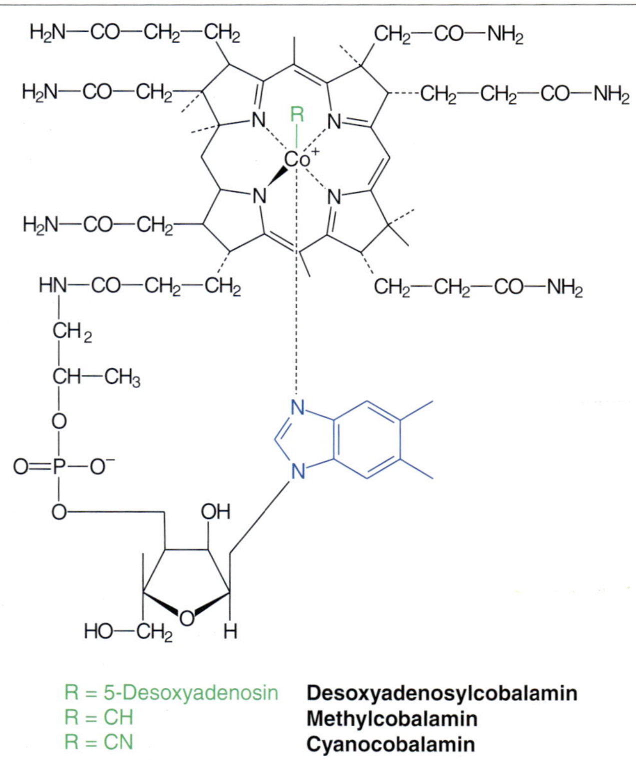

Abb. 9.17 Cobalamin. Gestrichelte Linie: koordinative Bindung, durchgezogene Linie: kovalente Bindung, blau: 5,6-Dimethylbenzimidazolribosid, grün: Rest. [1]

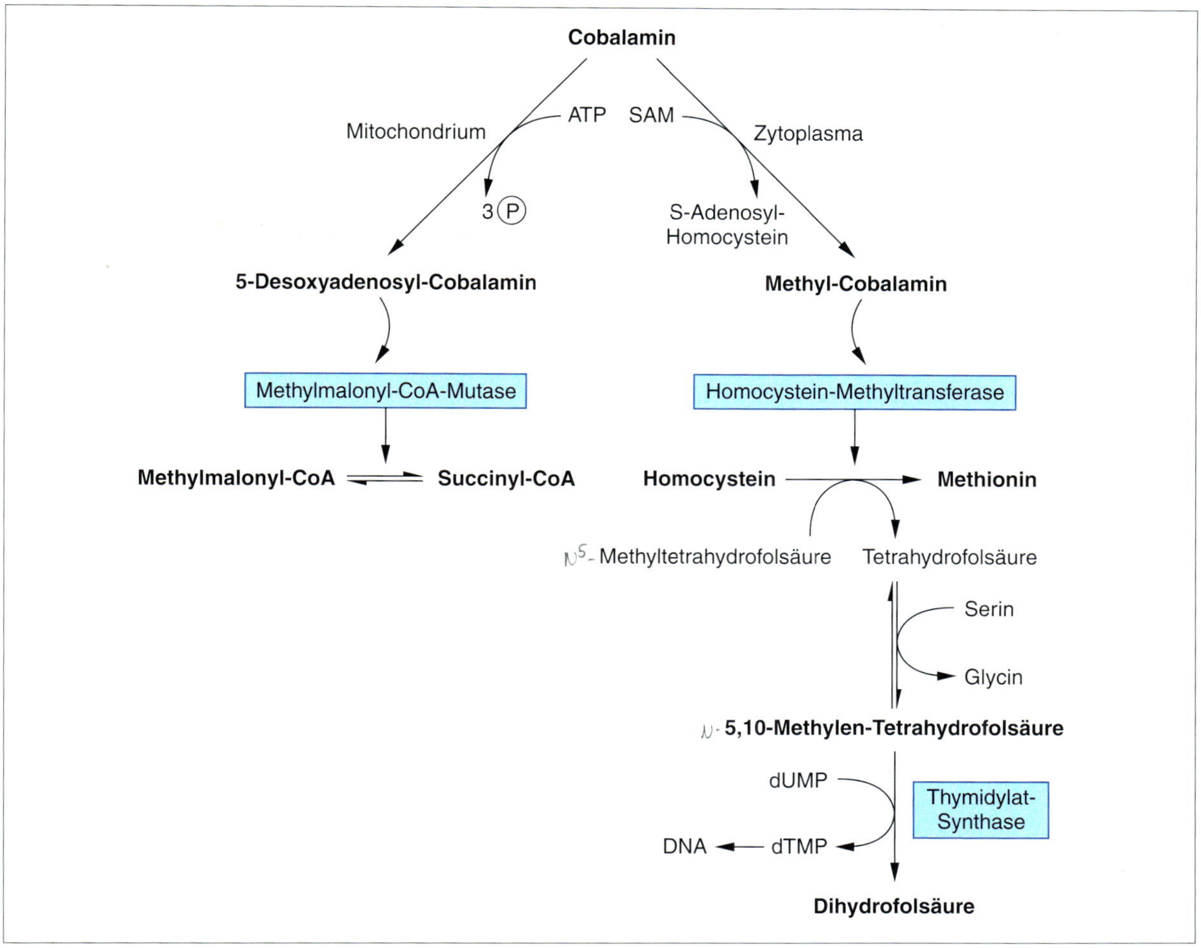

Abb. 9.18 Cobalaminabhängige Reaktionen. [1]

Resorption, Transport und Aktivierung

Damit Cobalamin resorbiert werden kann, muss es sich im Magen mit dem Intrinsic-Faktor, einem von den Belegzellen des Magens produzierten Glykoprotein, zu einem wasserlöslichen Komplex verbinden. Der Intrinsic-Faktor ist auch für den Schutz des Cobalamins vor Verdauungsenzymen zuständig. Der wasserlösliche Komplex wird von den Epithelzellen des Ileums durch rezeptorvermittelte Pinozytose (Aufnahme von in Flüssigkeit gelösten Stoffen) resorbiert und wieder in seine Einzelteile zerlegt: Der Intrinsic-Faktor wird abgebaut, der Rezeptor gelangt wieder in die Membran. Cobalamin wird in das Blut abgegeben, wo es an Transcobalamin II gebunden transportiert wird. Die Zielzellen nehmen es endozytotisch auf und wandeln es unter ATP-Verbrauch in die **aktiven Formen 5-Desoxyadenosylcobalamin** und **Methylcobalamin** um (↗ Abb. 9.18).

Funktion

5-Desoxyadenosylcobalamin fungiert als Coenzym der Methylmalonyl-CoA-Mutase, die beim Abbau ungeradzahliger Fettsäuren Methylmalonyl-CoA in Succinyl-CoA umwandelt.

Methylcobalamin ist Coenzym der Homocystein-Methyltransferase, die Homocystein in Methionin, einen Methylgruppendonor, umwandelt (↗ Abb. 9.18).

Merke
Cobalamin katalysiert intramolekulare Umlagerungen von Alkylresten. Es spielt beim Abbau ungeradzahliger Fettsäuren und beim Recycling von Methionin (aus Homocystein) eine große Rolle.

Klinik
Mangelerscheinungen: Ein Cobalaminmangel kann durch unausgewogene – z. B. vegetarische – Ernährung entstehen, denn der Cobalamingehalt in Pflanzen ist wesentlich geringer als in tierischen Nahrungsmitteln. Häufiger ist der Cobalaminmangel durch Resorptionsstörungen bedingt. Eine Ursache ist die fehlende oder unzureichende Synthese des Intrinsic-Faktors z. B. infolge der Bildung von Antikörpern gegen Belegzellen (Autoimmungastritis, perniziöse Anämie) oder einer Magen-

resektion. Eine weitere Ursache ist die Entzündung oder Resektion des Ileums.

Cobalaminmangel äußert sich in einer **megaloblastären Anämie** (Störung der Erythropoese durch verlangsamte DNA-Synthese) und neurologischen Störungen (Polyneuropathie). Cobalaminmangelerscheinungen treten oft erst nach Jahren auf, da die Leber eine sehr große Speicherkapazität hat.

Der Vitaminmangel kann durch orale Zufuhr in großen Mengen (Cobalamin wird dann auch ohne Intrinsic-Faktor resorbiert) oder parenterale Zufuhr (wasserlöslich!) ausgeglichen werden.

9.2.9 Ascorbinsäure (Vitamin C)

Struktur

Ascorbinsäure ist ein Lacton, das mit zwei Hydroxylgruppen und einem Hydroxyethylalkohol am Ring substituiert ist (↗ Abb. 9.19).

Vorliegen in der Nahrung

Da dem Menschen – wie auch Primaten und Meerschweinchen – das Enzym L-Gulonolactonoxidase fehlt, kann er Ascorbinsäure nicht aus Glucuronsäure synthetisieren, sondern muss sie mit der Nahrung aufnehmen. Sie kommt vor allem in frischem Obst und Gemüse in der unten gezeigten – aktiven – Form vor.

Resorption

Ascorbinsäure wird in die Enterozyten mittels Natrium-Symport in Form von L-Ascorbat aufgenommen und zu Dehydroascorbinsäure (Dehydroascorbat) oxidiert. Dieses wird in das Blut abgegeben und gelangt zu den Zielzellen, die es mittels Carrier aufnehmen und zu Ascorbinsäure reduzieren. Ascorbinsäure kann folglich – in oxidierter wasserlöslicher Form – von allen Zellen aufgenommen werden.

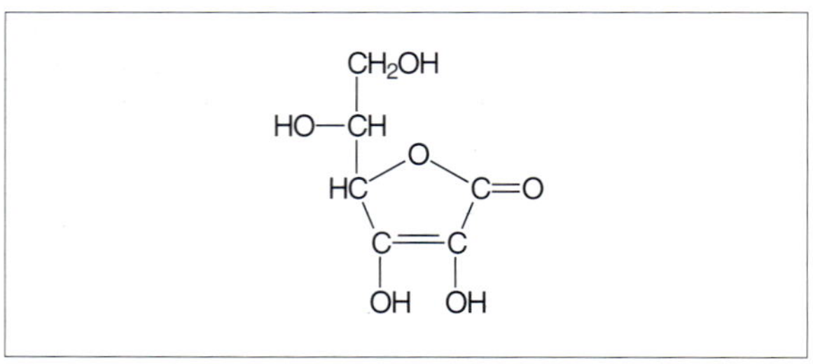

Abb. 9.19 Ascorbinsäure. [2]

Funktion

Ascorbinsäure dient, zusammen mit Dehydroascorbat, als **Redoxsystem** (↗ Abb. 9.20).

Bei folgenden Reaktionen ist Ascorbinsäure beteiligt:

- Hydroxylierung von
  - Lysin und Prolin (Kollagensynthese)
  - Dopamin (Synthese von Noradrenalin)
  - Steroiden (Synthese)
- Bildung der Tetrahydrofolsäure
- Reduktion von Methämoglobin zu Hämoglobin
- Schutz von Enzymen und Coenzymen.

Merke

Ascorbinsäure und Dehydroascorbinsäure sind ein sehr wichtiges Redoxsystem und spielen eine große Rolle bei der Synthese von Kollagen, Katecholaminen, Steroiden und beim Schutz von Enzymen und Coenzymen.

Klinik

Mangelerscheinungen: Ascorbinsäure ist in sehr vielen Lebensmitteln enthalten, weshalb ein **manifester Ascorbinsäuremangel** heutzutage sehr selten ist. Früher war er vor allem bei Seefahrern weit verbreitet, da diese sich nur sehr einseitig und vitaminarm ernähren konnten. Vor allem aufgrund der mangelhaften Hydroxylierung bei der Kollagensynthese treten folgende Symptome auf, die in ihrer Gesamtheit als **Skorbut** bezeichnet werden:

- herabgesetzte Festigkeit von Bindegewebe und Knochen
- Zahnausfall
- Zahnfleischbluten
- punktförmige Hautblutungen (Petechien).

Ein **latenter Ascorbinsäuremangel** dagegen tritt auch heute noch auf: bei Menschen, die unter körperlichem und seelischem Stress stehen, und bei Rauchern. Das Risiko eines Rauchers, einen laten-

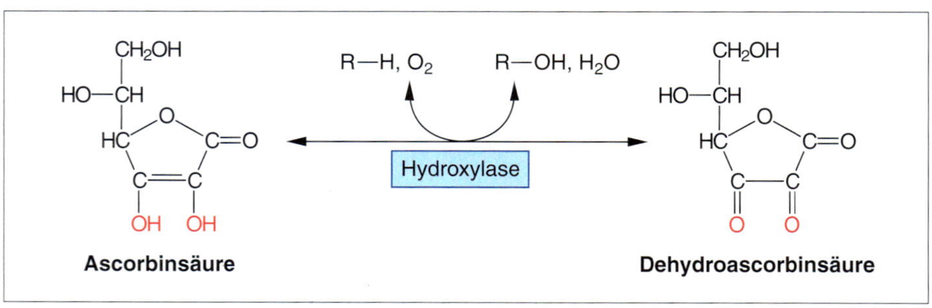

Abb. 9.20 Ascorbinsäure-Redoxsystem. [2]

ten Ascorbinsäuremangel zu haben, ist um den Faktor 3–4 höher als bei einem Nichtraucher. Er äußert sich durch unspezifische Symptome wie
- Müdigkeit,
- Appetitlosigkeit,
- Infektanfälligkeit,
- spontane Blutungen.

Der Ascorbinsäuremangel geht oft mit einem Eisenmangel einher, da Ascorbinsäure die Eisenresorption fördert (durch Hemmung der Oxidation des Eisens).

9.3 Fettlösliche Vitamine

9.3.1 Tocopherole (Vitamin E)

Struktur

Als Tocopherole bezeichnet man Substanzen, die sich aus einem Chromanring und einer isoprenoiden Seitenkette zusammensetzen. Sie unterscheiden sich in der Anzahl und der Stellung der Substituenten am Chromanring. Voraussetzungen für die Wirkung als Vitamin ist das Vorhandensein mindestens einer Hydroxyl- und einer Methylgruppe, wie bei α-Tocopherol (↗ Abb. 9.21).

Vorliegen in der Nahrung

Tocopherole liegen in der Nahrung in der in Abbildung 9.21 dargestellten Form vor; der höchste Tocopherolgehalt wurde in pflanzlichen Ölen und in Getreide festgestellt.

Resorption, Aktivierung und Funktion

Tocopherole werden, wie alle lipophilen Stoffe, durch Mizellenbildung mit Gallensäuren löslich gemacht und können so resorbiert werden.

Die biologisch **aktive Form** ist das **α-Tocopherol-Hydrochinon**, das aus α-Tocopherol durch H_2O-Aufnahme in den Ring entsteht. Diese Substanz kann sich in einer zweistufigen Reaktion (unter Abgabe von zwei Elektronen) in Tocochinon umwandeln (↗ Abb. 9.22):
- α-Tocopherol-Hydrochinon → α-Tocopherol-Hydrochinon-Radikal + e^- + H^+
- α-Tocopherol-Hydrochinon-Radikal → α-Tocochinon + e^- + H^+.

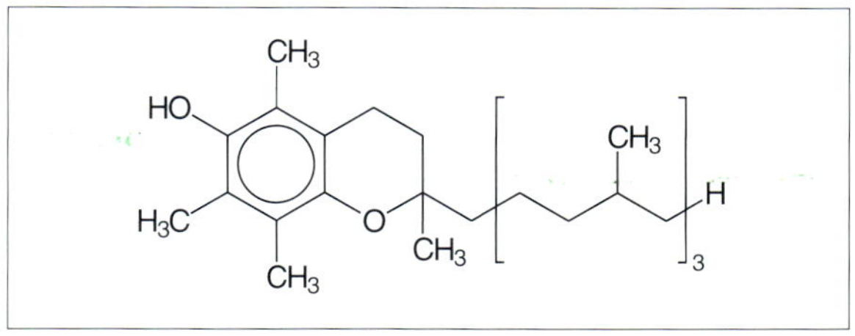

Abb. 9.21 α-Tocopherol. [2]

Dabei entsteht ein Radikal (e^-), das durch Auffangen anderer Radikale empfindliche Stoffe und Strukturen (mehrfach ungesättigte Fettsäuren, Thiolgruppen, Zellmembranen) schützt (**Radikalfänger**).

Merke

α-Tocopherol ist ein Redoxsystem, das empfindliche Stoffe vor der Oxidation schützt und dabei selbst oxidiert wird.

Klinik

Mangelerscheinungen: Bei Tocopherolmangel treten meist nur unspezifische Symptome auf, bei ausgeprägtem Mangel werden jedoch Störungen der neuromuskulären Übertragung beobachtet. Überdosierungssymptome sind nicht bekannt, auch wenn Tocopherole zu den fettlöslichen Vitaminen gehören, die eine Hypervitaminose verursachen können.

9.3.2 Calciferole (Vitamin D)

Struktur

Calciferole sind eher den Steroidhormonen zuzuschreiben als den Vitaminen, da sie zu der Gruppe der Steroide gehören und der menschliche Organismus den wichtigsten Vertreter, Cholecalciferol (Vitamin D_3), komplett selbst synthetisieren kann. Auch ihr Wirkmechanismus entspricht dem der Steroidhormone: Über Rezeptoren, die im Zellkern lokalisiert sind, beeinflussen sie die Transkription bestimmter Gene. Man unterscheidet zwischen den im tierischen Organismus gebildeten Cholecalciferolen (Vitamin D_3) und den pflanzlichen Ergocalciferolen (Vitamin D_2) (↗ Abb. 9.23).

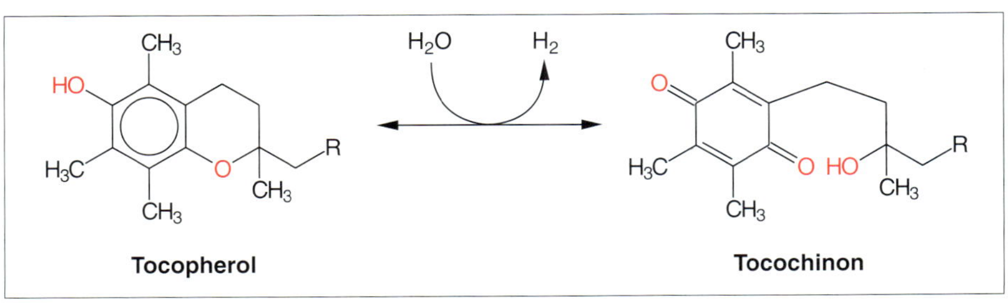

Abb. 9.22 α-Tocopherol/α-Tocochinon. [2]

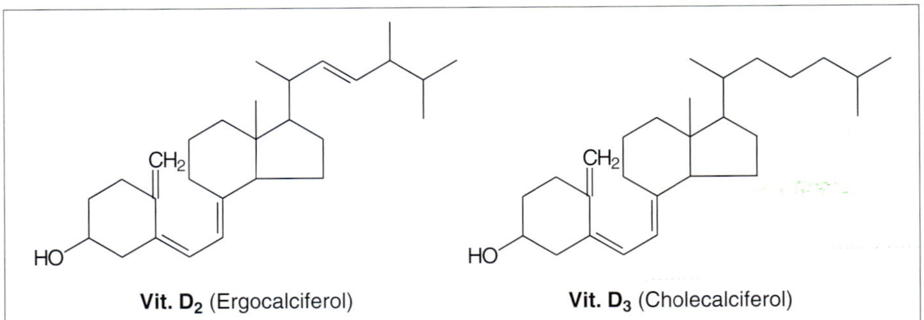

Abb. 9.23 Ergocalciferol (Vitamin D_2) und Cholecalciferol (Vitamin D_3). [2]

Vorkommen bzw. Synthese und Aktivierung

Cholecalciferol kommt in großen Mengen in Lebertran vor, kann jedoch auch in der Leber aus Cholesterin synthetisiert werden (↗ Kap. 19.2.2). Cholecalciferol hat bereits biologische Aktivität. Diese ist jedoch nur schwach ausgeprägt. Die Aktivität wird durch Hydroxylierungen von C-Atom 25 und C-Atom 1 des Steroidgerüsts deutlich gesteigert. Die 25-Hydroxylierung findet in der Leber, die 1-Hydroxylierung in der Niere statt.

Analog zur Aktivierung von Cholecalciferol wird auch das Ergosterol pflanzlichen Ursprungs zunächst durch UV-Licht in Ergocalciferol überführt und anschließend zum 1,25-Dihydroxyergocalciferol hydroxyliert und aktiviert. Die Ergocalciferole spielen im menschlichen Stoffwechsel aber nur eine untergeordnete Rolle, weil die Vorstufen vom Menschen nicht synthetisiert werden können.

Merke
Die Synthese der Calciferole erfolgt in drei Organen: Haut, Leber und Niere. Der syntheselimitierende Stoff sind nicht die Provitamine 7-Dehydrocholesterin bzw. Ergosterol, sondern das UV-Licht. Da das UV-Licht die Calciferole somit zu essentiellen Substanzen macht, werden sie als Vitamine bezeichnet, obwohl sie vom Körper synthetisiert werden können.

Da die Calciferole für die Steuerung des Calciumhaushaltes eine sehr große Rolle spielen (↗ unten), wird ihre **Synthese exakt reguliert**: Regulierender Schritt bei der Synthese von Cholecalciferol ist die Umwandlung von Dehydrocholesterin in Cholecalciferol, die ohne UV-Licht nicht ablaufen kann. Die Bildung von 25-Hydroxycholecalciferol in der Leber wird nur durch dieses selbst gehemmt. Die **Bildung von 1,25-Dihydroxycholecalciferol** in der Niere jedoch unterliegt einem **komplexen Regulationsmechanismus** (↗ Kap. 19.2.2).

Funktion

Die Wirkungen von Chole- und Ergocalciferol unterscheiden sich nicht. Da die Wirkungsstärke von Cholecalciferol jedoch deutlich größer ist als die von Ergocalciferol, wird im Folgenden ausschließlich Cholecalciferol abgehandelt. Seine biologisch aktive Form 1,25-Dihydroxycholecalciferol hat folgende Wirkungen:

- Förderung
  - der Resorption von Calcium und Phosphat im Darm und in der Niere, in letzterer jedoch nur in Gegenwart von Parathormon,
  - der Bildung von Ca^{2+}-bindendem Protein in den Darmepithelzellen,
  - der Mineralisierung am Knochen (durch Einbau von Calcium und Phosphat).
- Beeinflussung der Genexpression und dadurch Modulation
  - des Wachstums und der Differenzierung epidermaler Zellen,
  - der Differenzierung von Zellen des blutbildenden Systems,
  - der Karzinogenese.

Merke
Der **Calciumhaushalt** wird **durch drei Hormone reguliert**:

- **1,25-Dihydroxycholecalciferol** erhöht den Calciumspiegel im Blut, indem es die Calciumresorption im Darm fördert, und sorgt für einen verstärkten Einbau von Ca^{2+} in den Knochen. Nur wenn eine massive Hypokalziämie vorliegt, wird eine große Menge an 1,25-Dihydroxycholecalciferol gebildet. Diese setzt dann Calcium aus der Knochensubstanz frei.
- **Parathormon** fördert die Calciumresorption im Darm und den Ca^{2+}- und Phosphatabbau im Knochen und erhöht durch beides den Calciumspiegel im Blut.
- **Calcitonin** dagegen fördert die Ausscheidung von Ca^{2+} und Phosphat über die Niere und verstärkt den Einbau von Ca^{2+} in den Knochen und senkt somit den Calciumspiegel im Blut.

Klinik
Mangelerscheinungen: Calciferolmangel ist meist durch Resorptionsstörungen, z. B. bei chronischer Entzündung des Ileums, wie bei Morbus Crohn,

oder durch eine Hydroxylierungsstörung bei Leber- oder chronischer Niereninsuffizienz bedingt, seltener durch ungenügende Zufuhr oder mangelnde UV-Bestrahlung. Letztere war in früheren Jahrhunderten die Hauptursache für den Vitamin-D-Mangel bei Kindern, der zu Rachitis führt: Die mangelnde Mineralisation des Knochens im Wachstumsalter führt, da die Epiphysenfugen noch offen sind, zu Wachstumsstörungen und wegen der weichen Knochengrundsubstanz zu Skelettdeformierungen. Calciferolmangel im Erwachsenenalter führt zur Osteomalazie. Diese ist durch Skelettdeformierungen gekennzeichnet; das Krankheitsbild wird bei chronischer Niereninsuffizienz als renale Osteopathie, sonst als Osteomalazie bezeichnet.

Calciferolüberschuss kann durch übermäßige Zufuhr von Vitaminpräparaten entstehen und führt zu ausgeprägtem Abbau von Knochensubstanz mit erhöhten Ca^{2+}- und Phosphatspiegeln im Blut. Ca^{2+} und Phosphat werden verstärkt im Urin ausgeschieden. Bei extrem hohen Blut- und Urinkonzentrationen wird Calcium in den Blutgefäßen, der Haut und in der Niere abgelagert. Die Folgen sind Blutgefäß- und Gewebsverkalkungen sowie Nierensteine.

9.3.3 Phyllochinone (Vitamin K)

Struktur

Alle Phyllochinone leiten sich von 2-Methyl-1,4-Naphthochinon (Menadion, ↗ Abb. 9.24) ab. Je nach Substituent werden zwei natürlich vorkommende Formen unterschieden:

- Vitamin K_1 trägt eine Phythylseitenkette (3 Isopreneinheiten) (↗ Abb. 9.25).
- Vitamin K_2 trägt einen Difarnesylrest (6 Isopreneinheiten).

Vorkommen und Resorption

Phyllochinone werden ausschließlich von Pflanzen (Vitamin K_1 und K_2) und Bakterien (nur Vitamin K_2) synthetisiert. Säugetiere müssen Vitamin K über die Nahrung aufnehmen oder das von Darmbakterien gebildete Vitamin resorbieren. Zur Resorption werden, wie bei allen lipophilen Verbindungen, Gallensäuren benötigt.

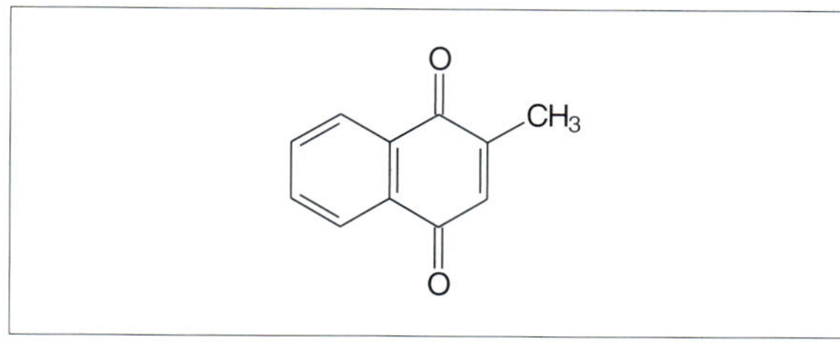

Abb. 9.24 Menandion. [2]

Aktivierung und Funktion

Von den resorbierten Phyllochinonen werden in der Leber Seitenketten abgespalten und der Difarnesylrest wird angehängt, wobei **Difarnesylnaphthochinon** (Vitamin K_2), die biologisch **aktive Form** der K-Vitamine, entsteht.

Vitamin K ist **notwendig für die Synthese und Sekretion der Gerinnungsfaktoren II** (Prothrombin), **VII** (Proconvertin), **IX** (Christmas Factor) und **X** (Stuart Factor). Es dient als Cofaktor einer Carboxylase, die posttranslational Modifikationen an den Gerinnungsfaktoren vornimmt. Erst durch diese Carboxylierung, die die Ladung des Gerinnungsfaktors stark negativiert, können die Gerinnungsfaktoren mit Phospholipiden und Calcium wechselwirken und so aktiviert werden.

Weitere Proteine, die mit Hilfe von Vitamin K carboxyliert werden, finden sich im Knochen (Osteocalcin), wo sie für die Kalzifizierung zuständig sind.

Klinik

Mangelerscheinungen: Vitamin-K-Mangel ist sehr selten, da Vitamin K in sehr vielen Nahrungsmitteln vorkommt und außerdem von Darmbakterien synthetisiert wird. Er kann auftreten, wenn aufgrund einer langwierigen Antibiotikatherapie die Darmbakterien zugrunde gehen und gleichzeitig eine Mangelernährung vorliegt. Dies ist jedoch durch Substitution von synthetischen wasserlöslichen Präparaten zu vermeiden.

Vitamin-K-Antagonisten (Cumarinderivate, z.B. Marcumar®) hemmen Vitamin K kompetitiv und stören so die Synthese der oben genannten Gerinnungsfaktoren. Die Folge ist eine Gerinnungsstörung, die sich allerdings erst nach 3–4 Tagen bemerkbar macht, da dann die vorher synthetisierten Gerinnungsfaktoren aufgebraucht sind. Vitamin-

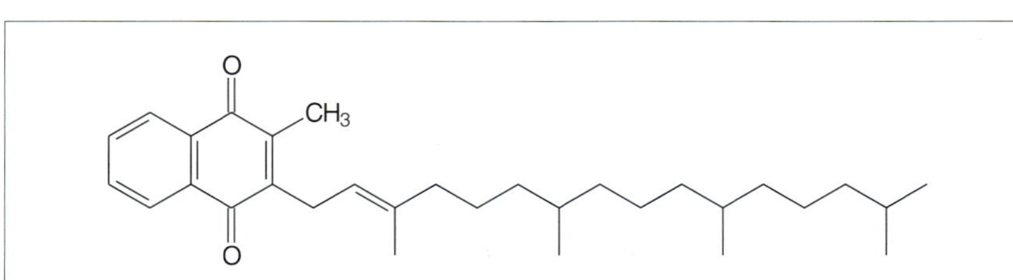

Abb. 9.25 Vitamin K_1. [2]

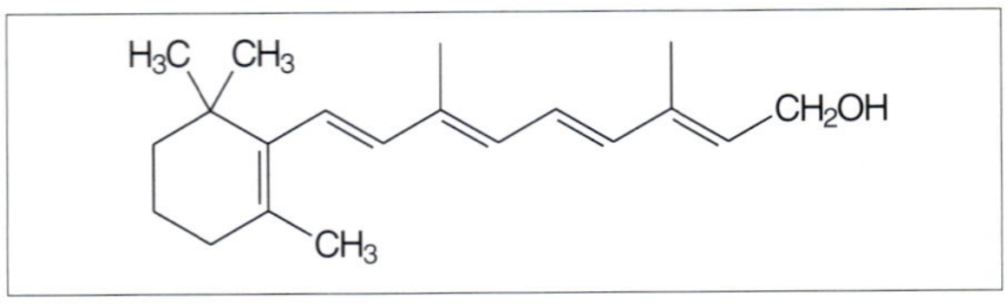

Abb. 9.26 Retinol. [2]

K-Antagonisten finden in der Infarkt- und Thromboseprophylaxe Anwendung. Eine Überdosierung von Vitamin-K-Antagonisten kann durch Gabe von großen Mengen Vitamin K behoben werden.

Merke
Gerinnungsfaktoren, deren Synthese durch Cumarin gehemmt wird: II, VII, IX, X (1972!)

9.3.4 Retinol (Vitamin A)

Struktur

Retinol ist ein aus 4 Isopreneinheiten bestehender Alkohol (↗ Abb. 9.26).

Vorliegen in der Nahrung

In der Nahrung liegt teils Retinol, teils das Provitamin (α, β- und γ-Carotin) vor. Die Gruppe der Carotinoide besteht aus 8 Isopreneinheiten und kann nur von Pflanzen synthetisiert werden.

Resorption und Transport

Die Resorption von Retinol und Carotin erfolgt mit Hilfe von Gallensäuren. In den Enterozyten wird der größte Teil des Carotins durch eine Dioxygenase gespalten, wobei zwei Moleküle Retinal entstehen (↗ Abb. 9.27). Dieses wird in Chylomikronen zur Leber transportiert. Dort wird es nach Reduktion und Veresterung als Retinylpalmitat in den sog. Ito-Zellen (perisinusoidale Fettzellen, Sternzellen) gespeichert. Die Speicherkapazität der Leber ist so groß, dass der Bedarf mehrerer Monate gesichert ist. Bei Bedarf wird Retinol durch eine Esterase aus Retinylpalmitat freigesetzt.

Das extrem lipophile Molekül kann nur an spezifische Proteine gebunden transportiert werden. Für folgende Transportwege existieren unterschiedliche Transportproteine:

- für den intrazellulären Transport in den Enterozyten
- für den Transport im Blut
- für den intrazellulären Transport in den Zielzellen.

Aktivierung und Funktion

In den Zellen, die Vitamin A benötigen, kann es in drei verschiedenen biologisch **aktiven Formen** vorliegen: als **Retinal**, **Retinol** oder als **Retinoat** (↗ Abb. 9.28).

Vitamin A spielt eine sehr **wichtige Rolle beim Sehvorgang**. Die hierbei aktive Form ist Retinal: Rhodopsin, der lichtempfindliche Stoff in den Stäbchen der Retina, besteht aus 11-cis-Retinal und dem

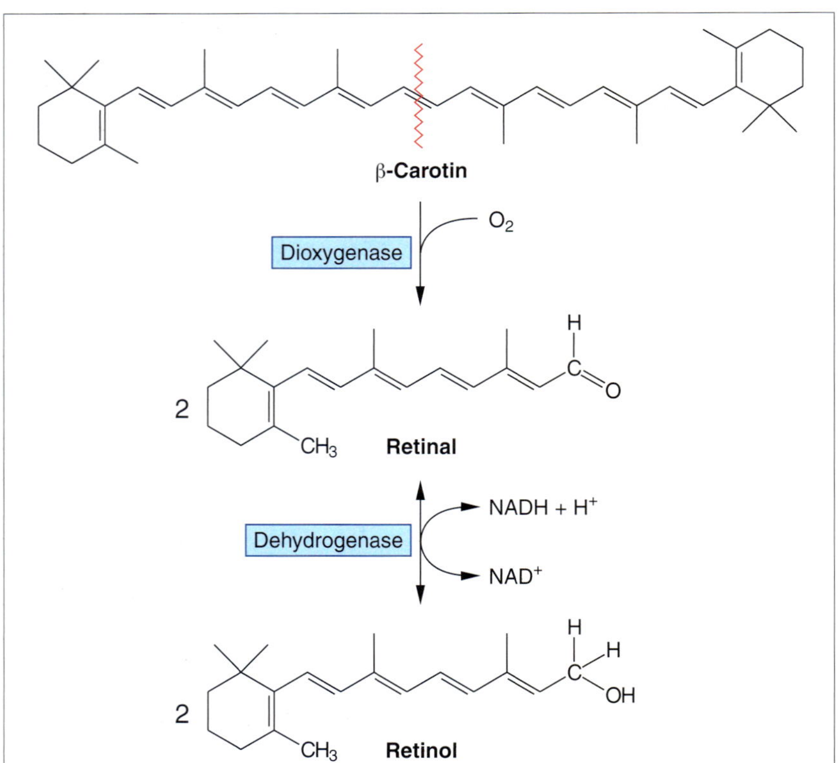

Abb. 9.27 Entstehung von Retinal und Retinol. [2]

Proteinanteil Opsin. Trifft Licht auf die Netzhaut, wandelt sich 11-cis-Retinal in all-trans-Retinal um. Auch das Opsin ändert seine Konformation, wodurch sich die Bindung zum Retinal löst. Rhodopsin zerfällt in all-trans-Retinal und Opsin (↗ Abb. 9.29). Durch den Zerfall des Moleküls entsteht ein elektrischer Impuls, der vom N. opticus weitergeleitet wird.

Ein Teil des all-trans-Retinals wird in der Netzhaut wieder in 11-cis-Retinal zurückverwandelt. Der Rest wird jedoch durch die Alkohol-Dehydrogenase zu all-trans-Retinol reduziert und in das Blut abgegeben. Dieses gelangt in die Leber und wird dort durch eine Isomerase zu 11-cis-Retinol umgewandelt und zu 11-cis-Retinal oxidiert. Aus 11-cis-Retinal und Opsin wird in der Netzhaut wieder Rhodopsin gebildet (↗ Abb. 9.29).

Normalerweise sind die Geschwindigkeiten von Rhodopsinspaltung und -regeneration gleich groß. Bei Retinolmangel jedoch ist die Rhodopsinregeneration verlangsamt. Da die Anpassung der Augen an Dunkelheit eine große Menge an Rhodopsin erfordert, kommt es bei Vitamin-A-Mangel infolge der verlangsamten Rhodopsinregeneration zu Nachtblindheit.

In den Zapfen (Farbensehen) findet ein gleichartiger Sehvorgang statt. Auch sie enthalten Retinol, jedoch andere Opsinformen. Sie sind weniger empfindlich für Licht, so dass bei Dämmerung nur monochromatisches Sehen möglich ist.

Eine weitere Funktion des Vitamin A liegt in der **Beeinflussung der Genexpression**. Die vom Retinal abgeleiteten Retinoide haben die Fähigkeit, die Transkription bestimmter Gene zu regulieren. Dafür sind Rezeptoren notwendig, die den Steroidrezeptoren ähnlich sind (intrazelluläre Lokalisation).

Retinoide steigern die Transkription der Gene von

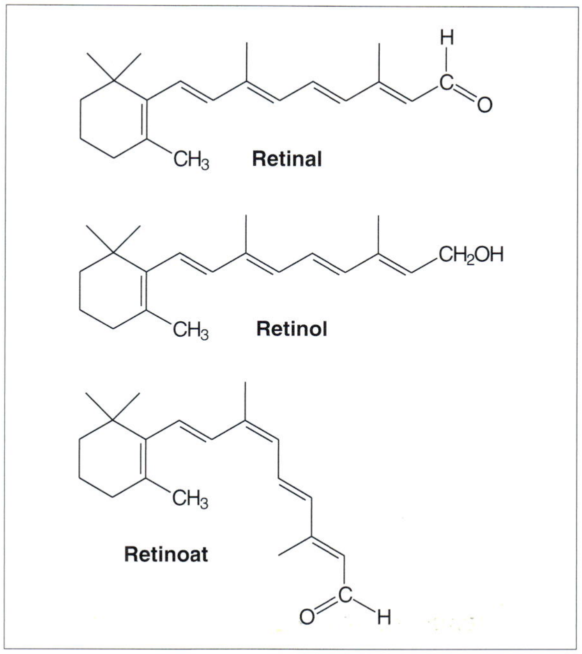

Abb. 9.28 Retinal, Retinol und Retinoat.

- Retinolbindungsproteinen,
- Laminin (Bestandteil der Basalmembran),
- PEP-Carboxykinase (Gluconeogenese),
- Keratinen (Epidermis).

Darüber hinaus hat **Retinoat** (Vitamin-A-Säure) **folgende Wirkungen**:

- Aufbau und Erhalt von Haut und Schleimhaut
- Bildung schleimbildender Zellen
- Förderung des Körperwachstums durch Erhöhung von Proteinsynthese und Mitoserate
- Förderung des Wachstums von Knochen und Bindegewebe.

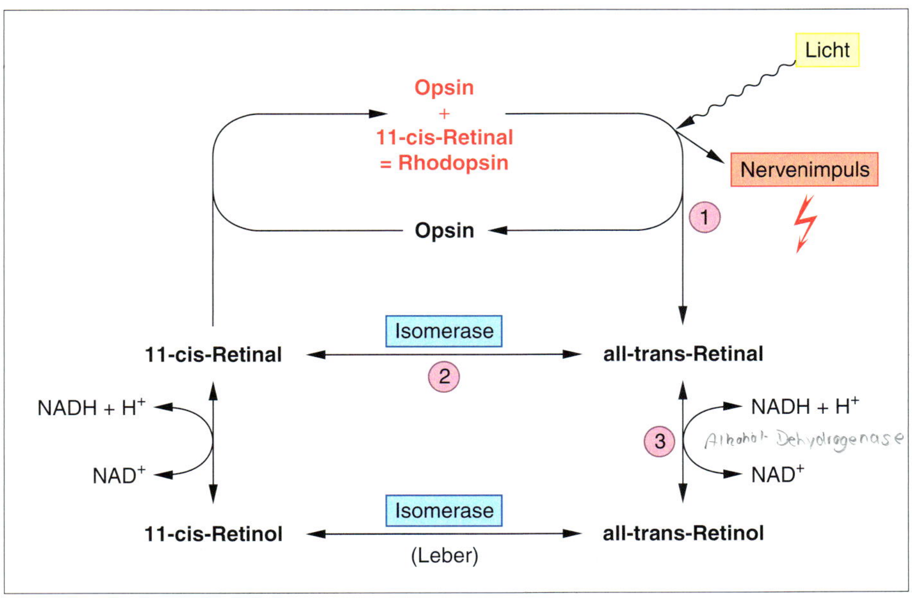

Abb. 9.29 Rhodopsinspaltung und -regeneration. [2]

Merke
Retinol spielt eine große Rolle beim Sehvorgang, bei der Genexpression und beim Aufbau und Erhalt des Körpers.

Klinik
Mangelerscheinungen: Sie treten bei Mangelernährung auf oder bei Unfähigkeit des Organismus, Carotinoide zu spalten (Enzymdefekt) oder zu speichern (Leberzirrhose). Die Folgen sind:
- Nachtblindheit (Nyktalopie, ↗ Kap. 23.3.3)
- Epithelstörungen: Hornhaut, Bindehaut und auch alle anderen Epithelien (Ausnahme: Gastrointestinaltrakt) trocknen aus und verhornen → Trockenheit von Mund und Augen (Xerophthalmie) bzw. Hyperkeratose.

Eine **Hypervitaminose** tritt ernährungsbedingt kaum auf, häufiger ist eine durch Vitamin-A-Präparate verursachte Überdosierung. Symptome sind
- Schmerzattacken,
- Haarausfall,
- Verdickung des Periosts,
- Leberzirrhose,
- in der Schwangerschaft eine Schädigung des ungeborenen Kindes (Fehlbildungen).

9.4 Vitaminanaloga (Antivitamine)

Als Vitaminanaloga oder Antivitamine werden Stoffe bezeichnet, die eine strukturelle Ähnlichkeit mit Vitaminen haben, aber **keine biologische Aktivität** aufweisen. Vitamine und ihre Analoga können sich am Wirkort (Enzym) kompetitiv hemmen, ein Überschuss an Vitaminen kann die Analoga verdrängen und umgekehrt.

10 Genetik

U. Dettmer

Lernziele

- Struktur, Synthese, Funktion und Abbau der Nukleotide und ihrer Bestandteile
- Struktur der Nukleinsäuren DNA und RNA
- Struktur des menschlichen Genoms, Gene als Einheiten der Vererbung, genetischer Code als Grundlage der Proteinbiosynthese
- Mechanismen der DNA-Replikation und -Reparatur (einschließlich der Schädigungsmechanismen)
- Mechanismen der Transkription und Translation
- Formen der Regulation der Genexpression
- DNA- und RNA-Viren, insbesondere Retroviren (HIV)
- Einführung in molekularbiologische/gentechnische Methoden (u. a. DNA-Übertragung, Blot-Techniken, PCR)
- Bedeutung und Mechanismen der Proteinfaltung und -modifikation
- Bedeutung und Mechanismen der Proteolyse
- Tumorbiochemie (Tumorentstehung, Therapieansätze)

10.1 Nukleotide

10.1.1 Definition und Struktur

Definition

Nukleotide (Nukleosidphosphate) sind aus einem Zucker mit fünf C-Atomen, einer Nukleinbase und Phosphorsäure bestehende Moleküle, aus denen sich die Nukleinsäuren (DNA und RNA, ↗ Kap. 10.2) zusammensetzen. Sie enthalten energiereiche Bindungen und sind daher wichtige Energielieferanten. Darüber hinaus spielen sie eine Rolle in der Signaltransduktion und als Coenzyme.

Struktur

Ein Nukleotid ist aus drei Einheiten zusammengesetzt:

- einer **Pentose**, also einem Zucker mit fünf C-Atomen (↗ Abb. 10.1):
  - **Ribose** (D-Ribose) bei der RNA
  - **Desoxyribose** (D-2-Desoxyribose) bei der DNA. Desoxyribose ist eine Ribose, bei der das Enzym Ribonukleotid-Reduktase ein Sauerstoffatom am C_2-Atom entfernt hat.
- einer stickstoffhaltigen **Nukleinbase** („Base", weil das Molekül H^+-Ionen anlagert): Man unterscheidet zwischen (↗ Abb. 10.2)
  - **Purinbasen** (Derivate des bizyklischen Moleküls Purin): In DNA und RNA kommen **Adenin (A)** und **Guanin (G)** vor. Eine seltene Purinbase ist Xanthin, das bei der Purinnukleotidsynthese entsteht und sofort zu A oder G weiterverstoffwechselt wird.
  - **Pyrimidinbasen** (Derivate des monozyklischen Moleküls Pyrimidin): **Cytosin (C)** und **Thymin (T)** kommen nur in DNA, **Uracil (U)** kommt nur in RNA vor. tRNA enthält gehäuft seltene Pyrimidinbasen, z. B. Pseudouracil.
- **Phosphorsäure:** Das C-Atom 5 der Ribose bzw. Desoxyribose ist mit 1–3 (miteinander veresterten) Molekülen Phosphat verbunden.

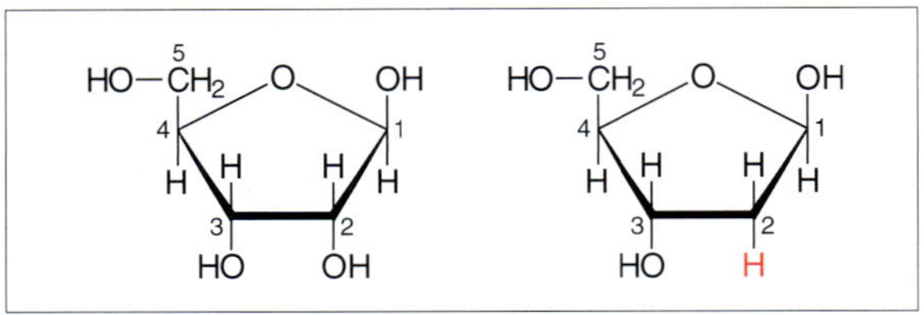

Abb. 10.1 D-Ribose (links) und D-2-Desoxyribose (rechts) in der geschlossenen Form.

Die Weise, wie die Nukleotidbestandteile zu Nukleotiden zusammengebaut sind, ist in Abbildung 10.3 am Beispiel des Desoxyguanosintriphosphats (dGTP) dargestellt. Die ausführliche Schreibweise lautet 2'-Desoxyguanosin-5'-triphosphat: Um zwei durch eine Bindung verknüpfte Ringsysteme zu unterscheiden, wird die Nummerierung der ringbildenden Atome des einen Systems – im Fall der Nukleotide stets die (Desoxy-)Ribose – durch Apostrophe ergänzt.

Die Verknüpfung eines C_5-Zuckers mit einer Nukleinbase durch eine N-glykosidische Bindung heißt **Nukleosid**. Dabei stehen die Basen „nach oben" aus der Ebene des Zuckers heraus, also in β-Konfiguration. Ein Nukleosid ist ein Nukleotid ohne Phosphorsäure. Zu den Nukleosiden der RNA und DNA ↗ Tabelle 10.1.

Ein **Nukleotid** ist demnach ein **Nukleosid-5'-Phosphat**, wobei zu unterscheiden ist zwischen Nukleosidmono-, -di- und -triphosphaten (↗ Tab. 10.1). Nukleosidmonophosphate (NMPs) werden auch als Adenylat (= AMP), Cytidylat (= CMP) etc. bezeichnet (↗ Tab. 10.1). Nukleosidtriphosphate sind die Substrate der Nukleinsäuresynthese (↗ Kap. 10.2.2).

Eine Verbindung aus lediglich zwei Nukleotiden heißt **Dinukleotid**. Die Cosubstrate NAD und FAD

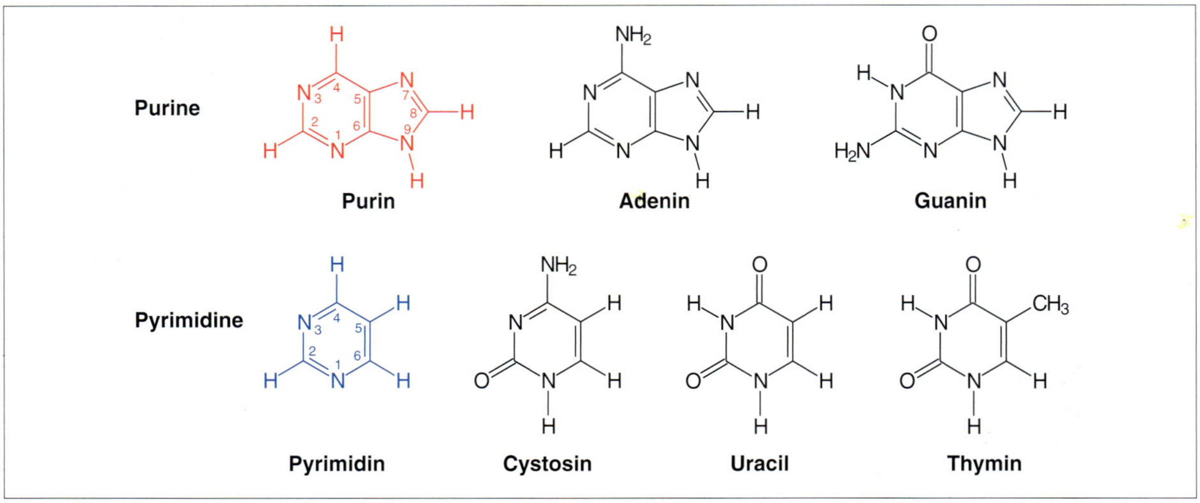

Abb. 10.2 Nukleinbasen: Purine und Pyrimidine. [3]

beispielsweise sind Dinukleotide mit der Base Adenin und den Verbindungen Nikotinamid (NAD) bzw. Flavin (FAD) an Stelle einer weiteren Nukleinbase.

DNA und RNA bestehen aus vielen Nukleotiden und sind deshalb **Polynukleotide**.

Merke: Definitionen
- Base + Zucker = Nukleosid (z.B. Adenosin, Desoxyadenosin)
- Base + Zucker + (1–3 Moleküle) Phosphat = Nukleotid (Nukleosidphosphat)
- Base + Zucker + 1 Phosphat = Nukleosidmonophosphat (z.B. CMP und dCMP)
- Base + Zucker + 2 Phosphate = Nukleosiddiphosphat (z.B. GDP und dGDP)
- Base + Zucker + 3 Phosphate = Nukleosidtriphosphat (z.B. UTP und [d]TTP)

10.1.2 Synthese

Die Purinbasen Guanin und Adenin sind Bizyklen, die Pyrimidinbasen Cytosin, Thymin und Uracil sind Monozyklen. Die Synthese der Purinnukleotide unterscheidet sich grundlegend von der der Pyrimidinnukleotide. Gemeinsam ist beiden Synthesewegen, dass sie doppelt aktivierte Ribose – 5-Phosphoribosyl-1-pyrophosphat (PRPP) – benötigen. Unterschiedlich ist der Zeitpunkt, zu dem PRPP in den Syntheseweg eingeht: Das Ringsystem der Purine entsteht an einem Molekül PRPP, der Pyrimidin-Monozyklus dagegen wird aus anderen Molekülen synthetisiert und dann auf PRPP übertragen. In jedem Fall entstehen Nukleosidphosphate, also Nukleotide – meistens zunächst Nukleosidmonophosphate.

Synthese und Aktivierung der Ribose

Ribose entsteht im oxidativen und im nichtoxidativen Zweig des Pentosephosphatweges (↗ Kap. 3.5) in der aktivierten Form (Ribose-5-phosphat). Für die Nukleotidsynthese muss die Ribose allerdings an der Stelle aktiviert werden, an der das Purinringsystem ansynthetisiert bzw. auf die der Pyrimidinring übertragen wird: am C-1-Atom. Diese Aktivierung führt das Enzym **Ribose-5-phosphat-Pyrophosphokinase** durch, indem es Pyrophosphat (PP_i) auf das Atom überträgt:

$$\text{Ribose-5-P} + \text{ATP} \xrightarrow{\textit{Ribose-5-phosphat-Pyrophosphokinase}} \text{PRPP} + \text{AMP}$$

Es entsteht die doppelt aktivierte Ribose, das **5-Phosphoribosyl-1-pyrophosphat (PRPP)**. Die Ribose-5-phosphat-Pyrophosphokinase unterliegt einer Feedback-Hemmung: Das vorläufige Endprodukt der Purinnukleotidsynthese, IMP, sowie die Endprodukte AMP und GMP (in geringerer Ausprägung auch ADP und GDP) verringern seine Aktivität.

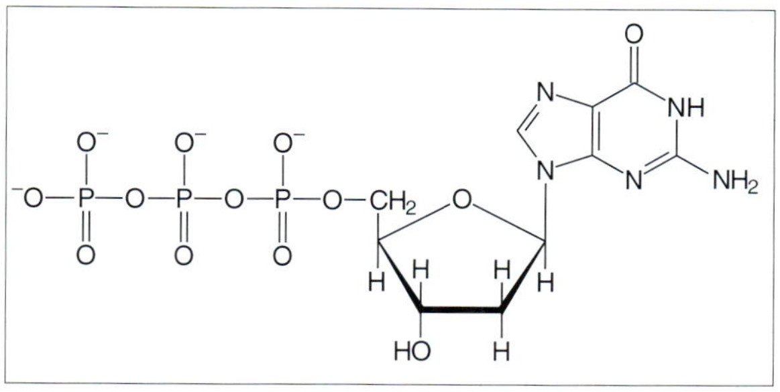

Abb. 10.3 2'-Desoxyguanosin-5'-triphosphat (dGTP).

Tab. 10.1 Basen, Nukleoside und Nukleotide der RNA und DNA

Base	Nukleosid	Nukleotid
RNA		
Adenin	Adenosin	Adenosinmonophosphat (AMP, Adenylat), -diphosphat (ADP), -triphosphat (ATP)
Cytosin	Cytidin	Cytidinmonophosphat (CMP, Cytidylat), -diphosphat (CDP), -triphosphat (CTP)
Guanin	Guanosin	Guanosinmonophosphat (GMP, Guanylat), -diphosphat (GDP), -triphosphat (CTP)
Uracil	Uridin	Uridinmonophosphat (UMP, Uridylat), -diphosphat (UDP), -triphosphat (UTP)
DNA		
Adenin	Desoxyadenosin	Desoxyadenosinmonophosphat (dAMP, Desoxyadenylat), -diphosphat (dADP), -triphosphat (dATP)
Cytosin	Desoxycytidin	Desoxycytidinmonophosphat (dCMP, Desoxycytidylat), -diphosphat (dCDP), -triphosphat (dCTP)
Guanosin	Desoxyguanosin	Desoxyguanosinmonophosphat (dGMP, Desoxyguanylat), -diphosphat (dGDP), -triphosphat (dGTP)
Thymin	Desoxythymidin*	Desoxythymidinmonophosphat (dTMP, Desoxythymidylat)*, -diphosphat (dTDP)*, -triphosphat (dTTP)*

* Es ist bisweilen üblich, statt von Desoxythymidin nur von Thymidin zu sprechen, da „T" praktisch nur in der Desoxy-Form existiert.

Synthese der Purinnukleotide

Synthese von Inosinmonophosphat (IMP)

IMP ist das primäre Endprodukt der Purinsynthese. Seine Synthese erfolgt in mehreren Schritten (↗ Abb. 10.4), die stets enzymkatalysiert sind, auch wenn im Folgenden kein Enzym angegeben sein sollte:

1. Das Enzym **Glutamin-Phosphoribosyl-Amidotransferase** katalysiert die Substitution der Pyrophosphat-Gruppe an C-1 des PRPP durch eine Aminogruppe. Es entsteht 5-Phosphoribosyl-1-amin. **Donor** der Aminogruppe ist die Aminosäure **Glutamin:** Sie wird am katalytischen Zentrum des Enzyms zu Glutamat und Ammoniak (NH_3)

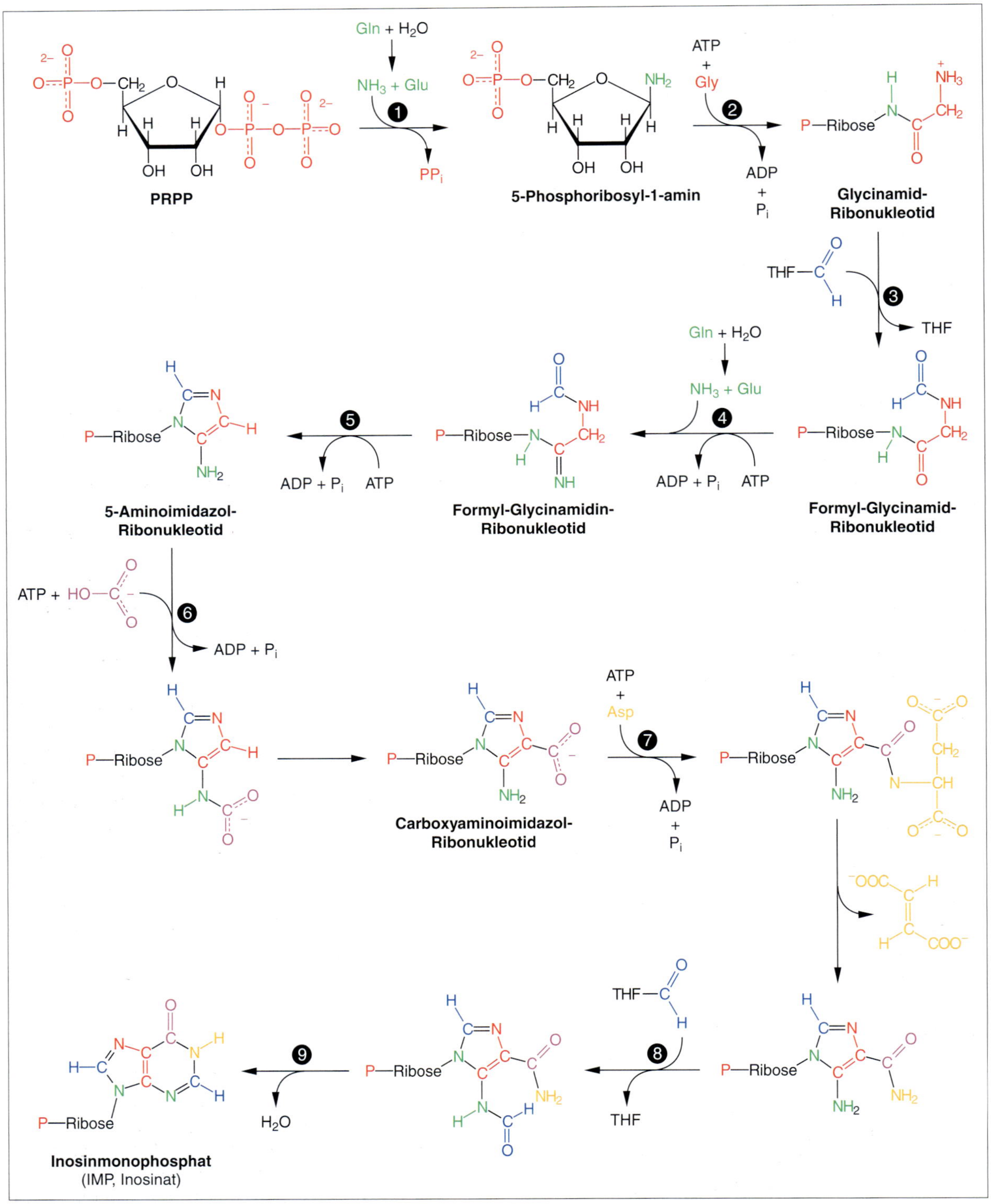

Abb. 10.4 Synthese der Purinnukleotide bis zum IMP. [3]

hydrolysiert, NH_3 trifft durch einen „Tunnel“ im Enzym auf PRPP. Die gleichzeitige Abspaltung des Pyrophosphats von PRPP liefert die Energie für diese Reaktion, die die Schrittmacherreaktion (Committed step) der Purinbiosynthese darstellt. Die Glutamin-Phosphoribosyl-Amidotransferase ist, einem Committed step gemäß, wirksam reguliert: PRPP aktiviert das Enzym. ATP, ADP, AMP (sowie GTP, GDP, GMP und IMP) hemmen es im Stil einer Feedback-Hemmung.

2. Im nächsten Schritt kommt die Aminosäure **Glycin** ins Spiel. Ihre Carboxylgruppe (-COOH) wird zunächst phosphoryliert. Dadurch aktiviert, kann sie mit der Aminogruppe des 5-Phosphoribosyl-1-amins reagieren. Es entsteht das Glycinamid-Ribonukleotid.
3. An der freien Aminogruppe des ankondensierten Glycins wird nun ein H-Atom durch einen **Formylrest** ersetzt. **Donor** der Formylgruppe ist **N^{10}-Formyl-Tetrahydrofolsäure (N^{10}-Formyl-THF oder -FH_4)**. Es entsteht das Formyl-Glycinamid-Ribonukleotid.
4. Nun wird das C-Atom, das an der inneren Amidbindung des Moleküls beteiligt ist, unter ATP-Verbrauch aktiviert. Durch Übertragung einer Aminogruppe, die wie im ersten Schritt von **Glutamin** stammt, auf dieses C-Atom entsteht ein Amidin. Das entstandene Zwischenprodukt heißt Formyl-Glycinamidin-Ribonukleotid.
5. Das Formyl-Glycinamidin-Ribonukleotid **zyklisiert** zum 5-Aminoimidazol-Ribonukleotid. Dabei wird H_2O freigesetzt und ein Molekül ATP verbraucht.
6. Der entstandene 5-Zyklus (Imidazolring) wird von aktiviertem Hydrogencarbonat (phosphoryliertes HCO_3^-) **carboxyliert**, zunächst an der Aminogruppe, dann durch intramolekulare Umlagerung am C-5-Atom.
7. Als Nächstes wird der Carboxylatrest am Imidazolring aktiviert, um mit der Aminosäure **Aspartat** unter Ausbildung einer Peptidbindung zu kondensieren. Vom Aspartat bleibt nur eine **Aminogruppe** zurück, der Rest wird als Fumarat (ein Zwischenprodukt des Citratzyklus) abgespalten.
8. **N^{10}-Formyl-THF** liefert das letzte fehlende **C-Atom**.
9. Nun kann der zweite Ring unter H_2O-Abspaltung geschlossen werden. Das Ergebnis ist **Inosinmonophosphat (IMP)**, das Nukleotid mit der **Base Hypoxanthin**.

Merke
Die Synthese der Purinnukleotide beginnt mit PRPP, auf das der Bizyklus aufgebaut wird. Primärprodukt der Purinnukleotidsynthese ist Inosinmonophosphat (IMP). Es entsteht unter Beteiligung von 1 PRPP, 2 Glutamin, 1 Glycin, 2 N^{10}-Formyl-THF und 1 Aspartat. Es werden insgesamt sechs ATP (die Ribose-5-P-Aktivierung mitgerechnet) und zwei energiereiche N^{10}-Formyl-THF verbraucht.

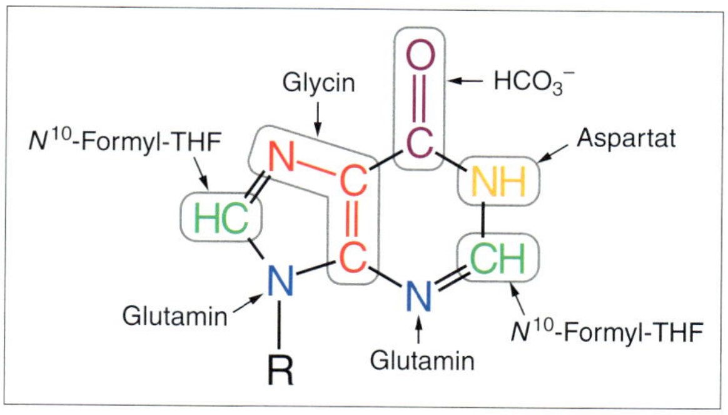

Abb. 10.5 Herkunft der Atome der Purinbase Hypoxanthin (Base des IMP).

Abbildung 10.5 zeigt abschließend noch einmal die Herkunft der Atome der Purinbase Hypoxanthin.

Synthese von Adenosinmonophosphat (AMP) und Guanosinmonophosphat (GMP) (↗ Abb. 10.6)

Aus dem Primärprodukt IMP lässt sich praktisch in einem Schritt **AMP** gewinnen. Der Carbonylsauerstoff am C-6-Atom wird dabei durch eine Aminogruppe substituiert. Die Aminogruppe wird wiederum von Aspartat unter Abspaltung von Fumarat geliefert. Die Reaktion wird von der Adenylsuccinat-Synthetase katalysiert; die Energie stammt aus der Hydrolyse von GTP.

Etwas komplizierter ist die Synthese von **GMP**. Hier wird zunächst IMP durch die IMP-Dehydrogenase zu **Xanthosinmonophosphat (XMP)** oxidiert. Den Sauerstoff, der am C-2-Atom angreift, liefert ein H_2O-Molekül, Wasserstoffakzeptor ist NAD^+. Die entstehende Ketogruppe ist nicht von Dauer. Ihr Sauerstoff wird durch Übertragung einer AMP-Gruppe aktiviert und dann durch eine NH_2-Gruppe (aus Glutamin) ersetzt. Die Energie für diese Reaktion – die von der GMP-Synthetase katalysiert wird – stammt somit aus der Hydrolyse von ATP. Die GMP-Synthetase wird durch GMP gehemmt (Produkthemmung).

Da die Adenylsuccinat-Synthetase GTP und die GMP-Synthetase ATP benötigt, sind die Synthesen beider Nukleotide aneinander gekoppelt.

Synthese der Pyrimidinnukleotide

Synthese von Uridinmonophosphat (UMP)

UMP ist das primäre Endprodukt der Pyrimidinnukleotidsynthese. Seine Synthese erfolgt in mehreren enzymkatalysierten Schritten (↗ Abb. 10.7):

- Durch Verknüpfung von Hydrogencarbonat (HCO_3^-) mit Ammoniak (NH_3) und anschließende Phosphorylierung entsteht **Carbamoylphosphat**, die Ausgangssubstanz der Pyrimidinsynthese.

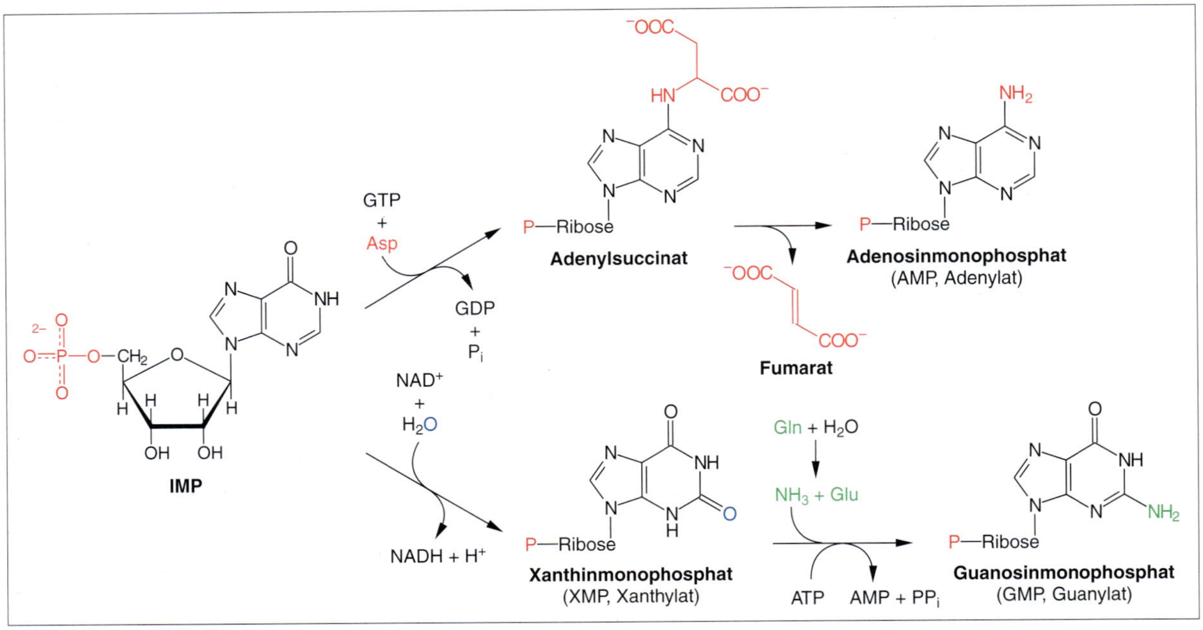

Abb. 10.6 Bildung von AMP und GMP aus IMP. [3]

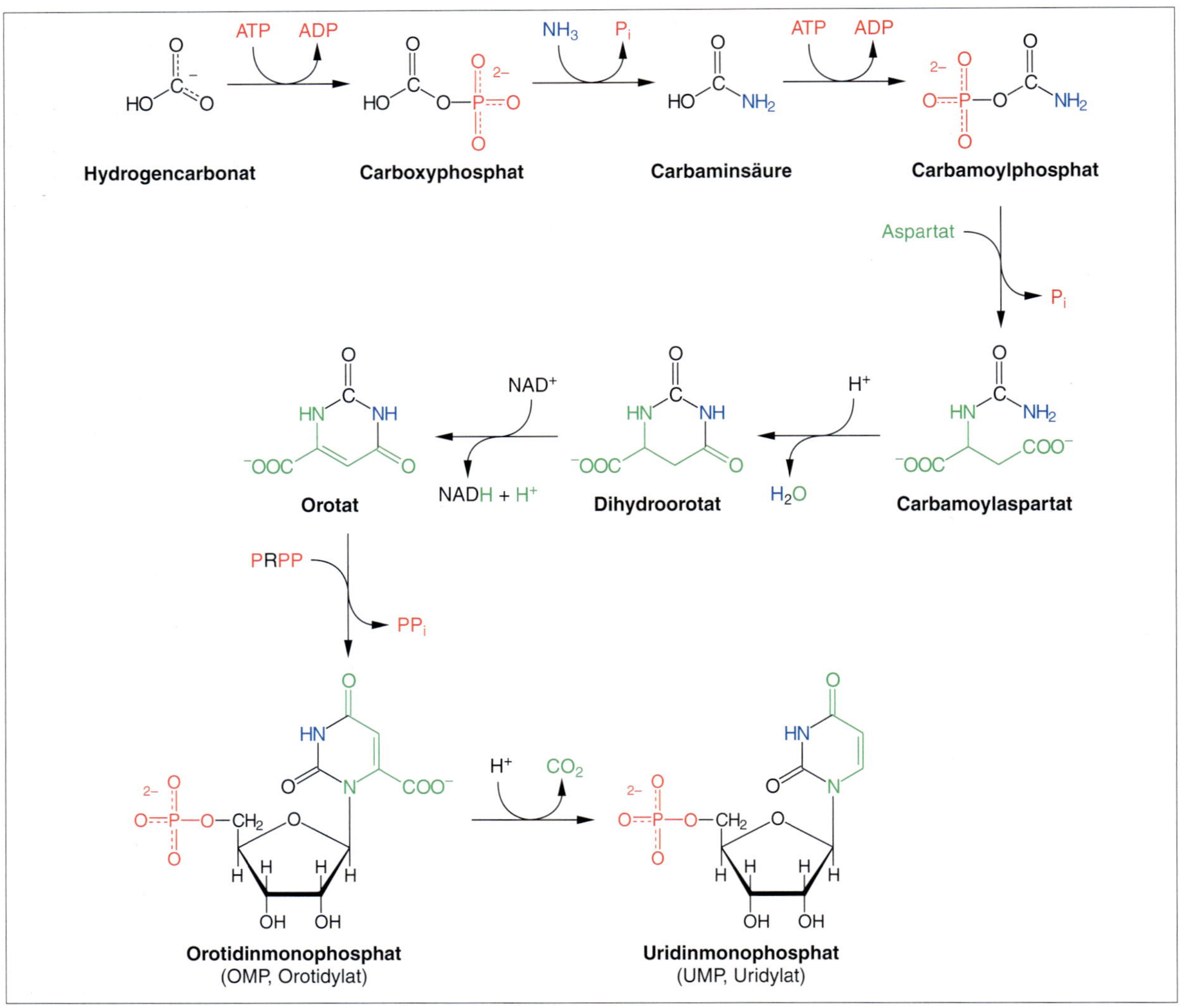

Abb. 10.7 Pyrimidinnukleotid-Synthese bis zum UMP. [3]

Diese Reaktion wird von der **Carbamoylphosphat-Synthetase II** des Zytosols, einem Enzym mit zwei Domänen, katalysiert. NH_3 stammt in der Regel aus der Hydrolyse von Glutamin.
- Im nächsten Schritt verbindet die **Aspartat-Transcarbamoylase** Carbamoylphosphat mit Aspartat zu **Carbamoylaspartat**. Dabei wird ein Molekül Phosphat frei.
- Das Carbamoylaspartat zyklisiert, katalysiert durch die **Dihydroorotase**, zu dem Sechsring **Dihydroorotat**.
- Die **Orotat-Dehydrogenase** oxidiert dieses Molekül zu **Orotat**, wobei sie das Cosubstrat NAD^+ zu $NADH+H^+$ reduziert.
- Nun erst tritt **PRPP** hinzu: Orotat reagiert mit PRPP unter Abspaltung von Pyrophosphat zu **Orotidin(-5'-)monophosphat (OMP, Orotidylat)**. Diese Reaktion wird von der **Pyrimidin-Phosphoribosyltransferase** katalysiert.
- Die **Orotidylat-Decarboxylase** (OMP-Decarboxylase) decarboxyliert OMP zu **Uridin(-5'-)monophosphat (UMP, Uridylat)**. Mit UMP ist bereits das erste Nukleotid der RNA fertig gestellt, es enthält die Base Uracil.

Merke

Die Synthese der Pyrimidinnukleotide beginnt mit dem Aufbau des Monozyklus, der dann auf PRPP übertragen wird. Ausgangssubstanz ist Carbamoylphosphat, das auch Substrat der Harnstoffsynthese ist. Es entsteht

- bei der Harnstoffsynthese im Lebermitochondrium aus NH_4^+ und HCO_3^- (sowie 2 ATP). Die Reaktion wird durch die Carbamoylphosphat-Synthetase I katalysiert (Aktivator: N-Acetylglutamat).
- bei der Pyrimidinsynthese im Zytoplasma aus der Aminogruppe am δ-C-Atom von Glutamin und HCO_3^- (sowie 2 ATP). Die Reaktion wird durch die Carbamoylphosphat-Synthetase II katalysiert (Aktivator: PRPP, Inhibitor: UTP).

Synthese von Cytidinmonophosphat (CTP) und Desoxythymidinmonophosphat (dTMP) (↗ Abb. 10.8)

Für die Synthese von **CTP** wird UMP zunächst durch zweimalige Phosphorylierung in UTP umgewandelt. Nun katalysiert die **CTP-Synthetase** den Austausch des Keto-Sauerstoffs am C-4-Atom des Pyrimidinringes gegen eine Aminogruppe. Der Mechanismus wurde in diesem Kapitel bereits mehrmals beschrieben: Das O-Atom wird durch Phosphorylierung aktiviert, anschließend wird die Phosphorylgruppe durch Ammoniak ersetzt, das aus der Hydrolyse von Glutamin stammt.

Die Synthese von **dTMP** geschieht auf der Basis von UMP. Dieses wird zunächst zu UDP phosphoryliert. Anschließend wird UDP zu dUDP reduziert (↗ unten, „Reduktion von Nukleotiden zu Desoxynukleotiden"). Durch Abspaltung eines Phosphatmoleküls entsteht dUMP. Die **Thymidylat-Synthase** methyliert den Pyrimidinring des dUMP am C-5-Atom, wodurch dTMP gebildet wird. Donor der

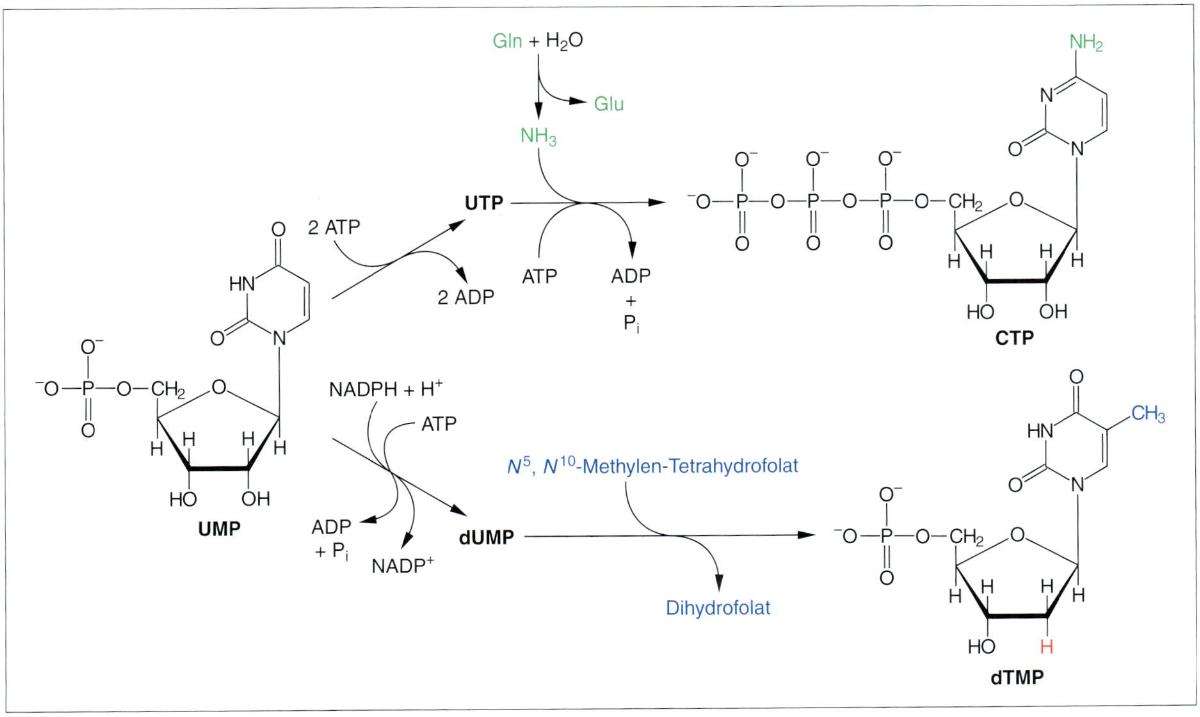

Abb. 10.8 Synthese von CTP und dTMP aus UMP.

Methylgruppe ist (N^5-N^{10}-)Methylen-THF. Nach der Reaktion liegt es oxidiert als Dihydrofolat (DHF) vor und wird mit Hilfe von NADH+H^+ wieder zu THF regeneriert. Aus THF lässt sich mit der Aminosäure Serin als Methylgruppen-Donor wieder Methylen-THF gewinnen (↗ Abb. 7.38).

Merke

Alle Ribonukleotide außer CTP liegen nach ihrer Synthese stets zunächst als Nukleosidmonophosphate vor. CTP entsteht aus UTP.

Alle Desoxyribonukleotide außer dTMP liegen nach ihrer Synthese stets zunächst als Nukleosiddiphosphate vor. dTMP entsteht aus dUMP.

Klinik

Hemmstoffe der Nukleotidsynthese: Diese lassen sich einteilen in Purin- bzw. Pyrimidinanaloga und in Folsäureantagonisten.

Das wichtigste **Purinanalogon** ist das Basenanalogon **Mercaptopurin.** Es hemmt verschiedene Enzyme der Purinbiosynthese kompetitiv (z. B. die IMP-Dehydrogenase) und unterdrückt somit die DNA- und RNA-Synthese. Außerdem wird es in Form von Mercaptopurinnukleotiden in die DNA eingebaut, was zu fehlerhafter Replikation führt.

Bei den **Pyrimidinanaloga** wirkt 5-**Fluorouracil** (5-FU) als Basenanalogon; es hemmt die Thymidylat-Synthase (→ dTMP-Synthese blockiert). **Cytosinarabinosid** (Cytarabin) hingegen wirkt als Nukleosidanalogon: Es enthält die Base Cytosin und statt Ribose den epimeren Zucker Arabinose (unterschiedliche Stellung der OH-Gruppe am C-2-Atom). Als Nukleotid wird es in die DNA eingebaut und stört so deren weitere Replikation.

Folsäureantagonisten hemmen die Dihydrofolat-Reduktase, so dass DHF nicht in THF umgewandelt werden kann. Da THF ein Cofaktor der Purin- und Pyrimidinnukleotidsynthese ist, kommt diese zum Erliegen. Die wichtigsten Folsäureantagonisten sind **Methotrexat** und **Aminopterin.**

Alle drei Substanzklassen werden als Zytostatika eingesetzt. Als solche hemmen sie die Zellteilung, insbesondere bei teilungsaktiven Zellen wie Tumorzellen. In der Gruppe der Zytostatika zählen die hier vorgestellten Substanzen zu den **Antimetaboliten** (körperähnliche Substanzen, die zu kompetitiver Hemmung von Enzymen bzw. Einbau „falscher" Moleküle [hier in die DNA] führen).

Phosphorylierung der Ribonukleosidmonophosphate

Ribonukleosidmonophosphate werden zu -diphosphaten, wenn sie einmal phosphoryliert werden, und zu -triphosphaten, wenn sie zweimal phosphoryliert werden. Die Phosphorylierung zum Diphosphat und zum Triphosphat wird von zwei verschiedenen Enzymen katalysiert:

- Die Phosphorylierung zum Diphosphat katalysiert die **Nukleosidmonophosphat**(NMP)**-Kinase**. Cosubstrat ist ATP: NMP + ATP ↔ NDP + ADP.
- Die Phosphorylierung zum Triphosphat katalysiert die **Nukleosiddiphosphat**(NDP)**-Kinase**. Cosubstrat ist meist ATP, u. U. auch ein anderes Nukleosidtriphosphat: NDP + ATP ↔ NTP + ADP.

Merke

Eine besonders wichtige NMP-Kinase ist die Adenylatkinase (AMP-Kinase). Sie katalysiert die Reaktion AMP + ATP → 2 ADP. Nur aus ADP kann in Atmungskette und Glykolyse ATP regeneriert werden.

Reduktion von Ribonukleotiden zu Desoxyribonukleotiden

Desoxyribonukleotide entstehen aus Ribonukleotiden: Durch das Enzym **Ribonukleotid-Reduktase** werden aus Ribonukleosidphosphaten Desoxyribonukleosidphosphate. **Substrat** des Enzyms sind **ausschließlich Ribonukleosiddiphosphate**. NMPs müssen also zunächst phosphoryliert werden. Die Reduktion verläuft folgendermaßen:

- Im aktiven Zentrum enthält die Ribonukleotid-Reduktase zwei Cysteinylreste, also SH-Gruppen. Diese binden die 2'-OH-Gruppe der Ribose und reduzieren das 2'-C-Atom durch einen Mechanismus, bei dem sie insgesamt zwei Elektronen und zwei H^+ übertragen. Der Sauerstoff des 2'-C-Atoms wird in Form von H_2O abgespalten (↗ Abb. 10.9). Von den Cysteinylresten des Enzyms verbleiben, nachdem sie jeweils ein Wasserstoffatom (je ein Proton und ein Elektron) abgegeben haben, zwei Schwefelradikale. Diese verbinden sich zu einer Disulfidbrücke (S-S-Bindung).
- Für eine weitere Katalyse muss das Enzym in seine reduzierte Form überführt, also regeneriert werden. Dies gewährleistet Thioredoxin, ein Protein, das eine noch stabilere S-S-Brücke als das Enzym ausbildet und die Enzym-Disulfidbrücke deshalb reduzieren kann.
- Oxidiertes Thioredoxin wird über die Oxidation von $FADH_2$ zu FAD in seine reduzierte Form zurückverwandelt.
- Zu guter Letzt wird aus FAD durch die Oxidation von NADPH+H^+ zu $NADP^+$ wieder $FADH_2$. NADPH+H^+ stammt vor allem aus dem Glucoseabbau im Pentosephosphatweg.

Unter dem Strich ist also zu bilanzieren:

$$\text{NDP} + \text{NADPH+H}^+ \xrightarrow{\textit{Ribonukleotid-Reduktase}} \text{dNDP} + \text{NADP}^+ + H_2O.$$

Durch anschließende Phosphorylierung der dNDPs entstehen dNTPs, die Substrate der DNA-Synthese.

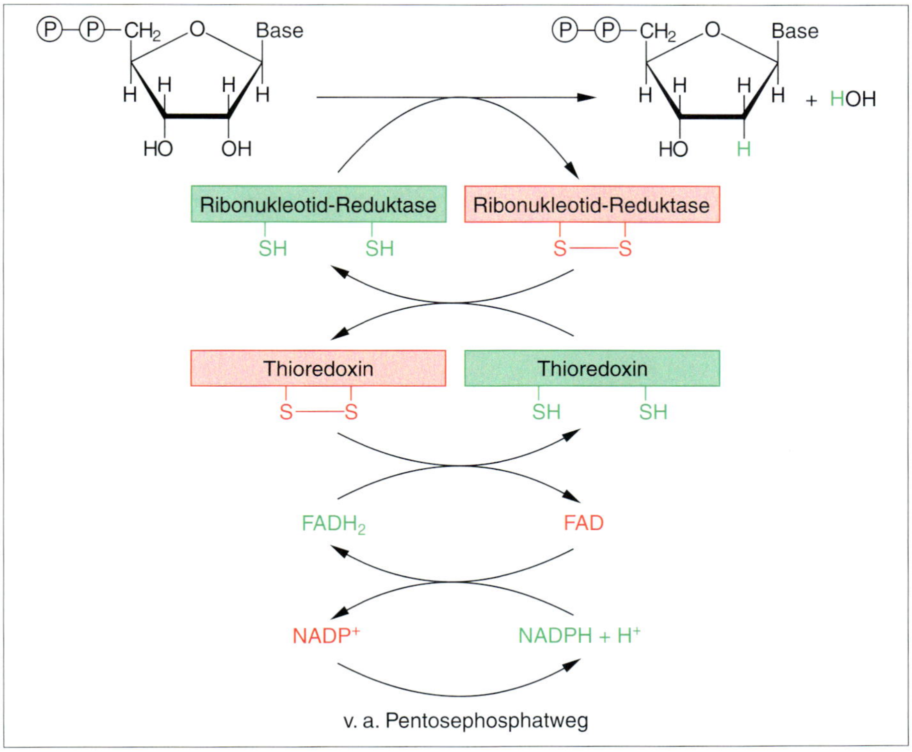

Abb. 10.9 Mechanismus der Ribonukleotid-Reduktase und beteiligte Hilfsreaktionen. Reduzierte („einsatzfähige") Reduktionsmittel sind grün dargestellt, oxidierte („verbrauchte") rot.

10.1.3 Funktion

Funktion der Ribonukleotide

Coenzyme (Cosubstrate)

Hier ist vor allem **ATP** als Coenzym der Kinasen zu nennen. Die Übertragung eines von ATP stammenden Phosphats auf ein Enzym durch eine **Kinase** (Phosphoryl-Gruppe übertragende **Transferase**) dient z. B. der Enzymregulation (Interkonversion, ↗ Kap. 2.5). Auch die Aktivierung von Substraten für den anabolen Stoffwechsel erfolgt oft über Kinasen und weitere NTP-verbrauchende Transferasen. In diesem Fall ist die Rolle des NTP die eines Energielieferanten (↗ unten).

Energielieferanten

ATP und andere NTPs übertragen mit Hilfe ihrer energiereichen Bindungen (↗ Kap. 1.2.5) Energie auf **Moleküle**, um sie für anabole Stoffwechselwege zu **aktivieren**. Die beteiligten Enzyme sind **Transferasen** (↗ Tab. 10.2).

- Oft erfolgt die Aktivierung über **Phosphorylierung (Kinasen):** Um ein Molekül zu aktivieren, wird an die interessierende Bindung ein Phosphat (oder Pyrophosphat), das von ATP stammt, angehängt.
- In manchen Fällen dient auch die **Verknüpfung mit Nukleosiden oder Nukleotiden** an der gewünschten Stelle der Aktivierung:
  - **PAPS** (Phosphoryladenosyl-Phosphosulfat) ist als „aktiviertes Sulfat" Coenzym der Sulfatasen.
  - **UDP-Glucose** (Uridindiphosphat-Glucose) ist die aktivierte Form der Glucose. Derart aktiviert, kann Glucose z. B. in Glykogen eingebaut werden.
  - **CDP-Cholin** (Cytidinphosphat-Cholin): Auf diese Weise aktiviert, kann Cholinphosphat (nicht Cholin) unter CMP-Abspaltung auf Akzeptoren übertragen werden. Mit dem Akzeptor

Tab. 10.2 NTP-verbrauchende und nicht-NTP-verbrauchende Enzymklassen

Enzymklasse	katalysierte Reaktion	NTP-Verbrauch
Oxido-reduktasen	Redox-Reaktionen	Nein
Transferasen	Gruppentransfer	u. U. (z. B. Kinasen)
Hydrolasen	Hydrolysen	u. U.: NTP-Hydrolyse (z. B. Na^+-K^+-ATPase)
Lyasen	Spaltung oder Bildung von Bindungen ohne Energieverbrauch	Nein
Isomerasen	Isomerisierungen	i. d. R. nein (Ausnahme z. B. Helikase [↗ Kap. 10.3.5])
Ligasen	Spaltung oder Bildung von Bindungen unter Energieverbrauch	Ja

Diacylglycerol (DAG) entsteht Phosphatidylcholin (Lecithin).
- **SAM** (S-Adenosyl-Methionin): Es entsteht aus der Aminosäure Methionin und dient der Übertragung von Methylgruppen, z. B. auf Noradrenalin, wodurch Adrenalin entsteht.

Ligasen (↗ Tab. 10.2) knüpfen thermodynamisch ungünstige Bindungen unter ATP-Verbrauch, gemeinsam mit den Transferasen (↗ oben) gewährleisten sie den anabolen Stoffwechsel.

Hydrolasen gewinnen bisweilen durch Hydrolyse von ATP Energie, die zur Änderung ihrer Konformation führt und Prozesse wie **aktiven Membrantransport** durch **„Pumpen"**, z. B. die Na^+-K^+-ATPase, ermöglicht. Auch hinter **intrazellulären Transportaktivitäten** (z. B. Kinesin-ATPase) und **Bewegungs**vorgängen (z. B. Myosin-ATPase) stehen Hydrolasen.

Signalmoleküle und Regulatoren

- Zyklisches AMP **(cAMP)** und zyklisches GMP **(cGMP)** sind Second messenger (↗ Kap. 13.1.4).
- Der Status regulatorischer **G-Proteine** („an/aus") koppelt an das Angebot an **GTP**, die Aktivität vieler Enzyme koppelt an das Angebot an ATP (und somit den Energieinhalt der Zelle) bzw. das Vorhandensein von cAMP.

Bausteine für Coenzyme

Dinukleotid-Coenzyme wie NAD (Nikotinamid-adenin-dinukleotid), NADP (NAD-Phosphat) und FAD (Flavin-adenin-dinukleotid) entstehen auf der Basis von ATP. Auch Coenzym A und Cobalamin enthalten einen AMP-Anteil.

Bausteine für die RNA (↗ Kap. 10.2.2)

Funktion der Desoxyribonukleotide

Sie sind **Bausteine für die DNA** (↗ Kap. 10.2.2). In der Abfolge der Desoxyribonukleotide ist die Erbinformation gespeichert.

10.1.4 Abbau und Wiederverwertung

Die Synthese der Nukleotide ist aufwendig und energieintensiv, insbesondere die Synthese der bizyklischen Purinbasen. Deshalb werden Nukleotide häufig nicht komplett, sondern nur zu Nukleosiden oder zu Basen abgebaut, die dann zur Synthese neuer Nukleotide verwendet werden **(Wiederverwertung = salvage pathway)**.

Abbau der Nukleotide zu Basen

Der Abbau aller Nukleotide beginnt auf der Stufe der Nukleosidmonophosphate.

Adenosinmonophosphate werden in der Regel in IMP umgewandelt, und dieses wird abgebaut:
- **AMP** wird in den meisten Geweben durch die **AMP-Desaminase** desaminiert, wodurch **IMP** entsteht (↗ Abb. 10.10), das die Base Hypoxanthin enthält.
- **dAMP** muss zunächst dephosphoryliert werden, um dann von der **Adenosin-Desaminase (ADA)** zu **Desoxyinosin** desaminiert zu werden.

Die **übrigen Nukleosidmonophosphate** werden direkt abgebaut. Um sie so weit abzubauen, dass die Basen isoliert vorliegen, sind zwei Schritte (und zwei Enzyme) nötig:
- Die Nukleotidase katalysiert die **Hydrolyse des Monophosphats:**
  - Nukleosidmonophosphat (z. B. IMP) + H_2O → Nukleosid (z. B. Inosin) + P_i

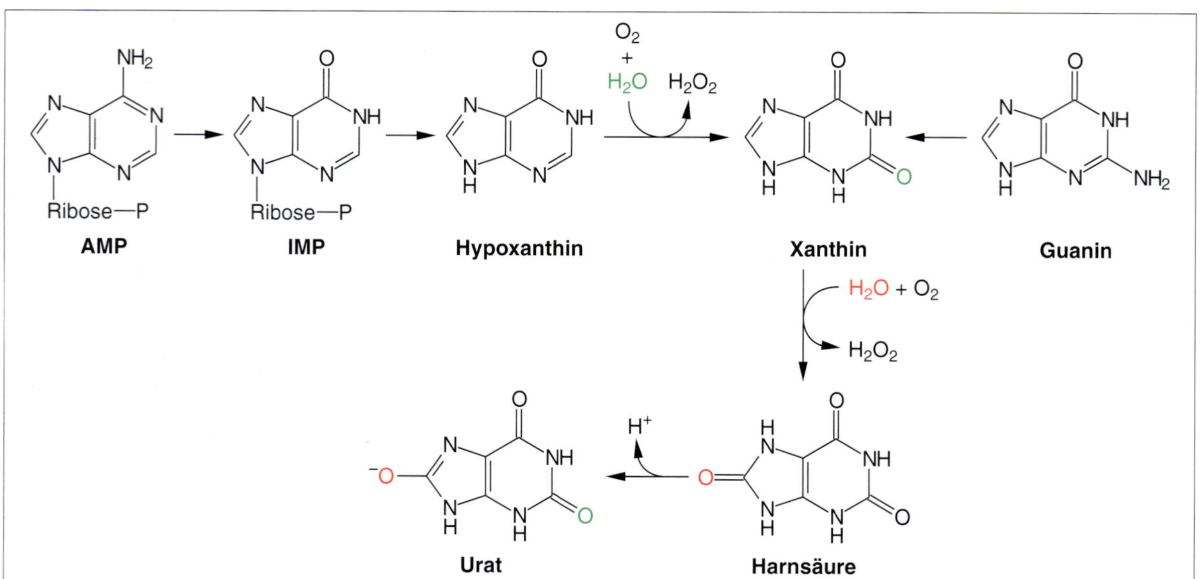

Abb. 10.10 Purinabbau. [3]

- Die **Spaltung der Bindung zwischen Zucker und Base** erfolgt
  - **hydrolytisch** (Nukleosidase): Nukleosid (z. B. Cytidin) + $H_2O \rightarrow$ (Desoxy-)Ribose + Base (z. B. Cytosin)
  - **phosphorolytisch** (Nukleosid-Phosphorylase): Nukleosid (z. B. Desoxyguanosin) + $P_i \rightarrow$ (Desoxy-)Ribose-1-P + Base (z. B. Guanin)

Abbau der Basen

Wie die Synthese verläuft auch der Abbau der Purin- und Pyrimidinbasen unterschiedlich.

Abbau der Purinbasen (↗ Abb. 10.10)

- Aus **Guanin** entsteht durch Desaminierung (katalysiert von der **Guanase**), aus **Hypoxanthin** (aus dem AMP-Abbau) durch Oxidation (katalysiert von der **Xanthin-Oxidase**) die Purinbase **Xanthin**.
- Xanthin wird von der **Xanthin-Oxidase** (demselben Enzym wie oben) zu **Harnsäure** oxidiert. Das Sauerstoffatom stammt aus molekularem Sauerstoff (O_2), dessen zweites Atom auf H_2O übertragen wird, so dass H_2O_2 entsteht. Dieses wird von Peroxidasen abgebaut. Die Xanthin-Oxidase ist eine Monooxygenase mit FAD als prosthetischer Gruppe.

Beim Menschen (und bei anderen Primaten) endet der Purinbasen-Abbau auf der Stufe der **Harnsäure** (die entsprechenden Salze heißen **Urate**), die mit dem Urin ausgeschieden wird. Die meisten Säugetiere setzen den Abbau bis zu **Allantoin**, andere Tiere bis zum Harnstoff fort.

Abbau der Pyrimidinbasen

- **Cytosin** wird zu **Uracil** desaminiert.
- **Uracil** und **Thymin** werden mittels NADPH+H^+ reduziert. Es entstehen **Dihydrouracil** und **Dihydrothymin**, die beide noch Ringsysteme sind.
- Die Ringe werden nun hydrolytisch gespalten (zwischen N-3 und C-4).
- Im nächsten Schritt werden in beiden Fällen NH_3 und CO_2 abgespalten. Dabei entsteht
  - beim **Uracil-Abbau β-Alanin**. Es wird zu Acetat, CO_2 und NH_3 abgebaut.
  - beim **Thymin-Abbau β-Aminoisobutyrat**. Es wird zu Propionat, CO_2 und NH_3 abgebaut. Alternativ kann β-Aminoisobutyrat zu Methylmalonyl-CoA transaminiert und oxidiert werden. Methylmalonyl-CoA kann in Succinyl-CoA umgewandelt werden, welches in den Citratzyklus einfließt.

Wiederverwertung von Basen und Nukleosiden

Basen-Recycling

Bis zu 90 % der freien Purinbasen werden wiederverwendet und nicht abgebaut:

- Die **Adenin-Phosphoribosyl-Transferase** überträgt Adenin auf PRPP, von dem Pyrophosphat abgespalten wird:
  Adenin + PRPP $\rightarrow$ AMP + PP_i
  (Das freie Adenin stammt aus Nebenwegen des Abbaus von Adenosinphosphaten.)
- Die **Hypoxanthin-Guanin-Phosphoribosyltransferase (HGPRT)** katalysiert die Bildung von IMP und GMP aus PRPP und den entsprechenden Basen.
  Guanin + PRPP $\rightarrow$ GMP + PP_i
  Hypoxanthin + PRPP $\rightarrow$ IMP + PP_i

Bei den weniger komplexen Pyrimidinen ist die Bedeutung des Basen-Recyclings geringer. Es existiert jedoch auch eine Pyrimidin-Phosphoribosyltransferase.

Nukleosid-Recycling

Die Adenosin-Kinase, die Guanosin-Kinase und die Uridin-Cytidin-Kinase phosphorylieren die entsprechenden Nukleoside, so dass die jeweiligen Nukleosidmonophosphate entstehen.

10.1.5 Pathobiochemie

Hyperurikämie und Gicht

Bei den Primaten, also auch beim Menschen, endet der Purinnukleotid-Abbau mit der Harnsäure, die im Blut nur mäßig löslich ist. Bei einer vererbten oder erworbenen Minderung der Harnsäureausscheidung oder Steigerung der Purinnukleotidsynthese sowie bei purinreicher Ernährung (z. B. Innereien) **steigt** der **Harnsäurespiegel im Blut** an (**Hyperurikämie**, bei Männern > 8 mg Harnsäure/dl Plasma, bei Frauen > 6 mg/dl). Da der Harnsäurespiegel beim Menschen besonders hoch ist (möglicherweise aufgrund eines Evolutionsvorteils, bedingt durch die antioxidative Wirkung von Harnsäure bzw. Urat), ist das Löslichkeitsvermögen von Harnsäure schnell erschöpft und in verschiedenen Geweben **fallen Urate** (Salze der Harnsäure) **aus**. Die dabei auftretenden Beschwerden sind die Symptome der **Gicht**:

- **Arthritis urica:** Natriumuratkristalle lagern sich in den Gelenken ab. Es kommt zu Entzündungsreaktionen.
- **Gichtnephropathie:** Uratkristalle lagern sich in den Nierentubuli ab, was zu einer progredienten Niereninsuffizienz **(Uratniere)** führt.

Von **primärer Hyperurikämie** spricht man, wenn ein vererbter Stoffwechseldefekt für den Anstieg des Harnsäurespiegels verantwortlich ist, z. B.:

- eine polygen vererbte Verminderung der tubulären Harnsäuresekretion (ca. 75 % aller Fälle)
- das Fehlen von Salvage-Enzymen (z. B. HGPRT, ↗ unten „Lesch-Nyhan-Syndrom“)
- eine Hyperaktivität der Xanthin-Oxidase.

Diverse Krankheiten und Umstände haben eine Hyperurikämie zur Folge **(sekundäre Hyperurikämie):**

- Bei Niereninsuffizienz, Keto- und Laktatazidose ist die Harnsäureausscheidung vermindert.
- Bei Psoriasis, Zytostatika- und Strahlentherapie sterben vermehrt Zellen ab, so dass vermehrt Purine anfallen.
- Bei Erkrankungen des hämopoetischen Systems wie Leukämien oder Polycythaemia rubra vera ist die Purinnukleotidsynthese gesteigert, so dass auch mehr Purinnukleotide abgebaut werden müssen.

Die **Therapie der Hyperurikämie** besteht in
- **Reduktion der Purin-Zufuhr:** Betroffene sollten insbesondere keine Innereien essen, aber auch Fleisch, Fisch, Meeresfrüchte, Hülsenfrüchte und Spargel sind purinreich (Milch hingegen ist purinarm). Wichtig sind außerdem Gewichtsreduktion (aber Vorsicht: Eine zu drastische Einschränkung der Kalorienzufuhr führt zur vermehrten Bildung von Ketonkörpern, die die tubuläre Harnsäuresekretion hemmen. So kann Reduktionsdiät einen Gichtanfall auslösen!), Alkoholverzicht (auch Alkohol behindert die tubuläre Harnsäuresekretion!) und vermehrte Flüssigkeitszufuhr.
- der Gabe von **Medikamenten:**
  - **Urikostatika (z.B. Allopurinol):** Diese hemmen die Xanthin-Oxidase, d.h. die Bildung von Harnsäure wird unterdrückt und ihre Vorstufen Xanthin und Hypoxanthin werden renal eliminert.
  - **Urikosurika (z.B. Probenezid):** Diese Wirkstoffe steigern die Harnsäureausscheidung, indem sie die tubuläre Rückresorption hemmen.

Lesch-Nyhan-Syndrom

Hierbei besteht ein X-chromosomal-rezessiv vererbter Defekt der **Hypoxanthin-Guanin-Phosphoribosyltransferase (HGPRT)**. Dadurch ist die Wiederverwertung der Purinbasen gestört. Durch vermehrten Basenabbau ist die Harnsäureproduktion erhöht, was zu primärer Hyperurikämie führt. Zusätzlich wird die De-novo-Synthese der Purinnukleotide stimuliert, was die Folgen des Defekts weiter verschlimmert:
- bereits im Säuglings- und Kindesalter Nierensteine und Gicht
- autoaggressives Verhalten, Spastik und geistige Behinderung (die Ursachen dieser Symptome sind unbekannt).

Adenosin-Desaminase-Mangel und SCID

Bei den weltweit sehr wenigen Patienten, die homozygot einen Adenosin-Desaminase(ADA)-Mangel aufweisen, kann Desoxyadenosin nicht in Desoxyinosin umgewandelt werden. Deshalb reichert sich Desoxyadenosin an und wird schließlich enzymatisch in – bei höheren Konzentrationen toxisches – dATP zurückverwandelt. Die Auswirkungen sind nicht für alle Zellen gleich: Besonders betroffen sind **Lymphozyten** (die im gesunden Organismus eine sehr hohe ADA-Aktivität aufweisen). Die wichtigste Auswirkung besteht vermutlich darin, dass dATP die Ribonukleotid-Reduktase hemmt. Dadurch wird die DNA-Synthese in B- und T-Zellen gehemmt, was zu einem schweren Immundefekt führt: Etwa 50 % der Patienten mit **Severe-Combined-Immunodeficiency-Syndrom (SCID)** weisen einen Adenosin-Desaminase-Mangel auf.

10.2 Nukleinsäuren

10.2.1 Definition und Struktur

Definition

Die Nukleinsäuren Desoxyribonukleinsäure (DNS, gebräuchlicher ist jedoch die englische Abkürzung DNA [desoxyribonucleic acid]) und Ribonukleinsäure (RNS, gebräuchlicher: RNA [ribonucleic acid]) sind **Polynukleotide**. Ihren Namen tragen sie, weil sie im Zellkern (nucleus) gehäuft vorkommen und aufgrund ihres Phosphorsäure-Anteils Säuren sind.

In der DNA ist die Erbinformation der Lebewesen kodiert. Die RNA erfüllt mehrere Aufgaben, die mit der Transkription und Translation in Verbindung stehen. Neben den Proteinen (Polypeptiden) sind die Nukleinsäuren (Polynukleotide) die entscheidenden Moleküle der Biochemie.

Struktur

Prinzip

Nukleinsäuren sind lange unverzweigte Polymere aus bis zu mehreren Millionen Monomeren. Diese Monomere, Nukleosidmonophosphate, sind über **Phosphodiesterbrücken** miteinander verknüpft: Die 5'-OH-Gruppe des Zuckers eines Nukleosidmonophosphats ist über das „Brückenmolekül" Phosphorsäure mit der 3'-OH-Gruppe des Zuckers des folgenden Nukleosidmonophosphats verbunden. Ein Ende der DNA weist eine 5'-OH-Gruppe mit gebundenem Phosphat, das andere eine freie 3'-OH-Gruppe auf. Die DNA hat also eine Richtung, sie ist „polar". Das 5'-Ende ist per Definition der Anfangspunkt der Nukleinsäure, das 3'-Ende der Endpunkt. Die über Phosphodiesterbrücken verknüpften gleichartigen **Zucker** bilden das **Rückgrat** der Nukleinsäure (↗ Abb. 10.11). Die Nukleotide unterscheiden sich nur durch die **Stickstoffbasen**, die aus dem Rückgrat **„herausstehen"**; die Reihenfolge dieser Basen enthält die genetische Information. Da diese Reihenfolge der Basen für ein Polynukleotid charakteristisch ist, kann man es eindeutig durch seine Basen darstellen, wobei man die Polarität beachtet und von 5'- in 3'-Richtung schreibt: ACGT (auch: pApCpGpT [p steht für Phosphat]) und TGCA (auch: pTpGpCpA) sind demnach verschiedene Moleküle.

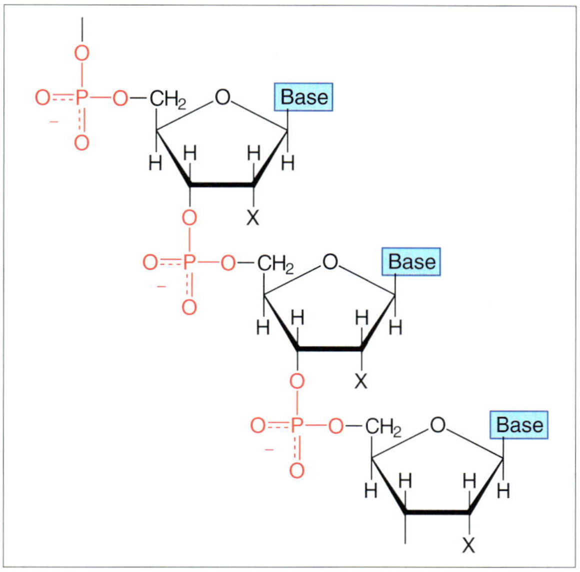

Abb. 10.11 Das Rückgrat von DNA und RNA. DNA: X = H, RNA: X = OH

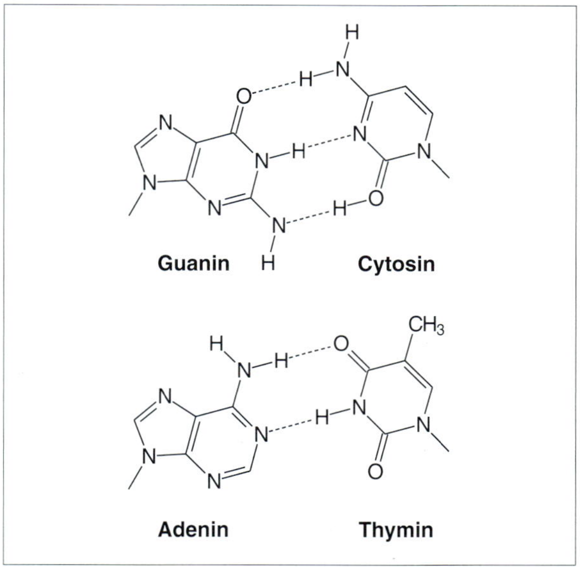

Abb. 10.12 Die Basenpaare der DNA. [3]

Unterschiede zwischen DNA und RNA

Die beiden Nukleinsäuren RNA und DNA unterscheiden sich strukturell:

- RNA enthält Ribose, DNA Desoxyribose: Die Desoxyribose ist gegenüber Hydrolyse stabiler als die RNA und eignet sich deshalb besser zur dauerhaften Speicherung von Information.
- RNA enthält die Base Uracil (U), DNA die Base Thymin (T).
- RNA liegt in der Regel (nicht in jedem Fall!) als Einzelstrang, DNA in der Regel als Doppelstrang vor.

Struktur der DNA

Die Struktur der DNA wurde im Wesentlichen durch die beiden Forscher James Watson und Francis Crick aufgeklärt. Die **Doppelstrang**-Bildung der DNA beruht darauf, dass bestimmte Basen miteinander thermodynamisch günstige Wasserstoffbrückenbindungen ausbilden **(Basenpaarung)**. Es paaren sich (↗ Abb. 10.12)

- Guanin und Cytosin,
- Adenin und Thymin.

Der thermodynamisch günstige Effekt wird durch die Vielzahl der Basenpaarungen zwischen zwei langen Strängen vervielfacht (Kooperativität).

Ein DNA-Strang dient als Matrize für die mRNA-Synthese **(kodogener Strang, [–]-Strang)**, der andere komplementäre und gegenläufige Strang **(kodierender Strang, [+]-Strang)** hat Schutzfunktion und ermöglicht die DNA-Verdopplung.

Die beiden DNA-Stränge sind in einer Weise um eine gemeinsame Achse gewunden, die man als **Doppelhelix**-Struktur bezeichnet. Am häufigsten ist die Doppelhelix **rechtsgängig** (die Stränge sind rechts herum umeinander gewunden) und die Wasserstoffbrückenbindungen bilden einen 90°-Winkel mit der Helixachse (sog. **B-Form** der DNA). Nach ca. 10,6 bp (Basenpaaren) ist eine Drehung um 360° erreicht. Im Inneren der Helix befinden sich die Basen, außen das Rückgrat (↗ Abb. 10.13). Aufgrund der Verdrillung der Stränge weist die DNA nach außen hin eine große und eine kleine Furche (engl.: major und minor groove) auf.

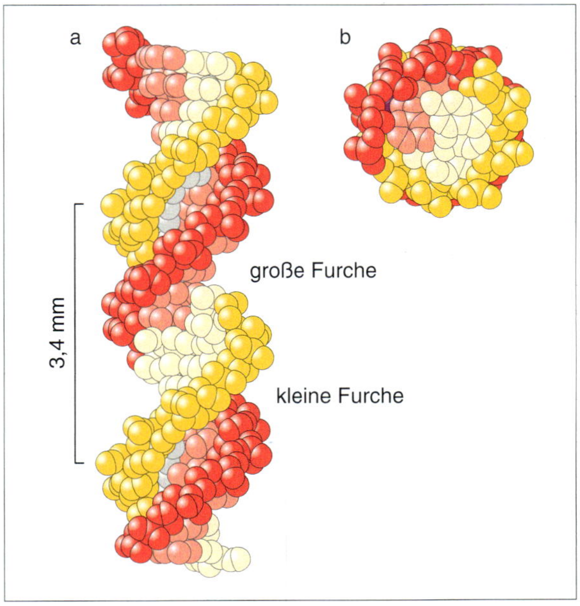

Abb. 10.13 B-Form der DNA-Doppelhelix. **a:** seitliche Ansicht, **b:** Ansicht von oben. Ein DNA-Strang ist blau, der andere rot dargestellt. Helle Farben: Basen, dunkle Farben: DNA-Rückgrat. [3]

10.2.2 Synthese

Prinzip

Substrate für die Nukleinsäuresynthese sind **Nukleosidtriphosphate** (dNTPs und NTPs). Die **Abspaltung von Pyrophosphat PP_i** liefert die Energie für die Knüpfung der Phosphodiesterbindung, die anschließende hydrolytische Spaltung von PP_i macht die Reaktion irreversibel (↗ Kap. 1.2.5). So entsteht nach und nach das Polynukleotid.

> **Merke**
> RNA wird aus ATP, UTP, CTP und GTP, DNA aus dATP, dTTP (= TTP), dCTP und dGTP unter Pyrophosphat-Abspaltung synthetisiert.

Ablauf

↗ Kap. 10.3.5 und 10.3.6.

10.2.3 Abbau

Enzyme des Nukleinsäureabbaus heißen ganz allgemein **Nukleasen**. Man unterscheidet **DNasen** (Desoxyribonukleasen) und **RNasen** (Ribonukleasen). **Endonukleasen** hydrolysieren eine Phosphodiesterbindung im Inneren der Polynukleotidkette, **Exonukleasen** spalten vom 3'- oder 5'-Ende der Kette ein Mononukleotid ab. Die Einsatzgebiete von Nukleasen im menschlichen Organismus sind vielfältig:

- **DNasen:** Die Pankreas-DNase verdaut die mit der Nahrung aufgenommenen Nukleinsäuren im Darm, die Caspase Activated DNase (CAD) verdaut die DNA von Zellen, die der Apoptose zugeführt wurden. DNasen in den Lysosomen verdauen z.B. die DNA phagozytierter Mikroorganismen. Die eukaryontische DNA-Polymerase δ (↗ Kap. 10.3.5) verfügt über eine Exonuklease-Funktion.
- **RNasen:** Die Pankreas-RNase verdaut die mit der Nahrung aufgenommenen Nukleinsäuren im Darm. Die alkalische RNase des Zytoplasmas reguliert die Genexpression über die Geschwindigkeit des RNA-Abbaus. Die Abbau-Geschwindigkeit hängt dabei von mRNA-Struktur/-Sequenz ab.

10.3 Speicherung, Übertragung und Expression genetischer Information

Die genetische Information ist in der DNA gespeichert. Vor jeder Zellteilung wird die DNA deshalb verdoppelt **(Replikation)** und bei der Zellteilung an die Tochterzellen weitergegeben. Der Großteil der gespeicherten Information betrifft Proteine. Um die Daten zu einem Protein aus dem Zellkern ins Zytosol zu den Ribosomen, an denen die Proteinbiosynthese stattfindet, zu bringen, wird der betreffende DNA-Abschnitt in so genannte Messenger-RNA (mRNA) umgeschrieben **(Transkription)**. Diese dient bei der Aneinanderreihung der Aminosäuren zum Polypeptid bzw. Protein **(Translation)** als Vorlage.

10.3.1 Die genetische Information: das Genom

Definition

Als Genom bezeichnet man die Gesamtheit aller in einer Zelle vorliegenden genetischen Information, also den **Gesamt-DNA-Gehalt einer Zelle**. Der Begriff schließt sowohl das Hauptgenom im Zellkern als auch das Nebengenom in den Mitochondrien ein (Mitochondrien, die „Zellkraftwerke", besitzen eigene DNA). Jede Körperzelle des Menschen enthält das ganze Genom, Unterschiede bestehen lediglich hinsichtlich der Aktivität der einzelnen Gene.

Struktur

Die DNA im Zellkern liegt in Form von **46 Chromosomen** bzw. **23 Chromosomenpaaren** (diploide Körperzelle) vor: Je zwei Chromosomen (ein väterliches und ein mütterliches als Ergebnis der geschlechtlichen **Rekombination**) sind homolog, d.h., sie besitzen die gleichen Gene (Ausnahme: X- und Y-Chromosom besitzen verschiedene Gene). Die Basensequenzen homologer Gene weichen nur geringfügig voneinander ab. Genorte (sog. loci), die auf den homologen Chromosomen unterschiedlich ausgeprägt sein können, werden **Allele** genannt.

> **Klinik**
> **Chromosomenmutationen (Chromosomenaberrationen):** Voraussetzung hierfür ist ein Chromosomenbruch. Mögliche Chromosomenmutationen sind:
> - **Duplikation:** Ein Chromosomenabschnitt liegt auf einem Chromosom in zweifacher Ausführung vor, z.B. aufgrund ungleichen Crossing-overs bei der Meiose.
> - **Deletion:** Ein abgebrochener Chromosomenabschnitt fehlt (er wurde zerstört).
> - **Translokation:** Der abgebrochene Abschnitt eines Chromosoms ist in ein nichthomologes Chromosom integriert.
> - **Inversion:** Der abgebrochene Chromosomenabschnitt wurde wieder in das betroffene Chromosom integriert, liegt aber verkehrt herum vor.
>
> Bei Chromosomenmutationen muss man beachten, dass der Chromosomensatz der Körperzellen diploid ist. Sollte also ein Gen auf einem Chromosom ausfallen (z.B. durch Deletion), so steht das Gen auf dem homologen Chromosom zur Verfügung. Bei rezessivem Erbgang einer Krankheit bleibt Heterozygotie (eines der homologen Chromosomen ist bezüglich des Genorts defekt) weitgehend ohne Folgen, bei dominantem Erbgang treten jedoch Symptome auf.

Die **DNA der Chromosomen** ist **um Histon-Proteine gewickelt**. Diese sind basisch und daher positiv geladen. Sie werden an Ribosomen im Zytoplasma synthetisiert, können aber, da sie klein sind, leicht durch die Kernporen in den Zellkern gelangen.

Je zwei der vier Histon-Proteine H2A, H2B, H3 und H4 bilden einen **Nukleosomenkern** (Core particle). Aufgrund der elektrostatischen Wechselwirkungen zwischen der negativ geladenen DNA und den positiv geladenen Histonen legt sich die DNA in regelmäßigen Abständen um Nukleosomenkerne. Den Nukleosomenkern und die um ihn in ca. 1,75 linksgängigen Windungen „gewickelte" DNA-Doppelhelix bezeichnet man als **Nukleosom**. Die durch die DNA verbundenen Nukleosomen bilden die **Nukleosomenfaser**, die sich über weitere Stufen der Kondensation (↗ Abb. 11.18) schließlich zu den Chromosomen der Metaphase organisiert.

Würde die DNA im Zellkern nicht derartig komprimiert, hätte sie eine Länge von ca. 2 m.

Die Histone als wichtigste DNA-Strukturproteine sind entscheidend an der Regulation der Genexpression beteiligt (↗ Kap. 10.3.10). Die DNA und die mit ihr assoziierten Histon- und Nicht-Histon-Proteine werden als **Chromatin** bezeichnet. Wenig transkribierte bzw. genfreie DNA-Abschnitte **(Heterochromatin)** sind besonders dicht um Histone gepackt, häufig transkribierte, genreiche DNA-Abschnitte **(Euchromatin)** sind locker um Histone gepackt bzw. sogar Histon-frei.

Die kodierenden Einheiten: die Gene

Ein Gen ist allgemein formuliert eine **kodierende Einheit auf dem DNA-Strang**. Der Genbegriff wurde mit zunehmender wissenschaftlicher Erkenntnis schwerer zu fassen: Die sog. Ein-Gen-ein-Protein-Hypothese ist nicht mehr ausreichend, weil sowohl verschiedene Gene am Aufbau eines einzigen Proteins beteiligt sein können als auch ein Gen verschiedene Proteine (u.a. durch alternatives Spleißen, ↗ Kap. 10.3.7) hervorbringen kann. Auch die Gleichsetzung „ein Gen = ein Polypeptid" stimmt nicht ganz: RNA, die nicht in ein Polypeptid übersetzt wird (z.B. die in Ribosomen enthaltene RNA), wird ebenfalls von Genen kodiert. Auf DNA-Ebene gibt es bestimmte Sequenzen, die ein Gen ausmachen. Ein typisches **eukaryontisches Gen** besitzt (↗ Abb. 10.14):

- eine **Promotor (= Kontroll)sequenz:** Sie enthält die Ansatzstelle für die RNA-Polymerase (das Transkriptionsenzym) und ihre „Cofaktoren", die Transkriptionsfaktoren.
- ein **Start-Codon** (↗ Kap. 10.3.3): die ersten drei Basen, die translatiert werden (diesen gehen jedoch Basen voraus, die transkribiert, aber nicht translatiert werden),
- ein **Strukturgen:** Dies sind im Prinzip alle Basen, die in die primäre (unreife) mRNA transkribiert werden, also auch Start- und Stopp-Codon sowie (je nach Definition) auch transkribierte Bereiche davor und danach. Man unterscheidet bei Eukaryonten
  - **Exons:** die translatierten, kodierenden Basensequenzen innerhalb eines Gens
  - **Introns:** die nichttranslatierten (aber transkribierten!), nichtkodierenden Basensequenzen, die zwischen den Exons eines Gens liegen. Sie werden aus der primären RNA herausgeschnitten (Spleißen = splicing) und sind in der reifen mRNA nicht mehr enthalten. Durch sog. alternatives Spleißen ist es möglich, dass zwei oder mehr verschiedene Polypeptide aus einem Gen hervorgehen.
- ein **Stopp-Codon** (↗ Kap. 10.3.3): die ersten drei nichttranslatierten (jedoch transkribierten!) Basen der reifen mRNA
- eine **Terminatorregion**.

Merke
Exons = kodierende Sequenzen eines Gens
Introns = nichtkodierende Sequenzen eines Gens

Eine Basen-Sequenz, die zwischen Start-Codon und Stopp-Codon liegt, wird auch als **Open reading frame** (ORF, offenes Leseraster) bezeichnet.

Eukaryontischen Genen sind **Enhancer-Sequenzen** und **Silencer-Sequenzen** assoziiert. Diese kön-

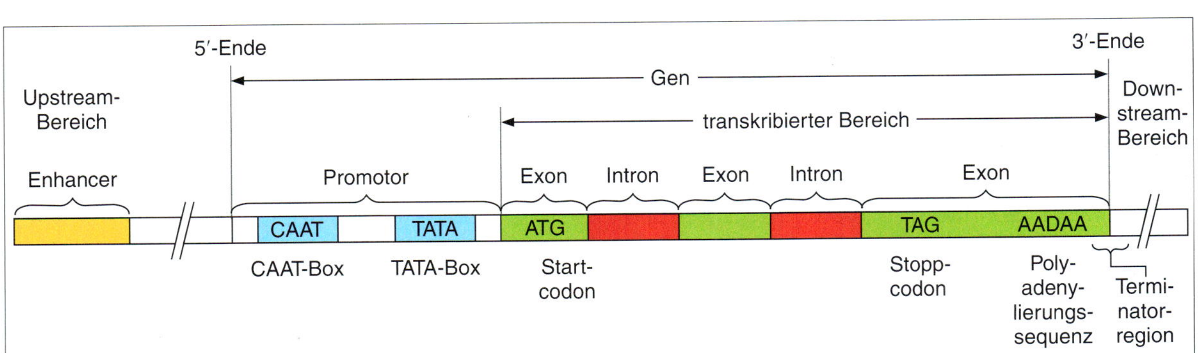

Abb. 10.14 Eukaryontisches Gen.

nen (u. U. in beträchtlichem Abstand) in 5'-Richtung („upstream“) oder in 3'-Richtung („downstream“), aber auch innerhalb des Gens liegen. Enhancer (aktivierend) und Silencer (hemmend) beeinflussen die Aktivität eines Gens und werden ihrerseits von Liganden reguliert (↗ Kap. 10.3.10).

Prokaryonten besitzen keine Introns, dafür liegen bei ihnen oft mehrere Strukturgene zwischen Start- und Stopp-Codon **(polycistronische Gene)**.

Statistik des menschlichen Genoms

Das menschliche Genom umfasst 20000 bis 25000 Gene, aus denen durch alternatives Spleißen vermutlich über 100000 verschiedene Proteine hervorgehen können, und ca. 3,2 Milliarden Basenpaare. Nur ca. 28 % der Basensequenzen des menschlichen Genoms werden in primäre RNA transkribiert. Wiederum nur 5 % der primären mRNA werden translatiert, nur ca. **1,5 % der Basensequenzen** des menschlichen Genoms **(ca. 45 Mio. Basen)** sind also **kodierend**. Kodierende Sequenzen kommen in der Regel nur einmal im Genom vor (Ausnahme: Gene für tRNA und Histon-Proteine). Die **nichtkodierenden ca. 98,5 % der Basensequenzen** lassen sich weiter unterteilen in

- **Introns** (ca. 26,5 % des Genoms): Diese nichtkodierenden Basensequenzen befinden sich innerhalb der Gene.
- **nichtkodierende Basensequenzen zwischen den Genen** (ca. 72 % des Genoms). Sie werden auch als Nonsense-Sequenzen bezeichnet. Dies bedeutet jedoch nicht, dass sie verzichtbar wären, sondern dass ihre Bedeutung noch relativ unbekannt ist. Sie lassen sich einteilen in
  - **nichtrepetitiv** (ca. 19 % des Genoms): Die Sequenz kommt im Genom nur einmal vor, z. B. spezifische Promotor- oder Enhancer-Sequenzen.
  - **repetitiv** (ca. 53 % des Genoms): Die Sequenz kommt im Genom mehrmals vor. Man unterscheidet weiter zwischen **hochrepetitiven** (bis zu mehrere Millionen Mal vorkommenden) und **niedrigrepetitiven** (wenige Male vorkommenden) Sequenzen, zwischen kurzen (wenige Basenpaare) und langen (bis hin zu Chromosomenstücken) repetitiven Sequenzen sowie zwischen verstreut und aneinander gereiht (sog. **tandem-repeats**) vorliegenden repetitiven Sequenzen. Gene für die **rRNA** beispielsweise liegen in mehrfacher Ausführung als tandem-repeats vor. Hochrepetitive, kurze tandem-repeats befinden sich z. B. im Bereich des Chromosomenzentrums und der Chromosomen-Enden und erfüllen hier wichtige strukturelle Aufgaben. Diese und andere weitgehend genfreie Bereiche des Chromosoms bilden das **Heterochromatin**. Es ist im Gegensatz zum genreichen Euchromatin stark kondensiert (↗ „Struktur“). Heterochromatin (dunkel) und Euchromatin (hell) ergeben nach Färbung die charakteristischen Bandenmuster auf den Chromosomen.

Repetitive Sequenzen spielen eine wichtige Rolle bei genetischen Untersuchungen (↗ Kap. 10.5.2). Veränderungen repetitiver Sequenzen können Krankheiten hervorrufen. Prokaryontische Genome weisen keine repetitiven Sequenzen und keine Introns auf.

Merke
Das menschliche Genom umfasst:
- 46 Chromosomen (23 Chromosomenpaare)
- ca. 30000 Gene
- ca. 3,2 Milliarden Basenpaare
- kodierende (ca. 1,5 %) und nichtkodierende (ca. 98,5 %) Basensequenzen
- repetitive und nichtrepetitive Basensequenzen

10.3.2 Der Fluss der genetischen Information

Bei allen eukaryontischen Lebewesen liegt das Hauptgenom im Zellkern vor. Die Ribosomen als Ort der Proteinbiosynthese befinden sich jedoch im Zytoplasma. Als Boten fungieren sog. Messenger-RNAs **(mRNAs)**. Auch die zellkernlosen Prokaryonten (z. B. Bakterien) verwenden den Zwischenschritt über mRNAs. Die Herstellung der einzelsträngigen mRNAs auf der Grundlage eines DNA-Stranges als Matrize gewährleistet das Enzym **RNA-Polymerase**, der Vorgang heißt **Transkription** (↗ Kap. 10.3.6). Auf Basis der ins Zytoplasma transportierten mRNA erfolgt an den **Ribosomen** die Proteinbiosynthese: die als **Translation** (↗ Kap. 10.3.8) bezeichnete Übersetzung der mRNA in die Aminosäuresequenz des kodierten Proteins gemäß den Regeln des genetischen Codes.

Das „Dogma“ vom Fluss der genetischen Information (Genexpression) lautet:
DNA $\xrightarrow{\text{Transkription (RNA-Polymerase)}}$ mRNA $\xrightarrow{\text{Translation (Ribosom)}}$ Protein.

U. a. seit der Entdeckung des Enzyms reverse Transkriptase in Retroviren, eines Enzyms, das RNA in DNA umschreibt, gilt das „Dogma“ nur noch eingeschränkt.

10.3.3 Der Schlüssel zur genetischen Information: der genetische Code

Definition

Die Information über die Aminosäuresequenz von Polypeptiden ist in der DNA in der Basensequenz verschlüsselt. Sie muss also aus DNA-Schrift, deren Buchstaben die Basen A, T, C, G sind, in die Aminosäure-Schrift, deren Buchstaben die 20 (die seltene Aminosäure Selenocystein nicht hinzugerechnet) proteinogenen Aminosäuren sind, übersetzt werden. Die Regeln, nach denen die Übersetzung von DNA in Polypeptid erfolgt, stellen den genetischen Code dar.

Tab. 10.3 Der genetische Code

Position 1 im Codon*	T			
Position 2 im Codon*	T	C	A	G
Position 3 im Codon*	T: Phe C: Phe A: Leu G: Leu	T: Ser C: Ser A: Ser G: Ser	T: Tyr C: Tyr A: Stopp G: Stopp	T: Cys C: Cys A: Stopp G: Trp
Position 1 im Codon*	C			
Position 2 im Codon*	T	C	A	G
Position 3 im Codon*	T: Leu C: Leu A: Leu G: Leu	T: Pro C: Pro A: Pro G: Pro	T: His C: His A: Gln G: Gln	T: Arg C: Arg A: Arg G: Arg
Position 1 im Codon*	A			
Position 2 im Codon*	T	C	A	G
Position 3 im Codon*	T: Ile C: Ile A: Ile G: Met (Start)	T: Thr C: Thr A: Thr G: Thr	T: Asn C: Asn A: Lys G: Lys	T: Ser C: Ser A: Arg G: Arg
Position 1 im Codon*	G			
Position 2 im Codon*	T	C	A	G
Position 3 im Codon*	T: Val C: Val A: Val G: Val	T: Ala C: Ala A: Ala G: Ala	T: Asp C: Asp A: Glu G: Glu	T: Gly C: Gly A: Gly G: Gly

* Ableserichtung: 5′ → 3′

Eigenschaften

Vier Nukleinbasen-Buchstaben müssen 20 Aminosäure-Buchstaben abbilden können. Zwei Basen können nur 4^2, also 16 Buchstaben kodieren. Demnach sind drei Basen für eine eindeutige Kodierung der 20 Aminosäuren nötig. Und so funktioniert der genetische „Triplett-Code" auch tatsächlich. Die **kodierenden Einheiten** sind also **Basentripletts**.

Drei Basen können 4^3, also 64 Aminosäuren kodieren. Substrat des Ribosoms sind aber nur 20 verschiedene Aminosäuren. Trotzdem kommen alle 64 möglichen Tripletts im Genom vor (↗ Tab. 10.3). Dabei stehen für eine Aminosäure bis zu sechs verschiedene Tripletts **(„Synonyme")** zur Verfügung, die sich meistens nur im dritten Buchstaben unterscheiden dürfen (Ausnahme ist u.a. Arginin, dieses wird durch CGG, CGC, CGA, CGT sowie AGA und AGG kodiert). Für Tryptophan (TGG) und Methionin (ATG) existiert jeweils nur ein Triplett. Aufgrund der zahlreichen Synonyme enthält der **genetische Code** nicht das Maximum an Information (64 Aminosäuren), weshalb man ihn als **degeneriert** bezeichnet. Die Synonyme sind auch der Grund dafür, dass der Code nur in eine Richtung, nämlich DNA → Polypeptid, **eindeutig** ist. Die Anzahl der im Code vorhandenen Synonyme korreliert nicht mit der Einbaufrequenz der Aminosäure.

Durch äußere Einflüsse (z.B. Strahlung), aber auch spontane Reaktionen und Replikationsfehler unterliegen die DNA-Basen einer gewissen Mutationswahrscheinlichkeit. Wird eine Base durch eine andere ersetzt, liegt eine Substitution oder Punktmutation (↗ Kap. 10.3.4) vor. Dank der Degeneration des genetischen Codes ist eine Substitution der letzten Base eines Tripletts mit relativ hoher Wahrscheinlichkeit ohne Bedeutung. Die Degeneration des Codes wirkt sich also auf die Eigenschaften des kodierten Polypeptids **konservativ** aus. Auch eine Substitution der ersten Base ist oft nicht schwerwiegend, da der Charakter der Aminosäure (hydrophob, hydrophil, amphiphil) mit hoher Wahrscheinlichkeit dennoch erhalten bleibt. Bei Ausfall einer Base allerdings verschiebt sich das gesamte Leseraster, da der genetische Code **keine Kommata** besitzt.

Zwar unterscheiden sich die Lebewesen in der Vorliebe für bestimmte Synonyme, der genetische Code gilt jedoch für alle Lebewesen, d.h., er ist **universell**. Kleine Abweichungen gibt es nur bei Mikroorganismen und Mitochondrien.

Wichtig zum Verständnis des genetischen Codes ist, dass es Codons gibt, die nicht für eine Aminosäure, sondern für das Ende der Translation stehen. Gelangt das Ribosom an diese Stelle, dissoziiert es von der mRNA ab, ohne eine Aminosäure an das Polypeptid anzufügen. **Stopp-Codons** sind TGA, TAA und TAG bzw. in RNA-Sprache UGA, UAA und UAG. Dagegen gibt es (bei Eukaryonten) nur ein **Start-Codon** als Ansatzstelle des Ribosoms, nämlich ATG (DNA) bzw. AUG (RNA). Das Start-Codon kodiert gleichzeitig für die Aminosäure Methionin, auch innerhalb der Sequenz des Strukturgens. Ein echtes Start-Codon wird dem Ribosom deshalb zusätzlich durch vor AUG liegende Nukleotide angekündigt. Jedes am Ribosom entstehende Polypeptid beginnt tatsächlich mit Methionin. Dem gereiften Protein fehlt diese Start-Aminosäure jedoch häufig.

Merke
Der Begriff Stopp-Codon bezieht sich nur auf die Translation (keine passende Aminosäure). Die Transkription erfolgt über das Stopp-Codon hinaus. Entsprechendes gilt für das Start-Codon (Ansatzstelle des Ribosoms).

Merke
Der genetische Code ist
- ein Triplett-Code ohne Kommata
- degeneriert: Zu den meisten Aminosäuren gibt es mehrere Codons.
- eindeutig: Zu jedem Codon gibt es nur eine Aminosäure.
- konservativ: Die Tripletts sind relativ gut gegen Basen-Austausch geschützt.
- universell: Alle irdischen Lebewesen benutzen ihn.

Klinik
Statistisch am gefährlichsten ist ein Ersatz der zweiten Base des Tripletts durch eine andere Base, da hierdurch z. B. eine hydrophobe Aminosäure durch eine hydrophile ersetzt werden kann. Dies kann u. U. die Struktur und alle davon abhängenden Eigenschaften des Proteins verändern. Ein bekanntes Beispiel für diesen Sachverhalt ist die **Sichelzellanämie:** Durch Umwandlung des Tripletts GAG in GTG wird die polare Aminosäure Glutamat durch die unpolare Aminosäure Valin ersetzt. Das Ergebnis ist ein verändertes Hämoglobin, das den Erythrozyten Sichelzellform verleiht. Die starren Sichelzellen können bei Homozygoten Gefäße verschließen und z. B. zu Organinfarkten führen.

10.3.4 Mutationen, ihre Auswirkungen auf den genetischen Code und ihre Reparatur

Eine Stärke und Schwäche zugleich der DNA liegt in ihrer Fähigkeit zu mutieren. Ohne Mutationen hätte eine Evolution hin zu höheren Lebewesen nicht stattfinden können. Auf der anderen Seite sind Mutationen für viele Erkrankungen (z. B. verschiedene Krebserkrankungen) verantwortlich.

Mutationsformen

Man unterscheidet Mutationen, die das Erscheinungsbild eines Chromosoms verändern (Chromosomenmutationen), und solche, die sich auf ein Gen beschränken (Genmutationen).

Chromosomenmutationen (↗ Kap. 10.3.1)

Genmutationen
Von Bedeutung sind Mutationen innerhalb der kodierenden Regionen, die beim Menschen ca. 1,5 % der DNA ausmachen, aber auch innerhalb der regulatorischen Bereiche, die nicht translatiert werden.

Substitution

Bei der Substitution, der häufigsten Mutationsart, wird eine Base durch eine andere ersetzt. Eine einzelne Substitution **(Punktmutation)** verändert ein Codon. Dies hat meist keine oder nur geringe Folgen: Entweder wird dank der Degeneration des genetischen Codes trotz der Punktmutation die kodierte Aminosäure in das Polypeptid eingebaut oder es wird eine andere Aminosäure mit ähnlichen Eigenschaften eingebaut **(Missense-Mutation)**. Der Einbau einer anderen Aminosäure mit entgegengesetzten Eigenschaften dagegen (↗ Sichelzellanämie, Kap. 10.3.3) oder die Bildung eines Stopp-Codons **(Nonsense-Mutation)** hat schwerwiegende Folgen.

Man unterscheidet zwei Arten der Substitution:
- Bei der **Transition** wird eine Purinbase durch eine andere Purinbase ersetzt (A durch G oder umgekehrt) bzw. eine Pyrimidinbase durch eine andere Pyrimidinbase ersetzt (C durch T oder umgekehrt).
- **Transversion** dagegen ist der Austausch einer Purinbase (A, G) durch eine Pyrimidinbase (T, C).

Insertion und Deletion

Bei der **Insertion (= Addition)** werden eine oder mehrere Basen in die Basensequenz eingefügt, bei der **Deletion** aus ihr entfernt. Beide Mutationsformen sind gefährlicher als die Substitution: Beträgt die Zahl der hinzugefügten oder entfernten Basen nicht drei oder ein Vielfaches von drei, kommt es zu einer Verschiebung des Leserasters innerhalb des Gens **(Rasterschubmutationen = frameshifts)**.

Mutationsursachen

Mutationen können durch externe Faktoren (chemische oder physikalische Faktoren, Mikroorganismen) – **Mutagene** – bedingt sein, aber auch ohne äußere Einwirkung auftreten.

Zu den **chemischen Mutagenen** gehören

- **Basenanaloga:** 5-Bromuracil und 2-Aminopurin z. B. werden anstelle von Thymin bzw. Adenin in die DNA eingebaut. 5-Bromuracil paart dann beim nächsten Replikationszyklus mit größerer Wahrscheinlichkeit mit Guanin statt mit Adenin (stabileres Tautomer, ↗ unten), 2-Aminopurin mit Cytosin statt mit Thymin. Es kommt also zu AT↔GC-Transitionen.
- **desaminierende Reagenzien:** Auch salpetrige Säure (HNO_2) beispielsweise bewirkt Transitionen, indem sie mit Basen reagiert, die Aminogruppen enthalten. HNO_2 desaminiert u. a. Cytosin oxidativ zu Uracil, das mit Adenin statt mit Guanin paart.
- **alkylierende Reagenzien:** Sie führen zusätzliche Alkylgruppen in die Basen ein. Ethylmethansulfonat (EMS) erzeugt z. B. Transitionen, indem es eine Ethylgruppe an das N-7-Atom des Guanins hängt, das dann mit Thymin statt mit Cytosin paart. Zu den Alkylanzien zählen auch bestimmte Pestizide und Kampfgase wie Lost (Senfgas), welches außerdem eine DNA-Quervernetzung bewirkt (bifunktionelles Alkylans).
- **hydroxylierende Reagenzien:** Hydroxylamin beispielsweise wandelt die Aminogruppe von Cytosin in eine Hydroxylaminogruppe um.
- **interkalierende Substanzen:** Dies sind oligozyklische aromatische Verbindungen wie Ethidiumbromid, Actinomycin oder Benzopyren (aus Zigarettenrauch). Sie schieben sich zwischen benachbarten Basenpaaren in die DNA ein (Interkalation). Das beeinträchtigt die Replikation und führt zu Insertionen oder Deletionen (mögliche Rasterverschiebung).
- **bestimmte anorganische Substanzen** wie Arsen, Blei, Asbest und Chromat.
- **sonstige Substanzen**, z. B. Nitrosamine (lösen alkylierende Prozesse aus), Aflatoxine (Pilzgifte, können durch kovalente Bindung an die DNA deren Replikation stören) oder Substanzen, die zur Bildung freier Radikale führen.

Physikalische Mutagene sind

- **UV-Strahlung:** Sie kann über kovalente Verknüpfung zweier benachbarter Thyminbasen ein Thymindimer hervorrufen. Dieses macht eine fehlerfreie Replikation unmöglich. Durch körpereigene Enzyme wird die Reaktion rückgängig gemacht (↗ unten).
- **ionisierende („radioaktive") (α-, β-, γ-)Strahlung:** Sie kann alle Arten von Mutationen bis hin zu Chromosomenmutationen hervorrufen. Sie wirkt oft nicht unmittelbar auf die DNA ein, sondern generiert in den Zellen reaktionsfreudige Radikale, die mit der DNA reagieren.

Biologische Mutagene sind vor allem Tumorviren (↗ Kap. 10.8.1) und springende genetische Elemente (Transposons).

Spontane Mutationen treten auf bei

- **Tautomerisierungen:** Dies sind Isomerisierungen, bei denen nur Protonen und/oder Doppelbindungen verschoben werden. Hierbei kann es vorübergehend zu leicht veränderten Basenformen (Enolform [= Laktimform] statt der normalen Ketoform [= Laktamform]) kommen, die bei der Replikation anomale Basenpaarungen ausbilden (z. B. A_{Enol}-C). Dies führt zu einer Mutation im Tochterstrang.
- **thermischer Depurinierung:** Dies ist die spontane Spaltung der N-glykosidischen Bindung zwischen Purinbase und Desoxyribose. Sie tritt ca. 5000-mal pro Zelle und Tag auf (kann aber in der Regel repariert werden, ↗ unten, „Reparaturmaßnahmen").
- **Problemen während der Zellteilung:** Sie können zu Chromosomenmutationen (↗ Kap. 10.3.1) in Körper- oder Keimzellen führen.
- **Einbau falscher Nukleotide durch die DNA-Polymerase** bei der DNA-Replikation: Dies ist, obwohl das Enzym die Korrektheit der zuletzt eingefügten Base überprüft und diese bei Fehlern herausschneiden und ersetzen kann, nicht gänzlich ausgeschlossen.
- **Basen-Alkylierungen und Desaminierung:** Sie erfolgen auch spontan, erstere z. B. mehrere hundert Mal pro Zelle und Tag. Reparaturmaßnahmen (↗ unten) können dies in der Regel ausgleichen.

Merke
Mutationen werden durch exogene chemische, physikalische oder biologische Faktoren verursacht oder entstehen spontan. Vor allem Mutationen in Genen, die die Zellproliferation kontrollieren, können krebserregend sein (↗ Kap. 10.8). Mutagene sind deshalb potentielle Kanzerogene.

Reparaturmechanismen

Angesichts der zahlreichen Mutationen, denen die DNA theoretisch oder tatsächlich ausgesetzt ist, sind wirksame Reparaturmaßnahmen für das Überleben unabdingbar. Menschen mit Defekten an Genen, die für Reparaturenzyme kodieren, sind einem erhöhten Krebsrisiko ausgesetzt. Ein entscheidender Aspekt der Reparaturmechanismen ist die Erkennung einer Mutation. Es existieren verschiedene Reparaturmechanismen, von denen einige vorgestellt werden sollen:

- **Direkte Reparatur:** Das Enzym **DNA-Photolyase** (Bakterien, Pflanzen, Tiere; Aktivität beim Menschen nicht nachgewiesen!) beseitigt direkt das durch UV-Strahlung hervorgerufene Thymindimer, indem es dieses photochemisch spaltet. „Photochemisch" bedeutet, dass das Enzym seine Energie durch Absorption eines Photons gewinnt, es wird also sinnvollerweise bei hoher Lichtintensität aktiviert. Daneben existieren weitere Enzyme der direkten DNA-Reparatur, die auch der Mensch besitzt, z.B. ein Enzym, das direkt die Alkylierung von Guanin rückgängig macht.

- **Basenexzisionsreparatur:** Ein Reparatur-Enzymkomplex erkennt eine veränderte Base und schneidet sie heraus, wobei ein Desoxyribosephosphat-Rumpf erhalten bleibt. Eine 5'→3'-Endonuklease öffnet den DNA-Einzelstrang vor dem „Rumpf", eine 5'→3'Exonuklease schneidet ihn heraus. Daraufhin fügt eine DNA-Polymerase das Nukleotid mit der korrekten Base (der Base, die sich mit der korrespondierenden Base des komplementären DNA-Stranges paart) ein. Schließlich schließt eine Ligase den Strang. Beispiel: Ausschneiden von Uracil.
- **Nukleotidexzisionsreparatur:** Auch kurze DNA-Sequenzen (bis 32 Nukleotide) können herausgeschnitten und aufgrund der Basenpaarung anhand der Basen des komplementären DNA-Stranges korrekt ersetzt werden.
- **Postreplikationsreparatur:** Bei der Replikation wird die fehlerhafte Stelle „umgangen", dann erfolgt die Reparatur auf der Grundlage des homologen Chromosoms. Der Mechanismus ist relativ fehleranfällig.
- **Reparatur von Doppelstrangbrüchen:** Zwei Reparatursysteme sind untersucht. Das eine basiert auf Information vom homologen Chromosom, das andere verbindet freie DNA-Enden so, wie sie sind (NHEJ = non-homologous end joining).

-DNA-Glykosylase
- Endonuklease
- Polymerase
- Ligase

Merke
Angesichts des Mutationsrisikos der DNA kann ein Organismus nur mit DNA-Reparaturmechanismen überleben. Man unterscheidet direkte Reparatur, Basenexzisions- und Nukleotidexzisionsreparatur sowie weitere Mechanismen wie Postreplikationsreparatur und die Reparatur von Doppelstrangbrüchen.

Klinik
Xeroderma pigmentosum ist ein Syndrom, das durch Defekte der DNA-Reparaturmechanismen ausgelöst wird. Es wird autosomal-rezessiv vererbt. Mehr als zehn Gendefekte sind bekannt, die das Leiden auslösen können. Betroffen sind vor allem die Gene für die Enzyme der Exzisionsreparatur (Erkennung, Repair-Endonuklease, Repair-Exonuklease, Repair-Polymerase). Insbesondere UV-Schäden der DNA können so nicht repariert werden. Die Betroffenen neigen schon nach sehr kurzer Sonnenlichtexposition zu Sonnenbrand. Hautentzündungen, Hauttrockenheit, Hyperpigmentierung (bräunliche Flecken), und warzenartige Gebilde treten gehäuft auf. Durch die Gefahr von Hauttumoren ab frühester Kindheit ist die Lebenserwartung stark eingeschränkt. Die derzeit einzige „Therapie" besteht in kompletter Vermeidung von Sonnenlicht (jedoch nicht von Mondlicht → „Mondscheinkinder") sowie regelmäßigen Krebsvorsorgeuntersuchungen.

Ataxia teleangiectatica (Louis-Bar-Syndrom) wird ebenfalls autosomal-rezessiv vererbt. Ursächlich ist ein Defekt des ATM-Gens (Ataxia-teleangiectatica-Mutations-Gen), das für die ATM-Proteinkinase kodiert. Dieses Enzym wird bei (strahleninduzierten) DNA-Doppelstrangbrüchen aktiviert und phosphoryliert daraufhin verschiedene Proteine, u.a. DNA-Reparaturenzyme. Die ATM-Mutation führt zu generell erhöhter Strahlenempfindlichkeit und Krebsgefahr. Weitere Symptome sind u.a. Erweiterung der Kapillaren (Tel[e]angiektasie) und damit einhergehende Schädigung der Haut sowie des Gehirns (Ataxie) sowie ein Mangel an IgG und IgA.

10.3.5 Die Replikation der DNA

Prinzip

Vor jeder Zellteilung muss die DNA verdoppelt, also repliziert werden, damit jede Zelle das komplette Erbgut besitzt. Das gilt für Vielzeller wie für Einzeller. Für Einzeller bedeutet jede Zellteilung die Entstehung zweier Individuen aus einem Individuum. Der Replikationsmechanismus von Pro- und Eukaryonten ist sehr ähnlich, der eukaryontische ist jedoch komplexer und seine Kontrolle aufwendiger.

Den DNA-Abschnitt, der in einem Stück repliziert wird, bezeichnet man als **Replikon**. Ein Bakterium besitzt nur ein Replikon: Seine gesamte DNA wird in einem Stück repliziert. Das ringförmige Bakteriengenom besitzt somit auch nur einen Startpunkt der Replikation **(Origin of replication,** auch **oriC-Locus oder** kurz **oriC** genannt). Die Chromosomen der **Eukaryonten** verfügen über **viele Replika** und somit über **viele oriCs** (ca. 6000 pro Chromosom). Das ist auch nötig, da nur durch gleichzeitige Replikation an vielen Replika die Chromosomen in ausreichender Geschwindigkeit repliziert werden können. Ein Bakterium wie E. coli kann sein gesamtes Genom in ca. 40 Minuten replizieren. Die menschliche Zelle benötigt mehrere Stunden.

Da jede Base aufgrund der Basenpaarung zuverlässig ihre komplementäre Base findet, ist der Mechanismus der DNA-Verdoppelung in der Theorie einfach: Man trennt die beiden DNA-Stränge der Doppelhelix voneinander, lässt die komplementären Basen der Nukleosidtriphosphate an jeden Strang binden und verbindet die Nukleosidtriphosphate unter Pyrophosphat-Abspaltung miteinander. Tatsächlich ist dies das Prinzip der DNA-Replikation. Doch die Praxis der Replikation ist komplizierter: Um eine sowohl exakte als auch schnelle Replikation zu ermöglichen, ist eine Vielzahl von Molekülen beteiligt. Bei **Prokaryonten** vollzieht sich die Replikation von einem oriC aus in einer Struktur, die man **Replikationsgabel** nennt. Bei **Eukaryonten** findet die Replikation von einem oriC aus stets bidirektional statt, d. h., es bildet sich eine Öffnung **(Replikationsblase)**, in der die DNA-replizierenden Enzyme in beide Richtungen über das Replikon wandern (↗ Abb. 10.15, die Replikationsblase vergrößert sich dabei). Im Wesentlichen ähneln sich die eukaryontische und die prokaryontische Replikation, auf wichtige Unterschiede soll im Folgenden hingewiesen werden.

Ablauf

Die Replikation innerhalb der Chromosomen

Sie vollzieht sich in drei Schritten:

- Initiation (Vorbereitung und Start)
- Elongation (Kettenverlängerung)
- Termination (Stopp).

Initiation

Spezifische **DNA-bindende Proteine leiten** (auf ein Signal hin) an einem oriC die **Replikation ein**. Bei Eukaryonten bilden sog. Lizenzfaktoren (und weitere Moleküle) einen Präreplikationskomplex aus.

Das Enzym **Helikase entwindet** ATP-abhängig den **DNA-Doppelstrang** am oriC, so dass sich eine Replikationsblase bildet. Es schiebt außerdem die Replikationsgabel ATP-abhängig über das gesamte Replikon hin weiter. Die Replikationsgabel wird über **Single strand binding proteins (SSBPs)** stabilisiert. Unkontrollierte Basenpaarung wird so verhindert.

Die Entwindung der DNA-Doppelstränge an der Replikationsblase führt in den benachbarten DNA-Abschnitten zu übermäßiger Verdrillung. Dadurch entsteht eine Spannung im DNA-Molekül. Um diese zu lösen, führt die **Topoisomerase II** ATP-abhängig eine sog. **negative Superspiralisierung** (engl.: negative supercoil) in die DNA ein. Dazu durchtrennt sie den DNA-Doppelstrang (↗ Abb. 10.15), zieht eine andere Stelle des Doppelstranges durch dieses Tor hindurch und schließt den Strangbruch wieder. Das Enzym **Topoisomerase I** sorgt im richtigen Moment für die **Entspannung der negativen Superspiralisierung**, ein thermodynamisch begünstigter Vorgang, der kein ATP benötigt. Topoisomerasen können demnach Phosphodiesterbindungen innerhalb eines DNA-Stranges spalten und wieder knüpfen. Durch das Zusammenspiel der beiden entgegengesetzt wirkenden Topoisomerasen wird eine optimale Anpassung der DNA-Spiralisierung erreicht.

Die Synthese der DNA-Tochterstränge ist die Aufgabe der DNA-Polymerasen. Bei Pro- wie bei Eukaryonten sind unterschiedliche DNA-Polymerasen an der Replikation beteiligt. Alle fügen an eine freie 3'-OH-Gruppe eines Nukleotids unter Abspaltung von Pyrophosphat die Phosphatgruppe am 5'-C-Atom eines weiteren Nukleotids an. Eine DNA-Polymerase kann an ein Nukleotid jedoch in der Regel nur dann ein weiteres Nukleotid mit zum Elternstrang komplementärer Base anfügen, wenn sie die Richtigkeit der vorhergehenden Basenpaarung überprüft hat **(Proofreading)**. Deshalb kann sie keine DNA-Kette „von null" starten, sondern benötigt ein kurzes Nukleinsäurestück, das am 3'-Ende eine freie 3'-OH-Gruppe aufweisen muss. Dieses Nukleinsäurestück, der sog. **Primer**, wird von der **DNA-abhängigen RNA-Polymerase** namens **Primase** (bei Eukaryonten eine Untereinheit der „Starter-DNA-Polymerase α", ↗ unten) hergestellt. Sie synthetisiert de novo eine kurze RNA-Sequenz, indem sie den DNA-Elternstrang am oriC abliest und Nukleotide mit komplementären Basen aneinander reiht.

Elongation

An das 3'-Ende des Primers knüpft die DNA-Polymerase das erste Desoxyribonukleotid und eröffnet hiermit die Elongations-(= Verlängerungs-)phase des DNA-Tochterstranges. Jeder neu entstehende DNA-Doppelstrang besteht demnach aus einem Elternstrang und einem neu synthetisierten Tochterstrang. Deshalb bezeichnet man die DNA-Replikation als **semikonservativ**.

Bei den **Prokaryonten** werden die Tochterstränge vom Primer ausgehend von der **DNA-Polymerase III** synthetisiert. Bei den **Eukaryonten** wird das An-

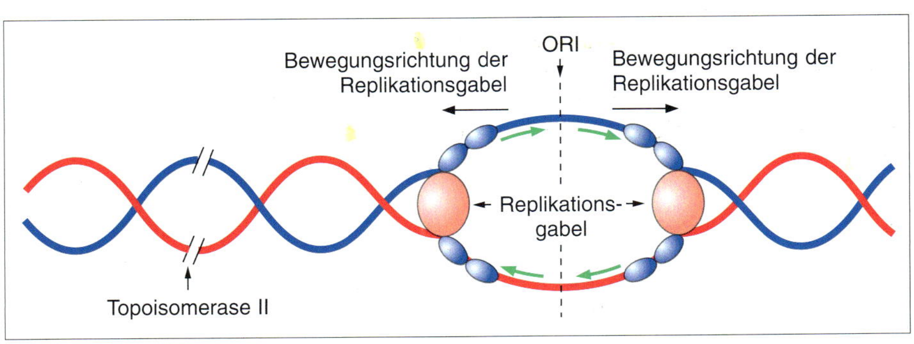

Abb. 10.15 Replikationsblase mit Topoisomerase II. Rot: Helikase, blau: Single strand binding proteins (SSBPs), grün: Replikationsrichtung. [13]

fangsstück (die ersten ca. 20 an den Primer angehängten Desoxyribonukleotide) noch von der **DNA-Polymerase α** synthetisiert. Der Rest der Tochterstränge wird von der schnelleren **DNA-Polymerase δ** gebildet. DNA-Polymerase δ (und nach neueren Erkenntnissen wohl auch DNA-Polymerase α, durch Wechselwirkung mit einem anderen Protein) besitzt neben der 5'→3'-DNA-Polymerase-Funktion eine **Proofreading-Funktion:** Sie überprüft die Korrektheit der zuletzt eingefügten Base. Eine **3'→5'-Exonuklease-Untereinheit** schneidet dabei eine als unkorrekt erkannte Base wieder heraus, die sofort durch eine korrekte ersetzt wird. Bei den Prokaryonten besitzen DNA-Polymerase I und III Proofreading- und damit 3'→5'-Exonuklease-Funktion.

Während der Elongation ist ein **DNA-Polymerase-Dimer** (also ein Komplex aus zwei Polymerasen, ↗ Abb. 10.17) aktiv. An jedem Elternstrang findet sich also ein katalytisches Zentrum. Man kann sich diesen Replikations-Enzymkomplex als einen Reißverschluss vorstellen, der einen Eingang für die doppelsträngige Eltern-DNA und je einen Ausgang für die beiden jeweils zur Hälfte neu entstandenen DNA-Doppelstränge hat.

Dabei ist die Synthese des einen Tochterstranges ungleich schwerer als die des anderen:

Synthese des Leit-(= Führungs-)stranges. Der eine Elternstrang verläuft in 3'→5'-Richtung. Der Tochterstrang muss in umgekehrter Richtung synthetisiert werden. Dies passt zur Syntheserichtung der DNA-Polymerase: Da sie die Phosphatgruppe am 5'-C-Atom des neu hinzukommenden Nukleotids mit der freien 3'-OH-Gruppe am 3'-Ende eines Nukleotidstrangs verknüpft (↗ Abb. 10.16), spricht man von 5'→3'-Syntheserichtung. Der in 5'→3'-Richtung verlaufende Tochterstrang, der sog. **Leit- oder Führungsstrang** (engl.: leading strand), wird also **kontinuierlich synthetisiert**.

Synthese des Folge-(= Verzögerungs-)stranges. Der andere Elternstrang verläuft in 5'→3'-Richtung, die Synthese des komplementären Tochterstranges müsste also in 3'→5'-Richtung erfolgen. Dies ist jedoch nicht möglich, weil am 5'-Ende keine freie 3'-OH-Gruppe vorliegt. Um dieses Problem zu umgehen, werden bei der Synthese dieses sog. Folge- oder Verzögerungsstranges (engl.: lagging strand) **multiple Primer** eingesetzt: Die **Primase** (Prokaryonten) bzw. die Primase-Untereinheit der eukaryontischen DNA-Polymerase α synthetisiert kurze, zum Elternstrang komplementäre RNA-Stücke, an deren freie 3'-OH-Gruppe am 3'-Ende die **DNA-Poly-**

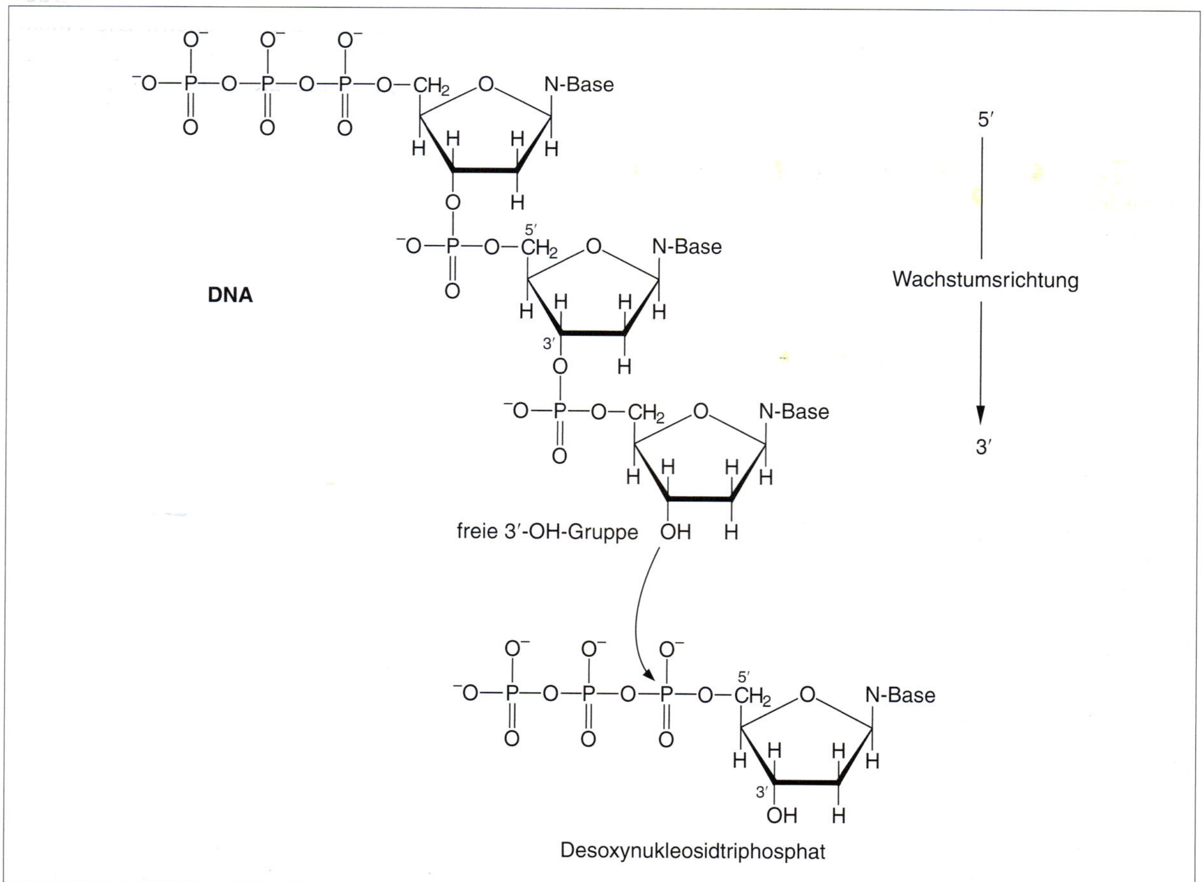

Abb. 10.16 Die Wachstumsrichtung der DNA. [13]

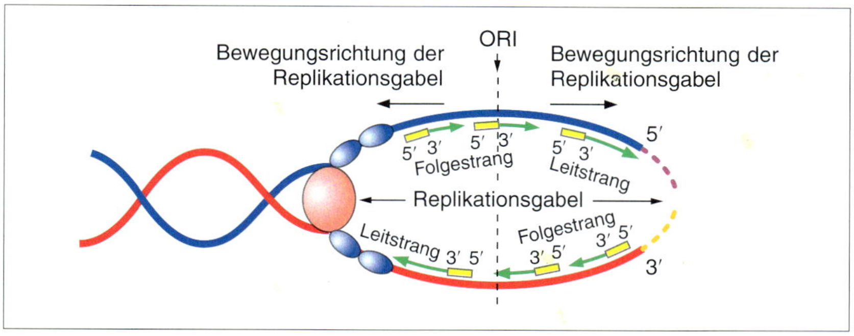

Abb. 10.17 Die Synthese des Leit- und des Folge-Tochterstranges (Prokaryonten). Rot: Helikase, blau: Single strand binding proteins (SSBPs), gelb: Primer, grün: Wachstumsrichtung des Tochterstranges.

merase III (Prokaryonten) bzw. die Polymerase-Domäne der **DNA-Polymerase α (Eukaryonten)** Desoxyribonukleotide anhängt. Bei Eukaryonten erfolgt wie am Leitstrang nach ca. 20 Desoxyribonukleotiden ein Wechsel zur DNA-Polymerase δ.

Die mikroskopische Wachstumsrichtung scheint dabei in die falsche Richtung zu weisen. Die Replikationsgabel weicht dem aus, indem sie in den Folgestrang eine Schleife einführt (↗ Abb. 10.18).

Vom Primer ausgehend hängt die Polymerase bis zu mehrere tausend Nukleotide aneinander. Bei Prokaryonten stellt sie ihre Tätigkeit wohl ein, noch bevor sie auf den Primer des vorangegangenen Fragments stößt. Sie entlässt diesen Abschnitt der DNA, um sich dem nächsten zuzuwenden, und die **DNA-Polymerase I** schließt die verbliebene Lücke. Bei Eukaryonten bleibt der Abschnitt vermutlich mit dem **DNA-Polymerase δ-Dimer** verbunden, bis die Polymerase auf den Primer des zuvor synthetisierten Fragments trifft.

Nun **entfernt** eine DNA-Polymerase mit **5'→3'-Exonukleaseaktivität** diesen **Primer**. Bei **Prokaryonten** erledigt dies die **DNA-Polymerase I** (RNAse-H-Funktion), bei **Eukaryonten** die **DNA-Polymerase δ**. Dieselben Enzyme füllen (DNA-Polymerase-Funktion) die entstandene Lücke mit Desoxyribonukleotiden, und eine **DNA-Ligase** (↗ Termination) verknüpft diese mit dem an den Primer anschließenden DNA-Abschnitt.

Der ganze Vorgang wiederholt sich: Der folgende noch nicht replizierte Abschnitt des Elternstranges bildet eine neue Schleife im Enzym, und die Primase synthetisiert einen neuen komplementären Primer für das nächste Fragment. Der **Folgestrang** wird also **diskontinuierlich** (in 5'→3'-Richtung) **synthetisiert** (↗ Abb. 10.17). Die dabei entstehenden Fragmente, die nicht mit der restlichen bereits synthetisierten DNA des Folgestranges verbunden sind, heißen nach ihrem Entdecker **Okazaki-Fragmente**.

Merke
Die prokaryontischen DNA-Polymerasen I und III sowie die eukaryontische DNA-Polymerase δ (indirekt wohl auch α) besitzen eine Proofreading-Funktion, die die Korrektheit der zuletzt eingefügten Base überprüft. Eine 3'→5'-Exonuklease-Untereinheit schneidet eine als unkorrekt erkannte Base wieder heraus, die sofort durch eine korrekte ersetzt wird. Dies gilt für Leit- und Folgestrang.

Termination

Die Replikationsgabel der Prokaryonten erreicht schließlich wieder den oriC (Ringstruktur der DNA!) und trifft dort – auf dem **Leitstrang** – auf den Primer. Bei den Eukaryonten treffen die Replikationsgabeln auf dem Leitstrang auf den Primer des Nachbarreplikons. Eine **5'→3'-Exonuklease schneidet** den **Primer ab** (die Primer des Folgestranges wurden kontinuierlich abgeschnitten, ↗ oben). Die entstehende Lücke wird in 5'→3'-Richtung gefüllt. Bei **Prokaryonten** erledigt beides die **DNA-Polymerase I**. Die eukaryontischen Enzyme sind nicht bekannt.

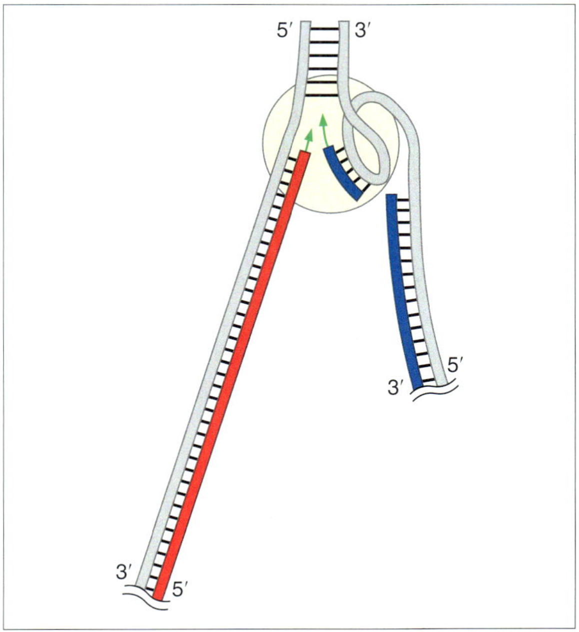

Abb. 10.18 DNA-Polymerase-Dimer (gelb) mit Schleife am Folgestrang. Der Folgestrang ist blau, der Leitstrang rot, die Wachstumsrichtung der Tochterstränge grün dargestellt. [3]

Eine **DNA-Ligase** schließt bei Prokaryonten den DNA-Ring und verknüpft bei Eukaryonten die einzelnen Replika. Das DNA-Ende, das mit dem Primer verknüpft war, trägt am 5'-C-Atom keine Phosphatgruppe mehr, so dass keine Phosphodiesterbindung geknüpft werden kann. Dieses Problem löst die Ligase, indem sie ATP spaltet und AMP auf die 5'-OH-Gruppe überträgt. Anschließend ligiert sie die beiden DNA-Enden.

Zusammenfassung

Tabelle 10.4 zeigt alle an der Replikation beteiligten pro- und eukaryontischen Enzyme und Proteine in chronologischer Reihenfolge.

Leitstrang: Problem

Die Replikation an den Chromosomen-Enden

Bei Eukaryonten tut sich bei der Replikation am 3'-Ende jedes Elternstranges ein Problem auf: Nach Entfernung des Primers kann die Lücke, die der Primer im Tochterstrang hinterlassen hat, nicht gefüllt werden, weil eine freie 5'-OH-Gruppe, nicht aber die für die DNA-Polymerase essentielle 3'-OH-Gruppe vorliegt. Am 5'-Ende des Tochterstranges (Leit- und Folgestrang) fehlt also im Vergleich zum korrespondierenden 3'-Ende des Elternstranges ein Stück. Dennoch geht bei der Replikation an den Chromosomen-Enden keine wichtige Information verloren, denn diese sind mit **Telomeren** – nichtkodierenden hochrepetitiven TTAGGG-Sequenzen – ausgestattet. Da Telomere nichtkodierend sind, resultiert kein Informationsverlust, wenn pro Replikationszyklus zwangsläufig ein Teil der Basensequenzen verloren geht (in vitro ca. 50–200 Basenpaare). Sind die Telomere somatischer Zellen in vitro nach ca. 40 Zellteilungen aufgebraucht (bei einer kritischen Länge von ca. 1500 bis 4000 bp), verliert die Zelle die Fähigkeit,

Tab. 10.4 Die an der Replikation beteiligten pro- und eukaryontischen Enzyme und Proteine

prokaryontisches Enzym/Protein	eukaryontisches Enzym/Protein	Funktion
Helikase	Helikase	ATP-abhängig: Aufwinden der DNA am oriC und Schieben der Replikationsgabel über das Replikon
SSBPs	SSBPs	Stabilisierung der Einzelstrangbereiche der Replikationsgabel bzw. -blase durch Verhinderung unkontrollierter Basenpaarung
Topoisomerase II (Gyrase)	Topoisomerase II	Lösen der von der Helikase verursachten DNA-Spannung im noch nicht aufgewundenen Bereich durch Einführen einer negativen Superspiralisierung (ATP-Bedarf)
Topoisomerase I	Topoisomerase I	Aufheben der negativen Superspiralisierung (kein ATP-Bedarf)
Primase (DNA-abhängige RNA-Polymerase)	Primase (DNA-abhängige RNA-Polymerase, Untereinheit der DNA-Polymerase α)	Synthese der RNA-Primer am Anfang des Replikons (Leitstrang) und am Anfang jedes Okazaki-Fragments (Folgestrang)
DNA-Polymerase I	–	• $5' \rightarrow 3'$-Exonuklease: entfernt den Primer am Anfang des Replikons und am Anfang der Okazaki-Fragmente • $5' \rightarrow 3'$-DNA-Polymerase: füllt die Lücken zwischen den Okazaki-Fragmenten und die durch Abschneiden der Primer entstandenen Lücken • $3' \rightarrow 5'$-Exonuklease: Proofreading-Funktion
DNA-Polymerase III	–	• $5' \rightarrow 3'$-DNA-Polymerase: verlängert RNA-Primer an Leit- und Folgestrang komplementär zum parentalen Strang • $3' \rightarrow 5'$-Exonuklease: Proofreading-Funktion
–	DNA-Polymerase α	• besitzt Primase-Untereinheit • $5' \rightarrow 3'$-DNA-Polymerase: knüpft die ersten ca. 20 dNTPs an den Primer
–	DNA-Polymerase δ	• $5' \rightarrow 3'$-DNA-Polymerase: führt die von der DNA-Polymerase α begonnene DNA-Synthese fort bis zu einem Primer (Leit- und Folgestrang) • $5' \rightarrow 3'$-Exonuklease: entfernt den Primer am Anfang der Okazaki-Fragmente • $3' \rightarrow 5'$-Exonuklease: Proofreading-Funktion
DNA-Ligase	DNA-Ligase	Verbindung der freien DNA-Enden von Okazaki-Fragmenten bzw. am oriC

DNA-Polymerase γ: mitochondriale Replikation

sich zu teilen (zelluläre Seneszenz; tatsächlich weisen die Chromosomen in somatischen Zellen älterer Menschen offenbar kürzere Telomere auf).

Die „tickende Telomer-Uhr" ist für somatische Zellen offenbar gewollt (evtl. Verhinderung von Krebsentstehung), nicht jedoch **für Keimbahn- und fetale Zellen**. Hier kommt ein besonderes Enzym ins Spiel: Die **Telomerase** kann Telomere wieder verlängern. Sie benutzt eine interne RNA-Sequenz, deren Anfangsstück komplementär zur DNA-Sequenz des 3'-DNA-Endes ist, als Matrize für die Synthese von Telomeren. Telomerase wird im Embryonalstadium in größerem Umfang exprimiert, nach Abschluss der Organogenese jedoch kaum noch. Aktive Telomerase ist in embryonalen Zellen, Keimgeweben, in manchen Stammzellen und oft in Tumorzellen nachzuweisen. In somatischen Zellen ist die Telomerase in der Regel nicht exprimiert, was vermutlich ein Problem beim Klonen somatischer Zellen darstellt (Schaf Dolly). Von der Erforschung der Telomerase erhofft man sich u.a. Ansätze zur Krebs-Therapie. Als „Unsterblichkeitsenzym" taugt sie wahrscheinlich nur bedingt, da Zellen mit zunehmendem Alter zur Tumorbildung neigen.

Hemmstoffe der DNA-Replikation (↗ Tab. 10.5)

10.3.6 Von DNA zu RNA: die Transkription

Prinzip

Bei der Transkription wird zu der interessierenden DNA-Basensequenz (zusammengesetzt aus A, T, C, G) eine komplementäre RNA-Basensequenz erstellt. Diese setzt sich zusammen aus A, U (Uracil, entspricht dem Thymin der DNA), G, C; es paaren sich also A und U sowie C und G. Die RNA wird vom Multienzymkomplex **RNA-Polymerase** aus den Ribonukleosidtriphosphaten ATP, CTP, GTP und UTP synthetisiert. Die RNA-Polymerase benutzt den **(–)-DNA-Strang als Matrize**. Er wird daher auch als **kodogener** Strang oder **Matrizenstrang** bezeichnet.

Das **Ergebnis** der Synthese, die **primäre RNA (das primäre Transkript)**, weist also dieselbe Basensequenz auf wie der **kodierende (+)-DNA-Strang** (abgesehen davon, dass sie U statt T enthält). Die primäre RNA wird während und nach der Transkription modifiziert (↗ Kap. 10.3.7). Das Ergebnis ist die reife RNA.

RNA-Typen

Bei der Transkription entstehen verschiedene RNA-Typen. Die wichtigsten sind:

- **heterogeneous nuclear RNA (hnRNA = prä-mRNA):** Dies ist der **Vorläufer der Messenger-RNA (mRNA)**, d.h. der RNA-Sequenzen, die Proteine kodieren. mRNAs verlassen bei den Eukaryonten den Zellkern und werden im Zytosol am Ribosom in die kodierte Aminosäuresequenz übersetzt (translatiert, ↗ Kap. 10.3.8). Bei Prokaryonten dagegen sind Translation und Transkription räumlich und zeitlich eng verbunden, da sie keinen Zellkern besitzen: Bereits an teilweise fertig gestellte mRNA binden Ribosomen und sorgen für die Translation. mRNA macht nur ca. 5 % der in der Zelle vorliegenden RNA aus. Da mRNA aber eine relativ kurze Haltbarkeit besitzt, dient die Transkription dennoch vornehmlich der mRNA-Synthese.
- **Transfer-RNA (tRNA):** Sie ist an der Translation als Bindeglied zwischen Aminosäuren und RNA-Sequenz beteiligt (↗ Kap. 10.3.8).
- **ribosomale RNA (rRNA):** Sie ist Bestandteil der Ribosomen.
- **Small nuclear RNA (snRNA):** Sie ist beteiligt an Spleißvorgängen (↗ Kap. 10.3.7).

Die verschiedenen RNA-Typen werden bei Prokaryonten von einer DNA-abhängigen RNA-Polymerase synthetisiert. Bei **Eukaryonten** gibt es drei DNA-abhängige RNA-Polymerasen, die unterschiedliche RNA-Typen synthetisieren:

- **RNA-Polymerase I** synthetisiert die **rRNA** (8S, 5,8S und 28S). Das Enzym ist im Nukleolus loka-

Tab. 10.5 Hemmstoffe der DNA-Replikation

Substanz	Wirkungsmechanismus	wird eingesetzt als
Ciprofloxacin	Hemmung der bakteriellen Topoisomerase (Gyrase)	Antibiotikum
Mitomycin	Quervernetzung von DNA-Strängen, dadurch ist ihre Entwindung unmöglich	Zytostatikum (d.h. zur Hemmung der Zellteilung vor allem von Tumorzellen)
Cyclophosphamid	Quervernetzung von DNA-Strängen, dadurch ist ihre Entwindung unmöglich	Zytostatikum
Cytosinarabinosid	Einbau in die DNA. Bei der Initiation der Replikation kann die Topoisomerase die Phosphodiesterbindung an Cytosinarabinosid zwar spalten, aber nicht wieder knüpfen.	Zytostatikum

lisiert und **resistent gegen** das Gift des Knollenblätterpilzes (**α-Amanitin**).
- **RNA-Polymerase II** synthetisiert die **mRNA** (und snRNA). Sie ist im Nukleus lokalisiert und wird **durch geringe Dosen α-Amanitin stark gehemmt**.
- **RNA-Polymerase III** synthetisiert die **tRNA** (sowie snRNA und 5S-rRNA). Sie ist ebenfalls im Nukleus anzutreffen und **weniger empfindlich gegen α-Amanitin** als die RNA-Polymerase II.

Merke
Eukaryonten besitzen für jeden der drei Haupttypen der RNA eine eigene RNA-Polymerase: I für rRNA, II für mRNA, III für tRNA. Die RNA-Polymerase-Varianten sind unterschiedlich empfindlich gegenüber dem Knollenblätterpilz-Gift α-Amanitin (I nicht empfindlich, II sehr empfindlich, III bedingt empfindlich).

Klinik
α-Amanitin, das Gift des **Knollenblätterpilzes (Amanita spec.)** ist eines der gefährlichsten natürlichen Gifte. Die tödliche Dosis beträgt beim Erwachsenen etwa 0,1 mg/kg Körpermasse, also für einen 70 kg schweren Menschen etwa 7,0 mg, was ca. 20–40 g Knollenblätterpilz entspricht. Die Giftwirkung beruht wie oben beschrieben auf der **Hemmung der RNA-Polymerasen II und III**, wodurch die Transkription von DNA zu mRNA bzw. tRNA unterbunden wird. Derart vergiftete Zellen sterben nach einer gewissen Zeit ab. Betroffen sind insbesondere die Leberzellen. Die Vergiftungserscheinungen beginnen nach 8–24 Stunden mit Durchfällen und Erbrechen. Nach ca. 3 Tagen treten schwere Leberschäden (und evtl. weitere Organschäden, z. B. der Niere) auf. Die Patienten versterben in der Regel am fulminanten Leberversagen.

Ablauf

Die Transkription erfolgt bei Eukaryonten und Prokaryonten in drei Schritten, die weitgehend denen der Replikation (↗ Kap. 10.3.5) entsprechen. Ein wichtiger Unterschied ist, dass RNA-Polymerasen **keinen Primer** benötigen, so dass die Elongation mit bloßer RNA-Synthese gleichzusetzen ist.

Initiation

Bei der Transkription ist im Gegensatz zur DNA-Replikation nur ein spezifischer DNA-Abschnitt von Interesse. Damit die RNA-Polymerase diesen finden kann, existieren vor dem eigentlichen Gen bei Pro- und bei Eukaryonten DNA-Regionen, an die die Polymerase bindet. Bei Prokaryonten bindet die RNA-Polymerase direkt, bei Eukaryonten binden zunächst DNA-bindende Regulatorproteine, die sog. **Transkriptionsfaktoren**, dann die RNA-Polymerase. Die Andockstellen liegen in der Kontrollsequenz-Region, die als **Promotor** bezeichnet wird. Der Abschnitt „Regulation" dieses Unterkapitels geht näher auf Struktur und Bedeutung der Promotoren ein.

Initiation bei Prokaryonten

Die prokaryontische RNA-Polymerase ist als Holoenzym ein Multimer mit den Untereinheiten $\alpha_2\beta\beta'\sigma$. Die σ-Untereinheit (auch: „σ-Faktor") ist nur anfangs beteiligt: Sie dirigiert die RNA-Polymerase an die Andockstelle im Promotor. Ohne die σ-Untereinheit bindet die RNA-Polymerase gleichermaßen an jede DNA-Sequenz, und dies relativ fest. Mit gebundener σ-Untereinheit sinkt die Affinität für beliebige DNA-Sequenzen, und das Enzym gleitet so lange an der DNA entlang, bis es auf eine Andockstelle im Promotor trifft. Dort ist die Bindung mit σ-Untereinheit dafür umso stärker. Ist die Bindung der RNA-Polymerase erfolgt, so dissoziiert die σ-Untereinheit ab. Es wirkt von nun an das Core-Enzym $\alpha_2\beta\beta'$.

Initiation bei Eukaryonten

Bei den Eukaryonten verwendet jede der drei RNA-Polymerasen spezifische Promotoren mit spezifischen Andockstellen. Für die **RNA-Polymerase II**, die prä-mRNA synthetisiert, ist die wichtigste Andockstelle die sog. **TATA-Box** (↗ unten, „Regulation"). Die eukaryontischen RNA-Polymerasen können jedoch nicht direkt an die Andockstellen im Promotor binden, sondern erst, wenn dort sog. **Transkriptionsfaktoren** gebunden haben. Dies sind DNA-bindende Proteine, die zur Erfüllung ihrer Funktion **spezielle Strukturen** aufweisen. Beispiele für typische DNA-bindende Strukturen sind:
- **Zinkfinger:** kleine Proteindomänen, die dank N- oder S-haltiger Aminosäuren Komplexe mit Zink-Kationen bilden. Die entstehenden Proteinschleifen mit den positiv geladenen $Zink^{2+}$-Ionen greifen wie Finger in die negativ geladene DNA.
- **Leucin-Zipper** (zipper, engl.: Reißverschluss): in der Regel eine Domäne eines Zweidomänen-Proteins. Dank basischer, also positiv geladener Aminosäuren bindet die eine Domäne an die negativ geladene DNA. Die leucinreiche zweite Domäne hingegen dient der Bindung weiterer Enzyme.
- **Helix-Loop-Helix-Strukturen:** Ihre Loop-Domäne ähnelt der DNA-bindenden Domäne der Leucin-Zipper.

Jede RNA-Polymerase hat ihre eigenen Transkriptionsfaktoren. So gehört zur **RNA-Polymerase II** der **Transkriptionsfaktor II (TFII):** Dies ist ein Sammelbegriff für alle Transkriptionsfaktoren der RNA-Polymerase II (deshalb TF„II"), die im Bereich der TATA-Box binden und die RNA-Polymerase hierhin dirigieren. Dies sind im Einzelnen in chronologischer Reihenfolge der Initiation (↗ Abb. 10.19):
- der **TFIID-Komplex:** Er bindet mit seiner Untereinheit **TBP (TATA-Box-Bindeprotein)** an die

TATA-Box des Promotors. TBP und DNA bilden einen Komplex, der eine asymmetrische Struktur besitzt. Diese Asymmetrie sorgt dafür, dass die Transkription nur in die eine Richtung – nämlich die 5'→3'-Richtung des kodierenden (+)-Stranges (↗ Kap. 10.2.1) – verläuft. Erst gebundenes TBP stellt die Bindungsstellen für die folgenden TFII-Komponenten in fixer Reihenfolge zur Verfügung:

- **TFIIA**, dann **TFIIB**. Schließlich bindet mit **TFIIF** eine **ATP-abhängige Helikase**, die den DNA-Doppelstrang für die RNA-Polymerase II öffnet (ein Vorgang, den TBP bereits begonnen hat). Die Sequenz TATA(AA) erleichtert diesen Trennvorgang, da die Basenpaarung AT bzw. TA nur über zwei Wasserstoffbrückenbindungen (statt drei bei GC bzw. CG) erfolgt.

Erst wenn diese Transkriptionsfaktoren an die Andockstelle gebunden sind, bindet die **RNA-Polymerase II** an den entstandenen Komplex, wird jedoch noch nicht aktiv. Vervollständigt und aktiviert wird der **basale Transkriptionsapparat** durch **weitere TFII-Komponenten** (TFIIE, TFIIH und TFIIJ).

Nun liegt eine **lokale Entspiralisierung** der DNA im Bereich von 17 Basenpaaren (= 2 vollständigen DNA-Windungen) vor. Diese Struktur mit der gebundenen RNA-Polymerase bezeichnet man als **Transkriptionsblase** (↗ Abb. 10.20).

Nachdem der basale Transkriptionsapparat aktiviert ist, wird die **RNA-Polymerase** an ihrer carboxyterminalen Domäne („CTD-tail" mit zahlreichen Seryl- und Threonylresten) **phosphoryliert** und dadurch **aktiviert**. Die zur Phosphorylierung nötige Kinasefunktion besitzt vermutlich der Transkriptionsfaktor TFIIH. Die phosphorylierte RNA-Polymerase entledigt sich der nun nicht mehr benötigten Transkriptionsfaktoren und beginnt mit der Transkription der ersten Base (+1).

Bei RNA-Polymerase I und RNA-Polymerase III weicht der Ablauf der Initiation nur geringfügig von dem der RNA-Polymerase II ab.

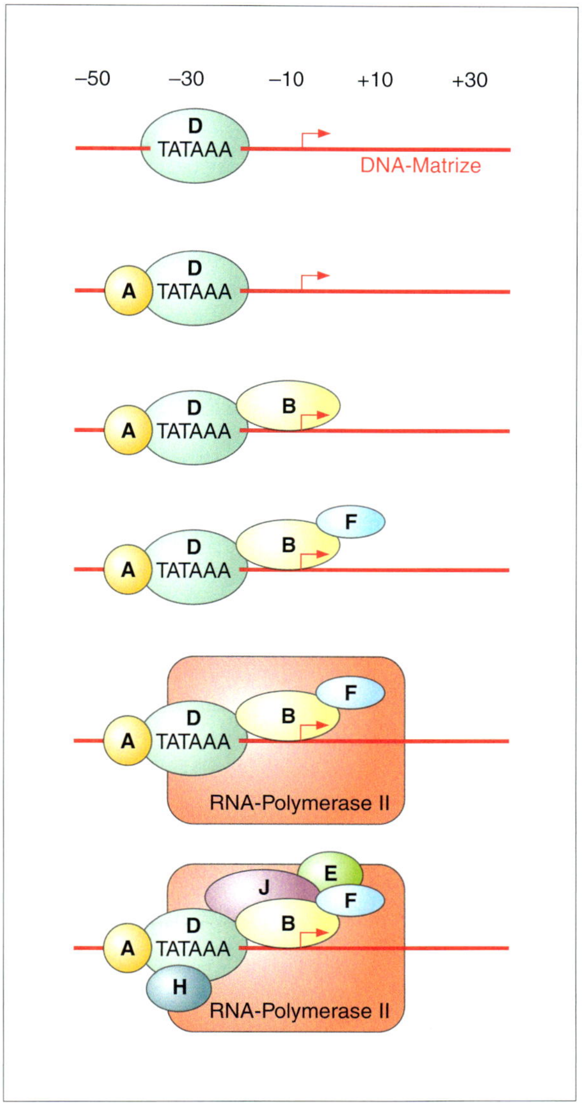

Abb. 10.19 Die Initiation der Transkription. D: TFIID-Komplex, A: TFIIA, B: TFIIB, F: TFIIF = ATP-abhängige Helikase, E: TFIIE, H: TFIIH, J: TFIIJ. [3]

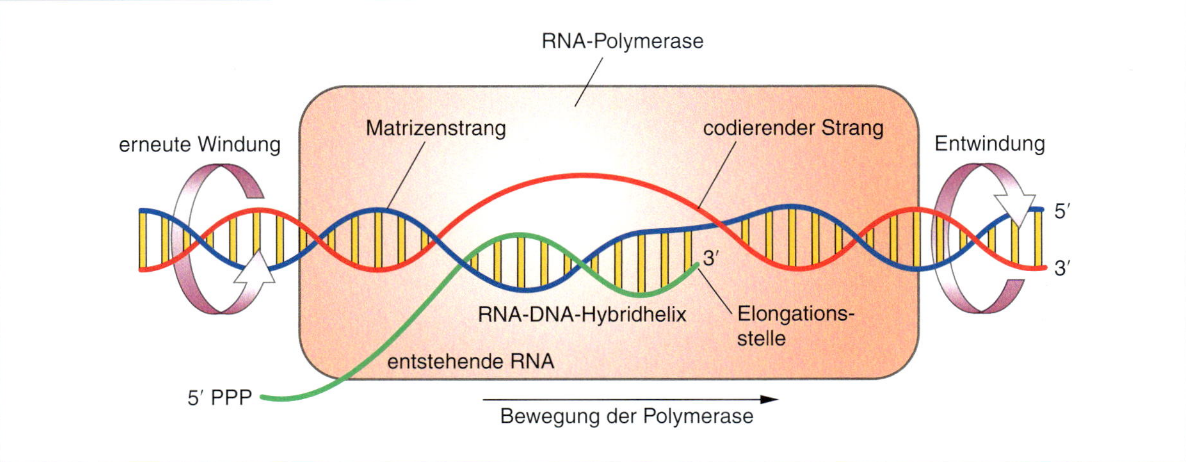

Abb. 10.20 Transkriptionsblase. [3]

> **Merke**
> Eukaryontische RNA-Polymerasen binden nie direkt an die DNA, die Bindung wird durch Transkriptionsfaktoren vermittelt.

Elongation

Die **Transkriptionsblase** läuft über das Gen, wobei eine Helikase die eintretende DNA-Doppelhelix fortwährend entwindet. Wie bei der Replikation gleichen **Topoisomerasen** den entstehenden Druck im Molekül aus. Beim Austritt aus der Transkriptionsblase verdrillen sich die DNA-Doppelstränge wieder. Dabei liegt in der Transkriptionsblase fortwährend ein **DNA-RNA-Hybrid-Doppelstrang** aus 8 Basenpaarungen vor (↗ Abb. 10.20). Die RNA-Polymerase synthetisiert RNA (wie die DNA-Polymerasen) in 5'→3'-Richtung; Bausteine sind die Ribonukleosidtriphosphate ATP, CTP, GTP und UTP. Als Erstes ist somit das 5'-Ende der RNA fertig gestellt und tritt aus dem Enzym aus (worauf bei Prokaryonten die Translation beginnen kann).

Im Unterschied zu DNA-Polymerasen benötigen RNA-Polymerasen **keinen Primer** und besitzen **keine Proofreading-Funktion**. Ihr Produkt ist um den Faktor 100000 fehlerhafter als das der DNA-Polymerasen. Dies hat jedoch keine schwerwiegenden Folgen, da eine fehlerhafte RNA in der Fülle der korrekten RNAs keine Rolle spielt und der Fehler nicht weitervererbt wird. Die Transkription ist langsamer (die RNA wächst pro Sekunde um ca. 50 Nukleotide) als die Replikation (ca. 800 Nukleotide pro Sekunde).

Termination

Eukaryonten und Prokaryonten besitzen unterschiedliche Terminationsstrategien.

Termination bei Prokaryonten

- **Termination durch Stammschleife** (eine Schleife mit Stamm, engl.: stem loop, Syn.: Haarnadel, engl.: hairpin): Das Terminationssignal ist hier eine **GC-reiche Palindromsequenz**. Ein Palindrom ist ein Bereich der DNA, in dem (+)- und (–)-Strang – jeweils in 5'→3'-Richtung abgelesen – dieselbe Basensequenz aufweisen. Wenn man nur den kodierenden (+)-Strang betrachtet (dessen Sequenz der entstehenden RNA entspricht), stellt man Folgendes fest: Auf die erste Hälfte des Palindroms, z. B. GCCGCC, folgt in der zweiten Hälfte die komplementäre Sequenz in umgekehrter Reihenfolge, z. B. GGCGGC (↗ Abb. 10.21). Auf das Palindrom folgen in der Regel mehrere T (U auf der RNA). Eine solche Struktur führt zur Beendigung der Transkription: Die Basen des Palindroms bilden mit sich selbst eine Stammschleife (↗ Abb. 10.21). Diese ist aufgrund der in ihr vorliegenden GC- bzw. CG-Paarungen (je drei Wasserstoffbrückenbindungen!) besonders stabil. Besonders instabil sind hingegen die Paarungen zwischen der auf das Palindrom folgenden poly(U)-Sequenz auf RNA- und der poly(A)-Sequenz auf DNA-Seite. Die Stammschleife führt offenbar zum Stocken der Transkription, was der schwach gebundenen poly(U)-RNA die Chance zum Ablösen von der DNA-Matrize und zum anschließenden Verlassen des Enzyms gibt.
- **Rho-abhängige Termination:** Auch ohne Palindromsequenz können Prokaryonten ihre Transkription beenden, jedoch nicht ohne weitere Hilfe. Eine solche Hilfe ist das Rho-(ρ-)Protein. Es bildet ein Hexamer aus. Dieses „zieht" unter ATP-Spaltung an der RNA, die die RNA-Polymerase verlässt, und gleitet an ihr hinauf. RNA-Bereiche mit viel Cytosin scheinen das Rho-Protein dabei besonders zu beschleunigen, so dass es in der Lage ist, die RNA -Polymerase einzuholen. Ist ρ dies gelungen, so löst eine RNA-DNA-Helikase-Untereinheit des Proteins den Hybrid in der RNA-Polymerase auf, was die Transkription beendet. Neben ρ existieren weitere Proteine, die die Transkription beenden können. Sie treten in aller Regel mit der synthetisierten RNA in Wechselwirkung.

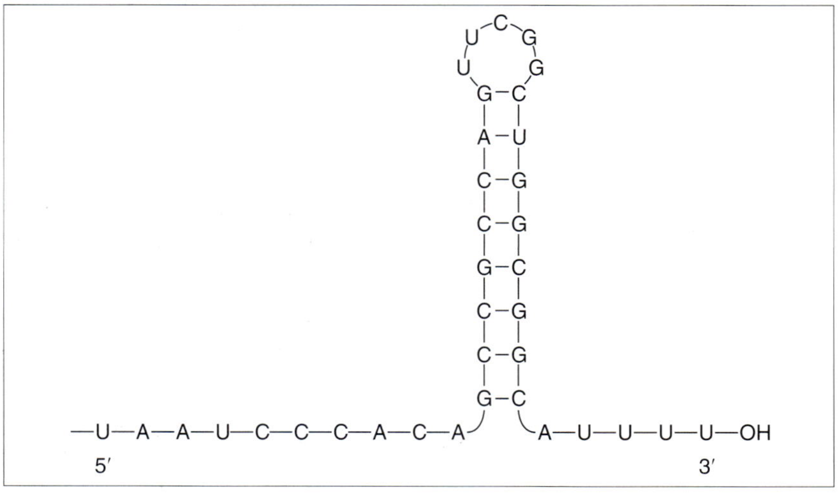

Abb. 10.21 Stammschleife als prokaryontisches Terminationssignal. [3]

- **Attenuation:** Dies ist ein sehr ausgeklügelter Regulationsmechanismus, der darauf beruht, dass Transkription und Translation bei Prokaryonten nicht räumlich getrennt sind. Hohe Konzentrationen der Aminosäure Tryptophan z. B. bewirken ein schnelleres Fortschreiten des Ribosoms auf der gerade entstehenden mRNA. Dadurch bildet sich eine mRNA-Struktur aus, die die weitere Translation der Gene für die Tryptophansynthese unterbindet.

Termination bei Eukaryonten

Über die Termination der eukaryontischen Transkription ist vergleichsweise wenig bekannt. Reife eukaryontische RNA besitzt an ihrem 3'-Ende die sog. Polyadenylierungssequenz, die der posttranskriptionellen Anfügung des „poly(A)-Schwanzes" (↗ Kap. 10.3.7) dient. Die DNA-Grundlage dieser Sequenz ist evtl. gleichzeitig Terminierungssignal, auch wenn die RNA-Polymerase II in der Regel noch (ca. 300 Nukleotide) über diese Sequenz hinaus transkribiert.

Regulation

Die Kontrollelemente der Transkriptionsregulation (= Regulation der Genexpression, ↗ Kap. 10.3.10) lassen sich einteilen in

- **cis-Elemente:** DNA-Sequenzen, die der Regulation dienen, z. B. Promotoren,
- **trans-Elemente:** DNA-bindende Moleküle, die der Regulation dienen, z. B. der prokaryontische σ-Faktor oder die eukaryontischen Transkriptionsfaktoren.

Merke
- Cis-Elemente sind regulatorische DNA-Sequenzen (z. B. Promotoren).
- Trans-Elemente sind regulatorische, DNA-bindende Moleküle (z. B. Transkriptionsfaktoren).

Regulation bei Eukaryonten

Vor allem hinsichtlich ihrer Regulation ist die Transkription bei Eukaryonten komplexer als bei Prokaryonten. Es wirkt eine Vielzahl verschiedener cis- und trans-Elemente:

- **cis-Elemente:**
  - **Promotoren** sind DNA-Sequenzen, die die Transkription „ihres" Gens regulieren. Sie enthalten die Bindungsstellen für zunächst die eukaryontischen Transkriptionsfaktoren (trans-Elemente), dann die RNA-Polymerase. Es gibt Bindungsstellen für Transkriptionsfaktoren bzw. RNA-Polymerase, die vielen Promotoren gemeinsam sind. Diese sind benannt nach ihrer Consensus-Sequenz, d. h. nach dem „Mittelwert" der Basensequenzen aller bekannten gleichartigen Sequenzen, von dem sie in der Regel nur wenig abweichen. Für die RNA-Polymerase II, die prä-mRNA synthetisiert, ist die wichtigste Bindungsstelle (und das wichtigste cis-Element) die sog. **TATA-Box**. Diese Region mit der Consensus-Sequenz TATA (oft folgen zwei bis drei weitere A) ist zwischen Nukleotidposition –30 und –100 (also upstream) angesiedelt. In der Regel sind noch weitere Bindungsstellen unentbehrlich: Weit verbreitet ist eine **CAAT-Box** im Bereich –40 bis –150 (↗ Abb. 10.22). Ferner besitzen vor allem konstitutive Gene (Gene, die immer benötigt werden und keiner Regulation unterliegen) eine sog. **GC-Box**. Zum Promotor fasst man alle vorhandenen „Boxen", die dazwischenliegenden Bereiche und evtl. noch weitere Sequenzen zusammen (↗ Abb. 10.22). RNA-Polymerase I und III binden an Promotoren mit eigenen spezifischen DNA-Bindungsstellen.
  - **Enhancer** sind DNA-Sequenzen, die stimulierend auf die Transkriptionstätigkeit wirken, indem sie die Bindung von trans-Elementen an die Promotor-Sequenzen unterstützen und Gene für den Transkriptionsapparat zugänglich machen (↗ Kap. 2.7 und 10.3.10). Enhancer sind unabhängig von ihrer Ausrichtung oder Lokalisation auf dem (+)- oder (–)-Strang wirksam. Sie können im Gen, aber auch mehrere tausend Basenpaare vor (upstream) oder hinter dem Gen (downstream) angesiedelt sein. Ein Enhancer kann ausschließlich in einem Gewebe oder einem Entwicklungsstadium aktiv sein. Das inhibierende Gegenstück zum Enhancer heißt **Silencer**.
- **trans-Elemente:**
  - Enhancer-bindende Proteine
  - GC-Box- und CAAT-Box-assoziierte Transkriptionsfaktoren
  - Transkriptionsfaktor II (TFII, spezifisch für RNA-Polymerase II): ↗ oben, „Ablauf".

Regulation bei Prokaryonten

- **cis-Elemente:**
  - Ein optimaler prokaryontischer **Promotor** weist in der –35-Region die Sequenz TTGACA und in der –10-Region die Sequenz TATAAT (= Pribnow-Box, ↗ Abb. 10.23) auf. Außerdem sind die beiden

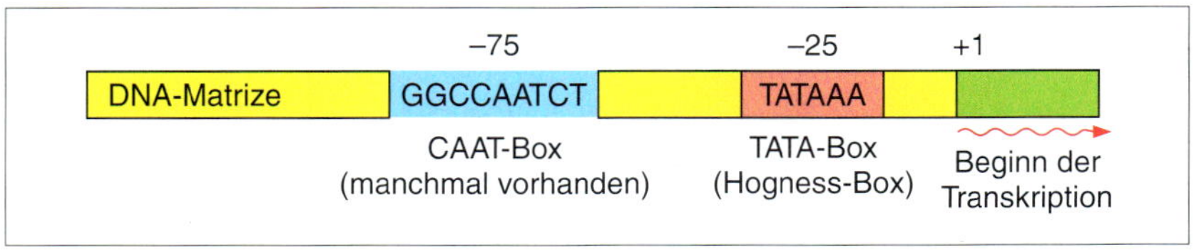

Abb. 10.22 Eukaryontischer Promotor. [3]

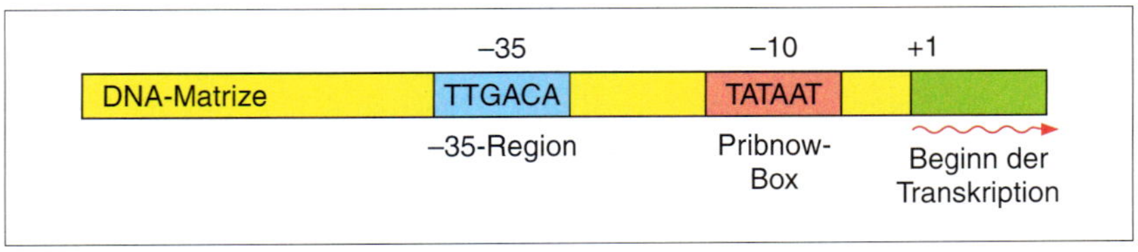

Abb. 10.23 Prokaryontischer Promotor. [3]

Regionen idealerweise 17 Nukleotide voneinander entfernt. Je mehr ein Promotor von diesen Bedingungen abweicht, desto schlechter ist er. Dies bietet Prokaryonten eine einfache Möglichkeit der Genregulation: Einem selten benötigten Gen ist ein schwacher Promotor vorangestellt.

- Enhancer im klassischen Sinne besitzen Prokaryonten nicht, dennoch besitzen sie weitere Regulationssequenzen auf der DNA (**Operatoren**, ↗ Kap. 10.3.10).

- **trans-Elemente:**
  - **σ-Untereinheiten der RNA-Polymerase:** Es existieren verschiedene σ-Untereinheiten für verschiedene Umweltfaktoren. Bei stark erhöhter Umgebungstemperatur wird eine andere σ-Untereinheit exprimiert als bei normaler Umgebungstemperatur. Diese σ-Untereinheit bindet an Promotoren, die speziellen Hitzeschockgenen vorangestellt sind.
  - **Transkriptionsfaktoren:** Auch Prokaryonten besitzen spezifische Regulatorproteine, die an bestimmte DNA-Sequenzen binden und mit der RNA-Polymerase Wechselwirkungen ausbilden. Jedoch spielen Transkriptionsfaktoren bei Prokaryonten eine geringere Rolle als bei Eukaryonten.

Hemmstoffe der Transkription (↗ Tab. 10.6)

10.3.7 Reifung, Transport und Nachbearbeitung der RNA

Co- und posttranskriptionelle RNA-Prozessierung

Die RNA-Prozessierung (engl.: RNA-processing) findet co- und posttranskriptionell statt und bedeutet die „Reifung" von primärer (prä-)RNA zur fertigen RNA. Die primären rRNA- und tRNA-Transkripte werden bei Eukaryonten und Prokaryonten in vergleichbarer Weise prozessiert. Prä-mRNAs (hnRNAs) werden nur bei Eukaryonten wesentlich prozessiert. Da nur Eukaryonten Introns besitzen, sind auch nur sie gezwungen, diese herauszuschneiden und dabei die verbleibenden Introns zu verbinden (Spleißen). Darüber hinaus versehen Eukaryonten ihre primären Transkripte mit speziellen „Kappen" am 5'- und mit „Schwänzen" am 3'-Ende. Die Prozessierungsschritte finden bei Eukaryonten im Zellkern statt.

Prozessierung der primären rRNA-Transkripte

Die Gene, die die rRNA kodieren, sind bei Eukaryonten in speziellen Chromosomenbezirken lokalisiert, die mit dem **Nukleolus** in Verbindung stehen. Die Gene liegen als hochrepetitive tandem-repeats (↗ Kap. 10.3.1) vor. Eukaryonten und Prokaryonten schneiden mit Hilfe von Nukleasen aus einer einzigen großen prä-rRNA die verschiedenen rRNA-Untereinheiten (Eukaryonten: 18S, 28S und 5,8S, Prokaryonten: 16S, 5S und 23S) heraus. Die eukaryontische 5S-rRNA wird nicht im Nukleolus transkribiert.

Prozessierung der primären tRNA-Transkripte

Die tRNA-Vorläufer werden auf vielfache Weise prozessiert (hier am Beispiel der Eukaryonten):

- Eine 5'-Leader-Sequenz wird entfernt.
- Ein Intron wird herausgespleißt (Mechanismus ↗ unten).
- Das UU-Dinukleotid am 3'-Ende wird durch CCA ersetzt.

Tab. 10.6 Hemmstoffe der Transkription

Substanz	Wirkungsmechanismus	wird eingesetzt als
Ciprofloxacin	Hemmung der bakteriellen Topoisomerase (Gyrase)	Antibiotikum
Rifampicin	Hemmung der prokaryontischen RNA-Polymerase	Antibiotikum (bei Tuberkulose)
Actinomycin D	Quervernetzung von DNA-Strängen (Komplexbildung mit Guanin), dadurch ist ihre Entwindung unmöglich	Zytostatikum (d. h. zur Hemmung der Zellteilung vor allem von Tumorzellen)
Mitomycin	Quervernetzung von DNA-Strängen, dadurch ist ihre Entwindung unmöglich	Zytostatikum

RAMA

- Mehrere Basen werden modifiziert (methyliert, desaminiert, reduziert), wobei seltene Basen wie Pseudouracil entstehen.

Prozessierung der primären mRNA-Transkripte

- **Cotranskriptionelles Anhängen einer 5'-Kappe („mRNA-Capping"):** Noch während der RNA-Synthese wird das erste Nukleotid der prä-mRNA (das sich am 5'-Ende befindet und als Diphosphat vorliegt) mit GMP verbunden (GMP entstammt der Hydrolyse von GTP). Dabei entsteht eine ungewöhnliche **5'-5'-Triphosphatbrücke** (↗ Abb. 10.24). Anschließend wird die Base des angefügten Nukleotids zu **7-Methyl-Guanin** methyliert. Auch die Ribose-Einheiten der beiden folgenden Nukleotide werden u. U. an ihren 2'-OH-Gruppen methyliert (↗ Abb. 10.24). Diese Kappe (Cap) schützt die mRNA vor dem Abbau durch Nukleasen und vor Dephosphorylierung durch Phosphatasen. Außerdem erhöht sie die Translationsrate an den Ribosomen.
- **posttranskriptionelle Polyadenylierung („poly[A]-Schwanz"**, ↗ 10.25): Eine spezifische Endonuklease erkennt im Bereich des 3'-Endes der prä-mRNA die Polyadenylierungssequenz („AAUA-AA") und entfernt dahinter liegende Nukleotide. Daraufhin fügt eine **Poly(A)-Polymerase** an das verkürzte 3'-Ende den poly(A)-Schwanz an; die AMPs (Adenylatgruppen) stammen von ATPs. Eine mRNA mit poly(A)-Schwanz wird offenbar vermehrt translatiert, auch ist ihre Halbwertszeit länger. Die genaue Bedeutung der Polyadenylierung ist noch nicht bekannt, offenbar ist die mRNA für die Zelle dadurch auch besser von (prokaryontischer) Fremd-RNA zu unterscheiden.
- **Spleißen** (engl.: **splicing**, ↗ Abb. 10.26): Die prä-mRNA wird gespleißt, d.h., **Introns** werden **entfernt**, und die **Exons** werden dabei zur fertigen mRNA **verbunden**. Durch sog. **alternatives Spleißen** einer prä-mRNA können aus einem Gen unterschiedliche Proteine entstehen (z.B. in den B-Zellen membranständige und freie Antikörpermoleküle). Es ist sehr wichtig, dass das Spleißen korrekt stattfindet, da es sonst zu einer Leserasterverschiebung kommen kann. Das korrekte Splei-

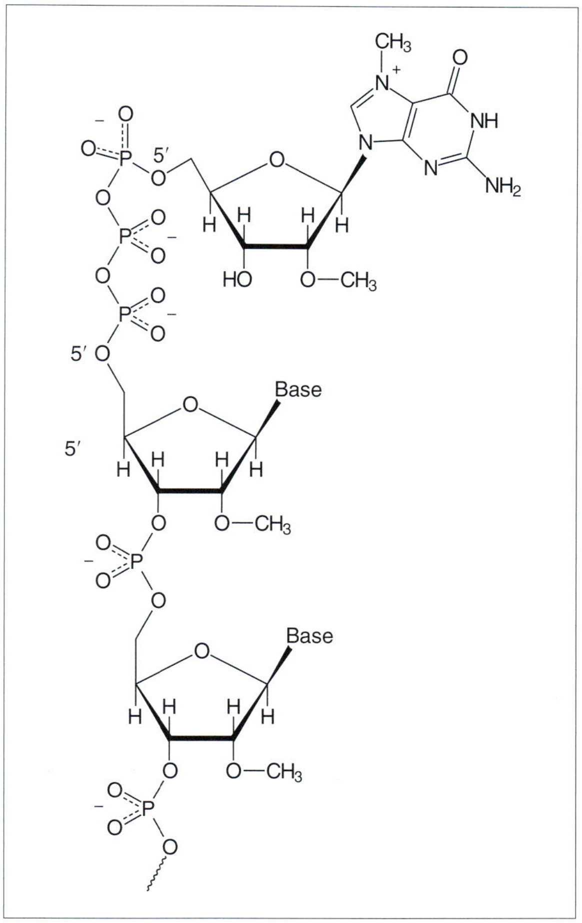

Abb. 10.24 Struktur der 5'-Kappe einer prokaryontischen mRNA. [3]

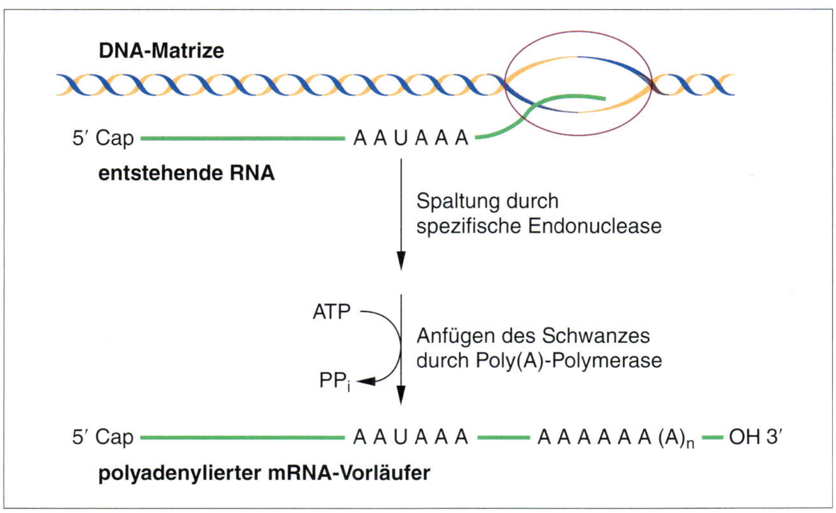

Abb. 10.25 Anhängen eines „poly(A)-Schwanzes" an eine eukaryontische prä-mRNA. [3]

ßen gewährleisten konservierte, ein Intron anzeigende Sequenzen der prä-mRNA, die von der katalytisch aktiven **small nuclear RNA (snRNA)** über Hybridisierung spezifisch erkannt werden. Die snRNA ist Bestandteil der **snRNPs** (Small nuclear ribonucleoprotein particles), die auch Proteinanteile besitzen. Verschiedene snRNPs sowie spezifische Proteine **(Spleißfaktoren)** und die zu prozessierende prä-mRNA lagern sich zu den sog. **Spleißosomen** zusammen.

Das eigentliche Spleißen besteht in **zwei Umesterungen** (➚ Abb. 10.26):

- Eine 2'-OH-Gruppe eines Nukleotids im Inneren des Introns (Verzweigungsstelle, engl.: branch point) bildet mit der 5'-Phosphatgruppe des Nukleotids am Intronanfang (5'-Spleißstelle) eine Phosphodiesterbrücke aus. Dadurch entsteht eine intermediäre Struktur **(„Lassostruktur")**.
- Die 3'-OH-Gruppe von Exon 1 wird mit der 5'-Phosphatgruppe von Exon 2 verknüpft. Nun liegen das intronfreie Spleißprodukt und ein „lassoartiges" Intron mit einer internen Verzweigungsstelle vor.

Klinik

Nach der Fetalzeit besteht der Großteil des Hämoglobins normalerweise aus zwei α- und zwei β-Ketten (➚ Kap. 15.1.4). Bei der **β-Thalassämie** führt eine Punktmutation einer Base (G statt A) im Intron des Gens für die β-Kette zu fehlerhaftem Spleißen und somit zu einer fehlerhaften reifen β-Ketten-mRNA. Die auf Grundlage dieser mRNA synthetisierte β-Kette kann nicht in Hämoglobin verwendet werden, weshalb fetales Hämoglobin (HbF) aus zwei α- und zwei γ-Ketten gebildet wird. Zu den Formen und Symptomen der Thalassämie ➚ Kapitel 15.1.4.

mRNA-Transport

Während bei Prokaryonten die Translation quasi mit dem ersten transkribierten mRNA-Nukleotid beginnen kann, muss die reife mRNA der Eukaryonten zuerst ins Zytosol zu den Ribosomen transportiert werden. Unter Mitwirkung spezieller Carrier-Proteine wird sie (ATP-abhängig) durch die Kernporen transportiert. Im Zytosol binden diverse zytosolische Bindeproteine an sie, verhindern so die Bildung einer Tertiärstruktur und entscheiden darüber hinaus über das weitere Schicksal der mRNA: Translation, Warten oder Abbau. Insbesondere der mRNA-Abbau ist neben der Transkriptionsrate entscheidend für das Ausmaß der Expression eines Gens.

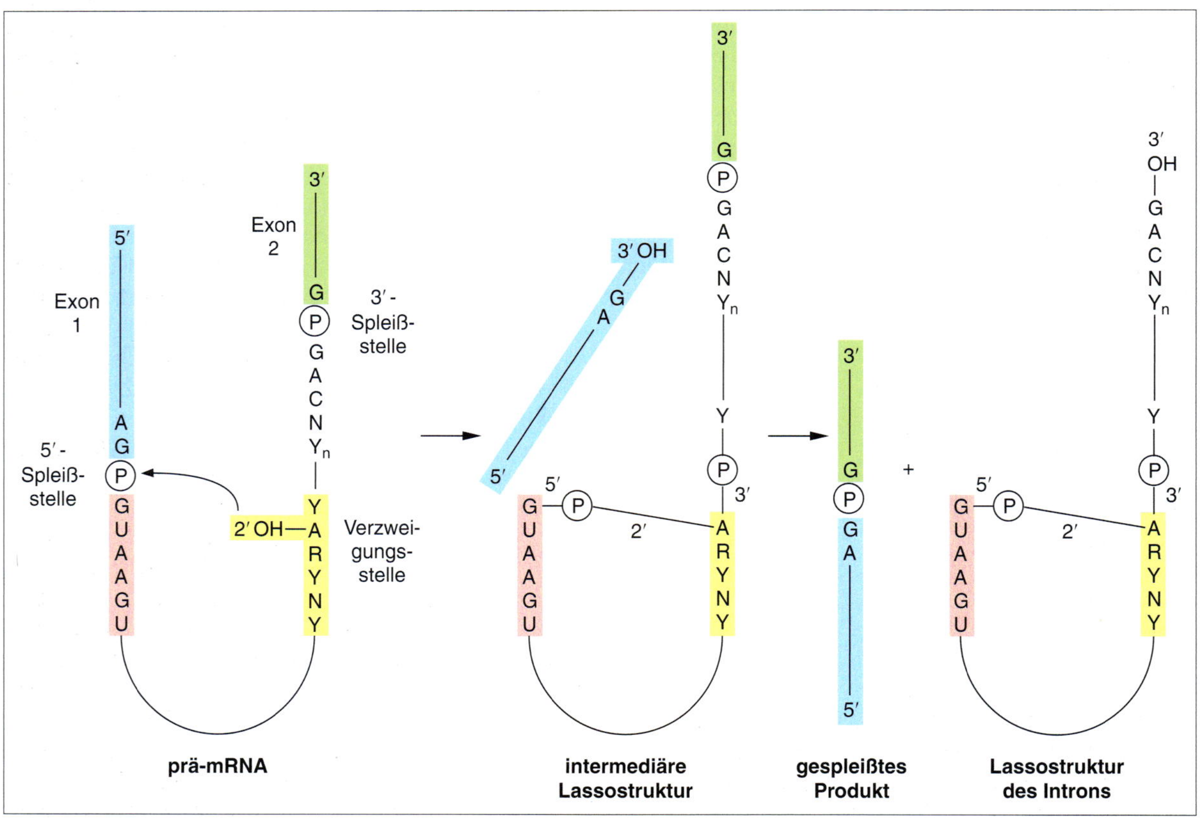

Abb. 10.26 Spleißen einer eukaryontischen prä-mRNA. Y = Purinnukleotid, R = Pyrinidinnukleotid, N = beliebiges Nukleotid. [3]

RNA-Editing

Auch nach der Transkription kann eine Nukleotidsequenz noch verändert werden (RNA-Editing). Verantwortlich dafür sind spezifische Enzyme, die bei höheren Eukaryonten im Zytosol der Zellen bestimmter Gewebe vorkommen. Ein bekanntes **Beispiel** für RNA-Editing ist das **Apolipoprotein B (ApoB)**, das in zwei unterschiedlichen Varianten von Leber- bzw. Dünndarmzellen synthetisiert wird: Das größere Apolipoprotein B-100 aus Leberzellen ist das Hauptprotein der LDL. Es besitzt eine Bindedomäne für den auf der Zelloberfläche lokalisierten LDL-Rezeptor. Die Bindung von Apolipoprotein B-100 an diesen Rezeptor löst rezeptorvermittelte Endozytose aus, wodurch die Zellen vor allem mit dem Cholesterin der LDL und mit fettlöslichen Vitaminen versorgt werden (↗ Kap. 4.10). Das kleinere Apolipoprotein B-48 aus dem Dünndarm, Hauptprotein der Chylomikronen, besitzt die LDL-Rezeptor-Bindedomäne nicht. Apolipoprotein B-100 und Apolipoprotein B-48 werden dennoch vom selben Gen kodiert. Dünndarmzellen besitzen eine spezifische Desaminase, die ein spezielles Cytidin der prä-mRNA zu Uridin desaminiert. Dadurch verwandelt sich ein Codon von CAA (Glutamin) in UAA (Stopp-Codon). Auf diese Weise wird die mRNA von den Ribosomen in den Dünndarmzellen nur knapp bis zur Hälfte translatiert, wodurch statt des Apolipoproteins B-100 (100 % des gesamten Proteins) mit LDL-Rezeptor-Bindedomäne das Apolipoprotein B-48 (48 % des gesamten Proteins) ohne diese Domäne entsteht.

10.3.8 Von mRNA zum Protein: die Proteinbiosynthese (Translation)

Bei der Translation wird die Basentriplett-Sprache der mRNA an den Ribosomen in die Sprache der 20 proteinogenen Aminosäuren übersetzt. Die Ribosomen sind also der Ort der Proteinbiosynthese.

Beteiligte Strukturen

Folgende Strukturen sind direkt oder indirekt an einem Translationsvorgang beteiligt:

- eine mRNA
- tRNAs
- Aminoacyl-tRNA-Synthetasen
- freie Aminosäuren
- ein Ribosom.

mRNA

An einem Translationsvorgang ist nur ein mRNA-Molekül beteiligt. Dieses wird aber von mehreren Ribosomen abgelesen, die gleichzeitig an das Molekül gebunden sind. Eine mRNA dient somit bei mehreren Translationsvorgängen als Vorlage und bringt mehrere identische Proteine hervor. Die Lebensdauer einer mRNA im Zytosol beträgt oft nur wenige Sekunden. Dies bewirken spezielle RNA-abbauende Enzyme, die regulierbar sind.

tRNAs

tRNAs gewährleisten den Transfer von Aminosäuren an die wachsende Polypeptidkette des translatierenden Ribosoms. Sie sind die unersetzlichen „Adaptermoleküle“ zwischen der Basentriplett- und der Aminosäure-Sprache. Für die bestmögliche Erfüllung dieser Funktion hat sich schon früh in der Evolution eine tRNA-Struktur herausgebildet, die so gelungen ist, dass sie bis heute bei allen Lebewesen nahezu identisch geblieben ist. Allen tRNAs sind folgende Strukturmerkmale gemeinsam:

- tRNA-Moleküle stellen eine **Kette aus 73–93 Nukleotiden** dar.
- Dabei sind in der Regel 7–15 der **Basen** der Nukleotidkette **ungewöhnlich modifiziert**, häufig durch einfache oder doppelte Methylierung von A, U, C oder G. Zu den ungewöhnlichen Nukleosiden der tRNA zählen Inosin (I), Methylinosin (mI) und Pseudouridin (ψ). Die seltenen Basen sind wichtig für die spezifischen Wechselwirkungen, die tRNAs eingehen müssen.

tRNAs bilden eine **charakteristische 2D- und 3D-Struktur** aus. Die 2D-Struktur ist eine „Kleeblatt-Struktur“ (↗ Abb. 10.27): Einige Bereiche weisen eine Basenpaarung auf, andere – Schleifen (engl.: loops) – nicht. Die 3D-Struktur ist L-förmig. Das eine Ende des L ist die **Anticodon-Schleife**, die an ein komplementäres mRNA-Codon bindet. Das andere Ende ist die **Aminosäure-Anheftungsstelle** am 3'-CCA-Ende. Das CCA-Motiv wurde posttranskriptionell angehängt (↗ Kap. 10.3.7) und liegt in reifen tRNAs als Einzelstrang (keine Basenpaarung) vor. Der überwiegende Rest des „Kleeblattstiels“, des Akzeptorstammes, liegt aufgrund von Basenpaarung als A-Helix – der typischen RNA-Helix – vor. Zwei weitere Bereiche sind frei von Basenpaarung: die TψC-Schleife und die DHU-Schleife (die Namen beziehen sich auf die in den Schleifen vorkommenden Basen). Mit dem „Extraarm“ existiert eine weitere kleine variable Schleife. Insgesamt bestehen tRNAs aus vier Helix-„Stämmen“, drei Schleifen, einem Extraarm und der Aminosäure-Anheftungsstelle.

Für jede Aminosäure existiert eine spezifische tRNA – die tRNA für Phenylalanin z. B. wird abgekürzt als $tRNA^{Phe}$ –, nicht aber für jedes mRNA-Codon. Vielmehr existieren sog. isoakzeptierende tRNAs, die an Synonyme (unterschiedliche Basentripletts, die für dieselbe Aminosäure kodieren) binden können. Bei diesen tRNAs findet sich am 5'-Ende (d. h. auf Platz 3) des Anticodons I, das nicht nur mit U, sondern auch mit C und A eine Basenpaarung eingehen kann. Diese in gewissen Grenzen variable Basenpaarung bezeichnet man als Wobble-Basenpaarung (to wobble = wackeln).

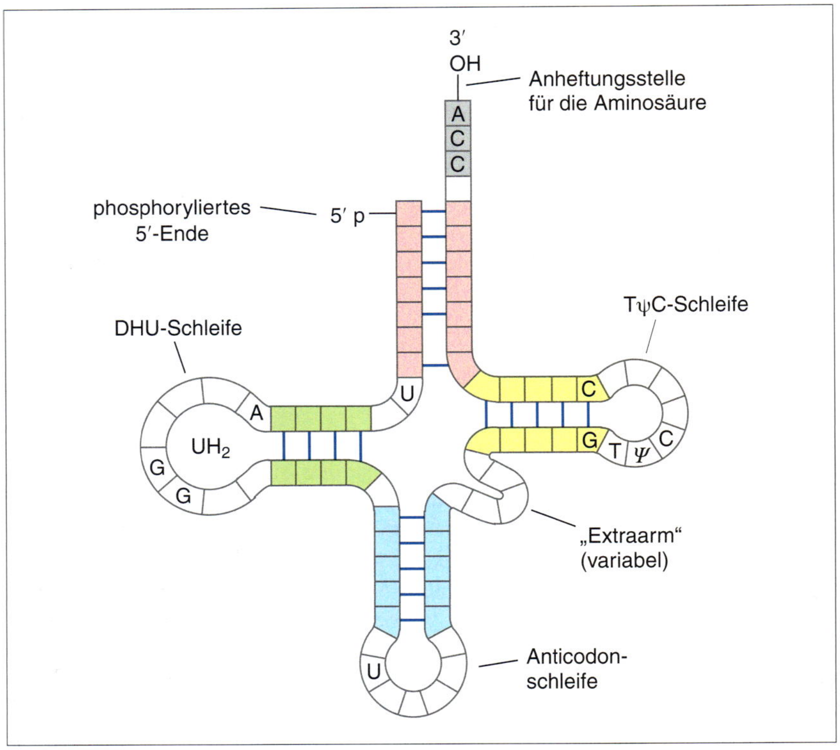

Abb. 10.27 Grundstruktur einer tRNA in 2D-Darstellung. [3]

Aminoacyl-tRNA-Synthetasen

Aminoacyl-tRNA-Synthetasen beladen eine tRNA mit der zu ihrem Anticodon passenden Aminosäure. Sie sind also spezifisch sowohl für eine tRNA als auch für eine Aminosäure. Damit ist die Verbindung zwischen Aminosäure und Basentriplett-Code hergestellt. Manche dieser Enzyme besitzen sogar eine Korrekturlese-Domäne.

Für jede Aminosäure existiert mindestens ein solches Enzym; es ist nach der Aminosäure benannt (z.B. Threonyl-tRNA-Synthetase). Eine Aminoacyl-tRNA-Synthetase hat drei Aufgaben:

1. die Aminosäure zu erkennen,
2. sie zu aktivieren (↗ unten), denn die Verknüpfung der Aminosäuren am Ribosom ist endergon,
3. die passende tRNA zu erkennen. Dies geschieht hauptsächlich anhand des Anticodons.

Freie Aminosäuren

Für die Verknüpfung freier Aminosäuren am Ribosom muss Energie aufgewendet werden. Die Bildung eines Polypeptids aus den Aminosäuren ist endergon. Deshalb werden diese durch die Aminoacyl-tRNA-Synthetasen in einen reaktionsfreudigeren Zustand versetzt (aktiviert), und zwar durch Reaktion mit ATP. Dabei wird **AMP mit der Aminosäure verknüpft und Pyrophosphat (PP_i) abgespalten:**

R-COOH (= Aminosäure) + ATP → PP_i + R-CO-AMP (= Aminoacyl-AMP, ein gemischtes Anhydrid)

Die sofortige Spaltung von PP_i in 2 P_i macht diese Reaktionen irreversibel (↗ Kap. 1.2.5).

Die Aminoacyl-tRNA-Synthetase überträgt den **Aminoacyl-Rest** unter AMP-Abspaltung **auf das 3'-CCA-Ende der tRNA:**

R-CO-AMP + tRNA → R-CO-tRNA (= Aminoacyl-tRNA) + AMP

Die **aktivierte Form der freien Aminosäuren** sind somit beladene tRNAs, die sog. **Aminoacyl-tRNAs.** Ausgehend von diesen findet an den Ribosomen die Peptidverknüpfung statt.

> **Merke**
> tRNA-Beladung: AS → Aminoacyl-AMP → Aminoacyl-tRNA

Ribosomen

Ribosomen bestehen aus **zwei Untereinheiten**, einer **großen** und einer **kleinen**. Eukaryonten besitzen ein 80S-Ribosom mit den Untereinheiten 60S und 40S, Prokaryonten besitzen ein 70S-Ribosom mit den Untereinheiten 50S und 30S. Das Ribosom ist ein **Ribozym**, denn katalytisch aktiv ist vor allem sein Anteil an rRNAs. Diese machen auch zwei Drittel seiner Masse aus, ein weiteres Drittel bilden Proteinbestandteile (Riboproteine). Die Assemblierung der beiden Molekülsorten zur großen und kleinen Untereinheit findet im **Nukleolus** statt. Die rRNA-Bestandteile falten sich spontan und zuverlässig zu definierten Doppelhelix-Abschnitten und bilden eine definierte 3D-Struktur aus **(Self assembly)**. Die Untereinheiten werden dann ins Zytoplasma transportiert, wo sie sich spontan mit tRNA und mRNA zu fertigen Ribosomen zusammenlagern.

Während Prokaryonten nur zytosolische Ribosomen besitzen, kommen in Eukaryonten zytosolische und membranständige Ribosomen vor. Die membranständigen Ribosomen sind an das endoplasmatische Retikulum (ER) gebunden. Hier werden nichtzytosolische Proteine (z. B. Membran- und Exportproteine) synthetisiert. Die wachsende Polypeptidkette gelangt dabei ins ER-Innere, wo sie modifiziert wird.

Als **Polysom** bezeichnet man mehrere Ribosomen, die gleichzeitig ein mRNA-Molekül ablesen.

Ribosomen können drei Aminoacyl-tRNAs gleichzeitig binden. Die Ribosom-Untereinheiten werden dabei nur von den gebundenen tRNAs zusammengehalten. Es gibt **drei ribosomale Bindungsstellen** (engl.: sites) **für tRNAs:**

- **Exitstelle (E-site):** Hier verlässt eine „leere" tRNA das Ribosom.
- **Peptidylstelle** oder Donor-Stelle **(P-site):** Hier bindet die erste tRNA, und hier sitzt während der Elongationsphase die tRNA, die die „jüngste" der Aminosäuren an der Polypeptidkette – und damit die wachsende Polypeptidkette – trägt. Die Kette gelangt durch einen **„ribosomalen Tunnel"**, der Teil der großen Untereinheit ist, ins Zytosol. Dieser Tunnel bleibt immer mit der P-site verbunden.
- **Aminoacylstelle** oder Akzeptorstelle **(A-site):** Hier kommen die Aminoacyl-tRNAs an. Wenn sie zum Codon der mRNA passen, werden sie in die P-site „weitergeschickt", um die Polypeptidkette um ihre Aminosäure zu verlängern, und übernehmen dabei die Polypeptidkette.

Ablauf

Die Schritte der Translation tragen dieselben Namen wie die entsprechenden Schritte der DNA-Replikation und der Transkription: Initiation, Elongation und Termination.

Initiation

Die Initiation der Translation unterscheidet sich bei Eukaryonten und Prokaryonten leicht, ist im Prinzip aber sehr ähnlich. In beiden Fällen erfolgt das Ablesen der mRNA in 5'→3'-Richtung, und die Polypeptidkette wächst vom N(Amino)- zum C(Carboxy)-Terminus.

Initiation bei Prokaryonten

Prokaryontische mRNA-Moleküle besitzen an ihrem 5'-Ende, also an ihrem Anfang, in der Regel eine purinreiche (G, A) Sequenz, die nur zu einem gewissen Grad variabel ist. Diese **Shine-Dalgarno-Sequenz** hat eine Länge von 3–9 Basenpaaren und ist ca.10 Nukleotide vom Start-Codon entfernt. Prokaryonten verwenden **zwei Start-Codons (Initiations-Codons):** AUG (Methionin) und GUG (Valin), letzteres jedoch viel seltener. Start-Codon und Shine-Dalgarno-Sequenz sind für die Initiation entscheidende mRNA-Strukturen. Weitere entscheidende Komponenten sind vor allem drei **Initiationsfaktoren:** die Proteine **IF1**, **IF2** und **IF3**. IF1 und IF3 binden an die freie 30S-Untereinheit, um eine Paarung mit der 50S-Untereinheit – ohne mRNA und Initiator-tRNA – zu verhindern. IF2, ein G-Protein, bildet, wenn es GTP gebunden hat, einen Komplex mit der **Initiator-tRNA**. Dies ist bei Prokaryonten in der Regel **Formylmethionyl-tRNA^f**, passend zum Initiations-Codon AUG. Die Initiator-tRNA unterscheidet sich von der tRNA, die für (nichtformyliertes) Methionin im Inneren der Polypeptidkette zuständig ist, diese heißt tRNA^{met}. Oft wird das Start-Formylmethionin noch während der Translation vom N-Terminus entfernt.

Die Translation beginnt mit der Wechselwirkung zwischen der 30S-Untereinheit des Ribosoms und der Shine-Dalgarno-Sequenz. Beide Komponenten bilden einen Komplex. Dieser vereinigt sich mit dem IF2-tRNA^f-Komplex zum **30S-Initiationskomplex** (↗ Abb. 10.28).

Über eine „tRNA-Brücke" vereinigen sich schließlich 50S- und 30S- zum 70S-Ribosom. Das an IF2 gebundene GTP wird bei diesem Vorgang zu GDP hydrolysiert. Dies wiederum führt zur Freisetzung aller Initiationsfaktoren. Es liegt nun der **70S-Initiationskomplex** vor. In diesem besetzt die Formylmethionyl-tRNA^f die P-site, wobei sie über ihr Anticodon an das Start-Codon AUG der mRNA bindet. A- und E-site sind frei (↗ Abb. 10.28).

Prokaryontische Gene sind oft **polycistronisch**, d. h., ihre mRNA besitzt mehrere – auch innere – Shine-Dalgarno-Sequenzen, so dass aus einer mRNA mehrere verschiedene Proteine entstehen.

Initiation bei Eukaryonten

Eukaryonten besitzen **keine Shine-Dalgarno-Sequenz**. Das **Initiations-Codon** lautet **immer AUG**. Eukaryontische mRNA ist **monocistronisch:** Aus einer mRNA geht nur ein Protein (in mehreren Kopien) hervor, und es gibt nur eine Translationsstartstelle. Entsprechend dem Initiations-Codon AUG trägt die **Initiator-tRNA** stets Methionin, nicht N-Formylmethionin wie bei den Prokaryonten, sie heißt **Met-tRNA^i** („i" für „Initiation"). Sie unterscheidet sich von der Met-tRNA^{met}, die für Methionin im Inneren der Polypeptidkette zuständig ist.

Die eukaryontischen **Initiationsfaktoren (eIFs)** sind zahlreicher als die prokaryontischen. Einige eIFs sind alleine dafür verantwortlich, Sekundärstrukturen der mRNA zu unterbinden. Die räumliche und zeitliche Trennung zwischen Transkription und Translation machen die komplexeren Abläufe notwendig. Wie bei den Prokaryonten bindet ein Initiationsfaktor, eIF2, an die Initiator-tRNA.

Zu Beginn der Translation wechselwirkt die kleine Untereinheit (40S) allein mit der 5'-Cap-Struktur der mRNA und sucht daraufhin ATP-abhängig den

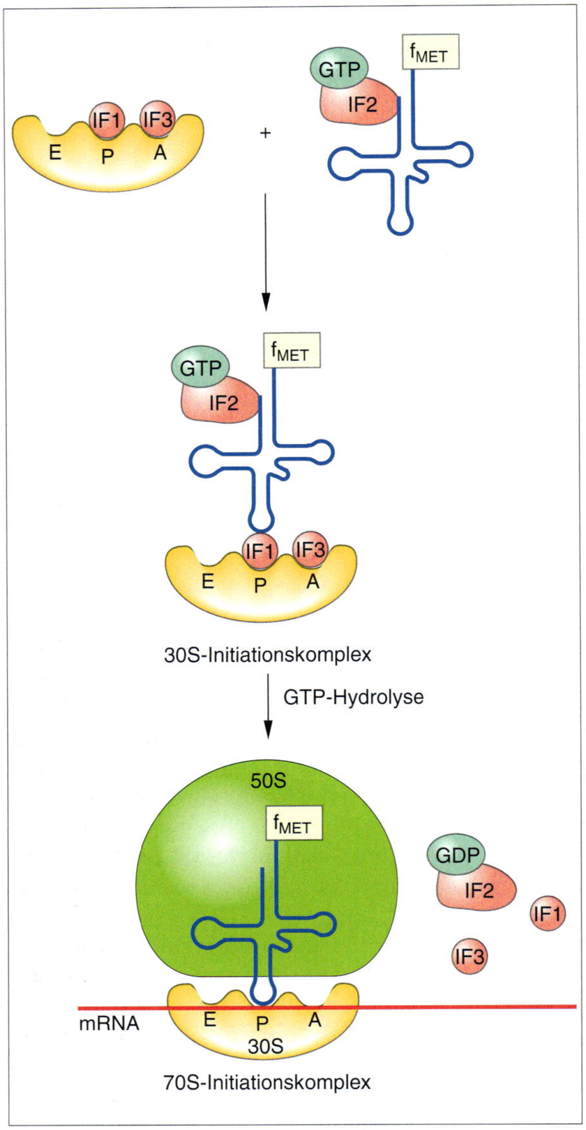

Abb. 10.28 Initiation der Translation bei Prokaryonten.

mRNA-Strang nach dem Initiations-Codon ab. Die Initiator-tRNA bindet auf der P-site der 40S-Untereinheit an das Initiations-Codon. Die große Ribosom-Untereinheit (60S) bindet unter Ablösung der eIFs an die 40S-Untereinheit mit gebundener Met-tRNA^{i}. Dadurch entsteht der **80S-Initiationskomplex**.

Tabelle 10.7 vergleicht die Strukturen, die an der pro- und eukaryontischen Translations-Initiation beteiligt sind.

Elongation

Der Ablauf der Elongation unterscheidet sich bei Eukaryonten und Prokaryonten nur unwesentlich. Deshalb wird der Mechanismus anhand der prokaryontischen Abläufe und Komponenten erklärt, um dann kurz auf die Unterschiede bei den Eukaryonten einzugehen.

Elongation bei Prokaryonten

Im prokaryontischen 70S-Initiationskomplex befindet sich an der P-site des Ribosoms die Initiator-tRNA mit (meist) Formylmethionin. Die A-site mit dem zweiten (und später allen weiteren) translatierbaren mRNA-Codon ist noch frei.

Den Transport der Aminoacyl-tRNAs zur A-site übernimmt der **Elongationsfaktor Tu (EF-Tu)**, ein G-Protein. EF-Tu kann die Aminoacyl-tRNAs nur binden, wenn es GTP gebunden hat, und es kann sie nur entlassen, wenn GTP zu GDP hydrolysiert wurde. Diese Hydrolyse findet nur statt, wenn die Paarung zwischen mRNA-Codon und tRNA-Anticodon korrekt ist. Somit gewährleistet EF-Tu die Translationsgenauigkeit. Interessant ist, dass EF-Tu nicht an die Initiator-tRNA binden kann. Aus GDP-EF-Tu wird durch den Elongationsfaktor Ts (EF-Ts) GTP-EF-Tu regeneriert.

Sobald sich die zweite Aminoacyl-tRNA in der A-site des Ribosoms befindet, unterstützt das **Peptidyltransferase-Zentrum** in der großen Untereinheit die Bildung einer **Peptidbindung**. Bindungspartner sind die Aminogruppe der Aminoacyl-tRNA in der A-site und die Esterbindung der Aminoacyl-tRNA in der P-site (↗ Abb. 10.29). Die Peptidbindung ist gegenüber der Esterbindung zwischen Aminosäure und zugehöriger tRNA energetisch begünstigt. (Die Energie für das Knüpfen der Peptidbindung stammt noch aus der ATP-Spaltung im Zuge der tRNA-Beladung, ↗ „Beteiligte Strukturen".) Nach Bildung der Pep-

Tab. 10.7 Vergleich der an der pro- und eukaryontischen Translations-Initiation beteiligten Strukturen

Strukturen	Prokaryonten	Eukaryonten
mRNA	kein Cap, kein poly(A)	Cap und poly(A)
Ribosomen • Untereinheiten (UE) • rRNAs • Anzahl ribosomaler Proteine	70S, 2570 kD kleine UE 30S, große 50S 16S (30S-UE); 23S, 5S (50S-UE) ca. 55	80S, 4220 kD kleine UE 40S, große 60S 18S (40S-UE); 28S, 5,8S, 5S (60S-UE) ca. 75
Initiations-tRNA	meist Formyl-Met-tRNA	Met-tRNA
Anzahl Initiationsfaktoren	3	ca. 12

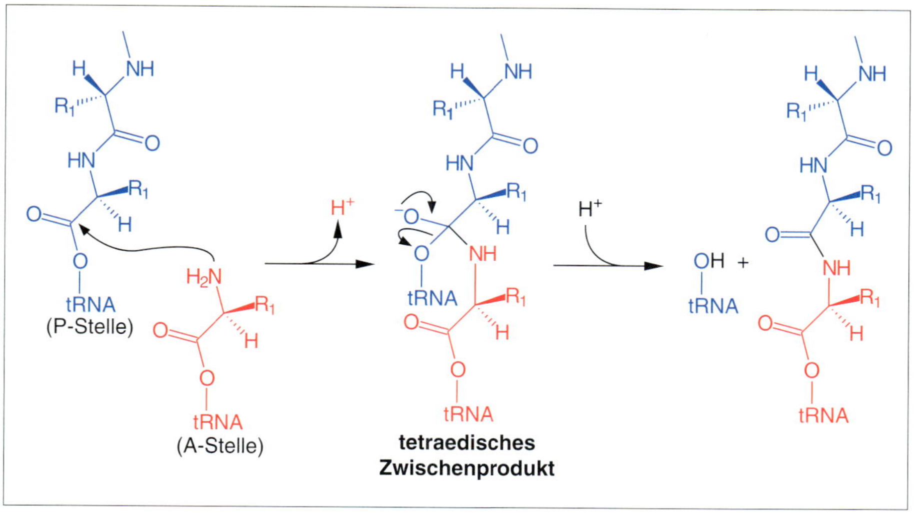

Abb. 10.29 Bildung der Peptidbindung. [3]

tidbindung ist die „alte" tRNA unbeladen und die „neue" tRNA trägt die gesamte Polypeptidkette: Zunächst entsteht eine Dipeptidyl-tRNA, bei weiterer Elongation eine Polypeptidyl-tRNA. Damit ist der „obere" (Aminosäure-tragende) Teil der „neuen" tRNA bereits in die P-site der 50S-Einheit gerückt, während der untere (Anticodon-)Teil noch in der A-site der 30S-Untereinheit steckt (↗ Abb. 10.29). Entsprechend steckt die unbeladene „alte" tRNA teils bereits in der E-site und teils noch in der P-site. Der **Elongationsfaktor G (EF-G, = Translokase)**, ein G-Protein, verschiebt unter GTP-Hydrolyse die mRNA und „drückt" eine eigene Domäne in die A-site, so dass „alte" und „neue" tRNA jeweils komplett in die E- bzw. P-site geschoben werden. Bei dieser **Translokation** wird die mRNA um drei Nukleotide weitergeschoben. Damit ist die A-site wieder frei, und der Zyklus kann von neuem beginnen.

Elongation bei Eukaryonten

Dem prokaryontischen EF-Tu entspricht der eukaryontische Elongationsfaktor eEF-1α, dem prokaryontischen EF-Ts der eukaryontische eEF-1βγ. Die eukaryontische Entsprechung zu EF-G heißt eEF-2.

Klinik
Diphtherietoxin führt zur ADP-Ribosylierung des eukaryontischen Elongationsfaktors eEF-2, der für die Translokation nach Bildung der Peptidbindung zuständig ist. Durch die ADP-Ribosylierung wird der GDP-GTP-Austausch an eEF-2 verhindert, und die Translation bricht ab. Zu den Folgen ↗ Kapitel 2.5.2.

Termination

Auch die Termination der Translation verläuft bei Pro- und Eukaryonten sehr ähnlich. Das Prinzip soll wiederum am prokaryontischen Mechanismus erläutert werden:

Termination bei Prokaryonten

Ist die Translation so weit vorangeschritten, dass an der A-site ein mRNA-Stopp-Codon (UAA, UGA oder UAG) zu liegen kommt, so liegt keine passende Aminoacyl-tRNA vor, denn Stopp-Codons kodieren nicht für eine Aminosäure. Stattdessen binden hier sog. **Freisetzungsfaktoren** (**RFs**, von engl.: release factors): Das Protein **RF1** bindet spezifisch an die Stopp-Codons UAA und UAG, **RF2** an UAA und UGA. Hierdurch werden Wechselwirkungen mit dem Ribosom ausgelöst, die von **RF3** unterstützt werden. Diese Wechselwirkung läuft auf eine hydrolytische Auflösung der Esterbindung zwischen der letzten Aminosäure in der Polypeptidkette und ihrer tRNA hinaus. Vermutlich „schmuggeln" RF1 und RF2 ein gebundenes H_2O-Molekül, das die energetisch begünstigte Hydrolyse bewirkt, in das ansonsten akribisch wasserfrei gehaltene Peptidyltransferase-Zentrum. Das fertig translatierte Polypeptid verlässt das Ribosom durch den ribosomalen Tunnel. Unentbehrlich für Prokaryonten ist ferner der **Ribosomenfreisetzungsfaktor (RRF)**, der zur Auflösung des verbleibenden Komplexes aus mRNA und Ribosomen-Untereinheiten führt. Die Bestandteile können sich jederzeit zu einem neuen Komplex verbinden. Die mRNA ist in der Regel nicht „frei", da an ihr noch mehrere Ribosomen „arbeiten" **(Polysom)**.

Termination bei Eukaryonten

Eukaryonten besitzen lediglich einen Freisetzungsfaktor. Dieser trägt den Namen eRF1.

Hemmstoffe der Translation (↗ Tab. 10.8)

10.3.9 Fertigstellung der Proteine

Faltung (↗ Kap. 10.6.1)

Noch während die Synthese der Polypeptidkette am Ribosom im Gange ist, beginnt sich das Polypeptid

Tab. 10.8 Hemmstoffe der Translation

Substanz	Wirkungsmechanismus	wird eingesetzt als
Streptomycin	bindet an die kleine Untereinheit prokaryontischer Ribosomen und verursacht Fehler beim Ablesen der mRNA. Dadurch entstehen defekte Proteine.	Antibiotikum (bei Tuberkulose)
Tetracyclin	bindet in therapeutischer Dosierung an prokaryontische Ribosomen und hemmt die Bindung von Aminoacyl-tRNA an die A-site	Antibiotikum
Chloramphenicol	bindet an die große Untereinheit prokaryontischer Ribosomen und hemmt die Peptidyltransferase	Antibiotikum
Erythromycin	bindet an die große Untereinheit prokaryontischer Ribosomen und hemmt die Translokation	Antibiotikum
Puromycin	Strukturanalogon des 3'-CCA-Endes der tRNA; bindet an die A-site pro- und eukaryontischer Ribosomen und führt zum Abbruch der Polypeptidkette	Zytostatikum

zu falten. Zum Mechanismus der Faltung ↗ Kapitel 10.6.1.

Co- oder posttranslationelle Modifikation

Eine Reihe von Enzymen führt co- oder posttranslationell eine **kovalente Modifikation** (Bindungsbildung oder -spaltung) an der Polypeptidkette durch. Diese Modifikationen betreffen sowohl zytosolische als auch nichtzytosolische Proteine. Noch nicht modifizierte Proteine heißen Precursor-Proteine. **Wichtige Proteinmodifikationen** sind (↗ auch Tab. 10.9):

- **Modifikation des N-Terminus:**
  - Deformylase **entfernt bei Prokaryonten** den **Formylrest** des N-terminalen Formylmethionins.
  - Met-Aminopeptidase **entfernt** bei ca. 50 % der Proteine von Prokaryonten und Eukaryonten **das N-terminale Methionin**.
  - N-Acetyltransferasen der Eukaryonten **acetylieren** 50–90 % aller naszierenden Proteine am N-Terminus.
  - Nach Erreichen des Zielkompartiments (z. B. ER) werden **N-terminale Signalsequenzen** durch eine Signalpeptidase **entfernt**.
- **Phosphorylierung:** Ihre wichtigste Funktion ist die reversible Aktivierung oder Inaktivierung von

Tab. 10.9 Wichtige co- und posttranslationale Modifikationen an einzelnen Aminosäuren

Aminosäure	Modifikation	Beispiel
Prolin	Hydroxylierung	4-Hydroxyprolin in Kollagen
Lysin	Hydroxylierung Methylierung	3- oder 5-Hydroxylysin in Kollagen N-Methyllysin in Histonen
Histidin	Methylierung	Methylhistidin in Aktin und Myosin
Glutamat	γ-Carboxylierung	γ-Carboxyglutamat in Prothrombin
Cystein	Disulfidbrücke (Cystin) Acylierung	Disulfidbrücken in Insulin durch Fettsäuren in der Membran verankerte Proteine
Asparagin	N-Glykosylierung	viele extrazelluläre Proteine und Peptide, z. B. IL-10
Serin	Phosphorylierung O-Glykosylierung Isoprenylierung	durch Phosphorylierung und Dephosphorylierung regulierbare Enzyme, z. B. die Glykogen-Phosphorylase extrazelluläre Proteine, z. B. Blutgruppenantigene Isoprenyl-verankerte Membranproteine
Threonin	Phosphorylierung O-Glykosylierung	durch Phosphorylierung und Dephosphorylierung regulierbare Enzyme, z. B. Phospholipase D1 viele extrazelluläre Proteine und Peptide, z. B. IL-6
Tyrosin	Phosphorylierung	durch Phosphorylierung und Dephosphorylierung regulierbare Enzyme, z. B. einige Tyrosinkinasen

Enzymen und anderen Proteinen wie z. B. Transkriptionsfaktoren (Interkonversion, ↗ Kap. 2.5).

- **Hydroxylierung**, z. B. von Prolinen in Kollagen. Kollagen enthält ein repetitives Gly-X-Y-Motiv, wobei Y häufig 4-Hydroxyprolin ist (Hydroxyprolin stabilisiert die typische Tripelhelix des Kollagens). Auch 5-Hydroxylysin (hydroxyliertes Lysin) kommt in Kollagen vor (es ermöglicht die Quervernetzung der einzelnen Kollagenmoleküle). Die Hydroxylierung von Prolin und Lysin in Kollagen ist Ascorbinsäure-abhängig (↗ Kap. 9.2.5).
- **Carboxylierung:** γ-Carboxyl-Glutamat (Gla) spielt in Proteinen der Blutgerinnung und des Knochens eine große Rolle (Gla ist ein extrem guter Ca^{2+}-Chelator). Die Modifikation erfolgt durch eine Vitamin-K-abhängige Carboxylase im ER-Lumen.
- **Methylierung**, z. B. von Histidylresten in Aktin und Myosin
- **Glykosylierung:** Dies ist die häufigste Modifikation bei Plasma- und Membranproteinen. Sie erfolgt sukzessive beim Durchlaufen des ER und der verschiedenen Golgi-Cisternen; zum Mechanismus ↗ Kapitel 10.6.4. Sie dient u. a. der Unterscheidung zwischen außen und innen bei integralen Membranproteinen, der Erhöhung der Löslichkeit von Plasmaproteinen, der Erhöhung der Stabilität gegenüber Proteasen und der molekularen Erkennung. Zudem ist sie eine „Qualitätskontrolle": Nur korrekt gefaltete Proteine werden glykosyliert, was die Unterscheidung korrekt und falsch gefalteter Proteine ermöglicht.
- **Verankerung eines peripheren Membranproteins durch Verknüpfung mit lipophilen Membranankern**, z. B. mit Lipiden, Fettsäuren (Acylierung) oder Isoprenoiden (Isoprenylierung): ↗ Kapitel 10.6.6
- **proteolytische Prozessierung (limitierte Proteolyse):** ↗ Kapitel 10.6.3
- **Disulfidbrücken:** Sie entstehen durch Quervernetzung der SH-Gruppen zweier räumlich benachbarter Cysteine, die dadurch zu Cystin reagieren. Disulfidbrücken werden intramolekular, z. B. zur Stabilisierung der gefalteten Konformation eines Proteins, und intermolekular gebildet. Sie kommen fast ausschließlich **bei extrazellulären Proteinen** vor, da nur extrazellulär ein entsprechendes reduzierendes Milieu vorherrscht.

10.3.10 Regulation der Genexpression

Die Regulation der Genexpression ist bei Eukaryonten ausgefeilter als bei Prokaryonten. Das verwundert nicht, da Eukaryonten (vor allem Mehrzeller) ungleich komplexer sind. So besitzen alle Körperzellen des Menschen das gleiche Erbgut. In aller Regel bestimmt allein die Regulation der Genexpression darüber, zu welchem Zelltyp sich eine Zelle differenziert.

Regulation bei Prokaryonten

Prokaryonten besitzen drei Arten von Genen:

- **konstitutive Gene:** Diese werden kontinuierlich exprimiert. Die Genexpression ist nicht reguliert, den Strukturgenen (allen transkribierten Basen eines Gens) ist deshalb keine regulierende DNA-Sequenz vorangestellt. Konstitutive Gene kodieren für **Proteine des Basisstoffwechsels**, die ständig und in gleichmäßiger Konzentration benötigt werden.
- **induktive Gene:** Ihre Expression wird bei Bedarf induziert. Andernfalls wird die Transkription z. B. durch ein Repressor-Protein verhindert, das so an die DNA bindet, dass es ein Vorrücken der RNA-Polymerase verhindert. Erst ein Induktor-Molekül, das an eine definierte Stelle des Repressors bindet, führt zu dessen Ablösung (Prinzip ↗ „Das lac-Operon"). Induktive Gene kodieren für **Proteine des katabolen Stoffwechsels**.
- **repressive Gene:** Dieser Gentyp unterscheidet sich vom induktiven dadurch, dass ein Repressor dann die Transkription verhindert, wenn er ein Molekül (den Corepressor) gebunden hat. Dieses Prinzip eignet sich für Gene des **anabolen Stoffwechsels**.

Repressive und induktive Gene sind nicht zwangsläufig an ein Repressor-Molekül gebunden (↗ „Weitere Strategien").

Das lac-Operon: Regulation durch Induktion

Die Entdeckung des lac-Operons aus dem Bakterium Escherichia coli (E. coli) im Jahre 1961 trug viel zum Verständnis der prokaryontischen Genexpression bei. Es ist ein Beispiel für die Regulation durch Induktion. E. coli nutzt gewöhnlich Glucose als Kohlenstoff- und Energiequelle. Entzieht man seinem Nährmedium die Glucose und setzt stattdessen Lactose zu, kann sich das Bakterium auch hiervon ernähren, weil nun folgende drei Enzyme exprimiert werden, die hintereinander in einem polycistronischen Gen kodiert sind:

- Die **Galaktosid-Permease** macht die Zellwand für Lactose durchlässig.
- Die **Thiogalaktosid-Transacetylase** hilft vermutlich beim Abbau giftiger Stoffe, die über die Galaktosid-Permease ebenfalls in die Zelle gelangen können.
- Am wichtigsten ist das Enzym **β-Galaktosidase**, es baut das Disaccharid Lactose zu Galaktose und Glucose ab.

In Abwesenheit von Lactose bindet ein DNA-bindendes Protein, der **Repressor**, an eine direkt vor den drei Strukturgenen gelegene regulierende DNA-Sequenz, den **Operator** (**o**, ↗ Abb. 10.30). Vor dem Operator liegt ein **Promotor (p)** für die Transkription, doch bei gebundenem Repressor kann keine Transkription erfolgen, der Weg für die RNA-Polymerase ist blockiert. **Promotor**, **Operator** und die

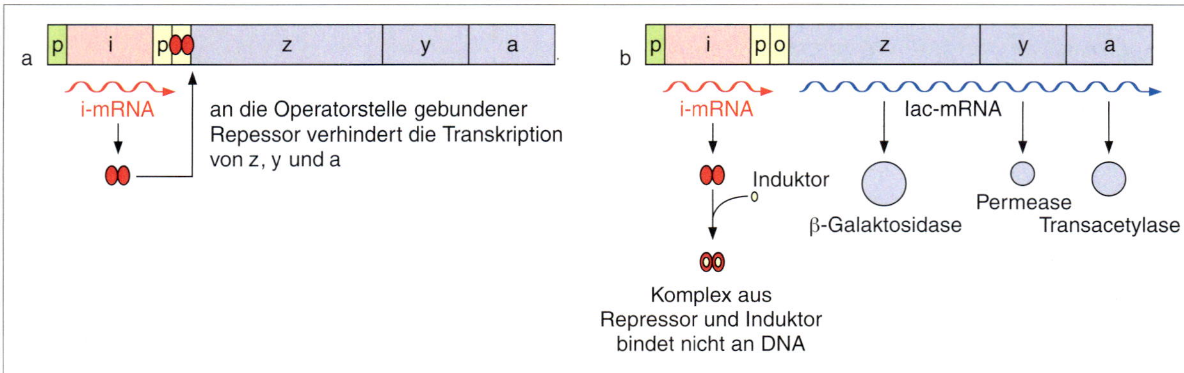

Abb. 10.30 Die Induktion des lac-Operons. [3]

drei Strukturgene (z, y, a) bilden zusammen das **lac-Operon**. (Das Gen lacZ kodiert für die β-Galaktosidase, lacY für die Galaktosid-Permease, lacA für die Thiogalaktosid-Transacetylase.)

Mit dem lac-Operon in Verbindung steht das **Regulatorgen (i)**, das das Repressor-Protein kodiert. Das Regulatorgen ist ein **konstitutives Gen**. Das Repressor-Protein wird also ständig synthetisiert. Es ist hochspezifisch für die und hochaffin zu der Operatorstelle, an die es über eine **DNA-Bindedomäne** andockt. Es besitzt aber auch eine allosterische Ligandenbindedomäne. Wenn hier der **Induktor Allolactose** bindet, verliert der Repressor einen Teil seiner Affinität zum Operator. Dann kann die Transkription der drei Strukurgene zu einer einzigen polycistronischen mRNA beginnen. Der Einsatz von Allolactose als Induktor ist sinnvoll, da das Bakterium so eine weitere Regulationsmöglichkeit besitzt: Allolactose entsteht enzymatisch aus Lactose. Das beteiligte Enzym ist so reguliert, dass es vor allem aktiv ist, wenn keine günstigere Energiequelle als Lactose zur Verfügung steht.

Merke
lac-Operon = Promotor (p) + Operator (o) + Strukturgene (z, y, a). Das Regulatorgen (i) kodiert für das Operator-bindende Repressor-Protein.
Induktives Gen: Repressor hat ohne Ligand (= Induktor) eine höhere Affinität zum Operator.
Repressives Gen: Repressor hat mit Ligand (= Corepressor) eine höhere Affinität zum Operator.

Weitere Strategien (Beispiele)

- **Katabolitaktivator-Protein (CAP):** Ist der Gehalt an energiereichen Verbindungen in der Bakterienzelle niedrig, steigt der cAMP-Spiegel. cAMP bindet an das Katabolitaktivator-Protein (CAP). Daraufhin bindet CAP an bestimmte DNA-Promotor-Sequenzen, die vor Genen des katabolen Stoffwechsels liegen. Gebundenes CAP erhöht die Wahrscheinlichkeit der Bindung einer RNA-Polymerase an den Promotor um den Faktor 50.
- **Attenuation:** Das Prinzip beruht darauf, dass bei Prokaryonten die Translation fast parallel zur Transkription stattfindet. Ein Beispiel ist die Expression von Genen für die Enzyme der Tryptophansynthese. Wenn von der Aminosäure wenige Moleküle vorliegen, so verzögert sich die Translation an einer mehrfach für Trp kodierenden Stelle auf der mRNA, da die zugehörigen wenigen Aminoacyl-tRNAs mit niedriger Frequenz am Ribosom ankommen. Dies führt zur Ausbildung einer mRNA-Struktur, die die weitere Transkription der mRNA begünstigt. Ist genug Tryptophan vorhanden, so ist das Ribosom näher an der RNA-Polymerase. Zwischen den beiden Enzymkomplexen bildet sich eine mRNA-Struktur aus, die die weitere Synthese der mRNA unterbindet.

Regulation bei Eukaryonten

Das Genom der Eukaryonten unterscheidet sich wesentlich von dem der Prokaryonten, wie der Vergleich des E.-coli-Genoms und des menschlichen Genoms zeigt (↗ Tab. 10.10). Gemäß den Unterschieden gestaltet sich die eukaryontische Regulation der Genexpression ungleich schwieriger: Regulatorproteine müssen ihre DNA-Bindestelle aus einem vielfach größeren Angebot heraus spezifisch finden. Verschiedene Zelltypen benötigen verschiedene Gene. Es bieten sich den Eukaryonten jedoch auch viel mehr Möglichkeiten der Regulation, die im Folgenden kurz vorgestellt werden sollen.

Genregulation durch Histon-Proteine
Eukaryontische Gene besitzen keine Operatoren. Dank der Histon-Proteine können die Gene dennoch für die RNA-Polymerase unzugänglich sein, so dass eine Transkription unmöglich ist: Die eukaryontische DNA ist um Histon-Proteine gewickelt (DNA + Histone + DNA-assoziierte Nicht-Histon-Proteine = Chromatin) und auf diese Weise stark komprimiert (↗ Kap. 10.3.1). Wie stark die Komprimierung ist, hängt davon ab, wie die **N-terminalen Schwänze der Histone** modifiziert sind. Sind sie **nicht modifi-**

ziert, so sind die Histon-Proteine positiv geladen, ihre Affinität zur negativ geladenen DNA ist hoch und die **DNA** ist **stark komprimiert**. In diesem Zustand ist sie für die RNA-Polymerase nur schwer oder nicht zugänglich. Sind die **Lysylreste der Schwänze acetyliert**, sind sie – und damit die Histone – nicht mehr positiv geladen und die Affinität zur negativ geladenen DNA nimmt ab; der **Komprimierungsgrad sinkt**, die DNA ist leichter zugänglich. Einen ähnlichen Effekt hat die Histon-Phosphorylierung.

Induktion

Die Steigerung der Transkriptionsrate (Induktion) eines Gens durch Acetylierung der Histon-Schwänze ist das Wirkungsprinzip vieler **Enhancer**. Dies sind regulatorische DNA-Sequenzen außerhalb des regulierten Gens, die keine Promotoren sind und die Transkription des Gens stimulieren. Sie **binden** spezifische **Regulationsproteine,** die ihrerseits Coaktivator-Proteine hinzuziehen, die für eine Acetylierung der Histon-Schwänze in einem bestimmten DNA-Bereich sorgen. Dadurch werden die richtigen Gene für den Transkriptionsapparat freigelegt und evtl. weitere Enzyme hinzugezogen, die den Zugang zur DNA durch Verschieben von Histonen (Chromatin-Remodellierung) noch verstärken. **Beispiele** für solche Regulationsproteine sind:

- **Zellkernhormonrezeptoren** (Syn: Liganden-aktivierte Transkriptionsfaktoren): Ihre **Liganden** sind **lipophile Hormone**, die durch die Zellmembran ins Zytosol diffundiert sind. Der Ligand bindet im Zytosol (evtl. auch erst im Zellkernplasma, wie im Fall der Schilddrüsenhormone) an den Rezeptor und der Hormon-Rezeptor-Komplex wandert in den Zellkern (sofern er dort nicht schon ist). Dort bindet der Hormon-Rezeptor-Komplex an Enhancer. Es folgen die Acetylierung der Histon-Schwänze durch Coaktivatoren und die Remodellierung des Chromatins. Dadurch wird das Gen für den Transkriptionsapparat zugänglich und seine Transkriptionsrate steigt.
  Zellkernhormonrezeptoren benötigen für ihre Wirkung also drei verschiedene Arten von Domänen:
  - eine Domäne zur Hormonbindung,
  - eine DNA-Bindungsdomäne,
  - eine Domäne zur Protein-Protein-Interaktion, z. B. mit Coaktivatoren.
- Wichtige Zellkernhormonrezeptoren existieren für
  - Schilddrüsenhormone,
  - Steroidhormone (Gluco- und Mineralocorticoide, Sexualhormone, D-Hormon).
- **phosphorylierbare DNA-Bindeproteine:** Durch Bindung eines **hydrophilen Hormons**, z. B. Glukagon, an seinen Rezeptor in der Zellmembran wird eine **Signalkaskade** aktiviert, die zur **Phosphorylierung des DNA-Bindeproteins** führt. So aktiviert die Bindung von Glukagon an seinen Rezeptor über ein G-Protein die Adenylatzyklase. Die steigende cAMP-Konzentration führt zur allosterischen Aktivierung der Proteinkinase A (PKA). Diese phosphoryliert u. a. das sog. cAMP-Response-Element-Bindeprotein (CREB), das an das cAMP-Response-Element (CRE), eine Basensequenz in der Promotorregion des hormonregulierten Gens, bindet. Die Phosphorylierung erhöht die Affinität zu dem Coaktivator-Protein CBP. Dieses ermöglicht die Zusammenlagerung eines Komplexes, der Chromatinumbau und Transkription einleitet. So wird z. B. die Transkriptionsrate des Gens der Phosphoenolpyruvat-Carboxykinase (PEP-CK), eines Enzyms der Gluconeogenese, gesteigert.

Tab. 10.10 Vergleich des E.-coli- und des menschlichen Genoms

Kriterium	E. coli	H. sapiens
Größe des Genoms	ca. 4,6 Mbp	ca. 3200 Mbp
Anzahl der Gene	2000	ca. 30 000
Struktur des Genoms	(fast immer) ringförmig	46 Chromosomen (23 Chromosomenpaare)
Strukturproteine der DNA	keine Histone	vor allem Histone
Struktur der Gene	keine Introns	Introns und Exons
Operons	ja	nein
polycistronische mRNA	ja	nein
Plasmide	ja	nein
mitochondriale DNA	nein	ja
Transkription und Translation	parallel	kompartimentiert

Klinik
Zur **Induktion des Zytochrom-P450-Systems** in Leberzellen durch körperfremde Stoffe ↗ Kapitel 2.6 und 16.5.4.

Repression

Die Transkriptionsrate eines Gens wird reduziert (= Repression) durch

- **Zellkernhormonrezeptoren:** Sie können als Repressoren wirken, wenn sie ohne gebundenen Liganden an bestimmte DNA-Stellen binden. Dann können sie u. U. Corepressoren binden, die die Anlagerung von Coaktivatoren verhindern.
- **phosphorylierbare DNA-Bindeproteine:** Sie können als Repressoren wirken, wenn sie nach Bindung eines Liganden an einen Membranrezeptor über eine Signalkaskade **dephosphoryliert** wer-

den. So aktiviert die Bindung von Insulin an seinen Membranrezeptor über eine Signalkaskade Proteinphosphatasen, die u.a. die von der PKA phosphorylierten spezifischen DNA-Bindeproteine wieder dephosphorylieren. Dann überwiegt die Aktivität von Histon-Deacetylasen, die u.a. die Zugänglichkeit des PEP-CK-Gens für den Transkriptionsapparat wieder verringern. So reprimiert Insulin die Gene, die von Glukagon induziert werden. Daneben gibt es eine Gruppe von spezifischen DNA-Bindeproteinen, die nur in dephosphoryliertem Zustand die Coaktivatoren für insulinabhängige Gene herbeiziehen.
- **Silencer-Sequenzen:** Diese sind an der gezielten Abschaltung von Genen beteiligt: Bindet ein spezifischer Hormon-Zellkernhormonrezeptor-Komplex an eine Silencer-Sequenz, so wechselwirkt der Komplex über die Domäne zur Protein-Protein-Interaktion mit **Corepressoren**. Das Gen bleibt unzugänglich und wird nicht transkribiert.
- **akkumulierende Stoffwechselprodukte:**
  - Eine hohe Konzentration an freiem Häm führt zur Repression des Gens für die δ-Aminolävulinsäure-Synthetase (↗ Kap. 15.1.4).
  - Ein erhöhter Cholesterinspiegel führt zur Repression des Gens für die HMG-CoA-Reduktase (↗ Kap. 4.9.1).

Weitere Regulationsmöglichkeiten auf Transkriptions- und Posttranskriptions-Ebene

- **Transkriptionsfaktoren (TFs):** Neben den Enhancer-(und Silencer-)bindenden DNA-Bindeproteinen existiert eine Vielzahl von z.T. hochspezifischen TFs, die mit der RNA-Polymerase und weiteren TFs wechselwirken.
- **DNA-Modifikation**, vor allem Methylierung: Im Säuger-Genom sind in bestimmten Bereichen viele Cytosin-Moleküle am C-Atom 5 methyliert (5-Methylcytosin). Das Methylierungsmuster ist von Zelltyp zu Zelltyp unterschiedlich. Stark methylierte Bereiche werden vermindert exprimiert: Die zusätzliche Methylgruppe stört die Bindung von Aktivatoren der Genexpression.
- **RNA-Editing** (↗ Kap. 10.3.7): posttranslationeller Austausch von mRNA-Basen
- **alternatives Spleißen** (↗ Kap. 10.3.7): Durch unterschiedliche Exonzusammenstellung können aus einer prä-mRNA verschiedene Proteine hervorgehen.
- **RNA-Stabilität:** Beschleunigung oder Verhinderung (durch spezifische RNA-Bindungsproteine) des Abbaus von RNA.

10.3.11 Übertragung der genetischen Information bei Bakterien und Viren

DNA-Übertragung bei Bakterien

Bakterien enthalten zusätzlich zu ihrem **großen ringförmigen DNA-Molekül** zusätzlich kleine (zwei bis einige hundert Kilobasen lange) ringförmige DNA-Moleküle, die **Plasmide**. Diese sind unter normalen Bedingungen nicht lebenswichtig, enthalten jedoch oft Gene, die die Bakterien zum Überleben in einer „feindlichen" Umgebung benötigen, z.B. Antibiotika-Resistenzgene (R-Faktoren).

Zwischen Bakterien wird DNA durch Transformation, Konjugation oder Transduktion übertragen. Diese Möglichkeiten macht man sich im Labor zunutze (↗ Kap. 10.4). Innerhalb des Genoms eines Bakteriums können DNA-Abschnitte durch Transposition umgelagert werden.

Transformation

Als Transformation bezeichnet man die Aufnahme extrazellulärer „nackter" DNA-Moleküle (linearer Haupt-DNA-Bruchstücke oder ganzer Plasmide) durch Bakterien und die Integration dieser DNA-Moleküle ins Genom. Durch diese Neukombination von Genen entsteht eine transformierte Zelle mit einem veränderten Genotyp, der an die Nachkommen vererbt wird.

Transduktion

Im Zentrum der Transduktion steht ein (Bakterio-)Phage (ein Virus, das Bakterien befällt). Er nimmt DNA aus einem Wirtsorganismus mit und überträgt sie auf einen anderen. Integriert er sich dauerhaft im Genom des zweiten Wirts (einen „integrierten" Phagen bezeichnet man als Prophagen), entsteht eine Wirtszelle mit vererbbarem verändertem Genotyp.

Konjugation

Unter Konjugation versteht man den Transfer von DNA von einem Bakterium (Donor) auf ein anderes (Akzeptor) durch einen Mechanismus, der Zellkontakt und ein Plasmid erfordert. Vermittelt wird die Konjugation durch eine röhrenförmige bakterielle Struktur, den Sexualpilus. Über diesen kann neu synthetisierte DNA vom Donor auf den Akzeptor übertragen werden. „Männliche" Bakterien tragen dabei den sog. Fruchtbarkeitsfaktor F, „weibliche" Bakterien nicht. Der Fruchtbarkeitsfaktor war ursprünglich ein Plasmid, das Gene für die Pilusbildung und den DNA-Transfer enthielt. In den meisten F^+-Bakterienstämmen ist der F-Faktor mittlerweile in das Haupt-DNA-Molekül integriert.

Transposition

Transposition ist die Umlagerung von genetischem Material innerhalb des Bakteriengenoms. „Springende" genetische Elemente, die sich aus dem Genom ausschneiden und an einer anderen Stelle integrieren können, nennt man **Transposons**. Als Transposons gelten z.B. Resistenzgene (R-Faktoren), die auf diese Weise zwischen Plasmiden und Hauptgenom wechseln können. Die parasitischen DNA-Elemente können auch Eukaryonten und Viren „befallen".

Übertragung der genetischen Information bei Viren

Viren sind kleine, obligat intrazelluläre Parasiten, die Lebewesen aller Reiche befallen können. Mit 20–350 nm Durchmesser sind sie noch kleiner als Bakterien (500–5000 nm). Viren, die Bakterien befallen, heißen (Bakterio-)Phagen.

Ob man Viren zu den Lebewesen rechnet, ist Definitionssache. Zu einem „vollwertigen" Lebewesen fehlen ihnen mehrere Eigenschaften. So bestehen sie nicht aus Zellen und besitzen nicht die Fähigkeit zur selbständigen Vermehrung, sondern sind zur Vermehrung auf eine Wirtszelle angewiesen. Dabei tragen Viren die vollständige genetische Information für alle Virusbestandteile bei sich. Es fehlt ihnen jedoch der Syntheseapparat (RNA-Polymerase, Ribosom etc.), um eine Vermehrung durchzuführen. Sie bedienen sich daher der Synthesemaschinerie einer Wirtszelle, die sie nach ihren Bedürfnissen umprogrammieren.

Grundlagen

Aufbau eines Virus

Viren bestehen im Wesentlichen nur aus zwei Bestandteilen: Erbgut und Hülle. Manche Viren besitzen sogar ein paar Enzyme. Die einzelnen Virusbestandteile sind (↗ Abb. 10.31):

- **Erbgut:** Anders als bei anderen Lebewesen kann das Genom der Viren nicht nur aus DNA, sondern auch aus RNA bestehen. Man unterscheidet zwischen **DNA- und RNA-Viren**. Bei beiden Typen kann das Erbgut einsträngig oder doppelsträngig, linear oder als geschlossener Ring vorliegen (bei RNA-Viren auch in mehreren Bruchstücken). Infektiöse und pathogene Parasiten, die nur aus einem RNA-Molekül bestehen, nennt man **Viroide**.
- **Hülle:**
  - **Proteinhülle (Capsid):** Kleine Viren besitzen nur eine Proteinhülle, die sich aus einigen, oft identischen Einheiten (Capsomeren) zusammensetzt. Die Art und Weise der Capsomer-Anordnung führt zu einer für das jeweilige Virus typischen äußeren Form: z. B. kubisch, ikosaedrisch, helikal oder filamentär. Phagen weisen komplexere Strukturen mit funktionellen Untereinheiten auf. Capsid und Erbgut werden zusammen als Nucleocapsid bezeichnet.
  - **Membran:** Größere Viren verfügen zusätzlich zum Capsid über eine Membran aus Lipiden, die mit Kohlenhydraten assoziiert sein können. In der Membran stecken Glykoproteine (sog. Spikes oder Peplomere), die der Wechselwirkung mit Zellstrukturen dienen.
- **Enzyme:** Größere Viren verfügen z. T. über eigene Enzyme, z. B. bringt das Human-immunodeficiency-(HI)-Virus (HIV) die Enzyme reverse Transkriptase und Integrase mit in die Wirtszelle (↗ unten).

Das vollständige Viruspartikel, d. h. Nukleinsäure plus Capsid, evtl. mit zusätzlicher Membran, nennt man **Virion**.

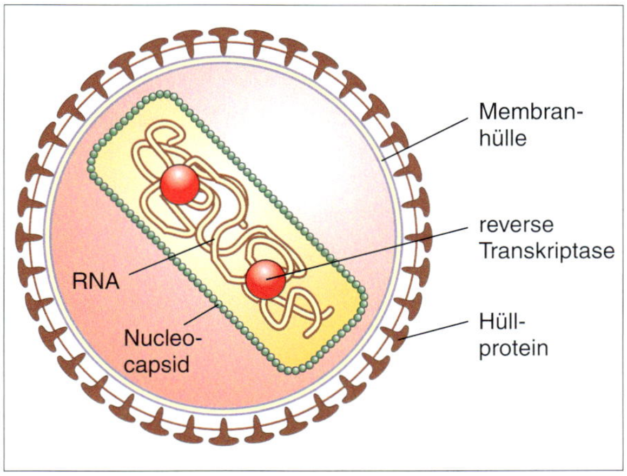

Abb. 10.31 Aufbau eines Virus am Beispiel des HIV. [1]

Vermehrung

Lytischer Zyklus Hierunter versteht man den Vermehrungszyklus eines Virus, der mit der Freisetzung neuer Viren und evtl. der Lyse der Wirtszelle endet. Die Vermehrung erfolgt in vier Schritten:

- **Adsorption:** Über Molekularbewegung, elektrostatische Kräfte und gezielte Bindung an bestimmte Rezeptoren auf der Zellmembran lagert sich das Virus an die Zellmembran der Wirtszelle an.
- **Penetration:** Das Virus dringt in die Wirtszelle ein. Dies erfolgt in aller Regel rezeptorvermittelt (mit anschließender Endozytose oder Fusion von Virus- und Zellmembran); das Vorhandensein eines Rezeptors entscheidet also darüber, ob eine Zelle von einem Virus befallen werden kann. Im Anschluss wird die Nukleinsäure aus dem Capsid freigesetzt. Lediglich Phagen injizieren ausschließlich ihr Genom in die Wirtszelle.
- **intrazelluläre Vermehrung:** Die virale Nukleinsäure wird transkribiert (in der Regel gefördert durch einen starken Promotor). Der genaue Replikationsmechanismus hängt von der Art des Virus ab:
  - **DNA-Viren** bringen ihre DNA meist in den Zellkern ein. Die DNA-Replikation geschieht entweder durch viruskodierte Enzyme (Replikasen) oder durch zelluläre DNA-Polymerasen, die durch viruskodierte Proteine zur Virus-DNA-Replikation „gezwungen" werden. Anschließend erfolgt die Transkription. Es entsteht zuerst „frühe", dann „späte" Virus-mRNA. Die übermäßige Produktion von Virus-mRNA und deren Anlagerung an die Ribosomen hemmt Stoffwechselschritte, die die Wirtszelle zur Virusabwehr benötigt. An den Ribosomen entstehen zunächst die „frühen" Virusproteine (Nichtcapsid-Virusproteine), vor allem virusspezifische Enzyme für die folgende Virusgenom-Replika-

tion. Schließlich werden die „späten“ Virusproteine (vor allem Virushüll- und weitere Strukturproteine) gebildet.

- **RNA-Viren mit einsträngiger (+)-RNA:** Die eingebrachte (+)(= sense)-RNA hat den Charakter einer mRNA. Auf ihrer Grundlage werden an den Ribosomen direkt die Hüllproteine und eine RNA-abhängige RNA-Polymerase (Replikase) synthetisiert. Mit Hilfe dieses Enzyms repliziert das Virus seine RNA, wobei zunächst (–)-Stränge als Matrizen hergestellt werden.
- **RNA-Viren mit einsträngiger (–)-RNA:** Diese Viren müssen in einem ersten Schritt ihre (–)-RNA in die komplementäre (+)-RNA transkribieren, was ein Enzym gewährleistet, das mit in die Wirtszelle gebracht wird. Die (+)-RNA dient dann als mRNA für die Hüllproteine und die RNA-Polymerase. Für die Replikation wird zunächst (+)-RNA als Matrize synthetisiert.
- **(+–)-doppelsträngige RNA-Viren:** Diese Viren besitzen oft ein segmentiertes Genom. Mit Hilfe einer in die Zelle mitgebrachten RNA-abhängigen RNA-Polymerase transkribieren sie zunächst nur den (+)-Strang (asymmetrische Transkription). Dieser dient zunächst als mRNA, später als Matrize für die komplementäre (–)-RNA.
- **Retroviren:** Diese Viren besitzen einsträngige (+)-RNA und bringen das Enzym **reverse Transkriptase** mit in die Zelle. Mit Hilfe dieses Enzyms wird zunächst ein DNA-RNA-Hybrid, anschließend auf Grundlage des DNA-Anteils eine doppelsträngige DNA erzeugt. Diese gelangt in den Zellkern und wird dort (in der Regel durch das virale Enzym Integrase) in das Genom integriert. Durch einen starken Promotor erfolgt die Transkription aller virusspezifischen (+)-RNA, die als mRNA und genomische RNA der Nachkommen dient.

Stehen alle Bestandteile zur Verfügung, werden sie durch **self assembly** zusammengebaut.

- **Freisetzung:** Diese erfolgt bei Viren mit Membran oft durch „Knospung“. Die Membran stammt aus der Zellmembran (eine hohe Freisetzungsfrequenz führt zur Lyse der Zelle). Hüllenlose Viren werden durch Lyse der Wirtszelle oder kontinuierliche Exozytose freigesetzt.

Lysogener Zyklus Die virale DNA der **temperenten oder lysogenen Viren (Phagen)** wird oft als sog. **Provirus (Prophage)** in die Wirts-DNA integriert (z. B. durch das virale Enzym Integrase), mit dieser zusammen repliziert und so an alle Tochterzellen ohne virulente Wirkung und Zugriff durch das Immunsystem weitergegeben. Bei veränderten Umweltbedingungen bzw. nach einer gewissen Zeit (bei HIV bis 15 Jahre) verlässt das Virus evtl. das Wirtsgenom (z. B. mit Hilfe der viralen Enzyme Integrase oder Excisase), übernimmt die Zellkontrolle und leitet einen lytischen Zyklus ein.

Transfer des Erbguts bei Retroviren: Das Beispiel HIV

Das Human-immunodeficiency(HI)-Virus (HIV) bringt neben seinem Genom aus einsträngiger (+)-RNA die Enzyme reverse Transkriptase und Integrase mit in die Wirtszelle.

Die **reverse Transkriptase** hat drei Eigenschaften:

- Sie ist eine **RNA-abhängige DNA-Polymerase:** In dieser Eigenschaft synthetisiert sie anhand der retroviralen RNA und mit in die Zelle gebrachter **tRNA-Primer** einen komplementären DNA-Strang **(RNA-DNA-Hybrid)**.
- Sie besitzt **RNase-H-Aktivität:** Mit ihrer HIlfe baut sie den RNA-Anteil ab.
- Sie ist eine **DNA-abhängige DNA-Polymerase:** In dieser Eigenschaft synthetisiert sie einen zum DNA-Strang komplementären zweiten DNA-Strang **(DNA-Doppelstrang)**.

An die Enden dieser DNA bindet die **virale Integrase**, die sowohl als Endonuklease als auch als Ligase wirkt. Die retrovirale Integrase katalysiert die **Integration des Virusgenoms** als Provirus **in das Zellgenom**.

Das HIV-Genom besteht aus den Gengruppen gag (gruppenspezifische Antigene), pol (Enzyme, z. B. reverse Transkriptase, Integrase, Protease) und env (Glykoproteine). Es wird nur im integrierten Zustand **transkribiert**. Jede **Gengruppe** wird zunächst **zu** einem **Vorläuferprodukt translatiert**, aus dem die retrovirale Protease dann die einzelnen **Komponenten herausspaltet** (z. B. reverse Transkriptase, Integrase und Protease aus pol). Die Glykoproteine der env-Gene werden in die Zytoplasmamembran der Wirtszelle eingebaut. Das Glykoprotein gp120 gewährleistet, dass das HIV Zellen befällt, die das CD4-Antigen auf ihrer Membran aufweisen (↗ Klinikkasten). Auch die übrigen **Virusbestandteile** – das ungeschnittene Primärtranskript (die genomische Virus-RNA), die weiteren viralen Strukturproteine und die viralen Enzyme – **wandern zur Zellmembran** und vervollständigen dort die entstehenden **Viruspartikel**, die sich dann **abschnüren**, ohne die Wirtszelle zu lysieren **(lysogener Zyklus)**. Das Provirus verbleibt im Wirtsgenom, wird weiter transkribiert und bei der Zellteilung an die Tochterzelle weitergegeben.

Merke
Das Retrovirus HIV bringt die Enzyme reverse Transkriptase und Integrase mit in die Wirtszelle. Die reverse Transkriptase wandelt die einsträngige Virus-RNA in doppelsträngige DNA um. Diese wird von der Integrase in das Wirtsgenom integriert. Das virale Enzym Protease schneidet die reifen viralen Proteine aus Vorläuferproteinen.

Klinik

Viele **Erkrankungen** werden **durch Viren** (nicht nur Retroviren!) ausgelöst bzw. übertragen. Beispiele sind:

- viele „klassische" Kinderkrankheiten wie Masern, Mumps, Röteln
- Virusgrippe (Erreger: Influenza, Parainfluenza) und leichtere Erkältungskrankheiten (Erreger: vor allem Rhinovirus)
- Herpeserkrankungen: Hierzu zählt man u.a. Herpes labialis und Herpes genitalis (ausgelöst durch Typ 1 bzw. 2 des Herpes-simplex-Virus), Windpocken und Gürtelrose (Erstinfektion bzw. Reinfektion mit dem Varicella-Virus) und die Mononukleose (Pfeiffer-Drüsenfieber, ausgelöst durch das Epstein-Barr-Virus).
- tropische Krankheiten: Dengue-Fieber, Gelbfieber, Ebola-Fieber, Lassa-Fieber. Diese Erkrankungen gehen typischerweise mit hämorrhagischem Fieber einher.
- Virushepatitis: Man unterscheidet Hepatitis A, B, C, D und E.
- Viruserkrankungen des ZNS: Poliomyelitis (Kinderlähmung), Frühsommer-Meningoenzephalitis (FSME)
- AIDS (Acquired immunodeficiency syndrome): Das Human immunodeficiency virus (HIV, Typ 1 oder 2) befällt mittels seines Oberflächen-Glykoproteins gp120 gezielt Zellen, die das CD4-Antigen auf ihrer Membran aufweisen (T-Zellen, dendritische Zellen, Makrophagen). Weil HIV diese Zellen des Immunsystems befällt, führt es zu der Immunschwächekrankheit AIDS, die sich in HIV-assoziierten opportunistischen Infektionen (z.B. Pneumocystis-carinii-Pneumonie, Candida [Soor]-Ösophagitis) und Tumoren (z.B. Kaposi-Sarkom, B-Zell-Lymphomen) äußert.

Manche Viruserkrankungen lassen sich durch **Inhibitoren der Virusreplikation** behandeln. Solche Inhibitoren sind **Nukleosidanaloga**, die als analoges Substrat gezielt die virale DNA-Polymerase hemmen. Ein Beispiel ist das Guanosin-Analogon Aciclovir zur Herpes-Therapie.

Die **antiretrovirale Therapie (ART)** bei HIV-Infektion bzw. AIDS setzt auf eine Mehrkomponenten-Strategie, da es nur so möglich ist, dem mutationsfreudigen Virus beizukommen. Mögliche Komponenten der ART sind u.a.:

- nukleosidale oder nukleotidale Reverse-Transkriptase-Inhibitoren (NRTI): Diese Nukleosid- oder Nukleotidanaloga besitzen eine hohe Affinität zur reversen Transkriptase (RT), inhibieren sie dadurch und führen zum Kettenabbruch. Beispiel: Zidovudin (= Azidothymidin).
- nicht-nukleosidale Reverse-Transkriptase-Inhibitoren (NNRTI)
- Protease-Inhibitoren (PI): Diese hemmen die virale Protease (↗ oben).
- Integrase-Inhibitoren: Diese hemmen die virale Integrase (↗ oben).
- Entry-Inhibitoren: Diese verhindern den Eintritt von HIV in die Zelle.

10.4 In-vitro-DNA-Rekombination und Gentechnik

Die moderne Gentechnik macht sich natürlich vorkommende Strukturen (Enzyme, Plasmide etc.) zunutze, um Genome oder Teile davon zu analysieren und gezielte Änderungen (vor allem durch DNA-Transfer) vorzunehmen.

10.4.1 Molekulare Werkzeuge in der Gentechnik

Restriktionsendonukleasen (Restriktionsenzyme)

Diese Enzyme sind das wohl wichtigste Werkzeug der Gentechnik. Sie kommen in **Prokaryonten** vor. Diese setzen die Endonukleasen ein, um sich gegen **Fremd-DNA zu schützen**. Jedes Restriktionsenzym erkennt eine spezielle DNA-Sequenz, in der Regel ein Palindrom (↗ Kap. 10.3.6, „Ablauf, Initiation"), an die es bindet. Die eigene DNA wird gegen die Restriktionsenzyme durch Methylierungsmuster geschützt. Manche Restriktionsenzyme schneiden die DNA durch hydrolytische Spaltung zweier Phosphodiesterbindungen glatt durch, so dass an beiden Fragmenten **„glatte" Enden (blunt ends)** entstehen. Andere schneiden an jedem Strang um ein paar Basenpaare versetzt und erzeugen so zwei Fragmente mit überstehenden Einzelsträngen, die man **kohäsive** oder **„klebrige" Enden (sticky ends)** nennt (↗ Abb. 10.32).

Merke

Restriktionsenzyme stammen aus Prokaryonten, wo sie dem Abbau fremder DNA dienen.

DNA-Ligasen

Diese Enzyme stellen das Gegenstück zu den Restriktionsenzymen dar: Sie können DNA-Fragmente miteinander verknüpfen. Manche verknüpfen spezifische komplementäre „klebrige" Enden, manche „glatte" Enden miteinander.

Reverse Transkriptase

Dieses Enzym, das man den Retroviren „entliehen" hat, ist in der Lage, aus mRNA DNA herzustellen. Da diese frei von Introns ist, nennt man sie kodierende DNA oder kurz **cDNA**. Die Bedeutung der cDNA besteht u.a. darin, dass sie die Expression eu-

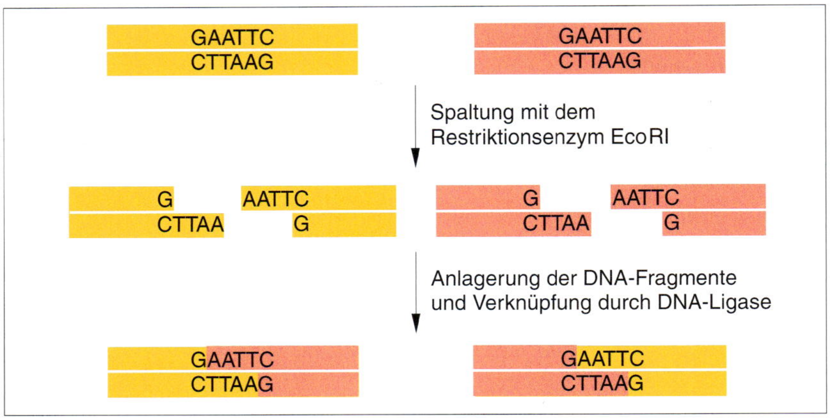

Abb. 10.32 Verknüpfung zweier DNA-Moleküle durch Schneiden mit einem Restriktionsenzym, das kohäsive Enden erzeugt. [3]

karyontischer Gene in Prokaryonten (die mRNA ja nicht spleißen können) ermöglicht.

Vektoren

Ein häufiges Ziel der Gentechnik ist es, ein spezielles Gen in cDNA-Form in Bakterien (oft E. coli) **klonieren** (vervielfältigen) oder **exprimieren** (das kodierte Protein herstellen) zu lassen. Um die Fremd-DNA in das Bakterium einzuschleusen, benötigt man einen Transporter, den **Vektor**. Alle Vektorsysteme bestehen aus Polynukleotiden. Allen gemeinsam ist auch das Prinzip, wie die (doppelsträngige) cDNA in den (doppelsträngigen) Vektor eingebaut wird: Zunächst werden Vektor und cDNA mit demselben **Restriktionsenzym** geschnitten. Anschließend werden beide Komponenten unter Zugabe der richtigen **Ligase** zusammengegeben mit dem Ziel, das Gen in dem Vektor unterzubringen. Es entsteht ein hybrider Vektor mit **rekombinanter DNA**.

Es gibt verschiedene **Arten von Vektoren:**

- **Plasmide** (↗ Kap. 10.3.11): Es existiert inzwischen eine Vielzahl modifizierter Plasmide, die meist der **Transformation von E. coli** dienen. In Plasmiden können Fremd-DNA-Stücke von bis zu 10 000 bp untergebracht werden. Ein zweckmäßiges Plasmid weist **drei Strukturen** auf:
  1. einen Replikationsursprung (oriC),
  2. zwei Antibiotika-Resistenz-Gene zur Selektion,
  3. Erkennungssequenzen für Restriktionsenzyme. Diese sind oft innerhalb eines der beiden Resistenzgene untergebracht, was die Selektion der korrekten Hybridvektoren ermöglicht: Ein transformiertes Bakterium ohne aufgenommenen Vektor ist hinsichtlich beider Antibiotika, auf die getestet wird, nicht resistent. Ein Bakterium mit aufgenommenem „leerem" Vektor ist in beiden Fällen resistent. Nur die korrekten Hybridvektoren besitzen ein Plasmid, das ihnen die Resistenz gegen das eine Antibiotikum verschafft, gegen das andere aber nicht, da das Resistenzgen durch eine unterbrechende Fremd-DNA zerstört wurde.
- **Cosmide:** Dies sind lange DNA-Stücke, die aufgrund spezifischer Sequenzen (cos-sites) von einem Bakteriophagen aufgenommen werden. Dieser gewährleistet eine effiziente **Transduktion** des Bakteriums (meist E. coli). Ein weiterer Vorteil ist die Möglichkeit, cDNA in einer Länge von bis zu 45 kbp (Kilobasenpaaren) unterzubringen.
- **Artificial chromosoms:** Künstliche Chromosomen stellen den neuesten Ansatz dar, möglichst lange DNA-Stücke (Mbp-Bereich, also Millionen Basenpaare) in **Bakterien oder Eukaryonten** (z. B. Hefe) einbringen zu können.

Man unterscheidet zwischen **Klonierungsvektoren**, die der Vervielfältigung eingebrachter DNA dienen, und **Expressionsvektoren**, die dank eines starken und gezielt induzierbaren Promotors die Entstehung des kodierten Proteins gewährleisten.

Transgene Organismen

Transgene Organismen sind pro- oder eukaryontische Organismen, in deren Keimbahn (bei Prokaryonten also in die prokaryontische Zelle, bei Eukaryonten in die Keimzellen bzw. die befruchtete Eizelle) artfremde „nackte" DNA eingefügt wurde:

- **Prokaryonten:** Der traditionelle Wirt zur In-vitro-DNA-Rekombination ist das Bakterium **E. coli**. Es gibt verschiedene Stämme, die zu **unterschiedlichen Zwecken** eingesetzt werden:
  - **DNA-Vervielfältigung:** Ist ein Bakterium erfolgreich transformiert oder transduziert worden, so ist es möglich, aus einem rekombinanten Individuum Millionen gleicher Nachkommen zu schaffen. Diesen Haufen gleicher Bakterien, die alle stabil rekombinant sind, bezeichnet man als Klon. In Hinsicht auf das eingebrachte Gen spricht man von einer **„Gen-Klonierung"**.
  - **DNA-Speicherung:** Um das gesamte Erbgut z. B. eines höheren Eukaryonten analysieren zu können, ist es zweckmäßig, dieses in kleine Stücke zu zerschneiden und die kleinen Stücke anschließend in Bakterien einzuschleusen. Diese Bakterien wachsen isoliert zu verschiedenen

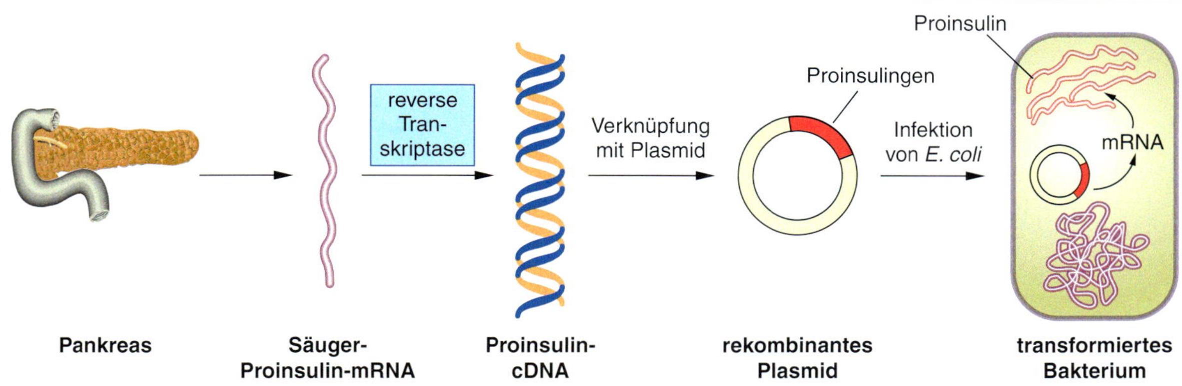

Abb. 10.33 Schritte der Proinsulin-Synthese in E. coli. [3]

Klonen heran. Aus diesen Klonen wählt man einige aus, wobei man darauf achtet, dass die Auswahl das ganze Genom repräsentiert. Dabei sind (möglichst kleine) Überlappungen der DNA-Sequenzen nötig, um das Gesamt-Genom am Computer wieder „zusammenpuzzeln" zu können. Eine Sammlung solcher Klone mit überlappenden Fremd-DNAs, die das gesamte Genom ausmachen, nennt man **Genbank**. Beruht die Genbank nur auf cDNA (z.B. eines Gewebes), spricht man von einer cDNA-Bank oder **cDNA-Bibliothek** (dieses Gewebes). cDNA erzeugt man mit Hilfe der reversen Transkriptase (↗ oben).
- **Genexpression:** In bestimmten Bakterienstämmen können im großen Maßstab einfache Peptide hergestellt werden, z.B. Insulin (in seiner Vorstufe Proinsulin, ↗ Abb. 10.33), Wachstumshormon oder der Gerinnungsfaktor VIII. Eine Herstellung modifizierter – z.B. glykosylierter – Proteine ist in Prokaryonten nicht möglich.

- **Eukaryonten:** Eukaryontische Expressionssysteme bieten gegenüber den prokaryontischen den großen Vorteil, dass sie auch modifizierte Proteine herstellen können. Je höher entwickelt der Eukaryont ist, desto schwerer wiegt dieser Vorteil, desto größer sind aber andere Nachteile: Sie bestehen u. a. in der geringen Effizienz der Transfektion und der langen Generationsdauer. Bei höheren Eukaryonten müssen auch ethische Aspekte berücksichtigt werden. Beispiele für gentechnisch eingesetzte Eukaryonten sind:
  - **Hefekulturen:** Sie besitzen eine kurze Generationsdauer, ihre Produkte sind aber oft zu „menschenfremd".
  - **transgene Tiere:** Ziel ist es oft, in den Milchdrüsen von transgenen Kühen oder Ziegen bestimmte humane Proteine herstellen zu lassen, die dann leicht aus der Milch zu gewinnen sind.
  - **Knockout-Tiere:** Diese Tiere sind gentechnisch so verändert, dass sie ein bestimmtes Gen nicht exprimieren können. Dies ermöglicht u.a. Studien über die Bedeutung der ausgeschalteten Gene. Eingesetzt werden vor allem Knockout-Mäuse.

10.4.2 Übertragung der DNA

Die rekombinante DNA wird
- in **Prokaryonten** durch **Transformation** oder **Transduktion** eingebracht (↗ Kap. 10.3.11),
- in **Eukaryonten** durch **Transfektion:** Hierunter versteht man die **künstliche Übertragung von „nackter" Fremd-DNA** auf eine Eukaryonten-Zelle. Bei gelungener Transfektion wird die DNA in das Genom integriert und (kontrolliert!) exprimiert. Ist die Integration in eine befruchtete Eizelle erfolgreich, so entstehen transgene Organismen (↗ oben).

Klinik

Ob Bakterien harmlos oder pathogen sind, hängt von sog. **Virulenzfaktoren** ab, die es ihnen ermöglichen, die Abwehrmechanismen des Immunsystems zu überwinden, sich festzusetzen (Adhäsion), in Schleimhäute einzudringen sowie die Zellen durch Gifte (Toxine) oder auflösende Enzyme (Zytolysine, Hämolysine) zu schädigen oder zu zerstören. Für die Virulenzfaktoren kodieren Virulenzgene, die oft nebeneinander in sog. Pathogenitätsinseln im Bakteriengenom angesiedelt sind. Das Cholerabakterium Vibrio cholerae beispielsweise benötigt zwei Faktoren für seine volle Virulenz:
1. den **Toxin-coregulierten Pilus** (TCP): An diesen Rezeptor bindet wahrscheinlich erst im menschlichen Darm der Bakteriophage CTXΦ. Dieser Phage enthält das genetische Material für die Bildung des Choleratoxins (CTX). Erst durch die Übertragung des CTX-Gens vom Phagen auf das Vibrion wird dieses virulent.
2. das **Choleratoxin**: Dieses besteht wiederum aus zwei Untereinheiten:
   Untereinheit A: Diese Untereinheit hat ADP-Ribosylase-Aktivität. Sie führt in der Mukosazelle

durch ADP-Ribosylierung eines G-Proteins zu einer irreversiblen Aktivierung der Adenylatzyklase. Hierdurch werden Chloridkanäle zum Darmlumen hin geöffnet. Es kommt zu einem massiven NaCl- und Wasserausstrom, was sich in wässrigen Durchfällen äußert.
Untereinheit B: Diese Untereinheit bindet an das GM_1-Gangliosid, ein Glykolipid auf der Zelloberfläche intestinaler Zellen. Durch diese Bindung wird die Untereinheit A quasi rezeptorvermittelt in die Zelle eingeschleust. Das Gen für das Toxin gelangt dabei offenbar erst mittels Transduktion durch einen Phagen in das Bakterium (↗ oben).
Von der **Gentherapie** verspricht man sich nach wie vor große Erfolge bei der Bekämpfung von schweren Erkrankungen wie z.B. monogenen Erbkrankheiten, Herz- und Kreislaufkrankheiten, chronischen Infektionskrankheiten und vor allem Krebserkrankungen. Das Prinzip der Gentherapie besteht darin, ein oder mehrere Fremdgene mit therapeutischem Nutzen in die Körperzellen (somatische Gentherapie) einzuschleusen. Die Keimbahntherapie (Einschleusung von Fremdgenen in Keimzellen bzw. die befruchtete Eizelle) ist in Deutschland nicht erlaubt. Man unterscheidet zwischen In-vivo- und Ex-vivo-Gentherapie (Entnahme von Körperzellen, Transfektion, Reimplantation). Einen Ansatz zum effizienten Gentransfer stellen replikationsdefiziente virale Vektoren (z.B. Retroviren, Adenoviren, Adeno-assoziierte Viren) dar, daneben gibt es verschiedene nichtvirale Ansätze (z.B. Lipidvesikel). Bei der Transfektion menschlicher Zellen muss sichergestellt werden, dass dadurch keine Tumoren ausgelöst werden.

10.5 Analyse von Nukleinsäuren

10.5.1 Grundtechniken

Die analytische Genetik bedient sich der in Kapitel 10.4.1 aufgeführten Werkzeuge und einiger bisher noch nicht erwähnter Methoden. Diese sollen nun vorgestellt werden.

Polymerase-Ketten-Reaktion (PCR)

Für die Analyse von DNA sind oft größere Mengen des gleichen Moleküls nötig. Seit 1985 kann man zu diesem Zweck mit der PCR auf eine In-vitro-Methode zurückgreifen. Diese Methode erlaubt mittlerweile die Amplifikation (Vervielfältigung) von DNA-Doppelhelices mit bis zu 50 000 Basenpaaren. Sie beruht auf einer DNA-Polymerase, die wie in vivo einen **Primer** benötigt. Bedingung für eine Amplifikation ist also, dass im Anfangs- und im Endbereich der zu amplifizierenden DNA-Helix, des sog. Templates (engl. template = Schablone), jeweils eine Sequenz von ca. 15–25 bp bekannt ist. Die der Anfangssequenz des (+)-Stranges (5') identische Oligonukleotidsequenz bezeichnet man als **forward-Primer**, die der Anfangssequenz des (–)-Stranges identische Oligonukleotidsequenz als **reverse-Primer**. Die PCR ist ein zyklischer Vorgang, bei dem drei Schritte in definierten Zeitabständen aufeinander folgen. Mit jedem Durchgang verdoppelt sich theoretisch die Template-Menge. Nach 19 Durchgängen können so im optimalen Fall aus einem DNA-Molekül 2^{19} = 1.048.576 Moleküle entstehen. Die **Schritte eines PCR-Zyklus** sind:

- **Denaturierung:** Bei ca. 90 °C lösen sich die Wasserstoffbrückenbindungen zwischen den komplementären Basen, so dass zwei Einzelstränge entstehen. Diese bilden zufällige Knäuel (engl.: random coils). Die DNA ist denaturiert. Denaturierte DNA unterscheidet sich von der doppelsträngigen nativen DNA in ihren physikalischen Eigenschaften.
- **Annealing:** Die Lösung wird auf ca. 50 °C abgekühlt, so dass die ebenfalls in der Lösung befindlichen spezifischen Primer an die Einzelstränge binden können. Die genaue Annealing-Temperatur hängt von der Primerlänge, der Basenzusammensetzung und der Salzkonzentration der Lösung ab.
- **Extension:** Nun wird bei ca. 70 °C die DNA-Polymerase aktiv. Von einem Primer ausgehend synthetisiert sie den komplementären DNA-Strang (↗ Abb. 10.34). Dazu verwendet sie Desoxynukleosidtriphosphate (dNTPs: dATP, dCTP, dGTP, dTTP), die im PCR-Ansatz vorhanden sind. Bahnbrechend war die Entdeckung der hitzebeständigen sog. **taq-Polymerase** im Archaeon „Thermus aquaticus": Sie muss nur einmal zum PCR-Ansatz zugegeben werden, da sie die hohe Denaturierungstemperatur aushalten kann. Die Extensionszeit hängt von der Länge des Templates ab.

Der Zyklus wird wiederholt, so dass dank der beiden Primer nach kurzer Zeit nur noch die kurzen Stränge der gewünschten DNA-Sequenz als Produkt entstehen (↗ Abb. 10.34).

Merke
PCR-Ansatz: Template, taq-Polymerase, dNTPs, (forward- und reverse-)Primer, Puffer (vor allem $MgCl_2$).
Da der Primer Teil der synthetisierten Sequenz wird, kann man die DNA markieren, indem man den Primer (z.B. radioaktiv) markiert.

RT-PCR

Grundlage der RT-PCR ist eine einsträngige RNA, die von dem retroviralen Enzym reverse Transkriptase (RT, ↗ Kap. 10.3.11) in eine doppelsträngige DNA (ohne Introns, also **cDNA**) umgeschrieben wird. Diese cDNA wird durch PCR amplifiziert. Auf diesem Weg lässt sich indirekt der Informationsgehalt von RNAs vervielfältigen. Einsatzmöglichkeit ist z. B. die Untersuchung der von einer Zelle unter bestimmten Umständen exprimierten RNAs.

DNA-Trennung im Agarosegel

DNA-Moleküle (meist Fragmente) werden in die vorgesehenen Vertiefungen („Taschen") eines Gels aus dem quervernetzten Zucker Agarose aufgetragen. Man färbt die Probe außerdem mit einem niedermolekularen Farbstoff an (Ladepuffer, der vor allem dem Beschweren der DNA dient, so dass die Probenlösung in die Tasche fällt). An das Gel wird Spannung angelegt, so dass die negativ geladene DNA durch das Gel hindurch zum Pluspol zu wandern beginnt. Die Wanderungsgeschwindigkeit von DNA in diesem Gel hängt bei gegebener Feldstärke, gegebenem pH und gegebener Agarosekonzentration nur von der Nukleotidanzahl der DNA-Moleküle ab. Nach einer gewissen Zeit entfernt man die Spannungsquelle und färbt erneut, diesmal mit dem hochgiftigen UV-Farbstoff Ethidiumbromid. Ethidiumbromid lagert sich zwischen die DNA-Basenpaarungen ein (Interkalierung) und sorgt dafür, dass dort, wo sich viele gleich lange (und deshalb gleich weit gewanderte) DNA-Moleküle zusammenlagern, im UV-Licht deutliche Banden zu sehen sind.

Blot-Techniken

Sie dienen dem Nachweis spezifischer Nukleinsäuresequenzen (Southern-, Northern-Blot) oder spezifischer Proteine (Western-Blot).

Southern-Blot

Der Southern-Blot (benannt nach dem Biochemiker Edwin Southern) ist ein Verfahren, das die Ergebnisse der DNA-Trennung im Agarosegel weiterverwendet. Es dient dem **Nachweis** einer oder mehrerer **spezifischer Nukleotidabfolgen in** der aufgetrennten **DNA**. Die Schritte im Einzelnen:

- Die noch im Agarosegel befindliche DNA wird (z.B mit NaOH oder HCl) **denaturiert**, d.h., aus den Doppelsträngen werden Einzelstränge.
- Die Gelplatte wird mit einer Folie aus Nitrocellulose (über der wasserziehende Papierhandtücher liegen) bedeckt und das Ganze derart beschwert, dass die **DNA** mit einem Flüssigkeitsstrom aus dem Gel **auf die Folie übertritt**. Es entsteht ein Abdruck des gesamten Gels auf der Folie. Wo im Gel Banden waren, befindet sich nun auf der Folie einsträngige DNA.
- Die Folie wird in eine Flüssigkeit gegeben, die eine sog. **DNA-Sonde** enthält. Dies ist ein einsträngiges DNA-Stück, das komplementär zu der gesuchten DNA-Sequenz auf der Folie ist. Außerdem ist die Sonden-DNA markiert, z. B. radioaktiv durch den Einbau von ^{32}P.

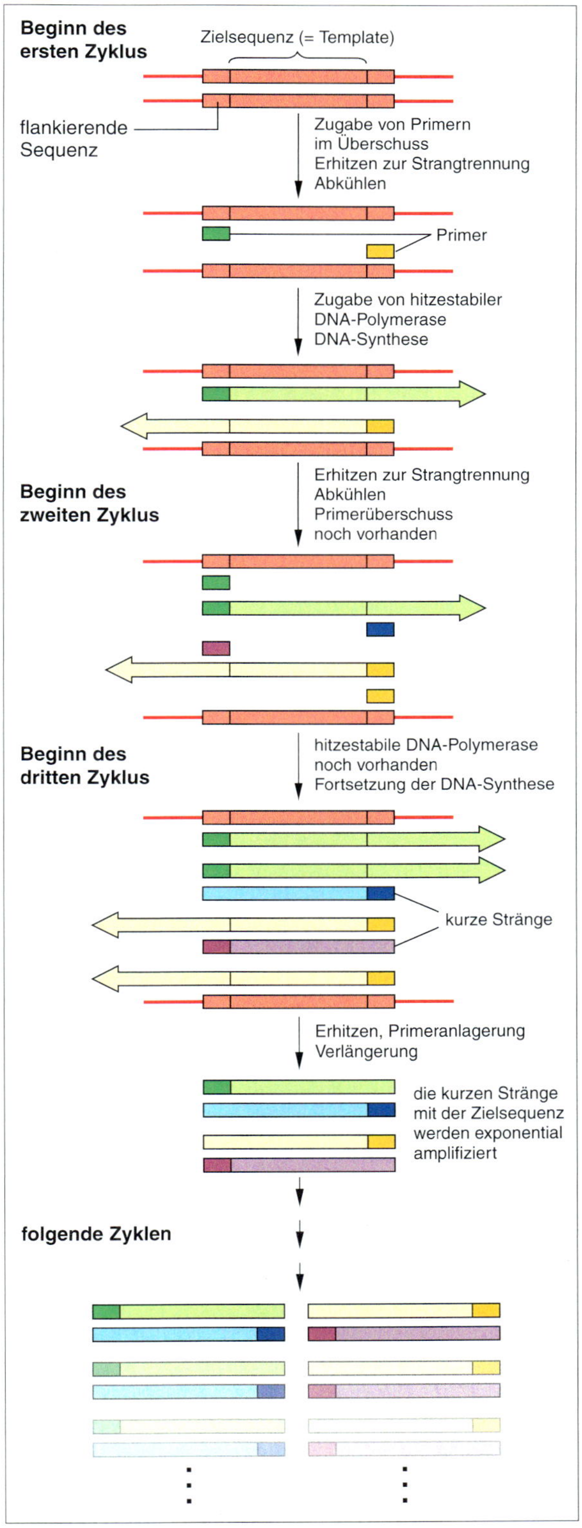

Abb. 10.34 Mehrere aufeinander folgende PCR-Zyklen. Es wird deutlich, wie dank forward- und reverse-Primer irgendwann nur noch das Template vervielfältigt wird. [3]

- Unter geeigneten Bedingungen **hybridisiert** die **Sonde mit** der **gesuchten DNA** auf der Nitrocellulosefolie. Alle ungebundenen Sonden werden abgewaschen und die Folie wird „entwickelt“, d. h., die Stelle(n), wo Sonden gebunden haben, wird (werden) sichtbar gemacht (radioaktive Markierung: Autoradiogramm).

Northern-Blot

Der Northern-Blot **weist spezifische Nukleotidabfolgen in RNA** (nach deren Auftrennung im Agarosegel) **nach**. Die Durchführung entspricht der des Southern-Blots.

Merke
Blot-Techniken:
- Southern-Blot zur DNA-Analyse
- Northern-Blot zur RNA-Analyse
- Western-Blot zur Protein-Analyse (Wechselwirkung zwischen Protein und Antikörper)
- South-Western-Blot zur Analyse von Wechselwirkungen zwischen Proteinen und DNA.

DNA-Sequenzierung

Didesoxy-Kettenabbruchmethode (nach Sanger)

Dies ist die gebräuchlichste Methode der DNA-Sequenzierung. Sie lässt die Sequenzierung von bis zu 800 bp langen DNA-Fragmenten zu. Durchführung:
- Man führt **vier PCRs von demselben Template** in vier verschiedenen Reaktionsgefäßen durch. Jeder Ansatz enthält DNA-Polymerase und denselben **forward-Primer** (nur forward!). Die Anfangssequenz des Templates muss also bekannt sein, oder es muss eine bekannte Sequenz an den Anfang ligiert werden. Der Ansatz enthält außerdem mit ^{32}P markierte dNTPs. Als Besonderheit enthält jeder Ansatz zusätzlich zu den normalen 2’-dNTPs ein 2’-3’-Didesoxyanalogon (ein Ansatz ddATP, einer ddCTP, einer ddGTP und einer ddTTP) in einer geringen Konzentration. Die Didesoxyanaloga werden wie die 2’-dNTPs in die DNA eingebaut, ihr Einbau führt jedoch zum Kettenabbruch, da keine freie 3’-OH-Gruppe für die Elongation (Knüpfung der Phosphodiesterbindung) zur Verfügung steht. Durch die geringe Konzentration der ddNTPs entstehen z. B. im ddATP-Ansatz statistisch für jedes T im Matrizen-Strang (Komplementarität!) nur einige Abbruch-Fragmente, während noch genug Ketten mit 3’-OH-Gruppe für die Elongation übrig bleiben.
- Nach einigen Zyklen kann die PCR abgebrochen und können Proben aus den vier Ansätzen auf ein **Agarosegel** aufgetragen werden, jede in eine eigene Tasche auf dem Gel. Bei angelegter Spannung laufen die Ansätze parallel auf vier Laufstrecken.
- Nun wird **geblottet** und die Radioaktivität auf einem Röntgenfilm aufgezeichnet **(Autoradiogramm)**. Die Fähigkeit des Gels, spezifische Banden auch für DNA-Fragmente mit nur einer Base Längenunterschied zu schaffen, ermöglicht es, die Basenfolge vom Röntgen-Abbild des Gels abzulesen. Dabei steht das am weitesten gelaufene Fragment für die erste Base der untersuchten DNA-Sequenz. Liegt sie auf der Laufstrecke, die zum ddTTP-Ansatz gehört, so weiß man, dass die erste Base im Original T sein muss.

Fluoreszenzmarkierung ersetzt mehr und mehr die Markierung mit radioaktivem Phosphor, da sie weniger gefährlich und besser zu automatisieren ist. Markiert werden
- die Primer: Jeder der vier Ansätze enthält Primer mit einer spezifischen Fluoreszenzmarkierung. Man vereinigt die Ansätze nach Ende der PCR und trägt sie auf ein einziges zylinderförmiges Gel auf. Man lässt die Elektrophorese so lange laufen, bis die unterschiedlich langen DNA-Fragmente das Gel am anderen Ende wieder verlassen. Dort sitzt ein Detektor, der die Fluoreszenzfärbung einer jeden Fragment-Fraktion erkennt (z. B. Primer im ddCTP-Ansatz = rot, Original-Position somit von G besetzt).

oder
- die ddNTPs: Durchführung analog zur Fluoreszenzmarkierung der Primer, hier reicht jedoch ein einziger PCR-Ansatz aus.

Methode der chemischen Spaltung (nach Maxam und Gilbert)

Sie beruht auf chemischen Verfahren, die die spezifische Spaltung der DNA nach einem bestimmten Nukleotid ermöglichen. Durchführung:
- Eine normale **PCR** wird in einem Ansatz **mit ^{32}P-markierten Primern** durchgeführt. Die amplifizierte DNA ist somit an einem Ende markiert.
- Die PCR-Produkte, die alle der Ausgangssequenz entsprechen, werden auf vier Gefäße aufgeteilt. In jedem Gefäß **wird die DNA nach einem bestimmten Nukleotid** mit Hilfe eines Nukleotid-spezifischen chemischen Verfahrens **gespalten**. Die Spaltung erfolgt statistisch zufällig, so dass alle entstandenen Fragmente in einem Gefäß alle Positionen des entsprechenden Nukleotids wiedergeben. Aussagekräftig sind dabei nur die Fragmente, die noch das ^{32}P-Ende enthalten.
- Die Proben werden auf ein **Agarosegel** mit vier Taschen (und vier Laufstrecken) aufgetragen. Wie bei der Didesoxy-Kettenabbruchmethode folgen **Blot und Autoradiogramm**. Man beachte, dass nur die Fragmente im Autoradiogramm zu sehen sind, die noch das ^{32}P-Ende enthalten.

10.5.2 Anwendungsbeispiele

Die folgenden Beispiele sollen veranschaulichen, wie die in Kapitel 10.4.1 und 10.5.1 vorgestellten Methoden – evtl. in Kombination – zur Lösung diagnostischer Fragestellungen beitragen.

Restriktionsfragment-Längen-Polymorphismus (RFLP)

Dieses Verfahren dient im einfachen Fall dem Vergleich des Genotyps zweier Individuen hinsichtlich eines Gens, also dem Vergleich der Allel-Situation. **Grundlage** sind die aus Kapitel 10.4.1 bekannten **Restriktionsenzyme** und der **Southern-Blot**.

Durch Mutationen können DNA-Schnittstellen entstehen oder verschwinden. Die RFLP-Technik kann dann angewandt werden, wenn sich ein Allel A von Allel B durch das Vorhandensein einer Schnittstelle unterscheidet. Man kann nun im Southern-Blot eine spezifische DNA-Sonde (↗ oben) für die DNA-Sequenz einsetzen und anhand der Laufstrecke untersuchen, wie groß das DNA-Stück ist, an das die Sonde gebunden hat. Enthält das Allel A die Schnittstelle nicht, so ist das entsprechende an der Sonde bindende DNA-Stück lang (und nicht weit gelaufen). Dagegen enthält Allel B die Schnittstelle: Ein Teil von Allel B – nämlich das mit der Sequenz, an die die Sonde bindet – ist weiter gelaufen als Allel A (der andere Teil ist unsichtbar, da keine markierte Sonde bindet). Die **PCR** wird in der Regel ebenfalls eingesetzt, nämlich um das untersuchte Gen aus dem gesamten Genom heraus spezifisch zu amplifizieren (durch Wahl der Primer). Da das Genom des Menschen diploid ist, kann sein Genotyp AA, BB oder AB sein: AB liefert zwei Banden mit jeweils halber Intensität.

Genetischer Fingerabdruck

Die oben beschriebene RFLP-Technik liefert noch keinen genetischen Fingerabdruck: Die Zuordnung zum Genotyp AA, BB oder AB schränkt den Kreis der möglichen Personen zwar ein, doch ein „Fingerabdruck" sollte für jedes Individuum charakteristisch sein. Spezifischer wird die RFLP-Technik, wenn man mehrere Gene untersucht. Es geht aber noch spezifischer: **Variable-number-of-tandem-repeats-Polymorphismus (VNTRP)** und **Short-tandem-repeats-Polymorphismus (STRP)** beruhen darauf, dass verschiedene Individuen einer Population an bestimmten Stellen im Genom unterschiedlich viele gleichartige sog. Minisatelliten (10–100 Nukleotide; bei VNTRP) bzw. Mikrosatelliten (2–4 bp; bei STRP) hintereinander besitzen. Z. B. wird eine bestimmte Nukleotidfolge bei einem Menschen fünfmal, bei einem anderen achtmal und bei einem dritten zehnmal wiederholt. Die eingesetzten **Restriktionsenzyme** schneiden zwar bei allen Personen die DNA an denselben Stellen, es liegen jedoch unterschiedlich viele tandemartig wiederholte Sequenzen zwischen den Schnittstellen. Es liegt also ein anderer Grund für die unterschiedlich langen Restriktionsfragmente als beim RFLP vor. Hier sind mehr oder weniger alle Individuen bzgl. der untersuchten Sequenzen heterozygot und voneinander verschieden. Daher eignet sich das Prinzip für die Unterscheidung beliebiger Individuen, was man z. B. zur Verbrechensbekämpfung verwendet.

HIV-Diagnostik

Mit Hilfe der **PCR-Technik** lässt sich die DNA von Viren, die ihre DNA in Wirtszellen eingebracht haben, wie z. B. HIV, amplifizieren. Als Primer wird eine Oligonukleotidsequenz eingesetzt, die zu einer HIV-spezifischen kurzen DNA-Sequenz komplementär ist. Ist in der Probe keine HIV-DNA vorhanden, kann der Primer nirgends binden und die PCR führt zu einem negativen Ergebnis. Weitere sehr verbreitete Ansätze sind Western-Blot und weitere Antikörper-Methoden.

Gendiagnostik

Die Gendiagnostik soll helfen, Erbgutveränderungen, die Ursache für Krankheiten wie z. B. Mukoviszidose sind, festzustellen. Aspekte der Gendiagnostik sind:

- **Mutations-Screening:** Screening-Methoden ermöglichen es, eine DNA-Probe auf viele verschiedene Sequenzen gleichzeitig oder viele Proben auf eine Sequenz zu untersuchen. Auf den sog. Microarrays oder DNA-Chips sind viele kürzere einsträngige Gensequenzen (z. B. Sequenzen, die für bestimmte Erbkrankheiten charakteristisch sind) auf einer kleinen Fläche untergebracht. Man zerschneidet einsträngige genomische DNA (oder RNA) mit Hilfe häufig schneidender Restriktionsenzyme oder mechanischer Scherung in kleine Teile und lässt sie über den Chip laufen. Enthält diese DNA die gesuchten Sequenzen, so binden diese an die komplementäre immobilisierte Sequenz. Über Farbstoffe, die nur an doppelsträngige DNA binden, werden die gesuchten Sequenzen sichtbar.
- Die nicht unumstrittene **pränatale Diagnostik** ermöglicht es, nach Entnahme von Gewebe- oder Fruchtwasserproben Genmutationen nachzuweisen, was u. U. eine Abtreibung rechtfertigen kann. Werden z. B. bei der Präimplantationsdiagnostik (PID) Mutationen erkannt, können künstliche Befruchtungen gleich ganz verhindert werden.
- Weniger umstritten ist die **genetische Beratung** von Paaren, die anhand der eigenen Genkonstitution das Risiko einer eventuellen Erbkrankheit des Nachwuchses abschätzen wollen.

Zum Einsatz kommt Gendiagnostik auch in der Transplantationsmedizin und der Pharmakogenetik (auf die Genkonstitution des Patienten optimierte Medikamente). Die Gendiagnostik eröffnet somit therapeutische und diagnostische Chancen. Kritiker befürchten u. a. eine Diskriminierung von Behinderten und die Möglichkeit von Genchecks (z. B. durch Arbeitgeber oder Krankenkassen).

10.6 Faltung und Modifikation von Proteinen

10.6.1 Proteinfaltung

Ein Protein ist ein (natürliches) Polypeptid mit einer biochemischen Funktion. Um diese Funktion erfüllen zu können, weist es eine definierte dreidimensionale Struktur auf (Tertiärstruktur, ↗ Kap. 7.2.2). Diese Struktur ist prinzipiell in der genetisch definierten Aminosäuresequenz (Primärstruktur) festgelegt, zu der jedoch noch posttranslationelle Modifikationen hinzukommen. Die Ausbildung der dreidimensionalen Proteinstruktur ist zunächst ein **thermodynamisch kontrollierter Selbstorganisationsprozess**, der auf verschiedenen Formen der Wechselwirkung basiert. Ohne **weitere Faktoren** (↗ unten) würde dieser Prozess jedoch gerade für große Proteine zu langsam ablaufen. Deshalb sind diese Faktoren für die Proteinbiosynthese unverzichtbar.

Triebkraft

Triebkraft der Proteinfaltung sind vor allem zwei Formen der Wechselwirkung:

1. die Wechselwirkung zwischen Wassermolekülen bzw. zwischen hydrophoben Aminosäuren in Proteinen. Die Wechselwirkung dieser gleichartigen Moleküle ist energetisch günstiger als die zwischen H_2O und hydrophoben Aminosäuren. Dieser komplexe „hydrophobe Effekt" ist ein entropisches Phänomen, bei dem die Besonderheit des Lösungsmittels Wasser eine wichtige Rolle spielt.
2. Die Wechselwirkung von Gruppen innerhalb eines Moleküls ist energetisch günstiger als die Wechselwirkung zwischen den Gruppen verschiedener Moleküle. Auch dies ist ein entropischer Effekt, der mit dem Gewinn von Freiheitsgraden aufseiten der beteiligten Moleküle zu tun hat.

Beteiligte Faktoren

Noch während die Synthese der Polypeptidkette am Ribosom im Gange ist, beginnt sich das Polypeptid zu falten. Der **Selbstorganisationsprozess der Faltung wird unterstützt** durch folgende Faktoren:

- **Peptidyl-Prolyl-cis/trans-Isomerase (PPI):** Die meisten Peptidbindungen liegen in trans-Konformation vor (↗ Kap. 7.2.1). Peptidbindungen, an denen Prolin beteiligt ist, liegen aufgrund der zyklischen Struktur von Prolin jedoch zu 5–30 % (thermodynamisches Gleichgewicht) in cis-Konformation vor. Am Ribosom entstehen jedoch auch diese Bindungen zunächst in trans-Konformation. Eine PPI beschleunigt die Isomerisierung der Peptidbindung zwischen Prolin und einer anderen Aminosäure, was unkatalysiert sehr langsam geschehen würde.
- **Proteindisulfid-Isomerase (PDI):** Diese Enzyme katalysieren die Auflösung von falsch positionierten Disulfidbrücken und die Verknüpfung der korrekten Cysteinylreste. Die Möglichkeit der kovalenten Verknüpfung, die nur zwischen zwei Cysteinylresten gegeben ist, ergänzt die Stabilisierungseffekte der oben unter „Triebkraft" bzw. unten unter „Stabilisatoren …" genannten schwachen Wechselwirkungen.
- **Chaperonproteine (Hitzeschockproteine, Hsp,** ↗ auch Kap. 2.8): Diese Faltungshelfer unterstützen in vielfältiger Weise die korrekte Proteinfaltung und -funktion, indem sie vor allem die ungewollte Aggregation eines (ungefalteten) Proteins mit gleichartigen oder anderen Proteinen unterbinden. Manche Chaperone unterstützen aktiv (unter ATP-Verbrauch) die Proteinfaltung.
- **Ionen:** Ionen (z. B. K^+) müssen in vivo und in vitro im Medium vorhanden sein, damit sich Proteine korrekt falten können.

Stabilisatoren und Stabilität des gefalteten Proteins

Ergebnis der Proteinfaltung ist das „einsatzbereite" sog. **native Protein** mit definierter Tertiärstruktur. Es wird **stabilisiert durch Wasserstoffbrückenbindungen** zwischen Peptiden, **elektrostatische Wechselwirkungen** zwischen geladenen Aminosäuren und **Van-der-Waals-Kräfte** (Attraktion induzierter Dipole). Solche Wechselwirkungen wären auch mit dem Lösungsmittel Wasser möglich. Sie finden aber aus den oben unter „Triebkraft" genannten Gründen bevorzugt innerhalb des Proteins statt, was in der Regel zur Ausbildung einer kompakten Proteinstruktur führt, bei der sich die hydrophoben Seitenketten im Inneren des Proteins befinden.

Die Proteinfaltung ist ein hochkooperativer Vorgang, d. h. ähnlich einem Dominoeffekt „gibt eins das andere". Bei Eindomänen-Proteinen gibt es deshalb keine halbfertig gefalteten Moleküle (Multidomänen-Proteine dagegen können charakteristische Intermediate aufweisen). Eindomänen-Proteine liegen entweder im nativen, gefalteten oder im denaturierten, ungefalteten Zustand vor (↗ Abb. 10.35).

Trotz der Kooperativität ist die Stabilität des gefalteten Zustands oft nicht sonderlich groß. **Denaturierung** (Protein-Fällung) ist durch Temperatur- und pH-Änderungen, Detergenzien, Änderung der Salzverhältnisse im Medium, reduktive Auflösung von Disulfidbrücken oder auch Entzug von Cofaktoren wie Metallkationen möglich. Ist das Proteinrückgrat nicht beschädigt, so ist eine Rückfaltung zur nativen Konformation **(Renaturierung)** möglich durch Rückgängigmachen der Umstände, die zur Denaturierung geführt haben.

Prion-Erkrankungen:

- Scrapie
- BSE
- Kuru
- Gertsmann-Straussler-Scheinker-Syndrom (GSS)
- Fatale Familiäre Insomnie (FFI)
- Creutzfeldt-Jakob Krankheit (CJK)
- neue Variante der CJK (vCJK): vermutl. durch BSE-Übertragung
- CJK-Pat. und vCJK-Pat. weisen sehr unterschiedl. Amyloidmuster auf

Prion-Protein:

- Das PrP ist ein nicht essentielles Protein

PrPC	PrPSc
- monomeres Protein aus 210 AS	- geordnetes Oligomer aus vielen PrP-Proteinketten
- löslich	- unlöslich
- Zelloberflächen-protein (GPI-Anker)	- akkumuliert in Endosomen infizierter Zellen
- vollständiger Abbau durch Proteinase K	- oft Proteinase K-resistent
- viel α-Helix	- hoher Anteil an β-Faltblattstruktur

einer halbdenaturierten Lösung aus Eindomänen-Proteinen: Es liegen komplett gefaltete und komplett ungefaltete Proteine, jedoch keine teilweise gefalteten Proteine vor. [3]

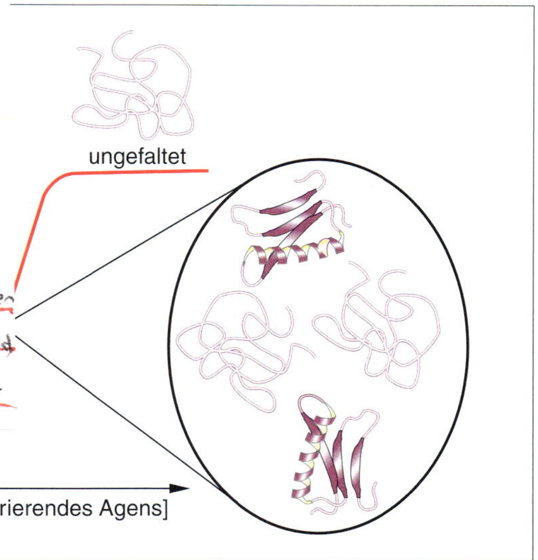

Klinik

Prionen (Prion-Proteine) kommen bei Mensch und Tier hauptsächlich im ZNS vor. Ihre physiologische Aufgabe ist bis heute nicht geklärt. Nach der (mittlerweile weitgehend anerkannten) „Prion-only-Hypothese" lösen infektiöse pathologische Prionen Krankheiten wie die Creutzfeld-Jakob-Krankheit (CJD, alte und neue Form), die bovine spongiforme Enzephalopathie (BSE, „Rinderwahnsinn") und die Traberkrankheit der Schafe (Scrapie) aus. Diese Krankheiten führen zum Tod durch Degeneration des ZNS (schwammartige Veränderungen, Mechanismus nicht geklärt). Die folgende Hypothese vom Mechanismus der Ansteckung war bahnbrechend, weil erstmalig ein DNA-freier Erreger für eine Infektion verantwortlich gemacht wurde:

- Das physiologische Prion-Protein weist eine α-helikale Struktur auf. Es kann von Proteasen abgebaut werden und ist hitzeempfindlich.
- Das infektiöse Prion-Protein weist dieselbe Aminosäuresequenz auf, liegt aber in β-Faltblattstruktur vor. Es wird von Proteasen nicht abgebaut und ist extrem hitzestabil. Außerdem ist es auf ungeklärte Weise in der Lage, physiologische Prionen in die infektiöse Struktur umzuwandeln, so dass diese ebenfalls infektiös sind.

Die **Alzheimer-Krankheit** wird wie die Creutzfeld-Jakob-Krankheit zu den „Protein misfolding diseases" gezählt. Auffällig bei den Betroffenen ist die Einlagerung von „Alzheimer-Plaques" im Extrazellularraum des ZNS. Hauptbestandteil der Plaques ist ein nahezu unlösliches Peptid aus ca. 40 Aminosäuren, das sog. Aβ-Peptid (β-Amyloid-Peptid). Es entsteht bei der Prozessierung des β-Amyloid-Vorläuferproteins (APP) durch spezifische Sekretasen (Proteasen). Vermutlich ist die Regulation der Sekretasen bei der Alzheimer-Krankheit gestört. Das Aβ-Protein aggregiert im Extrazellularraum zu Plaques von ca. 0,2 mm Durchmesser. Diese Aggregation wird erst ermöglicht durch eine β-Faltblattstruktur des Aβ-Peptids, das innerhalb des APP α-helikal gefaltet ist. „β-Faltblatt-Brecher" sind deshalb ein neuer therapeutischer Ansatz gegen die Alzheimer-Krankheit.

10.6.2 Adressierung von Proteinen

Die Synthese aller Proteine beginnt an zytosolischen Ribosomen. Nicht alle Proteine haben ihren Bestimmungsort im Zytosol. Nichtzytosolische Proteine durchlaufen den sog. **sekretorischen Weg**: Als Erstes wird ein Signalpeptid translatiert, das den Transport (mitsamt dem Ribosom) zum rauen endoplasmatischen Retikulum (rER) einleitet. Dort findet ihre weitere Synthese statt. Es folgen weitere Transportprozesse. Für das Zytosol (sowie Zellkern, Peroxisomen und Mitochondrien) bestimmte Proteine beschreiten den sog. **zytoplasmatischen Weg**: Sie werden komplett an zytosolischen Ribosomen synthetisiert und erst anschließend, falls nötig, transportiert. Das Phänomen, dass die Zelle den Einsatzort frisch synthetisierter Proteine bestimmen kann, bezeichnet man als „Protein-Sortieren" (engl. protein-sorting). Dieses ist möglich, weil die Proteine adressiert sind (z. B. mit dem Signalpeptid).

Sekretorischer Weg

Diesen Weg beschreiten die für den Extrazellulärraum bestimmten (= extrazellulären) Proteine, integrale Membranproteine, lysosomale Enzyme und Proteine des rauen endoplasmatischen Retikulums (rER). Also werden nicht alle Proteine des sekretorischen Wegs in den Extrazellularraum sezerniert. Im Zentrum des sekretorischen Wegs steht das rER.

Extrazelluläre Proteine

Extrazelluläre Proteine, z. B. Insulin, Immunglobuline und Proteine des Komplementsystems, verlassen die Zelle über Exozytose.

Die mRNA extrazellulärer Proteine enthält eine Basensequenz, die für eine Signalsequenz kodiert. Das korrespondierende **Signalpeptid** einer Länge von ca. 15–60 Aminosäuren bildet den N-terminalen Anteil des extrazellulären Proteins und wird noch an zytosolischen Ribosomen synthetisiert. Sobald es aus dem ribosomalen Tunnel herausragt, bindet ein RNA-haltiges sog. **„Signal recognition particle" (SRP)** daran, unterbricht die Translation zunächst und bewirkt den Transport des Komplexes aus mRNA, Ribosom und naszierender Peptidkette zum rER. Verantwortlich für den Transport ist die spezifische Wechselwirkung zwischen dem SRP und einem **SRP-Rezeptor** an der Membran des rER. Der SRP-Rezeptor ist ein G-Protein. Dockt das Ribosom an die rER-Membran an, so spaltet der SRP-Rezeptor GTP, woraufhin das SRP abdissoziiert und die unterbrochene Translation fortgesetzt wird. Andockstelle des Ribosoms ist ein als **Translokon** bezeichneter Kanal in der rER-Membran, durch den die naszierende Peptidkette ins **rER-Lumen** gelangt. Ist das Protein fertig gestellt, trennt eine **Signalpeptidase** das Signalpeptid ab. Das Protein wird aus dem ER über **Vesikel** zum **Golgi-Apparat** und von dort nach eventuellen weiteren Modifikationen ebenfalls über Vesikel zur Plasmamembran transportiert.

Integrale Membranproteine

Integrale Membranproteine werden in die Zellmembran oder die Membranen von Zellkompartimenten eingebaut. Beispiele solcher Proteine sind membranständige Rezeptoren, Zell-Zell-Erkennungs-Antigene, Ionenkanäle und die Adenylatzyklase.

Die Synthese der Membranproteine erfolgt zunächst wie die der extrazellulären Proteine. Jedoch sorgt eine als **Stopp-Transfer-Signalsequenz** bezeichnete unpolare Aminosäuresequenz dafür, dass das Protein an dieser Stelle in der ebenfalls unpolaren rER-Membran stecken bleibt. Ein weiteres Signalpeptid kann jedoch den Durchtritt der naszierenden Polypeptidkette durch die Membran an einer anderen Stelle wieder einleiten, so dass Proteine mit mehreren transmembranalen Helices entstehen, wie z. B. die G-Protein-gekoppelten Rezeptoren (7-Transmembrandomänrezeptoren). Das fertig gestellte Protein wird zunächst zum Golgi-Apparat und von dort zur Zielmembran transportiert, jeweils über Vesikel, die mit der Membran verschmelzen.

Lysosomale Enzyme

Lysosomale Enzyme – allesamt saure Hydrolasen – sind die „Müll-Shredder" der Zelle. Auch sie werden am rER synthetisiert. Dort erfahren sie eine spezifische Modifikation, indem sie zunächst kovalent mit verzweigtkettigen Mannoseresten („Zuckerbäumchen") verknüpft werden (Glykosylierung). Nach Transport der glykosylierten Enzyme in den Golgi-Apparat werden die endständigen Mannosereste des Zuckerbäumchens phosphoryliert. Somit tragen alle lysosomalen Enzyme eine **Mannose-6-phosphat-(Man-6-P)-Markierung**. Spezifische **Man-6-P-Rezeptoren** in der Golgi-Membran erkennen und binden diese. Lysosomales Protein und Rezeptor werden mit Hilfe des Proteins Clathrin als Vesikel abgeschnürt und fusionieren mit einem Lysosom. Dort dissoziiert der Man-6-P-Rest des Enzyms vom Rezeptor ab, der wieder zum Golgi-Apparat zurückkehrt. Das Phosphat von Man-6-P wird abgespalten.

Proteine des rER

Die Proteine, die das rER für seine Funktion benötigt, werden ebenfalls zunächst zum Golgi-Apparat transportiert und dort modifiziert. Ein spezielles **Retentionssignal** führt dann allerdings zur Rückkehr ins rER.

Zytoplasmatischer Weg

Alle Proteine ohne Signalpeptid werden von der ersten bis zur letzten Aminosäure an den zytoplasmatischen Ribosomen synthetisiert. Danach können spezifische **Signale** den Transport in den **Zellkern**, die **Peroxisomen** oder die **Mitochondrien** einleiten (mitochondriale Proteine werden zum größten Teil an den Ribosomen des Zytoplasmas, nur zu einem geringen Teil an mitochondrialen Ribosomen synthetisiert). Die im Zytoplasma synthetisierten mitochondrialen Proteine werden über bestimmte Translokationsproteine ins Mitochondrium geschleust. Hierzu müssen sie zunächst ungefaltet sein, was weitere Proteine gewährleisten. Kern-Proteine werden anhand einer Heptapeptidsequenz erkannt und daraufhin in den Kern transportiert.

Möglich ist auch die Modifikation von im Zytoplasma synthetisierten Proteinen zu Membranproteinen über einen Lipid-Anker (↗ Kap. 10.6.6).

10.6.3 Limitierte Proteolyse

Bereits in Kapitel 2.7 wurde die limitierte Proteolyse als Möglichkeit der Regulation von (v. a. extrazellulären) Enzymen vorgestellt: Ein Enzym wird als Promolekül (Vorläuferprotein, engl.: precursor protein) synthetisiert. Das kürzere aktive Enzym entsteht durch enzymatische Hydrolyse einer oder mehrerer Peptidbindungen. Das Prinzip findet nicht nur für Enzyme, sondern auch für eine Reihe anderer Proteine Anwendung und ist vor allem dann sinnvoll, wenn eine Proteinklasse nicht sofort bzw. nicht am Ort der Synthese wirken soll – so z. B. bei den Proteasen, die an Selbstverdau und dem ungewollten Verdau von Biomolekülen gehindert werden müssen.

Im Folgenden soll das Augenmerk auf den Enzymen liegen, die limitierte Proteolysen katalysieren:

Prohormon-Konvertasen

Durch Prohormon-Konvertasen entstehen viele Peptidhormone:

- Bei der Translation der Insulin-mRNA entsteht **Präproinsulin** mit 104 Aminosäuren. Als Präprotein trägt es ein Signalpeptid, das den Transport in das ER veranlasst (sekretorischer Weg). Im ER wird das Signalpeptid durch eine Signalpeptidase proteolytisch entfernt, und es werden zwei Disulfidbrücken ausgebildet. Das entstandene **Proinsulin** (84 AS) gelangt über den Golgi-Apparat in Vesikel (β-Granula). Im Golgi-Apparat oder in den Granula wird Proinsulin in **Insulin** (51 AS) umgewandelt, indem eine Peptidsequenz (C-Peptid) im Inneren der Peptidkette durch eine Prohormon-Konvertase herausgespalten wird (dies ist möglich durch die Disulfidbrücken, die das Hormon stabilisieren).
- In der Hypophyse entstehen die Hormone **ACTH**, **β-Lipotropin** (β-LPH), **MSH** und **Endorphin** durch limitierte Proteolyse, katalysiert von Prohormon-Konvertasen, aus der gemeinsamen **Vorstufe Proopiomelanocortin (POMC)**.

Proenzym-Konvertasen

Durch Proenzym-Konvertasen entstehen u.a. die in Tabelle 10.11 aufgeführten aktiven Enzyme. Im Unterschied zu diesen erfolgt beispielsweise die limitierte Proteolyse von Pepsin aus Pepsinogen allein durch die Einwirkung der Magensäure.

Prokollagen-Konvertasen

Bei der Translation der Kollagen-mRNA entsteht **Präprokollagen**. Aus diesem entsteht durch Abspaltung des Signalpeptids **Prokollagen**. Nach mehreren Modifikationen (im Golgi-Apparat) wird Prokollagen in den Extrazellularraum sezerniert. Im Extrazellularraum entsteht **Kollagen**, indem ein N- und ein C-terminales Peptid (Propeptide) durch zwei spezifische Prokollagen-Proteinasen (Matrix-Metallo-Proteinasen) abgespalten werden.

Merke

Präproteine besitzen noch Signalpeptide, die dann im ER proteolytisch entfernt werden. Proproteine reifen durch Abspaltung von Propeptiden.

Klinik

Das **Ehlers-Danlos-Syndrom** (EDS) ist eine Erkrankung der Haut und des Bindegewebes, die durch dünne Kollagenfibrillen und Überdehnbarkeit des betroffenen Gewebes charakterisiert ist. Es gibt verschiedene Subtypen des Syndroms. Beim EDS Typ VII ist eine fehlerhafte Reifung des Typ-I-Prokollagens für die Symptome verantwortlich. Diese ist durch eine Mutation der Typ-I-Kollagen-Gene (Resistenz gegen limitierte Proteolyse) oder der Prokollagen-Konvertase-Gene (verminderte Aktivität der Protease) bedingt.

Auch die **Hämophilie** ist eine Erkrankung, zu der das Fehlen oder die Fehlfunktion von Proteasen führen kann. Man unterscheidet zwischen Hämophilie **A und B,** ↗ auch Kapitel 15. 4.2.

10.6.4 Proteinglykosylierung

Hierbei werden im Rahmen der posttranslationellen Modifikation im ER und/oder im Golgi-Appparat Monosaccharideinheiten an Proteine angehängt. Nach dem Anteil des Kohlenhydratrestes am Molekül unterteilt man glykosylierte Proteine in Glykoproteine und Proteoglykane.

Glykoproteine

Bei Glykoproteinen **überwiegt** der **Proteinanteil**. Nur selten beträgt der Kohlenhydratanteil mehr als 50 %. In der Regel umfasst er 18–20 Monosaccharideinheiten.

Tab. 10.11 Beispiele für durch Proenzym-Konvertasen (Proteasen) aktivierte Enzyme

Enzymklasse	Beispiel eines Proenzyms	zugehöriges aktives Enzym
Verdauungsenzyme	Trypsinogen Chymotrypsinogen Procarboxypeptidasen	Trypsin (ausführende Protease: Enteropeptidase) Chymotrypsin (ausführende Protease: Trypsin; Trypsin spaltet vor allem Peptidbindungen, an denen Lys oder Arg beteiligt ist) Carboxypeptidasen (ausführende Protease: Trypsin)
Gerinnungsfaktoren	Prothrombin	Thrombin (ausführende Protease: Thromboplastin [Faktor Xa-Va-Phospholipid-Ca^{2+}-Komplex])
Fibrinolysefaktoren	Plasminogen	Plasmin (ausführende Protease: z. B. Tissue plasminogen activator [tPA])
Enzyme des Komplementsystems	Zymogen C1s	aktives C1s (ausführende Protease: Peptidase C1r)
Caspasen (↗ Kap. 11.13)	Procaspase 9	Caspase 9 (ausführende Protease: Apaf-1)

Zu den Glykoproteinen zählen:
- Membranproteine, z. B. Rezeptoren
- Immunglobuline
- alle Plasmaproteine außer Albumin und Präalbumin
- einige Hormone: EPO, TSH, HCG, LH, FSH (↗ Kap. 13)
- Zelloberflächenantigene, z. B. Blutgruppenantigene.

Die Glykosylierung dient dabei der Unterscheidung zwischen außen und innen (Membranproteine), der Erhöhung der Löslichkeit und Stabilität (Plasmaproteine) und der molekularen Erkennung (Zelloberflächenantigene). Sie kann auf zweierlei Weise erfolgen:
- **N-Glykosylierung:** kovalente Verknüpfung des Oligosaccharids mit dem Polypeptid über den Stickstoff einer **Asparagin**-Seitenkette. Der Prozess ist zweistufig:
  - Ein einheitliches **„Primär-Zuckerbäumchen"**, das mit einem Lipidanker (Dolicholphosphat) an der dem Lumen zugewandten Seite der rER-Membran befestigt ist, wird **auf** den **Asparaginylrest übertragen**. (Am Anfang seiner Entstehung befand sich das Zuckerbäumchen auf der zytosolischen Seite der rER-Membran, „klappte" dann aber um).
  - Noch im ER-Lumen, vor allem aber nach Transport in den Golgi-Apparat, wird das **Zuckerbäumchen „getrimmt":** Endständige Glucosereste werden entfernt, bis eine definierte Core-Region mit endständigen Mannoseresten übrig bleibt. Endet die Modifikation an dieser Stelle, spricht man vom mannosereichen Glykoprotein-Typ (↗ Abb. 11.14). Beim komplexen Typ (↗ Abb. 11.14) finden (vor allem im Golgi-Apparat) weitere Modifikationen statt, bei denen spezifische Glykosyl-Transferasen die für das Glykoprotein typischen Saccharidreste anfügen, z. B. N-Acetyl-Glucosamin, N-Acetylgalaktosamin, D-Galaktose, L-Fucose, Sialinsäure oder auch N-Acetyl-Neuraminsäure (↗ Abb. 11.14, die Säuren führen zu negativen Ladungen).
- **O-Glykosylierung:** kovalente Verknüpfung des Oligosaccharids mit dem Polypeptid über den Sauerstoff einer **Serin- oder Threonin**-Seitenkette. Diese Form ist seltener als die N-Glykosylierung. O-Glykosylierung führt zur Entstehung der Blutgruppenantigene an Proteinen der Erythrozytenmembran. Bei allen Blutgruppen des AB0-Systems synthetisiert eine Reihe von Glykosyl-Transferasen im Golgi-Apparat ein Tetrasaccharid (0-Antigen, entsprechend der Blutgruppe 0, ↗ Kap. 14.4). Je nach Genotyp hängt nun eine jeweils spezifische terminale Transferase entweder Galaktose (Blutgruppe B) oder N-Acetyl-Galaktosamin an (Blutgruppe A). Bei Blutgruppe 0 fehlt die terminale Transferase durch eine Nonsense-Mutation. Bei Blutgruppe AB sind beide Transferasetypen vorhanden.

Proteoglykane

Bei Proteoglykanen **überwiegt** der **Kohlenhydratanteil**, er macht über 90 % des Moleküls aus. Proteoglykane sind extrem große Moleküle. Sie sind ein wichtiger Bestandteil der extrazellulären Matrix (↗ Kap. 11.11). Charakteristisch ist ihr bürstenartiger Aufbau: Von einer langen Mittelachse aus dem Polysaccharid Hyaluronsäure (Hyaluronat) zweigen Querstreben aus recht einfach aufgebautem Protein ab. Von diesen Kernprotein-Fäden zweigen wiederum in alle Richtungen Poly- und Oligosaccharidketten ab. Letztgenannte Ketten, die **Glykosaminoglykane**, bestimmen entscheidend die Eigenschaften des jeweiligen Proteoglykans: Sie sind aus identischen Disaccharideinheiten aufgebaut, wobei das Disaccharid in der Regel aus einer Uronsäure und einem acetylierten Aminozucker besteht. Deshalb weisen Glykosaminoglykane negative Ladungen auf, mit deren Hilfe Proteoglykane andere Moleküle, z. B. H_2O, reversibel binden können.

10.6.5 Nichtenzymatische Glykosylierung (Glykierung)

Die spontane, d. h. nichtenzymatische Glykosylierung wird Glykierung genannt. Dabei greift das freie Elektronenpaar des Stickstoffs einer Aminogruppe (Lysin-Seitenkette oder N-Terminus eines Proteins) einen Carbonyl-Kohlenstoff (Keto- oder Aldehydgruppe) nukleophil an (↗ Abb. 10.36). Unter Wasserabspaltung entsteht eine Schiff-Base. Die π-Elektronen der C=N-Doppelbindung wandern dann zum Sauerstoff der OH-Gruppe des benachbarten C-Atoms im Zucker weiter, und es entsteht irreversibel das energetisch günstigere Ketoamin (Amadori-Umlagerung, ↗ Abb. 10.36).

Die Glykierung ist eine Reaktion, die unter physiologischen Bedingungen fortwährend abläuft. Der aktuelle Anteil an glykiertem Protein ist abhängig von der vorherrschenden Glucosekonzentration, vom Proteinumsatz und von der Zahl und Umgebung der freien Aminogruppen (zugängliche Lysin-Seitenketten, N-Terminus) des jeweiligen Proteins.

Beispiele glykierter Proteine sind:
- glykiertes Hämoglobin (HbA_{1c}). Dieses verwendet man, um die Langzeitblutzuckereinstellung bei Diabetes mellitus zu beurteilen (↗ Kap. 15.1.4).
- Plasmaproteine, Apolipoproteine, Myelin, Kollagen, Basalmembran- und Erythrozytenmembranproteine, Linsenproteine.

Durch weitere Umlagerungen der primären Produkte der oben beschriebenen Amadori-Umlagerung entstehen Glykosylierungsendprodukte **(advanced glycation endproducts**, kurz **AGEs)**. Vor allem langlebige glykierbare Proteine können hiervon betroffen sein. In ähnlicher Weise kommt es zu Bräunungsreaktionen bei Kohlenhydraten (Maillard-Reaktion).

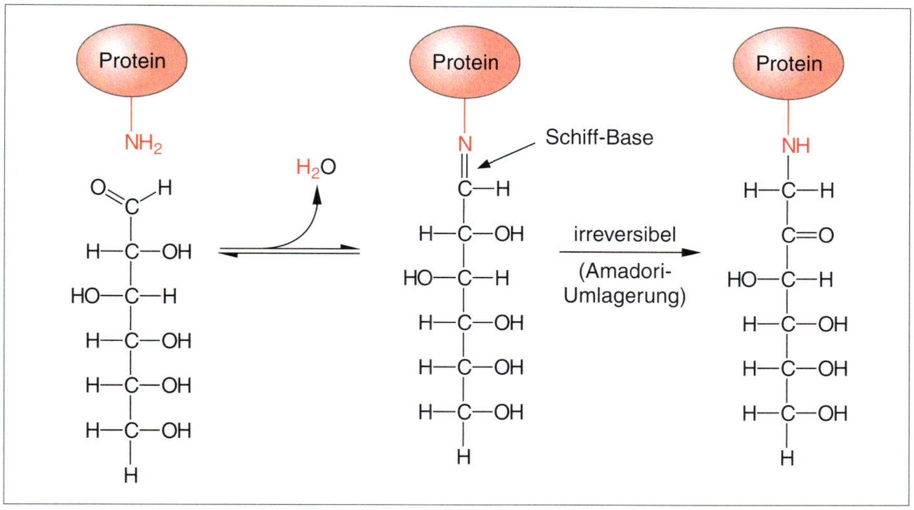

Abb. 10.36 Schritte der Glykierung.

Ein vermehrtes Vorkommen von AGEs wird beobachtet

- in alterndem Bindegewebe (Dura mater, Haut, Niere),
- bei Diabetes mellitus.

Klinik
AGEs binden an spezifische Oberflächenrezeptoren (RAGEs) auf Monozyten/Makrophagen und Endothelzellen. Die auf diese Weise aktivierten Zellen setzen Entzündungsmediatoren frei. Dies spielt offenbar eine Rolle bei der Entstehung diabetischer **Vaskulopathien** und atherosklerotischer Gefäßveränderungen.

10.6.6 Verankerung von Proteinen in Membranen

Proteine sind in Membranen mittels einer apolaren α-Helix (die Bestandteil des Proteins ist) oder mittels lipophiler Membrananker fixiert. Proteine mit α-Helix sind Transmembranproteine und gehören zu den integralen Membranproteinen (↗ Kap. 10.6.2). Durch Membrananker in der Membran fixierte Proteine heißen **periphere Membranproteine**. Die Verknüpfung mit dem Membrananker erfolgt co- oder posttranslationell.

Als **Membrananker** fungieren u.a.:

- **Fettsäuren (Acylierung):** Die Konjugation erfolgt am N-Terminus oder am ε-Amino-Stickstoff von Lysin-Seitenketten. Die am häufigsten verwendeten Fettsäuren sind Myristinsäure (C14) und Palmitinsäure (C16).
- **Isoprenoide (Isoprenylierung):** Die Konjugation erfolgt an der SH-Gruppe von Cystein-Seitenketten. Die am häufigsten verwendeten Isoprenoide sind Farnesol (C15), Geranyl-Geranol (C20) und Dolicholphosphat (Isoprenderivat).
- **Glykosyl-Phosphatidylinositol („GPI-Anker“).**

Klinik
Bei einigen Karzinomformen, z.B. Blasenkarzinom, ist die unkontrollierte Zellproliferation auf die ständige Aktivität von Ras zurückzuführen. Dies ist ein G-Protein, das an der Regulation der Zellproliferation beteiligt ist (↗ Kap. 11.12.2). Es wird in der Zellmembran verankert, indem die Farnesyl-Transferase Farnesol auf ein Cystein von Ras überträgt. Diese Transferase ist potentielles Ziel einer Antitumortherapie.

10.7 Proteolyse

Proteolyse ist ganz allgemein die **hydrolytische Spaltung von Proteinen**, d.h. eine bzw. mehrere Peptidbindungen werden unter Aufwendung eines bzw. mehrerer H_2O-Moleküle gelöst. Protein-Hydrolasen werden unter dem Begriff **Proteasen** (seltener: Proteinasen) zusammengefasst. Fast kongruent verwendet wird der Begriff **Peptidase:** Peptidasen sind Enzyme, die Peptide spalten (sehr kleine Peptide gelten nicht als Proteine, aber jedes Protein ist ein [Poly-]Peptid).

Um ein Protein vollständig abzubauen, ist eine Reihe verschiedener Proteasen nötig.

Einteilung der Proteasen (Peptidasen)

Es gibt mehrere Möglichkeiten, die Proteasen zu klassifizieren, z.B. kann man vom Wirkort (mit dem auch das Substrat zusammenhängt), vom Angriffspunkt am Substratmolekül oder vom Wirkungsmechanismus ausgehen.

Einteilung nach dem Wirkort

- **Extrazelluläre Proteasen:**
  - Proteasen zur Aktivierung von Blutgerinnung (Thrombin) und Fibrinolyse (Plasmin)

- Proteasen des Komplementsystems
- Matrix-Metallo-Peptidasen
- Verdauungsproteasen: Exogene Proteine (Nahrungsproteine) werden im Magen von **Pepsin**, im Darm von **Pankreasproteasen** (Trypsin, Chymotrypsin, Aminopeptidase, Carboxypeptidase, Elastase), in Enterozyten von Di- und Tripeptidasen gespalten.

- **intrazelluläre Proteasen:**
  - lysosomale Proteasen: ↗ unten
  - Prohormon-Konvertasen: ↗ Kapitel 10.6.3
  - zytosolische Proteasen: ↗ unten
  - Signalpeptidasen im ER spalten Signalpeptide von Proteinen des sekretorischen Weges (↗ Kap. 10.6.2) ab.

Einteilung nach dem Angriffspunkt am Substratmolekül

- **Endopeptidasen** katalysieren die Hydrolyse von Peptidbindungen im Inneren von Peptidketten. Sie werden in der Regel als Zymogene (inaktive Vorstufe, die durch limitierte Proteolyse [↗ Kap. 10.6.3] aktiviert wird) gebildet.
- **Exopeptidasen** spalten Peptidketten von ihrem Ende her. Sie werden in der Regel nicht als Zymogene gebildet. Man unterscheidet
  - Aminopeptidasen (Hydrolyse vom N-Terminus her)
  - Carboxypeptidasen (Hydrolyse vom C-Terminus her).
- **Dipeptidasen** hydrolysieren nur Dipeptide.

Endopeptidasen spalten Peptidketten zu kleineren Kettenstücken, von deren Ende Exopeptidasen jeweils einzelne Aminosäuren abspalten.

Einteilung nach dem Wirkmechanismus

Die Details der im Folgenden dargestelten Wirkmechanismen sind wohl nicht prüfungsrelevant, illustrieren aber sehr gut die Wirkungsweise eines Enzyms:

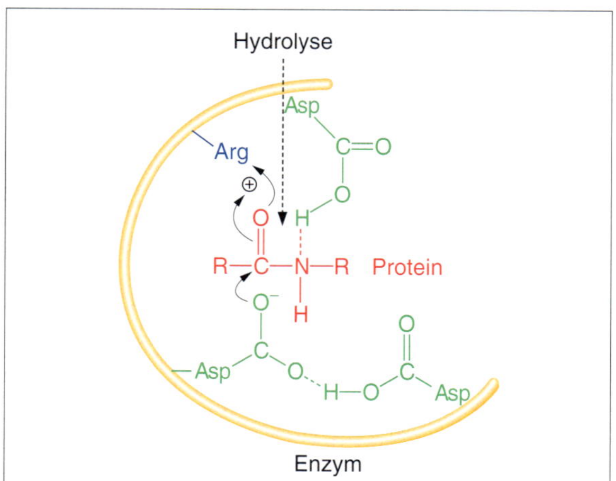

Abb. 10.37 Mechanismus der Säure-Base-Katalyse durch Pepsin. [1]

- **Säure-Base-Katalyse** (am Beispiel der Endopeptidase Pepsin, ↗ Abb. 10.37): Das Enzym enthält in seinem katalytischen Zentrum Aminosäuren, die zusammen ein Säure-Basen-Paar (nach Brönstedt) darstellen. Bei Pepsin sind dies Aspartat (Säure) und Arginin (Base).
  - Die Peptidbindung des zu spaltenden Peptids lagert sich zwischen den positiv geladenen Arginyl- und den negativ geladenen Aspartylrest ein, und zwar so, dass der partiell negative Sauerstoff mit Arg und der partiell positive Kohlenstoff mit Asp wechselwirkt.
  - Das negativ geladene Aspartat sorgt für einen Protonendruck in der Peptidbindung: Das O-Atom der Peptidbindung wird noch „negativer“ und greift den positiv geladenen Arginylrest im katalytischen Zentrum der Peptidase an. Das C-Atom der Peptidbindung wird dadurch „positiver“, weshalb es ein OH^- binden kann.
  - Die beiden Elektronen der Peptidbindung werden nun komplett dem N-Atom „zugeschlagen“, das daraufhin ein H^+-Atom aufnimmt. Die Peptidbindung ist damit gespalten.
- **Serin-Peptidasen** (am Beispiel der Endopeptidase Chymotrypsin, ↗ Abb. 10.38): Das aktive Zentrum des Enzyms stellt ein Charge-Relay-System dar:
  - Ein negativ geladener Aspartylrest übt einen Protonendruck aus, der über die N-Atome des Imidazolringes eines Histidylrestes auf die OH-Gruppe eines Serylrestes wirkt. Daraufhin dissoziiert der Wasserstoff als H^+ von der OH-Gruppe des Serylrestes ab.
  - Der negativ geladene Serylrest ($-O^-$) greift nun das Carbonyl-C-Atom der Peptidbindung an, so dass ein Ester zwischen Carbonyl-C und Enzym-Serylrest statt der Peptidbindung entsteht.
  - Die beiden Elektronen der Peptidbindung erhält das N-Atom. Es nimmt ein H^+-Atom auf. Die Peptidbindung ist damit gespalten.
  - Beim Zurückfließen der Elektronen im Charge-Relay-System wird die Esterbindung zwischen Enzym und Substrat hydrolytisch gespalten. Das Enzym ist nun frei für die nächste Katalyse.
- **Metallo-Peptidasen** (am Beispiel der Exopeptidase Carboxypeptidase, ↗ Abb. 10.39): Das Enzym enthält in seinem katalytischen Zentrum die Aminosäuren Arginin, Histidin (2-mal) und Glutamat (2-mal).
  - Der positiv geladene Arginylrest fixiert den negativ geladenen C-Terminus des zu spaltenden Proteins.
  - Ein Glutamylrest und zwei Histidylreste komplexieren ein Zink-Kation, indem sie drei von vier Koordinationsplätzen des Zn^{2+} besetzen. Den vierten Platz nimmt das Carbonyl-O-Atom der Peptidbindung ein.
  - Nun greift der zweite negativ geladene Glutamylrest das Carbonyl-C-Atom der Peptidbin-

- Katalysemechanismus des Chymotrypsins
  - Serinprotease
  - Wechselspiel zw. Serin, Histidin (u. Aspartat) im aktiven Zentrum
- Histidin u. Serin können zusammen Peptidbindung spalten

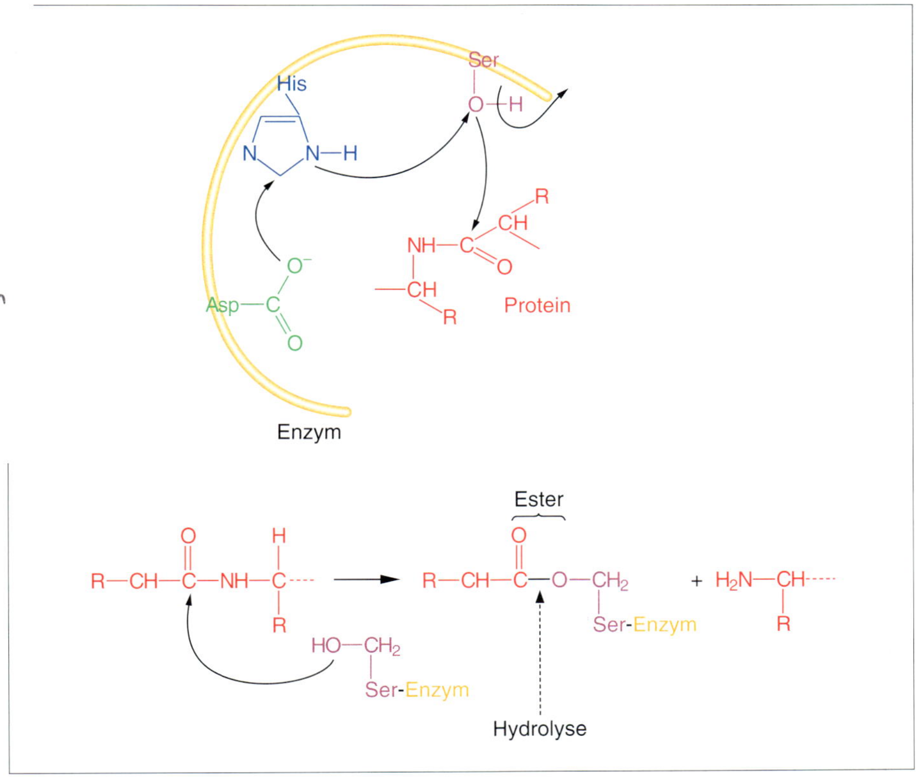

Abb. 10.38 Mechanismus der Katalyse durch die Serin-Protease Chymotrypsin. [1]

dung nukleophil an. Es entsteht ein Säureanhydrid zwischen der Carbonylgruppe des Glutamats und derjenigen der Peptidbindung. Die beiden Elektronen der Peptidbindung erhält das N-Atom der (nun freien) Aminosäure des C-Terminus.

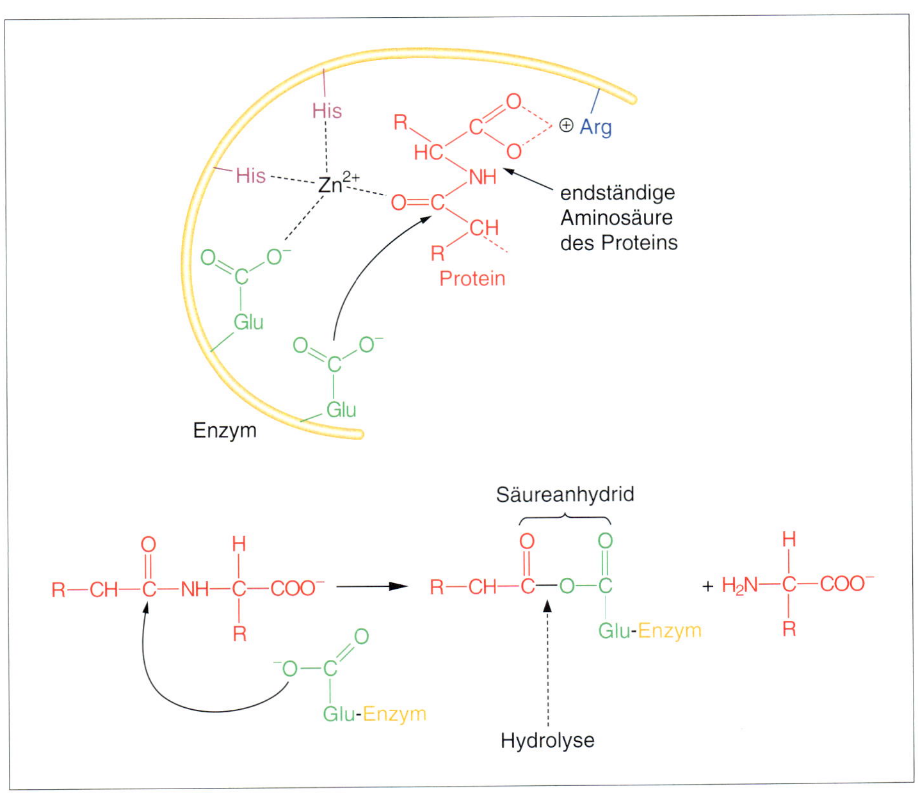

Abb. 10.39 Mechanismus der Katalyse durch die Metallo-Peptidase Carboxypeptidase. [1]

– Das Säureanhydrid wird hydrolysiert, die Exopeptidase steht für eine weitere Katalyse (evtl. am selben Substrat) zur Verfügung.

Lysosomale Proteasen

Hauptaufgabe der Lysosomen ist der kontrollierte Abbau höhermolekularer Verbindungen (z. B. von Proteinen), die über Endozytose in die Zelle gelangt sind. Lysosomen enthalten zu diesem Zweck eine große Zahl von Hydrolasen, vor allem Glykosidasen und Proteasen (u. a. Kollagenase, Elastase, Kathepsine). Da das pH-Optimum der lysosomalen Proteasen im sauren Bereich liegt, sind sie in der Regel nur in den Lysosomen aktiv, so dass die Zelle vor ungewollter Aktivität der Proteasen geschützt ist.

Hauptaufgabe der lysosomalen **Kathepsine** ist der Abbau von zelleigenem Material und Fremdprotein, wobei ihnen eine **Schlüsselrolle in der Antigenprozessierung** zukommt: In antigenpräsentierenden Zellen (Makrophagen, B-Zellen, dendritischen Zellen) **zerlegen** sie **phagozytierte extrazelluläre Proteine** (selbst und fremd) **in Peptide**, die **an MHC-Klasse-II-Moleküle gebunden auf der Zelloberfläche präsentiert** werden (↗ Kap. 14.2.1). Komplexe aus Fremdpeptid und MHC-Klasse-II-Molekül aktivieren CD4-positive T-Zellen und lösen so eine Immunantwort aus. → Deka peptide

Zytosolische Proteasen

Zytosolische Proteasen sind **in Komplexen**, den **Proteasomen, organisiert**. Im Zytosol eukaryontischer Zellen ist das **26S-Proteasom** die wichtigste proteolytische Einheit. Es setzt sich zusammen aus dem zylindrischen 20S-Proteasom (der eigentlichen Protease) und zwei regulatorischen 19S-„Caps". Durch Austausch von Untereinheiten des 20S-Proteasoms können die zu spaltenden Moleküle spezifiziert werden. Der Abbau im Proteasom ist aus noch nicht endgültig geklärten Gründen **ATP-abhängig**. Die katalytischen Domänen des Proteasoms wirken im Inneren des zylindrischen Komplexes, d. h., die abzubauenden Proteine müssen dorthin transportiert werden. Die regulatorischen Caps sorgen dafür, dass nur Proteine ins Innere gelangen, die mit **Ubiquitin** (einem Protein aus 76 Aminosäuren), dem **Abbau-Signal** der Zelle, markiert sind. Die Zelle steuert durch **Ubiquitinmarkierung (Ubiquitin[yl]ierung)** den Proteinabbau der intrazellulären Proteine. Die einzelnen Schritte der Ubiquitinmarkierung sind:

- **Aktivierung von Ubiquitin:** ATP wird hydrolysiert und der AMP-Rest auf den C-terminalen Glycylrest von Ubiquitin übertragen:
  Ubiquitin + ATP → Ubiquitin-AMP + PP_i
- **Übertragung des Ubiquitinylrestes auf** den Cysteinyl-(SH-)Rest des regulatorischen Proteins **E1:**
  Ubiquitin-AMP + E1-SH → E1-S-Ubiquitin + AMP
- **Übertragung des Ubiquitinylrestes** von E1 **auf** das regulatorische Protein **E2:**
  E1-S-Ubiquitin + E2-SH → E2-S-Ubiquitin + E1-SH
- **Übertragung des Ubiquitinylrestes** von E2 **auf** die ε-Aminogruppe von Lysylresten der **abzubauenden Proteine:**
  E2-S-Ubiquitin + Protein → E2-SH + Protein-Ubiquitin.

Wie die Kathepsine (↗ oben) hat das **Proteasom** eine **Schlüsselrolle in der Antigenprozessierung:** Es **zerlegt zytosolische Proteine** (selbst und fremd) **in Peptide**, die **an MHC-Klasse-I-Moleküle gebunden auf der Zelloberfläche** der meisten Körperzellen **präsentiert** werden (↗ Kap. 14.2.1). Komplexe aus Fremdpeptid und MHC-Klasse-I-Molekül aktivieren CD8-positive T-Zellen, die die antigentragende Zelle zerstören. Durch Komplexe aus Eigenpeptid und MHC-Klasse-I-Molekül gibt sich die antigentragende Zelle als „selbst" zu erkennen.

Neben dem 26S- ist auch ein 20S-Proteasom bekannt, das Peptidbindungen zytosolischer Proteine nach basischen, hydrophoben und sauren Aminosäuren spalten kann.

10.8 Tumorentstehung und Tumortherapie: Die Vorgänge auf Gen-Ebene

Die normalen Körperzellen des Menschen sind ausdifferenziert, d. h., sie haben spezielle Funktionen übernommen und weisen ein spezifisches Expressionsmuster sowie eine durch das Zytoskelett bestimmte Struktur auf. In der Regel befinden sie sich in der G_0-Phase des Zellzyklus und sind in ihrer Teilung gehemmt, u. a. durch Kontaktinhibition: Die meisten Zellen wachsen nur, solange sie noch keinen Kontakt zu ihren Nachbarzellen haben (Ausnahmen sind die – embryonalen und adulten – Stammzellen).

Tumorzellen dagegen sind wenig bis gar nicht differenziert und ihr Zytoskelett ist meist gering ausgeprägt, so dass sie oft rund sind. Sie unterliegen nicht der Kontaktinhibition, sondern proliferieren (teilen sich) ungehemmt beliebig oft. Man unterscheidet:

- **benigne** (gutartige) **Tumoren:** Ihre Zellen wachsen relativ langsam und sind noch differenziert.
- **maligne** (bösartige) **Tumoren (Krebs):** Ihre Zellen wachsen schnell, sind entdifferenziert und streuen im Körper (Metastasenbildung).

10.8.1 Tumorentstehung (Kanzerogenese)

Den Übergang einer gesunden Zelle in eine Tumorzelle nennt man **Transformation**. Ausgangspunkt der Tumorentstehung ist im Prinzip die Transformation einer einzigen Zelle aufgrund einer Erbgut-Mutation. Erfolgt die Mutation nicht in einer somatischen, sondern in einer Keimzelle, so ist der Tumor vererbbar.

Auslöser der Transformation: Kanzerogene

Alle erbgutverändernden Faktoren (Mutagene) sind potentiell krebsauslösend. Man nennt sie deshalb auch Kanzerogene oder Karzinogene. Es gibt folgende Arten von Kanzerogenen:

- **chemische Kanzerogene** (↗ Kap. 10.3.4)
- **physikalische Kanzerogene** (↗ Kap. 10.3.4)
- **virale Kanzerogene:** Viren können Krebs auslösen, indem sie die Regulation der Zellproliferation außer Kraft setzen (↗ unten).

Merke
Ein Kanzerogen ist ein extrazellulärer Faktor, der in die Zelle eindringt und durch Erbgut-Mutation deren Transformation bewirkt.

Mechanismus der Transformation

Zur Transformation einer Zelle führt/führen

- die Mutation zellulärer Gene: Die betroffenen Gene können Regulationsproteine der Zellproliferation oder deren „Kontrolleure" kodieren.
- Viren, die die Regulation der Zellproliferation außer Kraft setzen (sog. Tumorviren), z. B. mit Hilfe spezieller Gensequenzen, die die Zellproliferation autonom stimulieren.

Transformation durch Mutation von Protoonkogenen oder Antionkogenen

Protoonkogene (c-Onkogene) sind **zelleigene Gene**, die **die Zellproliferation und Zelldifferenzierung kontrollieren:** Sie kodieren Proteine, die mittelbar oder unmittelbar an der Signaltransduktion bei Wachstums- und Differenzierungsprozessen beteiligt sind (↗ Tab. 10.12).

Antionkogene (Tumorsuppressorgene) sind **zelleigene Gene**, die **die Zellproliferation hemmen**. Sie kodieren v. a. Proteine, die die Genprodukte der Protoonkogene inaktivieren. Sie sind rezessiv, d. h., zur Tumorentstehung führen zwei Mutationen (eine ererbte und eine erworbene): Sind beide Allele des Antionkogens durch Mutation inaktiviert, kann es zur Tumorentstehung kommen. Zwei **Beispiele** für Antionkogene sind:

- **Retinoblastom-Gen (Rb-Gen):** Das Retinoblastom ist ein Tumor der Retina. Ursache ist beispielsweise ein ererbter Defekt (Keimbahnmutation) des Rb-Gens eines der beiden Chromosomen 13 und zusätzlich eine somatische Mutation des Rb-Gens auf dem homologen Chromosom. Das **Genprodukt**, das **Rb-Protein**, erfüllt wichtige Funktionen im Zellzyklus: Es **bindet** in ruhenden Zellen den **Transkriptionsfaktor E2F** und **inaktiviert ihn** dadurch. Durch Phosphorylierung des Rb-Proteins wird E2F freigesetzt, und die Zelle tritt wieder in den Zellzyklus ein. Bindestellen für E2F sind in den Promotoren verschiedener S-Phasengene vorhanden (z. B. myc, myb), die dem Übertritt von der G1- in die S-Phase dienen.
- **p53-Gen:** Sein **Genprodukt**, das **p53-Protein** (ein 53-kD-Phosphoprotein), **hält eine Zelle von der Teilung ab**, **wenn** ihre **DNA beschädigt** ist. Das im Zellkern lokalisierte p53-Protein wechselwirkt u. a. mit dem Transkriptionsfaktor E2F und verhindert so seine Bindung an die DNA. p53 wird als Folge einer Schädigung der DNA aktiviert und führt, wenn eine DNA-Reparatur möglich ist, zu einem Wachstumsstopp in der G1-Phase, wenn eine Reparatur unmöglich ist, zur Apoptose (↗ Kap. 11.13). So wird die Vermehrung mutierter Zellen verhindert. Tatsächlich scheint nahezu die Hälfte aller menschlichen Krebsformen mit einem defekten p53-Gen in Zusammenhang zu stehen.

Tab. 10.12 Genprodukte von Protoonkogenen

Protoonkogen	Genprodukt	Funktion
sis	PDGF-B	Wachstumsfaktor
int-2	FGF-3	Wachstumsfaktor
erbB	EGF-Rezeptor	Membranrezeptor für Wachstumsfaktor
fms	M-CSF-Rezeptor	Membranrezeptor für Wachstumsfaktor
ras (Ha-ras, Ki-ras, N-ras)	ras-Proteine	an der Signaltransduktion der Zellproliferation beteiligte G-Proteine
abl src	abl-Tyrosinkinase src-Tyrosinkinase	an der Signaltransduktion der Zellproliferation beteiligte membranassoziierte Tyrosinkinasen
mos	zytosolische Serin/Threonin-Kinase	an der Signaltransduktion der Zellproliferaton beteiligte Kinase
erbA	Schilddrüsenhormonrezeptor	Zellkernhormonrezeptor
myc, jun, fos, myb, rel	Transkriptionsfaktoren	DNA-bindende, die Transkription stimulierende Proteine

Zur **Transformation** kann es kommen **durch**

- **Mutation von Protoonkogenen:** Beispiele hierfür sind:
  - Vervielfachung (Amplifizierung) des **erbB-Protoonkogens** → Vervielfachung des EGF-Rezeptors → Stimulation der Zellproliferation auch ohne Bindung eines Liganden an den Rezeptor → Mammakarzinom
  - Punktmutation im **ras-Protoonkogen** → ständige Aktivität eines ras-Proteins und damit

ständige Zellproliferation → Blasenkarzinom (H-ras)
 - Translokation des **abl-Protoonkogens** von Chromosom 9 auf Chromosom 22 → Entstehung des sog. bcr-abl-Fusionsgens auf dem veränderten Chromosom 22, das als sog. Philadelphia-Chromosom nachweisbar ist. Das Produkt des Fusionsgens ist ein Protein mit unkontrollierter Tyrosinkinasefunktion → chronisch-myeloische Leukämie.
 - Translokation des **c-myc-Protoonkogens** → Kontrolle durch einen anderen Promotor → ständige Aktivierung von Transkriptionsfaktoren → Lungenkarzinom (Burkitt-Lymphom)
- **Mutation von Antionkogenen:** Bei Mutation beider Allele des p53-Onkogens z. B. werden Zellen mit Erbgut-Mutationen nicht an der Teilung gehindert, so dass die Zahl der Mutationen mit der Zahl der Teilungen steigen und dadurch irgendwann ein Tumor entstehen kann.
- **Mutation von Genen der DNA-Reparaturenzyme** (z. B. bei Xeroderma pigmentosum, ↗ Kap. 10.3.4): Der Mechanismus ist identisch mit dem bei Antionkogen-Mutation.

Transformation durch Tumorviren

RNA-Tumorviren (in der Regel Retroviren, ↗ Kap. 10.3.11) setzen die Regulation der Zellproliferation auf folgende Weise außer Kraft:
- mit Hilfe **viraler Onkogene (v-Onkogene):** Dies sind virale Gene, die den Protoonkogenen (c-Onkogenen) sehr ähnlich sind. Sie sind wahrscheinlich in das virale Genom integriert worden, indem ein „Urahn" beim Verlassen seiner Wirtszelle die entsprechenden Protoonkogensequenzen mitnahm. Dabei hat er entweder deren Regulationssequenzen nicht mitgenommen oder diese Sequenzen sind in der viralen DNA mutiert. Der Besitz der v-Onkogene dürfte den Nachkommen dann einen Selektionsvorteil verschafft haben, da von ihnen befallene Zellen besonders stark wachsen.
- durch **Zerstörung von** DNA-Regulationssequenzen **(Promotoren) des Wirtsgenoms:** Bei der Integration der viralen DNA in das Wirtsgenom können Promotoren zerstört werden, so dass die kontrollierte Expression von (beispielsweise regulatorischen) Genen unmöglich ist.

DNA-Tumorviren setzen die Regulation der Zellproliferation außer Kraft, indem sie die Wirtszelle – mit Hilfe starker Promotoren in der viralen DNA (die nicht ins Genom der Wirtszelle integriert wird!) – zwingen, **virale Proteine** zu **exprimieren**, die **Regulatorproteine der Zelle inaktivieren** (z. B. durch Komplexbildung). Als potentielles DNA-Tumorvirus gilt z. B. das Herpesvirus.

Es sind über 200 Virusarten bekannt, die menschliche Zellen transformieren können. Hepatitis-B-Viren (HBV) beispielsweise werden mit der Entstehung von Leberzellkrebs in Verbindung gebracht, das Epstein-Barr-Virus u. a. mit Burkitt-Lymphomen.

Merke
- **Protoonkogene (c-Onkogene):** zelleigene Gene, deren Mutation, Deletion oder übermäßige Expression Tumoren auslösen kann. Falls sie entsprechend verändert sind, spricht man nur noch von **Onkogenen**.
- **Virale Onkogene (v-Onkogene):** virale Analoga der Protoonkogene, deren Genprodukte tumorauslösend wirken.
- **Antionkogene:** Tumorsuppressorgene, deren Genprodukte u. a. die Genprodukte von Protoonkogenen inaktivieren.

Klinik
Zellen, die sich in Teilung und/oder Differenzierung befinden, sind in der Regel strahlensensibel. Somit sind vor allem das hämatopoetische und das lymphatische System (Knochenmark, Milz, Thymus, Lymphknoten) sowie z. B. Darmepithel, Gonaden und embryonales Gewebe besonders empfindlich. Da eine **strahlenbedingte maligne Erkrankung** sich nicht von anders verursachten malignen Erkrankungen unterscheidet, können Leukämie und andere Krebsarten der genannten Gewebe im Einzelfall nicht allein aufgrund ihrer Erscheinungsform oder ihres klinischen Verlaufes als strahlenbedingte Erkrankung erkannt werden. Vor allem **myeloische Leukämien** sowie akute lymphatische Leukämien treten nach Bestrahlung vermehrt auf. Unter anderem Untersuchungen an den Überlebenden in Hiroshima und Nagasaki haben ergeben, dass nach Strahlendosen ab ca. 0,5 Sv (Sievert) mit einer signifikanten Erhöhung der Leukämierate zu rechnen ist.

Die **familiäre adenomatöse Polypose (FAP)** ist durch eine autosomal-rezessive Mutation des APC-Tumorsuppressorgens auf Chromosom 5 bedingt. Die Erkrankung geht mit der Bildung einer Vielzahl von Polypen im Dickdarmbereich einher, von denen mit hoher Wahrscheinlichkeit einige im Laufe der Jahre entarten. Die Krankheit gilt daher als obligate Präkanzerose.

10.8.2 Tumortherapie durch Zytostatika

Prinzip

Zytostatika (Chemotherapeutika) hemmen die Zellteilung, meist durch Wechselwirkung mit der DNA (Hemmung des DNA-Stoffwechsels). Die Folge ist eine irreversible Zellschädigung. Teilungsaktive Zellen wie Tumorzellen sind bevorzugt betroffen. Aber auch die Teilung körpereigener teilungsaktiver Zellen – z. B. die Zellen der Haare, der Mund- und

Tab. 10.13 Zytostatika-Klassen

Substanzklasse	Substanz (Beispiele)	Wirkungsmechanismus
Alkylanzien	Busulfan, Cyclophosphamid, Mitomycin	alkylieren Basen, was zu Transitionen, oft auch Quervernetzung der DNA und zu Strangbrüchen führt
Antimetaboliten	Fluorouracil, Mercaptopurin (Basenanaloga) Cytosinarabinosid (Nukleosidanalogon)	hemmen die DNA-/RNA-Synthese durch Unterdrückung der De-novo-Synthese von Nukleotiden oder durch Einbau falscher Nukleotide
interkalierende Substanzen	Actinomycin D, Anthrazykline	schieben sich zwischen benachbarte Basen der DNA-E-Hemmung der RNA/DNA-Polymerase zusätzlich: Strangbrüche durch Bildung freier Radikale und Topoisomerase-Hemmung
Vinca-Alkaloide (Inhaltsstoffe der Pflanze Immergrün [Vinca])	Vincristin, Vinblastin	vernetzen die Spindelfasern bei der Mitose, so dass die Zellen sich nicht teilen können und absterben
Taxane (Inhaltsstoffe der Eibe [Taxus])	Paclitaxel, Docetaxel	verhindern den Abbau des Spindelfaserapparats und damit den Abschluss der Zellteilung
Platinverbindungen	Cisplatin, Carboplatin	Quervernetzung der DNA-E-Hemmung der DNA-Replikation und der Transkription

Darmschleimhaut und des Knochenmarks – wird gehemmt. Oft sind apoptotische Vorgänge (↗ Kap. 11.13) am endgültigen Zelltod beteiligt. Eine Schädigung der Apoptosegene kann somit zu einer Zytostatika (Chemotherapie)-Resistenz führen.

Substanzklassen

Zu den Zytostatika zählen die in Tabelle 10.13 genannten Substanzklassen.

11 Zytologie

E. Kächler

Lernziele

- Aufbau und Funktion der einzelnen Zellbestandteile
- Unterschiede zwischen pro- und eukaryonten Zellen
- Ablauf des Zellzyklus
- Ablauf und Bedeutung der Apoptose

11.1 Zelltypen

Man unterscheidet zwei Zelltypen: prokaryonte und eukaryonte Zellen.

11.1.1 Prokaryonte Zellen

Definition

Prokaryonten sind Einzeller. Ihre Zellen enthalten **keinen Zellkern** und nur eine Form von Zellorganellen (Ribosomen). Zu den Prokaryonten zählen Bakterien und Blaualgen.

Aufbau

Mit Ausnahme der Mykoplasmen besitzen alle prokaryonten Zellen eine **Zellwand**. Da diese die äußere Form der Zelle stabilisiert, zeigen die zellwandlosen Mykoplasmen polymorphe Formen. Die Zellwand besteht aus **Murein**, einem Molekül aus peptidvernetzten Polysaccharidketten (Peptidoglykan). Die Bausteine der Polysaccharidketten sind N-Acetylmuraminsäure und N-Acetylglucosamin, die durch eine Glykosidbindung verbunden sind. Murein ist in Schichten angeordnet und wird daher als Mureinsacculus bezeichnet. Es lassen sich Bakterien mit zahlreichen und solche mit wenigen Mureinschichten unterscheiden. Bakterien mit zahlreichen Mureinschichten behalten nach Gramfärbung und Entfärbung mit Alkohol die violette Farbe bei, da Murein die Farbe festhält. Diese Bakterien werden deshalb als **grampositiv** bezeichnet. Bakterien mit wenigen Mureinschichten – **gramnegative** – dagegen lassen sich mit Alkohol entfärben und sind nach einer Gegenfärbung rot.

Merke
Penicillin hemmt die Murein- und somit die Zellwandsynthese vor allem grampositiver Bakterien, indem es die Vernetzung der Polysaccharidketten durch Peptide unterbindet.

Ein wesentlicher Bestandteil der unspezifischen Immunabwehr von Mensch und Tier ist das Protein Lysozym, das die glykosidischen Bindungen in Murein zerstört.

Grampositive Bakterien besitzen **eine Zellmembran**, die der Zellwand innen anliegt (↗ Abb. 11.1). **Gramnegative** Bakterien hingegen besitzen **zwei Zellmembranen**, die der Zellwand außen bzw. innen anliegen (↗ Abb. 11.1). Die äußere Zellmembran enthält Porin und ist daher für kleine Moleküle permeabel, wie die Zellwand. Die innere Zellmembran ist eine Permeabilitätsbarriere. Den Raum zwischen den beiden Zellmembranen bezeichnet man als periplasmatischen Raum oder Periplasma.

Merke
Gram**positiv** → **viele Mureinschichten**, der **dicken Zellwand** liegt innen **1 Zellmembran** auf.
Gram**negativ** → **wenige Mureinschichten**, die **dünne Zellwand** liegt zwischen **2 Zellmembranen** (innerer und äußerer Zellmembran). Dank der äußeren Zellmembran sind gramnegative Bakterien nahezu unempfindlich gegenüber Lysozym, Penicillin oder Alkohol.

Die **einsträngige**, **ringförmige DNA,** das **Nukleoid** (= Kernäquivalent) der prokaryonten Zellen, liegt unverpackt im Zytoplasma. Die bakterielle DNA wird häufig fälschlicherweise Bakterienchromosom genannt, obwohl sie nicht an Histone gebunden vorliegt. Sie weist keine Introns auf, weshalb es auch keine Enzyme zu deren Entfernung (RNA-Prozessierung) gibt.

Merke
Einer Hypothese zufolge waren in den Urgenen Introns vorhanden, diese sind jedoch bei manchen Lebewesen, die sehr schnell wachsen (wie Bakterien), verschwunden.

Die einzigen Zellorganellen prokaryonter Zellen sind **Ribosomen**. Hier findet die Proteinbiosynthese statt. Die 70S-Ribosomen (S = Svedberg = Sedimentationsgeschwindigkeit bei der Zentrifugation) setzen sich aus einer 50S- und einer 30S-Einheit zusammen (die Untereinheiten verhalten sich nicht additiv, da neben der Molekülmasse auch die Struktur eine Rolle spielt).

Abgesehen von den Ribosomen gibt es bei den Prokaryonten **keine Zellkompartimente**. Sämtliche Stoffwechselvorgänge finden also im Zytoplasma – allerdings an unterschiedlichen Orten – statt. So befindet sich die Atmungskette an der Innenseite der (inneren) Zellmembran. Auch die DNA-Replikation und die Synthese von Membranbestandteilen finden dort statt. Um mehr Platz für die verschiedenen Stoffwechselvorgänge zu schaffen, wird die innere Membranoberfläche durch viele Einfaltungen (Mesosomen) vergrößert.

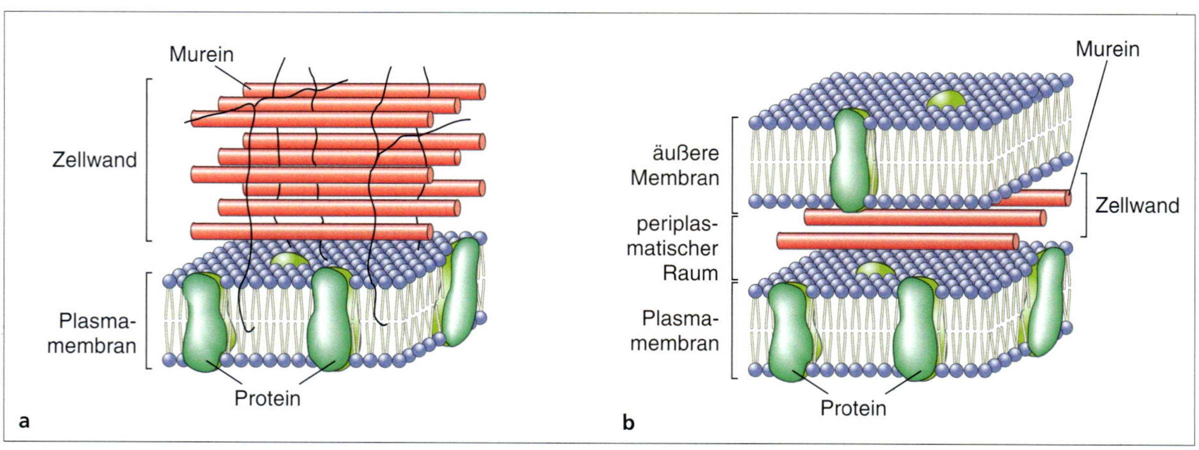

Abb. 11.1 Zellwand und Zellmembran(en) bei grampositiven **(a)** und gramnegativen Bakterien **(b)**. [7]

11.1.2 Eukaryonte Zellen

Definition

Als Eukaryonten werden alle Lebewesen bezeichnet, die einen **Zellkern** und verschiedene andere Zellorganellen (**Zellkompartimente**) sowie ein **Zytoskelett** besitzen. Zu den Eukaryonten zählen Protozoen, Pflanzen, Pilze, Tiere und der Mensch.

Aufbau

Die Zellorganellen sind von einer Membran umschlossen und somit vom Zytoplasma (Zytosol) getrennt.

Die **Zellorganellen** einer eukaryonten Zelle (↗ Abb. 11.2) und ihre Funktionen sind:

- Zellkern: enthält die Chromosomen, DNA-Replikation
- Mitochondrien: Energiestoffwechsel (Fettsäureabbau u. a.), ATP-Synthese
- Lysosomen: Abbauvorgänge
- Ribosomen: Translation
- endoplasmatisches Retikulum (ER): Synthese von Proteinen, Lipiden und Membranbausteinen
- Golgi-Apparat: Synthese von Glykoproteinen, Modifikation von Syntheseprodukten
- Peroxisomen: Oxidationsschutz.

Im **Zytoplasma** finden die Fettsäuresynthese und z. T. der Harnstoffzyklus statt. Dort finden sich außerdem Strukturen, die die Stabilität der Zelle bestimmen, so z. B. Aktinfilamente und Mikrotubuli (Zytoskelett).

Die Gliederung der eukaryonten Zelle in verschiedene Kompartimente ermöglicht den gleichzeitigen Ablauf verschiedener, teils gegenläufiger Stoffwechselvorgänge (z. B. Fettsäuresynthese und Fettsäureabbau). Gegenläufige Reaktionen sind auch innerhalb desselben Kompartiments möglich, nämlich dann, wenn die Reaktionen unabhängig voneinander von unterschiedlichen Enzymen reguliert werden.

Auftrennung der Zelle in Fraktionen

Oft ist es im Rahmen von analytischen Untersuchungen notwendig, die verschiedenen Zellorganellen voneinander zu trennen. Dazu wird das Gewebe mittels Ultraschall oder Enzymen homogenisiert (zerkleinert), wodurch die Zellmembranen zerstört, die intrazellulären Membranen aber geschont werden. Dann wird das Homogenisat zentrifugiert. Da die verschiedenen Zellorganellen eine unterschiedliche Dichte haben, bilden sie hierbei Fraktionen. Die Reinheit der unterschiedlichen Fraktionen kann man prüfen, indem man die Aktivität der **Leit-**

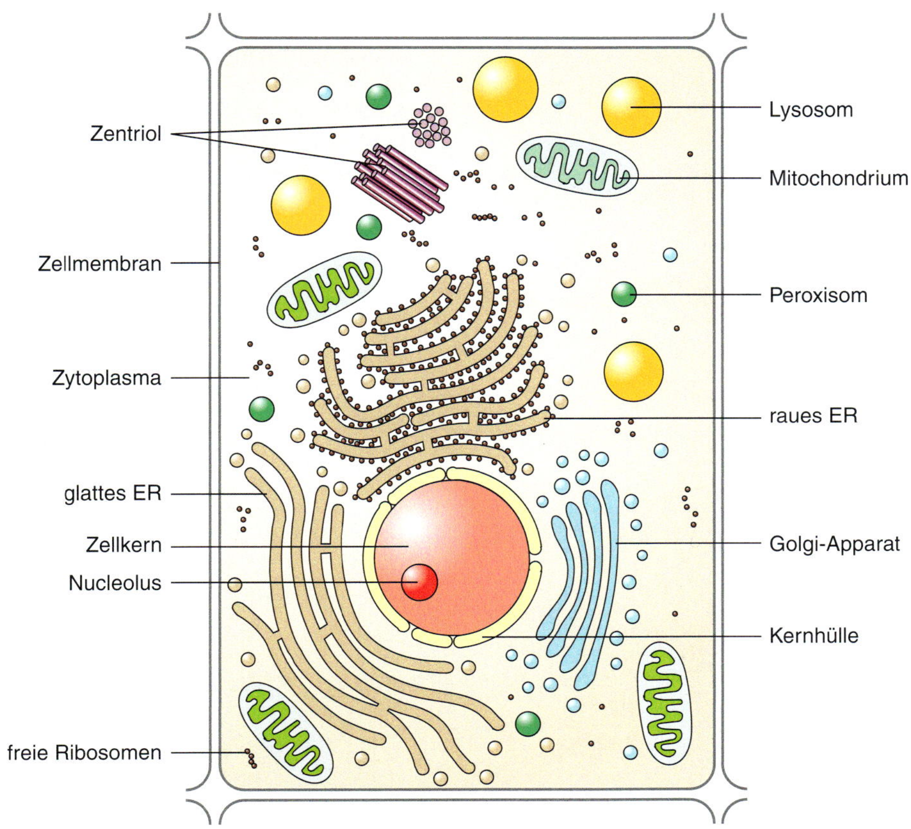

Abb. 11.2 Organellen einer eukaryonten Zelle. [12]

Tab. 11.1 Zellfraktionen und ihre Leitenzyme	
Zellfraktion	**Leitenzym**
Zellkern	NAD^+-Pyrophosphorylase oder Nikotinat-Mononukleotid-Adenylyl-Transferase (NMNAT)
Mitochondrien	Glutamat-Dehydrogenase, Succinat-Dehydrogenase, Pyruvat-Dehydrogenase
Lysosomen	saure Phosphatase, β-Glucuronidase
Mikrosomen (ER, Golgi-Apparat, Peroxisomen)	Glucose-6-phosphatase, Zytochrom P_{450}
Zytoplasma	Enzyme der Glykolyse
Zellmembran	Na^+-K^+-ATPase, Adenylatzyklase

enzyme (↗ Tab. 11.1) bestimmt. Das sind Enzyme, die hauptsächlich oder ausschließlich in einer Fraktion vorkommen.

11.1.3 Pro- und eukaryonte Zellen im Vergleich (↗ Tab. 11.2)

11.2 Membranen

11.2.1 Membrantypen

Man unterscheidet zwischen der Zellmembran und den intrazellulären Membranen.

Die **Zellmembran** stellt die Hülle der eukaryonten Zelle dar und grenzt sie gegen den Extrazellularraum ab. Somit wird das Austreten von in der Zelle gebildeten Molekülen und das Eindringen unerwünschter Moleküle von außen verhindert.

Die **intrazellulären Membranen** begrenzen die verschiedenen Zellorganellen.

11.2.2 Aufbau

Nach dem **Fluid-Mosaik-Modell** nach Singer und Nicolson sind alle Membranen nach dem gleichen Prinzip aufgebaut: Sie bestehen aus einer 6–10 nm dicken Lipiddoppelschicht, in die (Glyko-)Proteine eingelagert sind.

Komponenten

Lipiddoppelschicht

Entstehungsmechanismus

Die Lipiddoppelschicht bildet sich aufgrund von Wechselwirkungen zwischen den Lipidbestandteilen aus: **Van-der-Waals-Kräfte** zwischen den unpolaren Kohlenwasserstoffketten fördern deren enge Lagerung. **Elektrostatische Kräfte** zwischen den polaren Resten der Fettsäuren (Carboxylgruppen) sowie **Wasserstoffbrückenbindungen** führen dazu, dass die polaren Reste nach außen zeigen, die unpolaren nach innen (↗ Abb. 11.3).

Bausteine

- **Phospholipide: Phosphoglyceride** (↗ Abb. 11.4 und Kap. 4.2) und Sphingophosphatide (**Sphingomyelin**, ↗ Abb. 11.5 und Kap. 4.2) sind die häufigsten Bestandteile der Lipiddoppelschicht. Die Fettsäuren bilden den hydrophoben Teil, die hydrophilen Eigenschaften der polaren Gruppen

Tab. 11.2 Vergleich von pro- und eukaryonten Zellen		
Kriterium	**prokaryonte Zelle**	**eukaryonte Zelle**
Größe	1–5 µm	5–100 µm
Aufbau der Zellwand	Zellwand enthält Murein	Zellwand enthält kein Murein
DNA	kleines, einsträngiges, ringförmiges DNA-Molekül, das unverpackt im Zytoplasma liegt (Nukleoid)	großes DNA-Molekül, das im Zellkern an Histone gebunden ist
Introns	nein	ja
Zellorganellen	Ribosomen	weitere Zellorganellen
Lokalisation der Atmungskette	an der Innenseite der (inneren) Zellmembran	an der inneren Mitochondrienmembran
Ribosomen	70 S (30 S + 50 S)	80 S (40 S + 60 S)
Lokalisation von Transkription und Translation	im Zytoplasma	Transkription im Kern, Translation im Zytoplasma
RNA-Prozessierung	nein	ja, im Zellkern

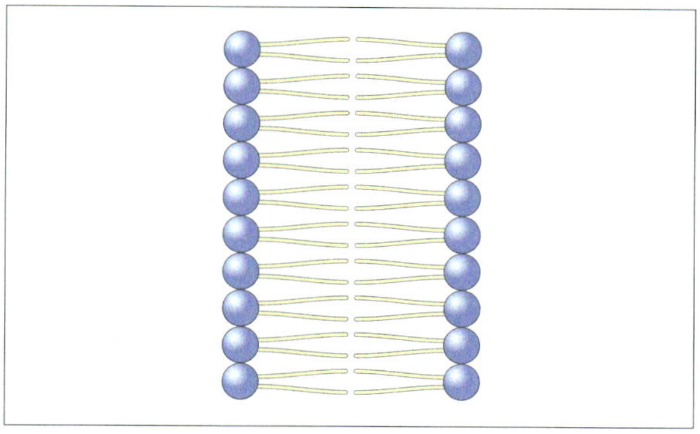

Abb. 11.3 Schematische Darstellung einer Lipiddoppelschicht. [3]

(Phosphat, Alkohol) ermöglichen die Wechselwirkungen mit der Umwelt.

- **Glykolipide** (kohlenhydrathaltige Lipide) leiten sich vom Sphingosin ab. Sie besitzen zusätzlich eine oder mehrere Kohlenhydrateinheiten. Die einfachsten Glykolipide sind die **Cerebroside** (↗ Abb. 11.6), die mit nur einem Kohlenhydratrest (Glucose oder Galaktose) verknüpft sind. **Ganglioside** haben bis zu sieben Kohlenhydrateinheiten.

Merke
Glykolipide befinden sich immer auf der Außenseite der Zellmembran.

- Das Steroid **Cholesterin** (↗ Abb. 11.7) ist ein weiterer wichtiger Bestandteil fast aller Membranen tierischer eukaryonter Zellen. So stellt es in manchen Nervenzellen 25 % der Membranlipide, fehlt jedoch in einigen intrazellulären Membranen. Bei

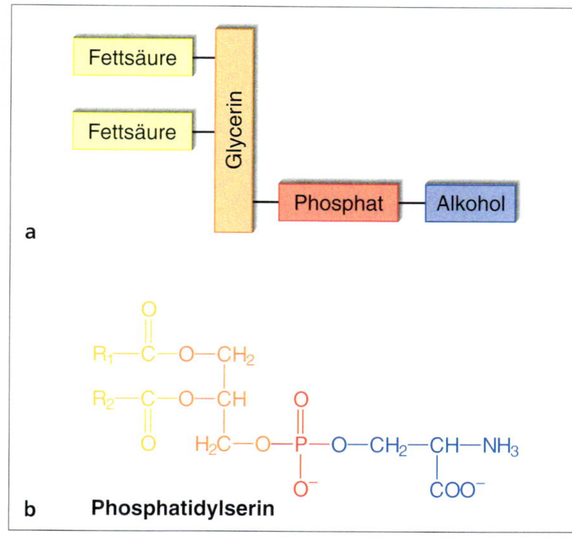

Abb. 11.4 Phosphoglycerid. **a** Strukturschema, **b** Beispiel Phosphatidylserin. [3]

Prokaryonten fehlt es völlig. Bei den Pflanzen nehmen dem Cholesterin verwandte Sterine, z. B. Sitosterin, die Aufgaben des Cholesterins wahr. Cholesterin ist in Membranen so angeordnet, dass es parallel zu den Fettsäureketten der Phospholipide liegt. Dabei tritt die Hydroxylgruppe mit den hydrophilen Gruppen der Phospholipide in Verbindung.

Eigenschaften

Die Lipiddoppelschicht gleicht einem **Flüssigkeitsfilm**. Der **Flüssigkeits- oder Fluiditätsgrad einer Membran** hängt von der Länge der darin enthaltenen Fettsäuren und der Zahl der Doppelbindungen

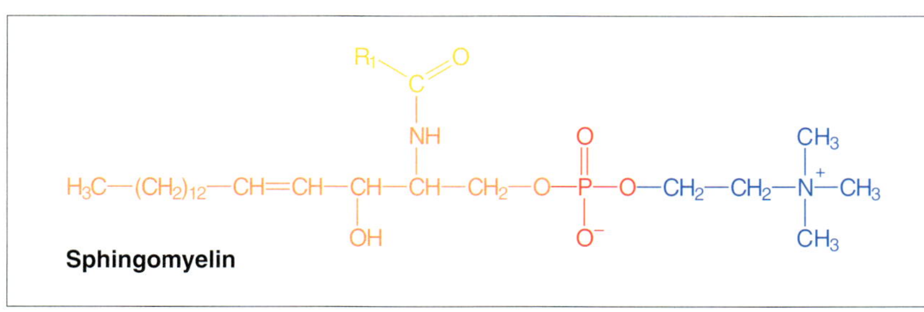

Abb. 11.5 Sphingomyelin. Gelb: Fettsäure, orange: Sphingosin, rot: Phosphat, blau: Cholin. [3]

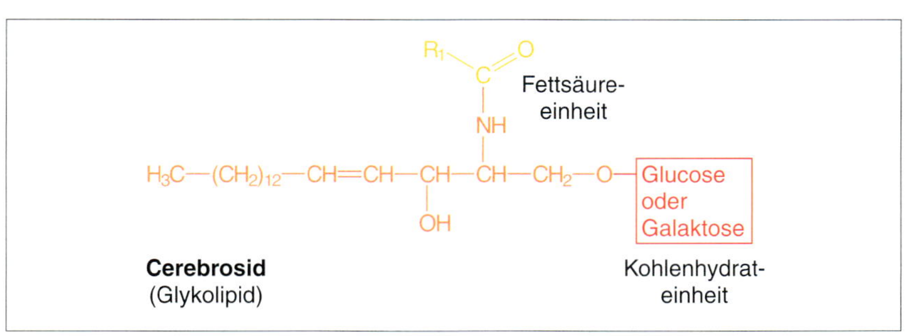

Abb. 11.6 Strukturschema eines Cerebrosids. Gelb: Fettsäure, orange: Sphingosin, rot: Kohlenhydrateinheit. [3]

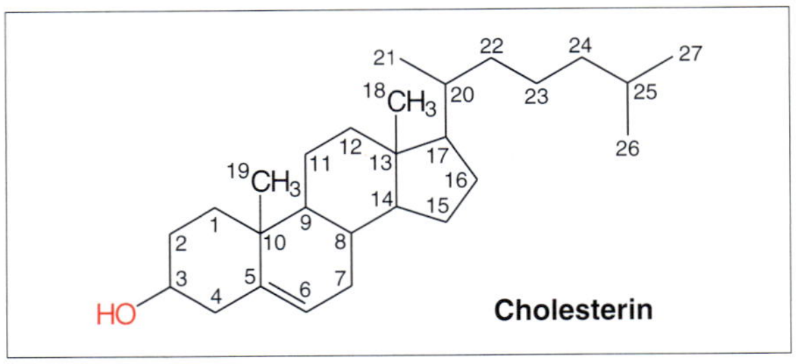

Abb. 11.7 Cholesterin. Rot: Hydroxylgruppe. [1]

in den Fettsäuren ab. Je kürzer die Fettsäureketten sind und je mehr Doppelbindungen sie enthalten, desto niedriger ist der Schmelzpunkt der Membran und desto flüssiger ist sie. Bei **Eukaryonten** hat **Cholesterin** maßgeblichen Einfluss auf die Membranfluidität. Die Steroidstruktur stört die normalen Wechselwirkungen zwischen den Fettsäureketten. Die Membranfluidität nimmt ab, weil Cholesterin unter anderem Komplexe mit Phospholipiden ausbildet. Gleichzeitig aber verringert sich die Wahrscheinlichkeit von Phasenübergängen (vom starren in den flüssigen Zustand). Cholesterin stabilisiert also den Fluiditätsgrad von Membranen (↗ Abb. 11.8). **Bakterien** regulieren den Fluiditätsgrad ihrer Membranen durch Variation der Zahl der Doppelbindungen in Fettsäuren: Bei Abnahme der Umgebungstemperatur nimmt die Zahl der Doppelbindungen in Fettsäuren zu, so dass die Membranen flüssig bleiben.

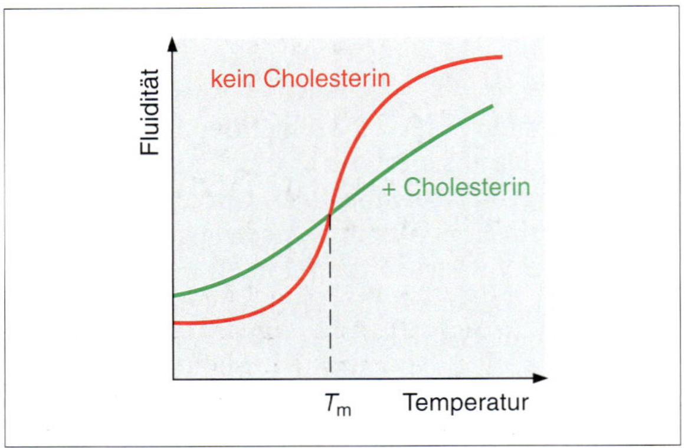

Abb. 11.8 Regulation der Membranfluidität durch Cholesterin. [3]

Je nach Fluiditätsgrad der Lipiddoppelschicht sind Lipide und (Glyko-)Proteine darin parallel verschieblich. Diese sog. **laterale Diffusion** kann sehr schnell erfolgen. Die Wanderung eines Moleküls von einer Membranseite zur anderen (**transversale Diffusion** oder Flip-Flop) dagegen ist ein sehr langsamer Vorgang (↗ Abb. 11.9). Manche Moleküle sind durch Aktinfilamente des Zytoskeletts befestigt und somit wenig bis gar nicht beweglich.

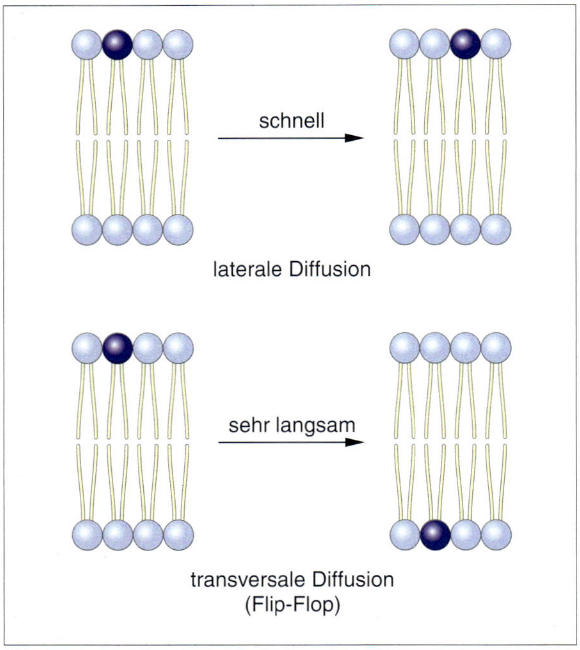

Abb. 11.9 Bewegung von Lipiden in Membranen. [3]

(Glyko-)Proteine

In die Lipiddoppelschicht sind Proteine eingelagert.

Klassifikation und Struktur

Je nach Stärke ihrer Bindung an die Lipiddoppelschicht unterscheidet man integrale und periphere Membranproteine.

Integrale Membranproteine zeigen eine starke Bindung an die Lipiddoppelschicht. Sie treten mit den Kohlenwasserstoffketten der Lipide in Wechselwirkung. Integrale Membranproteine, die die Lipiddoppelschicht durchdringen, bezeichnet man als **Transmembranproteine** (↗ Abb. 11.10). Sie erfüllen wichtige Funktionen als Pumpen, Kanäle, Rezeptoren, Energieüberträger oder Enzymträger.

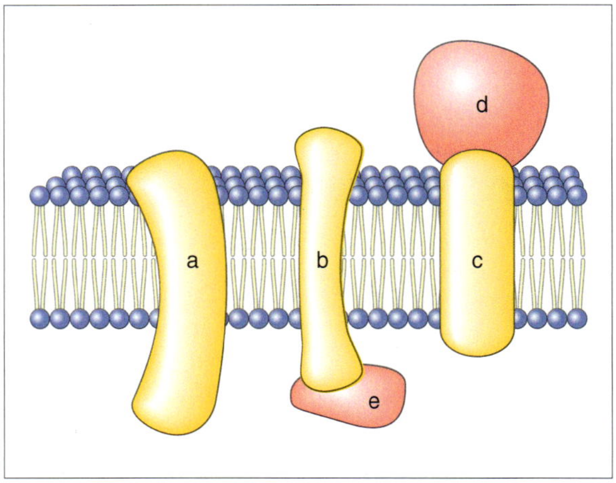

Abb. 11.10 Membranproteine. **a–c:** integrale Membranproteine (Transmembranproteine), **d–e:** periphere Membranproteine. [3]

Transmembranproteine haben meist die Form einer **α-Helix** (↗Abb. 11.11). Die meisten Aminosäuren in einer α-Helix sind unpolar: Eine Sequenz von 20 aufeinander folgenden unpolaren Aminosäuren weist darauf hin, dass diese eine **Transmembrandomäne** bilden. Sie treten miteinander oder mit den Kohlenwasserstoffketten der Membranlipide in Wechselwirkung.

Viele Kanalproteine werden aus β-Strängen gebildet. Die β-Stränge sind antiparallel angeordnet und mit dem jeweils benachbarten Strang über Wasserstoffbrückenbindungen verbunden. So entsteht ein **β-Faltblatt**, das die Form eines hohlen Zylinders hat (↗ Abb. 11.12). Seine äußere Oberfläche ist unpolar, so dass Wechselwirkungen mit den Kohlenwasserstoffketten möglich sind. Die innere Oberfläche dagegen, die den Kanal ausbildet, ist sehr hydrophil und mit Wasser angefüllt.

Ein Beispiel für ein **nicht membrandurchspannendes integrales Membranprotein** ist die **Prostaglandin-H_2-Synthase-1** (Arachidonsäure → Prostaglandin H_2). Dieses Enzym liegt der Membran auf und besteht hauptsächlich aus α-Helices, deren unpolare Seitenketten mit der Lipiddoppelschicht in Wechselwirkung stehen. Dadurch hat das Protein eine sehr starke Bindung an die Membran, die nur durch Detergenzien gelöst werden kann, und breitet sich in diese hinein aus, ohne sie zu durchdringen.

Periphere Membranproteine stehen über elektrostatische Anziehung und Wasserstoffbrückenbindungen mit den polaren Resten der Lipiddoppelschicht in Verbindung. Oft sind sie – auf der zytoplasmatischen oder der extrazellulären Seite der Zellmembran – an integrale Membranproteine gekoppelt. Manche sind auch über eine kovalent gebundene Seitenkette (z.B. über eine Fettsäure) an der Membran befestigt.

In der Zellmembran finden sich häufig – integrale oder periphere – **Glykoproteine**, d.h. Proteine, die an der Zellaußenseite mit **Kohlenhydraten** verbunden sind. Diese Kohlenhydrate **verleihen der Membran** ihre **Spezifität** (im Fall der Blutgruppenantigene bewirken diese die Zugehörigkeit des Individuums zu einer Blutgruppe). Die Kohlenhydrate können entweder an Asparagin (N-glykosidisch) oder an Serin oder Threonin (O-glykosidisch) gebunden sein (↗ Abb. 11.13). Alle N-glykosidisch gebundenen Oligosaccharide haben als Grundstruktur ein **Pentasaccharid** (↗ Abb. 11.14). An dieses können weitere Kohlenhydrateinheiten angehängt werden, was die große Vielfalt der Glykoproteine erklärt. Proteine, die mit Kohlenhydrateinheiten versehen werden sollen, erhalten bei der Translation eine Signalsequenz, die in das endoplasmatische Retikulum (ER) geleitet und dort abgespalten wird. Im ER werden N-glykosidische Bindungen geknüpft, was im Golgi-Apparat fortgesetzt wird. O-glykosidische Bindungen werden ausschließlich im Golgi-Apparat geknüpft. Aus dem Golgi-Apparat gelangen die Glykoproteine zu den verschiedenen Zellkompartimenten (nicht nur Membranproteine, sondern auch lösliche Proteine können Kohlenhydrateinheiten tragen).

Glykoproteine unterliegen einem Alterungsprozess. Das auf Blutgefäßwänden lokalisierte Enzym Neuraminidase spaltet allmählich N-Acetylneuraminsäuregruppen (Kohlenhydratgruppen) von Plasmaglykoproteinen ab und legt dabei Galaktosereste frei. Die Glykoproteine gelangen schließlich über den Blutweg in die Leber, binden dort an Galaktoserezeptoren von Leberzellen und werden von diesen aufgenommen und abgebaut.

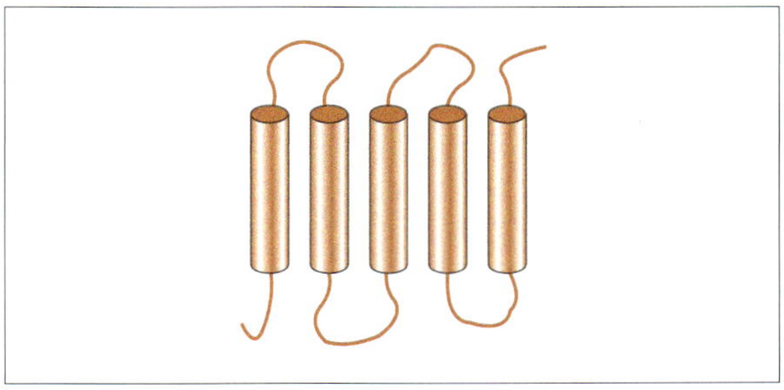

Abb. 11.11 Fünf membrandurchspannende α-Helices. [14]

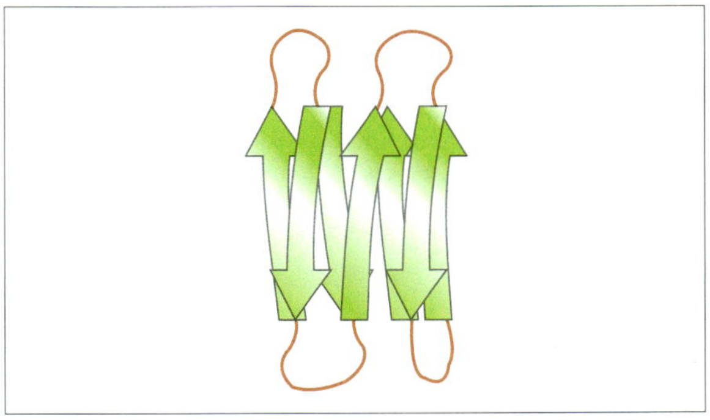

Abb. 11.12 β-Faltblatt. [14]

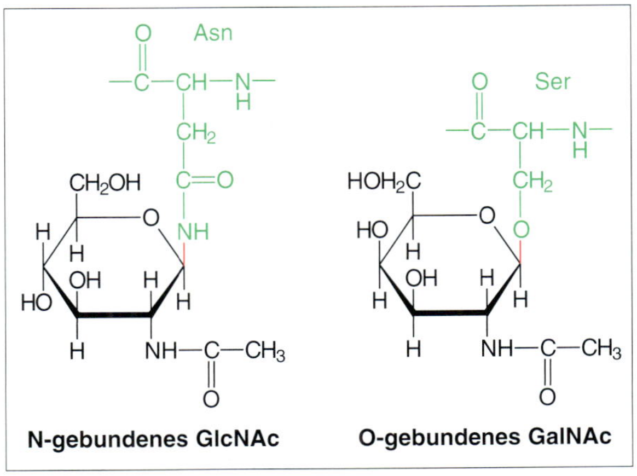

Abb. 11.13 Glykosidische Bindungen in Glykoproteinen. GlcNAc = N-Acetylglucosamin, GalNAc = Acetylgalactosamin. [3]

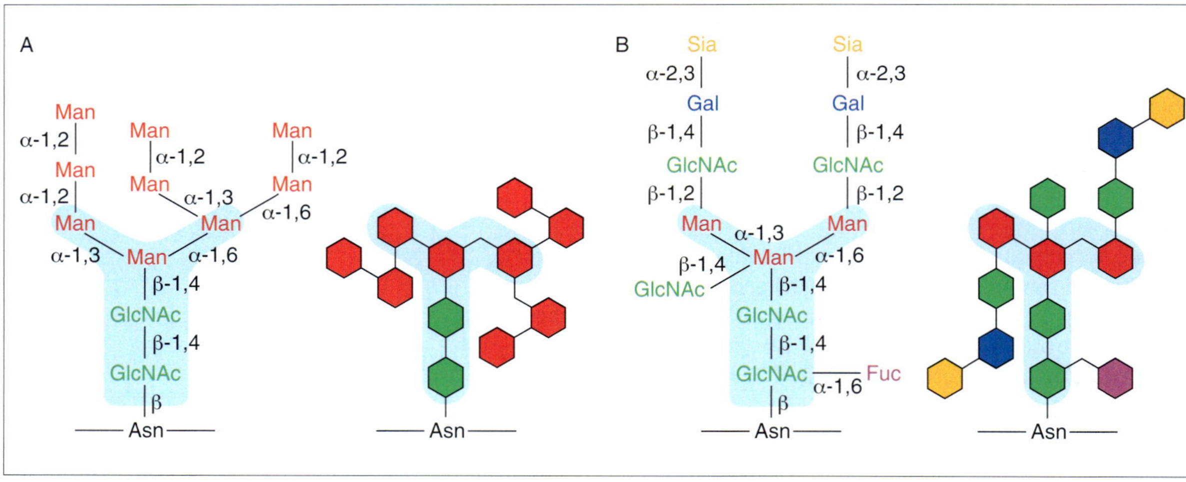

Abb. 11.14 Grundstruktur N-gebundener Oligosaccharide (Pentasaccharid, blau) am Beispiel eines mannosereichen Oligosaccharids **(a)** und eines komplexen Oligosaccharids **(b)**. Dargestellt sind jeweils die Strukturformel und ein Schema. [3]

Merke
N-Acetylneuraminsäure schützt Glykoproteine im Plasma vor Endozytose und Abbau.

Proteingehalt von Membranen

Membranen haben einen unterschiedlichen Proteingehalt. Der Proteingehalt der meisten Membranen liegt bei ca. 50 %, da sie viele Pumpen, Kanäle oder Rezeptoren aufweisen. Einen Proteingehalt von ca. 75 % haben Membranen, die bei der Energieübertragung mitwirken (z. B. die innere Mitochondrienmembran). Die verschiedenen Proteine, die eine Membran enthält, kann man gut mit der SDS-Polyacrylamidgelelektrophorese (SDS = Sodiumdodecylsulfate) bestimmen, denn die elektrophoretische Beweglichkeit der Proteine hängt von ihrer Masse ab.

Anordnung der Komponenten in der Membran

Der Aufbau aller Membranen ist **asymmetrisch**: Die innere und die äußere Membranoberfläche haben eine unterschiedliche Zusammensetzung und somit auch unterschiedliche Enzymaktivitäten. So befindet sich die erythrozytäre Acetylcholinesterase auf der äußeren Oberfläche der Zellmembran (sie ist mit Hilfe des Phosphatidylinositolankers [GPI-Anker] im äußeren Blatt des Lipidbilayers verankert). Die Adenylatzyklase, die für die Signaltransduktion vieler Hormone verantwortlich ist, befindet sich beispielsweise an der Innenseite der Plasmamembran. Die Na^+-K^+-ATPase, die ATP-abhängig K^+-Ionen in die Zelle und Na^+-Ionen aus der Zelle herauspumpt, befindet sich mit mehreren asymmetrisch angeordneten Transmembrandomänen in der Zellmembran und ragt sowohl nach innen als auch nach außen. Bei den meisten Membranbestandteilen ist die asymmetrische Verteilung bereits durch ihre Synthese und den Einbau vorgegeben. Die Asymmetrie bleibt schließlich dadurch erhalten, dass z. B. die Membranproteine nicht transversal diffundieren können und dass die Membransynthese durch Erweiterung bereits vorhandener Membranen geschieht. Lipide dagegen können – mit Ausnahme der Glykolipide – transversal diffundieren.

11.2.3 Synthese und Abbau

Die Membrankomponenten werden im glatten (Lipide) und rauen (Proteine) ER synthetisiert und zu Membranvesikeln zusammengesetzt. Diese gelangen an ihren Zielort und verschmelzen dort mit dem bereits bestehenden Membrananteil.

Der Abbau von Membranen erfolgt durch rezeptorvermittelte Endozytose: Membrananteile werden abgeschnürt, wandern ins Zellinnere und werden vor allem im Golgi-Apparat abgebaut und recycelt. Weitere Abbauvorgänge erfolgen mit Hilfe von Phospholipasen und lysosomalen Hydroxylasen. Dabei werden u. a. mehrfach ungesättigte Fettsäuren freigesetzt, die als Ausgangsstoff zur Bildung von Signalmolekülen (Eikosanoide wie z. B. Prostaglandine) verwendet werden.

11.2.4 Funktion

Überblick

Die Zellmembran und die intrazellulären Membranen erfüllen viele Aufgaben. Die naheliegendste ist die **Abgrenzung der Zelle** gegen den Extrazellulärraum bzw. die **Abgrenzung der Kompartimente** gegen das Zytoplasma. **Weitere Funktionen der Zellmembran** sind:

- Sie spielt bei der **Energieumwandlung** und der **Erregbarkeit mancher Zellarten** eine große Rolle.

Ausschlaggebend dafür ist die elektrische Ladung der Zellmembran: Die Membraninnenseite ist gegenüber der Außenseite negativ (meist um ca. 60 mV) geladen.
- Die Zellmembran ist von großer Bedeutung für die **Zellidentifikation**. Mit Hilfe der Glykoproteine auf der Außenseite der Zellmembran kann das Immunsystem zwischen körpereigenen und körperfremden Zellen unterscheiden.
- Auch bei der **Signaltransduktion** spielt die Zellmembran eine Rolle: Signale werden meist über transmembranäre Rezeptorproteine in das Innere der Zelle vermittelt. Die Bindung eines spezifischen Moleküls – eines Transmitters oder Hormons – an seinen Rezeptor verursacht ein intrazelluläres Signal (die Bildung eines Second messenger). Dieses kann aber auch durch Öffnung von Kanälen oder Phosphorylierung von Proteinen entstehen. Nicht nur lösliche, sondern auch membrangebundene Moleküle können an einen Rezeptor binden. Ein Beispiel hierfür ist die Adhäsion von Leukozyten an Endothelzellen, die durch Bindung von Glykoproteinen auf der Zellmembran von Leukozyten an Selektin-Rezeptoren auf Endothelzellen vermittelt wird.
- Eine weitere Aufgabe der Zellmembran besteht im **Transport** von Substanzen aus der und in die Zelle mittels Rezeptor-, Carrier- und Kanalproteinen sowie mittels Exo- und Endozytose. Diese spezifischen Transportsysteme (↗ unten) machen die Membran selektiv permeabel, d.h., es werden nur bestimmte Moleküle durch die Membran transportiert. Diese Mechanismen regulieren auch die Ionenkonzentrationen und die Molekülzusammensetzung in der Zelle.
- In der Zellmembran sind **Zellkontakte**, d.h. den Interzellularspalt überbrückende Strukturen verankert, welche die Kommunikation zwischen Zellen ermöglichen.

Substanztransport durch die Zellmembran

Es gibt verschiedene Möglichkeiten, Substanzen durch die Zellmembran zu transportieren:

Große Moleküle werden vor allem mittels **Endo- oder Exozytose** durch die Zellmembran geschleust:
- Bei der **rezeptorvermittelten Endozytose** bindet das Molekül an einen Rezeptor auf der Außenseite der Zellmembran. Daraufhin stülpt sich die Membran in der Umgebung des Molekül-Rezeptor-Komplexes in die Zelle ein (Knospung), bis sich der Membrananteil, der den Komplex umgibt, von der übrigen Zellmembran löst und sich nun im Inneren der Zelle befindet. Nun verbinden sich zum einen die Enden der Membran wieder miteinander (Fusion), und auch um den Molekül-Rezeptor-Komplex fusioniert die Membran und bildet ein Vesikel aus. Dieser Mechanismus spielt beim Cholesterinstoffwechsel eine große Rolle: LDL bindet an einen Rezeptor in der Zellmembran. Der LDL-Rezeptor-Komplex gelangt durch Endozytose in die Zelle. Im Vesikel löst sich das LDL vom Rezeptor. Dieser gelangt in einem eigenen Vesikel zur Membran zurück und wird dort wiederverwendet. Das LDL-Vesikel fusioniert mit einem Lysosom (enthält Verdauungsenzyme). Auf diese Weise wird das Cholesterin aus LDL freigesetzt. Die Proteinkomponente des LDL wird abgebaut. Auch andere Substanzen wie Hormone und Antikörper gelangen auf diesem Weg in die Zelle, jedoch auch Viren und toxische Substanzen.
- **Exozytose** ist der umgekehrte Mechanismus der Endozytose. Hierbei verschmilzt die Membran eines Vesikels, das sich in der Zelle befindet, mit der Zellmembran, so dass der Vesikelinhalt nach außen gelangt. So werden z.B. Neurotransmitter in den synaptischen Spalt freigesetzt.

Kleine Moleküle werden meist mittels **passiven oder aktiven Transports** durch die Zellmembran befördert:
- Wird ein Molekül in Richtung eines Konzentrations- oder elektrochemischen Gradienten transportiert, liegt ein **passiver Transport** vor. Dieser ist nicht abhängig von ATP und kann auf zwei Arten erfolgen:
  - Die **passive (reine) Diffusion** ist molekülunspezifisch und kann in beide Richtungen stattfinden. Auf diese Weise können sich allerdings nur unpolare Moleküle (↗ Tab. 11.3) durch Membranen bewegen. Es liegt eine Reaktion erster Ordnung vor, d.h., die Reaktionsgeschwindigkeit hängt vom Konzentrationsunterschied zwischen innerer und äußerer Membranoberfläche ab.
  - Die **erleichterte Diffusion** ist molekülspezifisch und wegen der Asymmetrie der Membran nur in eine Richtung möglich. Das Molekül bindet an einen Carrier (Transportmolekül in Form eines Kanals) und wird durch diesen durch die Membran geschleust (Beispiele ↗ Tab. 11.3). Dabei handelt es sich um eine Reaktion erster bis nullter Ordnung, da die Sättigungskinetik des Carriers der eines Enzyms (↗ Kap. 1.3.3) entspricht.
- Wird ein Molekül mit Hilfe von ATP gegen einen Konzentrations- oder elektrochemischen Gradienten transportiert, liegt ein **aktiver Transport** vor.
  Im Hinblick auf den Energielieferanten für den Transportvorgang unterscheidet man (Beispiele ↗ Tab. 11.3)
  - den **primär-aktiven Transport:** Hierbei ist der Transportvorgang direkt mit einer energieliefernden Reaktion (ATP-Spaltung) verknüpft.
  - den **sekundär-aktiven Transport:** Die Energie für den Transportvorgang wird durch seine Kopplung mit einem primär-aktiven Transportvorgang bereitgestellt.

Tab. 11.3 Übersicht über die verschiedenen Transportarten

Transportart	Beispiel	Energielieferant
passiv		
• passive (reine) Diffusion	Aufnahme von NH_3 aus dem Darm bzw. von O_2 oder CO aus der Lunge ins Blut	Konzentrationsgradient
• erleichterte Diffusion (über GLUT)	Glucoseaufnahme aus dem Blut in Zellen	Konzentrationsgradient
aktiv		
• primär-aktiv	Na^+-K^+-ATPase, H^+-Sekretion im Magen	ATP
• sekundär-aktiv	Adeninnukleotid-(ADP-ATP)-Translokase in der inneren Mitochondrienmembran, Glucose- und Aminosäureresorption im Darm und im renalen Tubulus	elektrochemischer Gradient

- Im Hinblick auf die Richtung des aktiven Molekültransports durch eine Membran unterscheidet man (↗ Abb. 11.15)
  - **Antiport**: Hier erfolgen zwei gegenläufige Transportvorgänge gleichzeitig. Beispiele sind die ATP-Abgabe und ADP-Aufnahme der Mitochondrien und die Na^+-K^+-ATPase in der Zellmembran. Letztere eignet sich gut zur Erläuterung des Antiport-Mechanismus: Die Na^+-K^+-ATPase transportiert mit jedem Funktionszyklus drei Na^+-Ionen aus der Zelle hinaus und zwei K^+-Ionen in die Zelle hinein. Das Enzym besteht aus zwei α- und zwei β-Untereinheiten (↗ Abb. 11.16). Zuerst lagern sich drei Na^+-Ionen innen

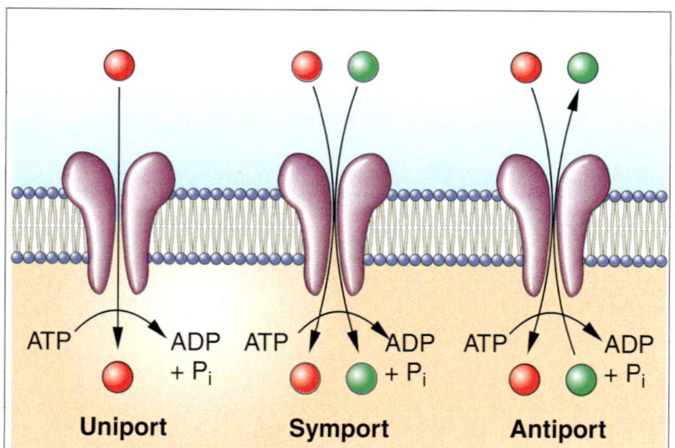

Abb. 11.15 Antiport, Symport und Uniport. [4]

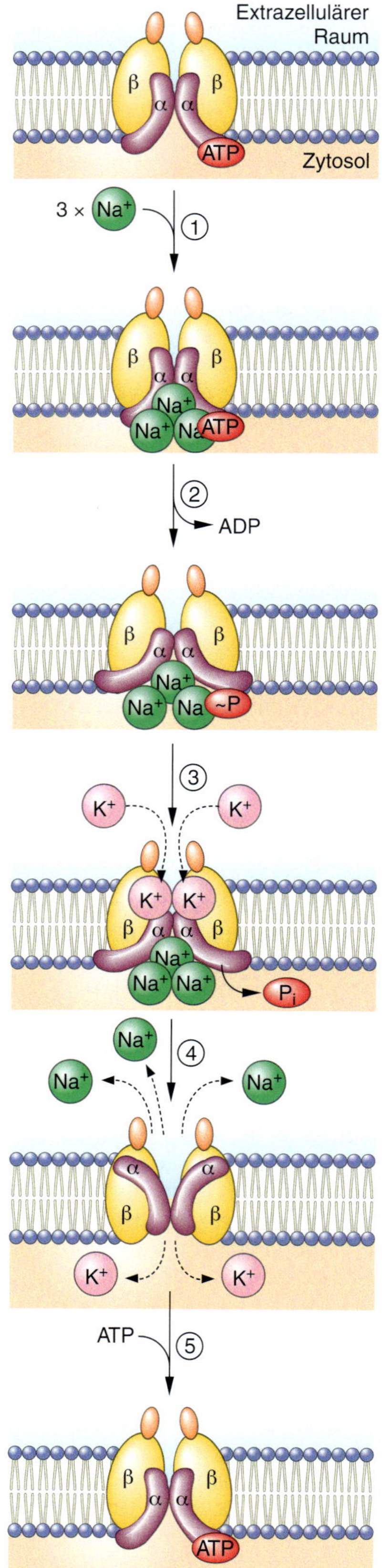

Abb. 11.16 Schematische Darstellung der Na^+-K^+-ATPase. [2]

an die mit einem ATP besetzten α-Untereinheiten an. Dann kommt es im Rahmen der ATP-Spaltung zu einer Konformationsänderung der α-Untereinheiten, wobei der Phosphatrest an diesen gebunden bleibt. Anschließend lagern sich zwei K^+-Ionen außen an die α-Untereinheiten an und der Phosphatrest wird abgespalten. Nun ändert sich die Konformation der α-Untereinheiten erneut. Dadurch werden die Na^+-Ionen in den Extrazellularraum und die K^+-Ionen in den Intrazellularraum freigesetzt. Zum Abschluss bindet ein ATP an die α-Untereinheit und der Zyklus kann von neuem beginnen. Durch diesen kontinuierlichen Ladungsaustausch entsteht die sog. „natriummotorische Kraft", die die elektrische Potentialdifferenz zwischen Intra- und Extrazellularraum aufrechterhält.

Merke
Die Na^+-K^+-ATPase ist ein Membranprotein aus je zwei α- und β-Untereinheiten. Auf den α-Untereinheiten sind die Bindungsstellen für Na^+, K^+ und ATP lokalisiert.

- **Symport**: Mindestens zwei verschiedene Moleküle werden in eine Richtung befördert, wobei ihre Transportvorgänge gekoppelt sind. So erfolgt die Glucoseresorption in Niere und Darm über einen sekundär-aktiven Na^+-Glucose-Symport.
- **Uniport**: Ein einziges Molekül wird nur in eine Richtung transportiert. Auf diese Weise erfolgen die Ca^{2+}-Aufnahme in das sarkoplasmatische Retikulum der Muskelzelle und die Aufnahme von Glucose über die verschiedenen Glucosetransporter GLUT1–GLUT4. Davon kommen GLUT1 in fast allen Geweben vor (basale insulinunabhängige Glucoseversorgung), GLUT2 nur in Zellen, die am Glucostat beteiligt sind (insulinunabhängige Glucoseaufnahme in Leber, Niere, β-Zellen des Pankreas, Mukosa), GLUT3 hauptsächlich in Nervenzellen (insulinunabhängige Glucoseversorgung des Nervensystems) und GLUT4 in Muskel- und Fettzellen (insulinabhängig!) vor.

Als **Transzytose** (Zytoempesis) bezeichnet man den Transport von Substanzen in Vesikeln durch die Zelle hindurch. Transzytose ist folglich eine Kombination aus Endo- und Exozytose und findet z. B. in Darmepithel- und Nierentubuluszellen von der luminalen zur basalen Zellseite statt.

Zellkontakte

Funktion

Zellkontakte ermöglichen es der Zelle, über die Zellmembran mit anderen Zellen ihres Verbandes in Kontakt zu treten. Sie spielen in der Entwicklung mehrzelliger Organismen eine große Rolle, denn sie übernehmen während der embryonalen Entwicklung und der Regeneration eine steuernde Funktion. Eine solche haben sie auch bei der Zellvermehrung, denn die Zellen eines Verbandes regulieren ihre Vermehrung durch Kontaktinhibition. Liegt in diesem System ein Defekt vor, können sich Zellen unkontrolliert vermehren und so zu Tumorzellen werden. Außerdem sind Zellkontakte für die Polarität von Zellen verantwortlich.

Formen

Es gibt verschiedene Möglichkeiten, den Interzellularspalt zu überbrücken (↗ Abb. 11.17):

- **Tight junctions (Zonulae occludentes)** verbinden Epithelzellen so, dass eine abgeschlossene Zellschicht entsteht. Im Bereich der Tight junctions sind die hydrophilen Gruppen der Membranaußenseiten zweier Zellen miteinander verbunden, so dass kein Interzellularspalt besteht. Da Epithelzellen rundherum durch Tight junctions mit anderen Epithelzellen verknüpft sind, kann keine Flüssigkeit aus dem Extrazellularraum an die Oberfläche des Epithels gelangen. Aus diesem Grund finden sich Tight junctions vor allem dort, wo eine **strikte Trennung zwischen zwei Kompartimenten** nötig ist, z. B. zwischen Blutgefäß und Hirngewebe (Blut-Hirn-Schranke).
- Eine weitere Möglichkeit des Zellkontakts sind **Desmosomen** (Haftverbindungen), die sogar stärkerer mechanischer Belastung standhalten. Dort, wo sich Desmosomen befinden, ist der Interzellularspalt etwas breiter und mit transmembranösen Proteinen (Cadherinen) angefüllt. An diesen Proteinen sind Filamente befestigt, die die Verbindung zum Zytoskelett der beteiligten Zellen herstellen.

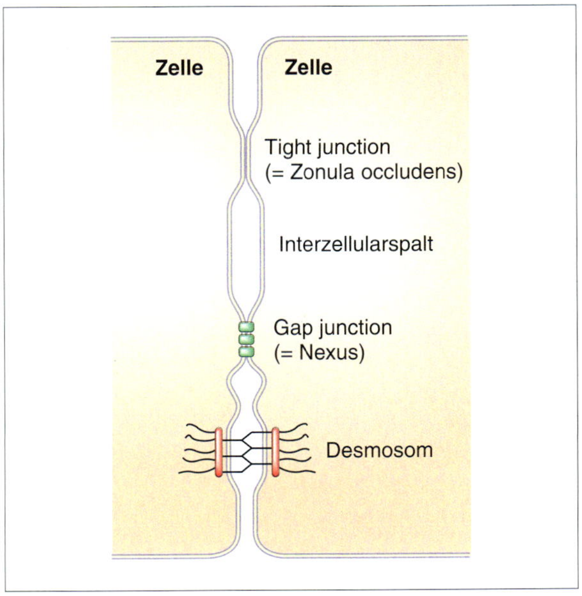

Abb. 11.17 Zellkontakte. [1]

Dieser Zellkontakt dient dem **mechanischen Zusammenhalt von Geweben** und der **Befestigung von Zellen an der extrazellulären Matrix** (z. B. an der Basalmembran). Man unterscheidet **Desmosomen vom Typ I** (Maculae adhaerentes) und vom **Typ II** (Puncta adhaerentes), bei Epithelien Zonulae adhaerentes genannt. Sind Intermediärfilamente bei Zell-Matrix-Kontakten beteiligt, spricht man von **Hemidesmosomen**.
Der Aufbau von Zell-Zell- bzw. Zell-Matrix-Kontakten ist immer derselbe: Die Verbindungsmoleküle zwischen zwei Zellen sind die Cadherine (z. B. Desmogleine und Desmocilline), die über Catenine an Aktinfilamenten in den Zellen verankert sind. Bei Zell-Matrix-Kontakten erfolgt die Verbindung zwischen Zelle und extrazellulärer Matrix über die sog. Integrine, die auf der Zellseite auch mit Aktinfilamenten verbunden sind.

Merke

Desmosomen Typ I: Zell-Zell-Kontakte unter Mitwirkung von Intermediärfilamenten

Desmosomen Typ II: Zell-Zell- bzw. Zell-Matrix-Kontakte unter Mitwirkung von Aktinfilamenten

Hemidesmosomen: Zell-Matrix-Kontakte unter Mitwirkung von Intermediärfilamenten

- Eine direkte Zellverbindung stellen die **Gap junctions (Nexus)** dar. Die Struktur entspricht einem transmembranären hohlen Zylinder, der aus 6 Connexineinheiten besteht. Diese Zylinder ermöglichen den Durchtritt von Salzen (Ionen!), Aminosäuren, Zuckern und vielen anderen Molekülen und **koppeln** die beteiligten **Zellen** somit **elektrisch und metabolisch** miteinander. Gap junctions finden sich in elektrisch erregbaren Geweben, z. B. im Herzmuskel.

Klinik

Störungen in Aufbau und Funktion der Zellmembran oder einzelner Membrankomponenten spielen in der Pathogenese zahlreicher Erkrankungen eine wichtige Rolle. Wichtige Beispiele sind:

- **Defekte oder fehlende Rezeptorproteine:**
  - **LDL-Rezeptordefekt:** Das Apolipoprotein B-100 des LDL-Partikels wird von der Zelle nicht erkannt und infolgedessen kann LDL-Cholesterin nicht mehr in die Zelle aufgenommen werden. Die Erkrankung heißt **familiäre Hypercholesterinämie**. Sie führt, wie der Name schon sagt, zu einer Hypercholesterinämie und als Folge zu einer frühzeitigen Arteriosklerose (↗ auch Kap. 4.10.3).
  - **Vasopressin-Rezeptordefekt:** Ein fehlender oder defekter tubulärer V_2-Rezeptor bedingt die mangelhafte oder fehlende Bildung von Aquaporin-2-Molekülen. Diese sind für die Wasserrückresorption im distalen Tubulus und im Sammelrohr verantwortlich. Die Erkrankung heißt **Diabetes insipidus renalis** und geht mit einem massiven Wasserverlust über die Niere einher.
- **Defekte oder fehlende Ionen-Kanalproteine:**
  - **Chloridkanaldefekt:** Aufgrund einer Mutation des CFTR(Cystic fibrosis transmembrane regulator)-Gens kommt es zu einer fehlerhaften Bildung eines wichtigen Chloridkanalproteins. Die Folge ist ein gestörter transmembranärer Chloridtransport. Die Erkrankung heißt **Mukoviszidose** oder **zystische Fibrose** und geht mit der Eindickung verschiedener Körpersekrete einher. Die Bildung von zähem Schleim in den Atmungsorganen und von zähen Verdauungssekreten führt u. a. zu schweren respiratorischen Infektionen und rezidivierenden Pankreatitiden.
  - **Defekte in kardialen Kalium- und/oder Natriumkanalproteinen:** Bestimmte Mutationen (z. B. $KVLDT_1$) führen zur Bildung defekter kardialer Ionenkanäle. Hierdurch ist die Repolarisation der Herzmuskelzelle gestört. Die Erkrankung heißt **QT-Syndrom**. Sie geht mit ventrikulären Herzrhythmusstörungen und einem erhöhten Risiko für Adams-Stokes-Anfälle und plötzlichen Herztod einher.
- **Defekte peripherer Membranproteine:**
  - An ihrer inneren Zellmembranoberfläche besitzen Erythrozyten ein peripheres Membranprotein, das **Spektrin**. Es ist mit anderen Membranproteinen verknüpft. Bei einem genetisch bedingten Defekt des Spektrinmoleküls ist diese Verbindung unterbrochen und der Erythrozyt kann seine normale Scheibenform nicht ausbilden. Stattdessen nimmt er eine kugelförmige Gestalt an. Deshalb heißt die Erkrankung **Sphärozytose**. Die Lebensdauer von Sphärozyten ist verkürzt (ca. 10 Tage), so dass der Patient an einer chronischen Anämie leidet.
  - Das periphere Membranprotein **Dystrophin** stabilisiert die Zellmembran von Skelettmuskelzellen. Eine Mutation des Dystrophingens führt zur **Muskeldystrophie**. Bei der schweren Form (**Typ Duchenne**) ist Dystrophin stark vermindert oder fehlt, bei der leichten Form (**Typ Becker**) ist die Dystrophinkonzentration normal, aber es ist nicht voll funktionstüchtig. Bei beiden Formen führt der Proteindefekt zur Schädigung der Zellmembran und zu Störungen der Signalübertragung. Patienten mit Duchenne-Typ sitzen meist schon mit 12 Jahren im Rollstuhl und werden nicht älter als 20 Jahre. Beim Becker-Typ bleibt die Gehfähigkeit meist bis zum 15. Lebensjahr erhalten.

11.3 Zellkern

11.3.1 Aufbau

Kernmembran

Der Zellkern ist von einer **äußeren** und einer **inneren Kernmembran** umgeben, die an einigen Stellen miteinander verschmelzen. An diesen Stellen befinden sich **Kernporen** mit einem Durchmesser von ca. 9 nm, die aus mehreren Proteinen bestehen. Durch sie können bis zu 62 kD große Proteine ATP-abhängig transportiert werden (Beispiele ↗ Kap. 11.3.2). An einigen Stellen geht die Membran des endoplasmatischen Retikulums aus der äußeren Kernmembran hervor.

Chromatin

Im Zellkern befindet sich fast das gesamte genetische Material der Zelle (Ausnahme: die mitochondriale DNA). Die DNA im Zellkern ist an Histon-Proteine, Nicht-Histon-Proteine und etwas RNA gebunden. DNA und die Histon- und Nicht-Histon-Proteine bilden zusammen das Chromatin. Dieses ist wie folgt aufgebaut (↗ Abb. 11.18): Vier Histon-Protein-Dimere bilden eine Kugel, die als **Nukleosomenkern** bezeichnet wird. Hierum windet sich die DNA-Doppelhelix in einer Länge von ungefähr 150 Basenpaaren. Nukleosomenkern und DNA zusammen werden **Nukleosom** genannt. Nach ca. 60 Basenpaaren wickelt sich die DNA um das nächste Nukleosom. So entsteht eine Kette aus Nukleosomen, die Nukleosomenfaser. Diese wird erst einfach, dann zweifach verdrillt (DNA-Super- bzw. DNA-Super-Super-Helix) und um Nicht-Histon-Proteine gewickelt.

Merke
Histone sind globuläre basische Proteine mit hohem Arginin- und Lysingehalt. Sie enthalten kein Histidin.

Man unterscheidet zwei Chromatinvarianten:
- Das **Euchromatin** ist locker gepackt und ermöglicht Transkriptionsprozesse.
- Das **Heterochromatin** ist dicht gepackt und lässt keine Transkription zu.

Merke
Transkription kann nur an DNA-Abschnitten erfolgen, die nicht an Histon-Proteine gebunden sind.

Vor Beginn der Mitose bzw. Meiose kondensiert (verdichtet sich) das Chromatin zu den **Chromosomen**.

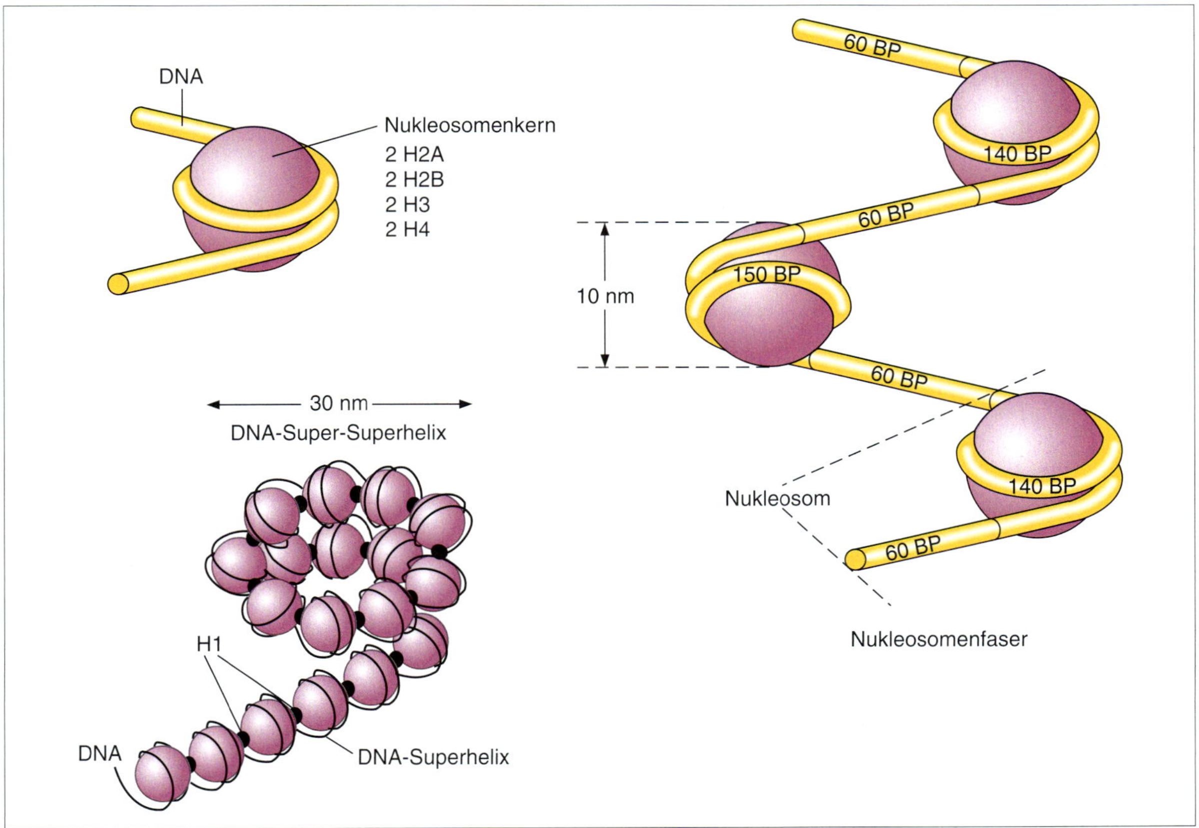

Abb. 11.18 Aufbau des Chromatins. [1]

Nukleolus

Der Nukleolus stellt eine Kernregion mit hoher Transkriptionsaktivität für die Synthese von rRNA (ribosomaler RNA) dar.

11.3.2 Funktion

Die Aufgaben des Zellkerns haben vor allem mit der **Speicherung und Vervielfältigung der Erbinformation** zu tun. Die genetische Information wird in Form der DNA im Chromatin gespeichert. Vor der Zellteilung wird sie verdoppelt (Replikation), damit in jeder Zelle wieder das vollständige Erbgut vorliegt. Schließlich erfolgt im Zellkern die Transkription, d.h. die Synthese von RNA, der 1. Schritt der Proteinbiosynthese, ohne die kein Wachstum und kein Erhalt des Organismus möglich wären.

Klinik
Unter Gentherapie versteht man alle Therapieformen, die am genetischen Material der Zelle ansetzen. Die somatische Gentherapie ist im Unterschied zur Keimzell-Gentherapie in Deutschland erlaubt.

Die Funktionen des Zellkerns lassen sich folgendermaßen zusammenfassen:

- Speicherung der gesamten genetischen Information eines Organismus (Chromatin)
- Verpackung und Schutz der momentan nicht aktiven DNA durch Histon- und Nicht-Histon-Proteine
- Verdoppelung der gesamten genetischen Information und Organisation derselben in Chromosomen vor einer Zellteilung (Replikation)
- Herstellung der mRNA am DNA-Strang als Voraussetzung für die Proteinbiosynthese (Transkription)
- Herstellung der rRNA im Nukleolus für die Zusammensetzung der Ribosomen-Untereinheiten im Zytoplasma
- NAD^+-Synthese

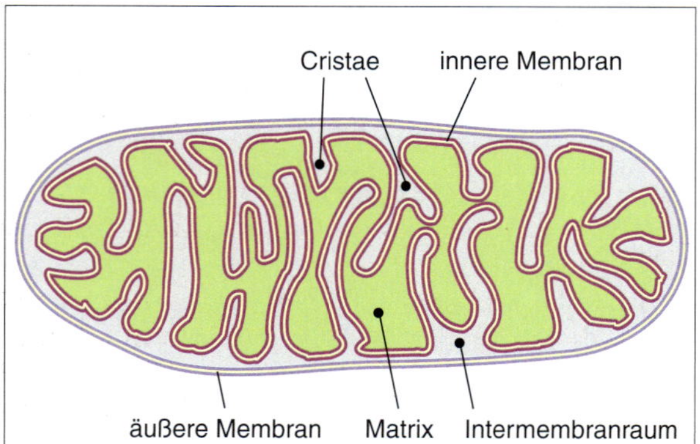

Abb. 11.19 Schematische Darstellung eines Mitochondriums. [3]

- Kontrolle und Regulation des Stoffaustauschs zwischen Kern und Zytoplasma (Kernmembran).

Die **Kernmembran** spielt eine wichtige Rolle beim **Transport von Molekülen** in den Zellkern hinein und aus dem Zellkern heraus. So werden Histon- und Nicht-Histon-Proteine und Mononukleotide im Zytoplasma synthetisiert bzw. wiederaufbereitet und in den Zellkern transportiert, im Zellkern synthetisierte RNA wird in das Zytoplasma befördert. Der ATP-abhängige Protein-Transportmechanismus funktioniert folgendermaßen: Eine Signalsequenz führt das Protein an die Kernpore heran. Dort bindet es auf der zytoplasmatischen Seite an einen Rezeptor. Die Pore erweitert sich und das Protein gelangt durch die Pore in den Kern. Lipophile Hormone (Östrogene) diffundieren durch die Zell- und die Kernmembran. Im Zellkern bilden sie mit spezifischen Rezeptorproteinen einen Komplex, der an Transkriptionsfaktoren der DNA bindet und die Genexpression beeinflusst.

11.4 Mitochondrien

11.4.1 Aufbau

Mitochondrien sind eiförmig, 2–4 µm lang, ca. 1 µm dick und von einer **Doppelmembran** umgeben (↗ Abb. 11.19). Die **äußere Mitochondrienmembran** ist glatt und hat einen hohen Cholesteringehalt. Sie stellt die Barriere zwischen Zytoplasma und Mitochondrium dar, ist aber für die meisten Substanzen gut permeabel, da sie von Poren durchsetzt ist. Die **innere Mitochondrienmembran** liegt in Falten (Cristae), was zu einer Vergrößerung der Membranoberfläche führt. Die Intensität der Faltung ist von der Stoffwechselaktivität der Zelle abhängig. Die innere Membran hat einen wesentlich höheren Proteingehalt als andere Membranen – 75 % der Membranbestandteile sind Proteine, nur 25 % Lipide – und ist reich an Cardiolipin (= Diphosphatidylglycerin). Sie ist im Gegensatz zur äußeren Membran so gut wie nicht permeabel.

Das Mitochondrium wird durch die innere Membran folgendermaßen aufgeteilt: Der Bereich innerhalb der inneren Membran wird als **Matrix(raum)** bezeichnet. Zwischen den beiden Membranen befindet sich der **Intermembranraum**. Der Teil des Intermembranraums, der zwischen den Falten der inneren Membran liegt, heißt **Intercristaeraum**.

Im Matrixraum befinden sich die ringförmige, einsträngige **mitochondriale DNA** (m-DNA) und einige Ribosomen. Die m-DNA kodiert für die mitochondrialen Enzymsysteme (↗ Kap. 11.4.2), für die Replikationsenzyme (Polymerasen), die mitochondriale mRNA und tRNA (Proteinsynthese) und die rRNA (Bildung von mitochondrialen Ribosomen). Etwa 15 % der mitochondrialen Proteine sind von der m-DNA kodiert. Der Rest ist kernkodiert, wird an zytoplasmatischen Ribosomen synthetisiert und nach Fertigstellung in die Mitochondrien transportiert.

Aufgrund der strukturellen Ähnlichkeit der DNA und der Ribosomen von Mitochondrien mit der von Prokaryonten vermutet man, dass die Mitochondrien von den Prokaryonten abstammen (**Endosymbiontentheorie**). Auch die Membranen von Mitochondrien und Prokaryonten sind ähnlich: In beiden Fällen handelt es sich um eine Doppelmembran, wobei die äußere Membran permeabel ist, die innere nicht. Zudem ähneln die mitochondrialen Ribosomen den bakteriellen und nicht den eukaryoten Formen dieser Organellen. Die Endosymbiontentheorie besagt, dass im Lauf der Evolution einmal eine zur oxidativen Phosphorylierung fähige Bakterienzelle von einer eukaryonten Zelle aufgenommen wurde. Dann verlor die inkorporierte Bakterienzelle einen Teil ihrer DNA und damit die Fähigkeit zur unabhängigen Existenz, und die Wirtszelle wurde abhängig von der Energie, die die Bakterienzelle erzeugte.

Klinik
Die Endosymbiontentheorie erklärt, warum bei Gabe des Antibiotikums **Chloramphenicol massive Nebenwirkungen** auftreten können: Chloramphenicol hemmt die Proteinsynthese an bakteriellen Ribosomen. Da Mitochondrien von Bakterien abstammen, wirkt das Antibiotikum auch auf menschliche Mitochondrien: Das kleine Molekül gelangt in die Mitochondrien und hemmt dort die Proteinsynthese an den Ribosomen. So erklärt man das Auftreten von Störungen bei der Blutbildung (wirkt toxisch auf das Knochenmark), Durchfall, Depressionen und Störungen der Leber- und Nierenfunktion.

11.4.2 Funktion

Energiestoffwechsel

Dies ist die wichtigste Funktion der Mitochondrien.

Lokalisation der Stoffwechselschritte

An der **inneren Mitochondrienmembran** wird der größte Teil der Energie für den Organismus erzeugt. Dabei werden NADH + H^+ und $FADH_2$ unter Sauerstoffverbrauch und Bildung von H_2O in der Atmungskette oxidiert. Daran gekoppelt läuft die Phosphorylierung von ADP (zu ATP) ab **(oxidative Phosphorylierung)**. Hieraus erklärt sich der hohe Proteingehalt der inneren Mitochondrienmembran: Fast die Hälfte der Membranproteine werden allein für den Elektronentransport in der Atmungskette und für die ATP-Synthese benötigt.

In der **Matrix** laufen verschiedene Stoffwechselwege ab, z. B. der **Citratzyklus**, der **Fettsäureabbau**, die **Ketonkörperbildung, Teile des Harnstoffzyklus** und die **Pyruvat-Dehydrogenase-Reaktion**.

Insulin fördert die Aufnahme von Glucose in Fettzellen und auch die Aktivierung des in den Mitochondrien lokalisierten Pyruvat-Dehydrogenase-Komplexes (Pyruvat → Acetyl-CoA). Das vermehrt anfallende Acetyl-CoA wird durch den Citrat-Malat-Shuttle ins Zytosol befördert und steht dort für die Fettsäurebiosynthese zur Verfügung. Auf diese Weise können Kohlenhydrate im Falle eines Überangebots in Fettsäuren umgewandelt werden.

Die Enzyme für Atmungskette, β-Oxidation und Citratzyklus sind in der m-DNA kodiert.

Substanztransport durch die innere Mitochondrienmembran

Da die innere Membran für viele Substanzen impermeabel ist, gibt es besondere Transportsysteme, meist Carrier, um diese Barriere zu überwinden.

Man unterscheidet Symports, Antiports und Uniports. Diese können elektrogen oder elektroneutral sein.

Symports
- Der Phosphat-Carrier trägt Phosphat zusammen mit einem Proton in die Matrix (elektroneutral). Dort steht das Phosphat für die oxidative Phosphorylierung von ADP zur Verfügung. Der Antrieb stammt aus dem Protonengradienten zwischen Intermembran- und Matrixraum.
- Ein Carrier für verzweigtkettige Aminosäuren transportiert diese zusammen mit einem Proton in den Matrixraum, wo sie abgebaut werden können (elektroneutral).

Antiports (↗ Abb. 11.20)
- Die ADP-ATP(Adeninnukleotid)-Translokase transportiert ADP aus dem Zytosol in die Matrix und ATP in die Gegenrichtung (zum Mechanismus ↗ Kap. 6.4.2). Der Carrier ist elektrogen, da ADP 3 negative Ladungen und ATP 4 negative Ladungen trägt.
- Der Pyruvat-Carrier sorgt dafür, dass Pyruvat in die Matrix gelangt und dort oxidiert werden kann. Der Antrieb für den Transport stammt aus dem Protonengradienten: Pyruvat wird gegen OH^- ausgetauscht. Manche Autoren sprechen auch von einem Symport, bei dem Pyruvat von einem H^+ begleitet wird (elektronenneutral).
- Der Aspartat-Glutamat-Carrier transportiert Glutamat und H^+ in die Matrix und Aspartat dafür ins Zytosol (elektrogen).
- Der Ketoglutarat-Malat-Carrier befördert Malat in die Matrix und Ketoglutarat ins Zytosol (elektroneutral).
- Die Dicarboxylat-Phosphat-Translokase transportiert Phosphat in den Matrixraum und dafür Malat oder Succinat in den Intermembranraum, wo sie für die Gluconeogenese verwendet werden können (elektroneutral).

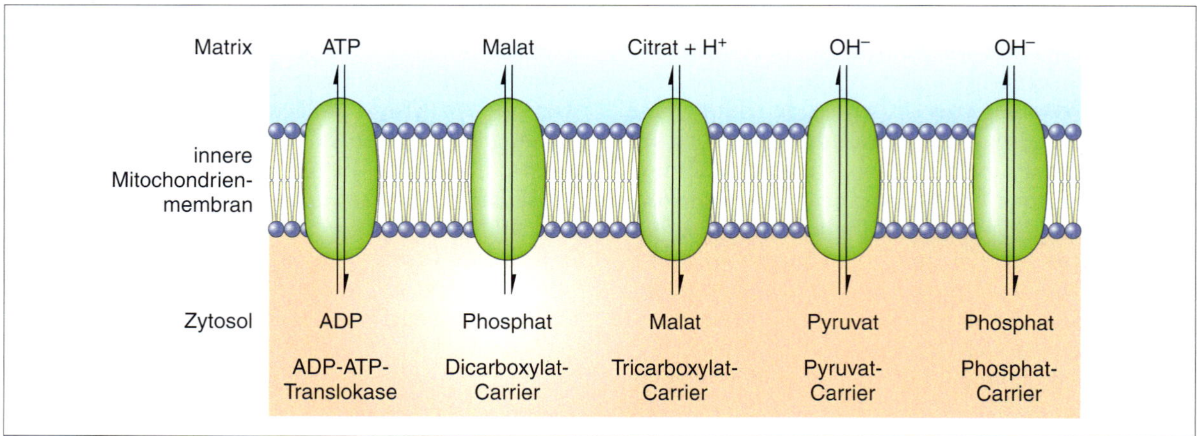

Abb. 11.20 Transportsysteme der inneren Mitochondrienmembran. [3]

- Der Citrat-Malat-Carrier pumpt Malat in die Matrix, wo es mit Acetyl-CoA zu Citrat reagiert und als solches anschließend den Matrixraum wieder verlässt. Auf diese Weise wird im Zytosol Citrat für die Acetyl-CoA-Bildung für die Fettsäurebiosynthese bereitgestellt (elektroneutral).
- Der Carnitin-Acylcarnitin-Carrier befördert Fettsäuren aus dem Zytosol in die Matrix, damit sie der β-Oxidation zugeführt werden können (elektroneutral) (↗ Kap. 4.3.2).
- Der Ornithin-Citrullin-Carrier ist Teil des Harnstoffzyklus. Ornithin wird in die Matrix aufgenommen und Citrullin dafür ins Zytosol entlassen (elektroneutral).

Uniports

- Der Glutamin-Carrier transportiert Glutamin zum weiteren Abbau in die Matrix.
- Thermogenin ermöglicht Protonen die Passage durch die sonst H^+-undurchlässige innere Mitochondrienmembran und wirkt durch Aufhebung des Protonengradienten als Entkoppler der oxidativen Phosphorylierung.

Merke
Für die Regeneration von NAD^+ aus $NADH+H^+$, das im Zytosol bei der Glykolyse entsteht, existieren in der inneren Mitochondrienmembran Shuttle-Systeme. Sie transportieren nicht NADH, sondern seine Protonen und Elektronen (↗ Kap. 6.4.1).

Porphyrinsynthese

Teile der Porphyrinsynthese, die Bestandteile für Hämoglobin und Zytochrome liefert, laufen in der Matrix ab. Die Hämoglobinexpression wird durch Sauerstoffmangel induziert. Hypoxie bewirkt eine Expressionssteigerung der kernkodierten Gene von Zytochromen und anderen mitochondrialen Proteinen. Bei chronischem Sauerstoffmangel und auch bei intensivem Muskeltraining kann man eine Zunahme der Mitochondrien in der Skelettmuskulatur beobachten. Dadurch erhöht der Organismus indirekt die Hämoglobinkonzentration, da Hämoglobin bei größerer Mitochondrienzahl vermehrt gebildet werden kann. Die Folge daraus ist, dass Gewebe mit einem großen Sauerstoffverbrauch und Energieumsatz (z. B. Muskeln, Nerven) eine viel größere Anzahl von Mitochondrien aufweisen als solche mit normalem Energieumsatz.

Klinik
Mitochondrien werden bei Säugetieren nur maternal vererbt, d. h., die Mitochondrien der Spermatozoe werden bei der Befruchtung von der Oozyte nicht aufgenommen. Dementsprechend werden auch **Defekte der mitochondrialen DNA maternal vererbt**. Von solchen Defekten sind vor allem Gewebe mit großem Sauerstoffverbrauch betroffen (↗ oben), wie z. B. das Gehirn. Das zugehörige Krankheitsbild heißt **mitochondriale Enzephalomyopathie**. Da die maternal ererbten Mitochondrien in sehr großer Zahl vorhanden sind und bei einem Gendefekt nicht alle geschädigt sein müssen, sind selbst in einer Familie, d. h. bei identischer Mutation, große Variationen in Art und Schweregrad der Erkrankung möglich.

11.5 Lysosomen

11.5.1 Aufbau

Lysosomen sind kleine kugelförmige Organellen, die nur von einer Membran umgeben sind und im Unterschied zu vielen anderen Zellkompartimenten in ihrem Inneren keine weiteren Strukturen enthalten. Sie sind mit einer Vielzahl **hydrolytischer Enzyme** wie Lipasen, Phosphatasen, Nukleasen und Glykosidasen angefüllt. Der intralysosomale pH-Wert

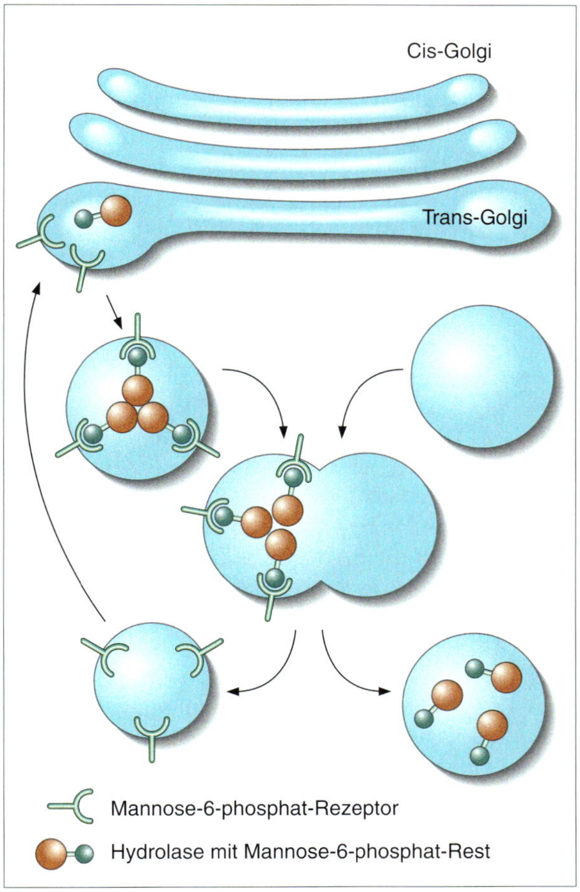

Abb. 11.21 Einbau von Hydrolasen in ein Lysosom. [4]

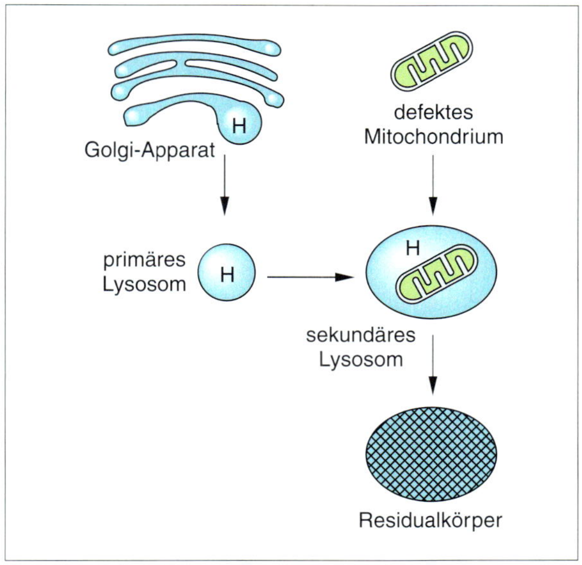

Abb. 11.22 Entstehung und Funktion von Lysosomen. H: Hydrolasen. [4]

von ca. 4 entspricht dem pH-Optimum dieser Enzyme. Er wird von einer membranständigen Protonen-ATPase aufrechterhalten. Das saure pH-Optimum der Enzyme garantiert, dass sie bei Freisetzung in die Zelle (physiologischer pH von etwa 7) wenig Aktivität aufweisen.

11.5.2 Entstehung

Lysosomen entstehen durch Abschnürung von den Membranen des Golgi-Apparates, wo sie auch mit den Hydrolasen gefüllt werden: Hydrolasen enthalten einen Mannose-6-phosphat-Rest, der an einen Rezeptor an der Membran des Golgi-Apparates bindet (↗ Abb. 11.21). Hydrolase und Rezeptor werden als Vesikel abgeschnürt und fusionieren mit einem Lysosom. Im Lysosom dissoziiert der Mannose-6-phosphat-Rest vom Rezeptor, der in einem eigenen Vesikel in den Golgi-Apparat zurücktransportiert wird (Rezeptor-Recycling). Das nunmehr betriebsbereite Lysosom heißt **primäres Lysosom**.

11.5.3 Funktion

Die Aufgabe der Lysosomen ist der **Abbau von zelleigenen** (Autophagolyse) **und zellfremden Strukturen** (Heterophagolyse), z. B. defekter Zellorganellen wie Mitochondrien oder von der Zelle aufgenommener Vesikel. Das primäre Lysosom verschmilzt mit der abzubauenden Struktur. So entsteht das **sekundäre Lysosom** (↗ Abb. 11.22), indem die Struktur hydrolytisch abgebaut wird. Die entstehenden Spaltprodukte werden in das Zytoplasma abgegeben, weiter verstoffwechselt und stehen evtl. für neue Synthesevorgänge zur Verfügung. Erfolgt der Abbau unvollständig, bleibt ein sog. **Residualkörper** zurück. Liegt eine schwere Zellschädigung vor, bricht die Membran der Lysosomen auf und der Inhalt wird freigesetzt, worauf sich die Zelle auflöst (Autolyse).

Merke
- **Primäres Lysosom:** neu, hat noch keine Substanzen aufgenommen
- **Sekundäres Lysosom:** hat Substanzen aufgenommen, die abgebaut werden

Klinik
Lysosomale Speicherkrankheiten entstehen, wenn lysosomale Enzyme von einem Gendefekt betroffen sind und bestimmte Substanzen nicht mehr abgebaut werden können. Diese Substanzen werden dann in der Zelle gespeichert.

Zu den lysosomalen Speicherkrankheiten zählen:
- **Sphingolipidosen**
  - Beispiel: Bei der **Tay-Sachs-Krankheit** (↗ auch Kap. 4.8.2) können die Nervenzellen des ZNS bestimmte Ganglioside nicht abbauen. Diese akkumulieren und führen zu Zellschwellung. Symptome sind u. a. geistige Retardierung und

Gangliosid: Ceramid + Oligosaccharide
Cerebrosid: " + Monosaccharid

Sehverlust infolge Optikusatrophie. Heutzutage lässt sich diese Erkrankung bereits während der fetalen Entwicklung diagnostizieren, der Tod tritt jedoch schon im 2.–3. Lebensjahr ein, da bisher keine Therapie möglich ist.
 - weitere Beispiele: Morbus Gaucher, Morbus Niemann-Pick, Morbus Krabbe
- **Mukolipidosen**
 - Beispiel: Die **I-Zell-Krankheit (Mukolipidose II)** erhielt ihren Namen, weil die Lysosomen der Betroffenen große Einschlüsse (Inclusions) aufweisen, die nicht abgebaute Glykosaminoglykane und Glykolipide enthalten. Zur Ursache und zur Symptomatik ↗ Kap. 11.7.2.
 - weitere Beispiele: Pseudo-Hurler, Mukolipidose IV
- **Mukopolysaccharidosen**
 - Beispiel: **Pfaundler-Hurler-Syndrom**: muskuläre Hypotonie im Säuglingsalter, psychomentale Retardierung, vergröberte Gesichtszüge, Hepatosplenomegalie, Hornhauttrübung
 - weitere Beispiele: Morbus Hunter, Morbus Sanfilippo
- **Glykogenosen**
 - Beispiel: Morbus v. Gierke (↗ Kap. 3.6.4)
 - Weitere Beispiele: Morbus Pompe (↗ Kap. 3.6.4), Morbus Cori.

Ihre Rolle beim intrazellulären Abbau von Substanzen hat zur Folge, dass Lysosomen für die **Antigenpräsentation** wichtig sind: Exogene Antigene werden von Antigen-präsentierenden Zellen gebunden und endozytotisch aufgenommen. Das Antigen-Vesikel verschmilzt mit einem Lysosom und das Antigen wird in Fragmente zerlegt. Das sekundäre Lysosom verschmilzt nun mit einem Vesikel, das MHC-II-Proteine enthält. Diese binden die Antigenfragmente, gelangen durch Exozytose an die Zelloberfläche und präsentieren dort die Antigenfragmente. Dies führt zur Bildung von Antikörpern und spezifischen T-Killerzellen.

11.6 Endoplasmatisches Retikulum

11.6.1 Aufbau

Das endoplasmatische Retikulum ist ein im gesamten Zytosol verzweigtes, schlauchförmiges Membransystem. Die Membran geht z.T. aus der äußeren Kernmembran hervor. Man unterscheidet zwei Formen, die beide in ein und derselben Zelle vorkommen können:
- **raues endoplasmatisches Retikulum (rER):** An der Außenseite der Membran sind Ribosomen gleichmäßig verteilt.
- **glattes endoplasmatisches Retikulum** (**sER** = smooth ER): An der Membran befinden sich keine Ribosomen.

11.6.2 Funktion

Die beiden Formen des endoplasmatischen Retikulums haben unterschiedliche Funktionen.

Raues endoplasmatisches Retikulum

An den Ribosomen des rER werden **nichtzytosolische Proteine**, also z.B. sekretorische, lysosomale und Membranproteine, **synthetisiert**. Anschließend werden sie für den Transport in Vesikel verpackt und z.T. zuerst in den Golgi-Apparat (↗ Kap. 11.7.2), z.T. direkt an ihren Bestimmungsort transportiert. Den Werdegang eines nichtzytosolischen Proteins zeigt das Beispiel des sekretorischen Glykoproteins Elastase: Wie bei allen am rER synthetisierten Proteinen enthält seine mRNA eine Basensequenz, die für eine Signalsequenz (Signalpeptid) kodiert. Zu Beginn der Proteinsynthese an einem zytosolischen Ribosom wird die Signalsequenz aus ca. 20 Aminosäuren am N-terminalen Ende des Proteins angehängt. Sobald sie aus dem Ribosom herausragt, wird sie vom Signalerkennungspartikel (Signal recognition particle = SRP) erkannt und an dieses gebunden. Das SRP leitet so das Ribosom an die Membran des endoplasmatischen Retikulums, wo es an einen Ribosomenrezeptor bindet. Das wachsende Protein gelangt durch einen Kanal (Protein-Translokator) in das Lumen des endoplasmatischen Retikulums. Ist das Protein fertig gestellt, trennt eine Signalpeptidase die Signalsequenz ab (↗ Abb. 11.23). Die N-Glykosylierung des Proteins beginnt und wird im Golgi-Apparat weitergeführt. Das Glykoprotein kann das rER jedoch nur in Richtung Golgi-Apparat verlassen, wenn es korrekt gefaltet ist. Um die Faltung zu überprüfen, existiert folgender Qualitätssicherungsmechanismus (↗ Abb. 11.24): Glucosidasen spalten von dem Protein – ob korrekt oder falsch gefaltet – drei Glucoseeinheiten ab. Ein korrekt gefaltetes Protein gelangt ohne weitere Modifikation in den Golgi-Komplex. Ein falsch oder nicht gefaltetes Protein wird zum Substrat für eine Glucosyltransferase, die einen Glucoserest anhängt. Das Protein mit dem Glucoserest wird von zwei Chaperonen gebunden, Calnexin und Calreticulin, die es im Lumen des rER zurückhalten und ihm bei der Faltung behilflich sind. Hat sich das Protein korrekt gefaltet, wird die Bindung zwischen Chaperonen und Protein aufgehoben, der Glucoserest von einer Glucosidase abgespalten und der Weg in den Golgi-Apparat ist frei. Liegt aber auch nach einer gewissen Zeit noch immer keine korrekte Faltung vor, wird wiederum ein Glucoserest angehängt und nach einer gewissen Zeit abgespalten, bis das Protein in der richtigen Faltung vorliegt und das rER verlassen darf.

Glattes endoplasmatisches Retikulum

Im sER werden **Membranlipide synthetisiert**. Daneben finden dort viele verschiedene **Stoffwechselvorgänge** statt. Es erfolgen Glykosylierungen und

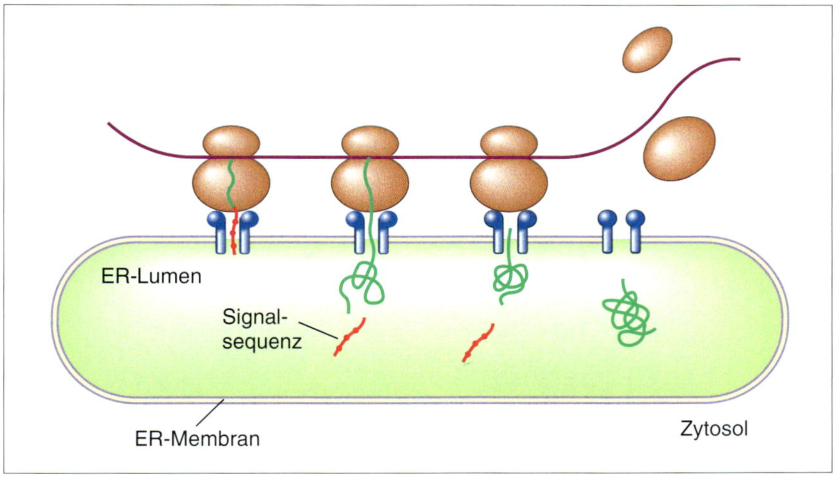

Abb. 11.23 Transport in das raue endoplasmatische Retikulum. [3]

Glucuronidierungen (z. B. von Bilirubin), Mukopolysaccharide werden synthetisiert, ebenso Cholesterin und Lipoproteine. Eine wichtige Rolle spielt das sER in Leberzellen bei der **Biotransformation** durch das Zytochrom-P_{450}-Monooxygenase-System. Dieses metabolisiert körpereigene und körperfremde Substanzen. Weiterhin ist es daran beteiligt, Proteine mit einer Signalsequenz zu versehen, damit sie in das richtige Zellkompartiment transportiert werden. Zu diesem Zweck erfolgt eine kovalente An- oder Einbindung von zellspezifischen Sequenzen an oder in Proteine. Die meisten peroxisomalen Proteine enden mit der Sequenz Ser-Lys-Leu-COO^- und die innere Sequenz für den Zellkern besteht aus fünf aufeinander folgenden positiv geladenen Resten. Sind die Proteine an den Organellen angekommen, binden sie an spezifische Proteine und gelangen über verschiedene Transportmechanismen in die Organelle hinein.

Merke
Zytoplasmatische Proteine werden an freien Ribosomen synthetisiert.

11.7 Golgi-Apparat (Dictyosom)

11.7.1 Aufbau

Der Golgi-Apparat stellt sich elektronenmikroskopisch in Form von scheibenförmigen, hintereinander

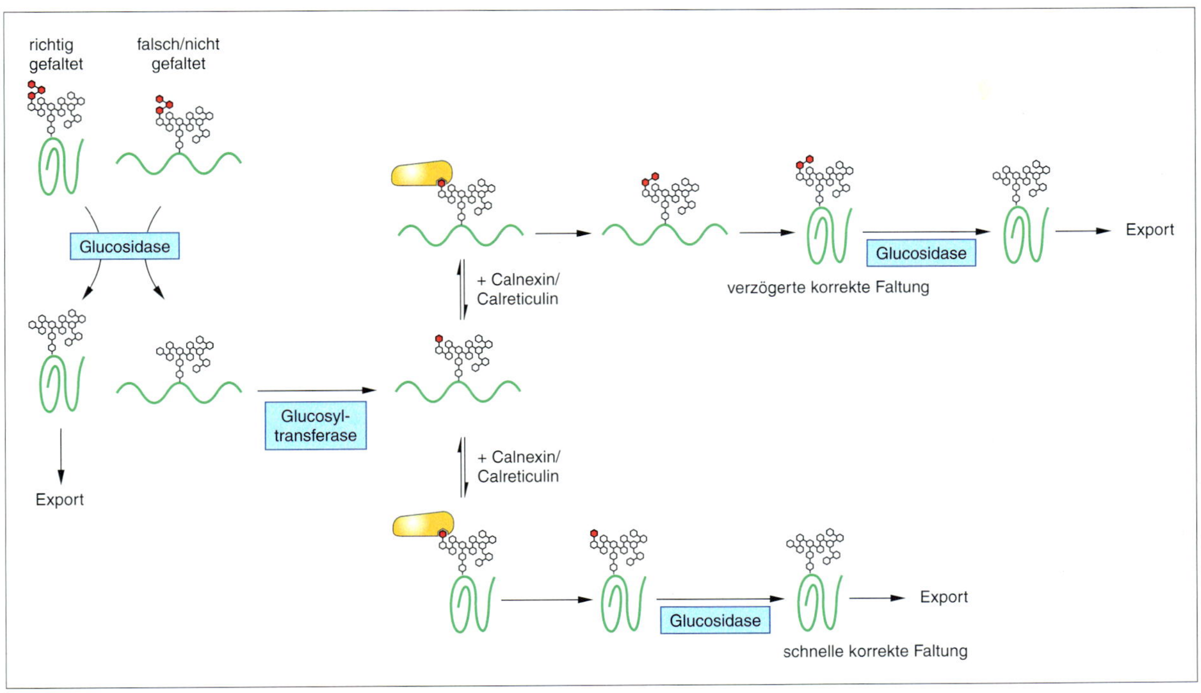

Abb. 11.24 Qualitätssicherung im rauen endoplasmatischen Retikulum. [3]

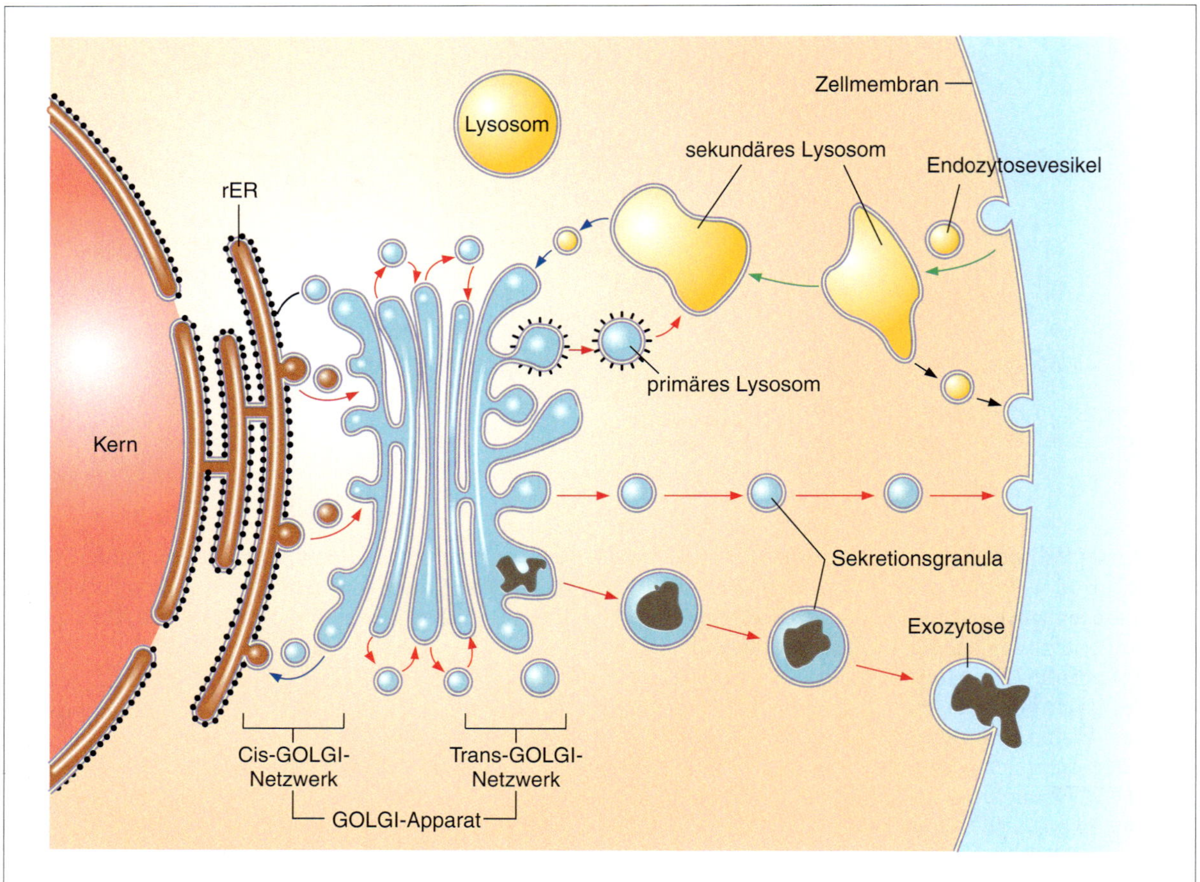

Abb. 11.25 Anordnung von rauem endoplasmatischem Retikulum und Golgi-Apparat. [15]

gelegenen Vesikeln dar, die von einer einfachen Membran umgeben sind. Da die Organelle in einer leichten Biegung verläuft, unterscheidet man eine konkave Seite (**Trans-Seite**), die der Zellmembran zugewandt ist, und eine konvexe Seite (**Cis-Seite**), die sich leicht um das rER herumbiegt (↗ Abb. 11.25). Zwischen Cis- und Trans-Seite befindet sich der mediale Teil des Golgi-Apparates.

11.7.2 Funktion

Im Golgi-Apparat werden **Glykoproteine und Hormonvorstufen** aus dem rER sowie endozytotisch aufgenommene **Membranproteine modifiziert**. Der Transport aus dem rER und die Modifikation von Glykoproteinen erfolgen stets nach dem gleichen Muster: Das rER gibt Vesikel mit Glykoproteinen ab, die von der Cis-Seite des Golgi-Apparates endozytotisch aufgenommen werden. Es folgt ein Transport in Richtung Trans-Seite, während dessen Zuckerreste modifiziert werden, z.B. durch Phosphorylierung. Die im rER begonnene N-Glykosylierung wird weitergeführt. Ausschließlich im Golgi-Apparat findet die O-Glykosylierung statt. Hormone werden durch Abspaltung von Aminosäuresequenzen in ihre aktive Form überführt (↗ Abb. 11.26). Sie und andere sekretorische Proteine erhalten darüber hinaus eine „Adress-Sequenz". Auf der Trans-Seite angekommen, werden die betriebsbereiten Glyko- und sonstigen nichtzytosolischen Proteine als sekretorische Vesikel abgeschnürt.

Im Golgi-Apparat erfolgen außerdem die **Synthese und Abgabe von Lysosomen**.

Eine wichtige Rolle spielt der Golgi-Apparat auch bei der **Wiederverwertung von Membranbausteinen**.

Klinik

Im Golgi-Apparat werden die für die Lysosomen bestimmten Hydrolasen an einem Mannoserest phosphoryliert (↗ Abb. 11.27). Der Mannose-6-phosphat-Rest lenkt die Hydrolasen in die Lysosomen (↗ Kap. 11.5.3). Bei der **I-Zell-Krankheit**, einer lysosomalen Speicherkrankheit, unterbleibt diese Phosphorylierung. Die Hydrolasen werden also synthetisiert, gelangen aber nicht in die Lysosomen, sondern tauchen im Blut und im Harn auf, mit dem sie ausgeschieden werden. Die Betroffenen sind psychomotorisch massiv retardiert und haben Skelettdeformationen.

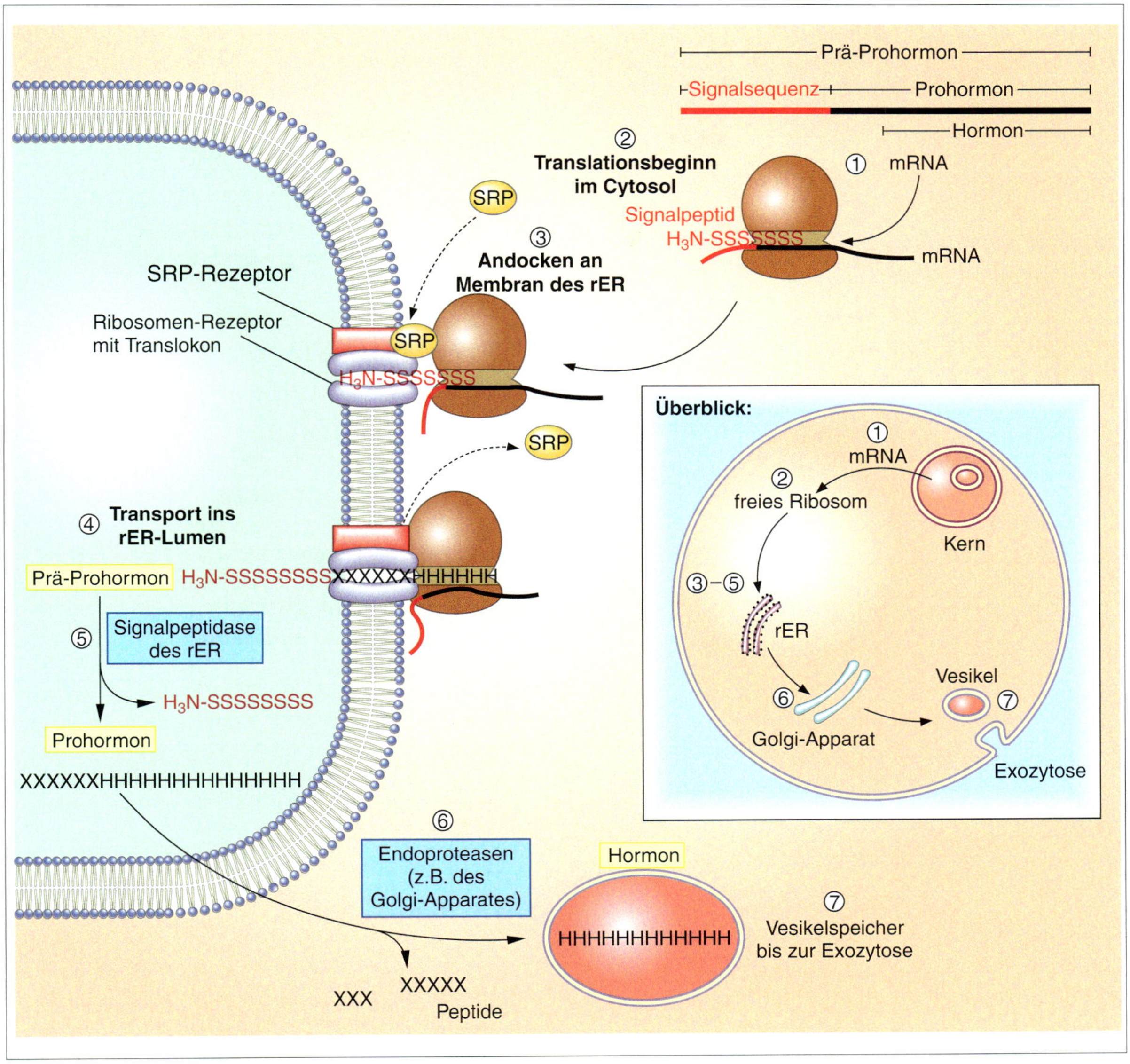

Abb. 11.26 Hormonsynthese. [2]

11.8 Peroxisomen

11.8.1 Aufbau

Peroxisomen sind kaum strukturierte Zellorganellen, die von einer Membran umhüllt sind und vom rER abgeschnürt werden. In ihnen befinden sich zahlreiche **Enzyme des Fettsäure- und Aminosäureabbaus**, z. B. Peroxidasen und Oxidasen.

11.8.2 Funktion

Viele Oxidationen von Fett- oder Aminosäuren finden nicht im Zytoplasma, sondern in Peroxisomen statt, um die Zelle vor entstehenden Sauerstoffradikalen zu schützen. Mit einer Ausnahme (↗ unten) laufen dieselben Oxidationsreaktionen ab wie im Mitochondrium, denn sie werden von Isoenzymen (↗ Kap. 1.3.1) katalysiert. Die Peroxidasen oxidieren langkettige Fettsäuren (β-Oxidation) und bauen diese so bis zu einer Länge von acht C-Atomen (Octanoyl-CoA) ab. Der weitere Abbau zu Acetyl-CoA erfolgt in den Mitochondrien. Die Oxidation in den Peroxisomen unterscheidet sich bei der ersten Wasserabspaltung von der Oxidation in den Mitochondrien. Eine Flavoprotein-Dehydrogenase überträgt Elektronen auf O_2, woraus H_2O_2 entsteht (↗ Abb. 11.28). In den Mitochondrien dagegen werden die Elektronen in $FADH_2$ fixiert. Bei den sauerstoffabhängigen Oxidationen entstehen in den Peroxisomen große Mengen von zytotoxischem Wasserstoffperoxid. Um dies abbauen zu können, sind diese mit einer **Katalase** ausgestattet. Sie katalysiert folgende Reaktion:

$2\,H_2O_2 \leftrightarrow 2\,H_2O + O_2$

Klinik
Beim **Zellweger-Syndrom** liegt ein erblicher Defekt der Peroxisomenbildung oder der Peroxisomenfunktion vor. Ähnlich wie bei den lysosomalen Speicherkrankheiten ist ein Enzymdefekt oder -mangel in den Peroxisomen die Ursache. Die resultierenden neurologischen und hepatointestinalen Störungen sind schwerwiegend und bereits bei Neugeborenen ausgeprägt, der Tod tritt meist bis zum 6. Lebensjahr ein. Bei Einzelenzymdefekten wie der Adrenoleukodystrophie treten erst in der Pubertät weniger schwere Symptome auf.

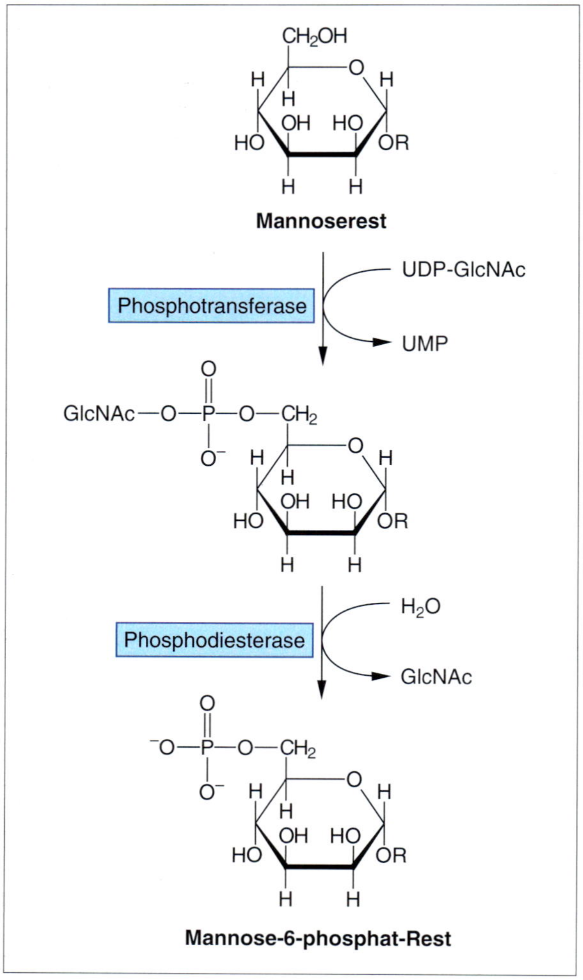

Abb. 11.27 Synthese des Mannose-6-phosphat-Rests in Hydrolasen. Glc-NAc: N-Acetyl-Glucosamin. [3]

11.9 Zytoplasma (Zytosol)

Unter Zytoplasma bzw. Zytosol versteht man den größtenteils flüssigen Raum einer Zelle, der sowohl sämtliche Organellen als auch das Zytoskelett (↗ Kap. 11.10) enthält. Viele Stoffwechselvorgänge finden hier statt:

- Glykolyse und Gluconeogenese
- Pentosephosphatweg
- „De-novo"-Synthese von Fettsäuren
- Purin- und Pyrimidinsynthese
- Glykogensynthese
- Triacylglycerinspeicherung
- Cholesterinsynthese
- Teile des Harnstoffzyklus.

Des Weiteren hat das Zytoplasma in Form von Ausstülpungen Anteil an der Bildung von Pseudopodien und Mikrovilli.

11.10 Zytoskelett

11.10.1 Definition

Das Zytoskelett ist ein Netz aus mehreren stabilen Proteinen, das der Zelle ihre mechanische Festigkeit gibt und Zellbewegungen und Transportvorgänge in der Zelle ermöglicht. Es besteht aus Mikrotubuli, Mikrofilamenten und Intermediärfilamenten.

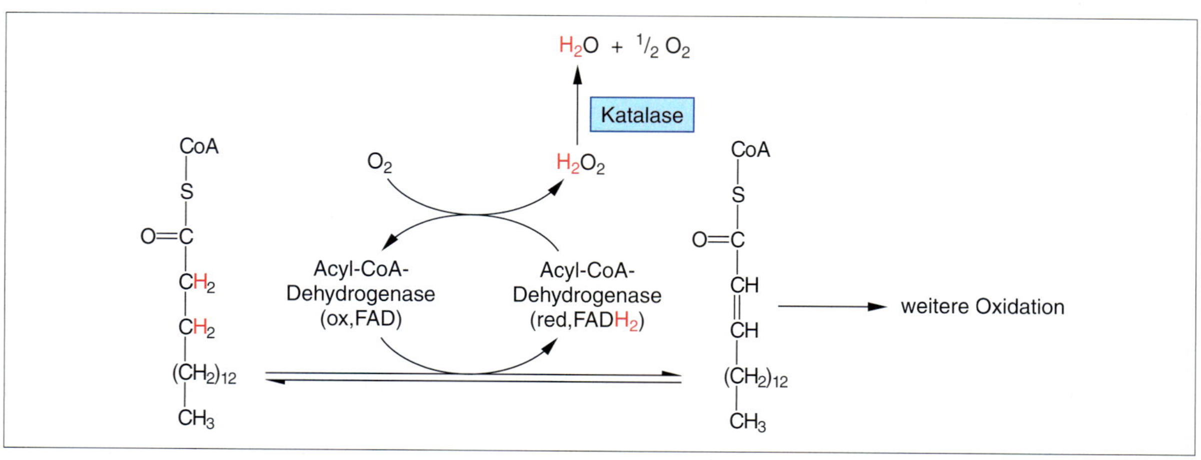

Abb. 11.28 Fettsäureabbau in Peroxisomen. [3]

11.10.2 Aufbau

Mikrotubuli

Mikrotubuli entstehen, indem sich aus Dimeren der kugelförmigen Untereinheiten **α- und β-Tubulin** in einem GTP-abhängigen Schritt sog. Protofilamente bilden, die sich zusammenlagern: 13 Protofilamente in gestaffelter Anordnung ergeben einen hohlen, zylindrischen Mikrotubulus mit einem Plus- und einem Minuspol. Durch Spaltung eines gebundenen GTP kann v. a. der Minuspol ständig Tubulin-Untereinheiten abgeben. Soll wieder Tubulin gebunden werden, muss das durch die Spaltung entstandene GDP erst wieder durch GTP ersetzt werden.

Mikrotubuli haben einen Durchmesser von ca. 25 nm und sind unterschiedlich lang.

Mikrofilamente

Hierunter versteht man Aktin und die mit ihm assoziierten Proteine, z. B. Myosin. Mikrofilamente sind ca. 7 nm dick.

Das Protein **Aktin** existiert in drei Varianten, deren Aminosäuresequenz sich geringfügig unterscheidet: α-, β- und γ-Aktin. Im Zytoskelett finden sich **β- und γ-Aktin**. Die globulären Aktinmonomere (sog. G-Aktin) polymerisieren in Gegenwart von K^+, Mg^+ und ATP zu Strängen (Polymeren). Einzelne Aktinmonomere und zu Polymeren zusammengelagerte Stränge befinden sich im Gleichgewicht. Eine Doppelhelix aus zwei Polymeren bezeichnet man als **Aktinfilament** (sog. F-Aktin). Die Aktinfilamente des Zytoskeletts sind **mit Nichtmuskelmyosin** (das sich von Muskelmyosin unterscheidet) **assoziiert**. Des Weiteren sind Proteine assoziiert, die die Festigkeit der Aktinpolymere unterstützen, z. B. Aktinin, Filamin und Fimbrin. Es gibt aber auch Proteine, die eher die Fragmentation von Polymeren in Monomere fördern, z. B. Profilin, Gelsolin und Villin.

Intermediärfilamente

Dies sind ca. 10 nm dicke Polymere, die aus nur einer Untereinheit bestehen. Sie sind zelltypspezifisch. So kommen **Neurofilamente** nur in Neuronen, **Desmin** nur in Muskelzellen und **Keratin** nur in Epithelien vor. Intermediärfilamente sind in Anzahl, Länge und Lokalisation variabel.

11.10.3 Funktion

Mikrotubuli

Sie sind für die **Beweglichkeit von Zilien**, ~~**Mikrovilli**~~ **und Geißeln** verantwortlich. Diese Strukturen bestehen aus neun mikrotubulären Doubletten (1 Doublette = 2 Mikrotubuli), die um eine zentrale mikrotubuläre Doublette angeordnet sind, mit der sie über Speichen (aus Speichenproteinen) verbunden sind. Die peripheren Doubletten sind durch Nexin verknüpft. Ein Mikrotubulus jeder Doublette hat „Arme" aus Dynein, die er der benachbarten Doublette entgegenstreckt. Am freien Ende des Dyneins befindet sich eine ATP-Bindungsstelle. So kann das Dynein bei Spaltung von ATP auf der anderen Doublette wandern. Hieraus resultiert aufgrund der Verbindung der neun peripheren Doubletten eine Verbiegung der gesamten Struktur und damit eine Schlagbewegung (↗ Abb. 11.29).

Darüber hinaus sind Mikrotubuli an **intrazellulären Transportvorgängen** beteiligt, z. B. an der intrazellulären Bewegung von Vesikeln. Während der **Mitose** sind sie für den Transport der Chromosomen zuständig, denn sie **bilden den Spindelapparat**.

Weiterhin dienen sie der „Zellversteifung", in Neuronen außerdem der Ausbildung von Axonen und Dendriten.

Klinik

Colchicin, das Gift der Herbstzeitlose, hemmt die Bildung von Mikrotubuli, d. h. auch die Bildung des Spindelapparates und damit die Mitose. Es wird im Labor zur Darstellung der Chromosomen (in der Metaphase) eingesetzt.

Da es auch die intrazellulären Transportvorgänge und somit z. B. die Phagozytose in Neutrophilen hemmt, die eine wichtige Rolle in der Patho-

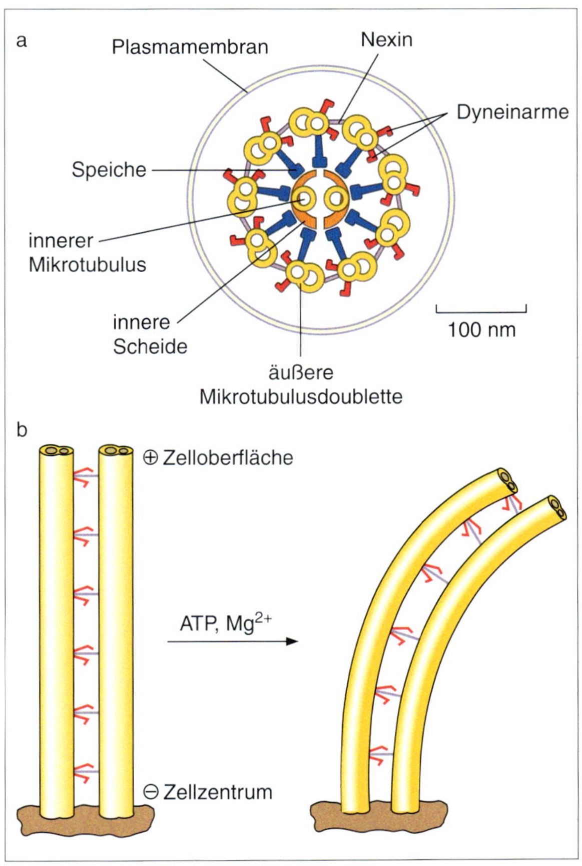

Abb. 11.29 Struktur **(a)** und Bewegung **(b)** einer Zilie. [4]

genese der Gicht spielt, wird es zur Akutbehandlung des Gichtanfalls eingesetzt.

Vinca-Alkaloide (Vinblastin, Vincristin) haben eine ähnliche Wirkung. Sie verhindern die Mitose durch Hemmung der Tubulinpolymerisierung. Da bei Tumoren besonders viele Mitosen ablaufen, werden Vinca-Alkaloide als Zytostatika eingesetzt.

Mikrofilamente

Aktinfilamente sind zusammen mit Nichtmuskelmyosin an der **Zellbewegung im Rahmen von Phagozytose und Migration** und an der **Bewegung von Mikrovilli** (dies sind 40 durch Fimbrin vernetzte Aktinfilamente), **Stereozilien und Geißeln** beteiligt. Die Migration ist von großer Bedeutung für Spermien und Fibroblasten. Letztere bewegen sich, indem an gegenüberliegenden Stellen der Zelle abwechselnd Endo- und Exozytose stattfindet. Wichtig ist die Migration auch für das Immunsystem: Durch sie gelangen Makrophagen dorthin, wo sich Bakterien befinden, und können diese zerstören. Aber auch Tumorzellen machen sich ihre Fähigkeit zur Migration zunutze und dringen in das umliegende Gewebe vor.

Aktin und Myosin sind außerdem am **Transport von Molekülen, Vesikeln** und **Zellorganellen** innerhalb der Zelle und an **Endo- und Exozytosevorgängen** beteiligt. Außerdem spielen sie eine Rolle bei der **Ausbildung von Zonulae adhaerentes** und der **Desmosomen vom Typ II**.

Intermediärfilamente

Ihre Aufgaben sind die **Stabilisierung** von Nervenzellen, Endothel- und Epithelzellen und die Fixierung des Zellkerns in den Zellen. Außerdem sorgen sie dafür, dass die Zelle mechanischer Belastung standhält.

11.11 Extrazelluläre Matrix

Definition

Unter der extrazellulären Matrix versteht man die Strukturen, die für den Zusammenhalt einzelner Zellen sorgen.

Komponenten

Die Komponenten dieser Strukturen sind:

- Das Protein **Kollagen** sorgt für die **Stabilität des Bindegewebes** gegenüber mechanischer Belastung. Es ist der wichtigste und häufigste Bindegewebsbestandteil und macht ein Drittel des Körperproteins aus. Man unterscheidet mehrere Subtypen, die sich in Zusammensetzung und Vorkommen unterscheiden. Sie werden unterteilt in fibrilläre, nichtfibrilläre und sog. FACIT-Kollagene (fibrillenassoziierte Kollagene: Typen IX, XII, XIV und XIX). Die Subtypen I–III, die wichtigsten der sog. fibrillären Kollagene, machen 80–90 % des gesamten Kollagens aus (Vorkommen ↗ Tab. 11.4). Das wichtigste nichtfibrilläre Kollagen, Typ IV (5–10 %), kommt ausschließlich in Basalmembranen vor. Daneben gibt es noch diverse weitere fibrilläre (z. B. V, VIII, XI) und nichtfibrilläre Kollagensubtypen (z. B. VI, VII, X).
Kollagen wird von Fibroblasten synthetisiert: Im ersten Schritt entstehen α_1- und α_2-Präprokollagen-Monohelices. In diesen ist jede dritte Aminosäure Glycin und etwa jede fünfte Prolin. Nach Abspaltung der Signalsequenz (nichtzytosolisches Protein!) liegt Prokollagen vor. Durch Ausbildung von Disulfidbrücken zwischen Monohelices entstehen Tripelhelices. 50 % der Prolyl- und 10–80 % der Lysylreste werden hydroxyliert, wodurch die Tripelhelices eine hohe Stabilität erlangen. Zur Bildung von Hydroxyprolin und Hydroxylysin sind die Cofaktoren Ascorbinsäure und Fe^{2+} nötig. Die Ausbildung von Wasserstoffbrückenbindungen zwischen Prolin- und Glycinresten sorgt zusätzlich für Stabilität. Im nächsten Schritt werden einzelne Hydroxylysylreste glykosyliert (O-glykosidische Bindung). Nun werden die Prokollagen-Tripelhelices in den Extrazellularraum abgegeben. Dort erfolgt die weitere Modifikation der Kollagenvorstufe: Zuerst werden N- und C-terminale Peptide abgespalten, dann lagern sich die nun fertigen Kollagenmoleküle zu Mikrofibrillen zusammen. Diese werden kovalent durch Aldehydgruppen (Desaminierung von Lysylresten) vernetzt.
Kollagen wird durch Kollagenasen (Zinkproteasen) abgebaut, die von vielen Zelltypen als inaktive Vorstufen sezerniert und durch Proteolyse aktiviert werden.

Merke

Die Schritte der Kollagensynthese sind:

- Synthese von α_1- und α_2-Präprokollagen-Monohelices
- Abspaltung des Signalpeptids
- Tripelhelixbildung durch Disulfidbrücken
- Hydroxylierung von Prolin und Lysin
- Ausbildung von Wasserstoffbrückenbindungen
- Glykosylierungen
- Sekretion der Prokollagen-Tripelhelix
- Entfernung von N- und C-terminalen Peptiden
- Zusammenlagerung zu Kollagen-Mikrofibrillen und Quervernetzung.

- **Elastin** ist ein Protein, das, wie der Name schon sagt, für die **Elastizität des Bindegewebes verantwortlich** ist. Daher kommt es vor allem an Stellen vor, die großen Druck- und Volumenschwankungen ausgesetzt sind, z. B. in großen Arterien, im Respirationstrakt und in der Haut. Elastinmoleküle polymerisieren zu größeren Komplexen und bilden in dieser Form zusammen mit Kollagen, Fibrillin-1 und Fibrillin-2 elastische Fasern. Fibro-

Tab. 11.4 Vorkommen der Kollagensubtypen		
Subtyp	**Aufbau**	**Vorkommen**
Typ I	2 α_1(I)-Ketten, 1 α_2-Kette	Gefäße, Knochen, Sehnen, Haut
Typ II	3 α_1(II)-Ketten	Knorpel
Typ III	3 α_1(III)-Ketten	Organe, Gefäße, Haut
Typ IV	3 α_1(IV)-Ketten	Basalmembranen

blasten und Endothelzellen haben die Fähigkeit, Elastasen zu sezernieren, die das Elastin abbauen.

- Ein weiterer Bestandteil der extrazellulären Matrix sind Proteine mit angehefteten Kohlenhydratseitenketten: die **Proteoglykane**. Da die Kohlenhydratseitenketten aus sich wiederholenden Disaccharideinheiten bestehen, bezeichnet man sie als Glykosaminoglykane (alte Bezeichnung: Mukopolysaccharide). Häufig ist ein Bestandteil der Disaccharideinheit ein – evtl. N-acetyliertes – Hexosamin. So besteht die Hyaluronsäure aus N-Acetylglucosamin und Glucuronsäure (β-glykosidisch verknüpft). Die Disaccharide sind häufig sulfatiert. Die Sulfat- und N-Acetylreste bedingen, dass die Kohlenhydratseitenketten mehrfach negativ geladen sind und daher Moleküle reversibel binden können. Hieraus ergibt sich die Funktion der Proteoglykane: die **Wasserbindung** in Geweben, die diesen Elastizität verleiht (Wasser = Polster). Der Abbau von Proteoglykanen erfolgt durch lysosomale Enzyme wie Hydroxylasen und Hexosaminidasen.
- **Hyaluronat** ist ein Glykosaminoglykan ohne Proteinanteil. Seine Funktion ist mit der der Glykosaminoglykane in Proteoglykanen identisch: Wasserbindung.
- Fibroblasten produzieren neben Kollagen noch einen weiteren Bestandteil des Extrazellularraums, das **Fibronektin**. Dies ist ein Membranprotein, das bei Gefäßverletzungen aus subendothelialen Strukturen und aus daran anhaftenden Thrombozyten freigesetzt wird und die Wundheilung fördert.

Aufbau und Funktionen dieser Komponenten sind in Tabelle 11.5 nochmals zusammengefasst.

Klinik
Die häufigsten **angeborenen Bindegewebsdefekte** sind:
- **Marfan-Syndrom:** Hier liegt eine Punktmutation im Fibrillin-1-Gen vor. Da Fibrillin für die Bildung elastischer Fasern aus Elastin und Kollagen verantwortlich ist, führt dieser Gendefekt zu einer Überelastizität des Bindegewebes.
- Bei der Erbkrankheit **Osteogenesis imperfecta** bildet der Organismus fälschlicherweise Kollagen III statt I, so dass eine instabile Knochensubstanz resultiert.

Tab. 11.5 Bestandteile der extrazellulären Matrix und ihre Funktion	
Bestandteil	**Funktion**
Kollagen	Stabilität gegenüber mechanischer Belastung
Elastin	Elastizität
Proteoglykane	Wasserbindung (→ Polsterung), Elastizität
Hyaluronat	Wasserbindung (→ Polsterung), Elastizität
Fibronektin	Förderung der Wundheilung

- Die **Mukopolysaccharidosen** gehören zu den lysosomalen Speicherkrankheiten (↗ Kap. 11.5.3): Die lysosomalen Enzyme für den Abbau der Glykosaminoglykane fehlen.

11.12 Zellzyklus

11.12.1 Ablauf

Der Zellzyklus somatischer Zellen lässt sich in zwei Abschnitte teilen: Im ersten Abschnitt, der Interphase, erfolgen die Vorbereitungen für den zweiten Abschnitt, die Mitose = Zellteilung. Beide Abschnitte lassen sich in mehrere Phasen untergliedern.

Interphase

Folgende Phasen lassen sich unterscheiden (↗ Abb. 11.30):
- In der G_1**-Phase** (Dauer: Stunden bis Monate) finden Wachstumsvorgänge zur **Vorbereitung der nächsten Mitose** statt. Alle Zellbestandteile – Zytoplasma, Organellen – werden synthetisiert, außerdem Moleküle, die für den eigentlichen Mitose-

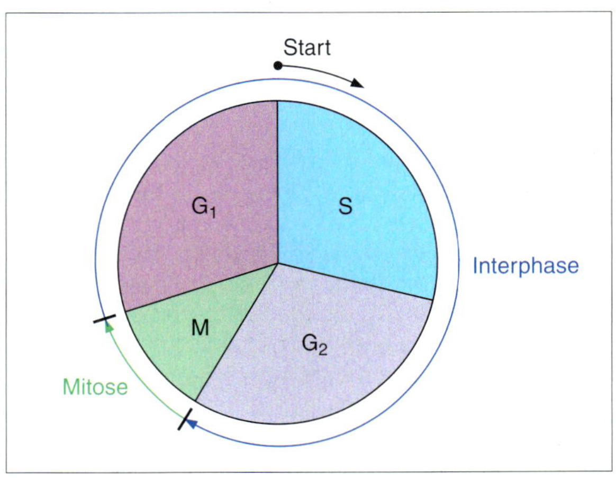

Abb. 11.30 Zellzyklus. [3]

vorgang benötigt werden. Zu letzteren gehören die DNA-Bausteine (Nukleinsäuren), Polymerasen und die Proteine, aus denen sich der Spindelapparat zusammensetzt.

Nicht teilungsfähige Zellen (Nervenzellen) bleiben für immer in der G_1-Phase hängen. In diesem Fall spricht man von der **G_0-Phase**.

- In der **S-Phase** (Dauer: ca. 8 Stunden) wird die **DNA repliziert**. Nun verfügt die Zelle über einen doppelten Chromatidensatz. Die S-Phase leitet die Mitose ein.
- Die **G_2-Phase** (Dauer: 2–5 Stunden) geht der Mitose unmittelbar voraus. Hier **werden Replikationsfehler repariert**.

Mitose

Sind alle Vorbereitungen zur Zellteilung abgeschlossen, tritt die Zelle in die Mitose ein. Hierbei wird der doppelte Chromatidensatz (die Schwesterchromatiden) auf zwei Zellen aufgeteilt. Diese Vorgänge können in vier Phasen untergliedert werden:

- In der **Prophase** kondensiert das Chromatin zu Chromosomen. Die Schwesterchromatiden hängen am Zentromer zusammen. Die Bildung des Spindelapparates beginnt: Die Zentrosomen, die Ausgangspunkte für seine Bildung, bewegen sich zu den jeweils entgegengesetzten Zellpolen, und zwischen ihnen formieren sich Mikrotubuli. Die Kernmembran löst sich auf.
- Die **Metaphase** erkennt man daran, dass die Chromosomen maximal kondensiert sind und sich in der Äquatorialebene eingefunden haben. Zu diesem Zeitpunkt ist auch der Spindelapparat fertig gestellt.
- Nun werden in der **Anaphase** die Schwesterchromatiden am Zentromer getrennt und bewegen sich zu entgegengesetzten Zellpolen.
- Es schließt sich die **Telophase** an, in der sich der Spindelapparat wieder auflöst und sich eine neue Kernmembran um jeden neu entstandenen Chromosomensatz bildet. Die Chromosomen befinden sich zum Abschluss der Telophase wieder in dekondensierter Form. Zu guter Letzt schnürt sich der Zellkörper in der Äquatorialebene entlang einer Teilungsfurche durch. Zwei eigenständige Zellen sind entstanden.

11.12.2 Regulation

Proteinkinasen

Der Zellzyklus wird jeweils an den Phasenübergängen durch Proteinkinasen reguliert. Sie aktivieren die für Phasenübergänge essentiellen Tumorsuppressorproteine, z. B. das Retinoblastomprotein Rb 105 (pRb), durch Phosphorylierung.

Die Proteinkinasen liegen im Komplex mit einem Zyklin-Protein (MPF = mitosis promoting factor) vor, welches für den jeweiligen Phasenübergang spezifisch ist. Deshalb werden sie **zyklinabhängige Kinasen** (cyclin-dependent kinases, CDK) genannt. Der Komplex verfügt über eine katalytische (CDK) und eine regulatorische Untereinheit (Zyklin), die Aktivität der Kinase hängt also von der Anwesenheit von Zyklin ab. Im Laufe des Zyklus wird Zyklin durch Neusynthese in der Zelle angereichert, wobei die höchste Konzentration vor Beginn der Mitose erreicht wird. Ist die Zellteilung abgeschlossen, wird Zyklin schnell der Proteolyse zugeführt. Dies ist die Erklärung dafür, dass der Komplex die meiste Zeit des Zellzyklus zwar vorhanden, aber nicht wirksam ist.

Die Aktivität der Kinase folgt aber nicht genau dem Konzentrationsanstieg des Zyklins, da das Zyklin vor der Mitose phosphoryliert ist und die Kinase dadurch gehemmt wird (inhibitorische Phosphorylierung). Nach Beginn der Mitose wird Zyklin dephosphoryliert, die Hemmung der Kinase wird dadurch aufgehoben und ihre Aktivität steigt sprunghaft an.

Inhibitorproteine können CDKs in allen Zyklusphasen deaktivieren und so den Phasenübergang verhindern. Dies muss geschehen, wenn die DNA durch toxische Einwirkung geschädigt wurde und eine Reparatur nötig ist. Dann wird der **Transkriptionsfaktor p53** („guardian of the genome") aktiviert. Er initiiert die Synthese eines Proteins, das den CDK-Komplex der S-Phase so lange hemmt, bis der Schaden behoben ist. Ist dieser so schwerwiegend, dass eine Reparatur unmöglich ist, werden die Apoptosemechanismen aktiviert. Ohne diesen Hemmmechanismus könnten Mutationen im Genom entstehen, die die Bildung eines Tumors auslösen können.

Klinik

Bei der **Tumorentstehung** wirken viele Faktoren mit. Bei benignen wie bei malignen Tumoren entziehen sich die Tumorzellen der Wachstumsregulation. Bei benignen Tumoren ist die Proliferation jedoch begrenzt, bei malignen Tumoren unbegrenzt. Bei malignen Tumoren sind zudem die Mechanismen der Zelldifferenzierung außer Kraft gesetzt.

Karzinome (maligne epitheliale Tumoren) entstehen primär durch **mehrere Veränderungen des Erbgutes**. Dabei können die Mutationen nur **somatische Zellen** betreffen. Bei manchen Menschen liegen jedoch Mutationen im Erbgut von **Keimbahnzellen** vor, die sie zur Entwicklung von Tumoren prädestinieren. Mutationsauslösende Faktoren (Karzino- oder Kanzerogene) können physikalischer, chemischer oder viraler Natur sein.

Solange ein Gleichgewicht zwischen Protoonkogenen und Suppressorgenen herrscht, kann kein Tumor entstehen. Beide Gen-Arten haben primär nichts mit der Tumorentstehung zu tun, sondern kodieren für Proteine, die für die Kontrolle von Zellwachstum und -differenzierung zuständig sind.

Zwei Mechanismen führen zur Tumorentstehung:

- **Gain-of-function-Mutationen** (dominante Funktionsgewinn-Mutationen) in Protoonkogenen.

Das Protoonkogen wird dadurch zum Onkogen. Es kann sich um eine Punktmutation handeln, die aus einem Protein mit kontrollierter Wirkung ein Protein mit konstitutiver (ständiger) Wirkung macht (z. B. Punktmutation im Ras-Protoonkogen beim Kolonkarzinom). Oder es findet eine chromosomale Translokation statt, die ein für Wachstumsfaktoren kodierendes Gen unter die Kontrolle eines fremden Promotors bringt. Dabei zerbrechen Protoonkogene und die Bruchstücke setzen sich zu einem neuen Gen zusammen (z. B. Translokation von c-myc in die Nähe von Immunglobulinen. Die betroffenen Zellen sind unempfindlich gegen Apoptose, Strahlung und Zytostatika).

- **Loss-of-function-Mutationen** (rezessive Funktionsverlust-Mutationen) von Suppressorgenen. Dies kann z. B. Rezeptoren für Wachstumsfaktoren betreffen (TGFβ-Rezeptor: viele Krebsarten) oder „Checkpoint controll" Proteine, die den Zellzyklus stoppen, wenn DNA-Schäden vorliegen (z. B. Rb 105, p53). Rb 105 inaktiviert Transkriptionsfaktoren. Mehr als 50 % der Patienten, die am Retinoblastom erkranken, verfügen über ein deletiertes oder nicht funktionierendes Rb-105-Gen. Auch eine Mutation im Gen eines an der DNA-Reparatur beteiligten Enzyms kann zur Krebsentstehung führen (z. B. RAD 25).

Merke
Tumoren können durch *mehrere* Mutationen in *somatischen Zellen* ausgelöst werden. Erfolgt auch nur *eine* Mutation in einer *Keimbahnzelle*, liegt ein genetischer Defekt vor.

Wachstumsfaktoren

Wachstumsfaktoren stimulieren die Zellproliferation und beeinflussen somit den Zellzyklus. Eukaryontische Zellen können sich nur auf Signale anderer Zellen (Wachstumsfaktoren) hin vermehren.

Das Beispiel des epidermalen Wachstumsfaktors (Epidermal growth factor, EGF) zeigt die Signaltransduktion: Der Wachstumsfaktor bindet an einen Rezeptor der Zielzelle (meist eine Tyrosinkinase), der dimerisiert, sich selbst phosphoryliert (Autophosphorylierung) und so zur Andockstelle für weitere Proteine wird (z. B. Grb-2 [grb = growth factor bound]) (↗ Abb. 11.31). Diese Proteine verfügen über Andockstellen für weitere Proteine, z. B. für Sos (Ras-Aktivator), das den Austausch von GDP durch GTP an Ras, einem G-Protein, fördert. Das dadurch aktivierte Ras initiiert die **Ras-Kaskade**:

- Aktives Ras bindet an Raf (Serin-Threonin-Kinase).
- Raf bindet und phosphoryliert MEK, eine Kinase, die Serine und Threonine phosphoryliert.
- MEK phosphoryliert und aktiviert die MAP-Kinase (Serin-Threonin-Kinase).
- Die MAP-Kinase kann die Kernmembran passieren und phosphoryliert viele Proteine, u. a. Transkriptionsfaktoren, die auf die Expression bestimmter Gene Einfluss nehmen.

Es gibt vielfältige Wirkungsmechanismen von Wachstumsfaktoren. Der Wachstumsfaktor bindet immer an einen Rezeptor der Zielzelle. Die Signaltransduktionswege sind jedoch unterschiedlich. So bindet das Retinoblastomprotein Rb 105 (pRb) die Transkriptionsfaktoren E2F und DP1 und hemmt dadurch die Transkription von Genen, die für S-Phase-Proteine (für die S-Phase wichtige Proteine wie Polymerasen) kodieren. Wird Rb 105 von einer CDK phosphoryliert, dissoziiert es von den Transkriptionsfaktoren ab, die Transkription der Gene und damit der Übertritt in die S-Phase kann erfolgen.

11.13 Apoptose

Definition

Unter Apoptose versteht man die gezielte Abtötung und Entfernung von einzelnen alten und defekten Zellen. Auch Zellen, die nur zeitweise benötigt

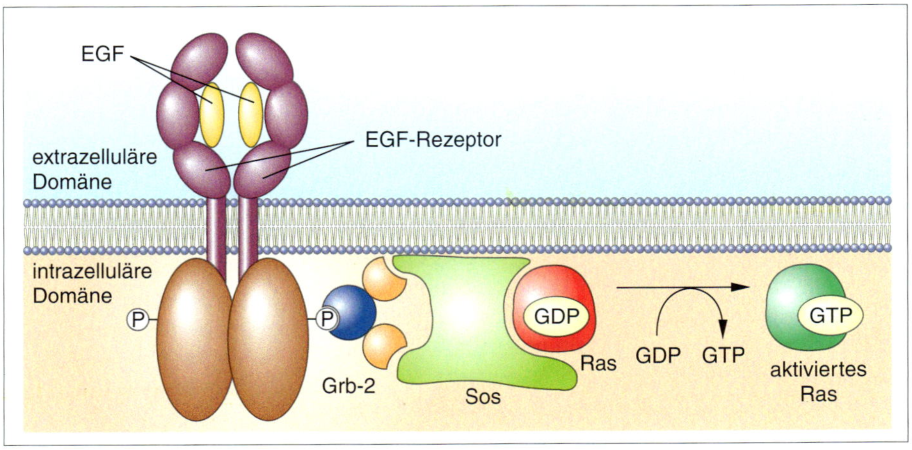

Abb. 11.31 Der Signaltransduktionsweg des epidermalen Wachstumsfaktors (EGF). [3]

werden (z. B. die Zellen der laktierenden Mamma), werden auf diese Weise entsorgt. Eine andere Bezeichnung für Apoptose ist „programmierter Zelltod".

Merke
Der programmierte Zelltod (physiologisch) betrifft immer nur einzelne Zellen. Sind mehrere Zellen oder Gewebe betroffen, spricht man von einer Nekrose (pathologisch).

Ablauf

Das „Selbstmordprogramm" einer Zelle ist in Form der Procaspasen-Gene im Genom angelegt. Procaspasen sind die inaktiven Vorstufen proteolytischer Enzyme, die Cystein enthalten und Proteine dort spalten, wo sich ein Aspartat befindet. Aufgrund dieser Eigenschaften heißen diese Proteasen Caspasen (**C**ysteinyl-**Asp**art**asen**). Sie katalysieren eine Reaktionskaskade, die in Apoptose mündet. Die Aktivierung der Caspasen kann durch Killerzellen, Glucocorticoide, Zytochrom c, das p53-Protein, den Tumornekrosefaktor (TNF-α) und weitere Substanzen erfolgen, ebenso durch einen Mangel an Wachstumsfaktoren. Zytochrom c kann die Kaskade aktivieren, weil es auf bestimmte Stimuli hin seinen „Standort" zwischen innerer und äußerer Mitochondrienmembran durch die Poren der äußeren Membran verlässt und ins Zytosol gelangt. Es spielt eine zentrale Rolle als Kaskaden-Aktivator.

Klinik
Das Produkt des bcl-2-Onkogens, das **Bcl-2-Protein**, reduziert die Permeabilität der Mitochondrienmembran und hindert so Zytochrom c daran, die Mitochondrien zu verlassen. Deshalb **hemmt** die Überexpression des bcl-2-Onkogens bei vielen Zellen die **Apoptose** und macht sie unempfindlich gegen Strahlung und Zytostatika.

Die Reaktionskaskade wird in Gang gesetzt, indem die Procaspase 9 zu Caspase 9 aktiviert wird. Caspase 9 aktiviert ihrerseits weitere Procaspasen. Im Laufe dieser Kaskade erfolgt die Aktivierung einer Endonuklease. Diese kann die vorher kondensierten Chromosomen in mehrere Bruchstücke teilen und somit den Zelltod auslösen. Der Zellkern schrumpft. Später lösen sich die Membranen auf (Zelllyse). Makrophagen aus der Umgebung der apoptotischen Zelle nehmen die Reste auf.

Die Wirkung der Caspasen hat keine allgemeine Proteinzerstörung zur Folge. Vielmehr wirken sie an genau definierten Stellen: an Proteinen, die für die Aufrechterhaltung der Zellstruktur verantwortlich sind. So können sie ein Protein spalten, das ein Enzym hemmt, welches die DNA zerstört.

Für diese Vielzahl an unterschiedlichen Reaktionen muss Energie aufgewandt werden. Energiemangel und Wachstumsfaktoren verhindern die Apoptose.

Charakteristisch für die Apoptose ist, dass sie nicht von einer Reaktion des Immunsystems (z. B. Entzündung) begleitet ist. Weder die umliegenden Zellen noch der Gesamtorganismus werden irgendwie in Mitleidenschaft gezogen.

Bedeutung

Die Apoptose spielt eine große Rolle bei der

- **Embryonalentwicklung:** So bilden sich bei der Entwicklung der Hände und Füße eines Embryos zunächst plattenartige Gewebsknospen aus. Erst Apoptose-Ereignisse sorgen dafür, dass die Zellen in den Finger- und Zehenzwischenräumen absterben und Hände und Füße ihre endgültige Form ausbilden können.
- **Gewebehomöostase:** Ein Gleichgewicht von Zellteilung und Zelltod gewährleistet beim Erwachsenen, dass die Zellen von Organen und Organsystemen wie Leber, Niere und Immunsystem ständig erneuert werden können und dabei in ihrer Zahl dennoch konstant bleiben. Wichtig ist dabei vor allem die Eliminierung von alten und z. B. durch Mutationen oder virale Infekte geschädigten Zellen.
- **Reifung des Immunsystems:** Lymphozyten werden nach erfolgreicher Abwehr einer Infektion durch Apoptose entfernt. Dadurch wird die Immunantwort ausgeschaltet. Lymphozyten, die sich gegen körpereigene Antigene richten könnten, werden im Thymus bereits im Stadium der Differenzierung als autoreaktiv erkannt und durch Apoptose unschädlich gemacht. Apoptose gewährleistet so die Selbsttoleranz des Immunsystems.
- **physiologischen Regeneration:** Ein defekter oder nicht vorhandener Apoptosemechanismus wird mit dem Wachstum von malignen Tumoren in Verbindung gebracht.

Klinik
Fehlerhaft regulierte Apoptose kann zu verschiedenen **Krankheitsbildern** führen. Erkrankungen mit erhöhter Apoptoserate sind

- AIDS: Hier sterben die T-Helferzellen in überhöhtem Maße ab.
- Hepatitis
- Ischämie
- Sepsis

Erkrankungen mit verminderter Apoptoserate sind vor allem Autoimmun- und Tumorerkrankungen, z. B.:

- Pankreaskarzinom
- Kolonkarzinom
- hepatozelluläres Karzinom

Durch verminderte Apoptose kann es zu Zytostatikaresistenz kommen (↗ oben).

12 Säure-Basen-Haushalt, Wasser- und Elektrolythaushalt und Spurenelemente

U. Dettmer

Lernziele

- Bedeutung und Herkunft der Protonen im Körper (pH-Wert)
- Überblick über Entstehung und Kompensation von Störungen des Säure-Base-Haushalts, Puffersysteme
- Bedeutung des Wassers für den menschlichen Körper, Regulation des Wasserhaushalts
- Bedarf an den wichtigsten Mineralien (Elektrolyte und Spurenelemente) und deren Aufgaben, Resorption, Transport, Ausscheidung und Regulation im menschlichen Körper

12.1 Säure-Basen-Haushalt

12.1.1 Protonenbilanz

Unter normalen Umständen ist die Protonenbilanz des Körpers, wenn man sie über einen längeren Zeitraum hinweg betrachtet, ausgeglichen. Dies gewährleistet einen konstanten pH-Wert im Extrazellulärraum von 7,4, der für die Funktion vieler extrazellulärer Enzyme und Rezeptoren entscheidend ist. Kurzfristige pH-Wert-Schwankungen werden über verschiedene Puffersysteme ausgeglichen. Versagt die Kompensation, entsteht eine **Azidose** (pH < 7,36) oder **Alkalose** (pH > 7,44).

Über Transportsysteme gelingt es dem Körper, in bestimmten Organen (z. B. Magen) und Zellorganellen (Lysosomen) ein saures Milieu, in anderen Organen (Darm) ein basisches Milieu zu schaffen.

Merke
Physiologischer pH im Extrazellularraum = 7,4
pH < 7,36 → Azidose
pH > 7,44 → Alkalose

Anreicherung von Protonen

Protonen treten im Körper dann vermehrt auf, wenn übermäßig viele nichtflüchtige (d. h. nicht abzuatmende) oder flüchtige Säuren vorliegen und diese in Proton(en) und korrespondierende Base dissoziieren, ohne in weiteren Schritten ausreichend abgebaut zu werden. Die flüchtige Kohlensäure H_2CO_3 (↗ Kap. 12.1.2) kann in Form ihres Anhydrids CO_2 abgeatmet werden. Bei einer Einschränkung der respiratorischen Funktion kommt es jedoch auch zu einer Protonenbelastung durch Kohlensäure. Die nichtflüchtigen Säuren stellen, da sie nicht abgeatmet werden können, eine größere Herausforderung an den Körper dar. Können sie auch nicht in weiteren Stoffwechselwegen abgebaut werden, so kommt es zu einer **Protonenbelastung** des Körpers. Diese kann bis zu einem gewissen Grad durch Organe wie Niere und Lunge ausgeglichen werden.

Protonenbelastung durch die Nahrung

- **saure Lebensmittel:** Manche Lebensmittel enthalten Säuren wie Phosphorsäure, Zitronensäure, Ascorbinsäure oder Milchsäure. Diese geben spätestens im Darmtrakt, in dem ein basisches Milieu herrscht, Protonen ab.
- **proteinreiche Nahrung:** Auch proteinreiche Nahrung sorgt für eine Protonenbelastung. Schuld daran sind die schwefelhaltigen Aminosäuren **Methionin** und **Cystein**. Ihr **Abbau** führt zur **Bildung von Schwefelsäure (H_2SO_4)**: Zunächst entsteht H_2S, indem eine SH-Gruppe von Cystein oder Methionin abgespalten wird (Desulfhydrierung).

H_2S wird dann zu H_2SO_4 oxidiert. Als starke Säure dissoziiert H_2SO_4 sofort vollständig zu SO_4^{2-} und 2 H^+.

Bei normaler Ernährung fallen über die Nahrung ca. 60 mmol Protonen am Tag an. Eine gesunde Niere gewährleistet die tägliche Ausscheidung von ungefähr 1 mol, also 1 g Protonen.

Protonenbelastung durch den Stoffwechsel

Bei bestimmten Stoffwechselschritten fallen Protonen an, z. B. bei der Bildung von Lactat oder Glycerat. Nur wenn diese Stoffe (vor allem Lactat) nicht weiter abgebaut werden und sich anreichern, entsteht dem Körper eine Protonenbelastung:

- **Bildung von Schwefelsäure** (H_2SO_4) beim Abbau von Methionin und Cystein (↗ oben)
- **Bildung von Lactat:** Ein Schritt der Glykolyse besteht in der Umwandlung von Glycerinaldehyd-3-phosphat in 3-Phosphoglycerat (über 1,3-Bisphosphoglycerat). 3-Phosphoglycerat liegt bei physiologischem pH (7,4) dissoziiert vor. Im Citratzyklus (aerob) wird das anfallende Proton bei der Decarboxylierung von Isocitrat wieder verbraucht. Unter anaeroben Bedingungen wird 3-Phosphoglycerat in mehreren Schritten (über Pyruvat) weiter zu Lactat abgebaut, um NAD^+ aus $NADH+H^+$ zu regenerieren (unter aeroben Bedingungen wird NAD^+ in der Atmungskette regeneriert). Auch Lactat liegt bei physiologischem pH (7,4) dissoziiert vor, es kann erst nach Rückumwandlung in Pyruvat weiter verstoffwechselt werden. Dazu ist Sauerstoff erforderlich. Geht der Körper eine **Sauerstoffschuld** ein, so reichert sich Lactat an und es kommt zur Protonenbelastung **(Laktatazidose)**.
- **Ketonkörpersynthese bei ungenügender Verwertung von Acetyl-CoA:** Durch Umstände wie längeres Fasten oder Erkrankung an Diabetes mellitus (Insulinmangel) kommt es zu verstärktem Fettsäureabbau (β-Oxidation). Daraus resultiert eine Überbelastung des Organismus mit Acetyl-CoA, das auf normalem Wege (Citratzyklus) nicht ausreichend abgebaut werden kann. Daraufhin werden die Ketonkörper Acetessigsäure und 3-Hydroxybuttersäure vermehrt gebildet. Beide sind Säuren, die beim pH des Plasmas dissoziieren. Wenn sie nicht vollständig (zu CO_2 und H_2O) abgebaut werden oder in ausreichender Menge in die Cholesterinbiosynthese münden, reichern sie sich an und es entsteht eine Protonenbelastung **(Ketoazidose)**.

Merke
Hauptursache für den Säureüberschuss der Nahrung sind die Aminosäuren Cystein und Methionin, deren Abbau zur Bildung von Schwefelsäure führt.

Im Stoffwechsel kommt es durch Sauerstoffmangel zur Laktatazidose und durch verstärkten Fettsäureabbau zur Ketoazidose.

Verlust von Protonen

Z. B. durch Erbrechen (Verlust von Magensäure) kann es zu einem Protonenverlust (erhöhte Basizität des Organismus) kommen.

12.1.2 pH-Regulation

Im Extrazellulärraum und damit auch im Plasma beträgt die H^+-Konzentration ca. 40 nmol/l. Das entspricht dem physiologischen pH-Wert von 7,4. Die exakte Einhaltung dieses pHs ist für die Lebensvorgänge unerlässlich, denn nur bei pH 7,4 sind z. B. die Wechselwirkung von Liganden und Rezeptoren sowie die extrazelluläre Enzymaktivität optimal. Deshalb besitzt der menschliche Körper mehrere **Puffersysteme**, die der Konstanthaltung des pH dienen. Diese Puffer funktionieren wie alle Puffer: Ein System aus (schwacher) Säure (HA) und ihrer korrespondierenden (starken) Base (A^-) fängt Protonen ab, wenn die Protonenkonzentration in der Umgebung steigt, und gibt Protonen ab, wenn deren Konzentration in der Umgebung sinkt. Zum besseren Verständnis der Pufferwirkung ist die Kenntnis der Henderson-Hasselbalch-Gleichung hilfreich.

Die Henderson-Hasselbalch-Gleichung

Die Henderson-Hasselbalch-Gleichung ermöglicht es, den Dissoziationsgrad einer schwachen Säure bei gegebenem pH zu berechnen. Ebenso kann man den vorherrschenden pH in einer Lösung bei Anwesenheit einer schwachen Säure und gleichzeitigem Wissen um deren Dissoziationsgrad berechnen.

Hat sich ein Gleichgewicht zwischen Säure und korrespondierender Base eingestellt, so gilt nach dem Massenwirkungsgesetz (für die herrschenden Bedingungen) die Gleichgewichtskonstante K_S:

$K_S = [H^+][A^-]/[HA]$

Diese Gleichung löst man nach $[H^+]$ auf:

$[H^+] = K_S \times [HA]/[A^-]$

Logarithmiert man und multipliziert anschließend mit (–1), so ergibt sich

$-\log [H^+] = -\log K_S - \log ([HA]/[A^-]) = -\log K_S + \log [A^-]/[HA]$.

Ersetzt man nun „$-\log[H^+]$" durch „pH" und „$-\log K_S$" durch „pK_S", so erhält man die übliche Form der Henderson-Hasselbalch-Gleichung:

$pH = pK_S + \log ([A^-]/[HA])$.

Mit dieser Gleichung soll nun der pH-Wert des Plasmas anhand der entsprechenden bekannten Daten (pK_S und Konzentrationen von Säure und Base) des wichtigen Bicarbonat-Puffers (↗ unten) berechnet werden:

pH (Plasma) = pK_S (H_2CO_3) + log ($[HCO_3^-]/[CO_2]$) = 6,1 + log (24 mmol/1,2 mmol) = 7,4

Die relevante Konzentration für die Säure HA ist $[CO_2]$ und nicht $[H_2CO_3]$, da CO_2 sozusagen das Reservoir für H_2CO_3 ist (↗ unten). Der entscheidende pK_S-Wert ist jedoch der von H_2CO_3, er beträgt unter den im Plasma vorliegenden Bedingungen 6,1.

Merke

Ein Puffer ist ein System aus einer (schwachen) Säure (HA) und der korrespondierenden (starken) Base (A^-).

Die Henderson-Hasselbalch-Gleichung setzt den Dissoziationsgrad einer schwachen Säure und den herrschenden pH in Beziehung. Dazu ist die Kenntnis der Dissoziationskonstante K_S (bzw. deren negativer dekadischer Logarithmus = pK_S) der Säure des Säure-Base-Systems nötig. K_S und pK_S sind von der Umgebung abhängige Naturkonstanten.

Puffersysteme des menschlichen Organismus

Kohlendioxid-Hydrogencarbonat- (= Bicarbonat)-Puffer

Das Puffersystem

$CO_2 + H_2O \xleftrightarrow{Carboanhydrase} H_2CO_3$ (Kohlensäure) ↔ HCO_3^- (Hydrogencarbonat) + H^+

wird Kohlendioxid-Hydrogencarbonat-Puffer oder **Bicarbonat-Puffer** genannt. Das Enzym Carboanhydrase in den Erythrozyten katalysiert die Entstehung von Kohlensäure aus CO_2 und H_2O (1. Reaktion), die dann in Hydrogencarbonat (= Bicarbonat) und ein Proton zerfällt (2. Reaktion). Der Bicarbonat-Puffer ist das **wichtigste Puffersystem des Blutes** (↗ Tab. 12.1). Seine herausragende Bedeutung beruht vor allem darauf, dass er über CO_2 mit der Atmung verknüpft ist. Da dem System über die Atmung CO_2 entzogen wird, spricht man von einem **„offenen Puffersystem"**. Es herrscht also ein Fließgleichgewicht (bei dem die thermodynamische Gleichgewichtskonstante angestrebt, aber nie erreicht wird, ↗ Kap. 1.2).

Das hat folgende **Konsequenzen:**

- Bei **Anstieg des Blut-pH-Wertes** wird dem Gleichgewicht das Produkt H_2CO_3 in Form von HCO_3^- + H^+ entzogen: Protonen gehen in basischem Milieu leichter in Lösung. Um die thermodynamische Gleichgewichtskonstante zu erreichen, läuft die erste Reaktion in obiger Gleichung vermehrt von links nach rechts ab. Damit steht theoretisch das gesamte im Blut gelöste CO_2 für den Bicarbonat-Puffer zur Verfügung. Real bleibt die CO_2-Konzentration im Blut weitgehend konstant, da die Atemfrequenz und/oder die Atemtiefe vermindert werden **(Hypoventilation)**.
- Bei **Abnahme des Blut-pH-Wertes** wird HCO_3^- verstärkt protoniert. $[H_2CO_3]$ steigt. Um die thermodynamische Gleichgewichtskonstante zu erreichen, läuft die erste Reaktion in obiger Gleichung von rechts nach links ab. $[CO_2]$ steigt und wird vermehrt abgeatmet **(Hyperventilation)**.

Anmerkung: Das Bicarbonat-Puffersystem vermag mit pH 7,4 einen pH zu stabilisieren, der relativ weit vom pK-Wert seiner Säure – pK_S = 6,1 – entfernt ist. Damit ist die **Pufferkapazität** des Bicarbonat-Puffersystems bei pH 7,4 relativ gering, denn es gilt: Je näher der herrschende pH-Wert am pK_S-Wert eines Puffersystems liegt, desto besser ist dessen Pufferkapazität. Diese ist definiert als der Quotient aus einer bestimmten Menge von H^+- oder OH^--Ionen und der von dieser Menge hervorgerufenen pH-Änderung im Volumen der Lösung, die Einheit ist also mmol/(pH × l). (Je größer die Menge dieser Ionen ist, die man zur Lösung zugeben muss, um eine pH-Änderung zu registrieren, desto größer ist die Pufferkapazität des Systems.) Die Pufferkapazität hängt vom pH-Wert der Lösung ab. Innerhalb des Bereichs von ca. $pK_S \pm 1$ entfaltet die Zugabe von Säure bzw. Base eine besonders geringe Wirkung. Dass der Bicarbonat-Puffer dennoch so bedeutsam ist, liegt daran, dass er ein offenes Puffersystem ist: Durch stetige Sauerstoffzufuhr und Zellatmung wird die Konzentration der puffernden Base HCO_3^- auf dem hohen Level von 24 mmol/l gehalten. Außerdem wird, wie oben dargestellt, nicht das gesamte im Blut gelöste CO_2 zu Kohlensäure hydratisiert, vielmehr stellen 1,2 mmol/l CO_2 ein „Reservoir" für H_2CO_3 dar, das über die Atmung kontrollierbar ist.

Merke

Das Bicarbonat-Puffersystem steht mit der Atmung in Verbindung und ist deshalb ein offenes Puffersystem. Die CO_2-Konzentration im Blut kann bei intakter respiratorischer Funktion als konstant angesehen werden, obwohl das Puffer-System CO_2 erzeugt (zum Ausgleich einer Azidose) bzw. CO_2 verbraucht (zum Ausgleich einer Alkalose).

Hämoglobin-Puffer

Der **Hb-HbO_2-Puffer** ist das zweitwichtigste Puffersystem (↗ Tab. 12.1). Desoxygeniertes Hämoglobin (Hb) ist eine schwächere Säure als oxygeniertes Hämoglobin (HbO_2). Wenn HbO_2 zu Hb desoxygeniert wird, entsteht ein relativer Protonenakzeptor (Base), im umgekehrten Fall ein Protonendonator (Säure). Deprotoniertes HbO_2 alleine (die eigentliche korrespondierende Base von HbO_2) ist bei physiologischem pH eine zu schwache Base für eine Pufferleistung. Über den O_2-Partialdruck steht auch dieses Puffersystem mit der Atmung in Verbindung. Dies ermöglicht es den Geweben, pH-Schwankungen durch O_2-Aufnahme bzw. CO_2-Abgabe auszugleichen. Der Zusammenhang zwischen Sauerstoffaffinität und Protonendissoziation von Hämoglobin wird auch als **Bohr-Effekt** bezeichnet (↗ Kap. 15.2.1).

Tab. 12.1 Bedeutung der Puffersysteme des Blutplasmas

Puffersystem	Säure	Base	[Base] in mmol/l	Anteil an Gesamtpufferleistung
Bicarbonat-Puffer	H_2CO_3	HCO_3^-	25	52 %
Hämoglobin-Puffer	HbO_2	Hb^{x-}	15 (Äquivalente)	31 %
Protein-Puffer	Protein	Proteinat^{x-}	7 (Äquivalente)	15 %
Phosphat-Puffer	$H_2PO_4^-$	HPO_4^{2-}	1	2 %

Protein-Puffer

Auch der Hämoglobin-Puffer ist an sich ein Protein-Puffer, wird aber meist wegen seiner großen Bedeutung als separates Puffersystem behandelt. Alle anderen Plasmaproteine werden zum „Protein-Puffer“ zusammengefasst (Pufferleistung ↗ Tab. 12.1). Der isoelektrische Punkt der meisten Plasmaproteine, d.h. der pH-Wert, bei dem ihre Gesamtladung null beträgt, liegt im schwach sauren Bereich. Bei pH 7,4, d.h. im schwach basischen Milieu, sind ihre Seitenketten somit überwiegend deprotoniert und negativ geladen. Sinkt der pH, so werden sie protoniert. Relevant ist (wie beim Hämoglobin-Puffer) in erster Linie die Seitenkette von **Histidin**, da Histidin eine schwache Säure mit einem pK_S von ca. 6,0 ist: Bei einem pH von 6,0 ist die Hälfte der Histidin-Seitenketten vollständig protoniert, Seitenketten mit einem kleineren pK_S sind bei diesem pH noch kaum protoniert.

Hydrogenphosphat-Dihydrogenphosphat-(= Phosphat)-Puffer

Der Hydrogenphosphat-Dihydrogenphosphat-Puffer (kurz: Phosphat-Puffer)
$H_2PO_4^-$ (Dihydrogenphosphat, primäres Phosphat) ↔ HPO4^{2-} (Hydrogenphosphat, sekundäres Phosphat) + H^+
hat aufgrund seines relativ geringen Vorkommens den geringsten Anteil an der Pufferleistung des Blutplasmas (↗ Tab. 12.1). Größere Bedeutung als im Blut kommt dem Phosphat-Puffer im Urin zu.

Gesamtpuffer-Basen

Die vier vorgestellten Puffersysteme stehen im Gleichgewicht miteinander. Zu ihrem Anteil an der Gesamtpufferleistung ↗ Tab. 12.1. Die Fähigkeit des Blutplasmas, pH-Schwankungen abzupuffern, wird durch die Gesamtheit aller anionischen Gruppen (also der Basen) gewährleistet. Diese Summe fasst man zu den Gesamtpuffer-Basen zusammen. Die Konzentration der Gesamtpuffer-Basen liegt relativ konstant bei 48 mmol/l.

Merke
Alle Puffersysteme des Plasmas stehen miteinander im Gleichgewicht, der physiologische pH ist also das Resultat aller wirkenden Puffersysteme.

Die Gesamtpuffer-Basen-Konzentration beträgt ca. 48 mmol/l.

An der pH-Regulation beteiligte Organe

An der Regulation des pH und damit der Aufrechterhaltung des Säure-Base-Gleichgewichts sind verschiedene Organe beteiligt:

Lunge

Die **Lunge** hält durch die Abatmung von CO_2 die Protonen- und Bicarbonatkonzentration im Blut konstant (↗ oben).

Leber

Die **Leber** beeinflusst das Säure-Base-Gleichgewicht durch folgende Reaktionen:

- die **Harnstoffsynthese:** Hierbei werden HCO_3^- und Ammoniak (NH_3) bzw. Ammonium (NH_4^+) aus dem Aminosäureabbau verbraucht und Letztere entgiftet.
- die **Glutamin-Synthetase-Reaktion:** Hierbei wird überschüssiges NH_4^+, das nicht in Harnstoff eingebaut wurde, entgiftet: Zwei NH_4^+ werden auf α-Ketoglutarat übertragen, wodurch Glutamin entsteht. Das Glutamin kann in der Niere wieder desaminiert werden. Das dabei entstehende Ammoniak wird tubulär eliminiert (↗ unten).

Niere

Die **Niere** sorgt durch die **Ausscheidung** von **Protonen** und **Ammoniak** sowie durch die **Rückresorption** von **Bicarbonat** für einen ausgeglichenen Säure-Basen-Haushalt. Durch die Verwertung der Nahrung entsteht im Körper ein täglicher Protonenüberschuss von ca. 60–80 mmol in Form nichtflüchtiger Säuren (↗ Kap. 12.1.1). Die Niere ist in der Lage, diese Protonen zu eliminieren. Dies geschieht auf folgende Weise:

Protonensekretion und Bicarbonatrückresorption im proximalen Tubulus

Im proximalen Tubulus werden etwa 50 % der überschüssigen Protonen sezerniert und 90 % des Bicarbonats rückresorbiert. Die Ausscheidung der Protonen ist dabei indirekt an die gleichzeitige Rückresorption von Bicarbonat gekoppelt (↗ Kap. 19.5).

Protonen- und Bicarbonatsekretion bzw. -rückresorption im Sammelrohr

Im Sammelrohr kommen zwei auf die Feinabstimmung des Säure-Basen-Haushalts spezialisierte Zelltypen vor:

- A-Zwischenzellen: sezernieren Protonen und resorbieren Bicarbonat
- B-Zwischenzellen: sezernieren Bicarbonat und resorbieren Protonen.

Die Zahl und Funktion der Zellen wird den jeweiligen Bedürfnissen angepasst, um den pH-Wert konstant zu halten.

Bildung und Ausscheidung von Ammoniak/Ammoniumionen

Durch zweimalige Desaminierung des in der Leber gebildeten Glutamins (erst zu Glutamat und dann zu α-Ketoglutarat) wird in der Niere Ammoniak gebildet. Dieses kann bei physiologischen pH-Werten aufgrund seines hohen pK von 9 praktisch immer ein Proton aufnehmen und wird dadurch zum Ammoniumion (NH_4^+). NH_4^+ kann tubulär durch einen Na^+-NH_4^+-Antiporter sezerniert werden. Auf diese Weise trägt die Ammoniakbildung der Niere zur Protonenelimination bei (↗ auch Kap. 19.5). Die Protonenausscheidung in Form von NH_4^+ hat außerdem den Vorteil, dass die Protonen abgepuffert sind und so eine Übersäuerung des Harns vermieden wird. Dieser Übersäuerung wird zusätzlich noch durch die Ausscheidung von Phosphat ($HPO_4^{2-} + H^+ \leftrightarrow H_2PO_4^-$) vorgebeugt. Eine an hohe Protonenbelastung gewöhnte Niere kann auf diese Weise die Elimination von bis zu 1 mol Protonen am Tag gewährleisten.

Klinik

Respiratorische und metabolische Azidose bzw. Alkalose:

Bei **Hypoventilation** (Ursachen ↗ Tab. 12.2) steigt der CO_2-Partialdruck im Blut (weniger CO_2 wird abgeatmet). Die Folge ist eine **respiratorische Azidose**, denn es entsteht vermehrt H_2CO_3, das deprotoniert wird und so den pH senkt.

Umgekehrt führt **Hyperventilation** zur Abnahme des CO_2-Partialdrucks im Blut. [HCO_3^-] und [H^+] sinken, da HCO_3^- und H^+ vermehrt zu CO_2 und H_2O umgewandelt werden. Die Folge ist eine **respiratorische Alkalose**.

Eine **Protonenbelastung** durch Produktion von Säuren im Stoffwechsel (↗ Tab. 12.2) führt zu **metabolischer Azidose**, ein **Protonenverlust** zu **metabolischer Alkalose**.

Zu den Kompensationsmechanismen und Symptomen ↗ Tabelle 12.2.

Tab. 12.2 Störungen des Säure-Base-Haushalts

Art	Ursache	Kompensation	Blutgase	Leitsymptom
Azidose (pH < 7,36)				
• respiratorisch	Hypoventilation (z.B. Verlegung der Atemwege, neurogene Ventilationsstörungen, Vergiftungen)	renale H^+-Eliminierung und HCO_3^--Rückresorption	[CO_2] ↑ und [HCO_3^-] ↑↑	bei gleichzeitiger Hypoxie Atemnot, CO_2-Narkose
• metabolisch	Diabetes mellitus Typ I (Ketonkörpersynthese bei ungenügender Verwertung von Acetyl-CoA), Laktatazidose (z.B. durch Sauerstoffmangel bei Schock), Durchfall (→ Verlust alkalischen Darmsekrets), chronische Niereninsuffizienz (verminderte Ausscheidung von Säuren über die Niere)	schnelle und tiefe Atmung („Kussmaul-Atmung" nach dem Heidelberger Internisten Adolf Kussmaul, 1822–1902)	[CO_2] ↓ und [HCO_3^-] ↓↓	Kussmaul-Atmung, Herzrhythmusstörungen infolge Hyperkaliämie (H^+-Ionen strömen in die Zellen ein und K^+-Ionen im Austausch aus den Zellen ins Plasma) Azidose -> Hyperkaliämie
Alkalose (pH > 7,44)				
• respiratorisch	Hyperventilation (i.d.R. psychogen, aber auch bei Fieber)	renale H^+-Retention und HCO_3^--Ausscheidung	[CO2] ↓↓, [HCO3–] ↓	Tetanie (Pfötchenstellung der Hände)
• metabolisch	Erbrechen (→ Verlust von Magensäure), Hyperaldosteronismus oder Diuretikatherapie (verstärkte K^+- und Cl^--Ausscheidung → Hypokaliämie, Hypochlorämie)	Hypoventilation	[CO_2] ↑↑, [HCO_3^-] ↑	Tetanie, Herzrhythmusstörungen infolge Hypokaliämie (H^+-Ionen strömen aus den Zellen ins Plasma und K^+-Ionen im Austausch in die Zellen ein)

12.2 Wasser- und Elektrolythaushalt

Der Wasser- und der Mineralhaushalt bilden eine funktionelle Einheit. **Mineralien** sind die anorganischen Bestandteile des Körpers, also streng genommen auch H_2O. Man unterscheidet bei den Mineralien zwischen Spuren- und Mengenelementen. Die Spurenelemente sind Gegenstand von Kapitel 12.3. Die Mengenelemente Ca, K, Na, Cl, S (als Sulfat = SO_4^{2-}) und P (als Hydrogenphosphat = HPO_4^{2-} und Dihydrogenphosphat = $H_2PO_4^-$) werden wegen ihrer Fähigkeit, Träger des elektrischen Stroms zu sein, (in ionischer Form) auch **Elektrolyte** genannt. Aufgrund dieser und weiterer Fähigkeiten haben sie wichtige Funktionen im Organismus inne. Zur Erfüllung dieser Funktionen muss der Elektrolytgehalt des Körperwassers nahezu konstant sein, wobei die Verknüpfung von Elektrolyt- und Wasserhaushalt von Bedeutung ist: Die Zu- bzw. Abnahme des Körperwassergehalts bedingt auch eine absolute Zu- bzw. Abnahme der Elektrolytmenge im Körper. Die Aufnahme von elektrolytreichem Wasser erhöht die Elektrolytkonzentration, die Aufnahme von elektrolytarmem Wasser verringert sie.

12.2.1 Wasserhaushalt

Funktionen des Wassers im Körper

Das Leben auf der Erde hat sich im Wasser entwickelt. Auch die Lebewesen, die sich an das Leben an Land angepasst haben, sind noch immer vom Wasser abhängig und tragen in sich einen „kleinen Ozean“: Der Wassergehalt des menschlichen Körpers beträgt ca. 45–70 Gewichtsprozent. Der genaue Prozentsatz ist von Alter, Geschlecht und Ernährung abhängig: Junge und schlanke Menschen weisen einen höheren Wassergehalt auf. Ein Wasserverlust von ca. 11 % – dies entspricht in etwa einem 6- bis 7-tägigen Wassermangel – führt beim Menschen zum Tod. Wasser erfüllt im Körper folgende Aufgaben:

- **Baustein:** Es ist Füllmaterial der Zellen und des Extrazellularraums sowie Strukturbestandteil von Makromolekülen (Proteine, Nukleinsäuren, Polysaccharide).
- Es ist **Lösungsmittel** für alle polaren Stoffe und bildet Hydrathüllen um Moleküle.
- Als Hauptbestandteil des Blutes ist es **Transportmittel** u. a. für Elektrolyte, Hormone, Nähr- und Abfallstoffe.
- **Thermoregulator:** Wasser ist wichtiger Wärmeträger und Kühlmittel.
- **Dielektrikum:** Es schottet Ladungen voneinander ab.
- **Substrat bzw. Produkt biochemischer Reaktionen:** Wasser wird bei hydrolytischen Spaltungen und als Sauerstoff- und Wasserstoff-Lieferant verbraucht. Bei Kondensations- und Oxidationsreaktionen wird es als Reaktionswasser gebildet.
- **Regulator des Elektrolythaushalts.**

Flüssigkeitsräume des Körpers

Man unterscheidet zwei Hauptflüssigkeitsräume im Körper:

- **Intrazellularraum:** Wasser innerhalb der Zellen (Gewebe- und Blutzellen)
- **Extrazellularraum:** Wasser außerhalb der Zellen. Der Extrazellularraum lässt sich weiter untergliedern in
  - **interstitieller Raum:** Wasser zwischen den Zellen inklusive Lymphe,
  - **intravasaler Raum:** Plasmawasser,
  - **transzellulärer Raum:** u. a. Liquor-Wasser, Wasser in Drüsensekreten, Wasser in Körperhöhlen, Wasser in Nierentubuli und abführenden Harnwegen, Augenkammerwasser, Synovialflüssigkeit der Gelenke.

Wasserbilanz

Ein Erwachsener benötigt am Tag ca. 2,4 l Wasser. Der **Bedarf** wird in der Regel **gedeckt durch**

- **Trinken:** ca. 1,4 l,
- **Wasser in fester Nahrung:** ca. 0,7 l,
- **Oxidationswasser:** ca. 0,3 l (Oxidationswasser [= Reaktionswasser] entsteht beim oxidativen Abbau von Kohlenhydraten, Fetten und Proteinen).

Dem steht ein **Wasserverlust** in ungefähr derselben Höhe gegenüber. Er setzt sich zusammen aus:

- **Ausscheidung mit dem Urin:** ca. 1 l
- **Ausscheidung mit den Faeces:** ca. 0,15 l
- **Atmung** und **Verdunstung** von der Körperoberfläche (Perspiratio insensibilis): ca. 0,9 l
- **Schweißbildung** (Perspiratio sensibilis): Anteil abhängig von der körperlichen Aktivität.

Regulation des Wasserhaushalts

Im Zentrum der Regulation des Wasserhaushalts stehen die **Niere** und die sie beeinflussenden **Hormone:**

- **antidiuretisches Hormon (ADH):** Rezeptoren im ZNS lösen bei Anstieg der Serumosmolalität die Freisetzung von ADH aus dem Hypophysenhinterlappen aus. ADH steigert in der Niere die Wasserresorption: In den distalen Tubuli und den Sammelrohren wird Wasser durch Wasserkanäle (Aquaporine) in der apikalen Zellmembran rückgewonnen.
- **Renin-Angiotensin-Aldosteron-System (RAAS):** Druckrezeptoren in den afferenten Gefäßen der Niere reagieren auf einen Blutdruckabfall, indem sie die Ausschüttung des Hormons Renin veranlassen. Renin wandelt Angiotensinogen in Angiotensin I um. Dieses wird vom Angiotensin-Con-

verting-Enzym (ACE) in Angiotensin II umgewandelt. Angiotensin II bewirkt eine

- **Konstriktion der renalen Arteriolen.** Die Folgen sind ein Anstieg des peripheren Widerstandes und des Blutdrucks und eine Abnahme des renalen Blutflusses und der glomerulären Filtration.
- **gesteigerte Aldosteronproduktion** in der Nebenniere. Aldosteron steigert die Natrium- und damit auch die Wasserrückresorption in den distalen Tubuli und Sammelrohren der Niere.

- **Atriales natriuretisches Peptid (ANP):** Bei erhöhtem Plasmavolumen löst der Vorhofdehnungsreflex die ANP-Freisetzung aus endokrinen Herzmuskelzellen (die sich vor allem im rechten Vorhof befinden) aus. ANP steigert die Wasserausscheidung durch die Niere.

Die Wasserresorption im **Darm** erfolgt passiv durch winzige Lücken in den Tight junctions, die die Darmepithelzellen verbinden. Triebkraft ist der osmotische Gradient, der durch die basolaterale Na^+-K^+-ATPase (↗ Kap. 12.2.2, Natrium) aufrechterhalten wird. Im Wasser gelöste Moleküle werden u.U. passiv mitgerissen (Solvent drag).

Störungen des Wasserhaushalts

- **Dehydration** (pathologischer Wasserverlust):
  - isoton: durch Blutverlust, Verbrennungen
  - hyperton: z.B. durch starkes Schwitzen, mangelnde Wasserzufuhr, Wasserverlust über Lungen (Hyperventilation), Nieren (Nephropathien) und Darm (Durchfall)
  - hypoton: z.B. durch mangelhafte Natrium- und Wasserzufuhr, Natriumverlust, Aldosteronmangel (Nebennierenrinden-Insuffizienz mit verminderter Na^+- und Wasserrückresorption)
- **Hyperhydration** (pathologische Wasserzunahme):
  - isoton: durch isotone Infusionen
  - hyperton: z.B. durch Infusion oder Trinken hypertoner Lösungen
  - hypoton: übermäßige orale Wasserzufuhr, Infusion salzfreier Lösungen.

Merke

- **hypertone Lösung** = Osmolarität höher als im Blut
- **isotone Lösung** = Osmolarität wie im Blut
- **hypotone Lösung** = Osmolarität niedriger als im Blut
- **Osmolarität** = Molzahl aller in 1 l Lösung osmotisch wirksamen Teilchen (dissoziierte Elektrolyte wie NaCl zählen als zwei Teilchen). Einheit: osmol/l Lösung.
- **Osmolalität** = Molzahl aller osmotisch wirksamen Teilchen, bezogen auf 1 kg Wasser. Einheit: osmol/kg H_2O.

12.2.2 Elektrolyt-Haushalt

Als Elektrolyte bezeichnet man Stoffe, die im Wasser vollständig **(starke Elektrolyte)** oder teilweise **(schwache Elektrolyte)** in Anionen (negativ geladen) und Kationen (positiv geladen) dissoziieren. Indem sie sich gerichtet bewegen, sind sie Träger des elektrischen Stroms. Schwache Elektrolyte sind im Körper z.B. organische Säuren und Proteine. Starke Elektrolyte sind Salze aus Metall und Nichtmetall wie NaCl, das im Wasser vollständig in Na^+ und Cl^- zerfällt. Die wichtigen starken Elektrolyte des Körpers sind anorganischer Natur. Ihre Aufnahme mit der Nahrung muss ebenso sichergestellt werden wie die Zufuhr von organischen Verbindungen wie Fetten, Kohlenhydraten und Eiweiß.

Verteilung der Elektrolyte im Körper

Das Wasser im Körper weist einen charakteristischen, konstanten Elektrolytgehalt auf. Bei primitiveren Lebewesen entspricht die Elektrolytzusammensetzung des Körperwassers der des Meerwassers. Höhere Lebewesen haben Mechanismen entwickelt, um Ionen anzureichern. Sie können hypotone Lösungen wie Speichel und hypertone Lösungen wie Urin produzieren. **Ursachen ungleicher Ionenverteilung** sind:

- **Gibbs-Donnan-Effekt:** Plasmaproteine machen intravasal den größten Anteil an negativer Ladung aus, sind aber nicht membranpermeabel. Deshalb befinden sich im elektroneutralen Gleichgewicht mehr Natrium- und weniger Chloridionen im Intravasalraum als im Interstitium, so dass die negative Ladung der Plasmaproteine ausgeglichen ist.
- **aktive Transportvorgänge**
- **Komplexbildung** (mit speziellen ionenbindenden Liganden, z.B. dem calciumbindenden Chondroitinsulfat in Ohr- und Nasenknorpel).

Die Tabellen 12.3 und 12.4 zeigen die Verteilung der kationischen bzw. anionischen Elektrolyte im menschlichen Körper. Es sei darauf hingewiesen, dass für den Ladungsausgleich auch noch die Wertigkeit der Ionen eine Rolle spielt.

Die wichtigsten Elektrolyte

Natrium (Na^+)

Bedarf

Ca. 5 g NaCl pro Tag.

Menge und Verteilung im Körper

- Menge: ca. 100 g
- Verteilung: 50 % extrazellulär, 30 % im Skelett, Plasmakonzentration 135–150 mmol/l.

Aufgaben

- **Regulation:**

Tab. 12.3 Verteilung der Kationen im menschlichen Körper

Kation	Konzentration im Intrazellularraum (mmol/l)	Konzentration im Extrazellularraum (mmol/l)	Verhältnis
Na^+	10	150	1 : 15
K^+	155	4,5	30 : 1
Mg^{2+}	15	1	15 : 1
Ca^{2+}	1	2,5	1 : 2,5
freies Ca^{2+}	< 0,001	1	< 1 : 1000

- Regulation der Osmolarität (d.h. der Konzentration an osmotisch wirksamen Teilchen) der Zelle, vor allem über die Na^+-K^+-Pumpe und den Na^+-H^+-Antiport
- Regulation des Wasserhaushalts: Na^+ „zieht Wasser an", mit der Natriumverteilung wird auch die Wasserverteilung beeinflusst.
- Ermöglichung diverser Transportvorgänge vor allem in Niere, Epithelzellen (Na^+-Glucose-Symport → Resorption)
- Gewährleistung von Elektroneutralität durch Ausgleich von Ladungen
- Aufrechterhaltung von Membranpotentialen, Auslösung von Aktionspotentialen in Neuronen

• **Aktivator von Enzymen**, z.B. der α-Amylase und β-Galaktosidase.

Merke
(Metall-)Ionen können an enzymkatalysierten Reaktionen direkt (als Cofaktor) oder indirekt (über Aktivierung von Enzymen, Ausbildung von reaktionsbegünstigenden Komplexen mit dem Substrat) beteiligt sein. Direkt, als Cofaktoren im aktiven Zentrum der Metalloenzyme, wirken vor allem Spurenelemente wie Zink und Eisen (↗ Kap. 12.3).

Resorption

Die Na^+-Resorption (die nahezu vollständig erfolgt) findet vor allem im Bereich des Dünndarms statt. Sie ist **parazellulär** (freie Diffusion vom Darmlumen ins Blut) und transzellulär möglich. Die **transzelluläre** Diffusion erfolgt energieabhängig: Die **Na^+-K^+-ATPase** (Natrium-Kalium-Pumpe) auf der dem Darmlumen abgewandten Basalseite des Enterozyten pumpt 3 Na^+ ins Blut und 2 K^+ ins Zellinnere. Dadurch ist die Na^+-Konzentration im Enterozyten geringer als im Darmlumen. Na^+ aus dem Lumen folgt dem Gefälle und gelangt über Carrier – im Symport mit Glucose und Aminosäuren – in die Zelle. Eine Na^+-K^+-ATPase besitzen alle Zellen, wobei eine Familie von Isoformen existiert, die sich unterscheiden hinsichtlich

- Aktivität,
- Affinität zu Na^+,
- hormoneller Regulierbarkeit (Schilddrüsenhormone, Insulin, Corticoide)
- zellulärer Lokalisation.

Transport

Auch der Transport von Na^+ im gesamten Organismus erfolgt überwiegend transzellulär über die Na^+-K^+-ATPase (Aufbau ↗ Kap. 11.2.4, Abb. 11.16). Die ATP-Spaltung liefert die Energie für den Trans-

Tab. 12.4 Verteilung der Anionen im menschlichen Körper

Anion	Konzentration im Intrazellulärraum (mmol/l)	Konzentration im Extrazellulärraum (mmol/l)	Verhältnis
Cl^-	3	110	1 : 34
HCO_3^-	10	25	1 : 2,5
HPO_4^{2-} und $H_2PO_4^{2-}$	50	1	50 : 1
SO_4^{2-}	10	0,5	20 : 1
Proteinat	6	2	3 : 1
Anionen organischer Säuren	2	4	1 : 2

port – entgegen der Richtung des Konzentrationsgefälles – von 3 Na^+ in den Extrazellularraum und 2 K^+ ins Zellinnere.

Ausscheidung

Na^+ wird vor allem über die Niere ausgeschieden. Auch über den Schweiß und die Faeces gehen geringe Mengen an Na^+ verloren.

Regulation

Der Natriumgehalt des Körpers wird durch das Renin-Angiotensin-Aldosteron-System (RAAS, ↗ Kap. 12.2.1, Kap. 13.5.1) reguliert. Aldosteron steigert die Rückresorption von Na^+ in den distalen Tubuli und Sammelrohren der Niere, was den osmotischen Druck im Intravasalraum erhöht und zur Wasserretention führt.

Merke
Die Niere kann Na^+ im Endharn nur sehr bedingt anreichern, mit erhöhter Na^+-Ausscheidung geht viel Wasser verloren.

Klinik
Störungen des Natriumhaushaltes sind häufig verantwortlich für die Entstehung einer arteriellen Hypertonie. Man unterscheidet hierbei zwischen einer primären, essentiellen Hypertonie und verschiedenen sekundären Formen mit definierter organischer Ursache.

Primäre, essentielle Hypertonie Die Pathogenese der primären, essentiellen Hypertonie ist weitgehend unklar. Wahrscheinlich spielt eine Aktivierung des RAAS und damit eine Störung des Natriumhaushaltes eine wichtige Rolle. Es ist aber nicht bekannt, wodurch diese Störungen ausgelöst werden. Offenbar spielen Umweltfaktoren und Lebensgewohnheiten eine wichtige Rolle, da die Erkrankung vor allem in den westlichen Industrienationen verbreitet ist (Prävalenz bis 20 %!). Sehr häufig ist die Hypertonie mit anderen Symptomen des sog. metabolischen Syndroms vergesellschaftet (Hyperlipidämie, Adipositas, Diabetes mellitus Typ 2).

Nach den WHO-Kriterien von 1999 liegt bei Werten ab 140/90 mmHg eine **arterielle Hypertonie** vor. In den meisten Fällen ist die Blutdruckerhöhung zunächst asymptomatisch. Sie stellt jedoch bei längerem Bestehen einen wichtigen Risikofaktor für die vorzeitige Entwicklung einer Arteriosklerose dar. Da vor allem die hirnversorgenden Arterien betroffen sind, besteht ein hohes Schlaganfallrisiko.

Für die Therapie steht eine Reihe von Medikamenten mit unterschiedlichen Angriffspunkten zur Verfügung, z. B.:

- Diuretika: hemmen die Na^+- und Wasserrückresorption im frühdistalen Tubulus (Thiazide) oder in der Henle-Schleife (Schleifendiuretika) und senken den Blutdruck durch Verminderung des intravasalen Volumens,
- ACE-Hemmer: hemmen das Angiotensin-Converting-Enzym und drosseln so die Aktivität des RAAS.

Sekundäre Hypertonie Eine Vielzahl organischer Störungen führt zur Hypertonie (renale, endokrine und kardiovaskuläre Ursachen). An dieser Stelle soll nur der Hyperaldosteronismus besprochen werden. Man unterscheidet zwischen einer primären und einer sekundären Form:

- **primärer Hyperaldosteronismus (Conn-Syndrom):** Entweder durch ein Adenom oder durch eine Hyperplasie der Zona glomerulosa der Nebennierenrinde kommt es zu einer Überproduktion von Aldosteron. Die Folge ist eine gesteigerte Na^+- und Wasserrückresorption, meist gekoppelt mit einem Kaliumverlust in den Tubuli der Niere. Es kommt zur Hypervolämie, Hypernatriämie, Hypokaliämie und zur endokrin bedingten sekundären Hypertonie.
- **sekundärer Hyperaldosteronismus:** Durch verschiedene Grunderkrankungen kann es zu einer Aktivierung des RAAS kommen (z. B. Nierenarterienstenose, reninbildender Nierentumor oder auch Hypovolämie, z. B. bedingt durch eine Verminderung des onkotischen Drucks in den Gefäßen bei Albuminmangel [am häufigsten im Rahmen einer Leberinsuffizienz]). Die Folge ist eine sekundär vermehrte Ausschüttung von Aldosteron. Eine weitere Ursache eines sekundären Hyperaldosteronismus kann der verzögerte Aldosteronabbau in der Leber bei Leberzirrhose sein. Die Leitsymptome hängen von der jeweiligen Ursache ab. Bei der Nierenarterienstenose und beim reninproduzierenden Tumor ähnelt die Symptomatik dem primären Hyperaldosteronismus. Bei der Hypalbuminämie stehen Hypokaliämie, Hypotonie, Hypovolämie und Ödeme bzw. Aszites im Vordergrund, da das vermehrt rückresorbierte Wasser nicht in den Gefäßen bleibt.

Die Behandlung beider Formen erfolgt, wenn möglich, kausal durch Beseitigung der Ursache. Ist dies nicht möglich, kommen Aldosteronantagonisten zum Einsatz, z. B. Spironolacton. Die Struktur des aus Spironolacton im Stoffwechsel entstehenden Canrenons ähnelt der molekularen Struktur von Aldosteron. Canrenon besetzt kompetitiv die Aldosteronrezeptoren im distalen Tubulus und Sammelrohr des Nephrons, ohne selbst Aldosteronwirkung zu entfalten.

Kalium (K^+)

Bedarf

Ca. 3 g pro Tag.

Menge und Verteilung im Körper

- Menge: ca. 150 g
- Verteilung: 97 % intrazellulär.

Aufgaben

- **Regulation:** als wichtiges intrazelluläres Kation
  - Regulation der Osmolarität der Zelle
  - Aufrechterhaltung von Membranpotentialen (wichtigster Elektrolyt zur Aufrechterhaltung des Ruhemembranpotentials)
  - Gewährleistung von Elektroneutralität durch Ausgleich von Ladungen
- **Aktivator von Enzymen**, z. B. der Pyruvat-Kinase und der Carbamoylphosphat-Synthetase.

Resorption

K^+ wird hauptsächlich im Dünndarm (Jejunum) resorbiert, und zwar durch freie, parazelluläre Diffusion direkt ins K^+-arme Interstitium. Dessen Mangel an K^+ ist das Ergebnis der Na^+-K^+-ATPase (↗ oben), die ständig K^+ ins Innere der Enterozyten pumpt.

Transport

K^+-Transportvorgänge sind überwiegend mit der Na^+-K^+-ATPase verbunden.

Ausscheidung

K^+ wird zu 90 % über die Niere ausgeschieden. Der Vorgang ist aldosteronabhängig und findet auch über Sekretion im distalen Tubulus statt. So kann es sein, dass die K^+-Ausscheidung die Menge des glomerulär filtrierten Kaliums überschreitet.

Regulation

Der Kaliumgehalt des Körpers wird durch Aldosteron reguliert: Aldosteron steigert die Ausscheidung von K^+.

Chlorid (Cl^-)

Plasma: 103 mmol/l
Interstitium: 114 mmol/l
Intrazellulär: 3 mmol/l

Bedarf

Ca. 5 g NaCl pro Tag.

Menge und Verteilung im Körper

- Menge: ca. 100 g
- Verteilung: Cl^- befindet sich vor allem im Extrazellularraum.

Aufgaben

- **Regulation:** Cl^- gleicht als wichtigstes Anion des Extrazellularraumes Ladungsverschiebungen aus und ist an der Kontrolle des Säure-Base-Haushalts beteiligt (Bicarbonat-Puffer): Cl^- ermöglicht den Austritt von HCO_3^-, das in den Erythrozyten von der Carboanhydrase gebildet wurde, ins Blutplasma. Cl^- tritt dabei im Austausch über einen Anionenkanal (das sog. Protein 3) in den Erythrozyten ein und gewährleistet so den Erhalt des Ladungsgleichgewichts.
- **Kommunikation:** Cl^- ist an der Reizübertragung auf neuronale Membranen beteiligt (↗ unten).
- **Abwehr:** in Neutrophilen Bildung des antibakteriellen Hypochlorids (OCl^-)
- **Verdauung:** Bildung von HCl in den Belegzellen des Magens und Abgabe in die Magenschleimhaut, wodurch der für die Verdauung nötige niedrige pH-Wert im Magen entsteht.

Resorption

Cl^- wird im Dünndarmbereich vor allem parazellulär, dem Konzentrationsgefälle folgend, resorbiert. Eine Rolle spielt auch Konvektion (Solvent drag: Die Ionen werden vom Wasserstrom mitgerissen). Es besteht eine enge Verbindung mit dem Na^+-Stoffwechsel, da die Aufnahme mit dem Essen in Form von NaCl erfolgt.

Transport

Den Cl^--Transport über Zellmembranen ermöglichen verschiedene Arten von **Ionenkanälen.** Wichtige Beispiele sind:

- GABA(γ-Aminobuttersäure)-regulierte Chloridkanäle **($GABA_A$-Rezeptor-Choridkanal-Komplexe)** an neuronalen Membranen, vor allem im Gehirn: Die Stimulation dieses Komplexes durch Bindung von GABA öffnet die Chloridkanäle. Vermehrter Cl^--Einstrom führt zu Hyperpolarisierung und verminderter Erregbarkeit des Neurons.

Klinik
Veränderungen der Funktion von $GABA_A$-Rezeptoren werden für Epilepsie, Angststörungen und Sucht verantwortlich gemacht. Benzodiazepine und Barbiturate sind Pharmaka, die an $GABA_A$-Rezeptoren angreifen.

- **Protein 3 des Erythrozyten** (↗ oben, „Aufgaben")
- das **CFTR-Protein** (Cystic-fibrosis-transmembrane-conductance-regulator-Protein) von Epithelzellen: Dieses Membran-Glykoprotein ist ein Chloridkanal, der vor allem durch cAMP reguliert wird.

Klinik
Autosomal-rezessiv vererbte Defekte des CFTR-Gens auf Chromosom 7 sind für eine der häufigsten Erbkrankheiten, die **zystische Fibrose (Mukoviszidose),** verantwortlich. Bisher konnten über 350 verschiedene Mutationen nachgewiesen werden. Das defekte CFTR-Protein erschwert den Chloridexport aus sekretorischen Zellen, was auch den Wasserausstrom behindert. Dadurch ist das

Sekret der betroffenen Drüsen (vor allem der Bronchialdrüsen und des Pankreas) zäh und kann nicht abfließen. Durch den Sekretstau werden rezidivierende Entzündungen begünstigt, die wiederum Vernarbungen und Stenosierungen der Drüsenausführungsgänge nach sich ziehen, die den Sekretfluss zusätzlich behindern (↗ auch Kap. 11.2.2).

Ausscheidung

Cl^- wird über die Nieren ausgeschieden (glomeruläre Filtration), z. T. auch mit dem Schweiß.

Magnesium (Mg^{2+})

Plasma: 1,5 mmol/l
Interstitium: 0,7 mmol/l
Intrazellulär: 13 mmol/l

Bedarf

Ca. 0,3 g pro Tag.

Menge und Verteilung im Körper

- Menge: ca. 30 g
- Verteilung: 50–70 % im Skelettsystem, Rest hauptsächlich im Intrazellularraum.

Aufgaben

- **Cofaktor/Aktivator**
  - **von Enzymen:** essentiell z. B. für Phosphatesterhydrolyse-Reaktionen (Phosphorylierungen, Dephosphorylierungen, Spaltung von DNA, RNA)
  - **insbesondere bei ATP-abhängigen Reaktionen und DNA-/RNA-Synthese:** Ausbildung eines stabilen, reaktiven ATP-Mg^{2+}-Komplexes mit ATP (das meiste ATP liegt als Mg-Salz vor). Dadurch ist Mg^{2+} beteiligt an allen ATP-abhängigen Reaktionen. In ähnlicher Weise ist es essentiell für die DNA- und RNA-Synthese. Abbildung 12.1 zeigt einen ATP-Mg^{2+}-Komplex, der mit einem Enzym wechselwirkt.
  - **Translation:** Mg^{2+} ermöglicht die Zusammenlagerung der ribosomalen Untereinheiten zum Ribosom.
- **Kommunikation:** Ca^{2+}-Antagonist bei der calciumabhängigen Acetylcholinfreisetzung an Synapsen.

Resorption

Mg^{2+} wird hauptsächlich im Dünndarm (parazellulär) resorbiert. Die Resorption wird gefördert durch D-Hormon, Parathormon, Wachstumshormon und Schilddrüsenhormone. Calcitonin und Aldosteron hemmen die Resorption. Im Durchschnitt werden 30 % des mit der Nahrung aufgenommenen Mg^{2+} – das vor allem aus dem Chlorophyll pflanzlicher Lebensmittel stammt – resorbiert.

Transport

Vom zirkulierenden Mg^{2+} wird etwa ein Drittel an Protein (vor allem Albumin) und 15 % an Komplexbildner gebunden. Nur etwa die Hälfte kommt ungebunden vor und kann leicht in den Glomeruli filtriert werden.

Ausscheidung

Die Mg^{2+}-Ausscheidung erfolgt (bei erhöhter Mg^{2+}-Plasmakonzentration) vor allem über die Niere, wobei freies Mg^{2+} zunächst vollständig glomerulär filtriert wird. Nur 30–40 % des glomerulär filtrierten Mg^{2+} werden im proximalen Tubulus rückresorbiert (er ist nicht sehr durchlässig für Mg^{2+}), 50–60 % im

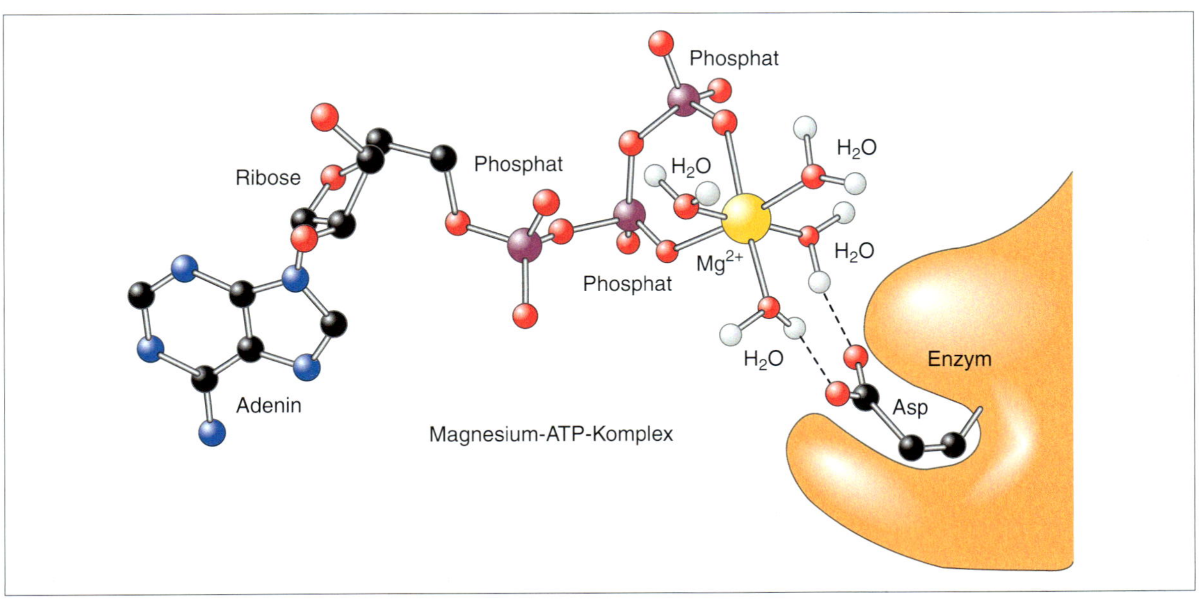

Abb. 12.1 ATP-Mg^{2+}-Komplex, der mit dem Aspartatrest eines Enzyms in Beziehung steht. Das Mg^{2+}-Ion ist an die β- und γ-Phosphorylgruppe des ATP sowie an Wassermoleküle gebunden. Über diese Wassermoleküle tritt der Komplex mit dem Aspartatrest des Enzyms in Wechselwirkung. [3]

dicken Teil der Henle-Schleife. Parathormon und D-Hormon fördern die Rückresorption, Calcitonin hemmt sie.

Calcium (Ca^{2+})

Plasma: 2,5 mmol/l
Interstitium: 1,25 mmol/l
Intrazellulär: 1 mmol/l

Bedarf

Cave: zytosolisch: 0,1–10 μmol/l

Ca. 0,8–1 g täglich. Eine wichtige Quelle sind Milchprodukte (1 l Milch enthält ca. 1 g Ca^{2+}).

Menge und Verteilung im Körper

- Menge: ca. 1,5 kg
- Verteilung: 99 % im Skelettsystem, der Rest vor allem extrazellulär.

Aufgaben

- **Biomineralisation:** Skelettbestandteil in Form von Hydroxylapatit $Ca_{10}(PO_4)_6(OH)_2$.
- **Regulation und Kommunikation:**
  - Beteiligung an der Signaltransduktion: So strömt Ca^{2+} durch spannungsgesteuerte oder ligandenaktivierte Calciumkanäle in die Zelle ein oder wird aus dem endoplasmatischen Retikulum freigesetzt. Im Zytoplasma wirkt Ca^{2+} als Second messenger: u. a. bindet es Calmodulin, und der Calcium-Calmodulin-Komplex aktiviert Enzyme, z. B. die cAMP-Phosphodiesterase, Proteinkinasen und ATPasen. Ca^{2+} ist außerdem an der Exozytose beteiligt, z. B. in präsynaptischen Nervenendigungen oder den Insulin produzierenden β-Zellen des Pankreas.
  - Aktivierung von Gerinnungsfaktoren (extrinsisches System, ↗ Kap. 15.4.2)
- **Bewegung:** Kontrolle der Aktin-Myosin-Bindung im Muskel über Bindung an **Troponin**.

Resorption

Ca^{2+} wird im Dünndarm resorbiert. Ein geringer pH-Wert in der intestinalen Flüssigkeit, Citrat und D-Hormon fördern die Ca^{2+}-Resorption. D-Hormon bewirkt die Synthese des membranständigen Proteins **Calbindin** in den Mukosazellen des Dünndarms. Calbindin bindet Ca^{2+} des Darmlumens und bewirkt seinen Transport ins Zellinnere. Im Durchschnitt wird lediglich ca. ein Drittel der täglich mit der Nahrung aufgenommenen Ca^{2+}-Menge resorbiert.

Transport

99 % des Calciums im Körper befinden sich in der Knochenmasse, die auch als Calciumspeicher fungiert. Das restliche Calcium liegt intra- und extrazellulär als Ca^{2+} vor und ist vor allem an Signalprozessen beteiligt. Man muss verschiedene Ca^{2+}-Transportvorgänge unterscheiden:

- Transport in die Zelle:
  - passiv: durch spannungsregulierte und ligandenaktivierte Ca^{2+}-Ionenkanäle
  - aktiv: durch Ca^{2+}-ATPasen. Pro mol ATP, das gespalten wird, werden 2 mol Ca^{2+} transportiert.
- Transport aus der Zelle:
  - primär-aktiv durch Ca^{2+}-ATPasen
  - sekundär-aktiv im Antiport gegen 3 Na^+
- Transport innerhalb der Zelle:
  - in Ca^{2+}-Speicher: Ca^{2+} wird durch Ca^{2+}-ATPasen in den wichtigsten Ca^{2+}-Speicher, das endoplasmatische Retikulum (in Muskelzellen = sarkoplasmatisches Retikulum) transportiert. Am Transport in das endo-/sarkoplasmatische Retikulum ist das interkonvertierbare (d. h. durch chemische Modifikation regulierbare) Protein Phospholamban beteiligt.
  - aus den Ca^{2+}-Speichern ins Zytoplasma: Dieser Transport wird durch IP_3-Rezeptoren vermittelt. Ca^{2+} liegt im Zytoplasma nur zu einem geringen Prozentsatz frei vor, der Großteil ist an Proteine wie Calmodulin und Troponin (↗ oben) gebunden.

Ausscheidung

Ca^{2+} wird zu ca. 85 % über den Darm ausgeschieden, der Rest über die Niere.

Regulation

Der Calciumgehalt des Körpers wird durch Parathormon, Calcitonin und Vitamin D reguliert (↗ Kap. 9.3.2).

Phosphat (HPO_4^{2-} und $H_2PO_4^-$)

Plasma/Interstitium: 1 mmol/l
Intrazellulär: 50 mmol/l

Bedarf

Ca. 1,2–1,5 g HPO_4^{2-} pro Tag.

Menge und Verteilung im Körper

- Menge: ca. 700 g
- Verteilung: 85 % im Skelettsystem, auch als Phosphatreservoir; Rest vor allem intrazellulär, rund 10 % kovalent an Proteine gebunden.

Aufgaben

- **Biomineralisation:** Skelettbestandteil in Form von Hydroxylapatit $Ca_{10}(PO_4)_6(OH)_2$.
- **Regulation und Kommunikation:** Enzymregulation durch Phosphorylierung (↗ Kap. 2.5.1), Second messenger (in Form von cAMP, Wirkungen ↗ Kap. 13.1.4)
- **Puffer:** ↗ Kapitel 12.1.2, Phosphat-Puffer
- **Energiehaushalt:** „Energiewährung" ATP, Aktivierung von Molekülen im anabolen Stoffwechsel
- **weitere:** sehr vielfältige Aufgaben als Bestandteil der vielen phosphathaltigen Moleküle des Körpers, z. B. Nukleinsäuren, Phospholipide, Phosphoproteine, Kreatinphosphat, Glucose-1-phosphat.

Resorption

Diese erfolgt im Dünndarm über einen 2-Na^+-Phosphat-Symporter in der luminalen Zellmembran, wobei nur anorganisches Phosphat aufgenommen werden kann. Rund 70 % des mit der Nahrung aufgenommenen Phosphats werden resorbiert.

Ausscheidung

Phosphat wird vor allem über die Niere ausgeschieden. Getrennte Ausscheidungswege für Calcium (Ausscheidung vorwiegend über den Darm, ↗ oben) und Phosphat sind sinnvoll, da diese sonst zusammen das unlösliche $Ca_3(PO_4)_2$ bilden und so zu Ablagerungen führen würden.

Regulation

Die renale Ausscheidung von Phosphat wird gefördert durch Ca^{2+}-Zufuhr, Parathormon, Calcitonin, Östrogene und Thyroxin. Bei Azidose ist sie ebenfalls gesteigert. Gehemmt wird sie durch Calcitriol, Wachstumshormon, Cortisol und Insulin (↗ Kap. 13). Calcitriol steigert die intestinale Resorption.

Merke
Anorganisches Phosphat P_i (Index i für „inorganic") ist das Anion (HPO_4^{2-} und $H_2PO_4^-$) der Phosphorsäure (H_3PO_4). Bei physiologischem pH liegen 80 % als HPO_4^{2-} und 20 % als $H_2PO_4^-$ – d. h. 0 % H_3PO_4 – vor.
Organisches Phosphat ist jedes organische Molekül, das Phosphat gebunden hat (z. B. ATP und die anderen Nukleotide).

Schwefel (organischer Schwefel, organisches Sulfat, anorganisches Sulfat = SO_4^{2-})

Bedarf

Spuren.

Menge im Körper

Ca. 150 g.

Aufgaben

- **Strukturgebung:** Vorkommen in den schwefelhaltigen Aminosäuren (Met, Cys) und somit in vielen Proteinen bzw. Peptiden (z. B. Insulin). Hier leistet Schwefel über Disulfidbrücken einen wichtigen Beitrag zur Proteinstabilität. In Metalloenzymen ist Schwefel an der Komplexierung von Metallen beteiligt. Schwefelreich sind Haare, Nägel (Keratin) und Bindegewebe.
- **weitere:** Schwefel ist u. a. in den Vitaminen B_1 (Thiamin), H (Biotin) und Coenzym A enthalten. Der Körper nutzt das sog. „aktivierte Sulfat" Phosphoadenosin-Phosphosulfat (PAPS) u. a. zum Aufbau der Heteroglykane Heparin (Gerinnungshemmer) und Chondroitinsulfat (wasserbindender Bestandteil der Knorpelmatrix) sowie der Sulfatide (schwefelhaltige Glykolipide, u. a. an Membranaufbau beteiligt). PAPS ist auch bedeutsam für Konjugationsreaktionen (Bildung von Steroidsulfaten, Indoxylsulfaten) in Leber und Galle.

Resorption

Schwefel wird vor allem in Form der schwefelhaltigen Aminosäuren Methionin und Cystein resorbiert.

Klinik
Anorganisches Sulfat kann nicht resorbiert werden. Es wird daher entweder als Na_2SO_4 (Glaubersalz) oder als $MgSO_4$ (Bittersalz) zusammen mit viel Wasser als salinisches Abführmittel eingesetzt. Die osmotisch aktiven Teilchen binden das Wasser im Darmlumen und vergrößern so Volumen und Wassergehalt des Darminhalts. Als Folge kommt es zu einer osmotischen Diarrhoe.

Ausscheidung

Renal als anorganisches Sulfat, nach Konjugation in Leber und Galle auch über den Darm.

Hydrogencarbonat (Bicarbonat, HCO_3^-)

HCO_3^- entsteht unter Mitwirkung der Carboanhydrase (vor allem in Erythrozyten) aus CO_2 – dem Endprodukt des oxidativen Abbaus von Kohlenwasserstoffverbindungen – und H_2O (↗ auch Kap. 12.1.2, Kohlendioxid-Hydrogencarbonat-Puffer).

Aufgaben

Wichtigste Aufgabe von HCO_3^- ist die der Pufferung (Teil des Bicarbonat-Puffersystems, ↗ Kap. 12.1.2).

Transport

HCO_3^- wird im Plasma und Extrazellularwasser physikalisch gelöst transportiert.

Regulation

Am HCO_3^--Haushalt sind mehrere Organe, u. a. Lunge und Niere, beteiligt (↗ Kap. 12.1.2).

Ausscheidung

Vor allem als CO_2 über die Lunge.

12.3 Spurenelemente

Mineralstoffe, deren Gehalt bei Mensch und Tier 50 mg/kg Körpergewicht nicht übersteigt, werden Spurenelemente genannt. Bestimmte Spurenelemente erfüllen im Körper lebenswichtige Aufgaben, die von keinem anderen Element erfüllt werden können. Diese Spurenelemente gelten als essentiell. Ein lang anhaltender Mangel an ihnen ruft lebensbedrohliche und irreparable Schäden hervor. Nach heutigem Wissensstand sind die Elemente Eisen, Kupfer, Zink, Selen, Iod (↗ unten), Mangan, Chrom, Molybdän und Cobalt (↗ Kap. 17.1.2) essentielle Spurenelemente. Für einige Elemente wie Fluor und Bor steht der Beweis, dass sie essentiell sind, noch aus.

Eisen (Fe^{2+}, Fe^{3+})

Bedarf

Ca. 10 mg pro Tag.

Menge und Verteilung im Körper

- Menge: ca. 5–7 g
- Verteilung: ↗ Tabelle 12.5.

Aufgaben

- **O_2-Bindung und Speicherung:** im Myoglobin der Muskeln
- **O_2-Transport:** im Hämoglobin
- **Elektronentransport:** in den **Zytochromen** (Zytochrome der Atmungskette und P450, diese enthalten Fe-Porphyrine [Häm])
- **Cofaktor von Enzymen:** Eisen ist im aktiven Zentrum vieler **Redoxenzyme** katalytisch wirksam, und zwar
  - in Fe-Porphyrinen (Häm): Peroxidase, Katalase (beide entgiften H_2O_2), Komplexe III und IV der Atmungskette (enthalten Zytochrome), Zytochrom-P450-Hydroxylase (enthält Zytochrom P450)
  - in Eisen-Schwefel-Clustern ([Fe-S-Cluster] unter Beteiligung S-haltiger Aminosäuren, „Nichthäm-Eisen"): Komplexe I, II und III der Atmungskette, Prolyl- und Lysyl-Hydroxylase (hydroxylieren Ascorbinsäure-abhängig Prolyl- und Lysylreste im Kollagen), Zytochrom-P450-Hydroxylase (enthält Häm- und Nichthäm-Eisen).

Tab. 12.5 Verteilung des Eisens im menschlichen Körper

Eisen enthaltende Substanz	Anteil am Körpereisen	Funktion
Hämoglobin	3,1 g (69 %)	Sauerstofftransport
Myoglobin	0,4 g (9 %)	Sauerstoffspeicher
Zytochrome	0,004 g (0,1 %)	Elektronentransport
Enzyme (Peroxidase, Katalase)	0,003 g (0,1 %)	Katalyse von Redoxvorgängen
Transferrin	0,003 g (0,1 %)	Eisentransport
Ferritin, Hämosiderin	0,69 g (15 %)	Eisenspeicherung
nicht identifiziert	0,3 g (7 %)	

Resorption

Abhängig vom Bedarf werden ca. 5–40 % des Nahrungseisens resorbiert, vor allem im Duodenum. Der Anteil des Fe^{2+} überwiegt bei weitem, weil es besser löslich und leichter resorbierbar als Fe^{3+} ist. **Reduzierende und antioxidative Substanzen** wie Ascorbat (Vitamin C), Succinat, Gastroferrin (ein Glykoprotein der Magenschleimhaut) und SH-Gruppen von Nahrungsproteinen erleichtern die Resorption, indem sie noch im Magen Fe^{3+} in Fe^{2+} überführen bzw. die Oxidation von Fe^{2+} verhindern. **Komplexbildner** wie Gerbsäure (in Tee und Kaffee), Phosphat, Oxalat und Phytat behindern die Eisenresorption. Neben Fe^{2+} und Fe^{3+} wird Häm resorbiert, vermutlich durch Endozytose. Eine Hämoxygenase setzt das Eisenatom aus dem Häm frei.

Die Resorption der Eisenatome umfasst folgende Schritte:

- Im Magen wird Eisen vor allem als Fe^{3+} aus der Nahrung freigesetzt und zu Fe^{2+} reduziert (↗ oben). Es bindet an das Protein Mucin, das die Absorption im Dünndarm erleichtert.
- In die Dünndarmepithelzellen wird Fe^{2+} vermutlich durch einen H^+-gekoppelten Fe^{2+}-Kanal in der luminalen Zellmembran aufgenommen und bindet im Zellinneren an das Shuttle-Protein Mobilferrin (↗ Abb. 12.2).

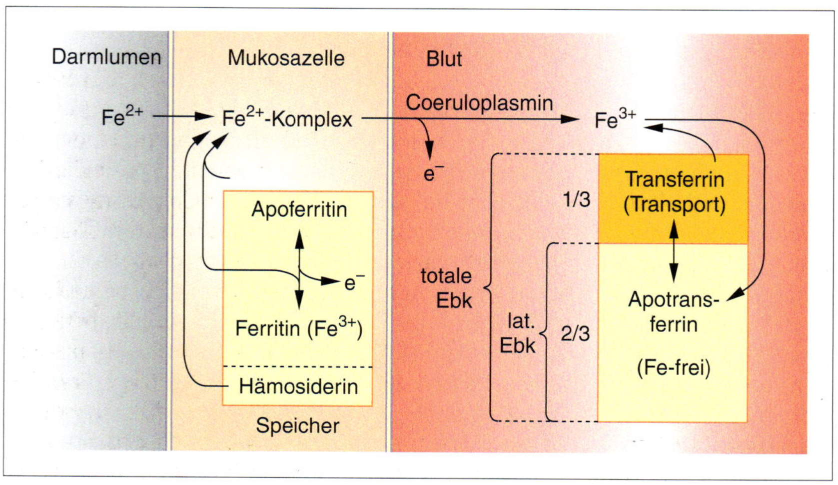

Abb. 12.2 Eisenresorption und Eisentransport (Ebk = Eisenbindungskapazität). [1]

Sekretion und Transport

Ein kleiner Teil des resorbierten Eisens – nicht unmittelbar benötigtes Fe^{2+} – wird in den Dünndarmepithelzellen gespeichert (↗ unten, Speicherung). Der Großteil des Eisens wird jedoch von den Dünndarmepithelzellen in Form von Fe^{2+} über die basale Membran – offenbar unreguliert über Carrier – ins Plasma abgegeben.

Im Plasma wird Fe^{2+} sofort zu Fe^{3+} oxidiert, wofür der Enzymkomplex Coeruloplasmin (= Ferrioxidase 1; auch Caeruloplasmin genannt) sorgt. (Coeruloplasmin ist gleichzeitig das Kupfer-Speicherprotein, ↗ unten, Kupfer). Fe^{3+} wird an das **Transportprotein Apotransferrin** gebunden. Dies ist ein β-Globulin mit zwei Untereinheiten, das zwei Fe^{3+}-Atome im Komplex binden kann. Der **Komplex aus Apotransferrin und Fe^{3+}** heißt **Transferrin**. Die Summe aus dem Transferrin und dem Apotransferrin im Plasma bezeichnet man als **totale Eisenbindungskapazität**. Der Anteil des Transferrins beträgt ca. ein Drittel. Die restlichen zwei Drittel (= Apotransferrin) stellen die **latente Eisenbindungskapazität** dar (↗ Abb. 12.2). Die Bindung von Fe^{3+} an Transferrin ist gekoppelt an die gleichzeitige Bindung eines geeigneten Anions, meistens des Carbonat(CO_3^{2-})- oder Bicarbonat(HCO_3^-)-Anions.

Aufnahme in die Zielzellen

Wenn eine Zelle Eisen benötigt (was z. B. bei allen sich teilenden Zellen der Fall ist), bildet sie **Transferrinrezeptoren (TfRs)** aus, die Transferrin erkennen und binden. Die TfR-Transferrin-Komplexe gelangen durch Endozytose in die Zelle und verschmelzen mit primären Lysosomen. Der niedrige pH der Lysosomen (pH 5–6) führt zur Auflösung der Bindung zwischen Transferrin und Fe^{3+}. Rezeptor und Apotransferrin gelangen gemeinsam zurück zur Membran, wo Apotransferrin in das Plasma entlassen wird und bei dessen pH-Wert wieder Fe^{3+} binden kann. Intrazelluläres Eisen wird in Form von Ferritin gespeichert (↗ unten) oder für Synthesen verwendet. Transferrin spielt für eine Vielzahl von Zellen eine Rolle als Wachstumsfaktor, z. B. für immunkompetente Zellen.

Der Großteil des Plasmaeisens (ca. 80 %) gelangt auf diesem Weg in die Erythroblasten im Knochenmark und wird dort – nach Reduktion zu Fe^{2+} – in **Häm** eingebaut.

Speicherung

Hauptspeicherorte für nicht unmittelbar benötigtes Eisen sind nicht die Dünndarmepithelzellen, sondern die Leberparenchymzellen (Speichervolumen ca. 1 g Eisen) und die retikuloendothelialen Zellen von Knochenmark, Leber und Milz. Alle Eisenspeicherorte speichern Eisen in Form von (↗ Abb. 12.2):

- **Fe^{3+} im Komplex mit dem Eisenspeicherprotein Apoferritin:** Fe^{2+} wird intrazellulär zu Fe^{3+} oxidiert und an Apoferritin, eine Hohlkugel aus 24 Polypeptiden, die ca. 2400 Fe^{3+}-Ionen beherbergen kann, gebunden. Je höher die Eisenkonzentration in der Zelle, desto mehr Apoferritinbestandteile werden exprimiert. Der – lösliche – Komplex aus Apoferritin und Fe^{3+} heißt **Ferritin**. Ferritin-Eisen ist bei Bedarf schnell mobilisierbar: Es wird durch die Ferritinreduktase zu Fe^{2+} reduziert und freigesetzt. Da die Leber- und retikuloendothelialen Zellen einen Teil des Ferritins ins Blutplasma sezernieren und dieser Anteil proportional zur Menge des Ferritins in der Zelle ist, stellt der Ferritingehalt des Plasmas einen **Indikator für die Eisenreserven des Körpers** dar. Ist er gering, so sind die Reserven nahezu erschöpft.
- **Hämosiderin:** Diese unlösliche Eisen-Speicherform enthält **Eisenhydroxid $Fe(OH)_3$**. Hämosiderin ist vermutlich das Abbauprodukt von Ferritin. Es ist mikroskopisch als intrazelluläre Granula, sog. Siderosomen (Berliner-Blau-Färbung), zu erkennen. Der als Hämosiderin gespeicherte Eisenanteil kann 35 % erreichen. Hämosiderin-Eisen lässt sich nur langsam mobilisieren.

Reutilisation und Ausscheidung

Hämoglobin, das bei intravasaler Hämolyse frei wird, bindet im Plasma an Haptoglobin (ein Glykoprotein), gelangt so in die retikuloendothelialen Zellen von Knochenmark, Leber und Milz und wird dort abgebaut, wodurch Eisen wieder freigesetzt wird und zur Verfügung steht. Bedingt durch Auf- und Abbau von Erythrozyten zirkuliert ständig ein Teil des Körpereisens (bis zu 25 %) zwischen Knochenmark, Blut und Leber.

Ein Erwachsener scheidet täglich ca. 1–2 mg Eisen aus, davon mehr als die Hälfte über den Darm in Form abgestoßener Epithelzellen. Der Rest wird über Urin, Schweiß und Abschilferung der Haut ausgeschieden. Bei der Menstruation gehen ca. 10–15 mg Eisen (1 ml Blut enthält 0,5 mg Eisen) verloren. Durch eine höhere Eisenresorption bei der Frau kann dies in einem Monat gerade noch ausgeglichen werden.

Regulation

- **Aufnahme:** Die Eisenresorption ist an den Eisengehalt des Enterozyten gekoppelt. Dieser koppelt vermutlich über Transferrinrezeptoren an den Eisengehalt des Gesamtorganismus. Außerdem verbleibt bei ausgeschöpfter Eisenbindungskapazität des Plasmas an Ferritin gebundenes Eisen in der Mukosazelle (sog. Mukosablock).
- **Stoffwechsel:** Der Eisenstoffwechsel wird durch Steuerung der Synthese von Ferritin, Transferrinrezeptor und δ-ALA-Synthetase (Hämoglobinsynthese) auf Ebene der Translation reguliert. Ferritin-mRNA und δ-ALA-Synthetase-mRNA weisen in einem Bereich von 30 Nukleotiden der 5'-nicht-translatierten Region eine stabile Stem-loop-Struk-

tur (↗ Kap. 10.3.6) auf, die als **Iron response element (IRE)** bezeichnet wird. Ein ähnliches Sequenz-Element liegt in der 3'-nichttranslatierten Region der Transferrinrezeptor-mRNA vor. An das IRE bindet bei niedriger intrazellulärer Eisenkonzentration das **eisensensorische (Bindungs-)Protein (ES-BP,** engl. **Iron regulatory protein 1, IRP1** oder **Iron response element binding protein, IRE-BP)**. ES-BP gehört zu den Eisen-Schwefel-Proteinen, die in ihrem Zentrum einen Cluster aus 4 Fe und 4 anorganischen Sulfidgruppen aufweisen. Dieser 4Fe-4S-Cluster ist jedoch instabil. Nur bei hoher Eisenkonzentration im Zytoplasma ist er vollständig. Bei niedriger Konzentration an freiem Eisen können ein oder mehrere Fe abdissoziieren. Hierdurch kommt es im ES-BP zu einer Konformationsänderung. Nur die Eisen-defizitäre Form bindet an das IRE der Ferritin- und δ-ALA-Synthetase-mRNA. Dies führt dazu, dass die Initiation der Translation blockiert wird. Die Bindung von ES-BP an die 3'-nichttranslatierte Region der Transferrinrezeptor-mRNA verhindert zudem den Abbau dieser mRNA durch Nukleasen und erhöht somit die Transferrinrezeptor-Synthese. Die Folge ist in allen drei Fällen eine Erhöhung der intrazellulären Konzentration an freiem Eisen. In der mit Fe vollständig gesättigten Konformation kann ES-BP nicht an die mRNA binden, so dass die Translation von Ferritin und δ-ALA-Synthetase angekurbelt wird. Außerdem weist ES-BP mit komplettem 4Fe-4S-Cluster eine enzymatische Aconitaseaktivität auf und wandelt als sog. **zytosolische Aconitase** Citrat in Isocitrat um. Die Aconitaseaktivität geht bei der Dissoziation des Clusters verloren. ES-BP gehört somit zu den sog. bifunktionellen Proteinen.

Tab. 12.6 Am Eisenstoffwechsel beteiligte Proteine

Protein	Funktion
Transferrin	bindet zwei Atome Fe^{3+}, transportiert Eisen im Plasma und vermittelt zusammen mit dem Transferrinrezeptor die Aufnahme in die Zielzellen
Transferrinrezeptor	bindet Transferrin und veranlasst den Transport in die Zielzellen
Apoferritin	Heteropolymer aus 24 Untereinheiten von L- und H-Apoferritin, kann bis zu 2400 Eisenionen aufnehmen
ES-BP = zytosolische Aconitase	reguliert die Synthese von Ferritin, Transferrinrezeptor und δ-Amino-lävulinsäure (ALA)
Coeruloplasmin (= Ferrioxidase 1)	katalysiert im Blut die Oxidation von Fe^{2+} zu Fe^{3+}, so dass Eisen an Transferrin binden kann
Ferritinreduktase	katalysiert die Freisetzung von Eisen als Fe^{2+} aus Ferritin

Zusammenfassung

In Tabelle 12.6 sind die am Eisenstoffwechsel beteiligten Proteine zusammengestellt.

Klinik

Störungen des Eisenstoffwechsels:

- **Hämochromatose** (primäre Siderose, Eisenspeicher-Krankheit, Siderophilie, Bronzediabetes): pathologisch erhöhte Eisenspeicherung. Bei diesem autosomal-rezessiv vererbten Defekt des sog. HFE-Gens auf Chromosom 6 ist die Eisenresorption im Darm aufgrund eines gestörten Mukosablocks stark erhöht. Der Anteil des Transferrins an der totalen Eisenbindungskapazität beträgt deshalb über 60 %. Der Gesamteisengehalt des Körpers ist von ca. 5 g auf bis zu 80 g erhöht. Infolge von Eisenablagerungen in Gelenken, Leber, Haut, Pankreas und Herz kommt es zu Gelenkbeschwerden, Leberschäden bis hin zur Zirrhose, bronzeartiger Hautverfärbung, Diabetes mellitus und einer degenerativen Herzerkrankung (Kardiomyopathie).
- **Hämosiderose (sekundäre Siderose):** vermehrte Eisenablagerung in Form von Hämosiderin aufgrund einer Eisenüberladung des Körpers. Wichtige Ursachen sind häufige Transfusionen bei hämatologischen Erkrankungen und die alkoholinduzierte Siderose (Alkohol beeinträchtigt den Mukosablock).
- **Eisenmangelanämie:** Anämie mit verringerter Hämoglobinsynthese aufgrund geringer Eisenreserven des Körpers (gekennzeichnet durch eine mikrozytäre, hypochrome Anämie [Hämoglobin ↓, Zellvolumen des Erythrozyten ↓, Hämoglobingehalt des Erythrozyten ↓] und niedrigen Plasmaferritin-Gehalt). Ursachen können Mangelernährung, Resorptionsstörungen, Eisenverlust (= Blutverlust) über den Darm (Geschwüre, Karzinom) oder Blutverlust sein.

Ein erhöhter Eisenbedarf besteht während Wachstum und Schwangerschaft.

Kupfer (Cu^{2+}, Cu^{+})

Bedarf

Ca. 2–4 mg pro Tag.

Menge und Verteilung im Körper

- Menge: 100–150 mg
- Verteilung: Der Großteil befindet sich in der Leber.

Aufgaben

Die Funktion des Kupfers im Organismus ist mit der Tatsache verbunden, dass Cu^{2+} ein starkes **Oxida-**

tionsmittel ist. In vitro beispielsweise ist Cu^{2+} in der Lage, Glucose zu oxidieren und dabei zu Cu^{+} reduziert zu werden. Da Cu^{2+} demnach leicht Elektronen anzieht, ist es **Cofaktor zahlreicher Redoxenzyme (Oxidoreduktasen)**. Kupfer enthalten bzw. benötigen als Cofaktor u. a.:

- Zytochrom-c-Oxidase (Komplex IV der Atmungskette)
- Tyrosinase: beteiligt an der Melaninsynthese
- Lysyloxidase: katalysiert die Bildung von Desmosin in Kollagen und Elastin
- Ferrioxidase I (= Coeruloplasmin; ↗ unten)
- Monoaminoxidase (MAO), Diaminooxidase (DAO) und Dopamin-β-Hydroxylase
- Superoxid-Dismutase (Entgiftung des toxischen Superoxidradikals [$2O_2^-$], ↗ Kap. 15.1.5)
- Katalase (Entgiftung des toxischen Wasserstoffperoxids [H_2O_2], ↗ Kap. 15.1.5).

Resorption

Die Resorption findet im oberen Dünndarm statt. Der Resorptionsmechanismus ist energieabhängig, die einzelnen Schritte sind weitgehend unbekannt. Ca. 10 % des Kupfers in der Nahrung werden resorbiert.

Transport, Aufnahme in die Zielzellen und Speicherung

Im Plasma wird das resorbierte Kupfer **an Albumin und Transcuprein gebunden** zur Leber transportiert.

Der membranständige Kupfertransporter (CTR1, eine Cu^{2+}-ATPase) sorgt für eine sehr schnelle und effektive Aufnahme in die Leberzelle. In der Zelle liegt das Kupfer in reduzierter Form als Cu^{+} vor. Für den Einbau in Enzyme und die zelluläre Kompartimentierung sind drei spezifische Proteine (Cox17, Atox1, CCS) zuständig. Cox17 transferiert das Kupfer in die Zytochrom-c-Oxidase, CCS sorgt für den Kupfereinbau in die Superoxid-Dismutase, und Atox1 transportiert Kupfer an die Membran des Trans-Golgi-Netzwerkes. Dort koppelt Atox1 an eine membranständige ATPase (ATP7B oder Wilson disease protein), über die das Kupfer in den **Golgi-Apparat** gelangt. Dort wird das Metall **an Apo-Coeruloplasmin gebunden**, das entstehende (Holo-)Coeruloplasmin wird bei Bedarf ins Blut sezerniert. **Coeruloplasmin**, ein α_2-Globulin ohne Transportfunktion, ist das intrazelluläre **Kupferspeicherprotein:** Es bindet 96 % des Kupfers. Es hat **Ferrioxidaseaktivität** und ist deshalb für den Eisenstoffwechsel von großer Bedeutung (↗ Eisen).

Ausscheidung

Liegt in der Leberzelle eine zu hohe Konzentration an Cu^{2+} vor, wird es in die Gallenkanäle sezerniert, gelangt mit der Galle in den Darm und wird über diesen ausgeschieden. In Coeruloplasmin eingebautes Cu^{2+} wird erst bei dessen Abbau wieder frei.

Regulation

In den Darm abgegebene Galle behindert die dortige Kupferresorption. So reguliert die biliäre Ausscheidung die Kupferhomöostase des Körpers. Generell ist die Kupferausscheidung proportional zur Aufnahme.

Klinik

Cu^{2+}-Mangel kann generell zur Eisenmangelanämie führen, da Coeruloplasmin für den Eisenstoffwechsel wichtig ist und den Cofaktor Kupfer benötigt. **Angeborene Kupferstoffwechselstörungen** sind:

- **Menkes-Krankheit** (Kinky-hair-Syndrom): Ein autosomal-rezessiv vererbter Defekt des CTR1-Gens führt zu einer Cu^{2+}-Resorptionsstörung und zu ungenügendem Einbau von Kupfer in Kupferproteine in der Zielzelle. Symptome sind eine Gelbsucht des Neugeborenen und zerebrale Krampfanfälle. Die Haare der Betroffenen sind starr und kraus (daher der Name des Syndroms).
- **Wilson-Krankheit (hepatolentikuläre Degeneration):** Aufgrund eines X-chromosomal vererbten Gendefekts wird Cu^{2+} nicht in Coeruloplasmin eingebaut. Der Coeruloplasmin-Gehalt im Plasma ist daher vermindert und die biliäre Ausscheidung von Kupfer ist gestört. Als Folge ist die Konzentration des freien Cu^{2+} erhöht. Es lagert sich in der Leber, der Niere, in den Stammganglien, in der Kornea und in anderen Organen ab. Im Rand der Kornea bildet sich ein grünbrauner Ring aus Kupferablagerungen, der sog. Kayser-Fleischer-Kornealring. Es kommt zu einer Lebervergrößerung mit Endstadium Zirrhose und Ösophagusvarizen, später zu extrapyramidal-motorischen Bewegungsstörungen und Demenz.

Zink (Zn^{2+})

Bedarf

10–15 mg pro Tag.

Menge und Verteilung im Körper

- Menge: ca. 2–3 g
- Verteilung: 99 % intrazellulär.

Aufgaben

- **Cofaktor von Enzymen:** Zn^{2+}-haltige Enzyme sind u. a. zahlreiche Dehydrogenasen (Alkohol-, Glutamat-, Lactat-, Malat- und Retinol-Dehydrogenase), alkalische Phosphatase, Pankreas-Carboxypeptidasen, Carboanhydrase, Superoxid-Dismutase und Matrix-Metalloproteinasen. Insgesamt enthält der menschliche Körper **über 70 Zink-Metalloenzyme**.
- **Genexpression:** Wechselwirkung mit tRNA, Bestandteil von regulatorischen DNA-Bindeproteinen (Steroidrezeptoren, **Zinkfinger** ↗ Kap. 10.3.6)

- **Hormonhaushalt:** Insulin wird im Pankreas als Zn^{2+}-Insulin-Komplex gespeichert; Zink ist ferner an der Testosteronsynthese beteiligt (→ hoher Zn^{2+}-Gehalt in Pankreas und Testes).
- **Immunsystem:** Das Oligopeptid Thymulin, ein Stimulator der T-Lymphozyten, enthält Zink.
- **Stabilisator:** Zn^{2+} stabilisiert Proteinstrukturen und hat Einfluss auf die Membranfluidität.

Resorption und Transport

Zn^{2+} wird energieabhängig in die Dünndarmmukosazelle resorbiert. Nur 10–40 % des in der Nahrung enthaltenen Zinks werden aufgenommen, der genaue Anteil ist abhängig von der Quelle (Zn^{2+} aus fleischlicher Nahrung ist leichter resorbierbar).

Zn^{2+} wird an Plasmaproteine – vor allem Albumin – gebunden transportiert.

Ausscheidung

Zn^{2+} wird als Bestandteil von Galle und Pankreassaft mit den Faeces ausgeschieden.

Regulation

Die Zinkkonzentration im Plasma ist einem zirkadianen Rhythmus unterworfen. Glucocorticoide stimulieren die Aufnahme von Zink in die Leber, Interleukin 1 und 6 die Aufnahme in diverse Gewebe.

Klinik

Zn^{2+}-Mangel beim Menschen:
- **erworben:**
  - akut: Infektionen, Entzündungen, Stresssituationen
  - chronisch: parenterale Ernährung ohne Zn^{2+}-Substitution, Resorptionsstörungen (z. B. Zöliakie), Leberzirrhose
- **angeboren: Acrodermatitis enteropathica**, eine seltene autosomal-rezessive Erbkrankheit (retardiertes Wachstum, Hypogonadismus, ophthalmologische, gastrointestinale, dermatologische und neuropsychatrische Symptome)

Zinkmangel kann u. a. zu **Wundheilungsstörungen** führen, weil Zink für den Verhornungsprozess der Haut, die Produktion von Bindegewebe und indirekt für Wachstum und Differenzierung von Epithelgewebe (Bedeutung für die Aufnahme von Vitamin A) wichtig ist. Weitere Zinkmangelsymptome sind Abwehrschwäche, Hautveränderungen, Fertilitäts- und Wachstumsstörungen.

Selen (Se)

Bedarf

Ca. 0,1 mg pro Tag.

Menge im Körper

3–15 mg.

Aufgaben

- Selen ist **integrierter Bestandteil** der folgenden **Enzyme:**
  - **Glutathion-Peroxidase:** Diese ist Bestandteil des antioxidativen Schutzsystems der Erythrozyten (↗ Kap. 15.1.5).
  - **Thyroxin-5'-Deiodase** (Typ I): Dieses Enzym der Schilddrüsenhormon-Synthese katalysiert die Umwandlung von Tetraiodthyronin (Thyroxin) in Triiodthyronin (↗ Kap. 13.2.2).

  Eingebaut ist Selen in beiden Fällen als Bestandteil der Aminosäure **Selenocystein** (↗ Kap. 7.1.2).
- **weitere:** u. a. Aufrechterhaltung der Pankreasfunktion.

Resorption und Transport

Selen wird proportional zur Menge in der Nahrung resorbiert. Im Blut ist es an Plasmaproteine gebunden.

Ausscheidung

Selen wird mit den Faeces, dem Urin und der Atemluft ausgeschieden.

Klinik

Selenmangel tritt vor allem als Folge länger dauernder parenteraler Ernährung und bei Malabsorption auf. Beeinträchtigt sind vor allem die Schilddrüsenfunktion und der antioxidative Schutz (Glutathion-Peroxidase). Als Folgen von Selenmangel werden außerdem gesteigerte Krebsgefahr, Abwehrschwäche und Kreislauferkrankungen diskutiert.

Iod (Iodid = I^-)

Bedarf

- Ca. 100–200 µg pro Tag. Wichtige Quellen sind Fisch und Meeresfrüchte, Fleisch und Molkereiprodukte.

Menge und Verteilung im Körper

- Menge: ca. 10–20 mg
- Verteilung: Ca. 75 % befinden sich in der Schilddrüse.

Aufgaben

Die offenbar einzige Funktion des Iods im Körper ist die als **Bestandteil der Schilddrüsenhormone** Triiodthyronin und Tetraiodthyronin (↗ Kap. 13.2.2).

Resorption

Iod wird parazellulär im Darm resorbiert (nahezu 100 %ig).

Transport und Aufnahme in die Zielzellen

Iod wird im Blut an Plasmaproteine gebunden. Der Transport aus dem Plasma in die Schilddrüsenzellen (Thyrozyten) erfolgt energieabhängig über eine **Iodid-**

pumpe (Na^+-I^--Symport). Der Weitertransport in das Lumen der Schilddrüsenfollikel, wo die Synthese (und evtl. die Speicherung) der Schilddrüsenhormone stattfindet, erfolgt über passive Diffusion.

Ausscheidung

Anorganisches Iodid wird über die Nieren, Iod als Hormonbestandteil über die Galle ausgeschieden (die Schilddrüsenhormone werden mit Glucuronsäure konjugiert und gelangen in die Gallenflüssigkeit).

Klinik

Iodmangel führt zu einer verminderten Schilddrüsenhormon-Synthese (Hypothyreose). Der Körper reagiert durch Ausschüttung von TSH (Thyreoidea-stimulierendes Hormon). Dies führt zu einer Vermehrung des Schilddrüsengewebes (Struma, Kropf). Heutzutage werden vermehrt weitere Ursachen für den Kropf diskutiert, z. B. Umweltgifte und andere sog. strumigene Substanzen. Um Iodmangel vorzubeugen, empfiehlt sich die Verwendung von Iodsalz.

13 Hormone und Zytokine

E. Kächler

Lernziele
- Synthese-, Sekretions- und Wirkungsmechanismen von Hormonen und Zytokinen
- Signaltransduktionswege

13.1 Allgemeines

13.1.1 Definition

Hormone sind chemische Verbindungen, die in einem vielzelligen Organismus von bestimmten „Erzeugerzellen" in Körperflüssigkeiten sezerniert werden und so – auf humoralem Weg – Signale an Zielzellen übermitteln. Diese Art der Signalübermittlung ist in einem komplexen Lebewesen für die Koordination der Organe unerlässlich. Beeinflussen die Hormone einer „Erzeugerzelle" die ihr benachbarten Zellen, spricht man von **parakriner Sekretion**. Erreichen die Hormone einer „Erzeugerzelle" die Zielzellen über den Blutweg, nennt man dies **endokrine Sekretion**. Schließlich gibt es noch die **autokrine Sekretion**, bei der „Erzeuger-" und Zielzelle identisch sind.

Klinik
Autokrine Sekretion lässt sich oft bei Tumoren beobachten. Sie bilden Wachstumsfaktoren, die auf die Tumorzellen selbst wirken.

Hormone sind extrazelluläre Signalmoleküle. Das extrazelluläre Signal kann über Rezeptorbindung in ein intrazelluläres Signal umgewandelt werden, wobei ein intrazelluläres Signalmolekül freigesetzt wird **(Signaltransduktion).** Das als extrazellulärer Botenstoff dienende Hormon wird auch als **First messenger** bezeichnet, das intrazelluläre Signalmolekül als **Second messenger**. Läuft die Signaltransduktion in mehreren Schritten ab, spricht man von einer **Signalkaskade**. Als **Signallöschung** bezeichnet man die Beendigung der Signaltransduktion durch Inaktivierung des Signalmoleküls.

Bei den Hormonrezeptoren handelt es sich um integrale Membranproteine, zytoplasmatische Proteine oder Kernproteine.

13.1.2 Klassifikation

Hormone lassen sich nach verschiedenen Gesichtspunkten einteilen:

- Nach der **Lokalisation der Synthese** unterscheidet man
  - **glanduläre Hormone:** Sie werden in einer der klassischen Hormondrüsen gebildet (Hypophyse, Schilddrüse, Nebenschilddrüse, Pankreas, Nebenniere, Testis bzw. Ovar). Glanduläre Hormone werden in der Regel endokrin sezerniert und beeinflussen entweder andere Drüsen (adenotrope Hormone, z. B. ACTH) oder sonstige Organe (peripher wirkende Hormone, z. B. Insulin).
  - **aglanduläre Hormone (Gewebshormone):** Sie werden in spezialisierten Einzelzellen im Gewebe synthetisiert, wirken hauptsächlich parakrin und kommen gehäuft im Gastrointestinaltrakt vor. Ein Beispiel ist Gastrin.
  - **neurosekretorische Hormone:** Sie werden von speziellen Nervenzellen produziert und entfalten ihre Wirkung endokrin. Die Nervenzellen werden vom ZNS zur Sekretion stimuliert. Neurosekretorische Hormone sind z. B. die Hormone des Hypothalamus, die auf die Hypophyse wirken (z. B. TRH).
  - **Mediatorstoffe:** Sie können von verschiedenen Zellen gebildet werden. Die Abgrenzung gegen die Neurotransmitter, also die von Nervenendigungen freigesetzten Überträgerstoffe in Synapsen, ist nicht eindeutig möglich. Die Mediatorstoffe werden jedoch sehr schnell abgebaut und können deswegen meist nur lokal wirken. Beispiele sind Prostaglandine und Histamin, die vor allem autokrin und parakrin wirken.
- Nach der **chemischen Struktur und den Syntheseprinzipien** unterscheidet man vier Hauptgruppen:
  - **Peptid- und Proteohormone:** Diese Hormone werden nach demselben Prinzip synthetisiert wie Proteine (↗ Abb. 13.1). Dabei kodiert die mRNA für ein Präprohormon, das sich aus einem Signalpeptid und einem Prohormon zusammensetzt. Ist das Präprohormon vom Signalpeptid in das raue endoplasmatische Retikulum (rER) geleitet worden (↗ Kap. 11.6.2), wird es von einer Signalpeptidase abgespalten. Das Prohormon wird nun im rER und im Golgi-Apparat posttranslational modifiziert, wobei aus dem Prohormon das endgültige Hormon entsteht. Dieses wird nun in Granula gespeichert, aus denen es durch einen Stimulus freigesetzt werden kann.
  - **Steroidhormone** haben als Grundstruktur ein Sterangerüst, da sie aus Cholesterin synthetisiert werden. Die Regulation der Sekretionsmenge erfolgt bereits während der Synthese, da Steroidhormone nicht gespeichert, sondern direkt an das Blut abgegeben werden.
  - **Eikosanoide** – Prostaglandine, Thromboxane und Leukotriene – werden aus der Arachidonsäure (vierfach ungesättigte C_{20}-Fettsäure) gebildet.
  - **biogene Amine** (Katecholamine, Histamin, Serotonin): Diese Hormone werden durch Decarboxylierung und weitere Veränderungen aus Aminosäuren gebildet.
- **Nach funktionellen Aspekten** lassen sich folgende Gruppen unterscheiden, wobei zwischen ihnen eine enge Verbindung besteht:
  - **Zytokine:** Sie sind für Wachstum und Differenzierung verantwortlich, gehören in die Gruppe der Gewebshormone und beeinflussen unterschiedliche Zellen.
  - **Hormone, die Wachstum und Differenzierung sowie den Stoffwechsel mittelfristig beeinflussen:** Hierzu zählen das Wachstumshormon, die Schilddrüsenhormone, Sexualhormone und Glucocorticoide. Alle Drüsen, die diese Hormone sezernieren, werden vom hypothalamo-hypophysären System reguliert.
  - **Hormone, die Stoffwechselvorgänge innerhalb sehr kurzer Zeit** (Minuten) **beeinflussen:** Hierzu gehören Insulin, Glukagon und die Katecholamine.
  - **Hormone, die Verdauung und Resorption regulieren:** Sie beeinflussen auch hypothalamische Regionen, die für das Hunger- und Sattheitsgefühl verantwortlich sind.
  - **Hormone, die den Calcium- und Phosphatstoffwechsel regulieren:** Parathormon, Calcitonin, Calciferole (D-Hormone)
  - **Hormone, die den Wasser- und Elektrolythaushalt regulieren:** Hierzu gehören das Vasopressin, Renin, Angiotensin, die Mineralocorticoide und das atriale natriuretische Peptid.
  - **Nicht-Zytokin-Gewebshormone:** Sie sind wegen ihrer unterschiedlichen Wirkungen schwer in dieser Einteilung unterzubringen. Viele von ihnen beeinflussen das Kreislaufsystem über ihre Wirkung an glatter Muskulatur, andere

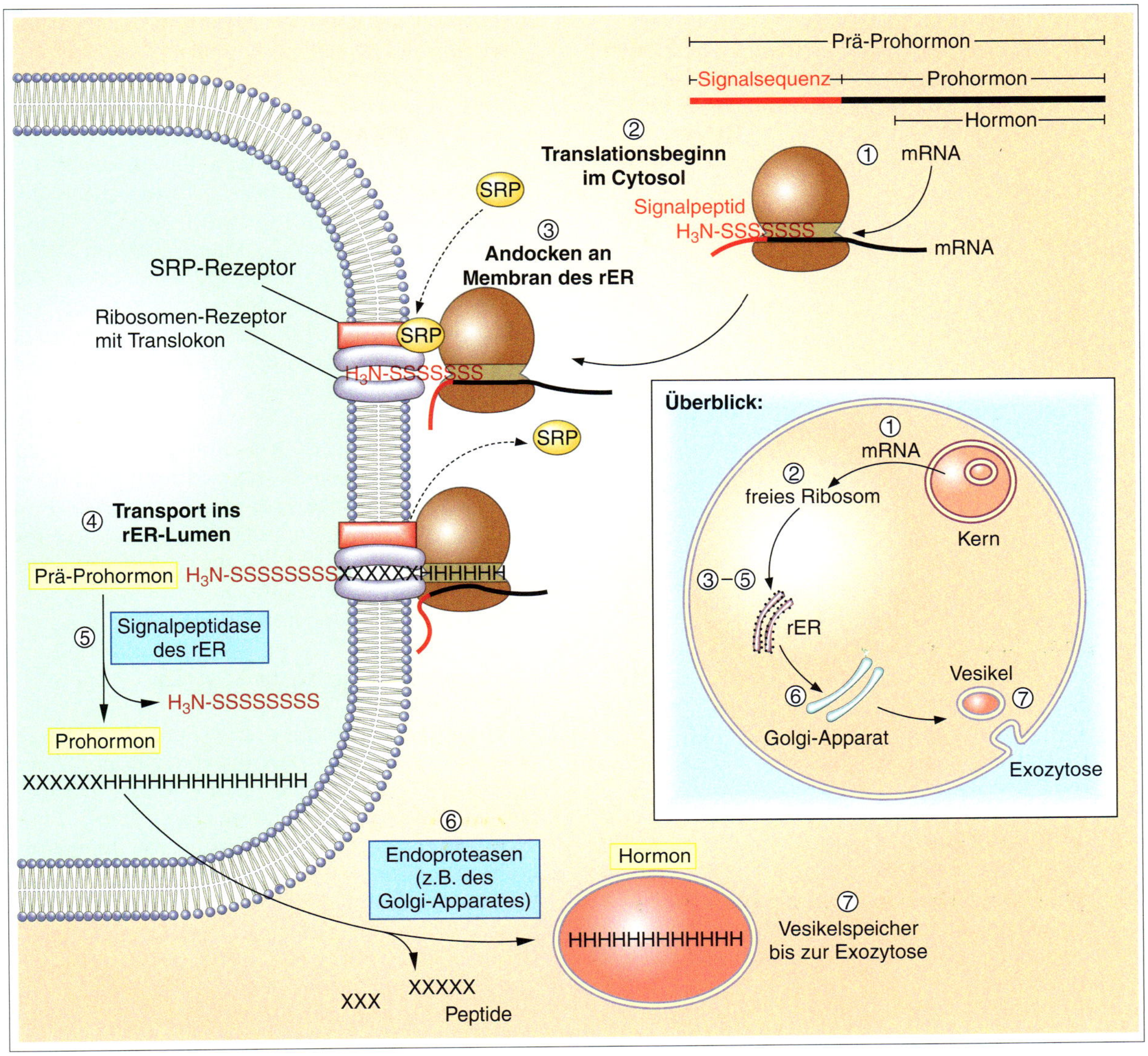

Abb. 13.1 Biosynthese der Peptid- und Proteohormone. rER: raues endoplasmatisches Retikulum, SRP: Signal-recognition particle. [2]

wiederum spielen eine Rolle bei Entzündungen, wieder andere sind an Differenzierungsvorgängen beteiligt.

13.1.3 Hormonstoffwechsel

Biosynthese und Sekretion

Da Hormone unterschiedlichen chemischen Gruppen zugehören, sind natürlich auch die Synthesemechanismen sehr unterschiedlich. Viele Hormone werden nach ihrer Bildung in intrazellulären Vesikeln gespeichert. Andere werden nicht oder nur in kleinen Mengen gespeichert, wieder andere, wie die Schilddrüsenhormone, werden extrazellulär als Kolloid in großen Mengen gelagert.

Die Sekretion von vesikulär gespeicherten Hormonen erfolgt auf einen Stimulus hin (Erhöhung der zytosolischen Calciumkonzentration). Die Vesikel werden unter ATP-Verbrauch intrazellulär mit Hilfe von Mikrotubuli zur Zellmembran transportiert.

Transport

Viele Hormone werden nicht direkt an ihrem Zielorgan synthetisiert, sondern müssen erst über den **Blutweg** dorthin gelangen. Manche Hormone sind aber sehr hydrophob (Steroid-, Schilddrüsenhormone), so dass sie nur an **Transportproteine** gebunden transportiert werden können. Da die Bindung eines Hormons an sein Transportprotein nach dem Massenwirkungsgesetz erfolgt, liegt meist nur wenig von dem Hormon in ungebundener und damit biologisch aktiver Form vor. Somit ist klar, dass die Aktivität des Hormons nicht nur von dessen Konzentration, sondern auch von der Konzentration seines Transportproteins abhängt.

Inaktivierung

Peptid- und Proteohormone werden durch **Proteolyse** inaktiviert und abgebaut. Dies geschieht in **Leber** und **Nieren**. Steroid-, Schilddrüsenhormone und Katecholamine müssen zur Inaktivierung der Biotransformation in der Leber zugeführt werden (Phase I und II).

Klinik
Bei Störungen der Leberfunktion wird auch der Stoffwechsel vieler Hormone beeinflusst, da die Geschwindigkeit des Abbaus eng mit der Plasmakonzentration und der biologischen Aktivität der Hormone verbunden ist. So kommt es z.B. bei Leberzirrhose durch verzögerten Abbau und Elimination von Steroidhormonen mit Östrogenwirkung beim Mann zu einer Bauchglatze, Potenzstörungen, evtl. auch zu Hodenatrophie und Gynäkomastie (vergrößerte männliche Brustdrüse). Bei der Frau kommt es durch den verzögerten Abbau von Androgenen und Östradiol zu Zyklusstörungen.

13.1.4 Hormonrezeptoren und ihre Signaltransduktionswege

Hormonrezeptoren lassen sich unterteilen in induzierbare (sog. ligandenaktivierte) Transkriptionsfaktoren, d.h. hormonell regulierbare DNA-bindende Proteine im Zytoplasma oder im Zellkern (nicht membrangebunden), und in membranständige Rezeptoren (an der Zellmembran oder an intrazellulären Membranen).

Induzierbare Transkriptionsfaktoren

Transkriptionsfaktoren sind DNA-bindende, für die Transkription notwendige Proteine. Sie lassen sich einteilen in solche, die immer aktiv sind, und solche, die durch Hormone aktivierbar sind und dann die Transkription spezieller Gene induzieren.

Tab. 13.1 Übersicht über ligandengesteuerte Ionenkanäle

Rezeptor	Ligand	Ionendurchfluss
durch extrazelluläre Liganden gesteuert		
nikotinischer Acetylcholinrezeptor	Acetylcholin	Na^+, K^+, Ca^+
GABA-Rezeptor	GABA	Cl^-, HCO_3^-
durch intrazelluläre Liganden gesteuert		
Na^+-Kanal der Stäbchen	cyclo-GMP	Na^+

Induzierbare Transkriptionsfaktoren liegen entweder **im Zytoplasma oder direkt im Kern** vor. Die sie bindenden Hormone müssen, da sie die Lipiddoppelschicht der Zellmembran durchqueren müssen, lipophil sein.

Im inaktiven Zustand haben die induzierbaren Transkriptionsfaktoren meist ein Protein gebunden, das die Stelle blockiert, mit der sie an die DNA binden können. Durch die Bindung eines Hormons verändert sich die Konformation des Transkriptionsfaktors, die DNA-Bindungsstelle wird freigegeben und der Transkriptionsfaktor wird aktiviert. Im Zytoplasma lokalisierte Transkriptionsfaktoren wandern nach Bindung des Hormons in den Zellkern. Dort bindet der Komplex aus Rezeptorhomodimer (bei Glucocorticoiden) bzw. Rezeptorheterodimer (bei Schilddrüsenhormonen) und Hormon an spezifische regulatorische DNA-Regionen, sog. Enhancer (➚ Kap. 10.2.6). Diese geben daraufhin die Transkription und damit die Expression der von ihnen regulierten Gene frei. Hieraus ergibt sich, dass die Wirkung lipophiler Hormone mit einer gewissen Latenz eintritt.

Membranständige Hormonrezeptoren

Membranständige Hormonrezeptoren sind im Gegensatz zu den induzierbaren Transkriptionsfaktoren in der Lage, die Hormonwirkung innerhalb sehr kurzer Zeit an die Zelle weiterzugeben.

Man unterscheidet vier Klassen von membranständigen Hormonrezeptoren: ligandengesteuerte Ionenkanäle, G-Protein-gekoppelte Rezeptoren, Rezeptorproteinkinasen und die Guanylatzyklase.

Ligandengesteuerte Ionenkanäle
Diese unterscheiden sich von den anderen Hormonrezeptorklassen vor allem dadurch, dass bei Bindung des Hormons an den Rezeptorkanal die **Bildung intrazellulärer Botenstoffe (Second messenger) unterbleibt**. Durch Bindung eines Liganden (Hormon, Transmitter) an den Ionenkanal wird dieser „lediglich" geöffnet oder geschlossen. Dieser Mechanismus gilt als die **schnellste Reaktion auf Hormone** oder sonstige Transmitter.

Die Ionenkanäle, die durch **extrazelluläre Liganden** reguliert werden (➚ Tab. 13.1), bestehen aus fünf Proteinuntereinheiten; jede dieser Untereinheiten besteht aus einem integralen Membranprotein mit vier Transmembrandomänen. Die Untereinheiten der durch **intrazelluläre Liganden** regulierten Kanäle (➚ Tab. 13.1) bestehen aus sechs Transmembrandomänen.

G-Protein-gekoppelte Rezeptoren
Charakteristisch für diesen Rezeptortyp sind seine sieben Transmembrandomänen. Er bindet extrazelluläre Liganden, z.B. Hormone, Neurotransmitter, Wachstumsfaktoren, Photonen oder Geschmacksstoffe.

Überblick über die Signaltransduktion

Intrazellulär ist ein 7-Transmembrandomänrezeptor an ein **guaninnukleotidbindendes Protein (G-Protein)** gekoppelt. Es gibt verschiedene G-Proteine: Die G_s-Proteine (s = stimulierend) geben aktivierende Signale weiter, die G_i-Proteine (i = inhibitorisch) dagegen hemmende. Alle G-Proteine bestehen aus **drei Untereinheiten: α, β und γ**, wobei die α-Untereinheit GTP bindet und hydrolysiert.

Hat der Rezeptor **keinen Liganden gebunden**, liegt das **G-Protein** als **Heterotrimer**, also als Komplex aus α-, β- und γ-Untereinheit, in unmittelbarer Nähe des Rezeptors vor, wobei die α-Untereinheit GDP gebunden hat (↗ Abb. 13.2).

Bindet ein Ligand an den Rezeptor, bildet dieser mit dem **G-Protein** einen Komplex und **aktiviert** es: GDP wird von der α-Untereinheit abgespalten und an seiner Stelle GTP gebunden. Nun löst sich das **Heterotrimer** vom Rezeptor und **zerfällt in** die Untereinheiten **Gα-GTP und Gβγ**. Je nachdem, ob es sich um ein G_s- oder G_i-Protein handelt, aktiviert oder hemmt die aktive α-Untereinheit (Gα-GTP) nun membranständige Proteine, die Reaktionskaskaden auslösen, z. B. die Adenylatzyklase, Phospholipase C oder neuronale Calciumkanäle.

Gα-GTP wird inaktiviert, indem die GTPase der α-Untereinheit GTP zu GDP + P_i hydrolysiert. Die inaktive Untereinheit Gα-GDP lagert sich wieder an Gβγ an (↗ Abb. 13.3). Dann kann der Mechanismus von neuem beginnen.

G-Protein-regulierte Enzyme: das Beispiel Adenylatzyklase

Viele Hormone wirken über Rezeptoren, die an adenylatzyklasestimulierende oder -hemmende G-Proteine gekoppelt sind. Die Adenylatzyklase befindet sich auf der Innenseite der Zellmembran und besteht aus 12 Transmembrandomänen. Zwischen der sechsten und siebten Domäne und am C-terminalen Ende befindet sich jeweils eine überlange Schleife, die wahrscheinlich mit dem G-Protein in Wechselwirkung treten kann. Es existieren mehrere Isoenzyme (Definition ↗ Kap. 1.3.1). So kommt in neuronalem Gewebe vor allem die Adenylatzyklase Typ I vor, in Leber, Lunge, Herz und Niere finden sich Typ IV, V und VI.

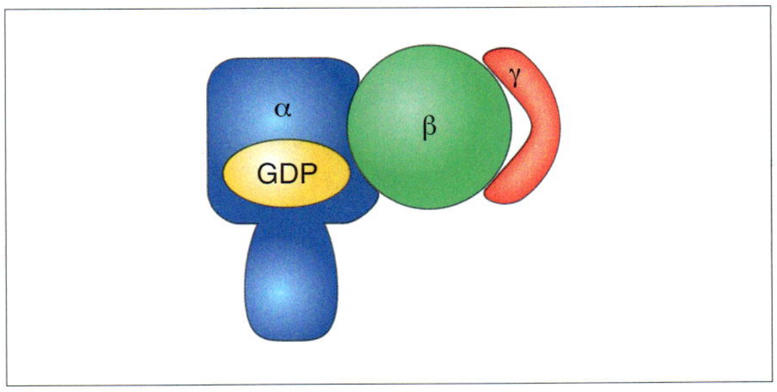

Abb. 13.2 Inaktives G-Protein (Heterotrimer). [3]

Die aktivierte Adenylatzyklase katalysiert die Umwandlung von ATP in zyklisches Adenosin-3',5'-monophosphat (**cyclo-AMP**, **cAMP**): ATP → cyclo-AMP + Pyrophosphat. cAMP (↗ Abb. 13.4) ist ein Second messenger, der bei der intrazellulären Signaltransduktion eine große Rolle spielt: Er **aktiviert die Proteinkinase A (PK A)**, ein tetrameres Enzym, das aus je zwei regulatorischen (R) und zwei katalytischen (C) Untereinheiten besteht. In inaktivem Zustand blockieren die R-Untereinheiten die C-Einheiten. Binden jedoch zwei cAMP-Moleküle an die R-Untereinheiten, kommt es in diesen zu einer Konformationsänderung. Dadurch werden die beiden C-Untereinheiten freigelegt und sind nun katalytisch aktiv. Die aktivierte PK A kann nun Serylreste von Proteinen phosphorylieren, die eine große Rolle als Stoffwechselenzyme spielen (↗ Abb. 13.5).

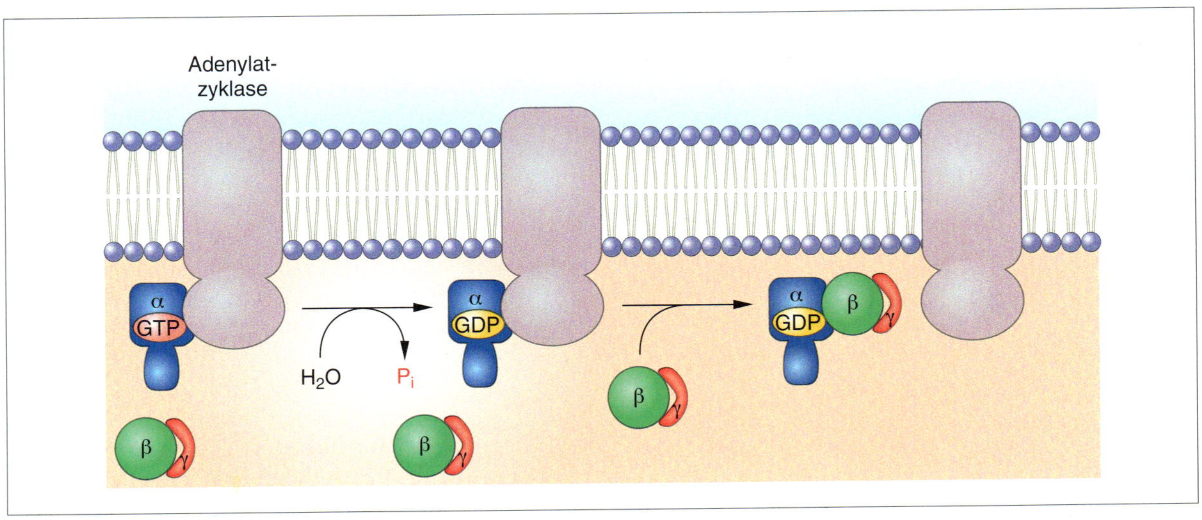

Abb. 13.3 Beendigung der G-Protein-Signaltransduktion am Beispiel eines die Adenylatzyklase stimulierenden G-Proteins. [3]

Klinik

Pathogenese der Cholera: Das Choleratoxin überträgt ADP-Ribose auf die aktive α-Untereinheit von G_s-Proteinen und blockiert so die GTPase irreversibel. Dadurch ist das G_s-Protein und mit ihm die Adenylatzyklase ständig aktiv. Der Anstieg der cAMP-Konzentration in Darmepithelzellen hat eine ausgeprägte Chloridsekretion in das Darmlumen zur Folge. Da entlang dem osmotischen Gradienten Wasser nachfließt, entsteht Durchfall.

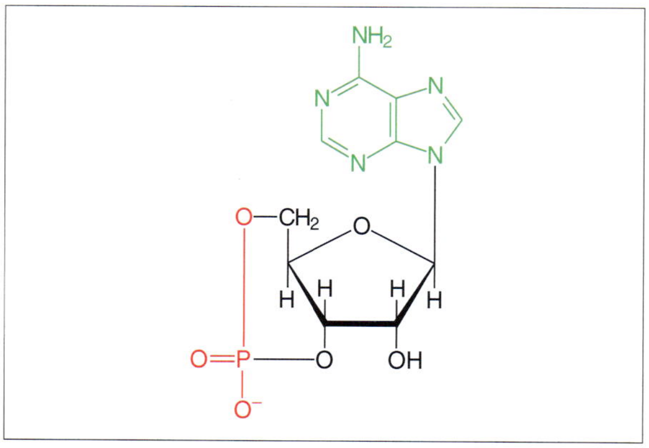

Abb. 13.4 Zyklisches Adenosin-3′,5′-monophosphat (cyclo-AMP, cAMP). [4]

Neben der Beeinflussung von Stoffwechselvorgängen **beeinflusst** cAMP auch die **Genexpression**. cAMP-abhängige Gene haben in ihrer Promotorregion eine Basensequenz, die als cAMP-response-element (CRE) bezeichnet wird. An dieses CRE bindet ein spezifischer Transkriptionsfaktor, nachdem er durch die extra in den Kern gekommene PK A phosphoryliert und aktiviert wurde, und induziert so die Transkription. cAMP-abhängig sind z. B. die Gene, die für Somatostatin, Phosphoenolpyruvat-Carboxykinase, Parathormon und vasoaktives intestinales Polypeptid (VIP) kodieren.

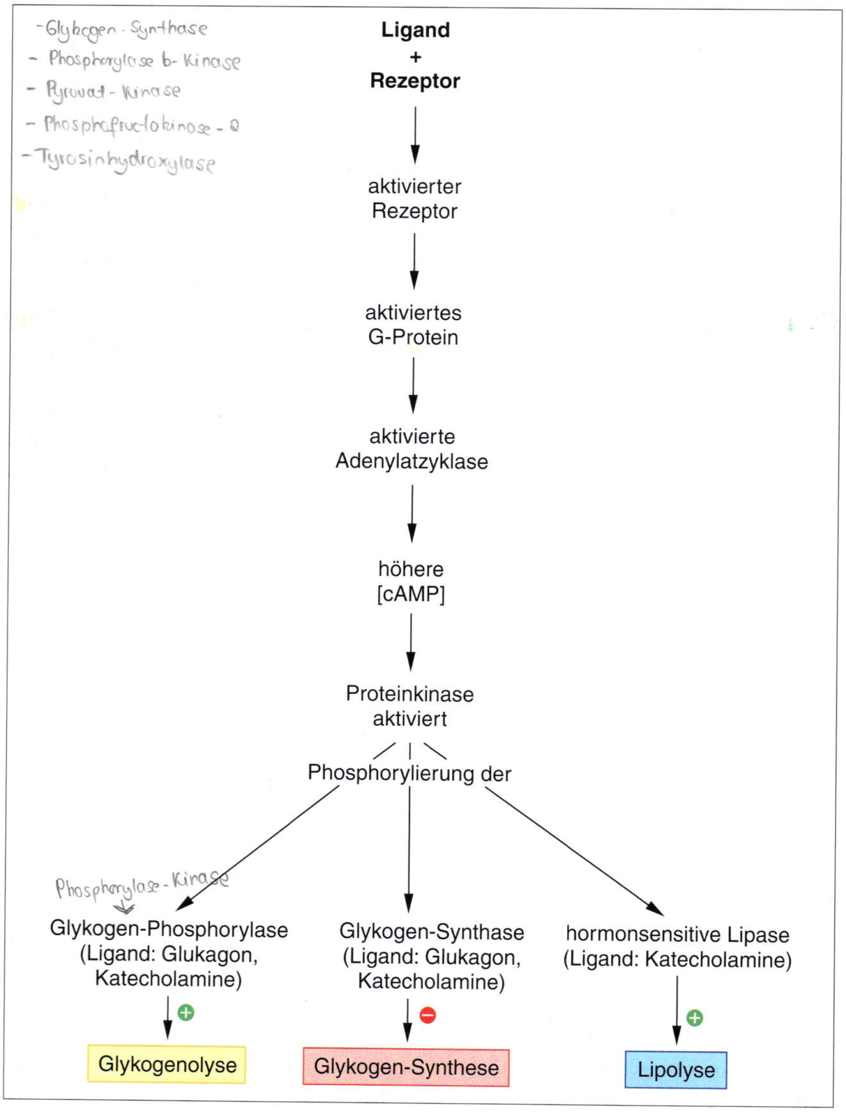

Abb. 13.5 Signaltransduktionsweg von Rezeptoren, die an adenylatzyklasestimulierende G-Proteine gekoppelt sind. [3]

G-Protein-regulierte Enzyme: das Beispiel Phospholipase Cβ

Viele Hormonrezeptoren sind an G-Proteine gekoppelt, die die Phospholipase Cβ stimulieren, z. B. α_1-Rezeptoren (für Katecholamine) und Rezeptoren für M1, M2 Acetylcholin, Histamin, Angiotensin, Vasopressin, Pankreozymin, Serotonin oder TRH. Die Phospholipase Cβ, von der mehrere Isoformen (Isoenzyme) existieren, befindet sich auf der Innenseite der Zellmembran.

Funktion der Phospholipase Cβ Die aktivierte Phospholipase Cβ katalysiert die **Spaltung von Phosphatidylinositol-4,5-bisphosphat** (**PIP_2**, ↗ Abb. 13.6), einem Molekül, das durch zweimalige ATP-abhängige Phosphorylierung von Phosphatidylinositol entsteht. Die Produkte dieser Spaltung sind **Inositol-1,4,5-triphosphat (IP_3) und Diacylglycerin (DAG)**, die beide als Second messenger fungieren (↗ Abb. 13.7 und ↗ unten), wobei IP_3 ins Zytoplasma diffundiert und DAG in der Membran verbleibt.

Funktion von IP_3 IP_3 (↗ Abb. 13.8) **erhöht die zytoplasmatische Calciumkonzentration**, indem es Ca^{2+} aus dem wichtigsten intrazellulären Calciumspeicher, dem endoplasmatischen Retikulum, mobilisiert. An diesem finden sich IP_3-Rezeptoren, von denen jeweils vier einen IP_3-abhängigen Calciumkanal bilden. Die Bindung von IP_3 an ein Rezeptor-Tetramer öffnet den Calciumkanal und setzt so Ca^{2+} in das Zytoplasma frei.

Funktion von Ca^{2+} in der Zelle Ca^{2+} ist ein Second messenger, der zahlreiche Stoffwechselwege beeinflusst. So **stimuliert** es den **Glykogenabbau** in Leber und Muskulatur, regt in sekretorischen Organen die **Enzymabgabe** an und **verstärkt von cAMP gesteuerte Reaktionen**.

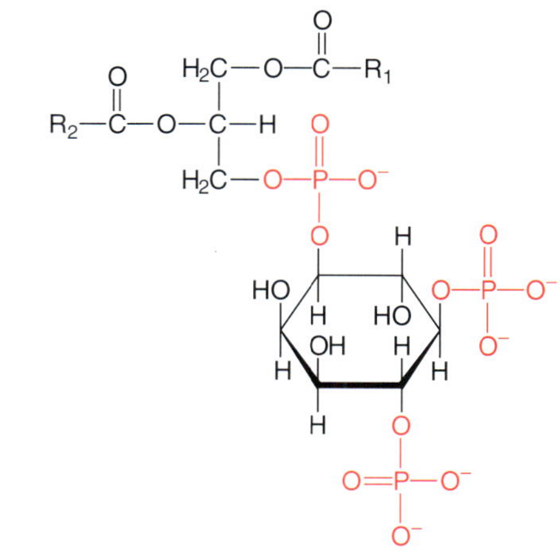

Abb. 13.6 Phosphatidylinositol-4,5-bisphosphat (PIP_2).

Damit Ca^{2+} den Zellstoffwechsel beeinflussen kann, muss es mit verschiedenen Enzymen interagieren. Dies ist nur möglich, wenn diese mit hochspezifischen Bindungsstellen für Ca^{2+} ausgestattet sind, da sonst andere zweiwertige Ionen, die in höherer Konzentration vorliegen (z. B. Mg^{2+}), gebunden werden könnten.

Ca^{2+} wirkt **mit Hilfe calciumbindender Proteine** auf Enzymsysteme ein. Diese calciumbindenden Proteine wurden in allen Zelltypen nachgewiesen. In Skelettmuskelzellen übernimmt diese Aufgabe das **Troponin C** (↗ Kap. 20), in allen anderen Zellen das **Calmodulin**, das im Zytoplasma, aber auch an Intermediärfilamenten und Mitosespindeln vorkommt und dessen Primärstruktur der des Troponins C ähnelt. Ca^{2+} kann koordinative Bindungen mit 6–8 Sauerstoffatomen eingehen (↗ Abb. 13.9a).

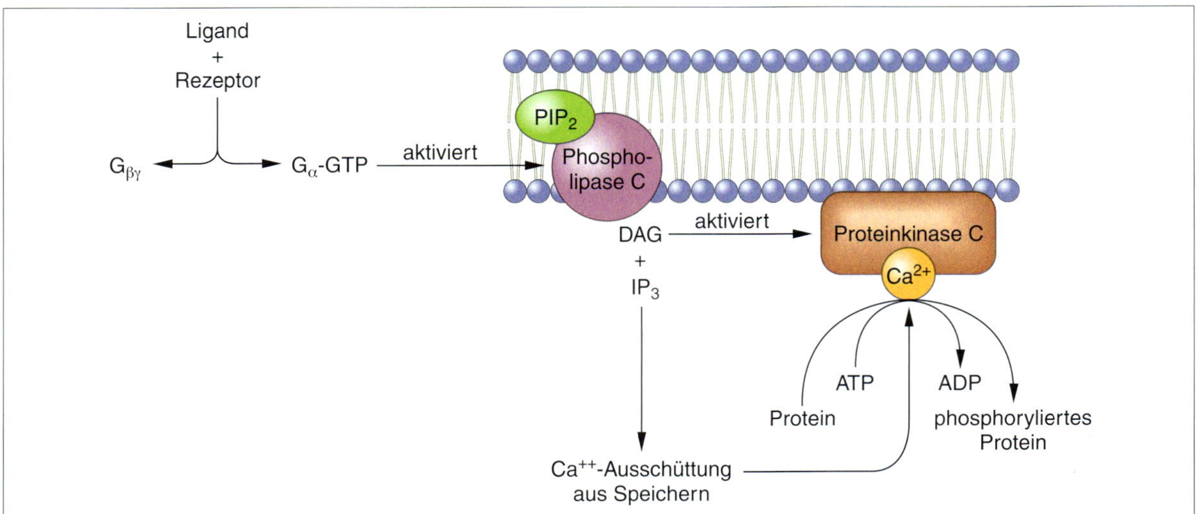

Abb. 13.7 Signaltransduktionsweg von Rezeptoren, die an Phospholipase-Cβ-stimulierende G-Proteine gekoppelt sind. [2]

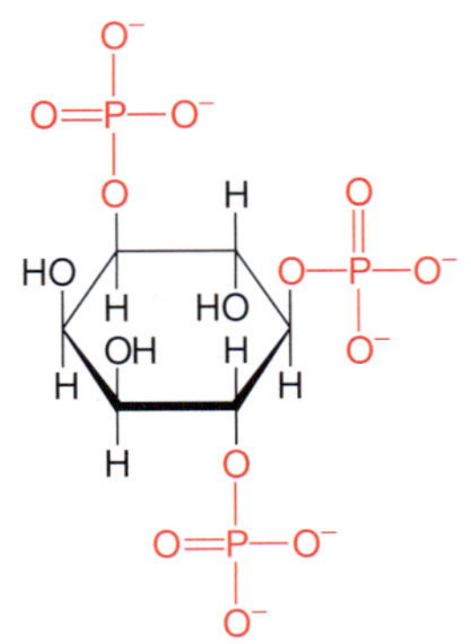

Abb. 13.8 Inositol-1,4,5-triphosphat (IP_3).

Sowohl Troponin C als auch Calmodulin haben vier hochspezifische Bindungsstellen für Ca^{2+}, an denen es Bindungen mit Sauerstoffatomen in Carboxyl- und -C=O-Gruppen eingeht (↗ Abb. 13.9b). Hat sich ein Calcium-Calmodulin-Komplex gebildet, ändert Calmodulin seine Konformation und kann nun Calcium-Calmodulin-abhängige Enzyme binden und deren katalytische Aktivität verändern. Zu diesen Enzymen gehören die Adenylatzyklase (Bildung von cAMP), die Zyklonukleotid-Phosphodiesterasen (Abbau von cAMP), membrangebundene Calcium-ATPasen (transportieren Ca^{2+} gegen das Konzentrationsgefälle in die intrazellulären Calciumspeicher) und die Phosphorylasekinase (Regulation der Glykogen-Phosphorylase).

Merke
Ca^{2+} spielt eine wichtige Rolle als Second messenger, indem es via Calcium-Calmodulin-Komplex Enzyme reguliert.

Funktion von DAG Auch das bei der Spaltung von PIP_2 entstandene DAG (↗ Abb. 13.10) wirkt auf ein Enzym, und zwar auf die **Proteinkinase C (PK C)**, die sich im inaktiven Zustand auf der Innenseite der Zellmembran befindet. Unter dem Namen „PK C" werden etwa 12 Isoenzyme zusammengefasst, die sowohl durch Calcium als auch durch Proteolyse und Membranlipide aktiviert werden können. Alle haben denselben Aufbau: Am C-Terminus befindet sich eine katalytische Einheit, die über ein „Scharniergelenk" mit einer regulatorischen Einheit verbunden ist. An diese schließt sich am N-Terminus eine Pseudosubstratdomäne an. Die katalytische Einheit weist eine ATP-Bindungsstelle und eine Substratbindungsstelle auf, die regulatorische Einheit zwei Domänen, über welche das Enzym mit Hilfe von DAG und Calcium reguliert wird. Die Pseudosubstratdomäne verdeckt die Substratbindungsstelle auf der katalytischen Einheit.

Die **Bindung von DAG und Ca^{2+}** an die regulatorische Einheit der PK C **aktiviert die PK C**: Durch eine Konformationsänderung der Pseudosubstratdomäne wird die Substratbindungsstelle der PK C freigelegt und die calciumabhängige Protease Calpain spaltet die PK C am „Scharniergelenk". Dadurch ist die katalytische Einheit der PK C calciumunabhängig und mit voller Kapazität aktiv.

Funktion der Proteinkinase C Die aktive PK C **phosphoryliert verschiedene Substrate** an Seryl- und Threonylresten und **verändert** so die **Substrataktivität**. Substrate sind z. B. der Rezeptor für den epidermalen Wachstumsfaktor (Epidermal growth factor, EGF), der nach Phosphorylierung eine niedrigere Affinität für EGF aufweist (Transmodulation). Die Folge ist eine verminderte Aktivierung EGF-abhängiger Zellen und somit eine **verminderte Proliferation**. Über diesen Signaltransduktionsweg kann auch die Transkription beeinflusst werden. Nach der Phosphorylierung eines bestimmten Proteins, das an ein weiteres gewebsspezifisches Protein gebunden

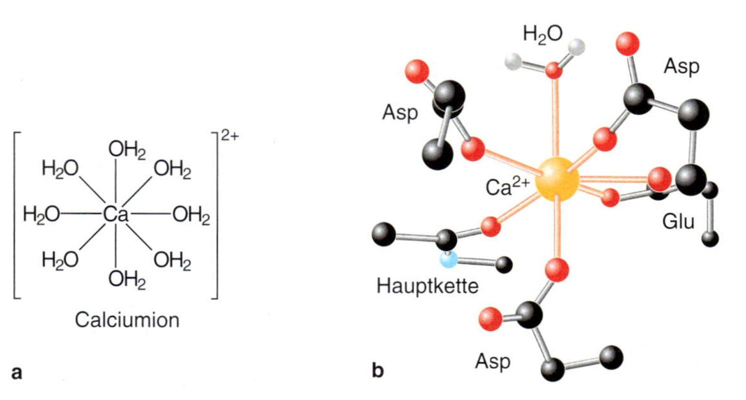

Abb. 13.9 Die Liganden des Calciumions **(a)** und die Bindung des Calciumions im Calcium-Calmodulin-Komplex **(b)**.

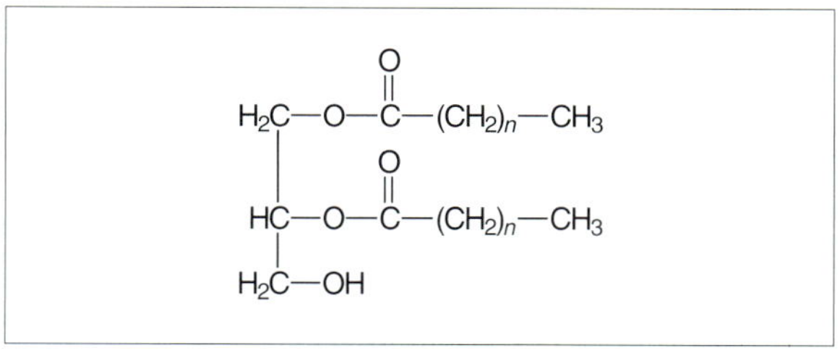

Abb. 13.10 Diacylglycerin (DAG).

ist, dissoziiert das gewebsspezifische in den Zellkern und bindet dort an DNA-Sequenzen in Promotorregionen. Es kommt zu einer **gesteigerten Transkription bestimmter Gene.** Die PK C spielt somit eine große Rolle bei der **Regulation von Proliferation und Differenzierung** und deshalb auch bei der Karzinomentstehung.

Rezeptorproteinkinasen

Man unterscheidet zwei Typen von Rezeptorproteinkinasen:

- Bei den **Rezeptortyrosinkinasen** sind Rezeptor- und Proteinkinasefunktion in einem Protein vereint.
- Bei **Rezeptoren mit assoziierten Tyrosinkinasen** werden diese beiden Funktionen von separaten Proteinen wahrgenommen.

Bei beiden Typen wird die Proteinkinasefunktion durch Bildung von Rezeptordi- oder -oligomeren „eingeschaltet".

Rezeptortyrosinkinasen

Dies sind integrale Membranproteine mit einer Transmembrandomäne. Die Liganden-Bindungsstelle befindet sich auf der extrazellulären Seite des Proteins, die Tyrosinkinasedomäne auf der intrazellulären Seite. Der **Ligand** – z.B. Epidermal growth factor (EGF), Platelet-derived growth factor (PDGF), Insulin oder der Insulin-like growth factor 1 (IGF-1) – bindet in der Regel zwei Rezeptormoleküle, so dass sich ein Rezeptordimer bildet. Lediglich bei Insulin und IGF-1 ändert sich „nur" die Konformation des tetrameren Rezeptormoleküls. Durch die **Dimerisierung bzw. Konformationsänderung von Rezeptormolekülen** werden die **Tyrosinkinasedomänen** der beiden Rezeptormoleküle so einander angenähert, dass sie **sich gegenseitig phosphorylieren**. Dadurch werden sie **aktiviert** und phosphorylieren mehrere Tyrosylreste des Rezeptors (**Autophosphorylierung**). Dies ist die Voraussetzung dafür, dass sich **Adapterproteine** mit ihrer SH2(src-homology domain 2)-Domäne dort **anlagern** können. Diese Adapterproteine besitzen ihrerseits Andockstellen für weitere Proteine und lösen so eine Signalkaskade aus. Ein Beispiel eines Adapterproteins ist Grb-2, das den Ras-Aktivator Sos bindet und so die **Ras-Kaskade** in Gang setzt (↗ Kap. 11.12.2). Diese aktiviert Transkriptionsfaktoren, die die Zellproliferation beeinflussen.

Rezeptoren mit assoziierten Tyrosinkinasen

Diese Rezeptoren sind wie die Rezeptortyrosinkinasen integrale Membranproteine mit einer Transmembrandomäne. Die Liganden-Bindungsstelle befindet sich auf der extrazellulären Seite des Proteins. Der intrazelluläre Proteinabschnitt besitzt jedoch im Unterschied zu den Rezeptortyrosinkinasen keine Tyrosinkinaseaktivität, sondern steht in Verbindung mit einer Tyrosinkinase. Diese weist zwei sehr ähnliche Abschnitte auf, von denen jedoch nur einer Tyrosinkinaseaktivität zeigt. Die Kinase ist deshalb nach dem doppelgesichtigen römischen Gott Janus benannt: **Januskinase (JAK)**. Liganden dieses Rezeptortyps sind Wachstumshormon (GH), Prolaktin (PRL), einige Zytokine (vor allem IL2–7, Erythropoietin, Granulozyten-Makrophagen-koloniestimulierender Faktor = GM-CSF). Auch hier bindet der Ligand zwei Rezeptormoleküle, so dass ein Rezeptordimer entsteht. Durch die **Dimerisierung** werden die **Tyrosinkinasedomänen** der beiden Januskinasen so einander angenähert, dass sie **sich gegenseitig phosphorylieren** (↗ Abb. 13.11). Dadurch werden sie **aktiviert** und **phosphorylieren Tyrosylreste des Rezeptors**. An diese phosphorylierten Reste **binden** spezifische Transkriptionsfaktoren – **STAT** (Signal transducers and activators of transcription)**-Proteine** – mit ihren SH2-Domänen und werden von den Januskinasen phosphoryliert (↗ Abb. 13.12). Dadurch können sie dimerisieren (↗ Abb. 13.12), wodurch ihre DNA-Affinität steigt, in den Zellkern gelangen und die Transkription beeinflussen.

Guanylatzyklase

Die **membrangebundene Guanylatzyklase** ist ein integrales Membranprotein mit einer Transmem-

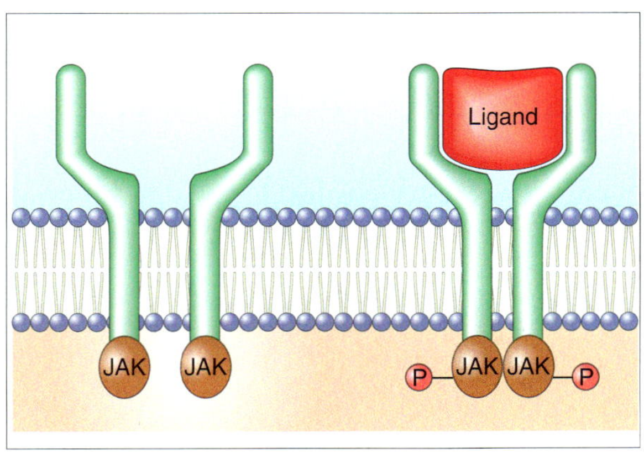

Abb. 13.11 Aktivierung von Januskinasen. Zwei Rezeptormoleküle mit assoziierter Januskinase (links) bilden nach Bindung des Liganden ein Dimer, so dass die Januskinasen sich gegenseitig phosphorylieren können (rechts). Die aktivierten Januskinasen bleiben rezeptorassoziiert und phosphorylieren Tyrosylreste des Rezeptors. [13]

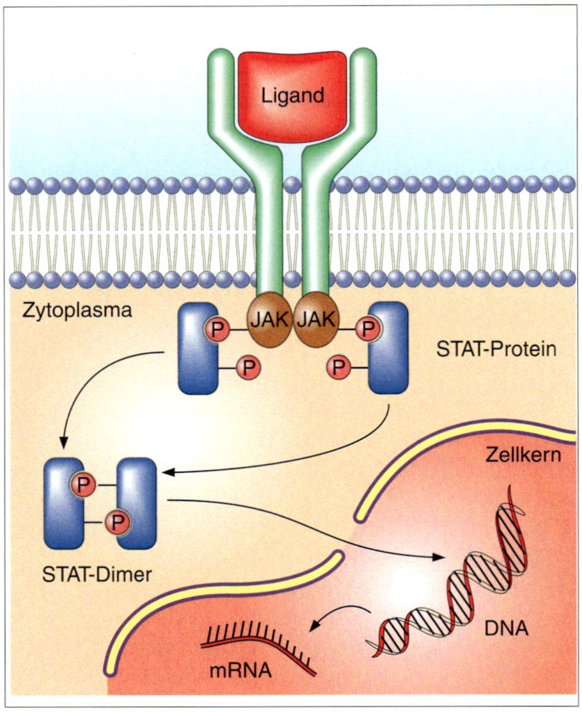

Abb. 13.12 Aktivierung der STAT-Proteine durch Januskinasen. Zwei STAT-Monomere werden durch Januskinasen an Tyrosylresten phosphoryliert und können dann ein Dimer bilden, indem jedes Phosphotyrosin mit der gegenüberliegenden SH2-Domäne wechselwirkt. Nur die DNA-bindende Domäne des Dimers hat eine hohe Affinität zu ihrer spezifischen DNA-Sequenz und kann somit die Transkription des nachgeschalteten Gens induzieren. [13]

brandomäne, das auf der extrazellulären Seite eine Ligandenbindungsstelle besitzt. Ein wichtiger **Ligand** ist das **atriale natriuretische Peptid (ANP)**. Die Bindung eines Liganden aktiviert das Enzym, Dephosphorylierung inaktiviert es.

Neben der membrangebundenen Guanylatzyklase existiert in vielen Zellen eine **lösliche Guanylatzyklase**. Diese besteht aus zwei identischen Untereinheiten und wird durch die intrazelluläre Konzentration ihres **Liganden Stickstoffmonoxid (Nitroxid, NO)** reguliert: Je höher die NO-Konzentration, desto größer die Enzymaktivität. NO entsteht mit Hilfe der NO-Synthase, deren Isoformen z. T. calcium-, z. T. zytokinabhängig sind, aus Arginin.

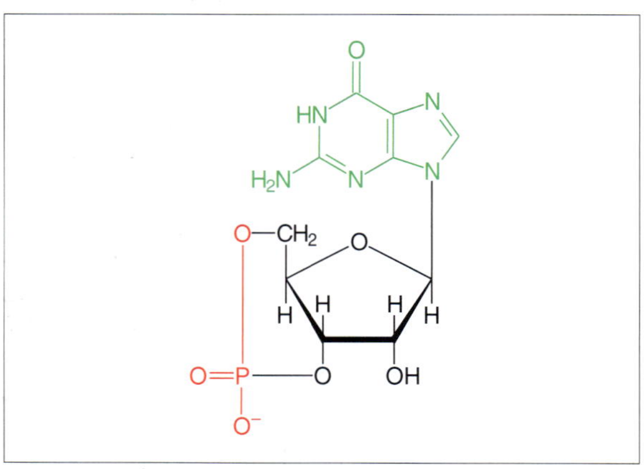

Abb. 13.13 Zyklisches Guanosin-3',5'-monophosphat (cyclo-GMP, cGMP).

Die membrangebundene und die lösliche Guanylatzyklase katalysieren dieselbe Reaktion: die Bildung von **zyklischem Guanosin-3',5'-monophosphat** (**cyclo-GMP, cGMP**, ↗ Abb. 13.13) aus GTP: GTP → 3,5-cyclo-GMP + Pyrophosphat.

Merke
Bei der Bildung von cGMP durch die lösliche Guanylatzyklase hat NO die Funktion eines Second messengers.

cGMP ist ein weiterer wichtiger Second messenger: Es reguliert sowohl Proteinkinasen als auch Ionenkanäle:

- **cGMP-abhängige Proteinkinasen** kommen vor allem in glatten Muskelzellen, Thrombozyten und im Kleinhirn vor. **Auf die glatte Muskulatur** haben sie eine **relaxierende Wirkung**. Dies ist das Wirkprinzip von Nitrovasodilatatoren (NO-freisetzenden Substanzen) wie Glyceroltrinitrat (Nitrolingual). Ihr Wirkmechanismus ist weitgehend ungeklärt. Es wird vermutet, dass sie eine membrangebundene Calcium-ATPase phosphorylieren und somit aktivieren, was zur Folge hat, dass die intrazelluläre Calciumkonzentration sinkt. Da Ca^{2+} für die Aktivität der kontraktilen Elemente notwendig ist, kommt es somit zu einer Relaxation der glatten Muskelzelle.
- **cGMP-gesteuerte Ionenkanäle** (Natriumkanäle) finden sich in Photorezeptorzellen, in olfaktorischem Epithel und in den Sammelrohren der Niere. In den Sinneszellen spielen sie bei der Signalweiterleitung (↗ Kap. 23.3), in der Niere bei der Stimulation der Natriurese durch ANP eine große Rolle.

13.1.5 Hormonelle Regelkreise

Endokrine Aktivität wird im menschlichen Organismus häufig über sog. Regelkreise gesteuert. Das wichtigste Beispiel hierfür ist der Regelkreis zwischen Hypothalamus, Hypophyse und peripheren endokrinen Drüsen (Schilddrüse, Nebennieren, Gonaden).

Der hypothalamische Teil des Regelkreises

Der Hypothalamus erhält von verschiedenen neuroanatomischen Strukturen Informationen, die er mit Hilfe neurosekretorischer Zellen, die in bestimmten Kerngebieten des Hypothalamus lokalisiert sind, an den Hypophysenvorderlappen weitergibt.

Merke
Neurosekretorische Zellen sind Nervenzellen, die auf Neurotransmitter-Reiz hin endokrin wirksame Substanzen abgeben können.

Die neurosekretorischen Zellen des parvizellulären Kerngebietes des Hypothalamus produzieren und sezernieren regulatorische Polypeptide, sog. **Releasing-Hormone (Liberine)** und **Release-inhibiting-Hormone (Statine)** (↗ Tab. 13.2 links). Diese Hormone gelangen über ein Pfortadersystem zum Hypophysenvorderlappen und stimulieren (Liberine) oder hemmen (Statine) dort die Freisetzung von Hormonen.

Der hypophysäre Teil des Regelkreises

Er besteht aus dem **Hypophysenvorderlappen**, der **Adenohypophyse**. In ihm werden die in Tabelle 13.2 rechts dargestellten Hormone synthetisiert, wobei die Synthese durch die Liberine und Statine des Hypothalamus reguliert wird (↗ Tab. 13.2).

ACTH, TSH, LH und FSH sind **glandotrope Hormone**: Sie wirken auf periphere Hormondrüsen und regulieren deren Hormonfreisetzung. Ihre Wirkung auf das Zielgewebe der peripheren Hormondrüsen ist also indirekt. LH und FSH werden, da sie die Aktivität der Keimdrüsen anregen, unter dem Begriff „Gonadotropine" zusammengefasst. Zur Wirkung von LH ↗ Kap. 13.2.3. FSH stimuliert die Sertoli-Zellen des Hodens, die für die reibungslose Entwicklung der Samenzellen zuständig sind. Im Rahmen dessen entsorgen sie defekte Zellen, sorgen für Wachstum und Reifung der sich entwickelnden Spermatozoen (Spermien) und synthetisieren eine Flüssigkeit, die für die Fortbewegung der Spermien eine große Rolle spielt.

Merke
FSH ist für die Initiierung der Spermiogenese zuständig und ermöglicht den Schritt von den Spermatiden zu den Spermatozoen (Spermien).

STH und PRL dagegen sind ebenso wie die Hormone der peripheren Hormondrüsen **Effektorhormone**, d.h., sie wirken direkt auf ihr Zielgewebe.

Außer den genannten Hormonen produziert bzw. speichert und sezerniert die Hypophyse Hormone, die nicht Teil des hypothalamo-hypophysären Regelkreises sind: In einem Randbereich des Hypophysenvorderlappens (auch Mittellappen genannt) werden die melanozytenstimulierenden Hormone MSH-α und MSH-β synthetisiert und sezerniert. Sie fördern die Melaninablagerung in den Melanozyten und damit die Pigmentierung der Haut.

Einige der im Hypophysenvorderlappen gebildeten Hormone (ACTH, MSH-α, MSH-β, β-Lipotropin und β-Endorphine) entstehen aus ein und derselben Vorstufe, dem **Proopiomelanocortin (POMC)**.

Tab. 13.2 Hypothalamische Releasing- und Release-inhibiting-Hormone und ihre hypophysären Zielhormone

Hypothalamisches Hormon	Wirkung*	Hypophysäres Hormon
Corticotropin-Releasing-Hormon (CRH)	(+)	Corticotropin = adrenocorticotropes Hormon (ACTH)
Thyreotropin-Releasing-Hormon (TRH)	(+)	Thyreotropin= Thyreoidea-stimulierendes Hormon (TSH)
luteinisierendes Hormon-Releasing-Hormon (LHRH) = Gonadotropin-Releasing-Hormon (GnRH)	(+)	luteinisierendes (luteotropes) Hormon (LH)
	(+)	follikelstimulierendes Hormon (FSH)
Growth-Hormone-Releasing-Hormon (GRH) = Somatoliberin	(+)	Growth Hormone (GH) = Somatotropin = somatotropes Hormon (STH)
Somatostatin	(–)	GH/STH, TSH
Prolaktin-Release-inhibiting-Hormon (PIH)	(–)	Prolaktin (PRL)

(+): stimuliert die Freisetzung aus der Adenohypophyse,
(–): hemmt die Freisetzung aus der Adenohypophyse

Funktionsweise des hypothalamo-hypophysären Regelkreises

Die aus dem Hypothalamus freigesetzten Releasing-Hormone induzieren die Freisetzung von Hormonen aus dem Hypophysenvorderlappen. Diese Hormone regen peripher die Synthese und Sekretion von gewebsspezifischen Effektorhormonen an. Die Effektorhormone und deren Substrate üben eine hemmende Wirkung auf den Hypothalamus und die Hypophyse (Effektorhormone) aus (**negative Rückkopplung**, ↗ Abb. 13.14). So hemmt ein hoher Cortisolspiegel die ACTH-Sekretion der Hypophyse und die CRF-Produktion des Hypothalamus (long loop feedback). Auch zwischen Hypothalamus und Hypophyse besteht wahrscheinlich eine Rückkopplungshemmung, die „short loop feedback" genannt wird, d.h. dass z.B. ACTH die Sekretion von CRF supprimiert.

Ist der Blutspiegel eines Effektorhormons zu gering, wird die Produktion und Sekretion der zugehörigen Liberine bzw. glandotropen Hormone in Hypothalamus bzw. Hypophysenvorderlappen angeregt.

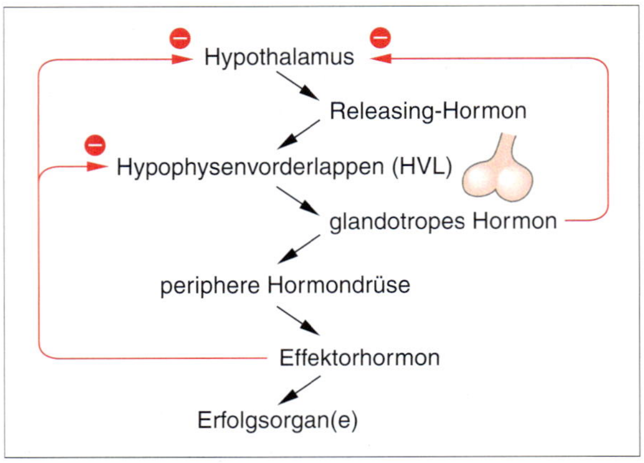

Abb. 13.14 Funktionsweise des hypothalamo-hypophysären Regelkreises. [2]

13.1.6 Nachweismethoden

Hormone lassen sich mittels biologischer, chemischer oder immunologischer Verfahren nachweisen.

Biologischer Nachweis

Hierbei wird die **biologische Aktivität eines Hormons bestimmt**, sei es in einem intakten Organismus, an einem Gewebepräparat oder in einzelnen Zellen. Hormonvorstufen oder -abbauprodukte werden nicht erkannt, sondern lediglich das biologisch aktive Molekül. Der Nachweis neuer Hormone gelingt nur mit dieser Methode, da die anderen Methoden nur bei Kenntnis der Molekülstruktur eingesetzt werden können.

Nachteile des biologischen Nachweisverfahrens sind seine Komplexität, Störanfälligkeit und geringe Reproduzierbarkeit, da es sich beim Testobjekt um lebende(s) Gewebe bzw. Zellen handelt. Auch ist die Spezifität nicht sehr groß, da unterschiedliche Hormone des Öfteren ähnliche Antworten auslösen.

Chemischer Nachweis

Ein chemisches Nachweisverfahren verläuft in der Regel in drei Schritten: Zuerst wird das Hormon mit Hilfe von Lösungsmitteln extrahiert, dann mittels Elektrophorese oder Chromatographie von den mit extrahierten Substanzen getrennt und zuletzt mit kolorimetrischen oder fluorimetrischen Methoden sichtbar gemacht.

Der chemische Nachweis funktioniert gut bei Katecholaminen und Steroiden, ist bei Proteohormonen jedoch nicht anwendbar. Der Aufwand ist groß, die Spezifität gering.

Immunologischer Nachweis

Nur der immunologische Hormonnachweis verfügt über eine große Spezifität und Sensitivität und ist dabei mit geringem Aufwand durchführbar. Er beruht auf der **Reaktion eines Hormons mit einem spezifischen, tierexperimentell erzeugten Antikörper** gegen das Hormon.

Sein Nachteil liegt darin, dass der Antikörper auch an Vorstufen oder Abbauprodukte des Hormons bindet, wenn diese die Sequenz enthalten, gegen die der Antikörper gerichtet ist. Aus diesem Grund muss manchmal zusätzlich die biologische Aktivität des Hormons bestimmt werden, um ein aussagekräftiges Ergebnis zu erhalten.

Man unterscheidet zwei immunologische Nachweisverfahren:

- Beim **kompetitiven Verfahren** gibt man zu einer konstanten Menge des spezifischen Antikörpers eine konstante Menge des markierten Hormons und die Probe mit einer unbekannten Menge nichtmarkierten Hormons. Die Markierung des Hormons kann durch Einschleusung eines radioaktiven Atoms erfolgen (radioimmunologische Bestimmung, RIA) oder durch kovalente Kopplung an ein Enzym (enzymimmunologische Bestimmung, EIA). Markiertes und nichtmarkiertes Hormon konkurrieren um die begrenzte Zahl von Antikörper-Bindungsstellen. Je höher also die Konzentration des nichtmarkierten Hormons in der Probe ist, desto geringer ist die Zahl der Komplexe aus markiertem Hormon und Antikörper. Freies und gebundenes Hormon werden durch unterschiedliche Methoden, z. B. Elektrophorese, Aussalzung oder Ionenaustauscher, voneinander getrennt und die Menge des markierten – freien oder gebundenen – Hormons wird mittels Radioaktivitäts- bzw. Enzymaktivitätsmessung ermittelt. Hieraus lässt sich mit Hilfe einer Eichkurve der Hormongehalt der Probe bestimmen.
- Die **immunometrische Bestimmung** ist ein neueres und empfindlicheres Verfahren. Fast ausschließlich wird mit markierten Antikörpern und Festphasenmethoden gearbeitet, d. h. die Antikörper werden an die Wand des Reagenzröhrchens gebunden. Nach Zugabe der Hormonprobe bilden die Antikörper mit dem Hormon einen Antigen-Antikörper-Komplex aus. Nun wird ein weiterer Antikörper hinzugegeben, der an andere Determinanten auf dem Hormon (Antigen) bindet und der radioaktiv (immunoradiometrischer Assay, IRMA) oder mit einem Enzym (immunoenzymatischer Assay, IEMA) markiert ist. Bestimmt wird nun entweder die Menge der gebundenen oder der frei vorliegenden markierten Antikörper.

13.2 Regulation von Wachstum, Differenzierung und Fortpflanzung

13.2.1 Growth hormone (GH, Somatotropin, STH)

Struktur, Synthese und Regulation

GH ist ein einsträngiges Polypeptid, das in sich mit zwei Disulfidbrücken stabilisiert wird. Es wird in den eosinophilen Zellen des Hypophysenvorderlappens synthetisiert. Die Plasmakonzentration liegt bei 1–5 ng/ml. Die **Synthese** wird **reguliert durch**

- das stimulierende hypothalamische Hormon **Growth-Hormone-Releasing-Hormon (GRH) = Somatoliberin**,
- das hemmende hypothalamische Hormon **Somatostatin** (das im Hypothalamus und im Intestinaltrakt, z. B. von den δ-Zellen des endokrinen Pankreas, synthetisiert wird). Somatostatin hemmt nicht nur die Ausschüttung von Wachstumshormon, sondern auch die TSH-Synthese, die Sekretion von HCl, HCO_3^- und Enzymen im Gastrointestinaltrakt sowie die Insulin- und Glukagonsekretion. Somatostatinmoleküle existieren in unterschiedlicher Länge und zeigen unterschiedliche Wirksamkeit (S-28 kann die Insulinsekretion besser hemmen als S-14).
- die **Blutglucosekonzentration**: Diese wird durch neuronale Glucorezeptoren des Hypothalamus gemessen. Bei einem Abfall der Glucosekonzentration wird die Bildung von Somatoliberin angeregt, das die Bildung von GH stimuliert. Bei einem Anstieg der Glucosekonzentration wird die Bildung von Somatostatin induziert, welches die Synthese des GH hemmt.
- **Körperliche Arbeit**, **Stress**, **Tiefschlaf** und eine hohe Konzentration der **Schilddrüsenhormone** fördern die GH-Synthese.
- **GH** und **Somatomedine** (↗ unten) hemmen die GH-Synthese (negative Rückkopplung).

Wirkung

GH zeigt eine streng artspezifische Wirkung. Es ist ein Effektorhormon, das auf den gesamten Körper wirkt und vor allem bei Wachstum und verschiedenen Stoffwechselwegen eine große Rolle spielt.

Die **wachstumsfördernde Wirkung** wird durch **Somatomedine (Insulin-like growth factors, IGF)** vermittelt. Dies sind Peptide, die in Leber und Nieren auf die Bindung des GH an seinen Rezeptor hin gebildet werden. IGF-1 und IGF-2 fördern in Knorpelzellen die Aktivität, was eine Vergrößerung der Epiphysenfuge zur Folge hat (→ Längenwachstum). Weiterhin stimulieren sie das Wachstum von Organen.

Klinik

Besteht ein **GH-Mangel**, resultiert unbehandelt ein hypophysärer Zwergwuchs (Nanosomie). Haben sich die Epiphysenfugen noch nicht geschlossen, ist eine Stimulation des Längenwachstums durch Hormonsubstitution möglich.

Bei **übermäßiger GH-Synthese** durch die Zellen eines Hypophysenadenoms kommt es, solange die Epiphysenfugen noch nicht geschlossen sind, zum Riesenwuchs. Sind sie bereits geschlossen, wachsen nur noch die Akren (Hände, Füße, Kinn, Augenwülste, Nase) weiter; dieses Krankheitsbild nennt man Akromegalie. Es wird in der Regel durch operative Entfernung oder selektive Bestrahlung des Hypophysenadenoms behandelt. Ist dies nicht möglich, kann eine Therapie mit Somatostatin versucht werden.

Die **Stoffwechselwirkung** übt GH direkt aus: Unter GH-Einfluss werden **vermehrt Aminosäuren in die Zellen aufgenommen** und daraus werden vermehrt Proteine synthetisiert. Die Voraussetzung für Wachstum in Form von Energie wird dadurch geschaffen, dass GH die **Fettsynthese hemmt**, wodurch die freien Fettsäuren im Blut ansteigen. Auch der **Blutglucosespiegel** wird durch GH **erhöht**, da es die Gluconeogenese steigert und den Glucoseabbau hemmt (Insulinantagonist). Dieser Effekt wird noch dadurch verstärkt, dass GH gleichzeitig die Freisetzung von Glukagon fördert.

Klinik

Experimentell kann durch Zufuhr großer Mengen von GH ein Diabetes mellitus hervorgerufen werden, da die B-Zellen des Pankreas durch den stark erhöhten Insulinbedarf insuffizient werden.

13.2.2 Schilddrüsenhormone

Struktur und Synthese

Die Schilddrüsenhormone **Triiodthyronin (T_3)** und **Tetraiodthyronin (T_4**, auch **L-Thyroxin** genannt) leiten sich von der Aminosäure Tyrosin ab (↗ Abb. 13.15). Die iodfreie Grundstruktur der Schilddrüsenhormone bezeichnet man als Thyronin.

T_3 und T_4 werden von den Follikelepithelzellen der Schilddrüse synthetisiert und in etwa drei Millionen Follikeln extrazellulär gespeichert. **Ausgangssubstanzen** für die Synthese sind das Glykoprotein **Thyreoglobulin**, das zahlreiche Tyrosylreste enthält, und **Iodid**. Letzteres nehmen die Follikelepithelzellen mit Hilfe einer Iodidpumpe in der Basalmembran unter ATP-Verbrauch entgegen dem Konzentrationsgefälle auf. Intrazellulär wird das Iodidion von der basalen zur apikalen Seite transportiert und dort von einer membrangebundenen **Peroxidase** zu

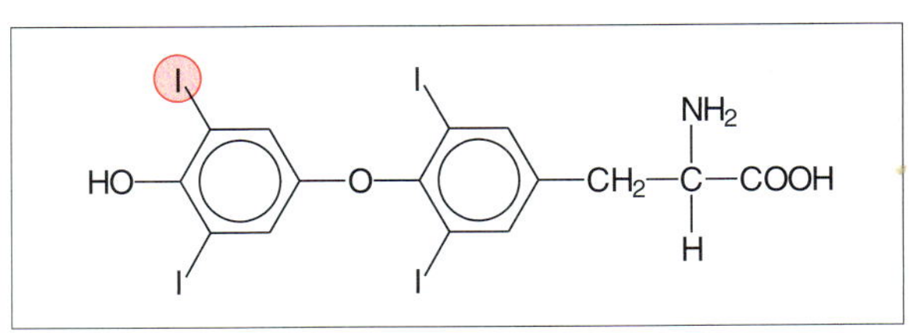

Abb. 13.15 Die Strukturformeln von T_3 (schwarz-weiß) und T_4 (mit farbig hervorgehobenem 4. Iodatom). [2]

Jod oxidiert. Diese Peroxidase ist das zentrale Enzym im Iodstoffwechsel, sie **überträgt** das **Jod** auch sofort **auf die Tyrosylreste des Thyreoglobulins**. Insgesamt ein Viertel der 140 Tyrosylreste werden iodiert. Dabei wird der Phenolring des Tyrosins entweder nur an Position 3 (**Monoiodtyrosin**, **MIT**) oder an Position 3 und 5 (**Diiodtyrosin**, **DIT**) iodiert. Diese Iodierung findet an der Membranaußenseite und somit im Lumen des Follikels statt (↗ Abb. 13.16). Die MIT- und DIT-Reste können sich nun unter Ausbildung einer Etherbindung verknüpfen. Verbindet sich ein MIT-Rest mit einem DIT-Rest unter Abspaltung eines Serylrestes und mit Hilfe einer Peroxidase, entsteht ein Triiodthyronyl-Rest, verbindet sich ein DIT-Rest mit einem weiteren DIT-Rest, entsteht ein Tetraiodthyronyl-Rest. Diese thyreoglobulingebundenen Reste stellen die Speicherform der Schilddrüsenhormone im Follikel dar.

Unter dem Einfluss von Thyreotropin (Thyreoidea-stimulierendem Hormon, TSH) wird das Thyreoglobulin endozytotisch von der Follikelzelle aufgenommen. Die Vesikel verschmelzen mit Lysosomen zu Phagolysosomen, in denen das Thyreoglobulin proteolytisch abgebaut wird. Dabei werden die MIT- und DIT-Reste sowie die Triiodthyronyl- und Tetraiodthyronyl-Reste freigesetzt und als Triiodthyronin und Tetraiodthyronin ins Blut abgegeben (ca. 70–120 µg Schilddrüsenhormon/Tag). Die MIT- und DIT-Reste werden von einer Deiodase deiodiert, wobei das frei gewordene Iod zur Neusynthese von Schilddrüsenhormonen benutzt werden kann.

100-300 µg T_3 / T_4 pro Tag

Klinik

Hemmung der Synthese von Schilddrüsenhormonen: Bei **hoch dosierter Iodidgabe hemmt** Iodid die **Peroxidase**, so dass kein Iod für den Einbau in Thyreoglobulin zur Verfügung steht. Dieser Wolf-Chaikoff-Effekt führt vorübergehend zu einem Stopp der Hormonsynthese. Soll eine Schilddrüsenüberfunktion operativ behandelt werden, macht man sich dies zunutze, um die Schilddrüsenfunktion vor der Operation kurzfristig zu normalisieren („**Plummerung**“, nach dem Erfinder dieser Therapieoption, Henry S. Plummer). (Kompetitive) Hemmer der Peroxidase sind auch die Thioharnstoffderivate **Carbimazol** und **Thiamazol**, die zur medikamentösen Behandlung der Schilddrüsenüberfunktion eingesetzt werden.

Auch die **kompetitive Hemmung der Iodidpumpe** durch einwertige Ionen wie Rhodanit, Nitrat, Perchlorat oder Thiocyanat bringt die Hormonsynthese zum Erliegen. Diese Präparate werden auch eingesetzt, um bei der Gabe von iodhaltigem Kontrastmittel eine unkontrollierte Iodaufnahme in die Schilddrüse zu blockieren und dadurch eine iodinduzierte Hyperthyreose zu verhindern.

Transport

Im Blut liegen Schilddrüsenhormone zu 99,9 % an Transportproteine gebunden vor. Den größten Hormonanteil bindet das **Thyroxin-bindende Globulin** (TBG), andere Transportproteine sind Albumin und

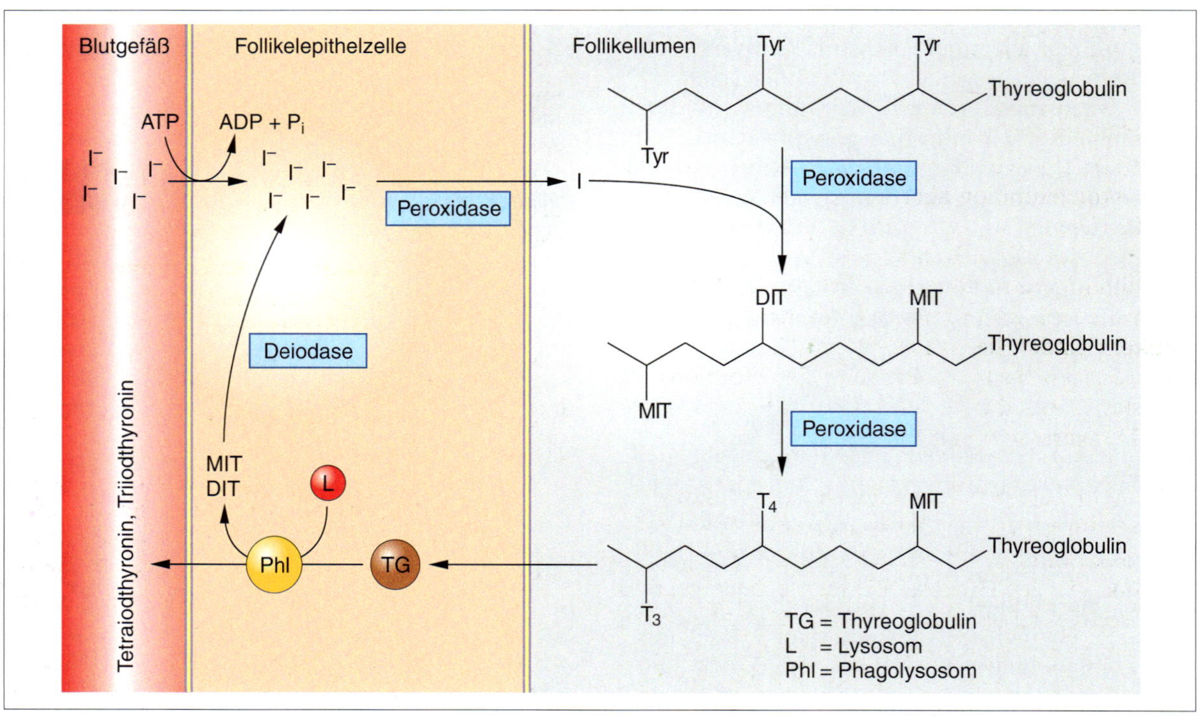

Abb. 13.16 Synthese und Sekretion der Schilddrüsenhormone.

Präalbumin. Da nur das freie Hormon biologisch aktiv ist, kann die TBG-Konzentration die Hormonsynthese beeinflussen (Rückkopplung). Sinkt nämlich die TBG-Konzentration, liegt mehr Hormon in ungebundener Form vor. Folglich kommt es zu einer Hemmung der TSH-Sekretion und zu einer verminderten Synthese von T_3 und T_4.

Regulation

Die Bildung und Sekretion der Schilddrüsenhormone wird durch TRH (Thyreotropin-Releasing-Hormon) und TSH gesteuert.

TRH wird im Hypothalamus gebildet, gelangt in den Hypophysenvorderlappen und bindet dort an spezifische Membranrezeptoren von basophilen Zellen. Dadurch wird die Bildung und Sekretion von TSH angeregt.

TSH bindet an den TSH-Rezeptor der Follikelepithelzellen und stimuliert über cAMP als Second messenger die Iodaufnahme und die Schilddrüsenhormonsekretion. Die Iodierung von Thyreoglobulin und die Synthese von T_3 und T_4 werden über den Phosphoinositol-Transduktionsmechanismus gesteuert. Außerdem steigert TSH die Durchblutung und stimuliert das Wachstum der Schilddrüse.

Die Konzentration des freien (biologisch aktiven) T_3 bzw. T_4 steuert ihrerseits in Form eines Rückkopplungsmechanismus die TSH- und TRH-Freisetzung (↗ Abb. 13.17).

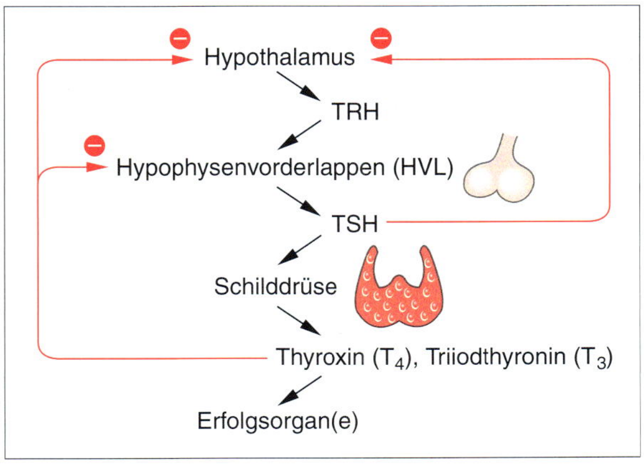

Abb. 13.17 Regulation der Schilddrüsenhormonsynthese. [2]

Klinik
Iodmangel hat eine verminderte Hormonsynthese zur Folge. Dies löst eine vermehrte TSH-Ausschüttung aus. Da TSH das Wachstum der Schilddrüse stimuliert, kommt es zu einer Schilddrüsenvergrößerung **(Struma).**

Wirkung

T_3 ist um ein Mehrfaches wirksamer als T_4, seine Plasmakonzentration aber um ein Vielfaches geringer. In vielen Geweben wandelt jedoch eine Thyroxin-Deiodase T_4 in T_3 um.

Schilddrüsenhormone sind lipophil und können daher die Zell- und Kernmembran durchqueren. Im Zellkern binden sie an Rezeptoren (TRα und TRβ). Diese wirken nach der Bindung des Hormons als Transkriptionsfaktoren und beeinflussen vor allem die **Genexpression von Enzymen**, z.B. der Na^+-K^+-ATPase.

Schilddrüsenhormone entfalten ihre Wirkung im gesamten Organismus. **Sie steigern den Grundumsatz, den Sauerstoffverbrauch und die Wärmeproduktion**. Für den Glucosestoffwechsel bedeutet dies eine Stimulation der intestinalen Glucoseresorption, der Gluconeogenese und der Glykogenolyse. Der Fettabbau wird angeregt, ebenso die Lipidsynthese, letztere jedoch in geringerem Maße. Des Weiteren steigern Schilddrüsenhormone die Proteinsynthese und erhöhen die Empfindlichkeit des Organismus für Adrenalin, was sich in einer Erhöhung der Herzfrequenz äußert.

Aufgrund dieser Wirkungen ist es verständlich, dass T_3 und T_4 für Wachstum und Reifung von Kindern (besonders für Gehirn und Knochen) unverzichtbar sind.

Klinik
Dementsprechend schwerwiegend sind die Folgen, wenn eine fehlentwickelte Schilddrüse bei Neugeborenen unentdeckt bleibt. Der resultierende Hormonmangel führt zum Krankheitsbild des **Kretinismus** mit folgenden Symptomen:
- unproportionaler Zwergwuchs
- geistige Retardierung
- Schwerhörigkeit

Um dieses Krankheitsbild zu vermeiden, ist heutzutage eine Blutuntersuchung auf Schilddrüsenhormone bei Neugeborenen gesetzlich vorgeschrieben.

Auch bei einer normal entwickelten Schilddrüse kann es zu Störungen kommen, die den gesamten Organismus betreffen:
- Bei einer **Schilddrüsenüberfunktion** (**Hyperthyreose**) ist der Grundumsatz erhöht, der Fettsäure- und Kohlenhydratverbrauch ist gesteigert und das Körpergewicht nimmt ab. Aufgrund der erhöhten Empfindlichkeit für Adrenalin sind die Betroffenen tachykard und reizbar und haben weite Pupillen und feuchte Hände. Ursache einer Hyperthyreose ist z.B. der Morbus Basedow, eine Autoimmunerkrankung, bei der Antikörper gegen den TSH-Rezeptor gebildet werden. Binden die Antikörper an diese Rezeptoren, erfolgt eine unkontrollierte Stimulation der Hormonsynthese und -sekretion. Der Morbus Basedow geht häufig mit einem meist beidseitigen Exophthalmus (Hervortreten des Augapfels aus der Orbita) einher. Dieser ist durch eine

Merke: LH → Leydig-Zellen → Testosteronproduktion
FSH + Testosteron → Sertoli-Zellen → Schutz und Ernährung der Samenzellen

Schwellung des Gewebes hinter dem Augapfel (Ödem, Einlagerungen) bedingt.

- Eine **Schilddrüsenunterfunktion (Hypothyreose)** zieht, da der Grundumsatz des Organismus vermindert ist, eine Verlangsamung aller Lebensprozesse nach sich. Die Betroffenen sind ständig müde, geistig und körperlich in ihrer Mobilität eingeschränkt und frieren. Es können lokalisierte oder generalisierte, teigige Ödeme (Myxödem) auftreten (z. B. an der Schienbeinkante). Herzfrequenz und Blutdruck sind niedrig. Bei Kindern und Jugendlichen kommt das Wachstum zum Stillstand. Die Verminderung des Grundumsatzes hat häufig eine Gewichtszunahme zur Folge.

13.2.3 Sexualhormone

Merke
Alle Sexualhormone kommen bei Mann und Frau gleichermaßen vor. Die unterschiedliche Wirkung ist ausschließlich durch Konzentrationsunterschiede und eine unterschiedliche Rezeptorenkonstellation bedingt.

Androgene

Definition

Als Androgene oder männliche Sexualhormone werden die Hormone bezeichnet, die beim Mann in hoher Konzentration vorliegen. Sie werden in den männlichen Keimdrüsen (Hoden) und in der Nebennierenrinde gebildet. Beim Mann entsteht der Großteil in den Leydig-Zellen des Hodens. Zu den Androgenen gehören Dehydroepiandrosteron (DHEA), Androstendion, Androstendiol, Testosteron und (5α-)Dihydrotestosteron. Das bedeutendste Androgen ist das **Testosteron** (↗ Abb. 13.18).

Struktur, Synthese und Transport

Die Androgene sind Steroide mit 19 C-Atomen. Sie werden aus dem Vorläufermolekül Cholesterin produziert. Dabei findet der erste Syntheseschritt (Cholesterin → Pregnenolon, ↗ Abb. 13.18) im Mitochondrium statt, alle anderen laufen im endoplasmatischen Retikulum ab. Dabei entsteht Testosteron auf zwei Synthesewegen (↗ Abb. 13.18). Auf dem sog. Δ^5-Weg wird die Ausgangssubstanz Pregnenolon zunächst 17-α-hydroxyliert und dann durch Abspaltung der Seitenkette mittels C_{17}-C_{20}-Lyase in Dehydroepiandrosteron (DHEA) überführt. Hieraus entsteht durch 17-β-Hydroxylierung Δ^5-Androstendiol und anschließend durch 3-β-Hydroxylierung Testosteron. Der Δ^4-Weg führt über Progesteron, 17-α-Hydroxyprogesteron und Androstendion zum Testosteron. In der Nebennierenrinde wird bevorzugt DHEA produziert, sulfatiert und als DHEAS in das Plasma sezerniert. Dieses dient in den Hoden neben Pregnenolon als Testosteronvorläufer.

Testosteron wird ins Plasma sezerniert und dort zu einem sehr hohen Prozentsatz an Proteine gebunden: mit hoher Affinität an das Testosteron-Östrogen-bindende-Protein, mit niedriger Affinität an Albumin. Im Zielgewebe (↗ unten) wird Testosteron mit Hilfe einer 5α-Reduktase in (5α-)Dihydrotestosteron umgewandelt, dessen biologische Aktivität um den Faktor 2,5 höher ist. Für diese Reduktase kodieren zwei Isoenzyme. Das Enzym Typ I befindet sich vor allem in der Prostata, das Enzym Typ II kommt darüber hinaus noch in weiteren Zielgeweben von Testosteron (Hoden, Gehirn, Samenbläschen) vor.

Bei Mann und Frau dient das Testosteron als **Vorstufe von Östrogenen**. In Leydig- und Sertoli-Zellen, Fettgewebe, Ovar und Plazenta gibt es eine Aromatase, die die Umwandlung von Testosteron in Östrogene katalysiert.

Abbau

Androgene werden größtenteils in der Leber zu 17-Ketosteroiden abgebaut. Diese werden entweder in freier Form oder sulfatiert bzw. glucuronidiert mit dem Urin ausgeschieden.

Regulation

In den **Hoden** wird die Androgensynthese reguliert durch

- das hypothalamische **LH-Releasing-Hormon (LHRH)** (= GnRH): Dieses wird in Intervallen von 90–120 Minuten stoßweise sezerniert und stimuliert die Freisetzung der Gonadotropine aus dem Hypophysenvorderlappen. Die stoßweise LHRH-Stimulation ist die Voraussetzung für die Gonadotropinsekretion. Wird die Hypophyse nämlich über einen Zeitraum von mindestens 1 Tag kontinuierlich stimuliert, wird die Sekretion eingestellt.
- das Gonadotropin **luteinisierendes Hormon (LH)**. Auch dieses wird (wie FSH) in Abhängigkeit von LHRH (GnRH) stoßweise mit einer Frequenz von 8 bis 14 Stößen pro Tag freigesetzt. Es regt in den Leydig-Zellen die Testosteronsynthese an.
- **Testosteron:** Dieses hemmt die Synthese von LHRH im Hypothalamus (negative Rückkopplung). So wird der Testosteronspiegel im Blut nahezu konstant gehalten. Ob Androgene auch auf hypophysärer Ebene wirken, ist bislang nicht sicher.
- **Östrogen:** Auch beim Mann werden in den Leydig- und Sertoli-Zellen aus Testosteron Östrogene gebildet, die ebenfalls die LHRH-Synthese im Hypothalamus und die LH- und FSH-Sekretion der Hypophyse hemmen.

In der **Nebennierenrinde** wird die Androgensynthese durch ACTH stimuliert.

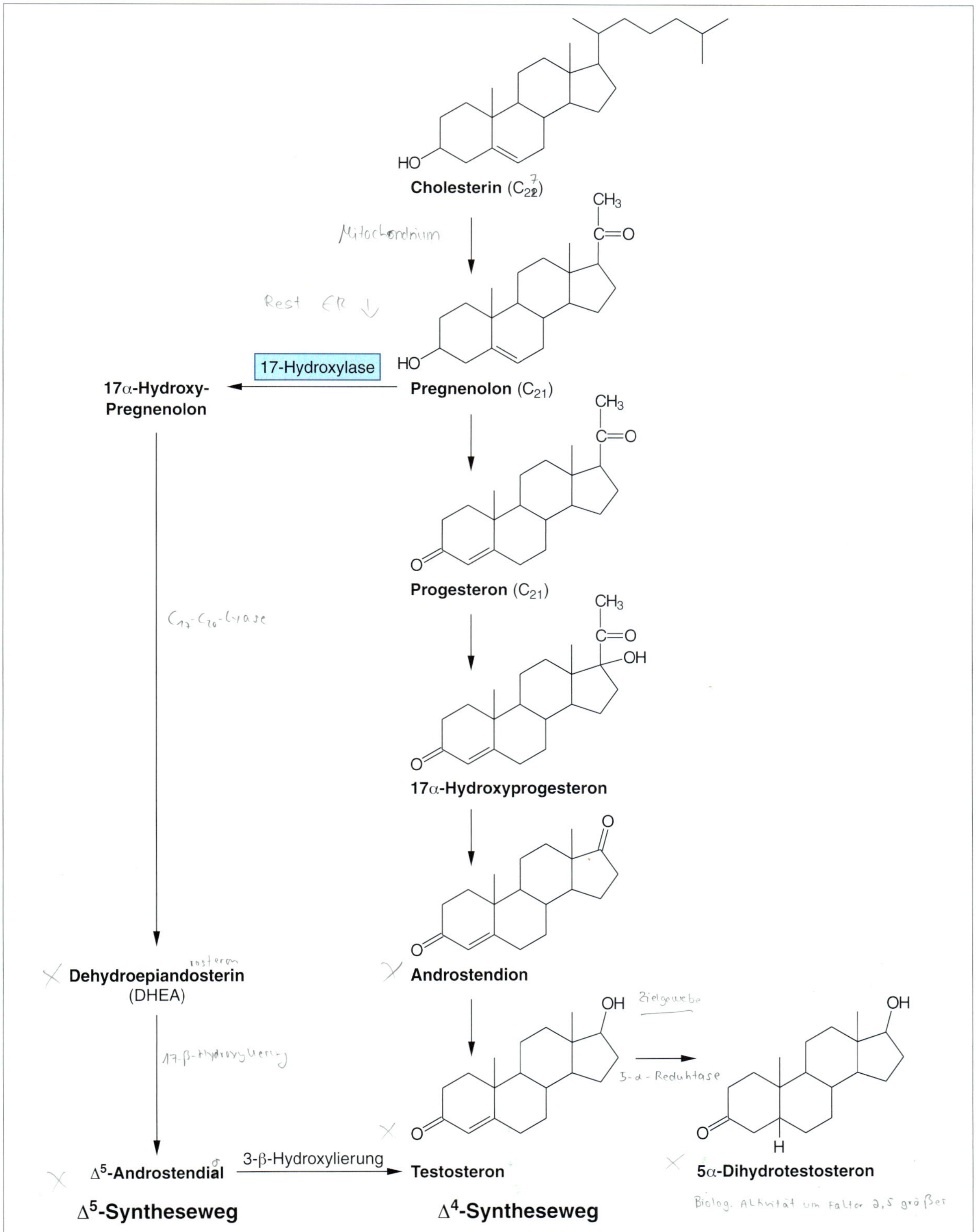

Abb. 13.18 Synthese der Androgene. [2]

Wirkung

Die Wirkung des Testosterons ist vielfältig: Beim **Mann**

- **stimuliert** es die **Bildung und das Wachstum der primären** (Geschlechtsorgane) **und sekundären** (z. B. Bartwuchs, Körperbehaarung) **Geschlechtsmerkmale sowie die Spermatogenese**: Es erhält den Prozess der Spermatogenese aufrecht und beeinflusst die Spermatogonien und Spermatozyten I. Ordnung, indem es die mitotischen und meiotischen Zellteilungen stimuliert.

- **steigert** es die **Proteinsynthese** (**anabole Wirkung**). Aufgrund der anabolen Wirkung des Testosterons verfügen Männer über mehr Muskeln als Frauen. Diese Wirkung machen sich manche Sportler zunutze und dopen sich mit synthetischen Hormonpräparaten.
- **beeinflusst** es das **Längenwachstum**: Es fördert die Kalzifizierung der Knochensubstanz und den Schluss der Epiphysenfugen.

Klinik
Fehlt im Jugendalter durch Kastration oder aufgrund einer Chromosomenaberration (XXY = Klinefelter-Syndrom) der Einfluss des Testosterons, kommt es zum **eunuchoiden Riesenwuchs**, weil der Schluss der Epiphysenfugen unterbleibt.

Antiandrogene (Flutamid) finden in der Therapie des Prostatakarzinoms Anwendung, da sie das Testosteron kompetitiv von seinem Rezeptor verdrängen und somit die wachstumsfördernde Wirkung des Testosterons auf den Tumor unterbinden.

Bei **Mann und Frau** regt Testosteron die Libido und die Erythropoese an.

Östrogene und Gestagene

Definition

Östrogene und Gestagene sind die wichtigsten weiblichen Sexualhormone, d.h. Hormone, die bei der Frau in hoher Konzentration vorliegen. **Östrogene** fördern die Entwicklung der primären und sekundären Geschlechtsmerkmale. Sie werden hauptsächlich in den Granulosazellen der Ovarialfollikel bzw. in der Plazenta, aber auch in den Hoden und in der Nebennierenrinde produziert. Die wichtigsten sind Östron und Östradiol. **Gestagene** sind für die Vorbereitung und den Erhalt einer Schwangerschaft notwendig. Sie werden vor allem im Gelbkörper (Corpus luteum) bzw. in der Plazenta, aber auch in der Nebennierenrinde gebildet. Das wichtigste Gestagen ist Progesteron.

Struktur und Synthese

Beide Hormongruppen sind Steroide.

Die Vorläuferhormone für die **Östrogene** sind die auf dem Δ^4-Syntheseweg produzierten Androgene (↗ Abb. 13.19). Die Umwandlung von Progesteron in Androstendion kann im Ovar nur in den Thekazellen erfolgen, da die dazu notwendigen Enzyme in den Granulosazellen nicht vorhanden sind. Das Androstendion gelangt wieder zurück in die Granulosazellen und wird dort teilweise zu Testosteron hydroxyliert, aus dem Östradiol entsteht. Das restliche Androstendion wird in Östron umgewandelt. Beide Reaktionen werden von der Aromatase katalysiert, die eine Methylgruppe von C19 abspaltet und den A-Ring aromatisiert.

Klinik
Bei östrogensensiblen Mammakarzinomen unterbindet man die Bildung von Östradiol und Östron durch Gabe von Aromatasehemmern.

Progesteron entsteht durch Oxidierung aus Pregnenolon (↗ Abb. 13.19).

Transport und Abbau

Östrogene werden im Blut an das Testosteron-Östrogen-bindende Protein gebunden transportiert, Progesteron bindet im Blut an Transcortin, ein Cortisol-bindendes α-Globulin.

Wie andere Steroidhormone auch werden Östrogene und Gestagene in der Leber sulfatiert oder glucuronidiert. Sie werden zu gleichen Teilen über die Galle in den Darm und über die Nieren ausgeschieden.

Regulation

Allgemeines

Die Synthese der Östrogene und Gestagene wird reguliert durch
- das hypothalamische **LHRH**, das die Produktion und Sekretion der Gonadotropine LH und FSH anregt.
- **LH und FSH:** LH steuert die Synthese der Gestagene, FSH die der Östrogene.
- die **Östrogene** und **Gestagene** selbst.

Die **LHRH-Sekretion** wird durch die Östrogen- und Progesteronkonzentration im Blut gesteuert, wahrscheinlich, indem diese die Konzentrationen von Katecholaminen, Endorphinen und Enkephalinen (endogene Opiate) verändern. Niedrige Östrogenkonzentrationen haben einen hemmenden, hohe einen stimulierenden Effekt auf die LHRH-Sekretion (negative bzw. positive Rückkopplung). Progesteron hemmt die Freisetzung von LHRH.

Die **Gonadotropinsekretion** wird durch niedrige Östrogenkonzentrationen gehemmt, durch hohe verstärkt. Progesteron hemmt die Sekretion von LH und FSH. Die FSH-Sekretion wird außerdem gehemmt durch Inhibin, das von den Granulosazellen der Ovarialfollikel produziert wird.

Regulation im Verlauf des Lebens

Präpubertät In den ersten Lebensmonaten gibt es einen starken Anstieg der FSH- und LH-Konzentration, was mit einem erhöhten Östrogen- und Gestagen-Plasmaspiegel einhergeht. In den folgenden Jahren fällt die Gonadotropinkonzentration und mit ihr die der Östrogene und Gestagene dann kontinuierlich ab.

• Inhibin: aus Sertoli-Zellen hemmt FSH-Freisetzung

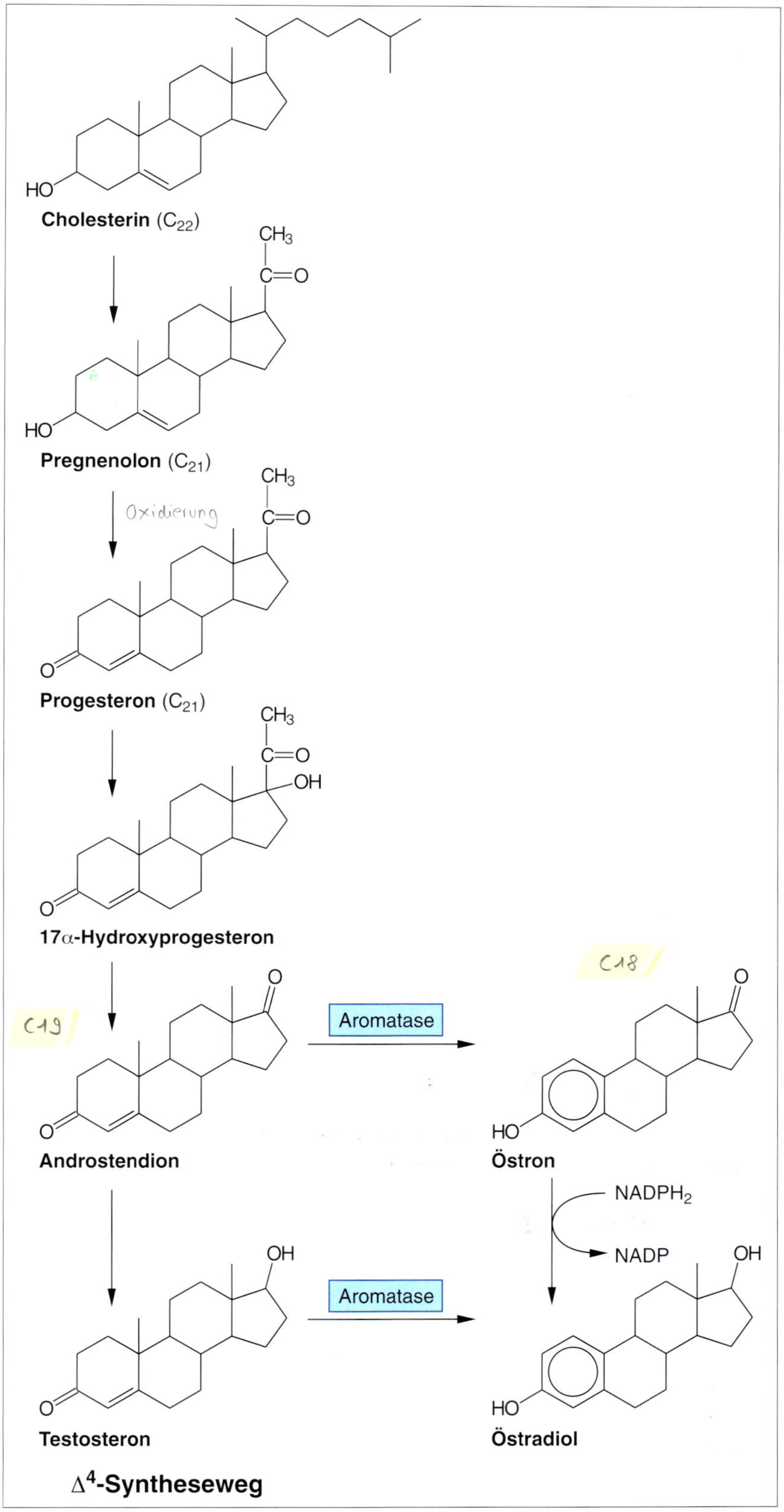

Abb. 13.19 Synthese der Östrogene und des Progesterons. [2]

Pubertät Mit Beginn der Pubertät lässt sich eine stoßweise Ausschüttung von LHRH beobachten und somit auch von FSH und LH, jedoch vorerst nur während des Schlafes. Irgendwann tritt die pulsatile Sekretion während des gesamten Tages auf. Dies ist die Voraussetzung für die zyklische Aktivität der

Östrogene und Gestagene und damit für das Auftreten des **Menstruationszyklus**. Dabei stimuliert FSH gemeinsam mit LH die Follikelreifung, LH induziert die Ovulation und die Bildung des Corpus luteum. Östrogene und Progesteron bewirken charakteristische Veränderungen an den Organen des Reproduktionstraktes (vor allem Ovar, Uterus [Endometrium, Cervix], Vagina). Der oben beschriebene Regulationsmechanismus führt dazu, dass Gonadotropine, Östrogene und Progesteron in jeder Phase charakteristische Konzentrationen aufweisen (↗ Abb. 13.20). Der Menstruationszyklus lässt sich in drei Phasen einteilen.

- **Follikelphase:** Der kurz vor der Menstruation leicht ansteigende FSH-Spiegel sorgt dafür, dass vom 1.–4. Zyklustag die Bereitstellung von Follikeln erfolgt. Bis zum 7. Zyklustag wird ein Follikel ausgewählt. Auswahlkriterium ist die Fähigkeit des Follikels zur Östrogenproduktion. Vom 8.–12. Zyklustag reift der Follikel heran. Die Follikelreifung ist möglich, weil die Zellen des Follikels beginnen, spezifische Hormonrezeptoren zu exprimieren, die ihn für hormonelle Signale empfänglich machen. Das Signal zur Expression dieser Rezeptoren kommt wahrscheinlich aus dem Ovar. Zuerst entstehen FSH-Rezeptoren auf den Granulosazellen, dann kommen Rezeptoren für Östradiol, Progesteron, Testosteron und Cortisol hinzu. Nun kann FSH seine Wirkung am Follikel entfalten: Es fördert die Proliferation der Granulosazellen (über den epidermalen Wachstumsfaktor, EGF) und die Bildung der Aromatase (Östrogensynthese) und induziert die Expression von LH- und Prolaktinrezeptoren. Beide fördern die Progesteronsynthese. Über LH-Rezeptoren auf den Thekazellen induziert LH die Produktion von Enzymen, die für die Androgensynthese notwendig sind. Ab sofort können Androgene gebildet werden. Diese gelangen in die Granulosazellen, in denen sie durch die Aromatase in Östrogene umgewandelt werden können. Die Östrogene gelangen nun in den Blutkreislauf und auf diesem Weg in Hypothalamus, Hypophyse und zu Organen des Reproduktionstrakts. Die steigende, aber insgesamt noch niedrige Östrogenkonzentration und Inhibin hemmen die FSH-Sekretion, so dass die Reifung weiterer Follikel unterdrückt wird.
- **Ovulationsphase:** Ab einem bestimmten Schwellenwert der Östrogenkonzentration steigen die LH- und die FSH-Sekretion durch positive Rück-

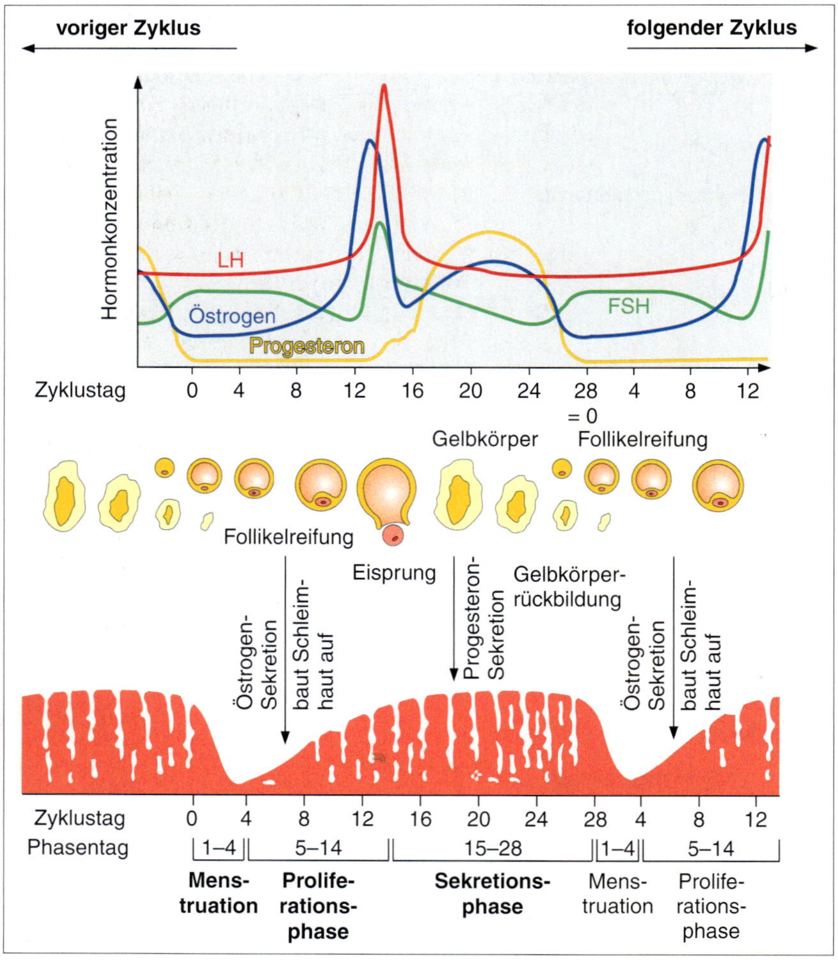

Abb. 13.20 Die Hormonaktivitäten während des Menstruationszyklus und ihre Auswirkungen auf Ovar und Endometrium. [1]

kopplung stark an. Der starke Anstieg der LH-Konzentration löst den Eisprung (13.–15. Zyklustag) aus: Vermittelt durch Prostaglandine führt LH zur Freisetzung hydrolytischer Enzyme (Metalloproteasen, Plasminogenaktivator) aus dem Follikel (Stigmabereich) und zu Kontraktionen der Follikelwand. Der Follikel platzt und die Eizelle wird ausgestoßen. Der Follikelrest bildet sich zum Gelbkörper (Corpus luteum) um, der vor allem Progesteron, aber in geringerem Maße auch Östrogene synthetisiert. Letztere hemmen die Gonadotropinsekretion.

- **Lutealphase:** Nach der Ovulation sorgt Progesteron für den Erhalt des Corpus luteum. Denselben Effekt hat das im Fall einer Schwangerschaft vom Blastozysten gebildete Choriongonadotropin (humanes Choriongonadotropin, HCG). Tritt keine Schwangerschaft ein, bildet sich das Corpus luteum zurück (Luteolyse) und die Östrogen- und Progesteronkonzentrationen sinken. Hierdurch entfällt die negative Rückkopplung auf Hypothalamus und Hypophyse und die Sekretion von FSH und LH nimmt zu, so dass ein neuer Zyklus beginnen kann.

Klinik
Bei einem **Schwangerschaftstest** wird oft das HCG bestimmt, das ab dem 8. Tag nach der Befruchtung in erhöhter Konzentration in Blut und Urin nachweisbar ist. Es bewirkt die Umwandlung des Corpus luteum in das Corpus luteum graviditatis und regt die Östrogen- und Progesteronsynthese an.

Die **hormonelle Verhütung** erfolgt durch die Gabe von Östrogenen und Progesteron, wodurch die Sekretion der Gonadotropine (vor allem von LH) gehemmt wird. Der Eisprung findet nicht statt, folglich entsteht kein Corpus luteum und die progesteronbedingte Vorbereitung des Endometriums auf die Einnistung unterbleibt.

Menopause Zu Beginn der Menopause vermindert sich die Synthese der Östrogene und Gestagene stark, die negative Rückkopplung auf Hypothalamus und Hypophyse entfällt und folglich werden die Gonadotropine ungehemmt sezerniert.

Wirkung

Wie alle Steroidhormone binden Östrogene und Gestagene an **intrazelluläre Rezeptoren**. Der Hormon-Rezeptor-Komplex gelangt in den Zellkern, bindet an die DNA und beeinflusst die Genexpression.

Östrogene sind für die **Ausbildung und das Wachstum der primären** (Ovar, Tuben, Uterus, Vagina) **und sekundären Geschlechtsmerkmale** (Verteilung des Fettgewebes, Mamma) der Frau notwendig. Am Uterus bewirken sie eine Proliferation des Myo- und Endometriums, steigern die Durchblutung, induzieren die Bildung neuer Blutgefäße und verändern die Konsistenz des Schleims im Gebärmutterhals.

Progesteron ist für den **Erhalt der Schwangerschaft** zuständig. Am Uterus bewirkt Progesteron die Umwandlung des Endometriums, die für die Einnistung der befruchteten Eizelle notwendig ist. Eine starke Verminderung der Progesteronkonzentration löst die Menstruation aus. In der Mamma wird unter Progesteroneinfluss ein sekretionsfähiges Milchgangsystem gebildet.

Merke
Progesteron ist das Schwangerschaftshormon.

Relaxin

Relaxin wird in der Schwangerschaft unter Progesteroneinfluss synthetisiert. Es wirkt geburtsvorbereitend, indem es die Bänder der Symphyse und der Iliosakralgelenke lockert.

13.2.4 Prolaktin

Prolaktin ist ein Polypeptid aus 198 Aminosäuren. Es besitzt strukturelle Ähnlichkeit mit dem Wachstumshormon und wird wie dieses im Hypophysenvorderlappen gebildet. Die Prolaktinsekretion wird durch TRH und Endorphine stimuliert und durch Prolaktin-Release-inhibiting-Hormon (PIH) gehemmt. Auch Dopamin und GAP (GnRH-assoziiertes Peptid, Teil des Vorläuferpolypeptids von GnRH) hemmen die Prolaktinausschüttung.

Durch Prolaktin werden in der Schwangerschaft die sekretorischen Zellen der Brustdrüse auf die Milchsekretion vorbereitet. Der Prolaktinspiegel steigt in der Schwangerschaft jedoch kaum an, so dass noch andere, bisher nicht sicher identifizierte Faktoren hinzukommen müssen.

Beim Mann potenziert Prolaktin in physiologischer Konzentration die LH-Wirkung auf Leydig-Zellen.

Merke
Eine Hyperprolaktinämie, z. B. als Folge eines Prolaktinoms (Prolaktin produzierendes Hypophysenadenom) führt beim Mann zur Downregulation der LH-Rezeptoren und damit zur Verminderung der Androgenwirkung. Die Folge sind herabgesetzte Libido und Impotenz.

Bei der Frau führt eine Hyperprolaktinämie durch eine Suppression der GnRH-Sekretion zur Amenorrhoe.

13.2.5 Oxytocin

Struktur und Synthese

Oxytocin ist ein Nonapeptid, das durch eine Disulfidbrücke zwischen zwei Cysteinylresten den Charakter eines zyklischen Peptids hat (↗ Abb. 13.21). Es wird in den magnozellulären Kerngebieten des

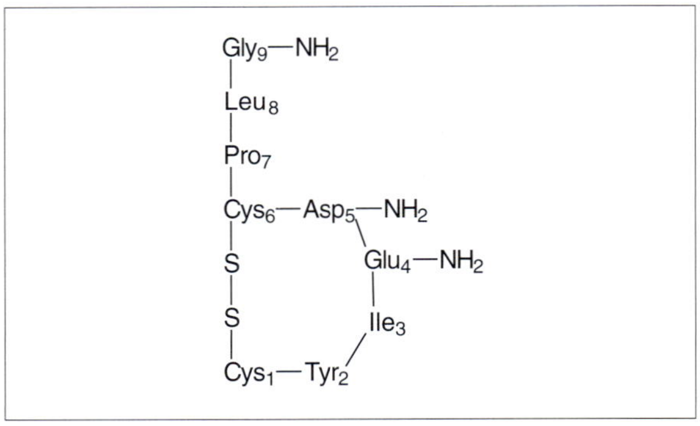

Abb. 13.21 Oxytocin. [2]

Hypothalamus (Nuclei supraoptici und paraventricularis) synthetisiert und gelangt in den Axonen der produzierenden Neurone über den Tractus hypothalamohypophysialis in den Hypophysenhinterlappen. Während des Transports fungiert Neurophysin I als Trägerprotein. Im Hypophysenhinterlappen wird das Hormon gespeichert.

Regulation und Wirkung

Oxytocin wird u.a. beim Stillen freigesetzt. Sekretionsstimulus ist das Saugen des Kindes an der Brustwarze. Oxytocin führt zur Kontraktion der glatten Muskulatur der Brustdrüse, was die **Milchejektion** fördert. Zudem bewirkt es auch die Kontraktion des Myometriums (→ Wehen). Gegen Ende der Schwangerschaft verstärkt sich die Empfindlichkeit der Uterusmuskulatur für Oxytocin. Diese Empfindlichkeit wird durch Östrogene (↑) und Gestagene (↓) moduliert.

Klinik
Ist die Stärke der Geburtswehen nicht ausreichend, kann man Oxytocin verabreichen, um die Uteruskontraktionen einzuleiten oder zu verstärken.

13.3 Regulation des Stoffwechsels

13.3.1 Insulin

Struktur und Synthese

Das Proteohormon Insulin wird von den β-Zellen der Langerhans-Inseln des Pankreas gebildet. Diese Zellen machen 80 % der Langerhans-Inselzellen aus.

Merke
Im Pankreas gibt es drei Arten von Zellen, die unterschiedliche Produkte synthetisieren:

- α-Zellen: Glukagon
- β-Zellen: Insulin
- δ-Zellen: Somatostatin und pankreatisches Polypeptid

Erster Schritt ist die Synthese von **Präproinsulin**. Dieses setzt sich aus einem Signalpeptid und einer aus drei Abschnitten bestehenden Polypeptidkette zusammen. Die drei Abschnitte heißen A-Kette, C-Peptid und B-Kette (↗ Abb. 13.22).

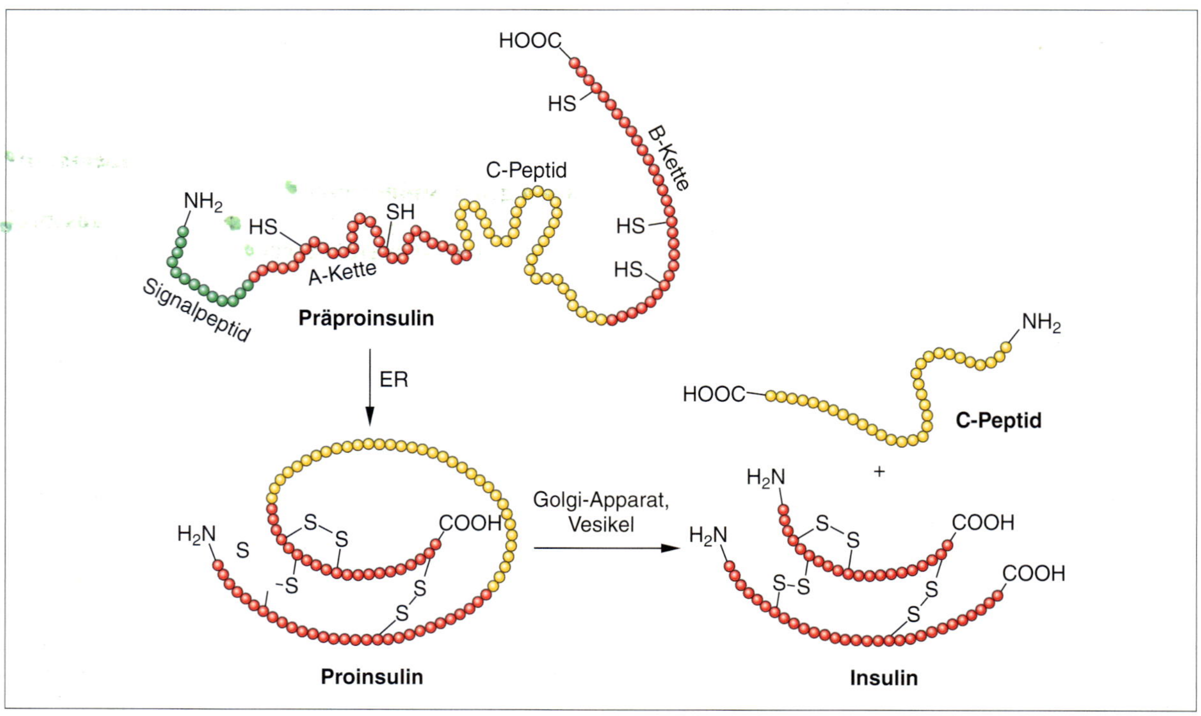

Abb. 13.22 Insulinsynthese. [11]

Das Signalpeptid leitet das Protein von den Ribosomen in das raue endoplasmatische Retikulum. Dort wird das Signalpeptid durch eine Signalpeptidase abgespalten. Nun liegt **Proinsulin** vor. In diesem ist die A-Kette mit der B-Kette über zwei Disulfidbrücken verbunden. Die A-Kette wird in sich durch eine dritte Disulfidbrücke stabilisiert (↗ Abb. 13.22).

Das Proinsulin wird in Vesikel verpackt und zum Golgi-Apparat transportiert. Vom Golgi-Apparat werden schließlich β-Granula abgeschnürt, die sowohl Proinsulin als auch das fertige Insulin enthalten. Die Umwandlung von Proinsulin in Insulin kann sowohl schon im Golgi-Apparat als auch erst in den β-Granula erfolgen: Mit Hilfe einer spezifischen Protease (aus der Familie der Prohormon-Konvertasen) wird das C-Peptid entfernt. Nun liegt das fertige, biologisch aktive Hormon vor (↗ Abb. 13.22). Es wird an Zinkionen gebunden in den β-Granula der β-Zellen gespeichert.

Regulation

Die **Insulinsekretion** wird **vom Blutglucosespiegel reguliert**: Solange dieser im Normbereich ist, sind Insulinspiegel und Blutglucosespiegel zueinander linear. Ein Blutglucosespiegel unterhalb des Normbereiches hat keine Insulinausschüttung zur Folge, ein Blutglucosespiegel oberhalb des Normbereiches keinen weiteren Anstieg der Insulinsekretion.

Der Blutglucosespiegel reguliert die Insulinsekretion folgendermaßen (↗ auch Abb. 13.23): Die β-Zellen besitzen einen Glucosetransporter (GLUT2), der einen hohen K_M-Wert, d. h. eine niedrige Affinität für Glucose, hat. Deshalb tritt im Blutglucose-Normbereich keine Sättigung auf und die Glucoseaufnahme in die β-Zellen ist dank der hohen Transporter-Aktivität proportional zum Blutglucosespiegel. In den Zellen wird die Glucose durch die Glucokinase in Glucose-6-phosphat umgewandelt. Auch dieses Enzym besitzt einen hohen K_M-Wert und eine hohe Aktivität, so dass die Reaktion im Blutglucose-Normbereich proportional zur Glucosekonzentration erfolgt. Deshalb wird die **Glucokinase** auch als **Glucosesensor** der β-Zellen bezeichnet. Die anschließende Verstoffwechselung der Glucose (geschwindigkeitsbestimmender Schritt: Glucokinase-Reaktion!) führt zu einer vermehrten ATP-Bildung. Das vermehrt gebildete ATP bewirkt eine Schließung ATP-empfindlicher Kaliumkanäle. Da der kontinuierliche Kaliumausstrom aus der Zelle über diese Kaliumkanäle für die Aufrechterhaltung des Membranpotentials notwendig ist, führt der Verschluss dieser Kanäle zu einer Depolarisation. Hierdurch kommt es zur Öffnung spannungsabhängiger Calciumkanäle. Calcium strömt in die Zelle ein und fördert die Exozytose der Speichergranula. Die Speichergranula wandern an die Innenseite der Zellmembran, die Membranen verschmelzen, so dass der Vesikelinhalt, das Insulin, in den perikapillären Raum entleert wird (regulierte Exozytose).

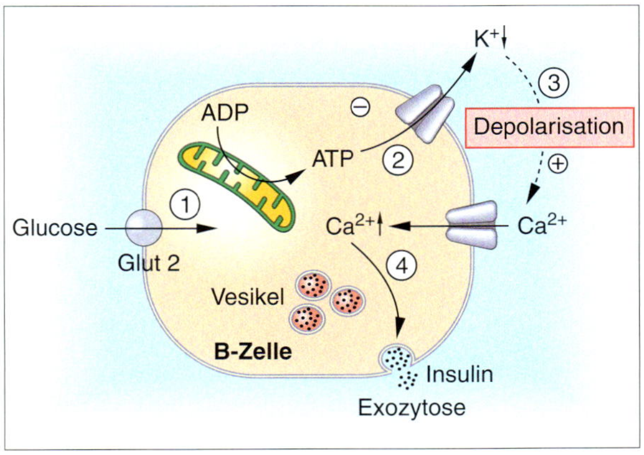

Abb. 13.23 Mechanismus der Insulinsekretion. 1: Aufnahme der Glucose in die Zelle und Verstoffwechselung, die zu einer Erhöhung der ATP-Konzentration führt. 2: Hierdurch werden ATP-empfindliche Kaliumkanäle geschlossen. 3: Das Membranpotential nimmt ab, wodurch sich spannungsabhängige Calciumkanäle öffnen. 4: Die Zunahme der intrazellulären Calciumkonzentration stimuliert die Exozytose der Insulinspeichervesikel. [2]

Klinik
Die Gabe von Colchicin und Vinca-Alkaloiden hemmt das mikrotubuläre System und damit auch die Insulinsekretion, da Mikrotubuli am Transport der Speichergranula zur Zellmembran beteiligt sind.

Transport

Insulin liegt im Blut in monomerer Form vor. In Anwesenheit von Zinkionen bildet es mit diesen Komplexe aus.

Wirkung

Wirkungsmechanismus

Die Wirkung des Insulins wird über den **membranständigen Insulinrezeptor** vermittelt. Dieser gehört zu den Rezeptortyrosinkinasen und besteht aus zwei α- und zwei β-Untereinheiten (↗ Abb. 13.24). Nach Bindung des Insulins an die α-Untereinheiten wird die Tyrosinkinaseaktivität der β-Untereinheiten stimuliert und der Rezeptor phosphoryliert sich selbst und andere Proteine, z. B. IRS-1 und IRS-2 (IRS = Insulin-Rezeptor-Substrat). An die phosphorylierten IRS-Proteine können Enzyme andocken, die dadurch aktiviert werden. Je nachdem, welche Enzyme das sind, werden schnell oder langsam eintretende Effekte ausgelöst.

Bei den **schnell eintretenden Effekten** bindet die **Phosphatidylinositol-3-Kinase (PI_3-Kinase)** entweder an IRS-1 oder an IRS-2. Sie katalysiert die **Bildung von Phosphatidylinositol-3,4,5-trisphosphat (PIP_3)** aus PIP_2 und ATP. Mit dem membranständigen Second messenger PIP_3 tritt das PIP_3-abhängige Protein PDK1 (PIP_3-dependent kinase 1) in

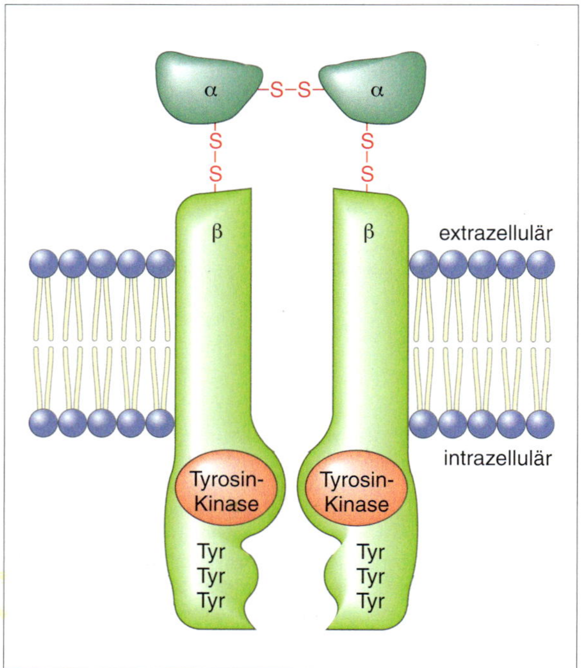

Abb. 13.24 Insulinrezeptor. [2]

Wechselwirkung. Es induziert die **Phosphorylierung von Seryl- und Threonylresten** anderer Proteinkinasen. Betrifft dies die **Proteinkinase B**, wird die Glykogensynthese gefördert. Betrifft es die **Proteinkinase C**, wird die Glucoseaufnahme in Muskel- und Fettgewebe stimuliert: Die Proteinkinase C fördert den Transport von Glucosetransporter-GLUT4-Molekülen (in Speichervesikeln) an und seinen Einbau in die Zellmembran, so dass die Zellen Glucose aufnehmen können.

Die **langsam eintretenden Effekte** werden durch die **Ras-Kaskade** vermittelt: Ein phosphoryliertes IRS-Protein bindet das Grb-2(grb = growth factor bound)-Protein, das eine Andockstelle für den Ras-Aktivator Sos besitzt. Dieser katalysiert nun den Austausch von GDP durch GTP am membranständigen Ras-G-Protein. Dadurch kommt die Ras-Kaskade (↗ Kap. 11.12.2) in Gang, an deren Ende die Phosphorylierung von Transkriptionsfaktoren steht, die die **Genexpression von anabolen Schrittmacherenzymen** stimulieren.

Insulin vermittelt seine Wirkung noch über einen dritten Signaltransduktionsweg, nämlich über die **Aktivierung der** ubiquitären **Phosphodiesterase**, die cAMP in AMP umwandelt. Die einzelnen Schritte zwischen der Aktivierung des Insulinrezeptors und der Aktivierung der Phosphodiesterase sind unbekannt. Das Absinken des cAMP-Spiegels führt zur Hemmung der Gluconeogenese und zur Aktivierung von Glykolyse und Glykogensynthese. Dies sind alles schnell eintretende Effekte.

Stoffwechseleffekte: Insulin senkt den Blutglucosespiegel durch folgende Mechanismen:

- **In Fett- und Skelettmuskelzellen fördert** es die **Glucoseaufnahme:** Glucose gelangt mittels erleichterter Diffusion, also mittels Glucosetransportern, in die Zellen des Körpers. Es gibt fünf Transportermoleküle (GLUT1–5), die sich in Lokalisation und Funktion unterscheiden (↗ Kap. 3.2). Nur das auf Fett- und Skelettmuskelzellen lokalisierte GLUT4 ist insulinempfindlich, d.h. Insulin fördert den Einbau von GLUT4 in die Zellmembran (vermittelt durch PIP_3) und damit die Glucoseaufnahme dieser Zellen (um bis zu Faktor 10). Auf diese Weise wird der Blutglucosespiegel auch nach einer Mahlzeit nahezu konstant gehalten.

Merke
Die Glucoseaufnahme in Fett- und Skelettmuskelgewebe ist insulinabhängig. Die Leber, das Gehirn und zahlreiche andere Organe und Gewebe dagegen nehmen Glucose insulinunabhängig auf.

- In **allen Geweben stimuliert** Insulin die **Glykolyse**, indem es Schlüsselenzyme (z.B. Glucokinase, Pyruvat-Kinase) aktiviert und ihre Synthese induziert, und **fördert** die **Nutzung des Pentosephosphatweges**.
- In der **Skelettmuskulatur stimuliert Insulin** die **Glykogenbildung** durch Aktivierung der Glykogen-Synthase und **hemmt die Glykogenolyse** durch Hemmung der Glykogen-Phosphorylase.
- In der **Leber stimuliert Insulin** die **Glykogenbildung** (Aktivierung der Glykogen-Synthase), **hemmt die Glykogenolyse** (Hemmung der Glykogen-Phosphorylase) und **hemmt** die **Gluconeogenese** (Hemmung der Pyruvat-Carboxylase).
- Im **Fettgewebe fördert** es die **Fetteinlagerung** durch Aktivierung der Lipoprotein-Lipase und **hemmt** den **Fettabbau** durch Hemmung der hormonsensitiven Lipase.

Merke
Insulin senkt den Blutglucosespiegel durch Aktivierung von Glykolyse, Pentosephosphatweg und Glykogensynthese und durch Hemmung der Glykogenolyse und der Gluconeogenese.

Außerdem **stimuliert** Insulin die Aufnahme von Aminosäuren in Skelettmuskelzellen und damit die **Proteinsynthese**.

Abbau

Insulin wird in der jeweiligen Zielzelle abgebaut. Der Hormon-Rezeptor-Komplex wird endozytotisch in die Zelle aufgenommen, wo sich zwei Vesikel bilden: Eines enthält den Rezeptor, das andere das Insulin. Der Rezeptor wird wiederverwertet (wieder in die Zellmembran eingebaut). Das Vesikel mit dem

Insulin verschmilzt mit einem Lysosom. Zuerst werden die Disulfidbrücken, dann wird das restliche Insulinmolekül gespalten.

Merke
Die Halbwertszeit von Insulin beträgt etwa 40 Minuten.

Klinik
Dem Krankheitsbild **Diabetes mellitus** liegt absoluter oder relativer Insulinmangel zugrunde. Der absolute Insulinmangel (Diabetes mellitus Typ 1) ist meist durch Zerstörung der β-Zellen aufgrund einer Autoimmunerkrankung bedingt. Beim relativen Insulinmangel (Diabetes mellitus Typ 2, Altersdiabetes) liegt wahrscheinlich ein Defekt innerhalb des Signaltransduktionsweges vor, der zu Insulinresistenz führt. Die Insulinkonzentration ist vor allem zu Beginn der Erkrankung oft erhöht, später normal bis vermindert.

Die Folgen des Insulinmangels sind:

- Die Zellen insulinabhängiger Organe können keine Glucose aufnehmen, so dass der Nüchtern-Blutglucosespiegel steigt (er kann bis auf über 180 mg/dl ansteigen). Dadurch kommt es – insbesondere bei absolutem Insulinmangel – zu einer Glucosurie (Glucoseausscheidung im Urin), weil die Rückresorptionskapazität der Niere für Glucose überschritten wird. Diese geht infolge der osmotischen Wirkung von Glucose mit Polyurie (vermehrter Urinausscheidung) einher.
- Aufgrund des Insulinmangels überwiegen die Hormone, die die Expression der Schlüsselenzyme der Gluconeogenese fördern (Glukagon, Katecholamine). Daher ist die Gluconeogenese massiv gesteigert. Als Ausgangsstoff dafür dienen Aminosäuren, was einen erhöhten Harnstoffspiegel zur Folge hat.
- Da der Energiebedarf weitestgehend ohne Glucose gedeckt werden muss, ist – insbesondere bei absolutem Insulinmangel – die Lipolyse gesteigert. Deren Endprodukt Acetyl-CoA kann in der Leber nicht im Citratzyklus verstoffwechselt werden, da es an Oxalacetat mangelt. Deshalb wird Acetyl-CoA in der Leber zur Bildung von Ketonkörpern verwendet, welche im Übermaß zu einer metabolischen Azidose und letztendlich zum diabetischen Koma führen können.

Besteht bei Diabetes mellitus Typ 1 der Verdacht, dass die Zellen noch Insulin sezernieren, lässt sich dies trotz laufender Insulintherapie anhand der C-Peptid-Konzentration im Plasma prüfen: C-Peptid und körpereigenes Insulin liegen in den Speichergranula in äquimolaren Mengen vor und werden auch in diesem Verhältnis ins Plasma sezerniert.

Diabetes mellitus Typ 1 wird durch Insulinsubstitution behandelt. Bei Diabetes mellitus Typ 2 können Sulfonylharnstoffe verabreicht werden. Diese hemmen die Kaliumkanäle der β-Zellen des Pankreas. Dies führt zur Depolarisation der Zellen, zur Öffnung der Calciumkanäle und schließlich zur Sekretion von Insulin.

Ein **Insulinom**, d.h. ein insulinproduzierender β-Zell-Tumor, führt zu einem Abfall des Nüchtern-Blutglucosespiegels (Nüchternhypoglykämie). Je nach Ausmaß der Hypoglykämie treten Heißhunger, Schweißausbruch, Zittern, Sehstörungen bis zu Verwirrtheit und Koma auf.

13.3.2 Glukagon

Struktur und Synthese

Das Peptidhormon Glukagon wird in den α-Zellen der Langerhans-Inseln des Pankreas synthetisiert. Wie bei Insulin ist der erste Schritt die Synthese des Präprohormons. Dieses wird außer im Pankreas auch im ZNS und in der Darmmukosa hergestellt. Es besteht aus dem Signalpeptid, das für den Transport in das endoplasmatische Retikulum notwendig ist, der Glukagon-Aminosäuresequenz und der Aminosäuresequenz zweier weiterer Peptide namens GLP-1 und GLP-2 (GLP = glucagon-like peptide). Durch Abspaltung des Signalpeptids im endoplasmatischen Retikulum entsteht das Prohormon. Dieses wird in den α-Zellen des Pankreas durch proteolytische Spaltung in das aktive Hormon Glukagon umgewandelt, in ZNS und Darmmukosa jedoch in das aktive Hormon GLP-1 (hauptsächlich) bzw. GLP-2. GLP-1 wird bei Nahrungsaufnahme aus den Mukosazellen freigesetzt und stimuliert die Insulinsekretion der β-Zellen des Pankreas.

Regulation

Stimulus für die Sekretion von Glukagon ist die **Abnahme der extrazellulären Glucosekonzentration**. Die Glukagonsekretion verhält sich meist reziprok zur Glucosekonzentration im Blut: hohe Glucosekonzentration → sinkende Glukagonsekretion (und steigende Insulinsekretion), niedrige Glucosekonzentration → steigende Glukagonsekretion (und sinkende Insulinsekretion).

Die Sekretion dieses Hormons hängt aber nicht nur von der Glucosekonzentration, sondern auch von den **Nahrungsbestandteilen** ab: **Nach** einer **kohlenhydratreichen Mahlzeit sinkt** die **Glukagonsekretion** und die Insulinsekretion nimmt zu, nach einer **proteinreichen Mahlzeit steigen** sowohl die Glukagon- als auch die Insulinsekretion. Hohe Aminosäurespiegel im Darm stimulieren die Glukagonfreisetzung und die Freisetzung von Cholezystokinin, das seinerseits die Glukagonfreisetzung fördert.

Wirkung

Der Glukagonrezeptor ist ein **G_S-Protein-gekoppelter Rezeptor**, d.h., das G-Protein stimuliert die Ade-

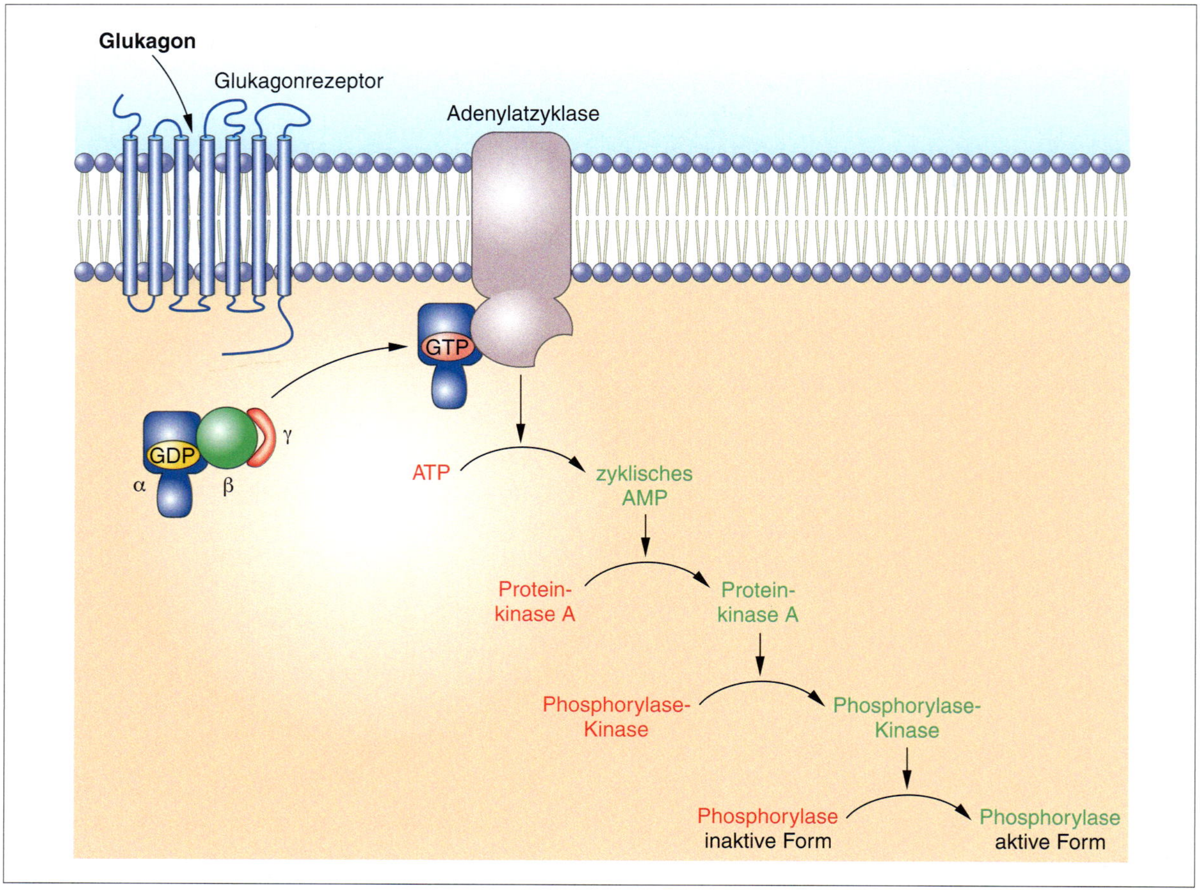

Abb. 13.25 Signaltransduktionsweg bei der Stimulation der Glykogenolyse durch Glukagon. [3]

nylatzyklase. Alle Glukagoneffekte sind also auf den erhöhten cAMP-Spiegel zurückzuführen.

Die größte Wirkung entfaltet Glukagon in der **Leber**, da es dort nach der Sekretion zuerst und in großer Konzentration auftritt. Es **stimuliert die Glykogenolyse**, indem es die Glykogen-Phosphorylase aktiviert (↗ Abb. 13.25) und ihre Synthese induziert. Die Glykogen-Phosphorylase spaltet aus Glykogen Glucose-1-phosphat ab, das in Glucose-6-phosphat umgewandelt wird. Nach Abspaltung des Phosphatrestes wird das Glucosemolekül ins Blut abgegeben. Gleichzeitig **hemmt** Glukagon durch Phosphorylierung und Deaktivierung der Glykogen-Synthase **die Glykogensynthese und die Glykolyse** und **stimuliert die Gluconeogenese**. Darüber hinaus **stimuliert** das Hormon die Oxidation freier Fettsäuren **(β-Oxidation)**.

Merke
Die gesamte Wirkung des Glukagons zielt auf die **Erhöhung des Blutzuckerspiegels**. Glukagon ist somit ein Insulinantagonist.

Auch an **Fettgewebszellen** wirkt Glukagon als Insulinantagonist: Es **stimuliert die Lipolyse** (↗ Abb. 13.26). In Kombinaton mit der gesteigerten β-Oxidation führt dies zu einer Zunahme der Ketonkörpersynthese und -freisetzung. Während einer Fastenperiode sorgt Glukagon auf diese Weise dafür, dass periphere Organe ihren Energiebedarf mit Ketonkörpern decken und der Glucosespiegel nur geringfügig absinkt, so dass genügend Glucose für die Versorgung des Gehirns zur Verfügung steht (↗ Abb. 8.1).

Klinik
Ein glukagonproduzierender Tumor der α-Zellen des Pankreas (**Glukagonom**) äußert sich meist nur in einer herabgesetzten Glucosetoleranz (wie bei Diabetes mellitus).

13.3.3 Katecholamine

Definition, Struktur und Synthese

Als Katecholamine werden **Noradrenalin und Adrenalin** bezeichnet, da sie Abkömmlinge des Katechols, d.h. des 1,2-Dihydroxybenzols, sind. Noradrenalin wird im Nebennierenmark und in postganglionären sympathischen Neuronen synthetisiert, Adrenalin entsteht im Nebennierenmark und in wenigen post-

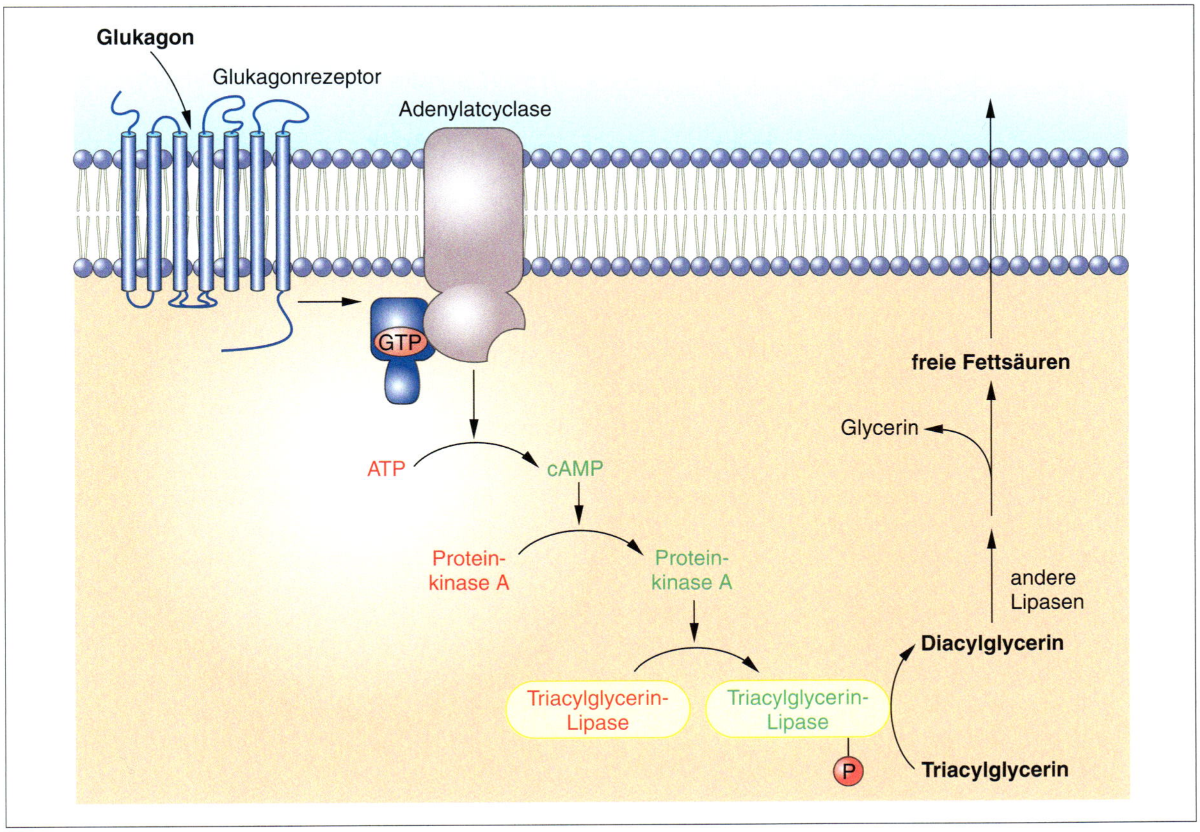

Abb. 13.26 Signaltransduktionsweg bei der Stimulation der Lipolyse durch Glukagon. [3]

ganglionären Neuronen im ZNS durch Methylierung von Noradrenalin. Beim Menschen ist das Hauptprodukt des Nebennierenmarks Adrenalin.

Ausgangsstoff für die Synthese von Noradrenalin und Adrenalin ist die Aminosäure **Tyrosin**. Im Einzelnen laufen folgende Syntheseschritte ab (↗ Abb. 13.27):

- Tyrosin wird durch die Tyrosin-Hydroxylase hydroxyliert, es entsteht **Dihydroxyphenylalanin** (**DOPA**). Die Tyrosin-Hydroxylase benötigt reduziertes Tetrahydrobiopterin, zweiwertiges Eisen und Sauerstoff für die Reaktion.
- DOPA wird mit Hilfe der Dopa-Decarboxylase zu **Dihydroxyphenylamin** (**Dopamin**) decarboxyliert. Eine bessere Bezeichnung für die Dopa-Decarboxylase wäre aromatische L-Aminosäure-Decarboxylase, da dieses Enzym außerdem an der Bildung von Tyramin, Serotonin und Histamin beteiligt ist. Bis hierhin laufen alle Schritte im Zytosol ab.
- Nun erfolgt die Aufnahme von Dopamin in die chromaffinen Granula der Zelle und die Dopamin-β-Hydroxylase katalysiert die Bildung von **Noradrenalin** aus Dopamin. Das Enzym benötigt hierzu zweiwertiges Kupfer und Ascorbinsäure.
- Die Methylierung von Noradrenalin und damit die Bildung von **Adrenalin** wird von der Phenylethanolamin-N-Methyltransferase (= Noradrenalin-N-Methyltransferase!) katalysiert. Die Methylgruppe stammt vom C1-Donor S-Adenosylmethionin.

Die Speicherung der Katecholamine erfolgt im Nebennierenmark und in den sympathischen Nervenendigungen in spezifischen Granula. Die Hormone werden in einem Mg^{2+}- und ATP-abhängigen Vorgang konzentriert. Die Granula enthalten außerdem die Dopamin-β-Hydroxylase und weitere Proteine, die sog. Chromogranine.

Regulation

Die **Synthese** der Katecholamine wird nerval und hormonell reguliert: Sie wird **stimuliert durch** eine **erhöhte Impulsfrequenz der präganglionären sympathischen Neurone**, die die Zellen des Nebennierenmarks innervieren. Die Aktivierung nikotinischer Acetylcholinrezeptoren auf diesen Zellen führt zur Induktion der Tyrosin-Hydroxylase und der Dopamin-β-Hydroxylase (Mechanismus ↗ unten, Sekretion). Auch **Glucocorticoide** fördern die Katecholaminbiosynthese, denn sie sind schwache Induktoren der Tyrosin-Hydroxylase und starke Induktoren der Phenylethanolamin-N-Methyltransferase. Da Katecholamine die Sekretion von CRH und ACTH stimulieren, die wiederum die Glucocorticoidsekretion anregen, können sie ihre eigene Produktion indirekt fördern. Direkt haben **Noradrenalin und Adrenalin** einen **hemmenden Effekt** auf ihre Syn-

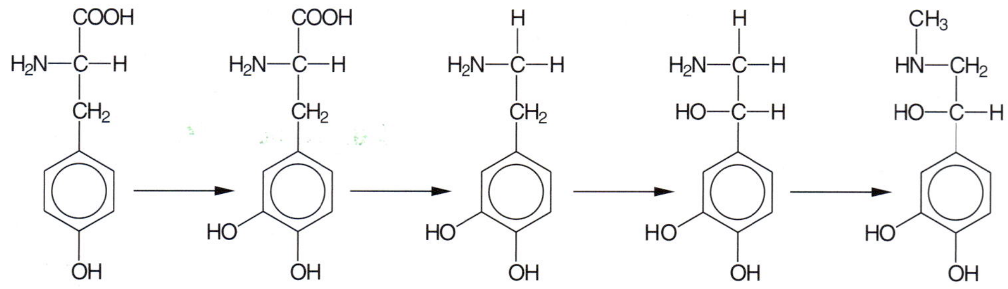

Tyrosin DOPA Dopamin Noradrenalin Adrenalin

Abb. 13.27 Synthese der Katecholamine. [2]

these (negative Rückkopplung), indem sie die Aktivität der Tyrosin-Hydroxylase und der Phenylethanolamin-N-Methyltransferase reduzieren.

Die **Sekretion der Katecholamine** wird in den Zellen des Nebennierenmarks wie in den postganglionären sympathischen Neuronen **durch nervale Stimuli ausgelöst**: Kommt ein Aktionspotential an einer präganglionären Nervenendigung an, wird Acetylcholin in die Synapse freigesetzt. Dieses bindet auf der Zielzelle an nikotinische Acetylcholinrezeptoren, d.h. Acetylcholin-gesteuerte Natriumkanäle, und öffnet sie. Das einströmende Natrium depolarisiert die Membran. Dadurch öffnen sich spannungsabhängige Calciumkanäle. Der Calciumeinstrom fördert die Exozytose der Granula. Außerdem stimuliert er die Katecholaminsynthese, indem er die Calcium/Calmodulin-abhängige Proteinkinase II aktiviert. Diese phosphoryliert, d.h. aktiviert die Tyrosin-Hydroxylase.

Wirkung

Die Wirkung der Katecholamine wird durch die G-Protein-gekoppelten α- und β-Rezeptoren vermittelt. Man unterscheidet zwei Typen von α-Rezeptoren (α_1 und α_2) und drei Typen von β-Rezeptoren (β_1, β_2, β_3). Jeder Rezeptortyp ist an ein anderes G-Protein gekoppelt:

- Der α_1-Rezeptor aktiviert das G_{16}-Protein, das wiederum die Phospholipase C aktiviert und so zum Anstieg der intrazellulären Calciumkonzentration führt, was bei der von Katecholaminen verursachten Vasokonstriktion von Bedeutung ist.
- Der α_2-Rezeptor aktiviert ein G-Protein, das die Adenylatzyklase hemmt und somit zu einer Senkung des cAMP-Spiegels führt.
- Alle β-Rezeptor-Subtypen sind an G-Proteine gekoppelt, die die Adenylatzyklase stimulieren. Ihre Aktivierung hat also einen Anstieg des cAMP-Spiegels zur Folge. Die Aktivierung von β_2-Rezeptoren ist verantwortlich für die **Relaxation der glatten Muskulatur der Bronchien und der Blutgefäße in der Skelettmuskulatur**. Der erhöhte cAMP-Spiegel stimuliert die Calciumaufnahme in das endoplasmatische Retikulum und senkt so die zytosolische Calciumkonzentration. Hierdurch wird die Aktivität der Myosin-Kinase reduziert. Die Kontraktilität der glatten Muskulatur wird noch durch einen zweiten Mechanismus herabgesetzt: Die cAMP-abhängige Proteinkinase phosphoryliert die Myosin-Kinase und vermindert dadurch deren Affinität zum Calcium-Calmodulin-Komplex. Wird die glatte Muskulatur nun erregt, reicht die ins Zytosol freigesetzte Calciummenge nicht aus, um eine Kontraktion auszulösen.

Klinik
Die Phosphorylierung der Myosin-Kinase ist das Wirkprinzip, durch das β-Rezeptor-Agonisten bei Asthma den Tonus der Bronchialmuskulatur senken.

Bei körperlichem und psychischem Stress wird das adrenerge System (Nebennierenmark und adrenerge Nervenendigungen) aktiviert. Dadurch wird die Sekretion der Katecholamine angeregt. Diese **erweitern die Koronargefäße** und **steigern die Schlagfrequenz und Kontraktionskraft des Herzens**. In der **Peripherie** erfolgt eine **Vasokonstriktion**, jedoch nicht in der Skelettmuskulatur.

Des Weiteren **wird durch Stimulation der Glykogenolyse** (Signaltransduktionsweg wie in Abb. 13.25) und der **Lipolyse** (Signaltransduktionsweg wie in Abb. 13.26) **gespeicherte Energie mobilisiert**. Gleichzeitig wird die **Insulinsekretion gehemmt**, damit die mobilisierten Reserven nicht wieder eingelagert werden. Infolgedessen kommt es im Blut zu einem Anstieg von Glucose, Fettsäuren und Laktat, mit denen die in der Stresssituation vermehrt beanspruchten Gewebe ausreichend versorgt werden können.

Abbau

Die für den Katecholaminabbau wesentlichen Enzyme sind die Katechol-O-Methyltransferase (COMT) und die Monoaminoxidase (MAO). Der Abbau **zirkulierender Katecholamine** beginnt mit der Methylierung der Hydroxygruppe in Meta-Stellung (O-Methylierung) durch die COMT und wird durch

Desaminierung mittels MAO fortgesetzt, bei aus **synaptisch freigesetzten Katecholaminen** ist die Desaminierung der erste Abbauschritt. Der weitere Abbau ist bei beiden identisch und führt zum Endprodukt Vanillinmandelsäure (↗ Abb. 13.28), das mit dem Urin ausgeschieden wird.

Klinik
Tumoren des Nebennierenmarks, **Phäochromozytome**, gehen mit einer stark erhöhten Katecholaminsynthese und folglich auch mit einem gesteigerten Abbau einher. Deshalb ist der Nachweis eines Phäochromozytoms einfach: Die Konzentration der Vanillinmandelsäure im Urin ist erhöht.

13.3.4 Glucocorticoide

Definition, Struktur und Synthese

Die Glucocorticoide sind Steroidhormone mit Wirkung auf den Glucosestoffwechsel („Gluco-"!), die in der Nebennierenrinde synthetisiert werden („-cortico-" von Cortex = Rinde). Die wichtigsten physiologisch vorkommenden Glucocorticoide sind Cortisol – der Hauptvertreter, deshalb im Folgenden

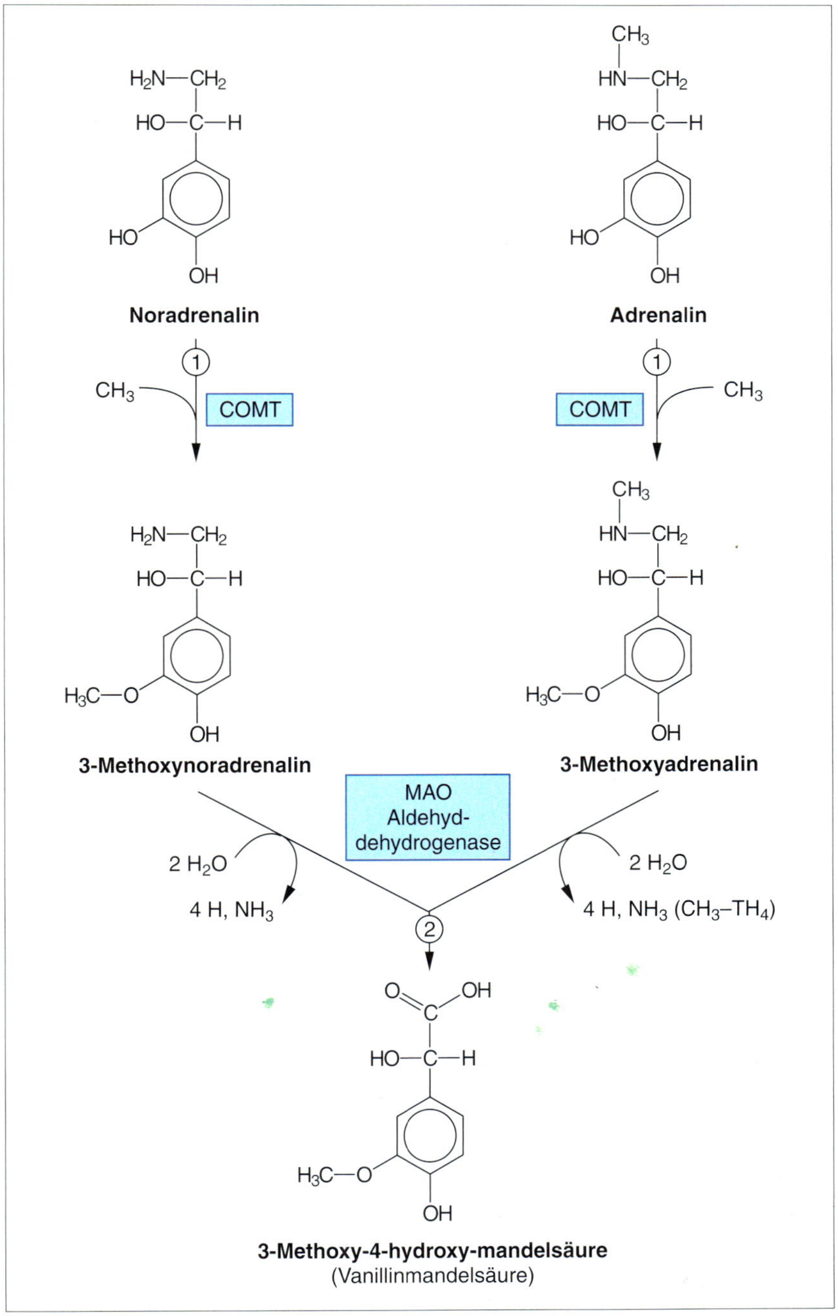

Abb. 13.28 Abbau der Katecholamine. 1: O-Methylierung durch die COMT. Die Methylgruppe stammt vom C1-Donor S-Adenosylmethionin. 2: Oxidative Desaminierung zum Aldehyd durch die MAO (bei Methoxyadrenalin wird zuvor die N-ständige Methylgruppe auf Tetrahydrofolsäure transferiert) und Oxidation des Aldehyds zu Vanillinmandelsäure. [2]

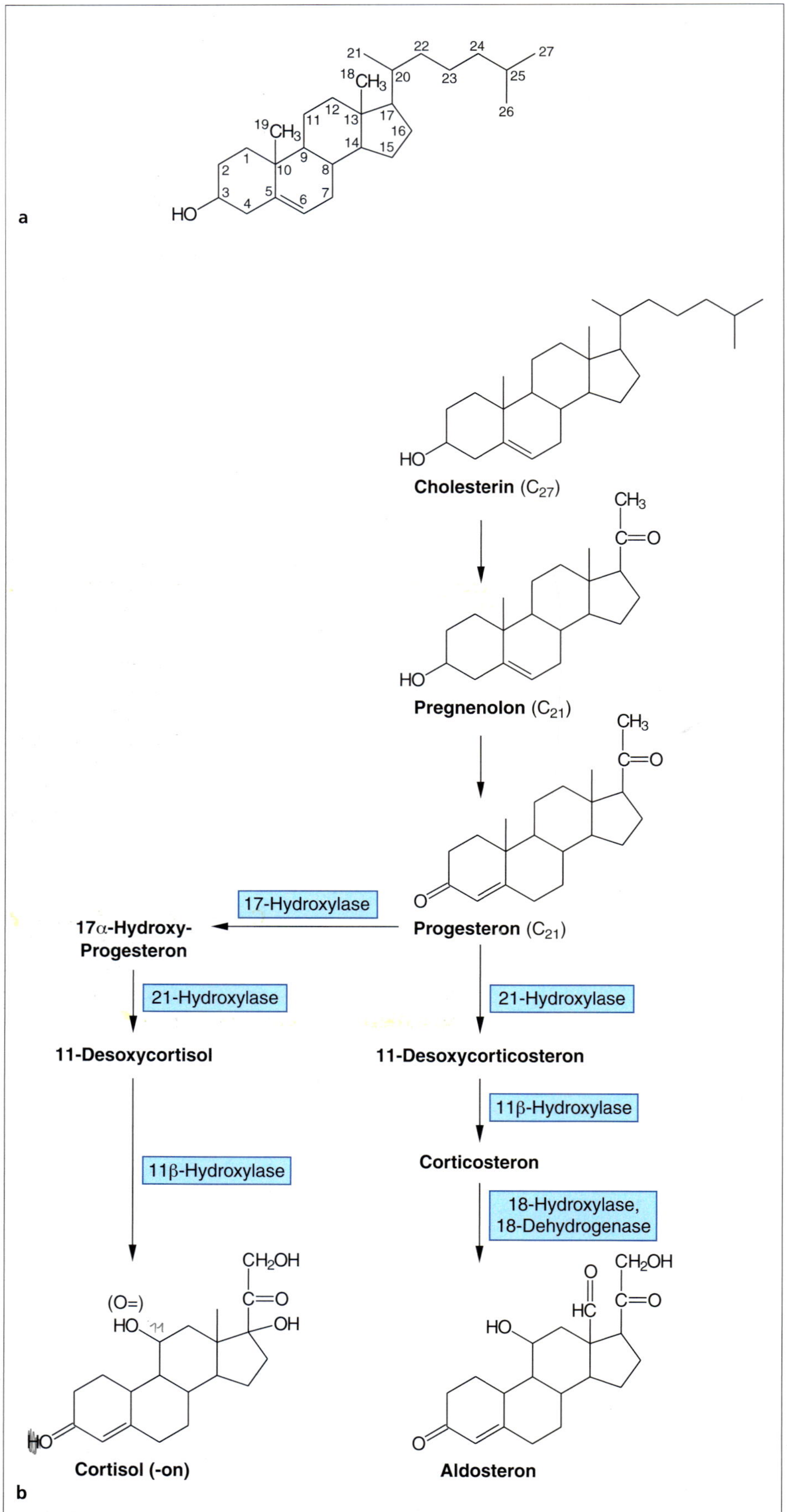

Abb. 13.29 Synthese der Glucocorticoide.
a: Die Ausgangssubstanz Cholesterin, **b:** der Syntheseweg. [2]

stellvertretend abgehandelt –, Cortison und Corticosteron.

Cortisol wird wie die anderen Steroidhormone (Aldosteron, Androgene und Östrogene) aus Cholesterin synthetisiert (↗ Abb. 13.29). Durch Abspaltung der Seitenketten der Positionen 20 und 22 und Einführung einer Ketogruppe an Position 20 wird Cholesterin in Pregnenolon umgewandelt. Die Abspaltung der Seitenketten ist der geschwindigkeitsbestimmende Schritt der Cortisolbiosynthese und wird von der Cholesterin-Desmolase katalysiert. Pregnenolon wird zu Progesteron oxidiert, aus dem durch dreifache Hydroxylierung (an C11, C17 und C21) Cortisol (Hydrocortison) wird. Durch Oxidation der OH-Gruppe an C11 entsteht Cortison. Erfolgt die Hydroxylierung des Progesterons nur an C11 und C21, erhält man Corticosteron. Aus diesem kann Aldosteron gebildet werden, wenn C18 hydroxyliert wird und dann eine Oxidation folgt.

Der Ort der Cortisolsynthese, die **Nebennierenrinde**, kann morphologisch und funktionell in **drei Zonen** untergliedert werden: Die äußerste Schicht ist die **Zona glomerulosa**. Dort werden etwa 50 % des zirkulierenden Corticosterons und das Aldosteron gebildet. Die breiteste Schicht ist die mittlere, die **Zona fasciculata**. Dort entstehen der Großteil des Cortisols und der Rest des Corticosterons. Die Zona reticularis produziert vor allem Androgene, aber in geringem Maße auch Glucocorticoide.

Merke
In den Regionen der Nebennierenrinde werden folgende Steroidhormone gebildet:
- Zona glomerulosa: Mineralocorticoide
- Zona fasciculata: Glucocorticoide
- Zona reticularis: Androgene und Östrogene

Transport und Abbau

Cortisol ist schlecht löslich und wird daher im Blut an das α-Globulin **Transcortin**, bei sehr hohen Cortisolkonzentrationen auch an Albumin gebunden transportiert.

Glucocorticoide werden im Hepatozyten durch $NADPH+H^+$-abhängige Hydrierung deaktiviert und anschließend im endoplasmatischen Retikulum sulfatiert oder glucuronidiert. Die Ausscheidung erfolgt zum geringeren Teil über Galle und Darm und zum größten Teil über die Niere.

Regulation

Die Cortisolsynthese wird reguliert durch (↗ Abb. 13.30)
- das hypothalamische **Corticotropin-Releasing-Hormon (CRH)**: Dieses bewirkt am Hypophysenvorderlappen die Sekretion des adrenocorticotropen Hormons (ACTH).
- **ACTH**: Dieses entsteht wie die Melanozyten-stimulierenden Hormone (α-, β, γ-MSH), die lipotropen Hormone (β- und γ-LPH = Lipotropin) und die Endorphine aus der Vorstufe Proopiomelanocortin (POMC). ACTH stimuliert die Freisetzung von Corticosteroiden (vor allem Cortisol) aus der Nebennierenrinde.
- **Zytokine** (in Abb. 13.30 nicht dargestellt): IL-1, IL-6 und TNFα stimulieren die Hormonsekretion auf allen drei Ebenen (Hypothalamus, Hypophyse und Nebennierenrinde).
- **Cortisol**, das die CRH- und ACTH-Sekretion hemmt (negative Rückkopplung).

Merke
Die Cortisolsekretion hängt auch von der Tageszeit ab: Sie ist maximal am frühen Morgen. Ein zweiter, nicht ganz so hoher Sekretions-Peak findet sich am Nachmittag. Am geringsten ist die Cortisolausschüttung in den späten Abendstunden.

Wirkung

Wirkungsmechanismus: Cortisol bindet an einen Rezeptor, der im Zytosol an das Hitzeschockprotein Hsp90 gebunden vorliegt. Das Hsp90 inaktiviert den Cortisolrezeptor, indem es seine DNA-Bindungsdomäne und sein Kernlokalisierungssignal verdeckt und so die Wanderung des Moleküls in den Zellkern verhindert. Bindet Cortisol an den Rezeptor, dissoziiert Hsp90 ab und der Hormon-Rezeptor-Komplex wandert in den Zellkern, wo er an spezifische DNA-Bereiche mit Enhancer-Charakter bindet und die Transkription der von ihnen regulierten Gene beeinflusst.

Stoffwechseleffekte

- **Glucosestoffwechsel:** Cortisol ist (wie Glukagon) dafür verantwortlich, in Hungerperioden den Blutzuckerspiegel aufrechtzuerhalten, um die Funktion des ZNS zu gewährleisten. Zu diesem Zweck
  - **stimuliert** es die **Gluconeogenese**,

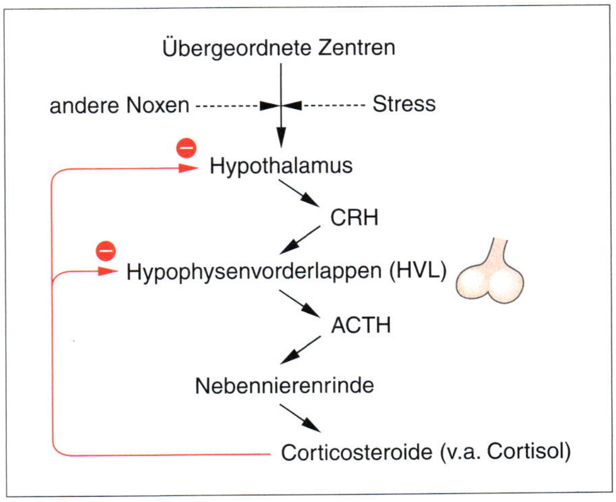

Abb. 13.30 Regulation der Corticosteroidsekretion. [2]

- sorgt es dafür, dass die Ausgangsstoffe dafür in ausreichender Menge vorhanden sind: In Skelettmuskelzellen induziert es Proteasen, die Muskelproteine hydrolysieren. Auf diese Weise stehen Aminosäuren für die Gluconeogenese zur Verfügung. Damit die Leber diese gut verstoffwechseln kann, induziert Cortisol die Synthese der aminosäuremetabolisierenden Leberenzyme (vor allem Transaminasen). Aus den Aminosäuren werden α-Ketosäuren (Pyruvat, α-Ketoglutarat) gebildet und diese werden über Oxalacetat in die Gluconeogenese eingeschleust.
- **hemmt** es die **Glucoseaufnahme in Muskel- und Fettgewebszellen**, damit die Glucose dem ZNS zur Verfügung steht.

Merke
Cortisol gehört neben Glukagon und Katecholaminen zu den kontrainsulinären Hormonen. Ein erhöhter Cortisolspiegel kann daher zu einer diabetischen Stoffwechsellage führen.

- **Lipidstoffwechsel:** Cortisol **fördert die Lipolyse**, indem es in Adipozyten die hormonsensitive Lipase aktiviert. Die aus dem Triacylglycerin-Speicher freigesetzten Fettsäuren können bei Hunger in der Leber zu Ketonkörpern umgewandelt werden. Diese eignen sich gut für die oxidative Phosphorylierung und ATP-Gewinnung und können, da sie gut löslich sind, über den Blutweg überall hin transportiert werden. Auch das ZNS kann nach einigen Tagen etwa die Hälfte seines Energiebedarfs mit Ketonkörpern decken. Das gleichzeitig freigesetzte Glycerin fließt in die Gluconeogenese.

Sonstige Wirkungen

Cortisol beeinflusst das **Immunsystem**: Es wirkt entzündungshemmend und immunsuppressiv.

Grundlage der **entzündungshemmenden Wirkung** ist die **Förderung der Expression von Lipocortin**, einem starken Inhibitor der Phospholipase A_2, die für die Freisetzung der Arachidonsäure (Ausgangsstoff der Prostaglandinsynthese) aus Membranlipiden sorgt.

Grundlage der **immunsuppressiven Wirkung** ist die **Hemmung der Interleukinsynthese**. Ohne Interleukine unterbleiben Differenzierung und Proliferation der T-Helferzellen. Da sich ohne reife T-Helferzellen die B-Zellen nicht differenzieren können, unterbleibt die Antikörpersynthese. Die Immunantwort wird hierdurch deutlich abgeschwächt.

Klinik
Bei überschießenden Immunreaktionen (Autoimmunerkrankungen) und allergischen Reaktionen werden wegen ihrer immunsuppressiven Wirkung synthetische Cortisolderivate (Dexamethason, Triamcinolon) eingesetzt.

In hohen Konzentrationen steigert Cortisol die Natriumrückresorption und Kalium- (und H^+-)Sekretion und induziert so einen Blutdruckanstieg (**mineralocorticoide Wirkung**).

Klinik
Erkrankungen der Nebennierenrinde:
- Beim **adrenogenitalen Syndrom (AGS)** ist das 21-Hydroxylase-Gen defekt. Die Folge ist ein Cortisol- und Aldosteronmangel (↗ Abb. 13.29b). Die Vorstufen Progesteron und 17α-Hydroxy-Progesteron reichern sich an. Aufgrund der fehlenden Rückkopplungshemmung durch Cortisol werden CRH und ACTH ausgeschüttet. ACTH aktiviert die Cholesterindesmolase, so dass noch mehr Progesteron angehäuft wird. Aus Progesteron und 17α-Hydroxy-Progesteron werden Androgene gebildet, die bei Mädchen zur Virilisierung (Vermännlichung) und bei Jungen zur Pseudopubertas praecox (Beginn der Pubertät im 6.–8. Lebensjahr) führen.
- **Cushing-Syndrom (Hypercortisolismus):** Hierunter versteht man ein Überangebot an Glucocorticoiden. Dieses kann z. B. durch einen cortisolproduzierenden Tumor der Nebennierenrinde (adrenales Cushing-Syndrom), einen ACTH-produzierenden Hypophysentumor (zentrales Cushing-Syndrom) oder die Therapie mit Glucocorticoiden bedingt sein. Die Symptome sind ein Mondgesicht, Stammfettsucht, Ödeme, Hypertonie, Osteoporose und häufig eine diabetische Stoffwechsellage oder pathologische Glucosetoleranz.
- **Morbus Addison (primäre Insuffizienz der Nebennierenrinde):** Durch eine Autoimmunerkrankung der Nebennierenrinde oder durch Zerstörung derselben durch entzündliche und tumoröse Prozesse (Tbc, Metastasen) entsteht ein Mangel an Gluco- und Mineralocorticoiden. Es resultieren folgende Symptome: Hyperkaliämie, metabolische Azidose, Dehydratation und Hypoglykämie. Durch die fehlende Rückkopplungshemmung von Hypothalamus und Hypophyse werden vermehrt CRH und ACTH gebildet. Da die gesteigerte ACTH-Bildung mit einer vermehrten Bildung von Proopiomelanocortin einhergeht, sind meist auch ein MSH-Anstieg und eine intensivere Pigmentierung der Haut zu beobachten.

13.4 Regulation von Verdauung und Resorption

Verdauung und Resorption erfordern eine genaue Koordination und Regulation, damit die zugeführten Nahrungsmittel optimal genutzt werden können. Da das Nahrungsangebot sehr wechselhaft sein kann und am Verdauungsprozess mehrere Organe beteiligt sind, ist die Koordination zwischen diesen Organen Voraussetzung für eine gute Nahrungsverwertung. Die Steuerung dieses komplexen Systems unterliegt deswegen sowohl neuronalen als auch hormonellen Faktoren. Den hormonellen Anteil bestreiten die sog. Enterohormone Gastrin, Sekretin und Cholezystokinin.

13.4.1 Gastrin

Gastrin ist ein Polypeptid und gehört in die Gruppe der Gewebshormone. Es wird in den enteroendokrinen Gastrinzellen (G-Zellen) des Antrums und Duodenums synthetisiert und kommt in drei Varianten vor:

- Big-Gastrin (Antrum und Duodenum): 34 Aminosäuren
- Little-Gastrin (vorwiegend Antrum): 17 Aminosäuren
- Minigastrin (vorwiegend Antrum): 13 Aminosäuren

Die G-Zellen sezernieren Gastrin, wenn

- die Antrumschleimhaut mit Speisebrei in Berührung kommt und mechanisch gedehnt wird,
- sie durch Vagusreiz stimuliert werden,
- der pH-Wert im Magenlumen steigt,
- Peptide, Röststoffe, Alkohol oder Coffein im Speisebrei enthalten sind. Peptide induzieren die Sekretion des Gastrin-Releasing-Peptide (GRP) aus peptidergen postganglionären parasympathischen Nervenfasern und Neuronen des enteralen Nervensystems.

Die Sekretion von Gastrin wird gehemmt durch

- Absinken des pH im Magenlumen,
- Sekretin,
- GIP (gastroinhibitorisches Peptid) und VIP (vasoaktives intestinales Peptid).

Gastrin gelangt über die Blutbahn zu den **Belegzellen des Magens** und **stimuliert** sie über spezifische, G-Protein-gekoppelte Gastrinrezeptoren. Die Bindung an den Rezeptor führt zur Aktivierung der Phospholipase Cβ und somit zum Anstieg der intrazellulären Calciumkonzentration. Dies stimuliert die Protonenabgabe. Hierdurch sinkt der pH des Magensaftes und die Gastrinausschüttung wird gehemmt (Regelkreis).

Weiterhin **stimuliert** Gastrin die **Pepsin- und Insulinsekretion** und bewirkt eine **Motilitätszunahme von Dünndarm und Gallenblase**.

Klinik
Das **Zollinger-Ellison-Syndrom** ist durch **Gastrinome** charakterisiert. Dies sind Tumoren, die Gastrin und manchmal auch andere Hormone produzieren. In etwa 50 % der Fälle kommt es zu einer malignen Entartung und Metastasierung. Schwerwiegendstes Symptom sind multiple rezidivierende und therapieresistente Ulzera in Magen, Duodenum und Jejunum durch eine übermäßige, gastrininduzierte Salzsäuresekretion der Magenschleimhaut. Da die Tumoren, auch wenn sie per se nicht maligne sind, wegen ihres multiplen Auftretens meist nicht operativ entfernt werden können, verabreicht man Protonenpumpenhemmer (↗ Kap. 17.2.1).

13.4.2 Sekretin

Sekretin besteht aus 27 Aminosäuren und wird von den S-Zellen des Duodenums und Jejunums synthetisiert und sezerniert.

Die Sekretion wird ausgelöst, wenn

- das Duodenum mit saurem Mageninhalt und Fetten in Kontakt kommt,
- die S-Zellen durch Vagusreiz stimuliert werden.

Sekretin gelangt über den Blutweg zum **Pankreas** und **stimuliert** dort die **Freisetzung von Hydrogencarbonat** (HCO_3^-) **und Wasser** in das Duodenum (über das Adenylatzyklasesystem). HCO_3^- **neutralisiert** den sauren **Speisebrei**, was wiederum hemmend auf die Sekretinausschüttung wirkt (Regelkreis). Zusätzlich hemmt das Sekretin die Gastrinsekretion und die Magenmotilität und fördert die Insulinsekretion.

13.4.3 Cholezystokinin (Pankreozymin)

Cholezystokinin ist ein Peptid aus 33 Aminosäuren, das in den enteroendokrinen Zellen von Duodenum, Jejunum und Ileum synthetisiert und sezerniert wird. Die Struktur ähnelt teilweise der des Gastrins.

Die Sekretion des Cholezystokinins wird durch Gallensäuren, freie Fettsäuren, Aminosäuren und Peptide im Lumen des Duodenums und Jejunums stimuliert.

Cholezystokinin wirkt hauptsächlich im **Pankreas stimulierend** auf die **Sekretion von Verdauungsenzymen wie Lipasen und Amylasen**. In geringem Maß stimuliert es die Belegzellen des Magens (Ähnlichkeit mit Gastrin). Diese Wirkungen werden durch einen Cholezystokininrezeptor vermittelt, dessen Aktivierung die intrazelluläre Calciumkonzentration steigert. Zudem regt Cholezystokinin die Kontraktion der Gallenblase an.

13.4.4 Salzsäureproduktion

Zum Mechanismus der Salzsäureproduktion ↗ Kap. 17.2.1. Die Sekretion der Magensäure kann durch Histamin, Gastrin und Acetylcholin gesteigert werden. Medikamentöse oder operative Parasympatholyse (Atropin, Vagotomie), Sekretin, Histamin-Antagonisten und Carboanhydrasehemmer hemmen die Salzsäuresekretion.

13.4.5 Sekretion des Pankreas (↗ Kap. 17.2.1)

13.5 Regulation des Elektrolyt- und Wasserhaushalts

13.5.1 Mineralocorticoide

Definition, Struktur und Synthese

Als Mineralocorticoide werden die Steroidhormone 11-Desoxycorticosteron und Aldosteron bezeichnet. Sie werden in der Zona glomerulosa der Nebennierenrinde aus Cholesterin synthetisiert (↗ Abb. 13.29b).

Merke
Die mineralocorticoide Wirkung von Aldosteron ist etwa 1000-mal größer als die von Cortisol und 35-mal größer als die von 11-Desoxycorticosteron.

Regulation

Synthese und Sekretion von Aldosteron werden **reguliert durch**

- das **Extrazellularvolumen**: Seine Abnahme wirkt stimulierend, seine Zunahme hemmend.
- die **Natriumkonzentration im Plasma**: Ihre Abnahme wirkt stimulierend, ihre Zunahme hemmend.
- die **Kaliumkonzentration im Plasma**: Ihre Zunahme wirkt stimulierend, ihre Abnahme hemmend.
- **Dopamin:** hemmende Wirkung,
- **ACTH:** stimulierende Wirkung,
- das **Renin-Angiotensin-Aldosteron-System** (RAAS, ↗ Abb. 13.31): Die Protease Renin wird in den juxtaglomerulären Zellen der Niere synthetisiert und ins Blut sezerniert. Hier spaltet sie aus Angiotensinogen, das vor allem in der Leber, aber z. B. auch im Fettgewebe gebildet wird, Angiotensin I ab. Dieses wird durch das Angiotensin-Converting-Enzym (ACE) durch Abspaltung eines Dipeptids in Angiotensin II umgewandelt. **Angiotensin II** ist der **stärkste Aktivator der Aldosteronsynthese und -sekretion**. Es bewirkt außerdem eine Vasokonstriktion der Arteriolen und somit einen Blutdruckanstieg. Die Wirkungen von Angiotensin II werden durch zwei Rezeptoren vermittelt:
  - AT_1-Rezeptoren finden sich in vielen Geweben, vor allem auf Zellen der Zona glomerulosa der Nebennierenrinde und glatten Blutgefäßmuskelzellen. Sie sind G-Protein-gekoppelt, der Second messenger ist IP_3, die vermittelten Wirkungen sind vor allem die Aldosteronsekretion und die Vasokonstriktion.
  - AT_2-Rezeptoren sind dem AT_1-Rezeptor strukturell ähnlich und kommen vor allem in fetalen Geweben vor. Bei Erwachsenen finden sie sich im Rahmen von Verletzungen. Es wird vermutet, dass sie an der Wundheilung beteiligt sind. Ob sie G-Protein-gekoppelt sind, und welche weiteren Wirkungen sie vermitteln, ist bislang unklar.

Der Abbau von Angiotensin II wird durch die Angiotensinase erledigt.

Klinik
Drei Gruppen von Medikamenten greifen in die Wirkungen des RAAS ein und werden zur **Senkung eines erhöhten Blutdrucks** eingesetzt:

- **Aldosteronantagonisten** (Spironolacton, Canrenoat): Diese Substanzen antagonisieren die Aldosteronwirkung im distalen Tubulus und Sammelrohr durch kompetitive Verdrängung von Aldosteron und wirken so der aldosteronvermittelten Na^+- und Wasserrückresorption entgegen. Hierdurch werden Plasmavolumen und Blutdruck gesenkt.
- **ACE-Hemmer** (Captopril, Enalapril, Ramipril): Diese Präparate hemmen kompetitiv das Angiotensin-Converting-Enzym. Die fehlende Umwandlung von Angiotensin I in Angiotensin II führt zu einer verminderten Sekretion von Aldosteron und zu einer Gefäßrelaxation. Beide Effekte führen zu einer Blutdrucksenkung.

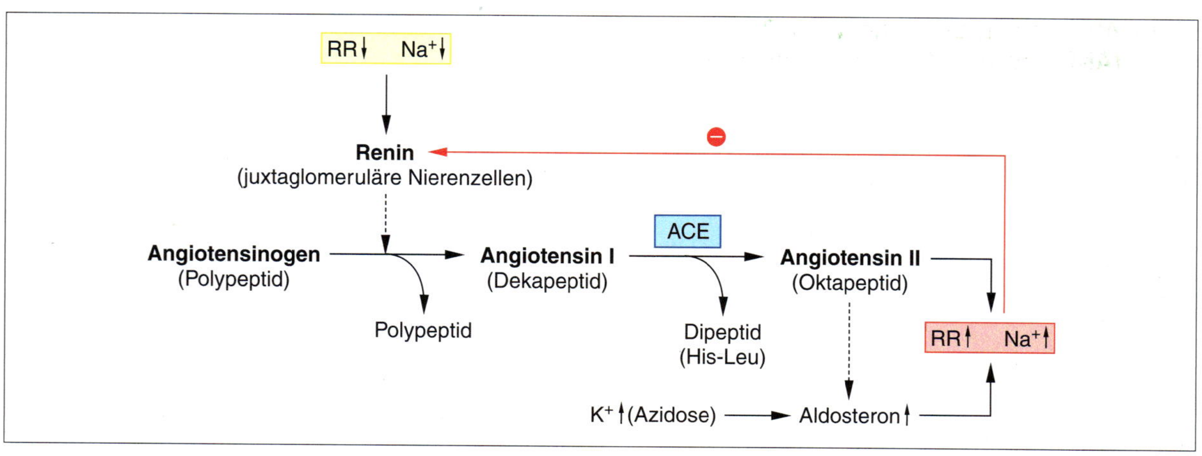

Abb. 13.31 Steuerung der Aldosteronsekretion durch das Renin-Angiotensin-Aldosteron-System. [2]

- **AT$_1$-Blocker** (Losartan, Valsartan, Candesartan u. a.): Diese Medikamente besetzen teils kompetitiv, teils irreversibel die AT$_1$-Rezeptoren und verhindern so die Wirkung von Angiotensin II. Ihre Wirkungen ähneln denen der ACE-Hemmer.

Wirkung

Aldosteron bindet an einen **zytoplasmatischen Rezeptor** der Steroidhormonrezeptorfamilie. Der Hormon-Rezeptor-Komplex gelangt in den Zellkern und beeinflusst dort die Genexpression. Zu den Proteinen, deren Synthese stimuliert wird, gehören ein Natriumkanal, eine Na^+-K^+-ATPase und Enzyme des Citratzyklus. Besonders viele Aldosteronrezeptoren kommen in den Sammelrohren der Niere, im Kolon und in den Schweißdrüsen vor. Aldosteron fördert die **Rückresorption von Natrium** im distalen Tubulus und Sammelrohr durch Einbau des Natriumkanals in die Membran. Der Na^+-Einstrom folgt dabei dem Konzentrationsgradienten für Na^+ (die intrazelluläre Na^+-Konzentration wird durch die kapillarseitige Na^+-K^+-ATPase niedrig gehalten). Durch den verstärkten Na^+-Einstrom wird die tubulusseitige Membran depolarisiert, so dass K^+ dem elektrischen und dem Konzentrationsgradienten folgend ins Tubuluslumen strömt und so vermehrt ausgeschieden wird. Die Folge ist ein Abfall des Plasmakaliumspiegels. Mit der gesteigerten Natriumrückresorption geht aus osmotischen Gründen eine **gesteigerte Rückresorption von Wasser** einher. **Chlorid** wird durch Solvent drag mit rückresorbiert.

Als weitere Wirkung von Aldosteron kommt es zu einer gesteigerten Protonenausscheidung über den Na^+-H^+-Antiport und zu einer Ausscheidung von Ammoniumionen. Auch im Kolon und in den Schweißdrüsen wird die Natriumausscheidung gedrosselt.

Klinik
Zum primären und sekundären Hyperaldosteronismus ↗ Kap. 12.2.2.

13.5.2 Atriales natriuretisches Peptid (ANP, natriuretisches Atriumpeptid)

Struktur und Synthese

Das atriale natriuretische Peptid (ANP) wird von endokrinen Herzmuskelzellen synthetisiert, die sich vor allem im rechten Vorhof befinden, vereinzelt auch an anderen Stellen des Herzens. ANP wird als Präprohormon synthetisiert. Nach Abspaltung des Signalpeptids liegt das Pro-ANP vor, welches in ANP und ein Restfragment gespalten wird. ANP und seine Vorstufen werden in Granula gespeichert.

Regulation

Der **Stimulus für die Freisetzung von ANP** in das Blut ist die **Vorhofdehnung**. Diese wird durch Zunahme des Plasmavolumens (Aldosteron-, ADH-Wirkung) und den damit einhergehenden Druckanstieg im rechten Vorhof ausgelöst.

Wirkung

Die Rezeptoren für ANP befinden sich in den Glomerula und den Vasa recta der Niere. Auch im ZNS, der Nebennierenrinde, in Gefäßmuskeln und Epithelzellen sind sie vorhanden. Sie vermitteln die Hormonwirkung über eine membrangebundene Guanylatzyklase (cGMP ↑).

ANP relaxiert die glatte Muskulatur der Arteriolen, vor allem an den renalen Blutgefäßen. Dadurch wird die glomeruläre Filtrationsrate gesteigert (↗ auch Abb. 13.33), die **Wasser- und Salzausscheidung nimmt zu**. Dazu trägt auch eine verminderte Natriumrückresorption bei.

ANP **hemmt** darüber hinaus die **Aldosteronfreisetzung**, indem es die Reninsekretion und die Nebennierenrindenfunktion herabsetzt. Auch die **ADH-Ausschüttung** wird **gehemmt**.

13.5.3 Antidiuretisches Hormon (ADH, Vasopressin)

Struktur und Synthese

ADH wird im Hypothalamus synthetisiert und wie Oxytocin im Hypophysenhinterlappen gespeichert. Neurophysin II fungiert als Trägerprotein während des Transports zur Hypophyse. Wie Oxytocin ist ADH ein Nonapeptid, das aufgrund einer Disulfidbrücke eine zyklische Struktur hat (↗ Abb. 13.32).

Regulation

Die ADH-Sekretion wird reguliert durch

- die **Serumosmolalität**: Ihre Zunahme (auch nur um 2 %!) wird von Rezeptoren des ZNS registriert, an den Hypophysenhinterlappen weitergegeben und löst die Freisetzung von ADH aus.
- **Acetylcholin**, **Nicotin** und **Morphin**: Sie wirken stimulierend.
- **Adrenalin** und **Ethanol**: Sie wirken hemmend.

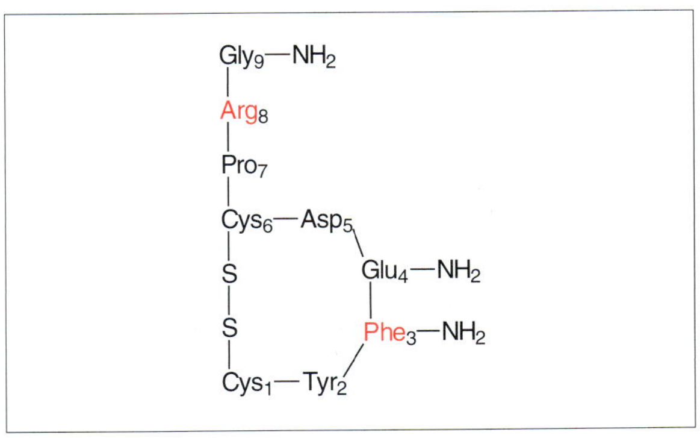

Abb. 13.32 Antidiuretisches Hormon (ADH, Vasopressin). [2]

Wirkung

ADH bewirkt eine **Vasokonstriktion**. Diese Wirkung wird durch V_1-Rezeptoren vermittelt, die über G-Proteine die Synthese von IP_3 stimulieren. Der Anstieg der intrazellulären Calciumkonzentration hat eine gesteigerte Kontraktion der glatten Muskelzellen der Blutgefäße zur Folge.

ADH hat außerdem eine antidiuretische Wirkung, die über V_2-Rezeptoren (Adenylatzyklase) vermittelt wird: Es **fördert die Wasserretention** in den distalen Tubuli und in den Sammelrohren der Niere, indem es die Zahl der Wasserkanäle (Aquaporine) in der apikalen Zellmembran steigert.

Abbildung 13.33 zeigt das Zusammenspiel von ADH, ANP, Angiotensin II und Aldosteron bei der Regulation des Wasserhaushalts.

Klinik

Fehlende oder mangelhafte ADH-Synthese oder -wirkung führt zu einem starken Anstieg der Urinausscheidung (Polyurie, bis zu 20 l/Tag) und krankhaft gesteigertem Durst (Polydipsie). Das Krankheitsbild wird als **Diabetes insipidus** bezeichnet. Liegt die Ursache in einer reduzierten oder fehlenden ADH-Produktion des Hypothalamus, so spricht man von einem zentralen Diabetes insipidus; liegt sie in einem Rezeptordefekt der Nierenzellen, so liegt ein renaler Diabetes insipidus vor. Der massive Wasser- und Elektrolytverlust kann ohne Behandlung (ADH-Substitution) lebensgefährlich sein.

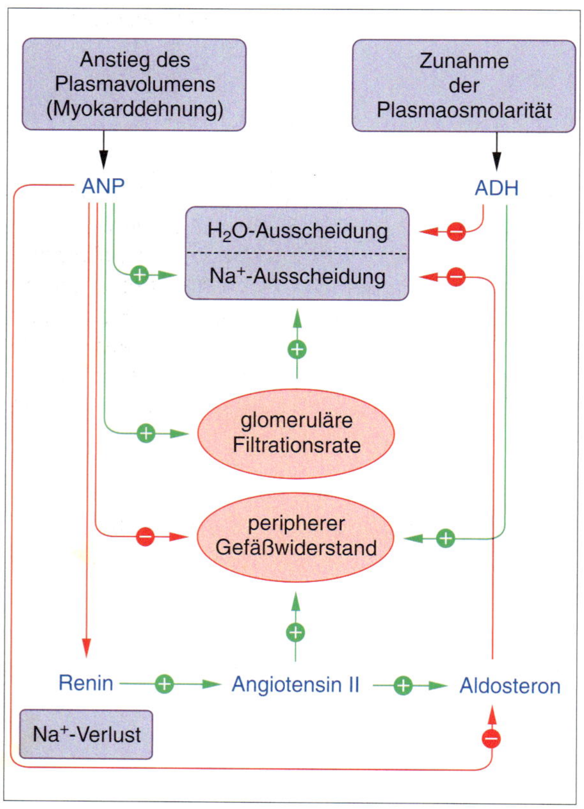

Abb. 13.33 Übersicht über die hormonelle Regulation des Wasser- und Elektrolythaushalts. [4]

13.6 Regulation des Calcium- und Phosphatstoffwechsels

13.6.1 Parathormon

Struktur und Synthese

Parathormon (PTH) besteht aus 84 Aminosäuren, wobei nur die 27 N-terminal gelegenen für die biologische Wirkung des Hormons benötigt werden. In den Nebenschilddrüsen (Gll. parathyreoideae) wird ein Präpromolekül gebildet, aus dem nach Abspaltung des Signalpeptids und eines weiteren Peptidrestes PTH entsteht. Parathormon wird nur in geringen Mengen in Granula gespeichert und zum Großteil kontinuierlich synthetisiert und freigesetzt.

Merke

Ursprungsort des **Para**thormons ist die Gl. **parathyreoidea**

Regulation

Die PTH-Synthese wird von der **Plasmakonzentration der Calciumionen** reguliert: Ist sie erniedrigt, wird die Synthese gesteigert, ist sie erhöht, wird die Synthese gehemmt. Die Calciumionenkonzentration wird durch G-Protein-gekoppelte Calciumrezeptoren auf den Zellen der Nebenschilddrüsen gemessen.

Wirkung

Die PTH-Wirkungen werden durch G-Protein-gekoppelte Rezeptoren vermittelt, die die Adenylatzyklase stimulieren.

Parathormon reguliert zusammen mit 1,25-Dihydroxycholecalciferol und Calcitonin den Calciumspiegel des Blutes. Der Normalspiegel der Calciumionen liegt bei 2,1–2,6 mmol/l. 50 % der Calciumionen sind an Proteine gebunden und somit inaktiv, 50 % liegen frei vor.

Die Zielorgane des PTH sind die Knochen, die Nieren und die Darmschleimhaut. **Am Knochen induziert PTH die Freisetzung von Calcium** aus der Knochensubstanz durch Aktivierung von Osteoklasten. Da sich auf Osteoklasten keine Rezeptoren für PTH finden, sondern nur auf Osteoblasten, vermutet man, dass die durch das Hormon aktivierten Osteoblasten Zytokine (vor allem IL-1) sezernieren, welche wiederum die Osteoklasten aktivieren. Die aktivierten Osteoklasten bauen die Knochensubstanz mit Hilfe von lysosomalen Hydrolasen und Kollagenasen ab. Dies hat auch eine vermehrte Freisetzung von Hydroxyprolin zur Folge.

Merke
Die Hydroxyprolinausscheidung wird als Parameter zur Einschätzung der PTH-Aktivität herangezogen.

An der Niere hemmt PTH die Phosphatrückresorption, so dass es zu Phosphaturie kommt, und **stimuliert die Calciumresorption**. Ein weiterer Effekt des Hormons in der Niere ist die **gesteigerte Hydroxylierung von 25-Hydroxycholecalciferol** zu 1,25-Dihydroxycholecalciferol.

Im **Darm steigert** PTH die **Calciumresorption**.

Klinik
Ein Überangebot an PTH **(Hyperparathyreoidismus)** führt zur Demineralisierung der Knochensubstanz. Daher treten vermehrt Knochenbrüche auf. Man unterscheidet drei Formen des Hyperparathyreoidismus:

- **primärer Hyperparathyreoidismus:** Eine Überfunktion der Nebenschilddrüse wird durch hormonproduzierende Adenome oder eine diffuse Hyperplasie der Nebenschilddrüse verursacht. Der Plasmacalciumspiegel ist immer erhöht.
- Der **sekundäre Hyperparathyreoidismus** ist eine Folge von Ca^{2+}-Mangel (chronische Niereninsuffizienz [mangelnde Synthese von Dihydroxycholecalciferol!], intestinale Resorptionsstörung). Der Blutcalciumspiegel ist meist erniedrigt oder normal.
- Aus einem lange bestehenden sekundären Hyperparathyreoidismus kann sich der **tertiäre Hyperparathyreoidismus** als autonome Form entwickeln (meist bei chronischer Niereninsuffizienz). Der Blutcalciumspiegel ist meist normal oder leicht erhöht.

Zum **Hypoparathyreoidismus** kommt es, wenn die Nebenschilddrüsen z.B. bei einer Schilddrüsenoperation versehentlich mit entfernt werden. Aus der fehlenden PTH-Sekretion resultiert ein erniedrigter Calciumspiegel. Die Folge des niedrigen Calciumspiegels ist eine neuromuskuläre Übererregbarkeit. Es kommt zu Missempfindungen in der Umgebung des Mundes oder an den Händen und Füßen, zu gesteigerten Reflexen und zu Muskelkrämpfen bis hin zur Tetanie.

13.6.2 Calcitonin

Struktur und Synthese

Auch Calcitonin ist an der Regulation des Calciumspiegels im Blut beteiligt. Es wird von den C-Zellen der Schilddrüse synthetisiert und sezerniert und wird deshalb auch Thyreocalcitonin genannt. Das Peptid besteht aus 32 Aminosäuren und hat am N-terminalen Ende eine Disulfidbrücke.

Regulation

Die Sekretion von Calcitonin ist abhängig vom **Plasmacalciumspiegel**: Ist dieser auch nur geringfügig erhöht, wird aus den C-Zellen Calcitonin freigesetzt.

Wirkung

Die Calcitoninwirkung wird durch G-Protein-gekoppelte Rezeptoren vermittelt, die entweder die Adenylatzyklase oder die Phospholipase Cβ stimulieren.

Am **Knochen hemmt** Calcitonin die **Freisetzung von Calcium**, indem es die Aktivität der Osteoklasten reduziert und Osteoblasten aktiviert. Es ist ein **Parathormonantagonist**.

Im **Gastrointestinaltrakt** hemmt es zum einen die Motilität, zum anderen die Sekretion von Verdauungsenzymen aus Magen und Pankreas. **Verdauung und Resorption** und damit auch die **Calciumresorption** werden **verlangsamt**.

In den **Nieren fördert** Calcitonin die **Ausscheidung von Calciumionen**.

13.6.3 Calciferole (↗ Kap. 9.3.2 und 19.2.2)

13.7 Gewebshormone

Gewebshormone werden **in vielen Geweben von einzelnen Zellen synthetisiert und sezerniert**. Sie wirken autokrin (auf sich selbst), endokrin (auf dem Blutweg), meist aber parakrin (auf umliegende Zellen). Sie werden auch als Mediatoren bezeichnet.

13.7.1 Histamin

Struktur, Synthese und Abbau

Das Gewebshormon Histamin (↗ Abb. 13.34) wird mit Hilfe einer pyridoxalphosphatabhängigen Decarboxylase aus Histidin gebildet. Es wird deshalb auch als **biogenes Amin des Histidins** bezeichnet.

Es kommt vor allem in Gewebsmastzellen und basophilen Leukozyten vor, in denen es an Heparin gebunden gespeichert wird. Es wird im Rahmen von Verletzungen und Allergien (Typ I) ausgeschüttet.

Der Abbau von Histamin erfolgt durch Oxidation, es entsteht Imidazolacetat.

Wirkung

Die Wirkung von Histamin wird durch zwei im Zytosol lokalisierte G-Protein-gekoppelte Rezeptoren vermittelt:

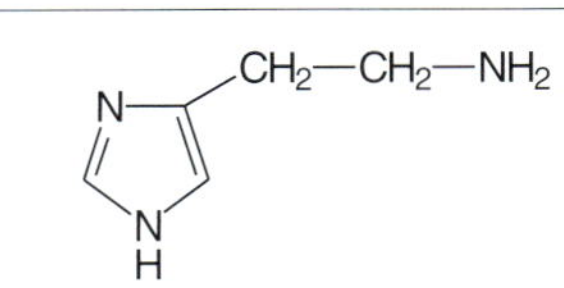

Abb. 13.34 Histamin. [2]

- Der H_1-Rezeptor findet sich auf den **glatten Muskelzellen der Bronchien und des Darms** und auf **Endothelzellen.** Seine Aktivierung führt zur Stimulation der Phospholipase Cβ. Im glatten Muskel induziert die Zunahme der intrazellulären Calciumkonzentration den Calcium-Calmodulin-Komplex, aktiviert so eine Myosin-Kinase, die Myosin phosphoryliert, und führt so zur **Muskelkontraktion**. In Endothelzellen stimuliert die erhöhte Calciumkonzentration die NO-Synthase und führt so zur **Vasodilatation**. Gleichzeitig steigt die Gefäßpermeabilität, es kommt lokal zu Rötung und Quaddelbildung.
- Der H_2-Rezeptor findet sich auf den Belegzellen des Magens. Seine Aktivierung stimuliert die Adenylatzyklase und induziert so die Salzsäureproduktion.

Merke
Histamin sensibilisiert Nozizeptoren, d.h., es macht sie empfindlicher für Schmerzreize.

Klinik
Die Kontraktion der Bronchialmuskulatur beim **allergischen Asthma bronchiale** ist histaminvermittelt.

H_1-Rezeptor-Antagonisten werden zur Behandlung von allergischen Reaktionen eingesetzt, **H_2-Rezeptor-Antagonisten** finden bei der Prophylaxe und Therapie von Magengeschwüren Anwendung.

13.7.2 Serotonin (5-Hydroxytryptamin)

Struktur, Synthese und Abbau

Serotonin wird **aus Tryptophan synthetisiert**: Im ersten Schritt wird es durch eine NAD^+- und tetrahydrofolsäureabhängige Oxygenase hydroxyliert, dann entsteht mit Hilfe einer pyridoxalphosphatabhängigen Decarboxylase Serotonin = 5-Hydroxytryptamin (↗ Abb. 13.35), das biogene Amin von 5-Hydroxytryptophan. Serotonin wird vor allem in enterochromaffinen Zellen des Darms, in Thrombozyten, dem ZNS und der Retina synthetisiert und sezerniert. Im ZNS wird es teilweise in einer inaktiven Form zwischengespeichert.

Der **Serotoninabbau** erfolgt durch die **MAO**: Serotonin wird in 5-Hydroxyindolacetaldehyd umgewandelt, das zu 5-Hydroxyindolessigsäure oxidiert wird. Diese wird mit dem Urin ausgeschieden.

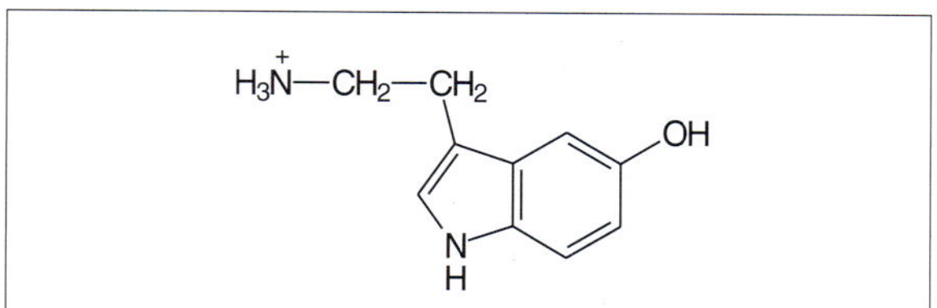

Abb. 13.35 Serotonin (5-Hydroxytryptamin). [2]

Wirkung

Serotonin wirkt **kontrahierend** auf die **glatte Muskulatur in Gefäßen, Darm und Bronchien**. An der Blutgerinnung hat es insofern seinen Anteil, als es von Thrombozyten freigesetzt wird und die **Thrombozytenaggregation fördert**. Weiterhin dient es als **Neurotransmitter** im ZNS.

Klinik
Serotonin produzierende maligne Tumoren der enterochromaffinen Zellen der Darmschleimhaut werden **Karzinoide** genannt. In die Leber metastasierte Karzinoide äußern sich durch asthmaähnliche Beschwerden, kolikartige Bauchschmerzen, intermittierende Durchfälle und anfallsweise auftretende Gesichtsrötung. Durch den gesteigerten Verbrauch der essentiellen Aminosäure Tryptophan kann es zu einem Mangel an Nikotinamid und dadurch zu pellagraartigen Vitaminmangelsymptomen kommen. Karzinoide werden durch Nachweis einer erhöhten 5-Hydroxyindolessigsäure-Ausscheidung im Urin diagnostiziert.

13.7.3 Kinine

Definition, Struktur, Synthese und Abbau

Als Kinine bezeichnet man die Peptide Kallidin und Bradykinin. Sie werden durch die Protease Kallikrein aus Kininogen freigesetzt und finden sich vor allem im Plasma, wo sie zur α_2-Globulinfraktion gehören, im Pankreas, in Speicheldrüsen, Darmwand und Zunge.

Der Abbau der Kinine erfolgt wenige Minuten nach ihrer Sekretion auf proteolytischem Weg.

Wirkung

Kinine haben eine gefäßdilatierende Wirkung. Gleichzeitig erhöhen sie die Gefäßpermeabilität und fördern die Leukozytenmigration. Auf die Muskulatur von Uterus, Darm und Bronchien üben sie eine kontrahierende Wirkung aus.

Merke
Kinine sensibilisieren Nozizeptoren.

13.7.4 Eikosanoide

Definition, Struktur und Synthese

Als Eikosanoide bezeichnet man die Substanzen, die sich von der Arachidonsäure ableiten, also Prostaglandine, Thromboxane und Leukotriene.

Den Syntheseweg zeigt Abbildung 13.36: **Arachidonsäure** wird durch die Phospholipase A2 oder durch die Diacylglycerinlipase aus Membranphos-

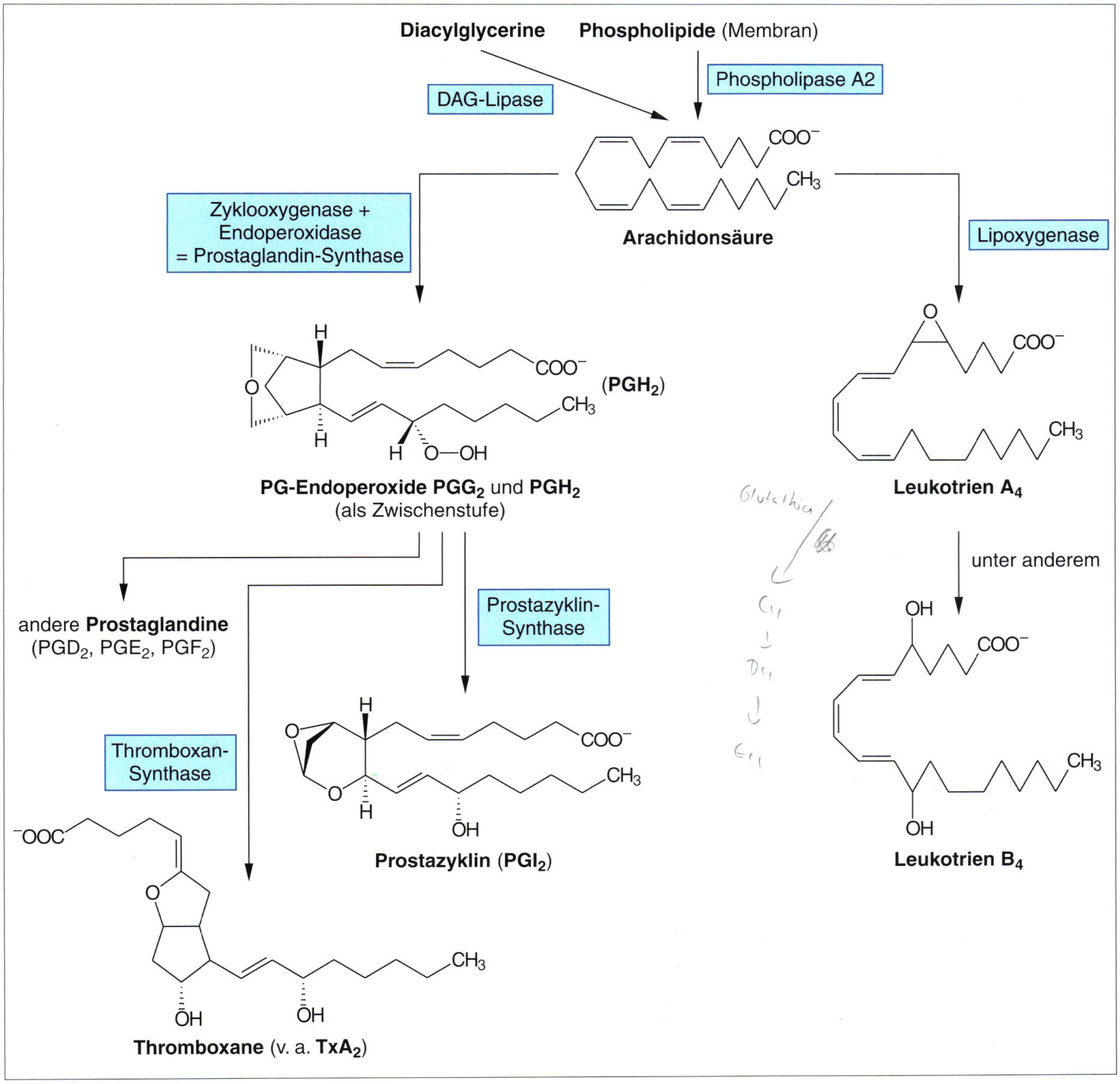

Abb. 13.36 Überblick über die Eikosanoide. [3]

pholipiden freigesetzt. Die Phospholipase A2 wird durch Angiotensin II, Bradykinin, Adrenalin und Thrombin aktiviert. Die freigesetzte Arachidonsäure wird durch zwei Enzyme verstoffwechselt:

- Die **Prostaglandin-Synthase**, ein Enzym mit Zyklooxygenase- und Endoperoxidaseaktivität (meist nur als Zyklooxygenase bezeichnet), wandelt Arachidonsäure in die Endoperoxide Prostaglandin G_2 (PGG_2) und Prostaglandin H_2 (PGH_2) um. Insbesondere **PGH_2 ist die Ausgangssubstanz für weitere Prostaglandine bzw. Thromboxane**: So wird in Endothelzellen durch die Prostazyklin-Synthase **Prostazyklin (PGI_2)**, in Thrombozyten werden durch die Thromboxan-Synthase **Thromboxane** synthetisiert. In anderen Zellen entstehen PGD_2, PGE_1 und PGF_1.
- **Lipoxygenasen** machen aus Arachidonsäure **Leukotrien A_4**, aus dem **weitere Leukotriene** gebildet werden.

Merke

Nicht nur aus Arachidonsäure können Prostaglandine synthetisiert werden, sondern auch aus Linolensäure (C18:3) (→ PG der Gruppe 1) und aus Timudonsäure (C20:5) (→ PG der Gruppe 3).

Aus dem Grundmolekül PGH_2 leiten sich die Prostaglandine I_2, E_2 und F_2 ab.

Wirkung

Merke

Eikosanoide sind lokale Hormone, sie wirken sowohl autokrin als auch parakrin.

Prostaglandine übertragen ihre Wirkung über einen G-Protein-gekoppelten Rezeptor, der die Adenylatzyklase stimulieren oder hemmen oder die Phopholipase C aktivieren kann. **Prostaglandine der D- und F-Serie** bewirken eine **Kontraktion von glatten Muskelfasern** (z. B. der Bronchien, des Uterus). **Prostaglandine der E-Serie** dagegen relaxieren die glatte Gefäßmuskulatur (**Vasodilatation**) und **hemmen** die **Lipolyse** (Gegenspieler der Katecholamine). **Prostazyklin (PGI_2)** ist der Gegenspieler der Thromboxane: Es **hemmt** die **Thrombozytenaggregation**.

Prostaglandine kommen vermehrt in entzündetem Gewebe vor und **erhöhen die Empfindlichkeit von Schmerzrezeptoren.**

Thromboxane werden nur aus beschädigten Thrombozyten freigesetzt und kommen auch in Milz und Lunge vor. Sie **fördern** die **Thrombozytenaggregation**.

Klinik
Bei einer Verletzung heften sich Thrombozyten an das Gefäßendothel an und synthetisieren und sezernieren Thromboxane. Dadurch wird die Anlagerung weiterer Thrombozyten stimuliert (weißer Thrombus) und die Synthese von PGI_2 gehemmt. Bei der Arteriosklerose ist häufig das Verhältnis Thromboxane : PGI_2 verschoben.

Manche **Leukotriene**, z. B. LTB_4, spielen bei der Vermittlung von **allergischen Reaktionen** und Entzündungen eine Rolle. LTB_4 fördert die Adhäsion der Leukozyten an der Gefäßwand. Andere, wie LTC_4, LTD_4 und LTE_4, führen zur Kontraktion der glatten Muskulatur von Bronchien und Gefäßen und steigern die Permeabilität postkapillärer Venolen.

Klinik
Nichtsteroidale Antiphlogistika, z. B. Acetylsalicylsäure (Aspirin®), Ibuprofen und Indometacin, hemmen die Zyklooxygenase durch Inaktivierung des katalytischen Zentrums. Somit hemmen sie die Synthese von Prostaglandinen und Thromboxanen.

Der entzündungshemmende Effekt von **Glucocorticoiden** beruht ebenfalls auf der Hemmung der Prostaglandinsynthese: Corticoide induzieren Lipocortin, das die Phospholipase A2 hemmt. Auf diesem Wege wird die Synthese aller Eikosanoide gehemmt.

13.8 Zytokine

Zytokine sind Gewebshormone, die die **Proliferation und Differenzierung von Zellen beeinflussen**. Sie werden von Zellen gebildet, die an der Immunantwort beteiligt sind. Im Einzelnen sind dies Makrophagen, Monozyten und T-Zellen.

Bei den T-Zellen kann man aufgrund ihrer unterschiedlichen Zytokinsekretion zwei Typen unterscheiden:

- **Th1-Zellen** sezernieren IFN-γ (Makrophagenaktivierungsfaktor), IL-2 und TNF-β und sind an proinflammatorischen Reaktionen und an der Aktivierung von Makrophagen beteiligt.
- **Th2-Zellen** sezernieren IL-4, IL-5, IL-6, IL-10 und IL-13. Sie wirken antiinflammatorisch: Sie aktivieren die B-Zellen und fördern die Bildung von Antikörpern. Außerdem erhöhen sie die Wirksamkeit von Th1-Zellen.

Merke
Der Tumornekrosefaktor β (TNF-β) ist dem TNF-α in vielerlei Hinsicht gleich. Er bindet an denselben Rezeptor und hat einige Funktionen, die auch der TNF-α erfüllt. Der TNF-β wirkt jedoch mehr parakrin. Er aktiviert Endothelzellen und neutrophile Granulozyten und steigert die Zytokinsekretion.

13.8.1 Proinflammatorische Zytokine

Kommt der menschliche Organismus mit **Viren oder Toxinen** in Berührung, werden die **proinflammatorischen Zytokine TNF-α und IL-1 freigesetzt**. Ihre Aufgabe ist die **Aktivierung und Aufrechterhaltung des SIRS** (Systemic inflammatory response syndrome) **und der Sepsis**, die auf ein solches Ereignis folgen kann. Dabei kommt es zu einer schlagartigen Aktivierung von Komplement-, Gerinnungs- und Kallikrein-Kinin-System und zur Stimulation von Zellen, die am Enzündungsgeschehen beteiligt sind (sämtliche Leukozyten, Makrophagen, Endothelzellen). Diese Zellen setzen selbst auch noch einmal Zytokine und sonstige Effektoren frei, z. B. TNF-α, IFN-γ, IL-1b, IL-6 und IL-8.

Merke
Der Tumornekrosefaktor α (TNF-α) wird freigesetzt, wenn der Körper mit Viren oder mit bakteriellen Toxinen in Berührung kommt. Er wird als erster inflammatorischer Mediator sezerniert. Je nach Konzentration werden unterschiedliche Reaktionen ausgelöst, z. B. der O_2-Burst in phagozytierenden Zellen. Liegt TNF-α in sehr großen Konzentrationen vor, wirkt sich das schädlich auf den Organismus aus. Das liegt vermutlich daran, dass TNF-α eine NO-Freisetzung und auch die disseminierte intravaskuläre Koagulation (DIC = Mikrothromben) induziert.

13.8.2 Chemokine

Chemokine sind zur **Chemotaxis befähigte Zytokine**. Hierzu gehören IL-8, PDGF (platelet-derived growth factor), TGF-β (transforming growth factor) und TNF-α. Liegt im Gewebe eine Entzündung vor, wandern Leukozyten nach Adhäsion an das Gefäßendothel unter dem Einfluss von Chemokinen dorthin. Sie folgen dem chemischen Gradienten der Chemokine zum Ort der Entzündung und ändern unter der Wirkung der Chemokine auch ihre Form.

13.8.3 Interleukine

Interleukine sind Zytokine, werden aber teilweise auch von Phagozyten oder T-Helferzellen synthetisiert. Jedes Interleukin hat **spezifische Zielzellen**, da für jedes Interleukin ein eigener Rezeptor vorhanden ist, der nur auf bestimmten Zellen exprimiert wird.

Interleukine haben vielfältige Effekte, meistens beeinflussen sie aber die **Proliferation und Differenzierung von Immunzellen**. IL-2 beispielsweise stimuliert die Proliferation und Differenzierung von CD4- und B-Zellen und aktiviert Makrophagen, während IL-4 B-Zellen zur Bildung von Immunglobulinen anregt und die Proliferation von CD8-Zellen wie auch die Differenzierung von Th2-Zellen fördert.

PG E 2 → Uteruskontraktion
→ Inhibition der Magensäuresekretion
→ Blutdrucksenkung

13.8.4 Wachstumsfaktoren

Zu den Zytokinen gehören auch Wachstumsfaktoren. Sie sind an der **Regulation des Zellzyklus** beteiligt. Die sog. **Kompetenzfaktoren** regulieren den Übergang von der G0- zur G1-Phase. Zu ihnen gehören PDGF, EGF und FGF. In der zweiten Hälfte der G1-Phase werden sowohl Kompetenz- als auch **Progressionsfaktoren** benötigt, schließlich reicht die Anwesenheit von Progressionsfaktoren aus. Diese sind gegen Ende der G1-Phase für die Initiation der DNA-Synthese und den Übergang in die S-Phase verantwortlich. In diese Gruppe gehören der IGF-1 und auch Insulin selbst (in hoher Konzentration). Schließlich werden die Progressionsfaktoren durch TGF-β (transformierender Wachstumsfaktor), TNF-α und Interferone gehemmt.

Wachstumsfaktoren binden an Rezeptortyrosinkinasen. Letzlich wirken sie über die **Beeinflussung der Genexpression**.

Klinik

Ein **Zytokinmangel** hat zum Teil schwerwiegende Auswirkungen:

- Störung der zellulären Immunabwehr
- mangelhafte Zelldifferenzierung (Stammzellen!)
- Störungen bei den Zell-Zell-Kontakten aufgrund einer unzureichenden Bildung von Adhäsionsmolekülen.

14 Immunsystem

E. Kächler

Lernziele

- Bestandteile und Reaktionsprinzipien des Immunsystems
- Abläufe im Rahmen einer Immunantwort
- Zusammenspiel der einzelnen Bestandteile des Immunsystems

14.1 Allgemeines

14.1.1 Definition

Zum **Immunsystem** gehören bestimmte Zellen, Gewebe und Sekrete, deren Aufgabe die Abwehr von außen eindringender Fremdsubstanzen (inkl. Zellen) oder mutierter körpereigener Substanzen (inkl. Zellen) ist.

Manche Abwehrsysteme und -mechanismen sind angeboren (**angeborenes Abwehrsystem**), andere erwirbt der Mensch im Laufe seines Lebens (**erworbenes Abwehrsystem**). Bei letzterem lernen die Abwehrsysteme „körpereigen" und „körperfremd" zu unterscheiden.

Die Reaktion und das Zusammenspiel der einzelnen Bestandteile des Immunsystems nach Eindringen bzw. Entdeckung einer körperfremden Substanz bzw. Zelle (z. B. Bakterien, Viren, Tumorzellen) – allgemein formuliert: eines Immunogens – bezeichnet man als **Immunantwort**. Dabei reagieren die „Mitglieder" des erworbenen Abwehrsystems spezifisch, nämlich lediglich auf „ihre" körperfremde Substanz **(spezifische Immunantwort)**, die des angeborenen Abwehrsystems reagieren „ohne Ansehen des Gegners" **(unspezifische Immunantwort)**.

Der Schutz, den das angeborene und das erworbene Abwehrsystem vor Infektionen bieten, heißt **Immunität**.

14.1.2 Klassifikation

Wie oben dargestellt, lässt sich ein angeborenes Abwehrsystem von einem erworbenen unterscheiden. Ersteres reagiert unspezifisch auf alles, was als körperfremd erkannt wird, letzteres reagiert spezifisch.

Angeborenes (unspezifisches) Abwehrsystem

Das unspezifische Abwehrsystem dient dazu, die Zeit zu überbrücken, bis das spezifische Abwehrsystem einsatzbereit ist. Zum unspezifischen Abwehrsystem gehören Einrichtungen, die bereits das Eindringen von Fremdkörpern verhindern, wie der Säureschutzmantel der Haut, die Haut selbst und auch die Magensäure, die mit der Nahrung in den Körper gelangte Fremdkörper zerstört. Sind die Fremdkörper in den Organismus gelangt, kommen andere Mechanismen zum Einsatz, die sie zerstören oder ihre Ausbreitung verhindern:

- Blut- (**Monozyten**) und Gewebs**makrophagen** sowie **Granulozyten** besitzen die Fähigkeit zur Phagozytose und machen dadurch Immunogene unschädlich.
- **Natürliche Killerzellen (NK-Zellen)** erkennen und zerstören virusinfizierte Zellen oder Tumorzellen.
- **Lysozym** spaltet Bestandteile der bakteriellen Zellwand und zerstört dadurch das Bakterium.

- **Zytokine** aktivieren u.a. Makrophagen oder Granulozyten (IL-5, IL-8), fördern die Bildung von Akute-Phase-Proteinen in der Leber (IL-6) oder hemmen die Produktion von Viruspartikeln (IFN-γ).
- Das im Blut vorliegende **Komplementsystem** wird auf ein Signal hin kaskadenförmig aktiviert und führt zur Lyse der Zielzelle.
- **Akute-Phase-Proteine** (z.B. CRP) sind Plasmaproteine, die dafür sorgen, dass das Immunogen für das Komplementsystem angreifbar wird. Ist die Wirkung des Komplementsystems nicht ausreichend, werden Makrophagen aktiviert und setzen IL-6 frei, das für die verstärkte Produktion von Akute-Phase-Proteinen sorgt (↗ oben).

Erworbenes (spezifisches) Abwehrsystem

Das erworbene Abwehrsystem bietet Schutz gegenüber einem bestimmten Immunogen (Spezifität). Beim Erstkontakt reagiert das spezifische Abwehrsystem sehr langsam, da es erst aktiviert werden muss. Bei Folgekontakten mit dem gleichen Immunogen ist dann eine wesentlich raschere spezifische Immunantwort möglich. Das spezifische Immunsystem besteht aus zwei Komponenten: dem **zellulären** und dem **humoralen**, d.h. in den Körperflüssigkeiten lokalisierten, **Abwehrsystem** (↗ Tab. 14.1).

Die Komponenten des spezifischen Abwehrsystems, B- und T- Lymphozyten, differenzieren sich nach Kontakt mit „ihrem" Immunogen.

Aus den B-Lymphozyten (humorales System) entwickeln sich

- Plasmazellen: Sie sind Bestandteil des spezifischen humoralen Abwehrsystems und bilden die Antikörper (Immunglobuline).
- B-Gedächtniszellen: Sie differenzieren sich bei erneutem Immunogenkontakt zu Plasmazellen, so dass die Immunantwort schneller abläuft als die beim ersten Kontakt.

Aus den T-Lymphozyten (zelluläres System) entstehen

- zytotoxische T-Zellen,
- T-Helferzellen (TH-2-Zellen),
- inflammatorische T-Zellen (TH-1-Zellen).

Die spezifische Immunantwort umfasst sämtliche Differenzierungsstufen der Lymphozyten. Das B- und das T-Zell-System agieren dabei nicht getrennt, sondern arbeiten miteinander.

Tab. 14.1 Einteilung des Immunsystems

Kriterium	spezifisch	Unspezifisch
zellulär	T-Lymphozyten	Granulozyten, Makrophagen, Monozyten, NK-Zellen
humoral	B-Lymphozyten und Antikörper (Immunglobuline)	Zytokine, Komplementsystem

> **Merke**
> Die Kennzeichen der spezifischen Immunität sind Spezifität, Gedächtnis und Vielfalt (bei der Antigenerkennung).

14.1.3 Zellen und Organe des Immunsystems

Zellen des unspezifischen Abwehrsystems sind

- **Granulozyten:** Sie machen bis zu 75 % der Leukozyten aus und werden unterteilt in neutrophile (50–70 % der Gesamtleukozytenzahl), eosinophile (1–4 %) und basophile Granulozyten (0–2 %). Sie entstehen aus myeloischen Stammzellen im Knochenmark. Ihre Lebensdauer beträgt nur Stunden bis Tage. Ihre Aufgaben bei der Immunantwort sind **Phagozytose**, der **Abbau von phagozytiertem Material** mittels Hydrolasen und Hydroxylradikalen und die **Sekretion von zytotoxischen Substanzen, Prostaglandinen und Leukotrienen**.
- **Monozyten bzw. Makrophagen:** Diese Zellen entstammen derselben Knochenmarkstammzelle wie die Granulozyten. Solange sie im Blut zirkulieren, heißen sie Monozyten, wandern sie ins Gewebe aus, werden sie als Makrophagen bezeichnet. Je nach Gewebe haben sie dort eine spezielle Bezeichnung, z.B. Histiozyten (Bindegewebe) oder Langerhans-Zellen (Haut). Auch sie **phagozytieren Fremdkörper** und **bauen sie** danach **ab**. Des Weiteren **synthetisieren und sezernieren** sie **Interferone** (IFN) und **Interleukine** (IL). IL-1 beispielsweise induziert in T-Lymphozyten die Synthese von IL-2 und dessen Rezeptor, in B-Zellen die Antikörpersynthese. Im Hypothalamus ist IL-1 für die Sollwertverstellung der Körpertemperatur verantwortlich, was Fieber zur Folge hat. Makrophagen unterstützen die spezifische Immunantwort jedoch nicht nur in ihrer Funktion als IL- und IFN-Produzenten. Sie gehören darüber hinaus zu den **antigenpräsentierenden Zellen**: Sie phagozytieren die Antigene (Substanzen, die im Organismus von Strukturen des Immunsystems gebunden werden), fragmentieren sie und präsentieren sie, auf ihrer Zelloberfläche an MHC-II-Moleküle gebunden, den T-Lymphozyten. Diese erkennen die präsentierten Moleküle als körperfremd und werden dadurch aktiviert.
- **natürliche Killerzellen (NK-Zellen):** Sie entstehen wahrscheinlich auch aus pluripotenten Stammzellen und werden früh durch virale Interferone angeregt. Ihre Funktion besteht in der **unspezifischen Zerstörung von virusinfizierten Zellen und Tumorzellen**. Weiterhin **produzieren** sie selbst **IFN-γ**, das Makrophagen und Granulozyten aktiviert und die Produktion von Viruspartikeln hemmt, und **regulieren die Immunantwort**.

Klinik
Eine **Agranulozytose** entsteht, indem bestimmte Medikamente (z. B. nichtsteroidale Analgetika oder Penicilline) eine Immunreaktion auslösen, die sich gegen die zirkulierenden Granulozyten richtet. So kommt es zur Zerstörung aller Granulozyten im Blut und im Knochenmark mit u. U. extrem erhöhter Infektanfälligkeit.

Die **Zellen des spezifischen Abwehrsystems** und Träger der spezifischen zellulären Immunantwort sind die **Lymphozyten**. Sie entwickeln sich aus pluripotenten hämatopoetischen Stammzellen der lymphatischen Linie (↗ Abb. 14.1). Diese durchlaufen in einem der **primären lymphatischen Organe** (Knochenmark, Thymus) Reifungsprozesse, bis reife Lymphozyten vorliegen.

Merke
Bei Vögeln werden die B-Lymphozyten in der Bursa fabricii produziert. Es wird diskutiert, ob beim Menschen außer dem Knochenmark auch Leber und Milz ein Äquivalent der Bursa fabricii sind. Die Reifung der Lymphozyten beim Menschen findet in folgenden Organen statt:

- Im Knochenmark (**b**one marrow) reifen die **B**-Lymphozyten,
- im **T**hymus die **T**-Lymphozyten.

Reife, also immunkompetente Zellen, die noch keinen Antigenkontakt hatten, nennt man „naiv“.

Die naiven immunkompetenten Zellen gelangen über den Blutweg in die **sekundären lymphatischen Organe** (Lymphknoten, Milz, Tonsillen, Appendix, Peyer-Plaques, darmassoziiertes lymphatisches Gewebe). Von dort aus gelangen sie über den Ductus thoracicus ins Blut und wandern immer wieder in lymphatisches Gewebe ein (**zirkulierender Lymphozytenpool**). Durch die ständige Zirkulation wird gewährleistet, dass die Lymphozyten auf ihr Antigen treffen können. Nur 1 % der insgesamt 10^{12} (= 1 Billion) Lymphozyten befindet sich im Blut. Ca. zwei Drittel davon sind T-Lymphozyten, ein Fünftel B-Lymphozyten, der Rest sog. Nullzellen (weisen weder T- noch B-Zell-Oberflächenmerkmale auf; z. B. NK-Zellen).

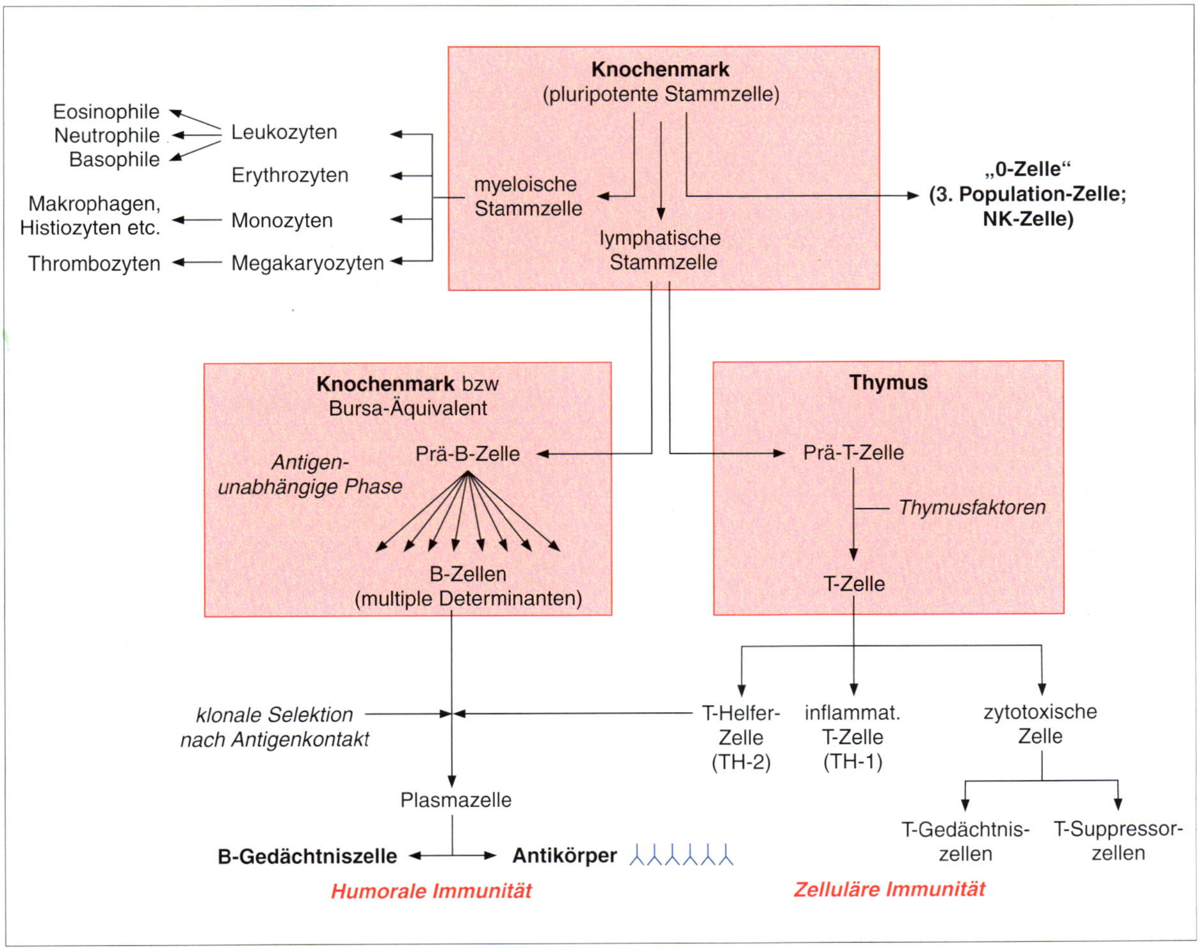

Abb. 14.1 Entwicklung der B- und T-Lymphozyten. [2]

Merke
Elektronenmikroskopisch lassen sich B- und T-Lymphozyten nicht unterscheiden. Lediglich im Rasterelektronenmikroskop kann man erkennen, dass B-Lymphozyten eine andere Oberflächenbeschaffenheit haben. Lymphozyten lassen sich am besten mittels Oberflächenmarkern unterscheiden.

Wenn ein Lymphozyt wieder in lymphatisches Gewebe aufgenommen werden soll, kommt es zu Wechselwirkungen zwischen Zelladhäsionsmolekülen (z.B. Integrinen) auf den Lymphozyten und Adressinen auf dem Endothel von postkapillären Venolen. Die Verteilung dieser Moleküle bestimmt, in welches Organ wie viele Lymphozyten aufgenommen werden. Sind Lymphozyten bereits mit einem Antigen in Kontakt gewesen, kehren sie bevorzugt in das Gewebe zurück, in dem der Kontakt erfolgte.

Klinik
Die Ursache **vergrößerter Lymphknoten** kann benigner oder maligner Natur sein. Eine benigne Vergrößerung kann Folge einer Infektion sein, eine maligne kann durch Vermehrung der maligne entarteten Zellen eines B- oder T-Zell-Klons (Lymphom) oder die Ansiedelung von Metastasen bedingt sein.

Eine maligne Entartung der Vorläuferzellen weißer Blutzellen wird als **Leukämie** bezeichnet. Je nach Verlauf der Krankheit und der Abstammung der entarteten Zellen erfolgt die Einteilung in akut oder chronisch, myeloisch oder lymphatisch (AML, CML, ALL, CLL).

14.2 Bestandteile der spezifischen Immunantwort

14.2.1 Antigene

Definition

Antigene sind Substanzen, die im Organismus von Strukturen des Immunsystems gebunden werden. Nicht alle Antigene lösen jedoch eine Immunantwort aus:

Immunogene oder **Vollantigene** sind Antigene, die eine Immunantwort auslösen können.

Haptene sind Antigene, aber keine Immunogene, da sie zu klein sind, um eine Immunantwort auslösen zu können. Sie können allerdings immunogen wirken, wenn sie an ein größeres Molekül (Carrier, z.B. Albumin) gebunden sind (↗ Kap. 14.2.6, Oligomerbildung).

Merke
Die **antigene Determinante** oder das **Epitop** ist die Stelle eines Antigens, an die der Antikörper bindet. Meist verfügt ein Antigen über mehrere Epitope unterschiedlicher Struktur.

Antigentypen

Je nach Art und Anzahl der Epitope unterscheidet man folgende Antigentypen (↗ Abb. 14.2):
- unideterminant, univalent: Auf dem Antigen findet sich nur ein Epitop.
- unideterminant, multivalent: Auf dem Antigen finden sich zahlreiche Kopien eines Epitops.
- multideterminant, multivalent: Auf dem Antigen finden sich zahlreiche Kopien unterschiedlicher Epitope.

Darüber hinaus lassen sich Antigene danach unterscheiden, welches Kriterium des Epitops bzw. der Epitope zur Erkennung des Antigens durch das Immunsystem führt:
- Bei Antigenen mit **Sequenzdeterminante** ist einzig die Aminosäuresequenz des Epitops für die Antigenerkennung verantwortlich; das Epitop heißt **kontinuierliches Epitop**.
- Bei Antigenen mit **Konformationsdeterminante** ist neben der Aminosäuresequenz auch die räumliche Anordnung des Epitops ausschlaggebend. Dabei können Antigendomänen, deren DNA-Sequenzen weit auseinander liegen, durch Faltung nebeneinander zu liegen kommen und ein Epitop ausbilden. Man spricht von einem **diskontinuierlichen Epitop**.

Voraussetzungen eines Immunogens

Um eine Immunreaktion auslösen zu können, müssen Antigene bestimmte Bedingungen erfüllen:
- Sie müssen in der Regel körperfremd sein, da der Organismus normalerweise nicht auf körpereigene Substanzen reagiert.
- Molekulargewicht > 6000 Dalton
- komplexe Struktur (Zusammensetzung aus verschiedenen Komponenten)

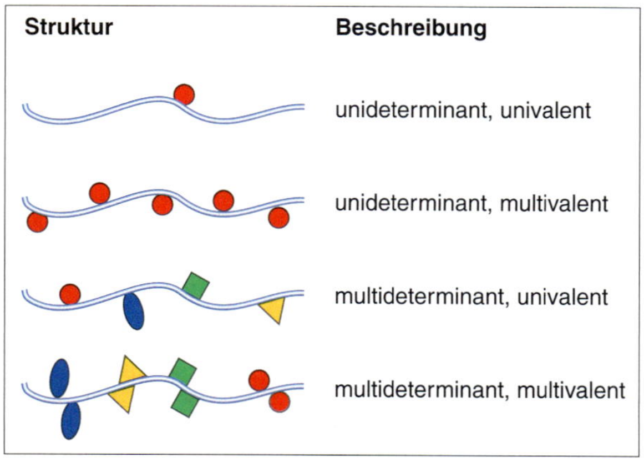

Abb. 14.2 Antigentypen. [2]

Merke
Je komplexer die Struktur eines Immunogens, desto stärker ist die Immunreaktion.

So ist die immunogene Wirkung der wichtigsten Substanzklassen sehr unterschiedlich: Von den Kohlenhydraten wirken nur manche immunogen, Lipide sind kaum bis nicht immunogen, Nukleinsäuren schwach immunogen. Proteine dagegen sind sehr gute Immunogene (meist multideterminant).

T-Zell-abhängige und T-Zell-unabhängige Antigene

Antigene, die B-Zellen nur mit Hilfe der T-Helferzellen aktivieren, sind T-Zell-abhängig, solche, die B-Zellen direkt aktivieren, sind T-Zell-unabhängig. Die T-Zell-unabhängige Aktivierung findet meist im Rahmen der Primärantwort (beim ersten Antigenkontakt) statt.

Schicksal des Antigens im Organismus

Ein Antigen, das sich zum ersten Mal im menschlichen Körper befindet, wird entweder von Zellen des unspezifischen Immunsystems (Makrophagen, Granulozyten) erkannt und phagozytiert oder trifft mit Lymphozyten zusammen und interagiert mit ihnen. Dabei ist die Chance, dass ein Lymphozyt mit seinem spezifischen Antigen zusammentrifft, in den sekundären lymphatischen Organen höher als anderswo: zum einen durch die räumliche Enge, zum anderen, weil Lymphozyten dort in großer Zahl vorliegen.

Die Immunantwort beim ersten Kontakt mit einem Immunogen gliedert sich in drei Phasen:

- **Erkennungsphase**: T-Lymphozyten erkennen das Antigen, nachdem es ihnen von antigenpräsentierenden Zellen präsentiert wurde. B-Lymphozyten erkennen das Antigen entweder direkt oder mit Hilfe von T-Lymphozyten.
- **Differenzierungsphase**: T-Lymphozyten differenzieren entweder zu zytotoxischen T-Zellen, zu inflammatorischen T-Zellen (TH-1) oder zu T-Helferzellen (TH-2). Die B-Lymphozyten differenzieren entweder zu Plasmazellen, die antigenspezifische Antikörper produzieren, oder zu B-Gedächtniszellen.
- **Reaktion zwischen Antigen und Antikörper**: Treffen schließlich das Antigen und die spezifisch dafür gebildeten Antikörper aufeinander, kommt es je nach Art des Antigens zu
  - **Agglutination:** Korpuskuläre Antigene werden durch Antikörper quervernetzt, so dass sich Antigenklumpen bilden. So werden z. B. Bakterien unschädlich gemacht.
  - **Präzipitation:** Hierbei fallen quervernetzte korpuskuläre Antigene aus, d. h., es entsteht ein Niederschlag aus unlöslichen Antigenen.
  - **Neutralisation:** Hierbei binden Antikörper an die Region von Viren oder Toxinen, die für die Bindung an Zellen nötig ist, und machen sie so unschädlich.

Merke
Beispiele für Antigene sind Oberflächenmerkmale von Viren, Bakterien oder Tumorzellen. Tumorzellen besitzen häufig Oberflächenmerkmale, die auf körpereigenen Zellen im Embryonalstadium exprimiert werden. So liegt das **karzinoembryonale Antigen (CEA)**, ein Membranprotein, im menschlichen Organismus während der Embryonalentwicklung vor, wird danach normalerweise jedoch nicht mehr produziert. Dennoch verbleiben Gedächtniszellen, die Epitope des CEA erkennen, im Körper. Produziert ein Tumor CEA, erkennen die Gedächtniszellen diese Moleküle. Es kommt zu einer Immunantwort, in deren Rahmen die CEA-produzierenden Tumorzellen zerstört werden. Auf diese Weise verhindert das Immunsystem die Entstehung von Tumoren.

Bei Autoimmunerkrankungen fasst das Immunsystem Oberflächenmerkmale körpereigener Zellen als Antigen auf (sog. Autoantigene) und induziert eine Immunantwort.

Antigenpräsentation

Beim ersten Kontakt des Organismus mit einem Antigen (Protein) wird dieses von antigenpräsentierenden Zellen durch Endozytose aufgenommen und intrazellulär proteolytisch in Bruchstücke zerlegt. Die Antigenfragmente werden zusammen mit spezifischen Rezeptoren an die Zelloberfläche geschafft und dort anderen Zellen präsentiert. Diese spezifischen Rezeptoren werden als **Haupthistokompatibilitätskomplex (MHC-Komplex = Main-histocompatibility-Komplex)** oder, weil sie vor allem auf Lymphozyten vorkommen, als **humane Lymphozytenantigene (HLA)** bezeichnet

Man unterscheidet zwei MHC-Molekülklassen, die jeweils auf unterschiedlichen Zellen vorkommen und ihrer Umgebung Fragmente unterschiedlicher Herkunft präsentieren:

- **MHC-Klasse-I-Moleküle** kommen auf allen kernhaltigen Zellen vor. Sie bestehen aus einer α-Kette (ein transmembranöses Glykoprotein) und einer β-Kette (β_2-Mikroglobulin). Zwei Domänen der α-Kette bilden eine von oben zugängliche Grube, in die das zu bindende Antigenfragment passt (↗ Abb. 14.3). MHC-Klasse-I-Moleküle **präsentieren ausschließlich Antigenfragmente, die die Trägerzelle selbst synthetisiert hat**. Hat z. B. ein Virus die Trägerzelle befallen, synthetisiert die zelleigene Proteinbiosynthese-Maschinerie virale Proteine. Diese werden proteolytisch gespalten, im endoplasmatischen Retikulum an MHC-Klas-

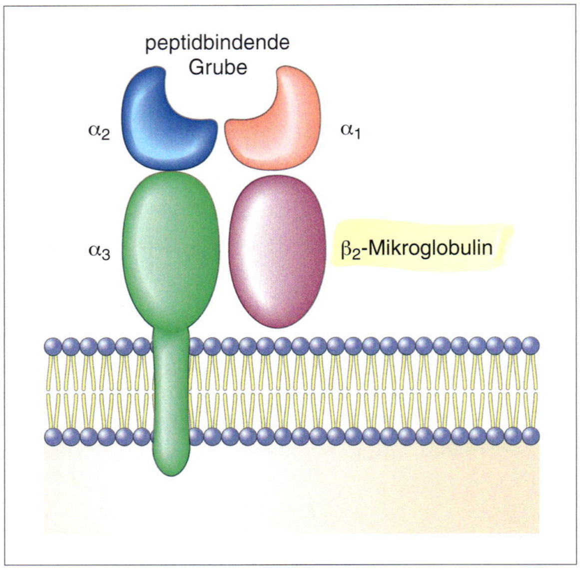

Abb. 14.3 Struktur eines MHC-Moleküls der Klasse I. Die Domänen α_1 und α_2 bilden eine von oben zugängliche Grube, in der das zu präsentierende Peptid bindet. [8]

se-I-Moleküle gebunden und an der Zelloberfläche präsentiert (↗ Abb. 14.4). Nun kann das Immunsystem diese viralen Moleküle als körperfremd erkennen und die virusinfizierte Zelle unschädlich machen.

Merke
Auf Erythrozyten (kernlos!) finden sich keine MHC-Moleküle.

- **MHC-Klasse-II-Moleküle** finden sich nur auf Zellen, die zum Immunsystem gehören (B-Lymphozyten, Makrophagen, dendritische Zellen). All diese Zellen werden als antigenpräsentierende Zellen bezeichnet.
MHC-Klasse-II-Moleküle bestehen aus einer α- und einer β-Kette, die zusammen eine nach oben offene Grube bilden, in der das Antigenfragment bindet (↗ Abb. 14.5). **MHC-Klasse-II-Moleküle präsentieren ausschließlich Antigenfragmente extrazellulären**, also **körperfremden Ursprungs**. Die körperfremden Proteine werden von den antigenpräsentierenden Zellen durch rezeptorvermittelte Endozytose aufgenommen. Die Endozytosevesikel verschmelzen mit primären Lysosomen zu sekundären Lysosomen, in denen sie durch Proteasen (maßgeblich: Kathepsin) in Bruchstücke gespalten werden. Die sekundären Lysosomen fusionieren mit Vesikeln, die MHC-Klasse-II-Moleküle aus dem Golgi-Apparat enthalten. Die Antigenfragmente binden an die MHC-Klasse-II-Moleküle und werden mit diesen in die Zellmembran eingebaut (↗ Abb. 14.6).

Merke
Die Präsentation eines körperfremden Peptids durch MHC-Klasse-II-Moleküle signalisiert dem Immunsystem, dass es mit einem Krankheitserreger in Kontakt gekommen ist. Die Präsentation eines Peptids durch ein MHC-Klasse-I-Molekül dagegen sagt aus, dass die Zelle dem Krankheits-

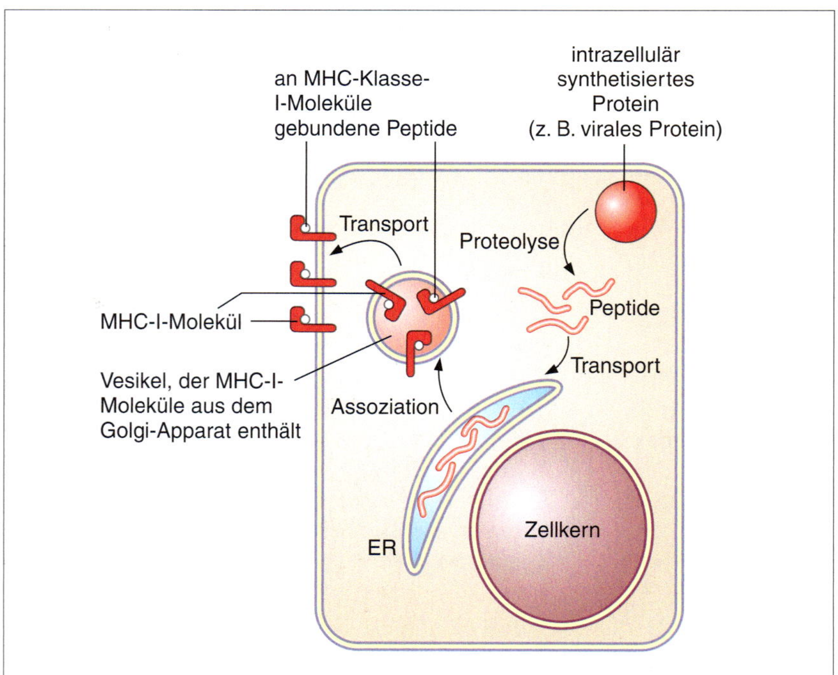

Abb. 14.4 Präsentation intrazellulär synthetisierter Proteinfragmente durch MHC-Klasse-I-Moleküle. [3]

erreger zum Opfer gefallen ist und der Apoptose zugeführt werden soll.

Merke
Es gibt drei Gene, die für MHC-Klasse-I-Moleküle kodieren, und vier Gene, die für MHC-Klasse-II-Moleküle kodieren. Demnach gibt es drei verschiedene MHC-Klasse-I- und vier verschiedene MHC-Klasse-II-Moleküle. Zudem sind die Gene aufgrund von Aminosäuresubstitution sehr polymorph, so dass es sehr viele MHC-Allele gibt und die interindividuelle Variabilität der MHC-Klasse-I- und -II-Moleküle hoch ist. Bei einer Organtransplantation kann es zu einer Abstoßungsreaktion kommen, wenn sich die MHC-Moleküle des Spenders und Empfängers (auch nur in einer Aminosäure!) unterscheiden: Das Immunsystem des Empfängers erkennt die körperfremden MHC-Moleküle auf dem transplantierten Organ und greift es an. Deshalb werden vor der Transplantation die MHC-Moleküle des Organempfängers und des potentiellen Organspenders analysiert.

Bei manchen Krankheiten weisen die Betroffenen gehäuft bestimmte MHC(=HLA)-Moleküle auf. So sind das HLA-B27- und das HLA-B7-Molekül bei fast 90 % der an Morbus Bechterew Erkrankten nachweisbar. Das Oberflächenmolekül HLA-B27 ist jedoch auch bei vielen Nichterkrankten zu finden.

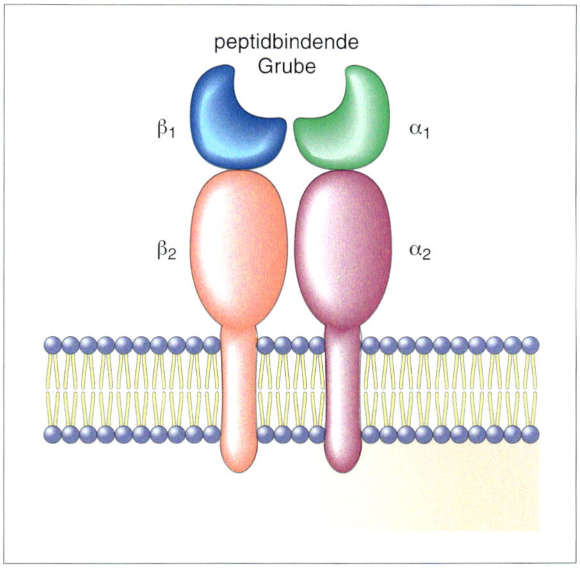

Abb. 14.5 Struktur eines MHC-Moleküls der Klasse II. Die Domänen α_1 und β_1 bilden eine nach oben offene Grube, in der das zu präsentierende Peptid bindet. [8]

14.2.2 Antikörper

Allgemeines

Antikörper stellen den humoralen Teil der spezifischen Immunantwort dar. Sie werden nach Kontakt mit einem Antigen **von Plasmazellen gebildet** und

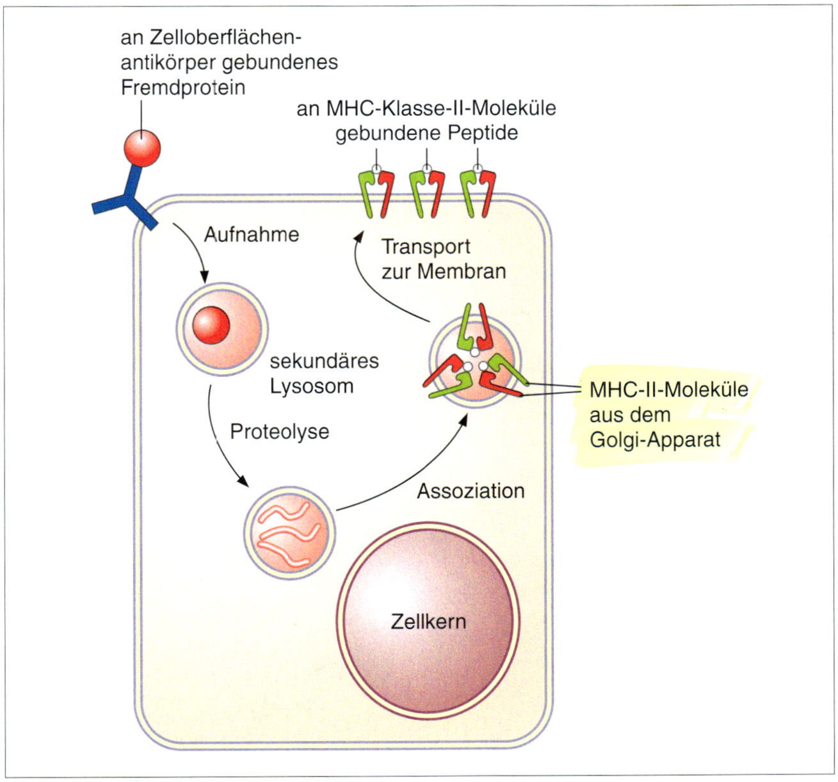

Abb. 14.6 Präsentation von Fragmenten extrazellulärer Proteine durch MHC-Klasse-II-Moleküle. [3]

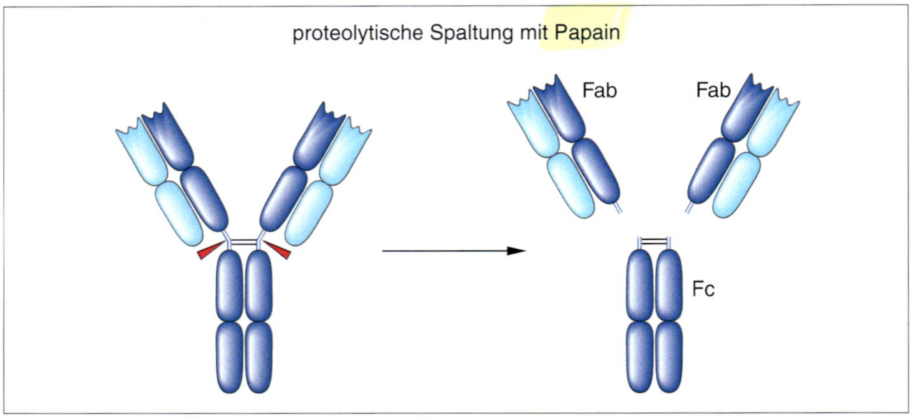

Abb. 14.7 Spaltung von Immunglobulinen am Beispiel von IgG. [8]

ins Blut oder andere Körperflüssigkeiten sezerniert. Da es sich um globuläre Proteine handelt, die bei der Elektrophorese in der γ-Fraktion erscheinen, wurden sie zunächst als γ-Globuline bezeichnet, heute werden sie **Immunglobuline** genannt.

Merke
Indem Antikörper Antigene binden, setzen sie sie außer Gefecht (durch Agglutination, Präzipitation oder Neutralisation). Außerdem ermöglichen sie es Phagozyten, die Antigene zu binden, und erleichtern somit die Phagozytose der Antigene. Diese Hilfestellung nennt man **Opsonierung**.

Struktur

Das proteolytische Enzym Papain trug zur Aufklärung der Immunglobulinstruktur bei, da es sie an den Disulfidbrücken (Gelenkregionen) in drei gleich große Fragmente (F) spaltet (↗ Abb. 14.7). Zwei dieser drei Fragmente besitzen jeweils eine Antigenbindungsstelle und werden deshalb Fab genannt (ab = Antigenbindung). Das dritte Fragment, Fc (kristallisiert leicht!), besitzt keine Antigenbindungsstelle.

Jedes Immunglobulin besteht aus zwei leichten und zwei schweren Polypeptidketten (**L- bzw. H-Ketten**; L für light, H für heavy), die jeweils über einen variablen und einen konstanten Abschnitt verfügen (↗ Abb. 14.8). Sowohl der variable als auch

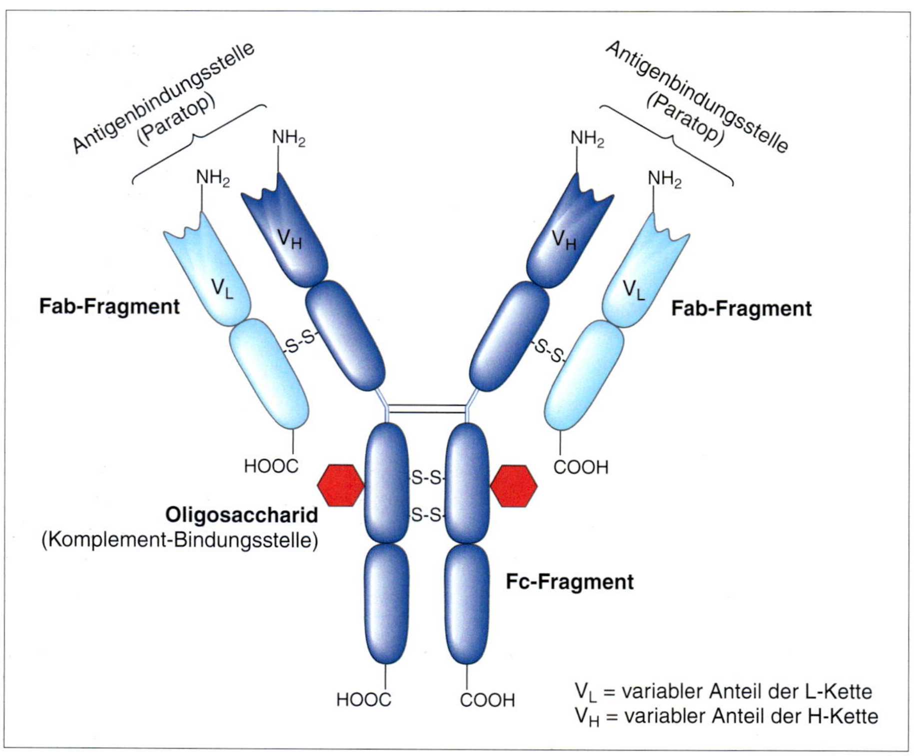

Abb. 14.8 Struktur eines Immunglobulins am Beispiel von IgG. [2]

der konstante Abschnitt bestehen aus mehreren Domänen. Die **variablen Abschnitte** der Polypeptidketten sind für die Antigenbindung zuständig; da sie das Gegenstück zu den Epitopen des Antigens sind, heißen sie **Paratope**. Es ist für die Antigenbindung von großer Bedeutung, dass der Abstand der beiden Antigenbindungsstellen variabel ist (↗ Abb. 14.10). Die **konstanten Abschnitte** sind für andere Funktionen des Immunglobulins wie **Komplementbindung**, **Bindung an Zellen des Immunsystems** oder Plazentagängigkeit (nicht alle Immunglobuline sind plazentagängig, ↗ unten) verantwortlich.

Jede L-Kette ist über eine Disulfidbrücke mit einer H-Kette verbunden. Die H-Ketten sind untereinander ebenfalls durch mindestens eine Disulfidbrücke verbunden.

Merke
Das Paratop eines Antikörpers bindet an das Epitop auf dem Antigen. Der Antikörper ist nicht für das gesamte Antigen, sondern nur für das Epitop spezifisch.

Es gibt zwei Subtypen von L-Ketten: κ und λ. Von den H-Ketten gibt es fünf Subtypen: α, δ, ε, γ und μ. In einem bestimmten Immunglobulin kommen nur je ein L- und ein-H-Ketten-Subtyp vor.

Einteilung

Nach dem H-Ketten-Subtyp werden die Immunglobuline in fünf Klassen eingeteilt (↗ Tab. 14.2).

Klinik
Beim **Antikörpermangelsyndrom** liegen die Immunglobuline vermindert (Hypogammaglobulinämie) oder gar nicht (Agammaglobulinämie) im Plasma vor. Ursache kann eine gestörte Synthese oder ein vermehrter Abbau von Immunglobulinen oder ein massiver Proteinverlust sein. Die Agammaglobulinämie kann erworben oder über einen X-chromosomalen Gendefekt vererbt sein. Bei der X-chromosomalen Agammaglobulinämie (Typ Bruton) besteht eine Reifungsstörung der B-Zellen mit Mangel aller Immunglobulinklassen (keine Plasmazellen!). Bei den Betroffenen können schwerwiegende Erkrankungen wie Pneumonie, Meningitis oder Sepsis auftreten.

Immunglobulin M (IgM)

IgM ist ein **Pentamer**, bei dem fünf IgG-ähnliche Strukturen durch eine **J-Kette** (Joining-Peptid) und Disulfidbrücken verbunden sind (↗ Abb. 14.9). Aufgrund dieser Struktur (**zehn Paratope**) und der Beweglichkeit der Antikörpersegmente (↗ Abb. 14.10) kann sich IgM vor allem gut mit unideterminanten, multivalenten Antigenen verbinden.

Tab. 14.2 Die Subtypen der H-Ketten und die zugehörige Immunglobulinklasse

Subtyp der H-Kette	Immunglobulinklasse
μ	IgM
γ	IgG
α	IgA
δ	IgD
ε	IgE

IgM ist der erste Antikörper, der auf einen erstmaligen Antigenkontakt hin gebildet wird (**Primärantwort**), und der stärkste **Aktivator des Komplementsystems**.

IgM kann die Plazentaschranke nicht durchdringen, ist aber auch das einzige Immunglobulin, das ein Fetus synthetisieren kann (ab dem 5. Entwicklungsmonat). Eine erhöhte fetale IgM-Plasmakonzentration ist daher ein Zeichen für eine Infektion des Fetus. Die Halbwertszeit von IgM beträgt ca. 5 Tage.

Merke
IgM ist der erste Antikörper, der nach einem Antigen-Erstkontakt gebildet wird. Er ist für die primäre humorale Immunantwort zuständig.

Immunglobulin G (IgG)

IgG (Struktur ↗ Abb. 14.8) ist das Immunglobulin, das im Organismus in der **größten Konzentration** vorliegt. Es besitzt eine recht lange Halbwertszeit von etwa 23 Tagen und kann deshalb besonders gut zur passiven Immunisierung verwendet werden.

IgG besitzt zwei Antigenbindungsstellen und kann **korpuskuläre Antigene quervernetzen** (↗ Abb. 14.11), d. h. agglutinieren und präzipitieren. So kann es z. B. Viren unschädlich machen, indem es an antigene Determinanten auf Hüllproteinen von Viren bindet. Die Fähigkeit zur Quervernetzung erleichtert die Phagozytose, weil phagozytierende Zellen einen Rezeptor für den Fc-Teil des IgGs besitzen und so IgG mit dem daran gebundenen Antigen binden können.

Darüber hinaus kann IgG als **Antiserum für Toxine** eingesetzt werden, da es diese bindet und neutralisiert. Es **aktiviert** außerdem das **Komplementsystem**. Bei der Immunantwort nach erneutem Antigenkontakt wird vor allem IgG gebildet (**Sekundärantwort**).

IgG **passiert** als einziges Immunglobulin die **Plazentaschranke**. So kann die Mutter einen Teil ihrer Immunität auf den Fetus übertragen. Die IgG-Produktion beginnt erst 3–4 Monate nach der Geburt.

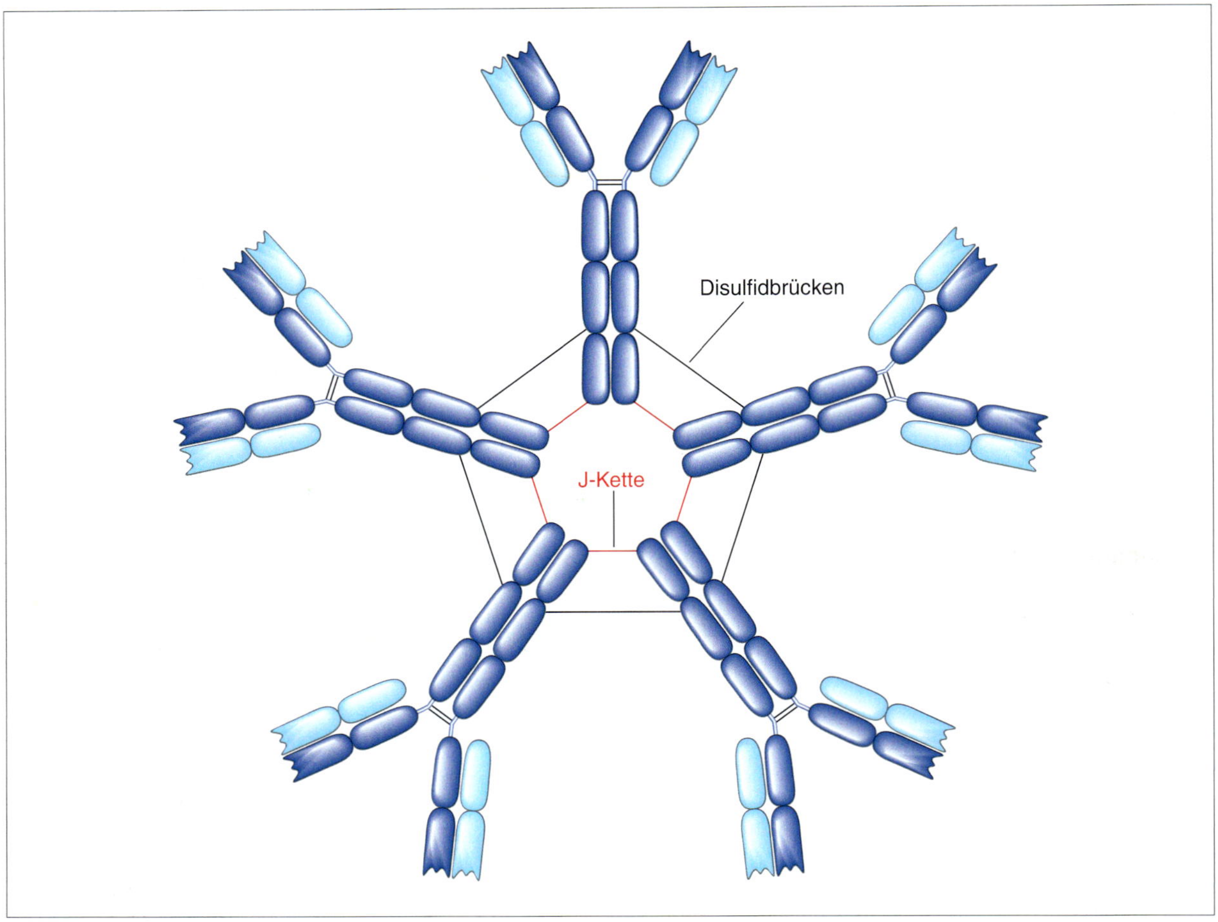

Abb. 14.9 Struktur von Immunglobulin M (IgM). Blau: Disulfidbrücken, rot: J-Kette. [8]

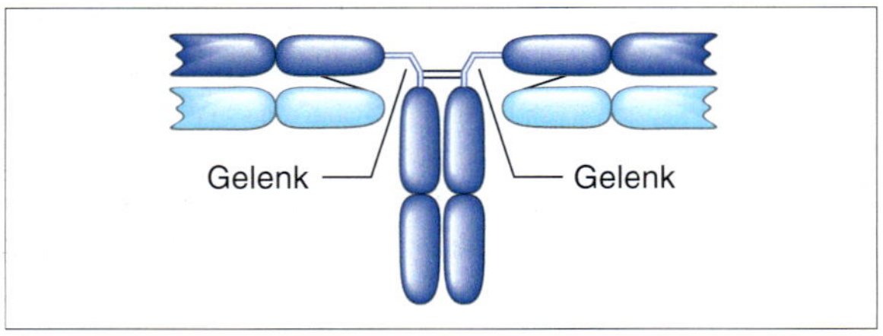

Abb. 14.10 Beweglichkeit der Antikörpersegmente. Aufgrund der Gelenkregion zwischen den Fab-Fragmenten und dem Fc-Fragment kann der Abstand der beiden Antigenbindungsstellen variieren, so dass der Antikörper Epitope binden kann, die keine festen Abstände zueinander haben.

Merke
IgG ist für die humorale Sekundärantwort zuständig.

Klinik
Kommt bei einer rhesusnegativen Schwangeren mit rhesuspositivem Fetus das Blut der Schwangeren mit dem fetalen Blut in Kontakt (z. B. während

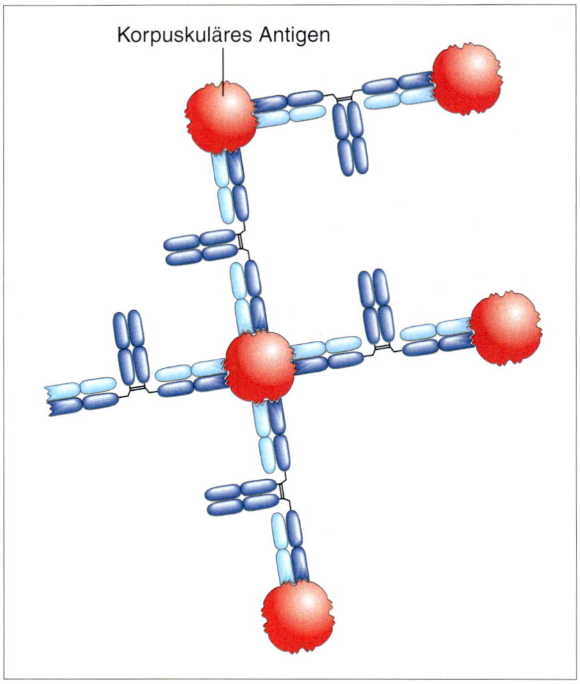

Abb. 14.11 Quervernetzung von korpuskulären Antigenen. [3]

der Geburt, bei Extrauteringravidität, Abort oder Schwangerschaftsabbruch), kann diese IgG-Antikörper gegen den Rhesusfaktor bilden. Bei einer erneuten Schwangerschaft mit einem rhesuspositiven Fetus können die IgG-Antikörper durch die Plazenta in den Blutkreislauf des Fetus gelangen und eine Hämolyse auslösen (**fetale Erythroblastose**, **Morbus haemolyticus neonatorum**). Um der Antikörpersynthese vorzubeugen, verabreicht man rhesusnegativen Müttern rhesuspositiver Kinder innerhalb von 3 Tagen nach der Geburt (bzw. nach Extrauteringravidität, Abort oder Schwangerschaftsabbruch) Antikörper gegen den Rhesusfaktor. Sie binden ihn und verhindern so eine Immunantwort.

Immunglobulin A (IgA)

IgA hat in Körpersekreten (Hauptwirkort) die Struktur eines **Dimers**, dessen Einheiten durch eine **J-Kette** (Joining-Peptid) verbunden sind (↗ Abb. 14.12). IgA wird als Dimer von Plasmazellen vor allem der Peyer-Plaques im Darm synthetisiert. Auf der basolateralen Seite der Darmepithelzellen bindet es mit seinem Fc-Teil an den sog. Poly-Ig-Rezeptor und wird zusammen mit diesem endozytotisch in diese Zellen aufgenommen. Auf der apikalen Zellseite wird ein Teil des Rezeptors vom IgA-Dimer abgespalten, das restliche Rezeptormolekül verbleibt am Dimer und wird als **sekretorische Komponente** bezeichnet. IgA wird nun in das Darmlumen abgegeben. Es bildet zusammen mit Mucin eine Schicht aus, die die Anlagerung von Bakterien und Toxinen verhindert.

IgA-Dimere finden sich außer im Darmsekret auch an anderen Stellen, an denen der Organismus mit der Umwelt in Kontakt steht, z.B. in Speichel, Tränenflüssigkeit und Lungensekret. Sie gehen in die Muttermilch über und verleihen dem Verdauungstrakt von Neugeborenen einen gewissen Schutz. Lediglich im Plasma liegt IgA als Monomer vor.

In Anwesenheit von Lysozym wirkt IgA bakterizid auf gramnegative Bakterien, auch macht es Viren unschädlich. Die Fähigkeit zur Komplementaktivierung hat es jedoch nicht.

Immunglobulin E (IgE)

IgE ist das Immunglobulin mit der kürzesten Halbwertszeit (2 Tage). Seine Plasmakonzentration ist die niedrigste aller Immunglobuline, weil es größtenteils mit Hilfe IgE-spezifischer Fc-Rezeptoren von Mastzellen und basophilen Granulozyten gebunden wird. Durch die Bindung an ihr spezifisches Antigen werden die zellständigen IgE quervernetzt, woraufhin die Zellen u.a. Histamin und Leukotriene ausschütten. Diese Stoffe rufen dann eine **Überempfindlichkeitsreaktion** (**anaphylaktische Reaktion**, ↗ Kap. 14.6.1) hervor.

Da sich nach Wurminfektionen erhöhte IgE-Spiegel finden, liegt die Aufgabe von IgE vermutlich auch in der **Abwehr von Parasiten**.

Immunglobulin D (IgD)

Auch IgD liegt nur in geringer Konzentration im Serum vor. Es hat eine Halbwertszeit von etwa 3 Tagen. Zusammen mit IgM ist es an der Differenzierung von B-Zellen beteiligt und findet sich auf ihnen als Oberflächenrezeptor. Ansonsten ist noch wenig über IgD bekannt.

Zusammenfassung (↗ Tab. 14.3)

Wechselwirkungen zwischen Antikörper und Antigen

Damit ein Antikörper an ein Antigen binden kann, muss er genau auf dieses Antigen passen, d.h., er muss für dieses Antigen spezifisch sein. Dies ist auch die Voraussetzung dafür, dass sich an der Kontaktstelle zwischen den beiden Molekülen Kräfte optimal entfalten können, die die Moleküle zusammenhalten. Diese Kräfte sind elektrostatische und hydrophobe Wechselwirkungen, Van-der-Waals-Kräfte und Wasserstoffbrückenbindungen.

Sog. kreuzreaktive Antikörper können neben dem Antigen, für das sie spezifisch sind, noch weitere Antigene binden.

Entstehung der Vielfalt an Antikörperspezifitäten

Das Folgende gilt auch für B- und T-Zellrezeptoren, da sie strukturelle Ähnlichkeit mit Immunglobuli-

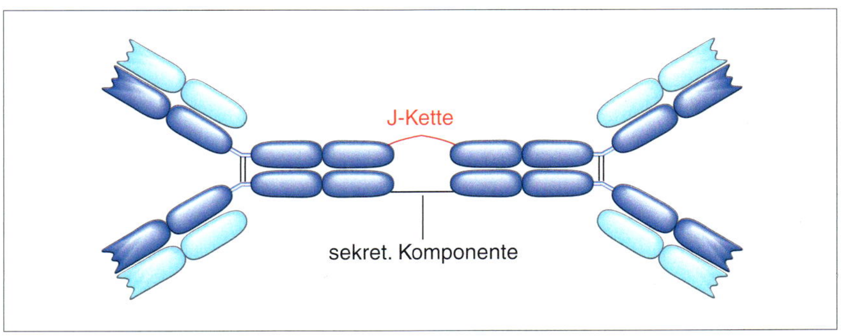

Abb. 14.12 Struktur von Immunglobulin A (IgA) in Körpersekreten. [8]

Tab. 14.3 Struktur und Funktion der Immunglobuline

Immunglobulin	Struktur	Funktion
IgG	Monomer	häufigstes Immunglobulin, sekundäre humorale Immunantwort, plazentagängig, Neutralisierung von Toxinen, Aktivator des Komplementsystems
IgM	Pentamer	primäre humorale Immunantwort, Aktivator des Komplementsystems, Oberflächenmolekül auf B-Lymphozyten, Stimulator der Differenzierung zur Plasmazelle
IgD	Monomer	Oberflächenmolekül auf Lymphozyten
IgA	• Dimer	Antigenfang in Sekreten, d.h. Schutz der Schleimhäute von Verdauungs-, Respirations- und Urogenitaltrakt; Übertritt in die Muttermilch → Schutz der Schleimhaut des Verdauungstrakts beim Säugling
	• Monomer	Antigenfang im Blut
IgE	Monomer	Bindung an basophile Granulozyten und Mastzellen, bei Antigenkontakt Auslösung der Degranulation dieser Zellen, Beteiligung an anaphylaktischen Reaktionen

nen aufweisen (↗ Kap. 14.2.3) und ihre Spezifitätsvielfalt daher nach demselben Prinzip entsteht.

Die **Information** für die Ketten eines Immunglobulins ist **auf verschiedene Gene** verteilt: Der **konstante Abschnitt** der H- und L-Ketten wird von sog. **C-Genen** kodiert. Für den **variablen Abschnitt** existieren **mehrere Gensegmente**:

- Für den variablen Abschnitt der **L-Ketten** kodieren zwei Gensegmente:
  - Das V_L-Gensegment (V für „variabel") kodiert die ersten (95–108) Aminosäuren,
  - das J_L-Gensegment (J für „joining") den Rest.
- Für den variablen Abschnitt der **H-Ketten** kodieren drei Gensegmente:
  - Das V_H-Gensegment kodiert die V-Domäne,
  - das D_H-Gensegment (D für „diversity") die D-Domäne,
  - das J_H-Gensegment die J-Domäne.

Für jedes dieser Gensegmente gibt es zahlreiche Varianten, so z.B. 65 Varianten des V_H-Gensegments, 5 Varianten des J_H-Gensegments und 27 Varianten des D_H-Gensegments.

Während der Reifung der B-Zellen wird durch Umlagerung und Verknüpfung von Gensegmentvarianten **(Rearrangement = somatische Rekombination = Transposition)** ein Gen zuerst für den variablen Abschnitt der H-, dann der L-Ketten hergestellt:

- **variabler Abschnitt der H-Kette:** Verknüpfung einer Variante des D_H-Gensegments mit einer des J_H-Gensegments, vor diesen Genabschnitt wird eine Variante des V_H-Gensegments gesetzt.
- **variabler Abschnitt der L-Kette:** Verknüpfung einer Variante des V_L-Gensegments mit einer Variante des J_L-Gensegments.

In der reifen B-Zelle liegt also nur noch die Information für einen variablen Abschnitt der H- bzw. L-Kette vor, aber sie enthält die Information für alle Typen der schweren Ketten (↗ Abb. 14.13). Der erste Schwerkettentyp, der im Leben einer B-Zelle transkribiert wird, ist stets die μ-Kette (IgM als Oberflächenrezeptor der B-Zelle und Antikörper der Primärantwort!). Beim Spleißen der primären mRNA werden die Introns entfernt und die Exons verknüpft und die fertige mRNA wird translatiert (Abb. 14.13 und 14.14).

Die Vielfalt der variablen Abschnitte der H- und L-Ketten ergibt sich demnach aus den zahlreichen Kombinationsmöglichkeiten von V_H-, D_H- und J_H-Gensegmenten bzw. V_L- und J_L-Gensegmenten und zusätzlich noch aus kleinen Variationen bei der Verknüpfung der Genabschnitte.

Noch bevor ein Organismus also jemals mit einem Antigen Kontakt hatte, liegen bereits 10^7–10^8 Antikörperspezifitäten vor. Gelangt dann ein Antigen in den Organismus, kann ein Zellrezeptor eines B-Lymphozyten, der für dieses Antigen spezifisch ist, daran binden. Dadurch werden Synthese und Differenzierung der B-Zellen mit den für dieses Antigen spezifischen Rezeptoren stimuliert. Diese Zellen produzieren und sezernieren dann die antigenspezifischen Antikörper (= Oberflächenrezeptoren ohne membranbindende Domäne, ↗ Kap. 14.2.3).

Merke
Die Antikörpervielfalt kommt zustande durch
- qualitative und quantitative Variationen der V-, D- und J-Domänen,
- Mutationen und Rekombinationen der Keimbahn-DNA,
- somatische Rekombination,
- Kombinationsmöglichkeiten von leichten und schweren Ketten,
- Abweichungen bei der Rekombination und beim Spleißen,
- Punktmutationen.

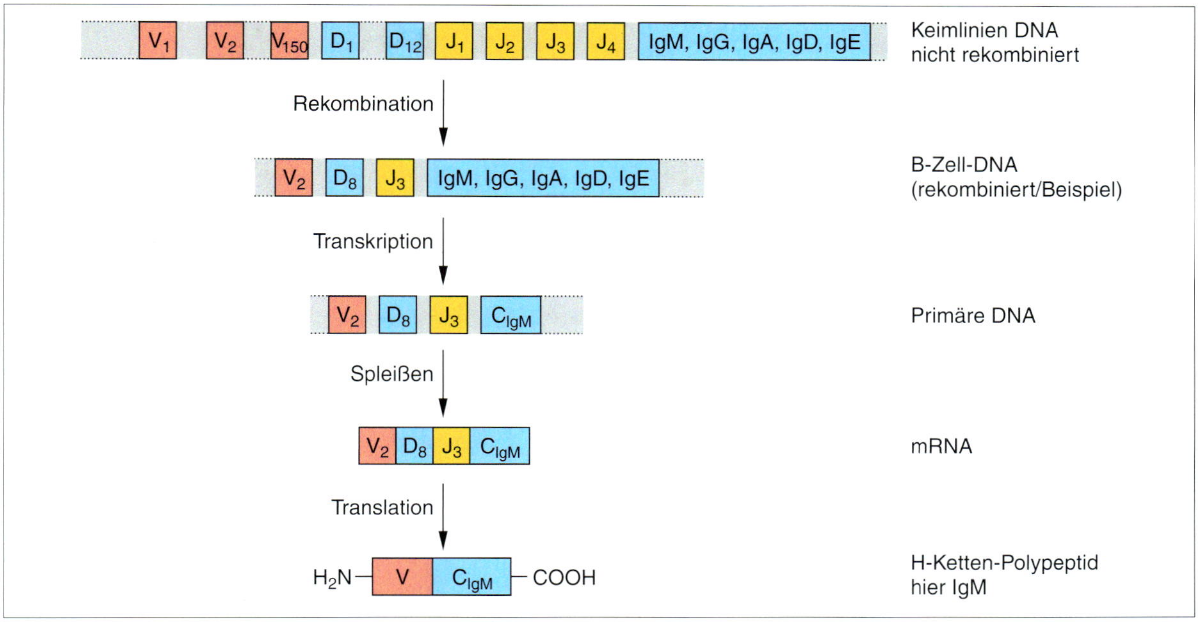

Abb. 14.13 Synthese der schweren (H-)Ketten. [2]

14.2.3 B- und T-Lymphozyten

Reifung

B-Lymphozyten

Eine unreife B-Zelle entsteht aus einer Knochenmarkstammzelle in folgenden Schritten:

- Die früheste B-Vorläuferzelle (frühe Pro-B-Zelle) beginnt mit der Umordnung der D_H- und J_H-Gensegmente. Vor das resultierende D_H-J_H-Gensegment wird in den späten Pro-B-Zellen das V_H-Gensegment gesetzt. Dabei bindet die frühe Pro-B-Zelle über einen Rezeptor an Stromazellen des Knochenmarks. Diese besitzen ein membranständiges Zytokin, den Stammzellfaktor (SCF), der mit einer Rezeptortyrosinkinase auf der Oberfläche der Pro-B-Zelle wechselwirkt. Hierdurch werden die Zellproliferation und u.a. auch die Synthese eines Interleukin-7(IL-7)-Rezeptors angeregt. IL-7 wird ebenfalls von den Stromazellen des Knochenmarks synthetisiert. Späte Pro-B-Zellen lösen sich aus der Abhängigkeit von SCF und werden durch IL-7 stimuliert.

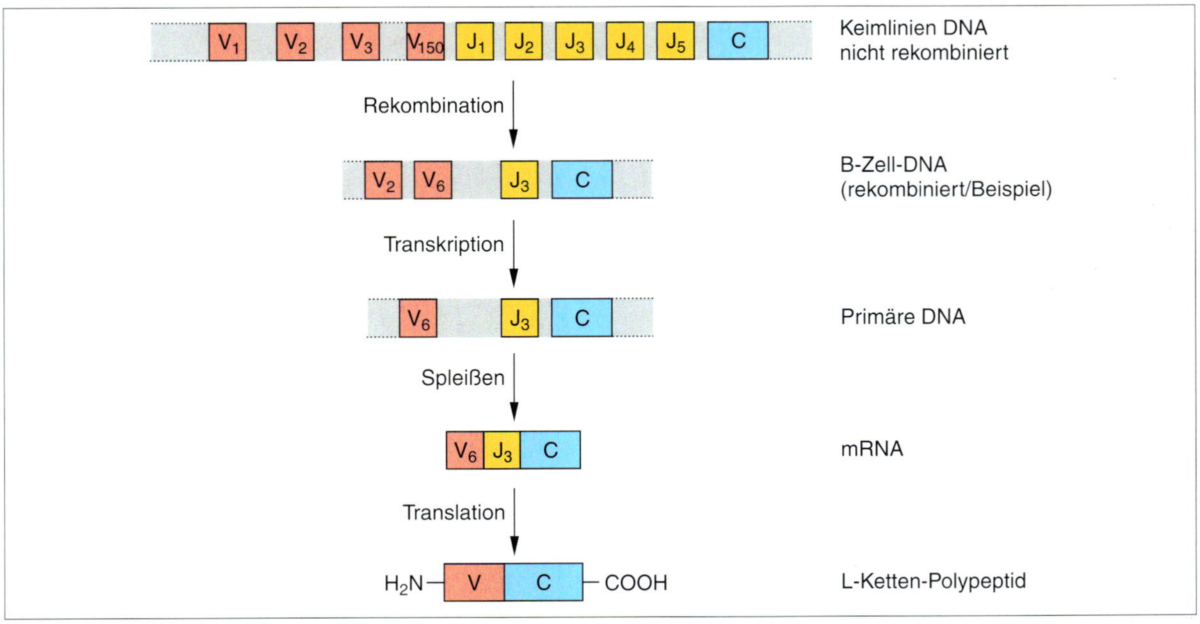

Abb. 14.14 Synthese der leichten (L-)Ketten. [2]

- Die Prä-B-Zelle exprimiert den variablen Abschnitt der H-Kette als Prä-B-Rezeptor auf ihrer Oberfläche. Nun werden die V_L- und J_L-Gensegmente umgeordnet und anschließend L-Ketten synthetisiert.
- Die unreife B-Zelle exprimiert ein fertiges IgM-Molekül auf ihrer Oberfläche. Nun werden im Knochenmark noch die Zellen entfernt, die mit körpereigenen Molekülen interagieren (**negative Selektion**). Ist dies geschehen, wandern die unreifen B-Lymphozyten aus dem Knochenmark aus und gelangen in die peripheren lymphatischen Gewebe.
- Die reife B-Zelle exprimiert zusätzlich IgD auf ihrer Oberfläche.

Der funktionstüchtige **B-Zellrezeptor-Komplex** der unreifen und reifen B-Zellen besteht aus (↗ Abb. 14.15)

- dem **Immunglobulin** IgM (unreife B-Zelle) bzw. IgM und IgD (reife B-Zelle), das im Unterschied zu den sezernierten Immunglobulinen über eine zusätzliche Domäne in der schweren Kette verfügt, die in der Zellmembran der B-Lymphozyten befestigt wird. Es **bindet** das **spezifische Antigen**.
- **Igα- und Igβ-Polypeptidketten**, die für die **Signaltransduktion** nach Bindung eines Antigens an den B-Zellrezeptor zuständig sind: Sie enthalten sog. Immunrezeptor-Tyrosinaktivierungssequenzen (immunoreceptor tyrosine-based activation motifs, **ITAM**) mit Tyrosylresten, die bei Antigenbindung an das Immunglobulin phosphoryliert werden und an SH2-Domänen von Tyrosinkinasen binden. Die Kinasen werden aktiviert und lösen eine Signalkaskade aus.

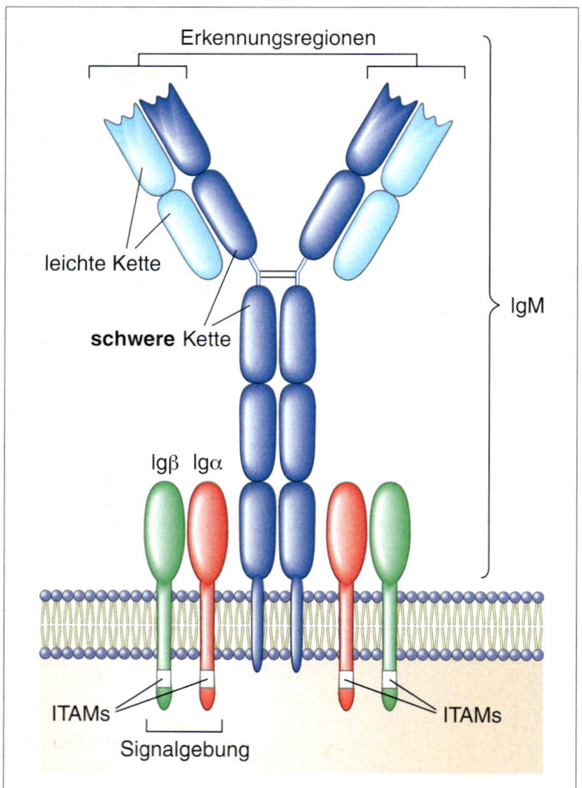

Abb. 14.15 B-Zellrezeptor-Komplex. Gelb: ITAM. [8]

T-Lymphozyten

Ab dem Zeitpunkt der Geburt wandern T-Zell-Vorstufen aus dem Knochenmark in den **Thymus** (-Kortex) ein. Auf einen Stimulus hin vermehren sie sich sehr rasch und differenzieren sich. Im Zuge dessen werden verschiedene Oberflächenmoleküle – u.a. der **T-Zellrezeptor** (TCR) – gebildet, mit dem die T-Lymphozyten ein Antigen erkennen. Sein Aufbau ähnelt dem der Antikörper: Er besteht aus zwei Polypeptidketten (α und β bzw. γ und δ), die durch eine Disulfidbrücke verbunden sind und einen variablen antigenbindenden sowie einen konstanten Abschnitt aufweisen (V- bzw. C-Region, ↗ Abb. 14.16). Der konstante Abschnitt ist in der Zellmembran befestigt.

Durch Rekombination der Gensegmentvarianten für die variablen Abschnitte der α- und β- bzw. γ- und δ-Ketten entstehen zahlreiche T-Zellrezeptoren unterschiedlicher Spezifität. Diese assoziieren mit Hilfsmolekülen. Der funktionsfähige **T-Zellrezeptor-Komplex** setzt sich zusammen aus (↗ Abb. 14.17)

- dem **TCR**, bestehend aus α- und β- oder γ- und δ-Ketten, wobei 95 % der T-Zellen α- und β-Ketten exprimieren. Er bindet das spezifische Antigen.
- dem **CD3-Komplex**, der für die **Signaltransduktion** nach Bindung eines Antigens an den T-Zellrezeptor zuständig ist (er besitzt ITAMs, ↗ oben).

Er interagiert mit den beiden **Korezeptoren CD4** oder **CD8** (CD = cluster of differentiation). CD4 bin-

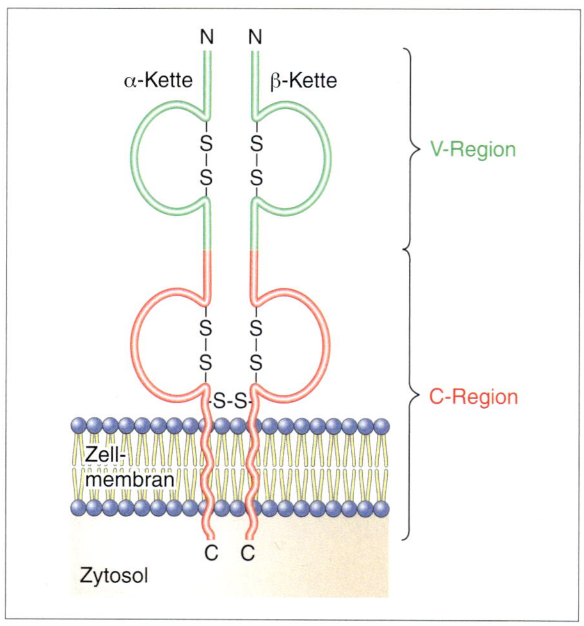

Abb. 14.16 T-Zellrezeptor. [2]

det an die β-Kette von MHC-Klasse-II-Molekülen, CD8 an die α-Kette von MHC-Klasse-I-Molekülen. Hierdurch wird das Signal, das bei Bindung des Antigens an den TCR entsteht, verstärkt. T-Vorläuferzellen enthalten noch beide Korezeptoren, die reifen T-Lymphozyten dagegen entweder CD4 oder CD8.

Der TCR, der CD3-Komplex, CD4 und CD8 sind für T-Lymphozyten spezifische Oberflächenmoleküle.

Nach der Synthese der T-Zellrezeptoren werden diejenigen Lymphozyten belassen, die mit MHC-Molekülen in Wechselwirkung treten können, die anderen werden der Apoptose zugeführt (**positive Selektion**). Es werden auch Zellen belassen, die nur mit geringer Affinität an MHC-Moleküle binden. Daran schließt sich eine **negative Selektion** an, bei der Zellen entsorgt werden, die mit körpereigenen Molekülen reagieren (↗ Abb. 14.18). Insgesamt werden etwa 98 % der Zellen ausgesondert. Sind die T-Lymphozyten reif (↗ oben) und haben sie alle Selektionsvorgänge überstanden, wandern sie in die sekundären lymphatischen Organe ein.

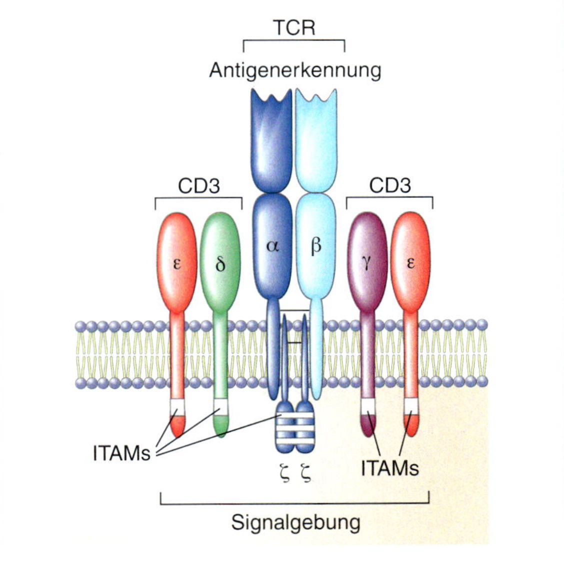

Abb. 14.17 T-Zellrezeptor-Komplex. [8]

Reaktionsprinzip

B-Lymphozyten

B-Zellrezeptoren auf der Oberfläche von B-Lymphozyten binden extrazelluläre Antigene.

T-Zell-unabhängige Aktivierung von B-Lymphozyten. Werden durch die Antigenbindung mehrere B-Zellrezeptoren vernetzt (**Oligomerbildung**), werden ITAMs durch Tyrosinkinasen (z. B. Lyn, ↗ Abb. 14.19) an Tyrosylresten phosphoryliert. An die phosphorylierten Tyrosylreste dockt eine weitere Proteinkinase (Syk) mit Hilfe ihrer SH2-Domänen an und phosphoryliert nun viele Moleküle, u. a. eine Untereinheit eines Transkriptionsfaktors. Dadurch wird die Genexpression aktiviert, die die Proliferation und Differenzierung der B-Zelle stimuliert. Ein Beispiel für T-Zell-unabhängige Antigene sind bakterielle Polysaccharide.

T-Zell-abhängige Aktivierung von B-Lymphozyten. Antigene, die B-Zellrezeptoren nicht vernetzen (meist lösliche Antigene), können nur mit Hilfe CD4-positiver T-Helferzellen die Proliferation und Differenzierung der B-Zellen induzieren: Die B-Zelle nimmt den Rezeptor-Antigen-Komplex endozytotisch auf. Das Antigen wird in Bruchstücke zerlegt, die an MHC-Klasse-II-Moleküle gebunden und an diesen auf der Zelloberfläche den CD4-positiven T-Helferzellen präsentiert werden. Diese erkennen das fremde Peptid am MHC-Molekül, binden daran und werden aktiviert: Sie synthetisieren Zytokine, die die B-Lymphozyten zu Proliferation und Differenzierung anregen.

Folgeprozesse der Aktivierung. Nach der Aktivierung begeben sich B-Lymphozyten in Lymphfollikel, wo sie sich rasch teilen. Ab diesem Zeitpunkt werden sie **Zentroblasten** genannt. Während dieser Teilungen kommt es zu Mutationen in den Genen der variablen Ketten, was zu Zellen mit unterschied-

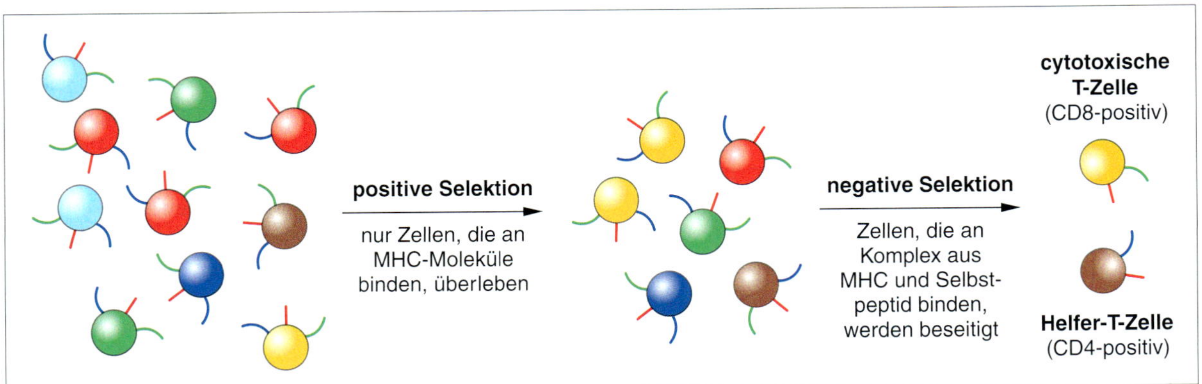

Abb. 14.18 Selektionsmechanismen. [3]

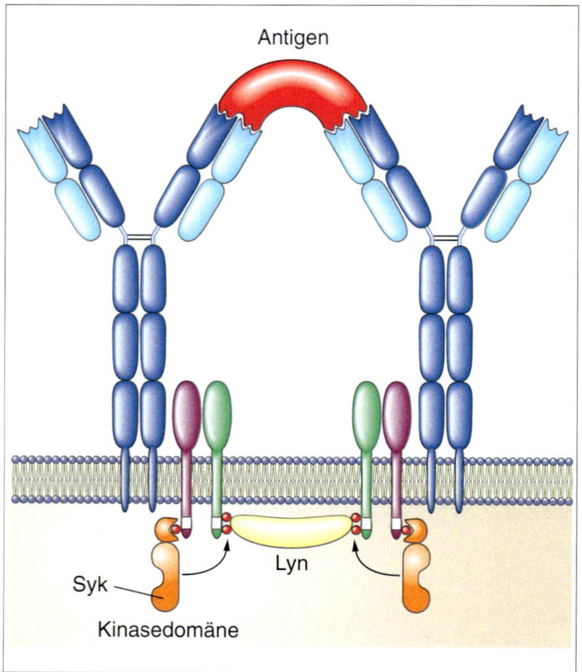

Abb. 14.19 Aktivierung einer B-Zelle. [8]

licher Antigenaffinität führt. Diese Zellen werden **Zentrozyten** genannt. Je besser die Ig-Rezeptoren der Zentrozyten das Antigen binden können, umso besser können sie das bcl-2-Gen exprimieren, dessen Protein schließlich die Apoptose verhindert (positive Selektion).

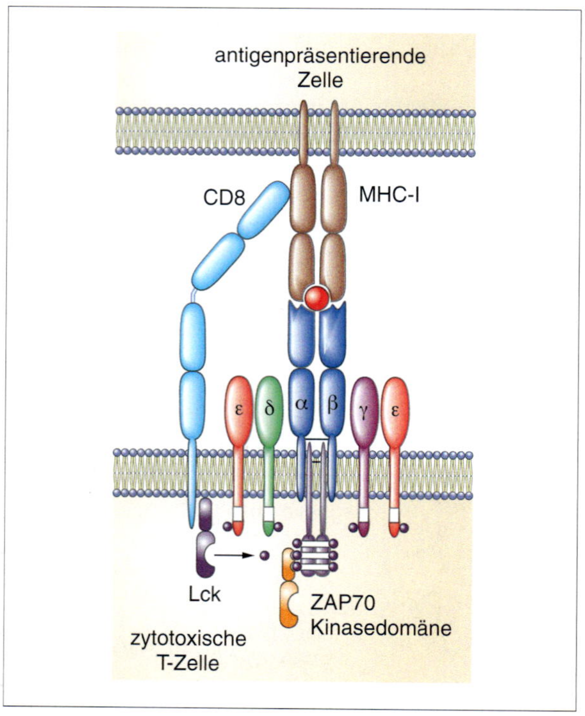

Abb. 14.20 Aktivierung einer CD-8-positiven T-Zelle. [8]

Zentrozyten differenzieren sich entweder zu **Gedächtniszellen**, die im lymphatischen Gewebe verbleiben, oder zu **Plasmazellen**. CD40, CD23 und IL-2 und IL-4 sind möglicherweise die Moleküle, die bestimmen, welche Zelle sich wie entwickeln soll.

Plasmazellen wandern schließlich vom Lymphfollikel in das Knochenmark oder in Schleimhäute und synthetisieren Antikörper, die strukturell genau dem Rezeptormolekül auf dem B-Lymphozyten entsprechen, an den das Antigen gebunden hat.

T-Lymphozyten

Antigenerkennung und Aktivierung

T-Lymphozyten erkennen „ihr“ Antigenpeptid nur im Komplex mit einem MHC-Molekül. Sie treten kurzzeitig an antigenpräsentierende Zellen heran und suchen nach einem Peptid, an das sie binden können. Wenn kein derartiges Peptid vorliegt, lösen sie sich und suchen weiter. Passt ein Peptid im MHC-Molekül zum T-Zellrezeptor, wird der Peptid-MHC-Komplex vom Rezeptor gebunden und der T-Lymphozyt hierdurch aktiviert. Gleichzeitig bindet der Korezeptor CD8 bzw. CD4 an das MHC-Molekül.

Merke
Die Korezeptoren CD4 und CD8 bestimmen, an welchen Typ von MHC-Molekül sich die T-Zelle anlagert, da CD4 nur an MHC-Klasse-II-, CD8 nur an MHC-Klasse-I-Moleküle binden kann. Eselsbrücke: CD4 und MHC-II ($4 \times 2 = 8$), CD8 und MHC-I ($8 \times 1 = 8$).

Für eine optimale Aktivierung der T-Zelle ist die Bindung des Korezeptors an das MHC-Molekül notwendig, denn hierdurch kommt die Kinase Lck in die Nähe der ITAM-Substrate des CD3-Komplexes. Lck phosphoryliert Tyrosylreste der ITAMs, wodurch Anheftungsstellen für die SH2-Domänen der Proteinkinase ZAP-70 entstehen (↗ Abb. 14.20). ZAP-70 phosphoryliert weitere Proteine und löst so eine Signalkaskade aus, an deren Ende die Aktivierung der Phospholipase C steht. Dieses Enzym sorgt für eine Erhöhung der Calciumkonzentration, wodurch Calcineurin (Serin-Threonin-Proteinphosphatase) aktiviert wird. Calcineurin dephosphoryliert zytosolische Transkriptionsfaktoren, die somit in den Zellkern gelangen und die Expression spezifischer Gene stimulieren. Die Folgen sind **Proliferation und Differenzierung** der aktivierten T-Lymphozyten sowie die **Bildung von Interleukin 2**.

B-Zellen, die ein Antigen binden, senden ein Signal aus, das T-Zellen der gleichen Antigenspezifität stimuliert: Die B-Zellen exprimieren nach Antigenbindung ein Oberflächenmolekül, das die IL-2-mRNA dieser T-Zellen stabilisiert.

Im nächsten Schritt synthetisiert der aktivierte T-Lymphozyt **IL-2-Rezeptoren**. Da er selbst IL-2 synthetisiert und sezerniert, stimuliert er sich folglich selbst (autokrine Stimulation).

IL-2 stimuliert die klonale Expansion der T-Zellen und ihre Differenzierung. Sie bilden Integrin VLA-4, das ihnen ermöglicht, in Entzündungsgebieten an das Gefäßendothel zu binden und zu den Entzündungsherden zu gelangen, wo sie nach dem Antigen suchen, auf dessen erstes Erscheinen im Organismus sie gebildet wurden.

Klinik
Der Wirkstoff **Ciclosporin** hemmt Calcineurin und unterbindet so die Dephosphorylierung der Transkriptionsfaktoren und damit die Stimulation der Genexpression. Deshalb wird Ciclosporin dazu eingesetzt, die T-Zell-vermittelte akute oder chronische Abstoßung eines transplantierten Organs zu vermeiden.

Differenzierung

CD8-positive T-Lymphozyten können sich nur zu zytotoxischen T-Lymphozyten differenzieren, CD4-positive T-Lymphozyten dagegen zu Helfer-T-Zellen oder inflammatorischen T-Zellen.

Zytotoxische CD8-positive T-Lymphozyten erkennen nur Antigenfragmente, die auf **MHC-Klasse-I-Molekülen** präsentiert werden. Sie enthalten zytotoxische Substanzen wie **Perforine und Proteasen** (Granzyme), die bei Antigenbindung freigesetzt werden. Perforin bildet Poren in der Zellmembran der Zielzelle und macht diese durchlässig, was zur Lyse der Zielzelle führt. Granzyme leiten die **Apoptosemechanismen** ein, die zur Zerstörung der Zielzelle und evtl. der viralen DNA führen. Anschließend folgt eine Vermehrung genau dieser zytotoxischen T-Zelle, da sie ihre Wirksamkeit bereits unter Beweis gestellt hat.

Zytotoxische T-Zellen können sich noch weiter zu **T-Gedächtnis- und T-Suppressorzellen** differenzieren. Die T-Suppressor-Zellen haben im Immunsystem eine regulatorische Aufgabe: Sie unterdrücken eine Immunreaktion sowohl bei B- als auch bei T-Zellen. Man vermutet, dass Autoimmunerkrankungen auch durch einen Defekt der Suppressorzellen entstehen.

CD4-positive Helfer-T-Lymphozyten (T-Helferzellen) können B-Lymphozyten, Makrophagen und dendritische Zellen aktivieren. Weiterhin stimulieren sie die Proliferation zytotoxischer T-Zellen. Sie spielen somit eine wichtige Rolle sowohl bei der zellulären als auch bei der humoralen Immunantwort.

Helfer-T-Zellen erkennen nur Peptide, die an **MHC-Klasse-II-Moleküle** gebunden sind (Interaktion von CD4 mit MHC-II), also Fragmente von endozytotisch aufgenommenen Proteinen. Die Bindung des MHC-Peptid-Komplexes durch den T-Zellrezeptor führt zur Stimulation der Freisetzung von

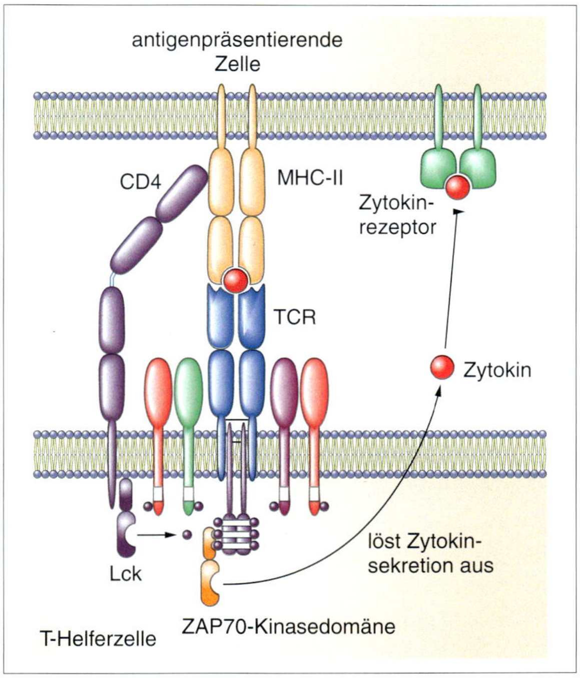

Abb. 14. 21 Aktivierung der T-Helferzellen. [8]

IL-2 und Interferon-γ (↗ Abb. 14.21). Diese Zytokine regen die Proliferation und Differenzierung von antigenpräsentierenden Zellen und von Plasmazellen an.

Inflammatorische CD4-positive T-Lymphozyten (TH-1-Zellen) sind für die **Synthese von Zytokinen** (Interferon-γ und TNF-α) verantwortlich, mit denen sie Zellen abtöten (diese werden dann von Makrophagen aufgenommen) oder Makrophagen aktivieren können.

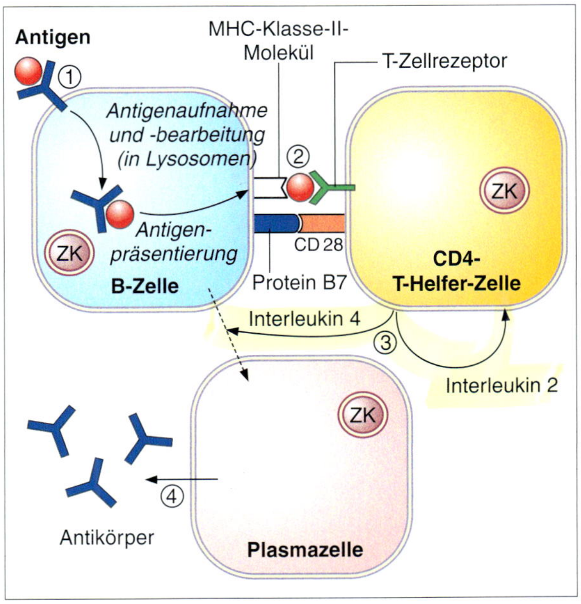

Abb. 14.22 Interaktion von B- und T-Lymphozyten. [2]

Interaktion von B- und T-Lymphozyten

Die Interaktion von beiden Lymphozytenarten wird im Folgenden noch einmal kurz zusammengefasst (↗ auch Abb. 14.22):

- Eine T-Zelle erkennt mit dem TCR ein von B-Zellen präsentiertes Antigen (im Komplex mit dem MHC-Molekül).
- B-Zellen beeinflussen die IL-Ausschüttung der T-Zellen, die dadurch autokrin stimuliert werden.
- Von T-Zellen freigesetztes IL-4 stimuliert die Differenzierung von B-Zellen.

14.3 Komplementsystem

14.3.1 Aufbau

Das Komplementsystem besteht aus einem Enzymsystem, das sich aus etwa 20 Glykoproteinen mit neun Hauptkomponenten (C1–C9) zusammensetzt, die in Leber, Gastrointestinaltrakt und von Phagozyten gebildet werden. Es ist Bestandteil der unspezifischen Immunabwehr und sorgt dafür, dass neutralisierte Antigene abgebaut werden. Die Enzyme des Komplementsystems liegen in inaktiver Form im Blut vor. Sie werden nacheinander von ihrem „Vorgänger" durch limitierte Proteolyse aktiviert (wie die Gerinnungsfaktoren). Am Ende dieser schnellen, sich selbst verstärkenden **Reaktionskaskade** steht die Zerstörung der Zellmembran und somit die Lyse der Zielzelle.

Merke
Die Hauptkomponenten des Komplementsystems werden in der Reihenfolge ihrer Entdeckung, aber auch in der Reaktionsreihenfolge (Ausnahme: C4) von eins bis neun durchnummeriert (C1 bis C9).

14.3.2 Aktivierung und Funktion

Das Komplementsystem kann auf zweierlei Art aktiviert werden, die man als klassischen bzw. alternativen Weg bezeichnet. Die Wege beginnen an unterschiedlichen Punkten, münden aber in eine gemeinsame Endstrecke (↗ Abb. 14.23).

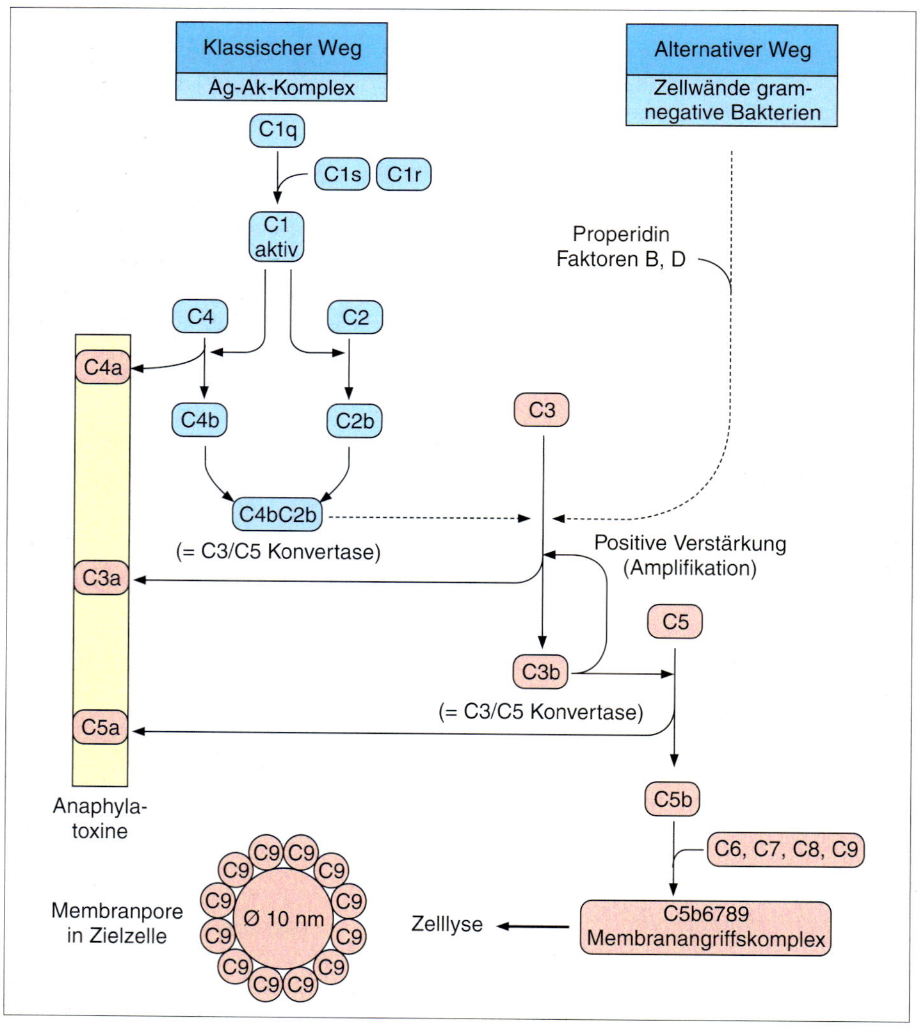

Abb. 14.23 Komplementsystem. [2]

Klassischer Weg

Hier wird das Komplementsystem durch einen **Antigen-Antikörper-Komplex** (spezifische humorale Immunantwort) aktiviert, an dem komplementaktivierende Immunglobuline beteiligt sind (IgM, IgG). Durch die Bindung des – korpuskulären – Antigens (z. B. Bakterium, Pilz) ändert sich die Konformation des Immunglobulins und die Komplementbindungsstelle am Fc-Abschnitt wird freigelegt. An diese bindet die C1-Komponente. C1 besteht aus einem Molekül C1q, einem Molekül C1s und zwei Molekülen C1r. C1q besteht aus verschiedenen Polypeptidketten, die aussehen wie ein Strauß von sechs Blumen, der an den Enden zusammengebunden ist. Jedes der freien Enden kann eine Komplementbindungsstelle binden. Die Bindung an mindestens zwei Komplementbindungsstellen führt zur Aktivierung von C1r, welches die Serin-Protease C1s aktiviert.

Merke
Zur Aktivierung des Komplementsystems werden nur ein IgM-Antikörper (Pentamer, mehrere Komplementbindungsstellen!), jedoch zwei IgG-Antikörper benötigt.

Die Serin-Protease C1s spaltet das Plasmaprotein C4 in C4a und C4b. C4b initiiert an der Oberfläche des Antigens die Spaltung von C2 in C2a und C2b. C4b und C2b bilden einen Komplex aus, der als C3/C5-Konvertase des klassischen Weges bezeichnet wird und kovalent an das Antigen gebunden ist. Dieses Enzym konvertiert C3 in C3a und C3b und C5 in C5a und C5b. C3a wird in die Umgebung freigesetzt und verursacht eine lokale Entzündung, C3b bindet an die Oberfläche des Antigens. Da C3 in großer Menge im Plasma vorliegt, können somit auch große Mengen von C3b an der Antigenoberfläche abgelagert werden. Die Hülle, die sich dadurch um die Antigen-Zelloberfläche bildet, ist für Phagozyten das Signal für die Zerstörung dieser Zelle. Das Signal wird über Komplementrezeptoren auf Phagozyten vermittelt, die die C3b-Moleküle erkennen. Das konvertierte C5a wird ebenfalls in die Umgebung freigesetzt, wo es als Entzündungsmediator fungiert. C5b bindet an die Zelloberfläche; es ist der Ausgangsstoff für den Komplex, der schließlich die Zellmembran angreift.

Merke
Die Komplementbestandteile C3a, C4a und C5a werden Anaphylatoxine genannt, da sie Symptome einer anaphylaktischen Reaktion (↗ Kap. 14.6.1) hervorrufen, wenn sie in großer Menge in den Kreislauf gelangen. Sie lösen in der Umgebung der Bakterienzelle eine Entzündungsreaktion aus, indem sie die glatte Gefäßmuskulatur kontrahieren, die Gefäßpermeabilität steigern und Granulozyten und Monozyten anlocken.

Alternativer Weg

Der alternative Weg der Komplementaktivierung wird auch **Properdinsystem** genannt, da einer seiner Auslöser das Plasmaprotein Properdin ist. Andere Auslöser sind die Plasmaproteine Faktor B (= C2) und D sowie Bestandteile von Zellwänden gramnegativer Bakterien (Endotoxine). Startpunkt ist die an der Oberfläche der Zielzelle lokalisierte Komponente C3b, an die der Faktor B bindet. Nach Eingehen dieser Bindung kann der Faktor B von dem Faktor D (Protease) gespalten werden, wodurch die C3/C5-Konvertase des alternativen Weges entsteht. An diesem Punkt beginnt die gemeinsame Endstrecke. Sie wird durch das Zusammentreffen der beiden Wege verstärkt.

Der alternative Weg spielt vor allem in der Frühphase von Infektionen eine große Rolle.

Gemeinsame Endstrecke

Die C3/C5-Konvertase konvertiert C3 in C3a und C3b und C5 in C5a und C5b. C5b bindet an die Oberfläche der Zielzelle und bindet dort C6, an welches sich C7 bindet. Sobald das C7 gebunden hat, erfolgt eine Konformationsänderung, wodurch der Komplex hydrophobe Eigenschaften erlangt und in die Zellmembran (Lipiddoppelschicht) eindringen kann. Dort erfolgen die Anlagerung von C8 und schließlich die Bindung und Polymerisierung von C9-Molekülen, die eine Pore in der Zellmembran bilden (**membranangreifender Komplex**). Durch diese Pore können Ionen, Wasser und Enzyme in die Zelle fließen, was schließlich zur Zelllyse führt.

Merke
Die Aktivierung des Komplementsystems führt entweder zur Phagozytose der Zielzelle oder zur Bildung von Poren in der Membran der Zielzelle, die zur Zelllyse führen.

Viele Zellen des Immunsystems (Makrophagen, Monozyten, Granulozyten) und auch Erythrozyten sind auf ihrer Oberfläche mit Rezeptoren für Komplementfaktoren (CR) ausgestattet. Für die Phagozytose von Bakterien sind besonders die CR 1 und 3 bedeutend, die auf Makrophagen, Monozyten und Leukozyten vorkommen. Auch auf Erythrozyten befinden sich solche Komplementfaktorrezeptoren, die in diesem Fall für die Beseitigung von löslichen Immunkomplexen im Blut benötigt werden.

Tab. 14.4 Wirkung von Komplementfaktoren

Komplementfaktor	Wirkung
C4b und C2b	bilden die C3/C5-Konvertase des klassischen Weges
C3a, C4a und C5a	lösen lokale Entzündungen aus (Anaphylatoxine)
C3b	initiiert die Phagozytose, spaltet als C3-Konvertase des alternativen Weges C3 und verstärkt so die Komplementwirkung, spaltet als C5-Konvertase des alternativen Weges C5 und führt so zur Bildung des membranzerstörenden Komplexes
C5b und C6 bis C9	bilden zusammen den membranzerstörenden Komplex

Zusammenfassung

Merke
Die Kaskade des Komplementsystems beginnt bei C1 und läuft in folgender Reihenfolge ab: C1→C4→C2→C3→C5→C6→C7→C8→C9.

14.4 Blutgruppenantigene

Blutgruppenantigene sind Moleküle mit antigenen Eigenschaften, die sich **auf der Oberfläche von Erythrozyten** befinden. Es gibt verschiedene Antigensysteme auf Erythrozyten, die bekanntesten sind das AB0- und das Rhesus-System. Hier soll kurz das AB0-System vorgestellt werden.

AB0-Antigene bestehen aus Polysaccharidketten, die in der Zellmembran der Erythrozyten verankert sind. Die H-Substanz (-Gal-Fuc) (Blutgruppe 0) ist sozusagen die Grundstruktur jedes AB-Antigens; alle Individuen tragen sie auf ihren Erythrozyten. Ihre antigene Wirkung ist sehr schwach.

Die Blutgruppenantigene der Blutgruppe A, B und AB werden durch weitere angeknüpfte Zuckerreste repräsentiert. Bei der Blutgruppe A hängt an der H-Substanz noch ein N-Acetyl-Galaktosamin (NAGA), bei der Blutgruppe B ein Galaktoserest und bei AB hängen beide Reste an der H-Substanz.

Merke
- **Blutgruppe 0:** -Gal-Fuc
- **Blutgruppe A:** -Gal-Fuc-NAGA
- **Blutgruppe B:** -Gal-Fuc-Gal
- **Blutgruppe AB:** -Gal-Fuc$<^{NAGA}_{Gal}$

Klinik
Auch wenn ein Mensch noch niemals Kontakt mit fremden Erythrozyten hatte, verfügt er im Plasma doch über sog. **Isohämagglutinine** – Antikörper (hauptsächlich IgM) gegen fremde Blutgruppenantigene. So verfügen Menschen mit der Blutgruppe A über Anti-B-, Menschen mit Blutgruppe B über Anti-A-Isohämagglutinine. Menschen mit der Blutgruppe AB besitzen keine Isohämagglutinine, weder Anti-A noch Anti-B.

14.5 Monoklonale Antikörper

Kommt es zum Kontakt zwischen B-Lymphozyten und einem Molekül mit unterschiedlichen Epitopen, synthetisieren die B-Lymphozyten eine Fülle von Antikörpern unterschiedlicher Affinität gegen alle Epitope des Antigens. Aber auch ein schon gereinigtes Antigen hat ein polyklonales Gemisch von Antikörpern zur Folge. Zudem gibt es interindividuelle Unterschiede bei den Immunreaktionen von Versuchstieren. Aus diesen Gründen können Antiseren große Unterschiede aufweisen, was z. B. für standardisierte Immunoassays und Analysen ein Problem ist. Die Lösung dieses Problems stellen monoklonale Antikörper dar, also Antikörper mit einer genau definierten Spezifität und Affinität, die von einem einzigen B-Lymphozytenklon produziert werden.

Sie werden folgendermaßen gewonnen: Das Antigen, gegen das Antikörper gebildet werden sollen, wird dem Versuchstier injiziert. Nach einiger Zeit wird die Milz entfernt, zerkleinert und es werden Plasmazellen isoliert. Diese werden mit malignen Myelomzellen, die selbst keine Antikörper sezernieren und nicht mehr über Hypoxanthin-Phosphoribosyl-Transferase (HPRT) verfügen, fusioniert und dadurch immortalisiert.

Nun müssen Zellen, die nicht fusioniert haben, von den Zellen, die ein lebensfähiges Hybrid mit einer Myelomzelle gebildet haben (eine von 200 000), getrennt werden. Dies geschieht folgendermaßen: Die Zellen werden in ein HAT-Medium (enthält Hypoxanthin, Aminopterin und Thymidin) gegeben. Zellen, die die HPRT nicht von der Myelomzelle übernommen haben, können das zugesetzte Hypoxanthin nicht zur Purinbiosynthese verwenden und sterben ab, da der endogene Syntheseweg durch das Aminopterin blockiert wird. Nur die fusionierten Zellen können Hypoxanthin und Thymidin für ihre Synthesevorgänge nutzen und überleben.

Nach einiger Zeit sind aus den überlebenden Zellen mehrere Hundert Zellklone gewachsen, die nun auf die richtigen Antikörper hin untersucht werden. Wenn diese gefunden werden, lässt man sie unter bestimmten Bedingungen weiterwachsen und kann recht große Mengen an Antikörpern und somit genau definierte Antiseren gewinnen (↗ Abb. 14.24).

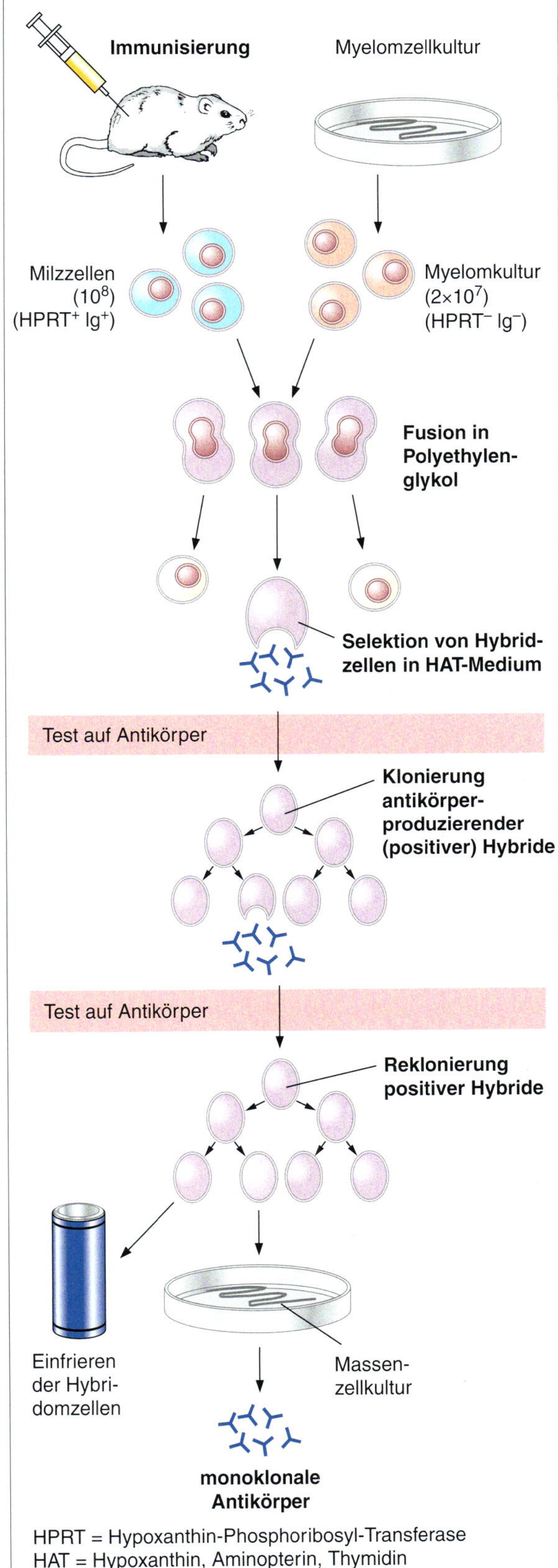

Abb. 14.24 Gewinnung monoklonaler Antikörper. [4]

14.6 Immundefekte

14.6.1 Allergien

Ist ein menschlicher Organismus hypersensitiv gegenüber einem bestimmten Antigen, kann es bei der Sekundärantwort zu einer überschießenden Immunreaktion (**Allergie** = **Hyperergie**) kommen. Man kann diese Überempfindlichkeitsreaktion nach Coombs und Gell in vier Typen einteilen:

- Bei der **Typ-I-Reaktion** (**anaphylaktische Reaktion**) wird im Rahmen der Primärantwort viel **IgE** gebildet, das an Mastzellen und basophile Granulozyten bindet. Bei erneutem Kontakt mit dem Allergen (Pollen, Hausstaub) bindet dieses auf einer Mastzelle oder einem Basophilen zwei benachbarte IgE-Moleküle, was zu Histaminfreisetzung führt. Die anaphylaktische Reaktion manifestiert sich nach maximal 30 Minuten. Beispiele für die Typ-I-Reaktion sind Asthma und Heuschnupfen.
- Die **Typ-II-Reaktion** (**zytotoxischer Typ**) wird durch den Kontakt spezifischer IgM- oder IgG-Antikörper mit fremden Zelloberflächen ausgelöst. Sie aktivieren das Komplementsystem, so dass es zur Lyse der fremden Zellen kommt. Die Typ-II-Reaktion manifestiert sich nach > 30 Minuten (bis wenige Stunden). Auf diese Weise verlaufen z. B. die Rhesusunverträglichkeit (Morbus haemolyticus neonatorum, ↗ Kap. 14.2.2) und Transfusionsreaktionen.
- Bei der **Typ-III-Reaktion** (**Immunkomplextyp**) lagern sich Antigen-Antikörper-Komplexe (Immunkomplexe), die sich infolge eines akuten oder chronischen Antigenkontaktes (extrazelluläre Substanzen, z. B. bakterielle Antigene) gebildet haben, in Gefäßen verschiedener Organe ab. Sie aktivieren Komplement und führen so zu Gewebsschädigungen. Diese Reaktion läuft in 3–8 Stunden ab. Beispiele sind Immunkomplex-Glomerulonephritiden (z. B. die Poststreptokokken-Glomerulonephritis) und Kollagenosen wie Lupus erythematodes oder rheumatoide Arthritis.
- Die **Typ-VI-Reaktion** ist eine **verzögerte zellvermittelte Reaktion**, die sich erst nach 24–48 Stunden manifestiert. T-Lymphozyten reagieren auf den Kontakt mit fremden Zelloberflächen mit der Synthese und Sekretion von Lymphokinen (Interleukine, Interferone), was zur Aktivierung von Makrophagen führt und schließlich eine zytotoxi-

sche Wirkung hat. Beispiele sind die Tuberkulinreaktion und die Abstoßung eines transplantierten Organs.

Merke
Bevor eine Allergie auftritt, erfolgt in jedem Fall eine Sensibilisierung des Organismus beim Erstkontakt mit dem Antigen. Dieser verläuft ohne klinische Symptome.

14.6.2 AIDS

AIDS (Acquired immunodeficiency syndrome) ist eine erworbene Immunschwäche. Auslöser ist das **humane Immunschwächevirus (HIV)**. Man unterscheidet HIV-1 und HIV-2, wobei HIV-2 weitaus seltener ist. HIV ist ein **Retrovirus**, d.h., es besitzt ein Genom aus einzelsträngiger RNA, das in eine doppelsträngige DNA umgeschrieben und in das Genom der Wirtszelle eingebaut wird. Nur wenn die Virus-DNA in das fremde Genom integriert ist, kann sie sich vermehren.

HIV enthält in seiner Membran zwei verschiedene Glykoproteine: Das gp41 durchsetzt die Membran vollständig und trägt am extrazellulären Ende das gp120 (↗ Abb. 14.25). Der Kern des Virus (Core) enthält zwei RNA-Kopien, **reverse Transkriptase** (die RNA in DNA umschreibt), tRNA sowie die Proteine p18 und p21.

Im menschlichen Organismus dienen **T-Helferzellen** als Wirtszellen für das HIV. Dieses dockt über das gp120 an die CD4-Moleküle auf der Oberfläche der Helferzellen an. Anschließend gelangt das gp41 in die Membran der T-Zelle, woraufhin an dieser Stelle die Membran des Virus mit der Membran der T-Helferzelle verschmilzt. Der Viruskern gelangt in die Wirtszelle, wo aus RNA eine doppelsträngige DNA synthetisiert wird. Im Folgenden werden virale Gene exprimiert und virale Membranproteine in die Membran der Wirtszelle eingebaut. Dadurch nimmt die Membrandurchlässigkeit zu und der Einstrom von Wasser und Ionen führt zur Zelllyse.

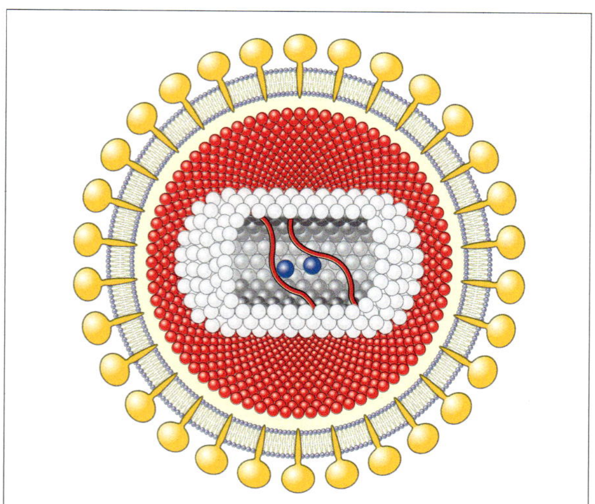

Abb. 14.25 Der Aufbau des HIV. [2]

Durch die Lyse vieler T-Helferzellen wird das Immunsystem stark geschwächt, was zur Folge hat, dass die Patienten häufig und schwer an Infektionen erkranken. Aufgrund des sehr schwachen Immunsystems kann selbst eine Erkältung tödliche Folgen haben.

Klinik
Die Suche nach einem Impfstoff gegen AIDS ist sehr schwierig, da HIV mannigfaltige Antigene besitzt und aufgrund fehleranfälliger Replikationsmechanismen einer sehr hohen Mutationsrate unterliegt.

Der **Nachweis einer HIV-Infektion** erfolgt mittels **indirektem ELISA** (enzyme-linked immunosorbent assay) (↗ Abb. 14.26): Dazu beschichtet man den Boden eines Gefäßes mit Core-Proteinen des Virus (Antigen) und gibt das Serum des Patienten hinzu. Enthält dieses HIV-Antikörper, binden sie an das Antigen. Nun gibt man HIV-Antikörper-spezifische Antikörper, die an ein Enzym gebunden sind, hinzu. Diese binden an den HIV-Antikörper. Nicht an Antigen gebundene Antikörper werden entfernt, so dass nur enzymgebundene Antikörper im Reaktionsgefäß verbleiben, die über HIV-Antikörper an die immobilen Antigene gebunden sind. Gibt man nun das Enzymsubstrat hinzu, erkennt man, ob und wie viele HIV-Antikörper der Patient besitzt, ob er also mit dem Virus infiziert ist.

Erst nach dreimaliger Durchführung dieses Versuchs lässt sich mit 99,9 %igen Sicherheit sagen, ob ein Patient HIV-infiziert ist oder nicht.

Bei Patienten, bei denen noch keine Immunantwort gegen das HIV ausgelöst wurde und somit noch keine Antikörper vorhanden sind, kann das Virus mittels PCR (Polymerase chain reaction) mit spezifischen Primern nachgewiesen werden.

14.6.3 Autoimmunerkrankungen

Bei Autoimmunerkrankungen liegt ein **Defekt der Selektionsmechanismen** vor. Es erfolgt eine Immunantwort auf körpereigene Moleküle. Gewebe, in denen ein Molekül vorkommt, das der Körper nicht als körpereigen erkennt, werden durch die Immunreaktion geschädigt.

Man vermutet, dass die Entstehung einer Autoimmunerkrankung mit den MHC-Klasse-II-Molekülen zusammenhängt. Auch Umweltfaktoren spielen eine Rolle. Eine Autoimmunreaktion kann jedoch auch auftreten, wenn ein Antigen starke Ähnlichkeit mit

Indirekter ELISA

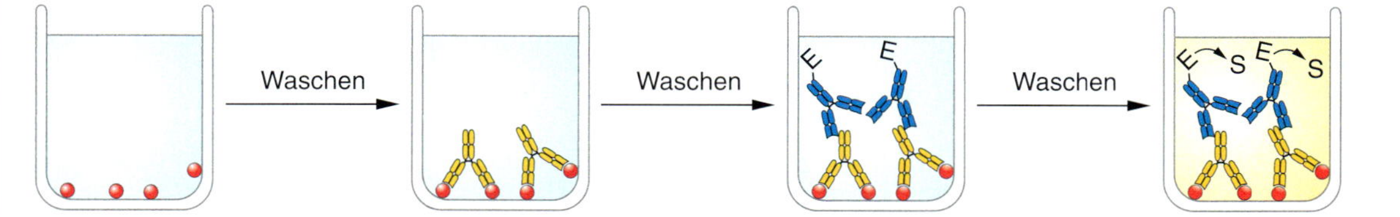

Abb. 14.26 Indirekter ELISA. [3]

einem körpereigenen Molekül aufweist. So können Streptokokken eine Infektion und als Zweiterkrankung (einige Wochen nach der Infektion) rheumatisches Fieber auslösen (dieses manifestiert sich vor allem an Nieren, Gelenken und am Herzen), weil Antikörper gegen Streptokokken auch mit Molekülen reagieren, die sich am Endokard befinden.

Zu den bekanntesten und häufigsten Autoimmunerkrankungen gehören der Diabetes mellitus Typ 1 und die rheumatoide Arthritis.

15 Blut

A. Sönnichsen

Lernziele

- Funktionen und Bildung der Erythrozyten
- Rolle des Hämoglobins für Sauerstofftransport und Säure-Base-Haushalt
- Funktionen der verschiedenen Typen von Leukozyten
- biochemische Prozesse der unspezifischen Abwehr
- Funktion der Thrombozyten
- Ablauf der Blutstillung
- Funktion des Blutplasmas

15.1 Erythrozyten

15.1.1 Überblick

Die Erythrozyten machen mengenmäßig den größten Teil der zellulären Blutbestandteile aus. Sie werden im Knochenmark aus pluripotenten Stammzellen über verschiedene Entwicklungsstufen (↗ Kap. 15.1.4) gebildet **(Erythropoese)** und als reife Erythrozyten in die Blutbahn abgegeben. Während der Neonatalzeit wird im gesamten Knochenmark Blut gebildet. Mit zunehmendem Alter wird ein großer Teil des Knochenmarks durch Fettmark ersetzt. Die erythropoetische Aktivität im Fettmark des Erwachsenen reicht aus, um jede Sekunde etwa 2,4 Millionen Erythrozyten zu bilden.

Wichtige Normwerte des roten Blutbildes sind in Tabelle 15.1 dargestellt.

Die einzige **Aufgabe** der Erythrozyten ist es, den gesamten **Organismus mit Sauerstoff zu versorgen**

Tab. 15.1 Normwerte des roten Blutbildes

Parameter	Normwert
Erythrozyten/µl Vollblut	3,8–5,9 × 10^6 (alters- und geschlechtsabhängig)
Hämoglobingehalt des Erythrozyten (Hb_E) = Mean corpuscular haemoglobin (MCH)	26,4–34,0 pg
Erythrozytenvolumen = Mean corpuscular volume (MCV)	80,5–100 µm³
Lebensdauer des Erythrozyten	ca. 110–120 Tage
Erythrozyten-durchmesser	ca. 7 µm
Hämoglobin/dl Vollblut	12–16 g (Frauen), 14–18 g (Männer)

(↗ Kap. 15.1.1) und gleichzeitig **CO_2 zu entsorgen** (↗ Kap. 15.1.2). Diese Aufgabe wird durch das in den Erythrozyten enthaltene **Hämoglobin** (↗ Kap. 15.1.3) wahrgenommen. Hämoglobin kann nur während der Entstehungsphase des Erythrozyten im Knochenmark hergestellt werden, da der reife Erythrozyt kernlos und daher nicht mehr zur Transkription und Translation befähigt ist.

Wichtige **Eigenschaften** von Erythrozyten sind:

- Erythrozyten besitzen weder Mitochondrien noch andere Organellen. Sie sind daher nicht zur aeroben Substratverbrennung in der Lage und beziehen alle ihre Energie aus der **anaeroben Glykolyse** (↗ Kap. 15.1.5).
- Erythrozyten besitzen im **Glutathion** ein **effektives antioxidatives System**. Dies ist erforderlich, weil der hochkonzentrierte Sauerstofftransport zu einem erhöhten oxidativen Stress (Bildung von Sauerstoffradikalen, Oxidation von Hämoglobin zu Methämoglobin) führt (↗ Kap. 15.1.5).
- Das **intrazelluläre Milieu** des Erythrozyten ist **isoton**. Es entspricht einer 0,9 %igen oder 0,16-molaren Kochsalzlösung (= 0,32-osmolar, da ein NaCl zu den zwei osmotisch wirksamen Ionen Na^+ und Cl^- dissoziiert). **Hypotone Salzlösungen** führen zur Hämolyse, da Wasser dem osmotischen Gradienten folgend in die Erythrozyten diffundiert und diese zum Platzen bringt (**Hämolyse**). **Hypertone Salzlösungen** entziehen dem Erythrozyten Wasser, wodurch die **Stechapfelform** entsteht.

Klinik

Bei Erkrankungen des Knochenmarks (z. B. Tumorinfiltration) kann die Blutbildung in Milz und Leber verlagert werden. Dies wird als **extramedulläre Blutbildung** bezeichnet und ist durch die Präsenz von unreifen Zellen der roten Reihe im Blutbild gekennzeichnet. Beim Gesunden spielt die extramedulläre Blutbildung mengenmäßig keine Rolle.

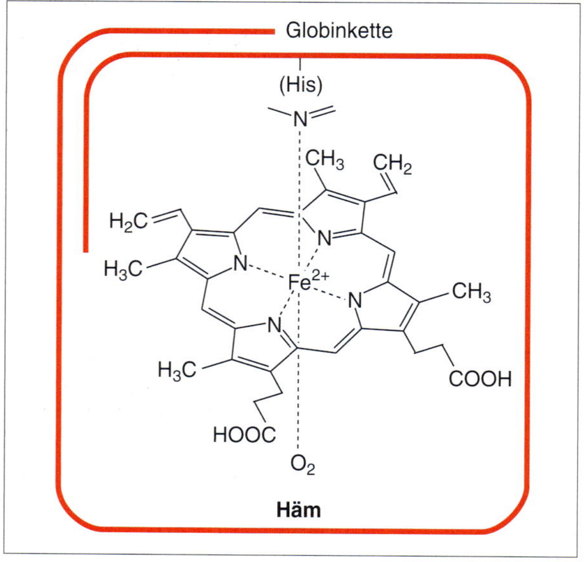

Abb. 15.1 Schematische Darstellung einer Hämgruppe (umgeben von einer Polypeptid-[Globin-]Kette). [1]

15.1.2 Sauerstoffaufnahme und -versorgung

Kooperative Sauerstoffbindung

In der Lunge diffundiert der Sauerstoff der Atemluft aus den Alveolen in die Kapillaren und von dort in die Erythrozyten. Ein unbedeutend geringer Anteil des O_2 wird im Blut physikalisch gelöst transportiert (1–1,5 % bzw. $\frac{0{,}003\ ml\ O_2}{ml\ Blut}$, ↗ Kap. 15.1.2).

Der **Sauerstofftransport** erfolgt **überwiegend** durch Bindung **an Hämoglobin**. Das Sauerstoffmolekül wird hierbei als einzähniger Ligand an das zweiwertige Eisen (Fe^{2+}) in einer koordinativen Bindung (Komplexbindung) angelagert, ohne dass sich die Oxidationszahl des Eisens ändert. Man spricht daher von einer **Oxygenierung** und nicht von einer Oxidation.

Auch die echte **Oxidation** des Fe^{2+} zum Fe^{3+} kommt vor. Hierdurch wird Hämoglobin jedoch in **Hämiglobin** (= **Methämoglobin**) umgewandelt und kann dann keinen Sauerstoff mehr transportieren.

Merke

Zweiwertiges Eisen (Fe^{2+}) ist ein Komplexbildner mit der Koordinationszahl 6, d. h., es kann sechs einzähnige Liganden koordinativ binden. Bei einer koordinativen Bindung wird vom Liganden ein freies Elektronenpaar für die Bindung zur Verfügung gestellt. Der Komplexbildner (meist ein Metall-Kation) nimmt die freien Elektronenpaare der Liganden auf. Vier der sechs Koordinationsstellen des Eisens im Häm sind durch den vierzähnigen Porphyrinring besetzt. Eine Koordinationsstelle lagert das freie Elektronenpaar des Stickstoffs in einem Histidylrest der Globinkette an. Die sechste und letzte steht für die reversible Bindung von Sauerstoff zur Verfügung (↗ Abb. 15.1).

Ein Hämoglobinmolekül ist aus vier Polypeptidketten zusammengesetzt, die je eine Hämgruppe als prosthetische Gruppe beinhalten. Jede Hämgruppe und somit jede Kette kann ein Molekül O_2 binden. Unter Berücksichtigung der Molekulargewichte von Hämoglobin (64 500 g/mol) und von O_2 (32 g/mol) bindet 1 g Hämoglobin 4 × 496 µg = 1,984 mg O_2. 1,984 mg O_2 entsprechen unter Annahme der Eigenschaften eines idealen Gases unter Standardbedingungen (1 mol = 22,4 l) 0,062 mmol bzw. 1,39 ml. Tatsächlich liegt die **maximale Sauerstoffaufnahme des Hämoglobins** bei etwa **1,34 ml O_2/g Hämoglo-**

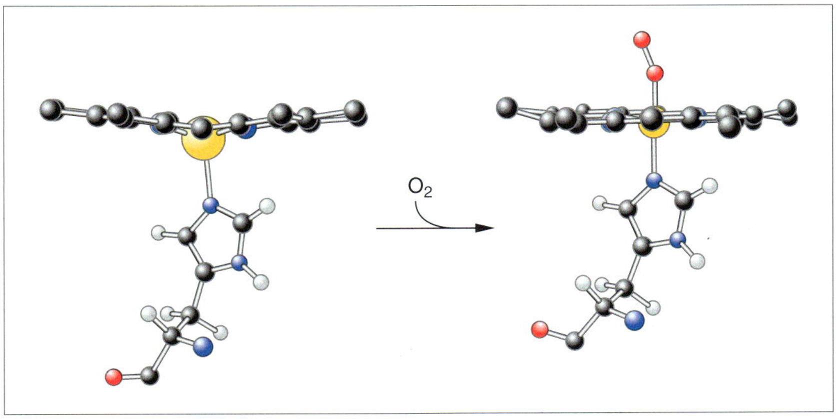

Abb. 15.2 Strukturveränderung im Hämoglobin bei der Oxygenierung. [3]

bin (Hüfner-Zahl), da physiologischerweise nicht alles Hämoglobin für die Sauerstoffbindung zur Verfügung steht. Bei einem durchschnittlichen Hämoglobingehalt von 0,15 g/ml können bei 100 %iger Sättigung in 1 ml Blut also (1,34 × 0,15 =) 0,2 ml O_2 an Hämoglobin gebunden transportiert werden. Das ist etwa 70-mal so viel, wie sich in physikalischer Lösung befinden (0,003 ml, ↗ oben).

Dabei ist die Sauerstoffaffinität nicht für alle vier Hämgruppen gleich. Die Sauerstoffaufnahme erfolgt vielmehr nach folgender Formel (K = O_2-Affinitätskonstante):

$Hb_4 + O_2 \leftrightarrow Hb_4O_2$ (K_1)
$Hb_4O_2 + O_2 \leftrightarrow Hb_4O_4$ (K_2)
$Hb_4O_4 + O_2 \leftrightarrow Hb_4O_6$ (K_3)
$Hb_4O_6 + O_2 \leftrightarrow Hb_4O_8$ (K_4)

Die Sauerstoffaufnahme in der ersten Hämgruppe führt zu einer allosterischen Konformationsänderung der jeweils benachbarten Ketten. Diese kommt dadurch zustande, dass das Eisenatom sich bei der Sauerstoffbindung in die Hämgruppe hineinbewegt und dabei an dem Histidylrest, mit dem es in der Globinkette verbunden ist, zieht (↗ Abb. 15.2). So kommt es mit jeder Bindung eines Moleküls O_2 zu einer Steigerung der O_2-Affinität ($K_1 < K_2 < K_3 < K_4$). Umgekehrt wird die Sauerstoffabgabe mit zunehmender Desoxygenierung weiter erleichtert. Dies führt dazu, dass in der Lunge bei hoher Sauerstoffkonzentration eine nahezu vollständige Oxygenierung und im sauerstoffarmen Gewebe hingegen die fast komplette Desoxygenierung ermöglicht werden. Die **zunehmende Sauerstoffaffinität bei wachsender Sauerstoffsättigung** hat **Adair** durch die sogenannte **Zwischenbindungshypothese** erklärt. Man spricht auch von der **kooperativen Sauerstoffbindung** des Hämoglobins.

Sauerstoffbindungskurve

Form der Bindungskurve

Im Gegensatz zur klassischen Substratbindungskurve von Enzymen (hohe Anfangsaffinität, sinkende Affinität mit zunehmender Beladung) liegt für das Hämoglobin **aufgrund der kooperativen Sauerstoffbindung** eine **S-förmige Bindungskurve** vor, welche die prozentuale O_2-Sättigung des Hämoglobins in Abhängigkeit vom Sauerstoffpartialdruck (pO_2) beschreibt (↗ Abb. 15.3). Am Anfang der Kurve führt auch eine relativ große Steigerung des pO_2 nur zu einer geringen Zunahme der Sättigung. Je mehr die Sauerstoffsättigung zunimmt, desto geringer muss die Steigerung des pO_2 sein, die einen weiteren Anstieg der Sättigung bewirkt. Die Kurve wird also mit steigender Sättigung immer steiler. Erst bei Annäherung der Sättigung an 100 % flacht die Kurve wieder ab und verhält sich im Endteil so wie eine klassische Substratbindungskurve.

Im Gegensatz hierzu verläuft die Sauerstoffbindungskurve des Myoglobins insgesamt wie eine klassische Substratsättigungskurve. Da Myoglobin nur aus einer Globinkette mit einer einzigen Hämgruppe besteht, fällt der kooperative Bindungseffekt weg. Abbildung 15.4 zeigt die Sauerstoffbindungskurven von Hämoglobin und Myoglobin im Vergleich.

Rechts- und Linksverschiebung der Bindungskurve

Die Sauerstoffbindungskurve des Hämoglobins kann nach rechts oder nach links verschoben werden:

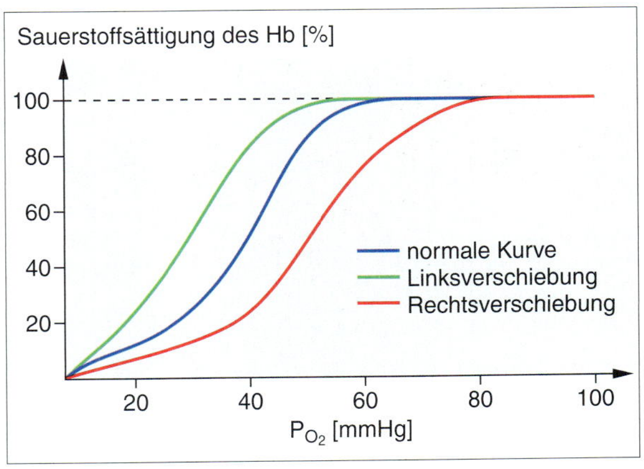

Abb. 15.3 Sauerstoffbindungskurve des Hämoglobins. [1]

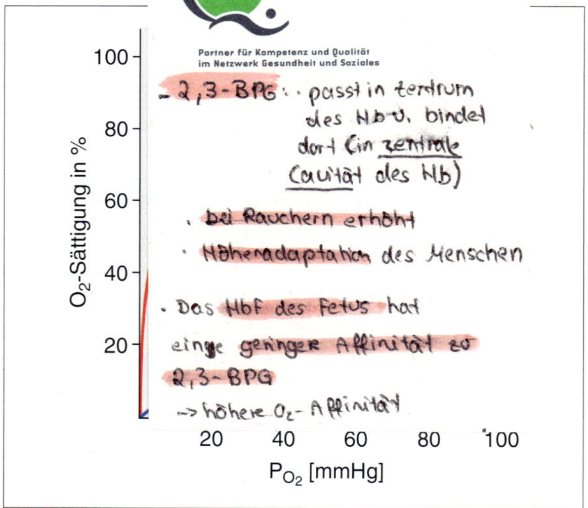

- 2,3-BPG: passt in Zentrum des Hb ∪, bindet dort (in zentrale Cavität des Hb)
- bei Rauchern erhöht
- Höhenadaptation des Menschen
- Das HbF des Fetus hat eine geringere Affinität zu 2,3-BPG → höhere O_2-Affinität

Abb. 15.4 Sauerstoffbindungskurven von Hämoglobin und Myoglobin. [9]

- **Rechtsverschiebung**: Bei gleichem pO_2 wird weniger O_2 an Hämoglobin gebunden = geringere O_2-Affinität = erleichterte O_2-Abgabe
- **Linksverschiebung**: Bei gleichem pO_2 wird mehr O_2 an Hämoglobin gebunden = höhere O_2-Affinität = erschwerte O_2-Abgabe.

Wichtige Parameter, die **zu einer Rechtsverschiebung führen**, sind:

- pH-Abfall
- pCO_2-Anstieg
- Anstieg von 2,3-Bisphosphoglycerat (2,3-BPG)
- Temperaturanstieg: Bei höherer Temperatur nimmt die O_2-Abgabe im Gewebe zu.

Eine
- pH
- pC
- 2,3-
- Ten
- hoh (HbF).

- Die Hämgruppen sind mit den Aminosäureketten nichtkovalent (koordinativ) verbunden.
- Die Hämgruppen werden in den hydrophoben Taschen des Hb festgehalten (damit Fe^{2+} nicht oxidiert wird)

Merk
Azid … lobalinsuf-
fizier … und Fieber
führe … der Sauer-
stoffb … all (Hyper-
venti … ıktion und
Hypo … bung nach
sich (↗ Abb. 15.5).

Bohr-Effekt

Die **Abhängigkeit der Sauerstoffbindungsaffinität vom pH-Wert** wird auch als **Bohr-Effekt** bezeichnet: Eine hohe H^+-Konzentration (niedriger pH) führt zu einer Abnahme der Sauerstoffaffinität (Rechtsverschiebung), eine niedrige H^+-Konzentration (hoher pH) bewirkt eine Zunahme der O_2-Aufnahme (Linksverschiebung). Folglich wird Sauerstoff im sauren Millieu peripherer Gewebe erleichtert abgegeben und im weniger sauren Millieu der Lunge erleichtert aufgenommen. Umgekehrt führt ein hoher Sauerstoffpartialdruck zu einer Steigerung der H^+-Dissoziation. Hierdurch wird Hb/HbO_2 zu einem pH-Puffersystem mit veränderlicher Pufferkapazität. Der pK-Wert von Desoxyhämoglobin liegt bei 8,2 (Säuredissoziationskonstante 6×10^{-9}), der-

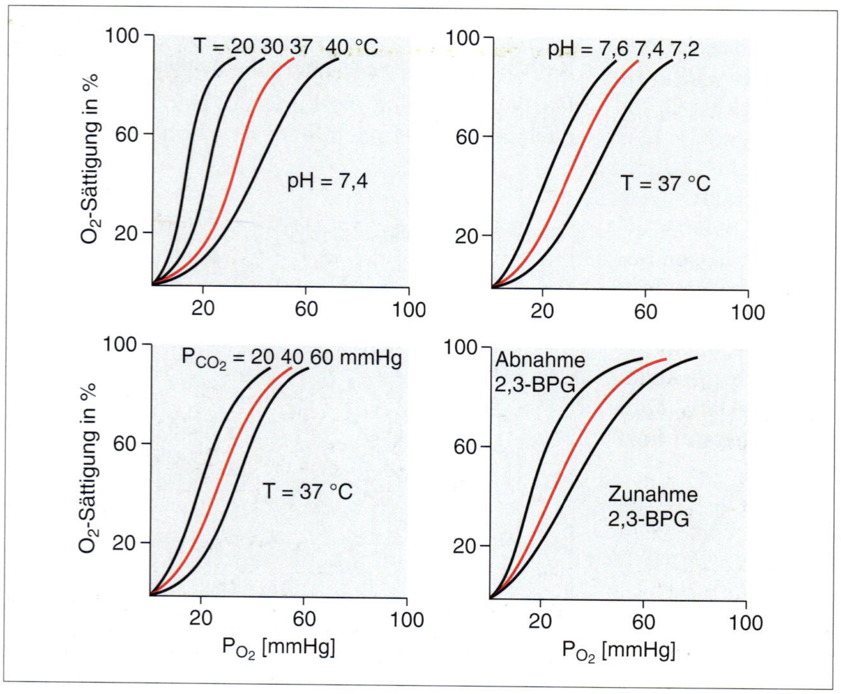

- Fe^{2+} + Protoporphyrin IX = Häm
- 3 allosterische Effektoren des Hb: - H^+ - CO_2 - 2,3-BPG → erniedrigen O_2-Affinität des Hb → Rechtsverschiebung der Kurve

Abb. 15.5 Abhängigkeit der O_2-Bindungskurve von pCO_2, pH, Temperatur und 2,3-BPG. [1]

jenige von HbO_2 bei 6,7 (Säuredissoziationskonstante 2×10^{-7}). Die Veränderlichkeit ist auf die Änderung der pK-Werte von Histidylresten des Hämoglobins bei Desoxygenierung bzw. Oxygenierung zurückzuführen. Die Pufferkapazität des konjugierten Säure-Basen-Paars Hb/HbO_2 ist größer als die des Proteinpuffers im Blutplasma und macht 31 % der Gesamtpufferkapazität des Plasmas aus!

Merke
In der Lunge wird Hb oxygeniert. Durch die Oxygenierung kommt es zur gesteigerten Abgabe von H^+ (HbO_2 = Protonendonator = Säure). H^+ reagiert mit HCO_3^- zu H_2O und CO_2. CO_2 wird abgeatmet. In der Peripherie wird Hb desoxygeniert. Das im Zellstoffwechsel entstehende CO_2 reagiert mit H_2O zu H^+ und HCO_3^-. H^+ wird wiederum vom Desoxy-Hb aufgenommen (Desoxy-Hb = Protonenakzeptor = Base) und so zur Lunge transportiert.

Bedeutung des 2,3-Bisphosphoglycerats (2,3-BPG)

Herkunft

Das bei der anaeroben Glykolyse aus Fructose-1,6-bisphosphat entstehende Gylcerinaldehyd-3-phosphat wird in einer Substratkettenphosphorylierungsreaktion am C1-Atom NAD^+-abhängig oxidiert und zu 1,3-Bisphosphoglycerat phosphoryliert. Dieses kann entweder sein energiereiches Phosphat direkt auf ADP übertragen und so Energie für die Stoffwechselleistungen des Erythrozyten zur Verfügung stellen, oder es kann durch die Bisphosphoglycerat-Mutase in 2,3-Bis (Di-)phosphoglycerat (2,3-BPG, 2,3-DPG) umgewandelt werden. Dabei geht die energiereiche Bindung des 1,3-Bisphosphoglycerats verloren.

Funktion

Das 2,3-BPG-Molekül passt wie ein Schlüssel in ein taschenförmiges Schloss in der Mitte des desoxygenierten Hämoglobintetramers und geht dort allosterische Wechselwirkungen mit positiven Ladungen der beiden β-Ketten ein. Diese Tasche verschwindet durch die Konformationsänderung des Hämoglobins bei der Oxygenierung. Bevor die Oxygenierung stattfinden kann, müssen also die Bindungen zwischen 2,3-BPG und den β-Ketten gelöst werden. Folglich stabilisiert 2,3-BPG das Desoxyhämoglobin und verschiebt das Reaktionsgleichgewicht zwischen oxygeniertem und desoxygeniertem Hämoglobin ($(Hb(O_2)_4 \leftrightarrow Hb + 4\ O_2$) auf die Seite der Desoxygenierung. Die Sauerstoffaffinität des Hämoglobins wird herabgesetzt und der Sauerstoff wird im Gewebe leichter abgegeben.

Merke
2,3-BPG geht allosterische Wechselwirkungen mit den β-Ketten von Desoxyhämoglobin ein und bewirkt dadurch eine Verminderung der Sauerstoffaffinität.

Im Normalfall liegen Hämoglobin und 2,3-BPG im Erythrozyten in äquimolarer Konzentration vor. Eine relativ zur Hb-Konzentration niedrigere 2,3-BPG-Konzentration führt zu einer Steigerung der Sauerstoffaffinität (Linksverschiebung der Bindungskurve), eine Erhöhung der 2,3-BPG-Konzentration zur Rechtsverschiebung.

Durch Variation von Synthese- und Abbaugeschwindigkeit kann die Konzentration an 2,3-BPG gesteuert und so die Affinität des Hämoglobins zu O_2 den jeweiligen Erfordernissen angepasst werden.

Klinik
Bei Hypoxämie (z. B. durch Lungenemphysem, chronic obstructive pulmonary disease [COPD], Lungenfibrose, aber auch bei Höhenadaptation) kommt es zu einem reaktiven Anstieg der 2,3-BPG-Synthese und damit zu einer Rechtsverschiebung der Sauerstoffbindungskurve. Der niedrigere Sauerstoffpartialdruck wird durch die erleichterte Sauerstoffabgabe an das Gewebe ausgeglichen.

+bei Rauchern

Sauerstoffaffinität von fetalem Hämoglobin

Fetales Hämoglobin (HbF) besteht im Gegensatz zum adulten Hämoglobin (HbA) aus zwei α- und zwei γ-Ketten. Es enthält keine β-Ketten und geht daher keine allosterischen Wechselwirkungen mit 2,3-BPG ein. Aus diesem Grund hat HbF eine **höhere Sauerstoffaffinität als HbA**, was den Übertritt des Sauerstoffs vom mütterlichen ins fetale Blut ermöglicht (↗ Abb. 15.6).

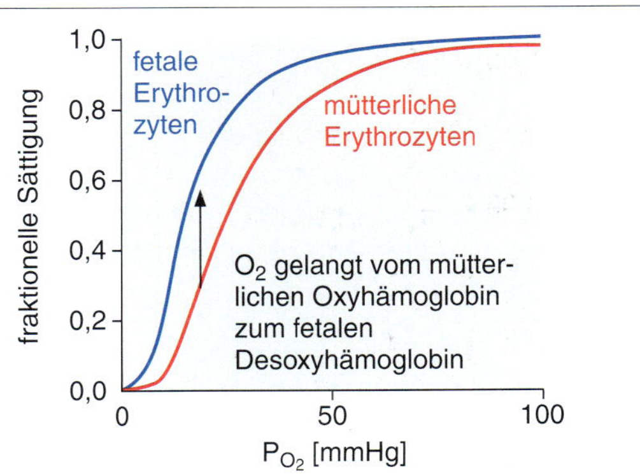

Abb. 15.6 Sauerstoffaffinität der fetalen Erythrozyten. Da fetales Hämoglobin (HbF) im Gegensatz zum HbA kein 2,3-BPG bindet, haben fetale Erythrozyten eine höhere Sauerstoffaffinität als die mütterlichen Erythrozyten. [3]

Klinik

Auswirkungen auf die Sauerstoffbindungskurve oder Sauerstoffbindungsfähigkeit des Hämoglobins haben

- **genetische Enzymdefekte** des Erythrozytenstoffwechsels. Sie wirken sich auf die Sauerstoffbindungskurve des Hämoglobins aus:
  - Linksverschiebung bei **Defekten der Hexokinase** durch verminderte Bildung von 2,3-BPG (verminderter Substratumsatz in der Glykolyse)
  - Rechtsverschiebung bei **Defekten der Pyruvat-Kinase** durch vermehrte Bildung von 2,3-BPG (Rückstau in der Glykolyse).
- **pathologische Zustandsformen des Hämoglobins**. Wichtige Formen mit Auswirkung auf die Sauerstoffbindungsfähigkeit sind:
  - **Hb-CO: Kohlenmonoxid** beeinflusst ebenfalls die O_2-Bindungskurve. Es hat als Ligand eine 300-mal höhere Affinität zum Fe^{2+} als O_2 und blockiert dadurch die O_2-Transportfähigkeit des Hämoglobins. CO entsteht bei unvollständigen Verbrennungsprozessen (Motoren, Zigarettenrauch). Der Hb-CO-Anteil liegt im Normalfall unter 1 %, bei Rauchern kann er auf 10 % ansteigen! Therapeutisch wird eine CO-Vergiftung durch (evtl. sogar hyperbare) Beatmung mit reinem Sauerstoff bekämpft.
  - **Methämoglobin** (**Hämiglobin**): Die Oxidation des Fe^{2+} zu Fe^{3+} überführt Hämoglobin in Methämoglobin. Dies wird z. B. durch Oxidationsmittel, Nitrite, aromatische Amino- und Nitroverbindungen, KCN, H_2O_2 und Anilin bewirkt und führt zu einem vollständigen Verlust der Sauerstoffbindungsfähigkeit. Hämiglobin kann durch die Methämoglobin-Reduktase wieder zu Hämoglobin reduziert werden. Therapeutisch werden bei Methämoglobinvergiftungen Reduktionsmittel wie Methylenblau, Ascorbinsäure oder Thionin eingesetzt.

Merke

Bei einer CO-Vergiftung ist der arterielle pO_2 normal, da er den physikalisch gelösten O_2-Gehalt des Plasmas widerspiegelt. Der venöse pO_2 ist jedoch aufgrund der verstärkten peripheren Extraktion erniedrigt!

Klinik

Alle pathologischen Zustände, die mit einer **Hypoxie** einhergehen, sei es durch Veränderung der Sauerstofftransportkapazität des Hämoglobins, durch fehlende Oxygenierung des Hämoglobins in der Lunge oder durch Minderperfusion des betroffenen Organs, führen im hypoxischen Gewebe zur **vermehrten Bildung von Vascular endothelial growth factor** (**VEGF**). VEGF ist ein homodimeres, Heparin-bindendes Glykoprotein mit einem Molekulargewicht zwischen 34 und 46 kD. Es ist nach heutiger Ansicht entscheidend an der hormonell geregelten **Angiogenese** (Gefäßneubildung) beteiligt, sowohl unter physiologischen Bedingungen als auch während der Reaktion auf pathologische Zustände. VEGF ist der spezifischste bekannte angiogenetische Mediator: Seine Rezeptoren kommen fast ausschließlich auf Endothelzellen vor. Vom humanen VEGF-Protein existieren vier Isoformen mit 121, 165, 189 und 206 Aminosäuren, für deren Entstehung posttranskriptionelles Splicing verantwortlich ist. Der Aminosäuresequenz geht ein Signalpeptid voran, wie es für Proteine mit extrazellulärem Ziel charakteristisch ist.

15.1.3 CO_2-Transport

Beim oxidativen Abbau der energiereichen Substrate (Kohlenhydrate, Fettsäuren, Aminosäuren) entstehen unter Sauerstoffverbrauch H_2O und CO_2. CO_2 wird fast ausschließlich durch Abatmung über die Lunge aus dem Körper eliminiert. Ein geringer Teil kann, wenn das Maximum der tubulären Rückresorption überschritten wird, als Bicarbonat über die Niere ausgeschieden werden.

CO_2 wird in drei „**Verpackungsformen**" zur Lunge transportiert:

- **physikalische Lösung**: Etwa 10 % des CO_2 werden im Blut physikalisch gelöst transportiert. Dabei gilt das **Henry-Dalton-Gesetz** ($C_{Gas} = P_{Gas} \times \alpha$). C_{Gas} ist die Konzentration des Gases in einer Flüssigkeit. P_{Gas} entspricht dem Partialdruck des Gases über dieser Flüssigkeit. Der gas- und flüssigkeitsspezifische Löslichkeitskoeffizient α gibt an, wie viel Gas bei einem Partialdruck von 1 mmHg = 101 kPa) in 1 ml Flüssigkeit gelöst ist. Er liegt für CO_2 im Blut bei 0,49 und ist damit 17,5-mal höher als das α_{Blut} von O_2 (0,028). In 1 ml Blut befinden sich also bei einem durchschnittlichen Partialdruck von 40 mmHg ($\triangleq \frac{40}{760}$ atm) für CO_2 in der Lunge 0,026 ml CO_2 in Lösung. Im Gegensatz hierzu können trotz des höheren Sauerstoffpartialdrucks (pO_2 = 100 mmHg) nur 0,003 ml O_2/ml Blut gelöst werden.

Merke

Das Henry-Dalton-Gesetz beschreibt die physikalische Lösung von Gasen in Flüssigkeiten:

$$P_{Gas}\,(atm) \times \alpha = C_{Gas}\left(\frac{ml}{ml}\right)$$

Lösung von CO_2 im Blut (P_{CO_2} = 40 mmHg = $\frac{40}{760}$ atm):

$$\frac{40}{760}\,atm \times 0{,}49\ \frac{ml}{atm \times ml} = \frac{0{,}026\ ml\ CO_2}{ml\ Blut}$$

Lösung von O_2 im Blut (P_{O_2} = 100 mmHg = $\frac{100}{760}$ atm):

$$\frac{100}{760}\,atm \times 0{,}028\ \frac{ml}{atm \times ml} = \frac{0{,}003\ ml\ O_2}{ml\ Blut}$$

- **chemische Bindung an Hämoglobin:** Etwa 10 % des CO_2 verbinden sich nach folgender Formel direkt mit Aminogruppen der vier Globinketten des Hämoglobins (meist N-terminale Valinreste):
  $(Hb)NH_2 + CO_2 \leftrightarrow (Hb)NHCOO^- + H^+$
  Dabei wird pro gebildetem Molekül **Carbaminohämoglobin** ein Proton freigesetzt. Die so entstehenden Protonen werden durch das basisch reagierende Desoxyhämoglobin abgepuffert.
- **Umwandlung in Bicarbonat:** Etwa 80 % des aus dem Gewebe diffundierenden CO_2 wird im Erythrozyten mit Hilfe der Carboanhydrase I zu Kohlensäure hydratisiert:
  $CO_2 + H_2O \leftrightarrow H_2CO_3$
  Kohlensäure dissoziiert durch Abspaltung des Protons spontan zu Bicarbonat:
  $H_2CO_3 \leftrightarrow HCO_3^- + H^+$
  Bicarbonat diffundiert im Austausch gegen Cl^- ins Plasma zurück (**Hamburger-Shift**). Durch diesen Austausch werden Elektroneutralität und Osmolalität gewahrt. Im Plasma ist HCO_3^- im physiologischen Bereich unbegrenzt löslich. Wird bei einer Azidose die Rückresorptionsschwelle im Tubulus der Niere überschritten, wird HCO_3^- über den Urin ausgeschieden. Die Protonen werden in der Peripherie überwiegend von Desoxyhämoglobin aufgenommen (Hb-Puffer) und in der Lunge im Rahmen der Oxygenierung von Hb wieder abgegeben (**Bohr-Effekt**, ↗ oben). Sie können auch renal ausgeschieden werden. In der Lunge kommt es durch die Freisetzung der Protonen aus Oxy-Hb zur Verschiebung des Reaktionsgleichgewichts in Richtung H_2CO_3. Aus diesem entsteht wiederum CO_2 und H_2O. CO_2 wird sodann mit der Ausatemluft abgeatmet.

Merke
Der CO_2-Transport im Blut erfolgt
- durch physikalische Lösung (10 %)
- durch Bindung an Hämoglobin (als Carbaminohämoglobin, 10 %)
- durch Umwandlung in Kohlensäure (80 %).

15.1.4 Hämoglobin

Funktion

Das eine Hämgruppe enthaltende Globin ist ein in der Biochemie universelles Molekül mit unterschiedlichsten Aufgaben. Im menschlichen Blut dient es als Hämoglobin
- dem Transport von O_2
- dem Transport von CO_2
- als Puffersystem.

Struktur

Das Hämoglobin des menschlichen Blutes ist ein aus vier Untereinheiten zusammengesetztes **tetrameres Sphäroprotein**. Jede der vier Untereinheiten besteht aus einer Polypeptidkette und einer zentral gelegenen Hämgruppe (Porphyrin + Eisen). Die vier Polypeptidketten bilden zusammen den Globinanteil des Sphäroproteins.

Globinanteil

Man unterscheidet α-Ketten (aus 141 Aminosäuren), β-, γ- und δ-Ketten (aus jeweils 146 Aminosäuren). Folgende **Hämoglobintypen** kommen physiologischerweise vor:
- **HbA** (adultes Hämoglobin)
  - **HbA$_1$** (97,5 % des Hämoglobins des Erwachsenen) besteht aus 2 α- und 2 β-Ketten.
  - **HbA$_2$** (2,5 % des Hämoglobins des Erwachsenen) besteht aus 2 α- und 2 δ-Ketten.
- **HbF** (fetales Hämoglobin, 100 % des Hämoglobins des Fetus) besteht aus 2 α- und 2 γ-Ketten. HbF wird nach der Geburt im Verlauf von etwa 6 Monaten durch HbA ersetzt und ist beim Erwachsenen nur noch in Spuren vorhanden.

Die Quartärstruktur des HbA_1 ist in Abbildung 15.7 schematisch dargestellt.

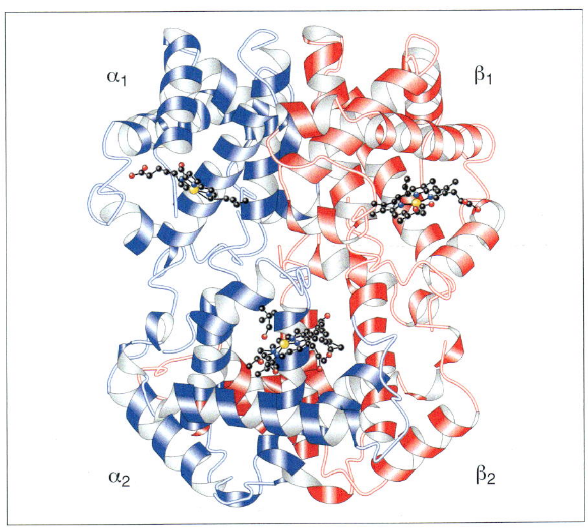

Abb. 15.7 Quartärstruktur des HbA_1. HbA_1 besteht aus zwei αβ-(Ketten)Dimeren. [3]

Klinik

Bei den **Störungen der Globinsynthese** unterscheidet man zwischen verminderter Synthese normaler Polypeptidketten (**Thalassämie**) und der Synthese abnormer Polypeptidketten (**Hämoglobinopathie**).

Bei der autosomal-rezessiv vererbten **Thalassämie** lassen sich folgende Formen unterscheiden:

- **α-Thalassämie**: Hierbei ist die Synthese der α … Genloci für d … tionen mög- li …
  - … Nur ein Gen … ischen Sym- …
  - … -,α;-,α). Bei- … Gen ist ho- … sonst keine …
  - …). Ein Gen … ygot defekt; … 30–40 % des … ämie, Heinz- …
  - … Beide Gene … ere (HbH) machen ca. 80 % des Gesamt-Hb aus, γ-Tetramere (Hb Barts) ca. 20 %; Totgeburt.

Partner für Kompetenz und Qualität im Netzwerk Gesundheit und Soziales

Sichelzellanämie:
- Punktmutation für AS 6 (Austausch Adenin gg Uracil)
- Glutaminsäure wird durch Valin ersetzt (an Pos. 6 der β-Untereinheiten)
=> Das desoxygenierte Hbs bildet gr. Filamente

- **β-Thalassämie**: Diese ist durch verminderte Bildung von β-Ketten gekennzeichnet. Statt HbA wird vermehrt HbF gebildet. Man unterscheidet folgende Formen:
  - die homozygote **Majorform** (**Cooley-Anämie**): ausgeprägte hämolytische Anämie, „Bürstenschädel" im Röntgenbild als Zeichen der reaktiven Knochenmarkhyperplasie, unbehandelt Tod im ersten Lebensjahrzehnt
  - die heterozygote **Minorform** mit geringer hämolytischer Anämie und meist nur geringen Symptomen.

Bei den **Hämoglobinopathien** unterscheidet man:

Substitution des hydrophilen Glutamats durch das hydrophobe Valin.

- **Sichelzellanämie**: Wegen einer autosomal-kodominant vererbten Punktmutation ($\beta^{6Glu-Val}$, d.h. Valin statt Glutamin in Position 6 des Peptidstrangs) wird eine fehlerhafte β-Kette gebildet. Statt HbA wird **HbS** gebildet, das im desoxygenierten Zustand präzipitiert. Dadurch nehmen die Erythrozyten Sichelzellform an. Heterozygote Patienten weisen eine außergewöhnliche Resistenz gegenüber Malaria auf. Die heterozygote Sichelzellanämie stellt daher in Malariagebieten einen Selektionsvorteil dar. **Homozygote** Sichelzellkranke neigen zur Bildung von **Thromben**, **Milzinfarkten** mit narbiger Milzschrumpfung und **Hyperbilirubinämie** durch Hämolyse mit Bildung von **Bilirubingallensteinen**. Im Blutbild findet man die charakteristischen **Sichelzellen**, Erythrozytenfragmente (**Schistozyten**) und intraerythrozytäre Hämoglobinpräzipitate (**Heinz-Körper**).
- **instabile Hämoglobinvarianten** (seltene Spontanmutationen der α- oder β-Kette, z.B. Hb-Philly [$\beta^{35Tyr-Phe}$])
- **Hämoglobinvarianten mit alterierter Sauerstoffaffinität** (z.B. Hb-Yakima [$\beta^{99Asp-His}$], führt durch gesteigerte O_2-Affinität zur verminderten Sauerstofffreisetzung im Gewebe und dadurch zur Gewebshypoxie).

Hämgruppe

Sie **zählt zu den Porphyrinen** und besteht aus vier Pyrrolringen (Tetrapyrrol), die über Methinbrücken miteinander verbunden sind. Porphyrine werden aus Glycin und Succinyl-CoA in Leber und Knochenmark synthetisiert (↗ Kap. 15.1.4).

Merke

Nomenklatur:
- vier über Methinbrücken verbundene Pyrrole = Tetrapyrrol
- über 4. Methinbrücke ringförmig verschlossenes Tetrapyrrol = Porphyrin
- Porphyrin + Fe^{2+} = Häm
- Häm + Globin = Hämoglobin

Die Hämgruppe ist wie andere Porphyrine in der Lage, einen **Chelat-Komplex mit** mehrwertigen Metallionen einzugehen. So wird ein zweiwertiges Eisenion (**Fe^{2+}**) über zwei Haupt- und zwei Nebenvalenzen an die Stickstoffatome der vier Pyrrolringe gebunden (↗ Abb. 15.1). Das Eisen besitzt jedoch insgesamt sechs Koordinationsstellen. Vier werden bei der Bildung des Chelat-Komplexes mit dem Porphyrinring besetzt. Die 5. Koordinationsstelle dient der koordinativen Bindung zwischen Häm-Eisen und einem Histidylrest der Proteinkette (Verbindung zwischen Häm und Globin). Die 6. Koordinationsstelle des Eisens steht für die O_2-Aufnahme zur Verfügung.

Merke

Wichtige **Häm enthaltende Moleküle** sind:
- Hämoglobine
- Myoglobin
- Katalase
- Peroxidase
- alle Zytochrome
- Xanthin-Oxidase
- Komplex II der Atmungskette.

Wichtige Hämoglobine sind:
- desoxygeniertes Hämoglobin (Hb) = Fe^{2+} mit H_2O besetzt (im venösen Bereich)

- oxygeniertes Hämoglobin (HbO_2) = Fe^{2+} mit O_2 besetzt
- Methämoglobin (Hämiglobin) = Fe^{3+} mit H_2O besetzt
- Hämicyanid = Fe^{2+} mit CN^- besetzt
- Hb-CO = Fe^{2+} mit CO besetzt.

Weitere wichtige in der Natur vorkommende Tetrapyrrolringe sind:
- Tetrapyrrolring + Co^+ = Cobalamin (Vitamin B_{12})
- Tetrapyrrolring + Mg^{2+} = Chlorophyll.

Klinik
Bei der **nichtenzymatischen Glykosylierung (Glykierung)** binden reduzierende Kohlenhydrate (z. B. Glucose) an die Aminogruppen von Proteinen. Bereits durch die physiologischerweise im Blut vorhandene Glucose werden bis zu 8 % des Gesamt-Hb glykiert. Der an der β-Kette mit Glucose glykierte Anteil des HbA_1 (HbA_2 und HbF enthalten keine β-Ketten!) wird als HbA_{1c} bezeichnet. Der prozentuale Anteil von HbA_{1c} am Gesamt-Hb (Normwert < 6 %) korreliert mit der Höhe des durchschnittlichen Blutzuckerspiegels während des Hämoglobinsynthese-Zeitraums. Da die Glykierung irreversibel ist, werden glykierte Hämoglobine erst nach Absterben des Erythrozyten (beim Hämoglobinabbau, ↗ Kap. 15.1.4) aus der Blutbahn entfernt. Die Höhe des prozentualen HbA_{1c}-Anteils spiegelt daher die Blutzuckereinstellung von Diabetikern in den zurückliegenden 8–12 Wochen (der Überlebensdauer der Erythrozyten) wider. Ein HbA_{1c}-Anteil von 6– 6,5 % wird bei der Blutzuckereinstellung von Diabetikern als akzeptabel angesehen. Liegt er darüber, muss die Stoffwechselkontrolle durch Diät oder Medikamente verbessert werden.

15.1.5 Erythropoese und Erythrozytenabbau

Erythropoese

Ablauf
Die Erythropoese, also die Entwicklung der roten Blutkörperchen im Knochenmark, erfolgt durch Teilung und Differenzierung der pluripotenten Knochenmarkstammzellen. Erste Differenzierungsstufe sind die **Proerythroblasten**. Diese weisen nur geringe Spuren von Hämoglobin auf. Sie differenzieren über die Zwischenstufen **Erythroblast** und **Makroblast** zu **Normoblasten**. Während dieser Differenzierung findet der größte Teil der Globin- und der Hämbiosynthese statt. Zuletzt werden Polypeptidketten und Hämgruppen miteinander zum fertigen Hämoglobin verbunden. Normoblasten sind nicht mehr teilungsfähig, sondern wandeln sich nur unter Ausstoßung des pyknotisch gewordenen Zellkerns und Verlust ihrer Organellen in **Retikulozyten** um. In diesen lassen sich noch Zellkernfragmente erkennen. Retikulozyten sind, da sie noch mRNA enthalten, auch noch begrenzt zur Proteinsynthese fähig. Auf der Stufe des Retikulozyten gelangt die rote Blutzelle in die Blutbahn. Dort reift sie durch Abbau der restlichen Kernbestandteile und Organellenfragmente zum **Erythrozyten**. In vier Zellteilungen entstehen also aus einer Stammzelle 16 Erythrozyten.

Die Reifungsteilungen laufen im Knochenmark in sog. **Erythroblastennestern** ab, die sich um einen Makrophagen gruppieren. Die Makrophagen sind einer der Hauptspeicherorte für Eisen, das sie beim Abbau verbrauchter Erythrozyten aufnehmen und als Ferritin-Komplex oder als Hämosiderin intrazellulär speichern. Proerythroblasten nehmen durch rezeptorvermittelte Endozytose Fe^{3+}-Ionen als **Ferritransferrin-Komplexe** auf. Diese können dann in den späteren Entwicklungsstadien der Hämoglobinsynthese zugeführt werden.

Während der Differenzierung von der Stammzelle zum Erythrozyten müssen alle Proteine für die gesamte Lebensdauer der Zelle gebildet werden, da der reife Erythrozyt in Ermangelung von Zellkern und Organellen nicht mehr zur Transkription und Translation befähigt ist. Die wichtigsten Proteine des Erythrozyten sind:
- die Globinketten des Hämoglobins (↗ unten)
- die Enzyme für die Hämbiosynthese (↗ unten)
- die Enzyme der anaeroben Glykolyse (↗ Kap. 15.1.5)
- die Enzyme des Glutathionstoffwechsels und des oxidativen Pentosephosphatwegs (↗ Kap. 15.1.5).

Regulation durch Erythropoetin

Struktur und Freisetzungsmechanismen von Erythropoetin

Die Erythropoese unterliegt der endokrinen Kontrolle durch Erythropoetin (EPO). Dies ist ein monomeres Glykoprotein aus 165 Aminosäuren mit einem Molekulargewicht von 34 kD. Es wird vor allem von interstitiellen peritubulären Zellen des distalen Tubulus im Kortex und äußeren Mark der Niere sowie in geringem Umfang in der Leber synthetisiert. Die Halbwertszeit beträgt 5–9 Stunden.

Bei Blutverlust oder Abnahme des arteriellen O_2-Druckes steigt die EPO-Aktivität im Blut innerhalb weniger Stunden an und erreicht nach 1–3 Tagen einen Maximalwert. Bei Fortdauer des hypoxischen Reizes nimmt die EPO-Aktivität meist wieder ab, bleibt aber gegenüber dem Ausgangswert erhöht. Die EPO-Synthese unterliegt tagesrhythmischen Schwankungen mit einem Maximum um Mitternacht und einem Minimum in den Morgenstunden. Während der Schwangerschaft steigt der EPO-Spiegel auf das 3- bis 4fache an.

Wirkmechanismus

EPO wirkt über den **Erythropoetin-Rezeptor**. Dieser gehört innerhalb der Zytokinrezeptor-Superfamilie zur Gruppe der Hämatopoetin-Rezeptoren. Diese Rezeptoren kommen nur auf Zellen der Erythropoese und Thrombozytopoese vor. Sie binden nicht nur EPO, sondern auch Interleukin(IL)-2, -3, -4, -6 und -7, Granulozyten-Makrophagen-Colony-Stimulating-Faktor (GM-CSF), Ciliary neurotrophic factor (CNTF), Leucocytosis inducing factor (LIF), Prolaktin sowie Wachstumshormon. Alle diese Rezeptoren sind **mit Tyrosinkinasen assoziiert** (↗ Kap. 13.1.4). Die Bindung des Liganden aktiviert die Tyrosinkinasen und führt zur Phosphorylierung der Signal transducers and activators of transcription (**STAT-Proteine**). Diese werden phosphoryliert, dimerisieren (↗ Kap. 13.1.4), wandern in den Zellkern und binden dort an Regulatorsequenzen, sog. Gamma activated sequences (GAS) der DNA. Hierdurch wird die **Genaktivierung induziert**.

Die Aktivierung von Genen durch EPO kann auch über AP1-ähnliche Regulatorsequenzen erfolgen, die unter der Kontrolle von Transkriptionsfaktoren der c-jun/Fos-Familie stehen. Diese werden durch Aktivierung des RAS-Weges und der Mitogen-aktivierten Kinasen (MAPK) induziert.

Klinik
Bei chronischer Niereninsuffizienz mit Zerstörung der Nierenzellen kommt es infolge einer verminderten EPO-Produktion zu einer Reduktion der Erythropoese (**renale Anämie**). Zur Therapie kann gentechnologisch hergestelltes EPO injiziert werden.

Merke
Die Erythropoese erfordert eine ausreichende Versorgung mit Vitamin B_{12} und Folsäure für die Synthese der Nukleinsäurebausteine bei der Zellteilung. Vitamin B_{12}- und Folsäuremangel führen zur makrozytären perniziösen Anämie.

Globinsynthese

Die Synthese des Proteinanteils des Hämoglobins beginnt bereits in den Proerythroblasten. Sie wird u.a. durch Erythropoetin über die Aktivierung der Transkription durch STAT-Proteine und Regulatorgene stimuliert. Die Globinsynthese ist auf der Reifungsstufe der Retikulozyten abgeschlossen. Danach ist keine Neubildung von Hämoglobin mehr möglich.

Hämsynthese

Die Hämsynthese findet in den Zellen der roten Reihe des Knochenmarks und im Hepatozyten statt. Sie beginnt im Mitochondrium, wird im Zytoplasma fortgesetzt und im Mitochondrium abgeschlossen. Die einzelnen **Schritte der Hämbiosynthese** sind (die Ziffern im Text beziehen sich auf Abbildung 15.8):

- **im Mitochondrium**: Bildung von **α-Amino-β-Keto-Adipinsäure aus Glycin** und **Succinyl-CoA** (1). Das pyridoxalabhängige katalysierende Enzym ist die **δ-Aminolävulinsäure(ALA-)-Synthetase**. Sie ist das Schrittmacherenzym der Hämbiosynthese.
- Aus α-Amino-β-Keto-Adipinsäure entsteht durch spontane Decarboxylierung **δ-Aminolävulinsäure** (2). Diese tritt ins Zytoplasma über.
- **im Zytoplasma**: Zwei Moleküle δ-Aminolävulinsäure kondensieren – katalysiert durch das Zn-abhängige Enzym **δ-Aminolävulinsäure-Dehydratase** – unter Abspaltung von 2 H_2O zu **Porphobilinogen** (3).
- Im nächsten Schritt werden vier Moleküle Porphobilinogen unter Abspaltung von vier NH_3 durch die **Porphobilinogen-Desaminase** (= Uroporphyrinogen-I-Synthetase) zu dem Tetrapyrrolring **Uroporphyrinogen Typ I** verbunden (4).
- Anschließend wandelt die **Uroporphyrinogen-Isomerase** (= Cosynthetase) Uroporphyrinogen Typ I in **Uroporphyrinogen Typ III** um (5).
- Durch Decarboxylierung wird Uroporphyrinogen Typ III in **Koproporphyrinogen Typ III** überführt (6). Dieses gelangt wieder ins Mitochondrium.
- **im Mitochondrium:** Koproporphyrinogen Typ III wird erst zu **Protoporphyrinogen Typ III** (7) und dann zu **Protoporphyrin Typ III** oxidiert (8).

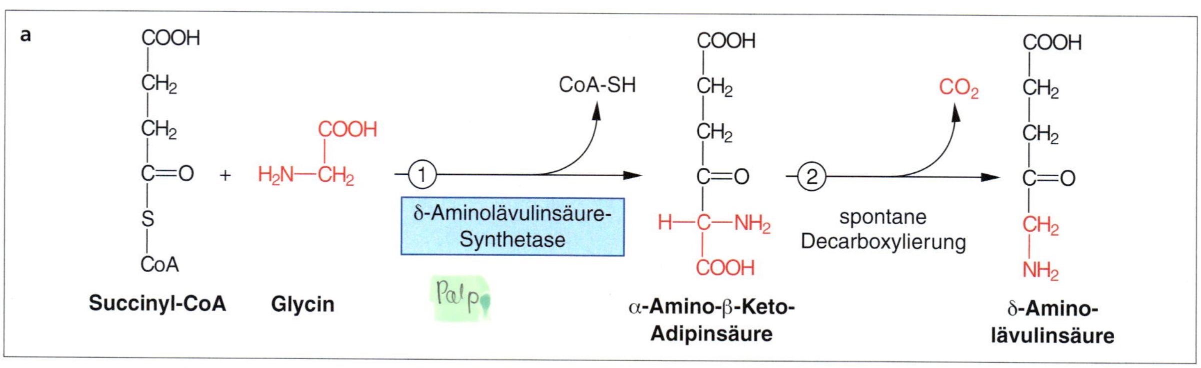

Abb. 15.8 Hämbiosynthese. **a** Die Anfangsschritte der Synthese im Mitochondrium, **b** die Syntheseschritte im Zytoplasma, **c** der Abschluss der Hämbiosynthese im Mitochondrium. [1]

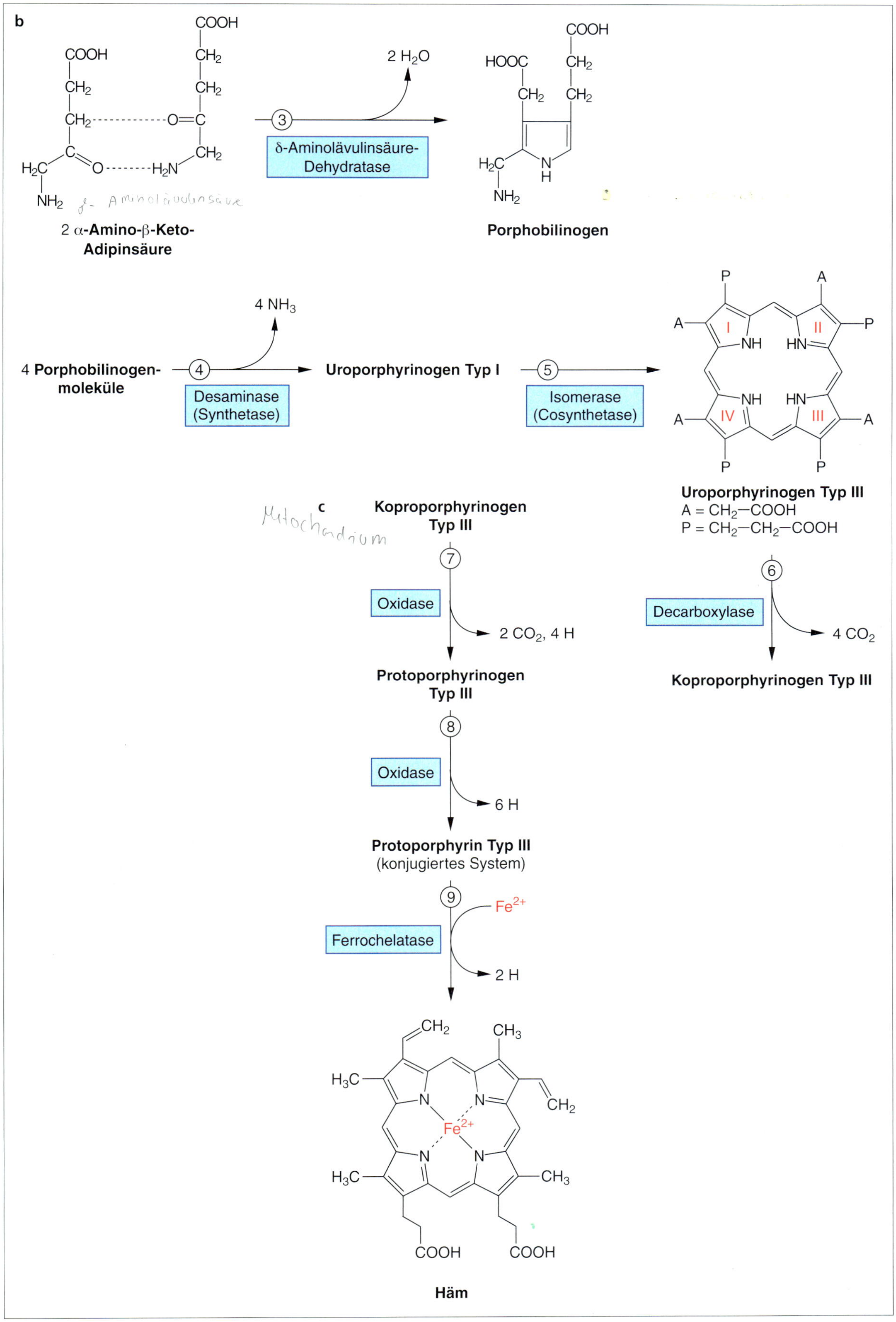
b
COOH
CH2
CH2
O=C
CH2
H2N
H2C
NH2
2 α-Amino-β-Keto-Adipinsäure
3
2 H2O
δ-Aminolävulinsäure-Dehydratase
HOOC
COOH
N
H
Porphobilinogen
4 Porphobilinogen-moleküle
4
4 NH3
Desaminase (Synthetase)
Uroporphyrinogen Typ I
5
Isomerase (Cosynthetase)
P
A
I
II
III
IV
NH
HN
Uroporphyrinogen Typ III
A = CH2–COOH
P = CH2–CH2–COOH
6
Decarboxylase
4 CO2
Koproporphyrinogen Typ III
c
Koproporphyrinogen Typ III
7
Oxidase
2 CO2, 4 H
Protoporphyrinogen Typ III
8
Oxidase
6 H
Protoporphyrin Typ III
(konjugiertes System)
9
Ferrochelatase
Fe2+
2 H
CH2
CH3
H3C
N
Fe2+
COOH
Häm

- Aus Protoporphyrin Typ III entsteht an der Matrixseite der inneren Mitochondrienmembran durch **Einbau von Fe^{2+}** mit Hilfe der **Ferrochelatase** das fertige **Häm** (9).

Merke
Die zwei verschiedenen Baureihen der Porphyrine (Typ I und Typ III) unterscheiden sich durch die Stellung der Seitengruppen an den vier Porphyrinringen. Beim Typ I ist die Stellung der Seitengruppen bei allen vier Ringen identisch (z. B. Acetat [A] und Propionat [P] beim Uroporphyrinogen Typ I: AP-AP-AP-AP). Bei Typ III hingegen ist die Stellung am vierten Ring vertauscht (z. B. beim Uroporphyrinogen Typ III AP-AP-AP-PA). Nur die asymmetrischen Typ-III-Porphyine haben beim Menschen eine physiologische Bedeutung. Ist die Umwandlung von Typ I in Typ III z. B. durch einen Enzymdefekt gestört, kommt es zur Porphyrie (↗ unten).

Klinik
Bei **Störung der Hämbiosynthese** aufgrund eines Enzymdefekts – angeboren oder durch Intoxikation mit z. B. Blei oder Fungiziden erworben – häufen sich Zwischenprodukte (**Porphyrine**) an und es wird weniger intaktes Häm gebildet. Durch den Häm-Mangel fällt die Produkthemmung der Aminolävulinsäure-Synthetase (Schlüsselenzym der Hämsynthese) weg. Die Folge ist eine unkontrollierte Bildung von Aminolävulinsäure und je nach Enzymdefekt nachfolgenden Zwischenprodukten der Hämsynthese. Die Symptome richten sich nach dem Enzymdefekt, die Erkrankungen werden als **Porphyrien** zusammengefasst. Die wichtigsten Porphyrien sind:

- **kongenitale erythropoetische Porphyrie**: Durch einen Defekt der Uroporphyrinogen-III-Cosynthetase (↗ Abb. 15.8b, [5]) kann Uroporphyrinogen Typ I nicht weiterverarbeitet werden. Durch Ablagerung von daraus über Nebenwege vermehrt gebildeten Proto- und Koproporphyrinen kommt es zu einer schweren Lichtdermatose (photosensible Hautschädigung). Die Erythrozyten sind weniger robust, was eine hämolytische Anämie und eine Splenomegalie zur Folge hat.
- **akute intermittierende Porphyrie**: Durch einen Defekt der Porphobilinogen-Desaminase (↗ Abb. 15.8b, [4]) kommt es zum Anstau von Porphobilinogen, dessen Ablagerung zu Bauchschmerzen, Polyneuropathie und psychiatrischen Symptomen führen kann.
- **Porphyria cutanea tarda**: Durch einen Defekt der Uroporphyrinogen-III-Decarboxylase (↗ Abb. 15.8b, [6]) kann Uroporphyrinogen Typ III nicht in Koproporphyrinogen Typ III überführt werden. Die Ablagerung pathologischer Porphyrine führt zu einer Lichtdermatose mit Blasenbildung und zu einer Leberschädigung.

Regulation der Hämsynthese

Die Hämsynthese wird zum einen durch die **allosterische Produkthemmung** des Schlüsselenzyms **δ-Aminolävulinsäure-Synthetase** reguliert, zum anderen sind die Endprodukte der Hämbiosynthese (**Porphyrine**) für die Zelle **toxisch** und **hemmen** daher die **Enzymsynthese auf der Transkriptionsebene**. Das Häm bindet hierzu an einen Rezeptor und besetzt als Produkt-Rezeptor-Komplex die Silencer-Sequenzen am δ-Aminolävulinsäure-Synthetase-Gen. Hierdurch wird die Transkriptionsrate gedrosselt, es wird weniger Enzym und somit auch weniger Häm gebildet. Die Regulation auf Transkriptionsebene ist deshalb besonders effektiv, weil die δ-Aminolävulinsäure nur eine geringe Halbwertszeit hat.

Erythrozytenabbau

Zellabbau

Nach einer Lebensdauer von etwa 110–120 Tagen werden die alternden Erythrozyten im retikuloendothelialen System von Milz, Leber und Knochenmark (RES) mit IgG-Antikörpern besetzt, hämolysiert und abgebaut. Das dabei freigesetzte Hämoglobin wird im Plasma zunächst an Haptoglobin gebunden.

Häm- und Globinabbau

Das an Haptoglobin gebundene Hämoglobin wird in die Zellen des RES aufgenommen. Anschließend wird das tetramere Hämoglobin in einen Häm- und einen Globinanteil gespalten. Die **Globinketten** werden zu Aminosäuren **hydrolysiert**, die für die Wiederverwertung zur Verfügung stehen oder verstoffwechselt werden.

Der **Hämabbau** ist in Abbildung 15.9 dargestellt; die Ziffern im folgenden Abschnitt beziehen sich auf diese Abbildung. Die α-Methinbindung zwischen **Ring** I und II des Häms wird im endoplasmatischen Retikulum durch die **Häm-Oxygenase** unter Verbrauch von NADPH+H^+ und 2 O_2 **gespalten**. Hierdurch wird das Fe^{2+} aus seiner Komplexbindung gelöst und anschließend zu Fe^{3+} oxidiert. Es geht als dreiwertiges Eisen in den Ferritin-Eisenspeicher von RES und Leber ein und steht für die Wiederverwertung zur Verfügung. Der Tetrapyrrolring wird unter Freisetzung von CO, H_2O und $NADP^+$ in das lineare Tetrapyrrol **Biliverdin** (1) umgewandelt. Biliverdin wird anschließend an seiner mittleren Methinbrücke durch die **Biliverdin-Reduktase** zu **Bilirubin** reduziert (2). Dieses wird von den Zellen des RES ins Plasma abgegeben und dort, da es wasserunlöslich ist, an Albumin gebunden (= **indirektes Bilirubin)** zur Leber transportiert (3). Nach Aufnahme in die Leberzelle über einen Carrier wird (indirektes) Bilirubin an das Bindungsprotein **Ligandin** gebunden und mit 2 Molekülen **UDP-Glucuronsäure** konjugiert (4). Das entstehende **Bilirubindiglucuronid** (**direktes Bilirubin**) ist wasserlöslich und wird in die Gallencanaliculi sezerniert. Über die Galle gelangt direktes Bilirubin in den Darm. Dort werden die Glucuronsäuren durch die **β-Glucuronidase** abgespalten (5) und im enterohepatischen Kreislauf

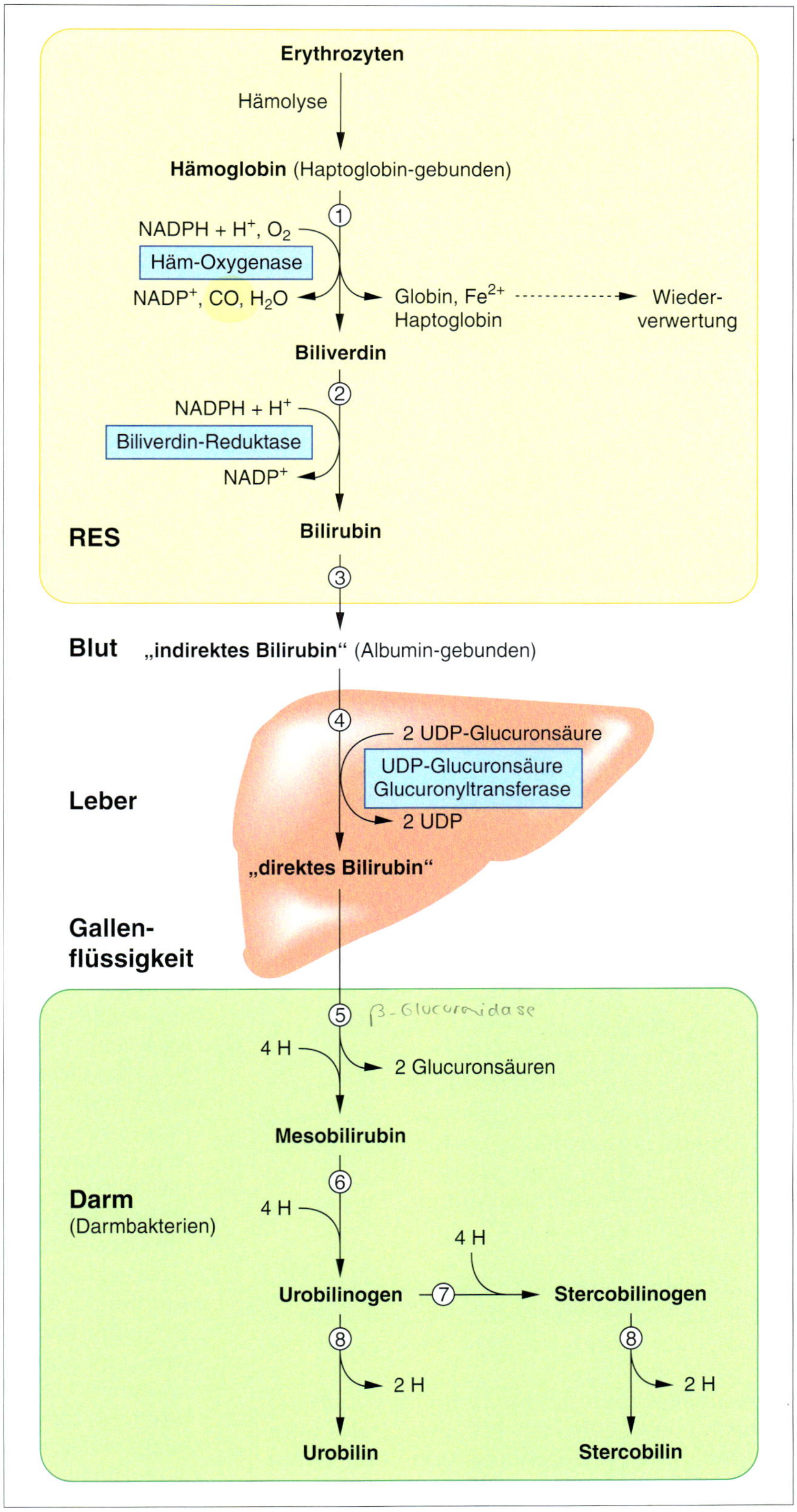

Abb. 15.9 Hämabbau. [1]

rückresorbiert. Das verbleibende **Mesobilirubin** wird unter dem Einfluss der Darmbakterien über die Zwischenstufen **Urobilinogen** (6) und **Stercobilinogen** (7) in **Urobilin** und **Stercobilin** umgewandelt (8) und schließlich mit den Faeces ausgeschieden.

Merke
Das wasserlösliche „direkte" Bilirubin (Bilirubindiglucuronid) kann durch Zugabe von Sulfanilsäure „direkt" nachgewiesen werden (sofortige Rotfärbung durch „direkte" Azoreaktion). Das wasserunlösliche „indirekte" Bilirubin reagiert erst nach Zugabe von Alkohol mit Sulfanilsäure („indirekte" Azoreaktion). „Direktes" Bilirubin wird „direkt" über die Galle ausgeschieden, „indirektes" erst nach dem Umweg über die Leber!

Klinik
Ein Anstieg der Bilirubinkonzentration im Plasma äußert sich als Gelbverfärbung der Haut (**Ikterus**). Man unterscheidet drei Formen:

- **prähepatischer Ikterus**: Gesteigerter Hämabbau führt zu vermehrtem Anfall von indirektem Bilirubin, wodurch die maximale Glucuronidierungskapazität der Leberzellen überschritten wird. Ursache des gesteigerten Hämabbaus ist eine intravasale Hämolyse; die wichtigsten Hämolyseformen sind:
  - Autoimmunhämolyse
  - Transfusionshämolyse
  - Neugeborenenhämolyse bei Rh-Inkompatibilität
  - korpuskuläre Hämolyse bei Erythrozytendefekten (Sphärozytose, Enzymdefekte, Hämoglobinopathien).
- **intrahepatischer Ikterus**:
  - erhöhte Plasmakonzentration von indirektem Biliubin durch hepatische Glucuronidierungsstörung (physiologischer Glucuronyltransferasemangel des Neugeborenen [Neugeborenen-Ikterus], angeborene Defekte der Glucuronyltransferase [Crigler-Najjar-Syndrom, Gilbert-Meulengracht-Syndrom], erworbene Störungen der Glucuronyltransferaseaktivität [Medikamente, hormonelle Störungen, Leberparenchymschaden])
  - erhöhte Plasmakonzentration von direktem Bilirubin durch hepatische Ausscheidungsstörung (angeboren [Dubin-Johnson-Syndrom] oder erworben [Hepatitis, Leberparenchymschaden])
- **posthepatischer Ikterus**: erhöhte Plasmakonzentration von direktem Bilirubin durch Gallengangsverschluss (Atresie, Cholelithiasis [Gallensteine]).

15.1.6 Stoffwechsel

Energiestoffwechsel

Stoffwechselwege

Der Erythrozyt deckt seinen **Energiebedarf** zu **95 %** aus der **anaeroben Glykolyse** (ATP-Gewinn) und zu **5 %** aus dem Glucoseabbau über den **Pentosephosphatweg** (↗ Abb. 15.10). Bei letzterem gewinnt er NADPH+H^+ und, durch Einschleusung des Endprodukts Glycerinaldehyd-3-phosphat in die Glykolyse, ATP.

Merke
Der Hauptanteil des gewonnenen ATP wird von der Na^+-K^+-ATPase der Erythrozyten für den transmembranösen Ionentransport verbraucht. Der Sauerstofftransport folgt dem jeweils bestehenden Gradienten und erfordert daher keine Energie!

Das im Pentosephosphatweg entstehende NADPH+H^+ wird zur Reduktion von Glutathiondisulfid (↗ unten) verwendet.

Oxidativer Zellstoffwechsel ist beim Erythozyten **nicht** mehr **möglich**, da die Mitochondrien während der Zellreifung im Knochenmark abgebaut werden (↗ Kap. 15.1.4).

Schicksal der Glucose und der Nebenprodukte

Die **Glucose** wird aus dem Plasma insulinunabhängig über einen Carrier (GLUT1, $K_M < 10$ mM) in den Erythrozyten aufgenommen und dort über die Glykolyse oder über den Pentosephosphatweg abgebaut. Das im Pentosephosphatweg entstehende Glycerinaldehyd-3-phosphat wird in der Endstrecke der anaeroben Glykolyse zu Lactat abgebaut. Das Lactat wird wiederum über einen Carrier ins Plasma abgegeben und zur Leber transportiert. Dort wird es mittels Lactat-Dehydrogenase in Pyruvat umgewandelt und steht für die Gluconeogenese zur Verfügung (Cori-Zyklus, ↗ Kap. 3.4.5). Die neu gebildete Glucose gelangt über das Plasma wieder in den Erythrozyten. Auf diese Weise wird dem Erythrozyten auch bei fehlender Nahrungszufuhr immer ausreichend Glucose zur Verfügung gestellt.

Die Erythrozyten setzen pro Tag ca. 20–30 g Glucose in Lactat um und sind somit der Hauptbildungsort von Lactat in Ruhe.

Im Gegensatz zur Nettobilanz der anaeroben Glykolyse liegt die Gesamtenergieausbeute des Erythrozyten unter 2 Mol ATP/Mol Glucose, da ein Teil der Energie im Pentosephosphatweg in **NADPH + H^+** gespeichert wird und ein weiterer Teil durch Umwandlung von 1,3-Bisphosphoglycerat in 2,3-Bisphosphoglycerat und spätere Spaltung in 3-Phosphoglycerat verloren geht. Das NADPH + H^+ wird für die Reduktion von Glutathiondisulfid benötigt (↗ unten). Das **2,3-Bisphosphoglycerat** dient der

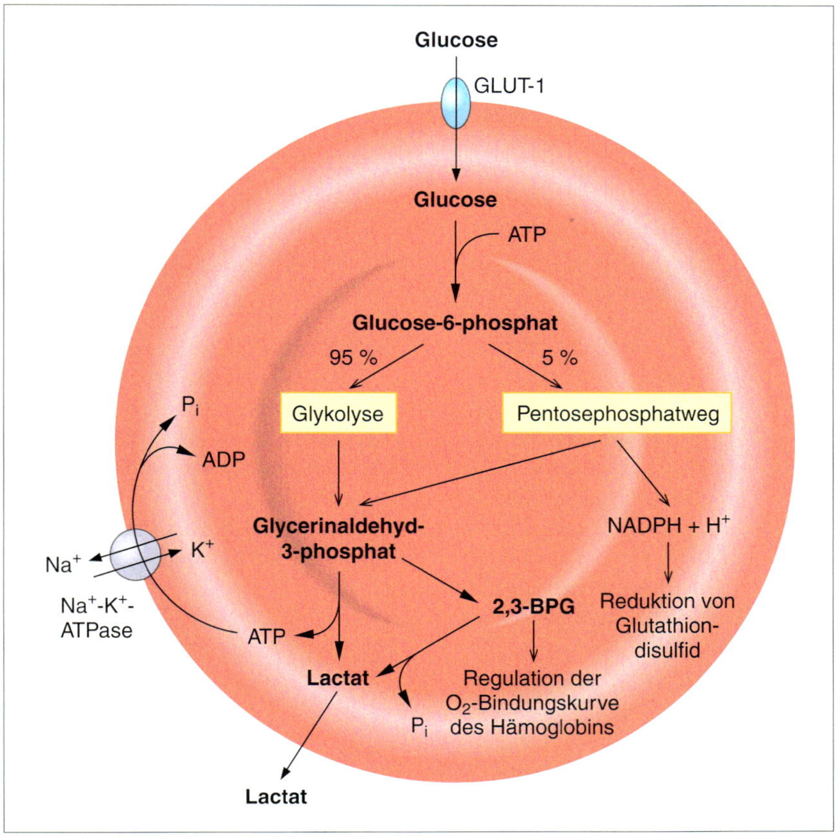

Abb. 15.10 Energiestoffwechsel des Erythrozyten.

Modulation der Sauerstoffaffinität des Hämoglobins (↗ Kap. 15.1.1). Das in der Glycerinaldehyd-3-phosphat-Dehydrogenase-Reaktion gebildete **NADH** wird, da ein Teil des 1,3-Bisphosphoglycerats aus der Glykolyse ausscheidet, nicht vollständig zur Laktatbildung verbraucht und steht für die Reduktion von Methämoglobin zu Hämoglobin bereit.

Klinik
Wichtige angeborene Enzymdefekte des Energiestoffwechsels von Erythrozyten sind:
- **Glucose-6-P-Dehydrogenase-Mangel** (mangelhafte Bereitstellung von NADPH + H^+ im Pentosephosphatweg)
- **Pyruvat-Kinase-Mangel:** häufigster hereditärer Glykolysedefekt (autosomal-rezessive Vererbung). Dieser Enzymdefekt führt im Erythrozyten, der seine Energie fast ausschließlich aus der anaeroben Glykolyse bezieht, zum ATP-Mangel und dadurch bei Homozygoten zur chronischen Hämolyse (hämolytische Anämie).

Glutathion-Stoffwechsel

Herkunft und Struktur von Glutathion

Das Tripeptid Glutathion (γ-Glutamyl-Cysteinyl-Glycin) wird im Zytoplasma des Erythrozyten mit Hilfe der Glutathion-Synthetase hergestellt. Es entsteht aus den Aminosäuren Glutamat, Cystein und Glycin. Dabei wird die 1. Peptidbindung zwischen der γ-Carboxylgruppe des Glutamats – nicht der Carboxylgruppe von C-1! – und der Aminogruppe des Cysteins, die 2. Peptidbindung zwischen der Carboxylgruppe des Cysteins und der Aminogruppe des Glycins geknüpft. Glutathion ist ein starkes Re-

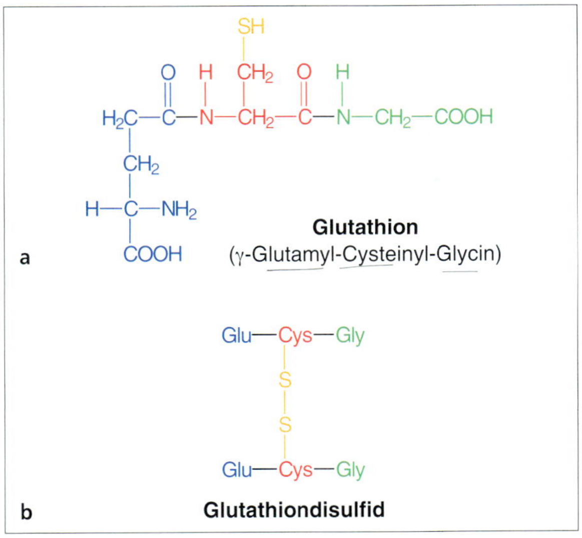

Abb. 15.11 Struktur von Glutathion **(a)** und Glutathiondisulfid **(b).** [1]

duktionsmittel. Es verfügt am mittelständigen Cysteinylrest über eine SH-Gruppe, die sich durch Oxidation mit der SH-Gruppe eines benachbarten Glutathionmoleküls zu einem Disulfid verbindet (↗ Abb. 15.11).

Funktion

Durch die **Oxidation** von Glutathion, katalysiert durch die **Glutathion-Peroxidase**, können **toxische Oxidanzien reduziert und entgiftet** werden, z. B. H_2O_2:

2 Glutathion-SH + $H_2O_2 \xrightarrow{\text{Glutathion-Peroxidase}}$ Glutathiondisulfid + $2\ H_2O$

Enzyme (insbesondere die Sulfhydrylgruppen der Glucose-6-P-Dehydrogenase und der Hexokinase), Hämoglobin (Fe^{2+}) und die Zellmembran (Doppelbindungen der ungesättigten Fettsäuren in den Glycerophospholipiden) des Erythrozyten werden so gegen oxidative Noxen geschützt, deren Aktivität im Erythrozyten wegen des hohen Sauerstoffpartialdrucks besonders hoch ist. Wichtige toxische Oxidanzien sind:

- H_2O_2 und andere Peroxide
- Nitroverbindungen, Anilin, KCN,
- Sauerstoffradikale.

Oxidiertes Glutathion (**Glutathiondisulfid**) wird mit Hilfe der **Glutathion-Reduktase** unter Verbrauch der Reduktionsäquivalente von NADPH+H^+ **kontinuierlich reduziert** und somit **regeneriert**, so dass es erneut für den Oxidationsschutz zur Verfügung steht:

Glutathiondisulfid + NADPH + $H^+ \xrightarrow{\text{Glutathion-Reduktase}}$ 2 Glutathion-SH + $NADP^+$

Das für die Reaktion erforderliche NADPH+H^+ entstammt dem Glucoseabbau über den oxidativen Pentosephosphatweg: Zum einen entsteht es bei der Umwandlung von Glucose-6-phosphat in 6-Phosphogluconolacton mit Hilfe der Glucose-6-phosphat-Dehydrogenase, zum anderen bei der Umwandlung von 6-Phosphogluconat in 3-Keto-6-phosphogluconat mit Hilfe der 6-Phosphogluconat-Dehydrogenase (Gluconat-6-phosphat-Dehydrogenase):

Glucose-6-P + $NADP^+ \xrightarrow{\text{Glucose-6-P-Dehydrogenase}}$ 6-P-Gluconolacton + NADPH + H^+

und

6-P-Gluconat + $NADP^+ \xrightarrow{\text{6-P-Gluconat-Dehydrogenase}}$ 3-Keto-6-phosphogluconat + NADPH + H^+

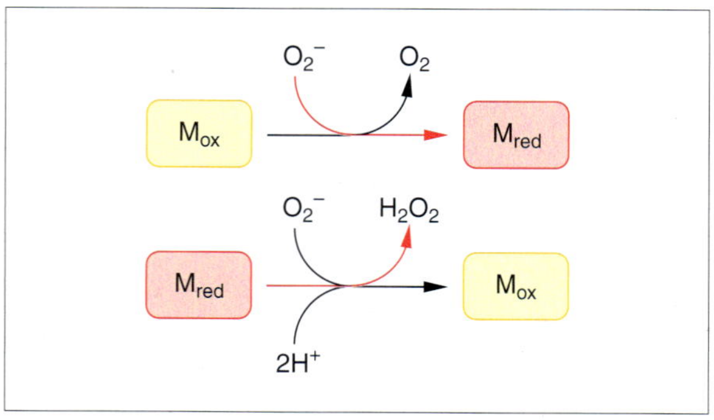

Abb. 15.12 Mechanismus der Superoxid-Dismutase. Oben: Übertragung des Superoxidions auf die Superoxid-Dismutase (M_{ox}: oxidierte Form, M_{red}: reduzierte Form des Enzyms) unter Bildung von O_2. Unten: Regeneration der Superoxid-Dismutase unter Bildung von H_2O_2. [3]

Entstehung von Sauerstoffradikalen und Peroxiden

Durch den hohen pO_2 im Inneren des Erythrozyten werden **ständig geringe Mengen von Methämoglobin gebildet**. Hierbei wird Fe^{2+} unter Bildung eines freien Elektrons zu Fe^{3+} oxidiert. Das freie Elektron verbindet sich mit O_2. Hierdurch entsteht ein **Sauerstoffradikal** ($O_2^{-\bullet}$, Superoxidion):

$Fe^{2+} + O_2 \rightarrow Fe^{3+} + O_2^{-\bullet}$

Das überschüssige Elektron eines Sauerstoffradikals wird **unter Katalyse der Superoxid-Dismutase** auf dieses Enzym übertragen. Hierdurch wird die Superoxid-Dismutase in ihre reduzierte Form überführt und es **entsteht molekularer Sauerstoff** (↗ Abb. 15.12). In einem zweiten Schritt wird ein zweites Superoxidion mit dem überschüssigen Elektron des Enzyms **und** zwei Protonen zu $\mathbf{H_2O_2}$ verbunden. Das Enzym wird dadurch wieder oxidiert:

$$2\ O_2^{-\bullet} + 2\ H^+ \xrightarrow{\text{Superoxid-Dismutase}} H_2O_2 + O_2$$

Durch die Reaktion mit einem weiteren Superoxidion entstehen aus H_2O_2 ein OH^- und ein **Hydroxylradikal** $OH^\bullet$:

$H_2O_2 + O_2^{-\bullet} \rightarrow OH^- + OH^\bullet + O_2$

Hydroxylradikale greifen vor allem die ungesättigten Bindungen mehrfach ungesättigter Fettsäuren in den Glycerophospholipiden der Zellmembran an und bilden dort Superoxidverbindungen. Dies führt zu einer fortschreitenden Polarisierung der Zellmembran, die schließlich lysiert. Dies wird durch die **Entgiftung von H_2O_2 mit Hilfe von Glutathion** und Glutathion-Peroxidase (↗ oben) verhindert.

Klinik

Ein genetisch bedingter **Defekt der Glucose-6-phosphat-Dehydrogenase** hat folgende Auswirkungen:

- mangelhafte Bereitstellung von NADPH+H^+ im Pentosephosphatweg
- verminderte Regeneration von oxidiertem Glutathiondisulfid zu Glutathion und dadurch verminderter Oxidationsschutz des Erythrozyten
- dadurch verminderte Membranstabilität und hämolytische Krisen.

Der Patient entwickelt vor allem bei oxidativem Stress eine hämolytische Anämie. Dieser entsteht z. B. beim Abbau bestimmter Medikamente (Chloroquin, Acetylsalicylsäure, Sulfonamide) oder Nahrungsmittel. So führt der Abbau von β-Glykosiden nach Genuss der Fava-Bohne zur vermehrten Bildung freier Sauerstoffradikale. Dies löst bei Personen mit Glucose-6-phosphat-Dehydrogenase-Defekt eine hämolytische Krise aus, weshalb der Enzymdefekt auch als **Favismus** bezeichnet wird.

Methämoglobin

Das **Methämoglobin**, das im Erythrozyten durch die Oxidation von Fe^{2+} zu Fe^{3+} ständig in geringen Mengen entsteht, kann Sauerstoff nicht binden, also auch nicht transportieren und muss daher **mit Hilfe der NADH-abhängigen Methämoglobin-Reduktase reduziert** werden, um wieder für den O_2-Transport zur Verfügung zu stehen. Das NADH entstammt der anaeroben Glykolyse (↗ oben).

Merke
Superoxid-Dismutase, Katalase, Glutathion-Reduktase und Methämoglobin-Reduktase schützen den Erythrozyten und seine Strukturen vor Oxidation.

15.2 Granulozyten, Monozyten und Makrophagen

15.2.1 Granulozyten

Die Granulozyten sind die reifen Zellen der myeloischen Reihe aus dem Knochenmark. Im zirkulierenden Blut machen sie etwa 60–75 % der Leukozyten aus.

Einteilung

Man unterscheidet:
- **neutrophile** Granulozyten (50–70 %)
  - segmentkernige neutrophile Granulozyten (50–70 %)
  - stabkernige neutrophile Granulozyten (0–5 %)
- **eosinophile** Granulozyten (1–4 %)
- **basophile** Granulozyten (0–2 %).

Herkunft

Granulozyten entstehen im **Knochenmark** aus myeloblastischen Stammzellen. Aus Myeloblasten werden über Zwischenstufen Myelozyten. Diese differenzieren über die Zwischenstufe Metamyelozyt zu stabkernigen Granulozyten, die in die Blutbahn gelangen und dort zu Segmentkernigen reifen. Die Lebensdauer von myeloischen Blutzellen beträgt nur wenige Stunden bis Tage.

Die Bildung der Granulozyten wird durch **Wachstumsfaktoren** wie G-CSF (Granulozyten-Colony-Stimulating-Faktor) oder GM-CSF (Granulozyten-Makrophagen-Colony-Stimulating-Faktor) gesteuert. Es handelt sich bei beiden um monomere Glykoproteine mit einem Molekulargewicht von 15–45 kD (je nach Ausmaß der Glykosylierung). Der molekulare Mechanismus der Wirkung von G-CSF und GM-CSF entspricht dem Wirkmechanismus von Erythropoetin, d.h., wie bei allen Rezeptoren der Zytokinrezeptor-Superfamilie sind Januskinasen und STAT-Proteine beteiligt (↗ Kap. 15.1.4).

Funktion

Granulozyten bilden den **wichtigsten Pfeiler des unspezifischen Immunsystems** im Blut. Ihre wichtigsten Aufgaben sind:
- Phagozytose
- lysosomaler Abbau von phagozytierten Fremdkörpern (lysosomale Hydrolyse mittels der in den Granula gespeicherten Hydrolasen: Elastase, Kollagenase, Lysozym u.a.)
- Freisetzung zytotoxischer Substanzen
- Freisetzung immunmodulierender Substanzen (Leukotriene, Prostaglandine, Thromboxane)
- Bildung und Freisetzung von Superoxidanionen ($O_2^{-•}$), H_2O_2 und Hydroxylradikalen in die Phagozytosevakuole (Phagosom). Dies wird auch als **O_2-Burst** bezeichnet. Hierdurch werden die Membranlipide der Zellmembran des phagozytierten Bakteriums peroxidiert, was zu einer Lyse der bakteriellen Zellmembran führt.

Merke
O_2-Burst: In allen Körperzellen werden H_2O_2 und Sauerstoffradikale zum Schutz von Proteinen und Lipiden eliminiert. In Phagozytosezellen (Granulozyten, Makrophagen) hingegen werden diese toxischen Substanzen zur Abtötung von Bakterien gebildet. Das wichtigste Enzym für die Bereitstellung von Superoxidionen ist die NADPH-Oxidase. Sie wird nach immunmodulatorischer Akivierung der Zelle aus vier Untereinheiten zusammengesetzt. Die gebildeten toxischen Produkte werden ins Innere der Phagosomen abgegeben. Im Zytosol wird H_2O_2 durch die Glutathion-Peroxidase und die Katalase unschädlich gemacht.

Folgende Reaktionen sind an der Bereitstellung von Sauerstoffradikalen und H_2O_2 beteiligt:
$NADPH + 2O_2 \xrightarrow{\text{NADPH-Oxidase}} NADP^+ + 2O_2^{-•} + H^+$
$2O_2^{-•} + 2H^+ \xrightarrow{\text{Superoxid-Dismutase}} H_2O_2 + O_2$
$H_2O_2 + Cl^- \xrightarrow{\text{Myeloperoxidase}} H_2O + ClO^{-•}$ ($ClO^{-•}$ = Hypochlorid)

Chlorierung, Peroxidation von Membranlipiden und Proteinen und die Inaktivierung von Enzymen führen schließlich zur Lyse des Bakteriums.

Sowohl Granulozyten als auch Makrophagen bilden darüber hinaus Lysozym, das die bakterielle Membran spezifisch zwischen N-Acetyl-Glucosamin und N-Acetyl-Neuraminsäure spaltet.

Wie die Erythrozyten können auch Granulozyten ihre Energie aus der anaeroben Glykolyse beziehen und sind daher befähigt, in hypoxischem, entzündetem Gewebe zu überleben (Eiter!).

Da die oxidativen Radikale aus dem Phagosom auch ins Zytosol des Granulozyten diffundieren, verfügt der Granulozyt zum **Schutz vor Selbstoxidation** über **Katalasen** und **Glutathion**. Dennoch führt die Phagozytose eines Bakteriums nach der Zerstörung des Eindringlings binnen weniger Stunden auch zum Untergang des Granulozyten. Das Phagosom kann nicht mehr aus der Zelle entfernt werden und seine Wand kann dem destruktiven Inhalt aus Enzymen und Radikalen nur begrenzte Zeit standhalten. Schließlich vermischt sich der Inhalt des Phagosoms mit dem Zytosol und der Granulozyt geht zugrunde.

Klinik
Zwei wichtige genetisch bedingte **Enzymdefekte** führen zu einer **Fehlfunktion der Granulozyten:**
- **NADPH-Oxidase-Mangel:** Er führt dazu, dass phagozytierte Bakterien nicht zerstört werden können. Als Folge gelangen Keime mit den zirkulierenden Granulozyten in alle Körperregionen. Dort werden sie bei Zerfall der Granulozyten freigesetzt und bilden septische Streuherde. Das Krankheitsbild wird als **septische Granulomatose** bezeichnet und führt innerhalb der ersten Lebensjahre zum Tode.
- **Myeloperoxidase-Mangel:** Hierdurch kommt es zu einer verzögerten Abtötung phagozytierter Mikroorganismen und einer verstärkten Anfälligkeit für Pilzinfektionen.

Beim **Gichtanfall** werden in den Gelenken **ausgefällte Natriumuratkristalle** von einwandernden **Granulozyten phagozytiert**. Durch die Granulozytenaktivität und den Zerfall von aktivierten Granulozyten kommt es zur Freisetzung von Entzündungs- und Schmerzmediatoren, die für die Klinik der **Arthritis urica** verantwortlich sind.

15.2.2 Monozyten und Makrophagen

Definition und Herkunft

Bei Monozyten und Makrophagen handelt es sich um dieselbe Zellart. Im zirkulierenden Blut werden diese Zellen als Monozyten bezeichnet. Durch Einwanderung aus den Blutgefäßen ins Gewebe werden sie zu Makrophagen. Diese haben häufig organspezifische Bezeichnungen: Histiozyten (Bindegewebe), Langerhans-Zellen (Haut), Kupffer-Sternzellen (Leber).

Die Monozyten entstammen der monozytären Zellreihe des Knochenmarks und weisen eine gemeinsame Vorläuferstammzelle mit der granulozytären Zellreihe auf (CFU-GM).

Funktion

Makrophagen sind wie die Granulozyten **Phagozytosezellen**. Man unterscheidet folgende **Formen der Phagozytose**:
- **ungerichtete Phagozytose**: Makrophagen phagozytieren und beseitigen Fremdkörper (z. B. Bakterien) und Zelltrümmer im Gewebe (unspezifische Abwehr).
- **gerichtete Phagozytose**: Makrophagen binden mit ihrem Fc-Rezeptor an den C-Terminus eines antigenbesetzten Antikörpers. Nach der Phagozytose des Antikörper-Antigen-Komplexes verschmilzt das Phagosom mit Lysosomen. Der Abbau des Phagosominhalts erfolgt wie beim Granulozyten mittels lysosomaler Enzyme.

Weiterhin spielen die Makrophagen eine wichtige **Rolle in der spezifischen Abwehr**:
- Sie fragmentieren phagozytierte Antigene und exponieren die Fragmente mit Hilfe von MHC-Klasse-II-Proteinen (MHC = Major histocompatibility complex) auf ihrer Zelloberfläche (Antigenpräsentation).
- Die von den Makrophagen präsentierten Antigene werden von B- und T-Lymphozyten als fremd erkannt und führen zur Aktivierung der spezifischen Abwehr (Antikörperbildung, Bildung von Killerzellen).

Weitere Funktionen der Makrophagen sind:
- Bildung von Entzündungs- und Immunmediatoren (Interferone, Interleukine, TNF-α)
- Bildung von Komplementfaktoren
- Fusion zu Riesenzellen (z. B. Fremdkörperriesenzellen).

15.3 Lymphozyten

Herkunft

Lymphozyten entstehen wie die anderen zellulären Bestandteile des Blutes aus pluripotenten Stammzellen des Knochenmarks. Sie differenzieren in der lymphatischen Zellreihe über die Zwischenstufe der Lymphoblasten zu Lymphozytenvorläuferzellen, die sich dann in den lymphatischen Organen zu reifen Lymphozyten weiterentwickeln.

Einteilung und Funktion

Die Hauptgruppen der Lymphozyten und ihre Aufgaben sind:
- **T-Lymphozyten** (Thymus-Lymphozyten, 65–80 % der zirkulierenden Lymphozyten): Träger der zellulären spezifischen Immunantwort
- **B-Lymphozyten** (Bursaäquivalent-Lymphozyten, 8–15 % der zirkulierenden Lymphozyten): Träger der humoralen spezifischen Immunantwort (als Bursaäquivalent zählen beim Menschen Knochenmark, Leber und Milz)
- **Natural-Killer-Zellen** (etwa 10 % der zirkulierenden Lymphozyten): zerstören unspezifisch virusinfizierte Zellen und Tumorzellen, produzieren Interferon-γ und spielen bei der Regulation der Immunantwort eine wichtige Rolle.

Nur etwa 1 % der Lymphozyten zirkuliert im Blut. Alle übrigen Lymphozyten befinden sich im Gewebe und in den sekundären lymphatischen Organen (Lymphknoten, Milz, Peyer-Plaques, Tonsillen, Appendix etc.). Die Lymphozytenzahl unterliegt ausgeprägten Tagesschwankungen. Kurze körperliche Belastung führt zur Lymphozytose, längere zur Lymphopenie.

15.4 Blutstillung, Blutgerinnung und Fibrinolyse

Unter **Blutstillung (Hämostase)** versteht man das Zusammenwirken von Gefäßkontraktion, Thrombozytenaggregation und Blutgerinnung, um eine Blutung nach Verletzung von Gewebe und Gefäßen zum Stillstand zu bringen und dadurch den Verlust größerer Mengen von Blut zu verhindern. Die **Blutgerinnung** bezeichnet den plasmatischen Anteil der Blutstillung. Nach seiner Aktivierung führt eine Reaktionskaskade zur Vernetzung von Fibrinmonomeren. Die **Fibrinolyse** verhindert eine überschießende Gerinnungsreaktion.

Man unterscheidet vier **Phasen der Blutstillung**:

- Vasokonstriktion und Thrombozytenaktivierung
- Bildung des Plättchen-Thrombus, der, da er kein Fibrin enthält, auch **weißer Thrombus** genannt wird
- Bildung des fibrinhaltigen **roten Thrombus** = Ablauf der Gerinnungskaskade über das intrinsische (bei Gefäßverletzungen) oder/und das extrinsische (bei Gewebeverletzungen) Gerinnungssystem (= Blutgerinnung)
- Fibrinolyse = Auflösung des roten Thrombus zur Vermeidung einer überschießenden Gerinnung.

15.4.1 Thrombozyten

Die Thrombozyten sind kernlose, an Granula reiche Zellen mit folgenden **Funktionen**:

- Einleitung und Aufrechterhaltung der **Blutstillung** nach Verletzung der Gefäßintegrität
- **Initiierung der Gewebereparatur** nach mechanischer oder entzündlicher Schädigung.

Thrombopoese und Thrombozytenabbau

Die **Thrombopoese** ist ein mehrstufiger Entwicklungsprozess, während dessen aus pluripotenten hämatopoetischen Stammzellen über die Megakaryozytenlinie reife Thrombozyten entstehen. Es lassen sich mehrere Abschnitte unterscheiden:

- Entwicklung von der pluripotenten zur determinierten Stammzelle (CFU-Meg)
- Proliferation der CFU-Meg-Zellen zu Megakaryoblasten. Hierbei kommt es nicht bei jeder DNA-Verdoppelung auch zur Zellteilung, so dass Megakaryoblasten eine Polyploidie mit 8- bis 32fachem DNA-Gehalt aufweisen können.
- Differenzierung zum Megakaryozyten
- Abspaltung der reifen Thrombozyten aus dem Megakaryozyten: Thrombopoetin bindet hierbei an den c-MPL-Rezeptor (myeloproliferative-leucemia-Rezeptor, nach seiner Entdeckung benannt, ein Rezeptor aus der Familie der Zytokinrezeptoren). Hierdurch wird die Abschnürung von Zytoplasmaanteilen an zytoplasmatischen Ausläufern der Megakaryozyten induziert. So entstehen aus einem Megakaryozyten mehrere tausend Thrombozyten.

Die durchschnittliche Lebensdauer der Thrombozyten beträgt 10 Tage.

Ihre normale Konzentration im Blut liegt bei 1,5 bis $3 \times 10^5/\mu l$. Ihre Anwesenheit im Blut ist Voraussetzung für eine normale Blutstillung und Blutgerinnung. Bei Werten $< 10^4/\mu l$ ist mit einer Blutungsneigung zu rechnen. Von einer Thrombopenie spricht man bereits bei Werten unter $1 \times 10^5/\mu l$.

Der **Abbau der Thrombozyten** erfolgt im RES von Leber und Milz, wahrscheinlich ebenfalls unter der Kontrolle von Thrombopoetin.

Einleitung und Aufrechterhaltung der Blutstillung

Die Blutstillung beginnt mit einer Vasokonstriktion und endet mit dem ersten „vorläufigen" Verschluss der Verletzungsstelle durch ein Thrombozytenaggregat (weißer Thrombus).

Bei **Gefäßverletzungen** werden von der **extrazellulären Matrix** die **Agonisten der Thrombozytenaggregation freigesetzt**. Dies sind vor allem:

- PAF (Plättchen-aktivierender Faktor), ein Etherphospholipid, das aus dem Kohlenstoffgerüst des Dihydroxyacetonphosphats gebildet wird (↗ Abb. 15.13)
- ADP
- Thrombin
- Adrenalin
- Thromboxan A_2
- subendotheliale Strukturen (Kollagen, von-Willebrand-Faktor, Laminin, Fibronektin, Vitronektin).

Die Freisetzung der Thrombozytenaktivatoren führt zu folgenden **Reaktionen** (↗ Abb. 15.14):

- **Thrombozytenadhäsion**: Anlagerung der Thrombozyten an freigelegte subendotheliale Strukturen (Kollagen) über Adhäsionsproteine (z. B. direkt über das Glykoprotein GP Ia/IIa, das als Kollagenrezeptor wirkt). Die Thrombozytenadhäsion wird dann durch den von-Willebrand-Faktor (vWF) gefestigt (indirekte Adhäsion über die Thrombozytenrezeptoren GPIb/IX und vWF).
- **Thrombozytenaggregation**: Nach einer durch die Aktivatoren (vor allem durch Thromboxan) ausgelösten Konformationsänderung sind die GP-IIb/IIIa-Rezeptoren befähigt, Fibrinogen zu erkennen und zu binden. Hierdurch werden benachbarte

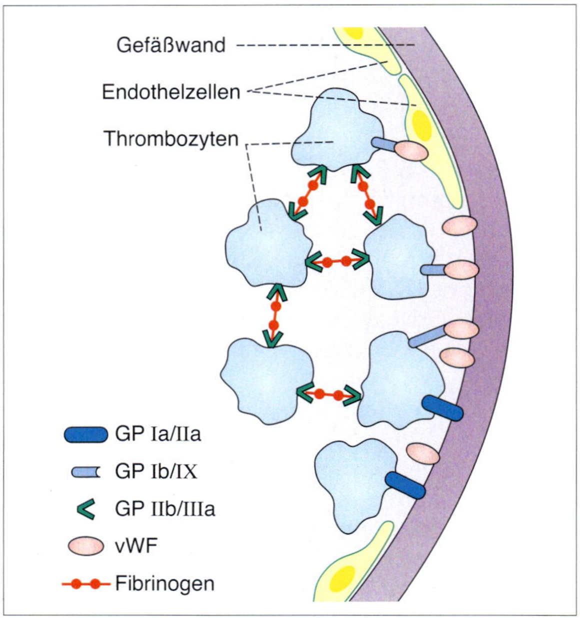

Abb. 15.13 Molekulare Mechanismen der Thrombozytenadhäsion und -aggregation. Thrombozyten binden zum einen mittels ihres Rezeptors GP Ia/IIa direkt, zum anderen indirekt über vWF an das frei liegende Kollagen der verletzten Gefäßwand. Fibrinogen vernetzt die an der Gefäßwand haftenden Thrombozyten, indem es an die GP-IIb/IIIa-Rezeptoren benachbarter Plättchen bindet. [10]

Thrombozyten vernetzt und so zu größeren Aggregaten verbunden.

- **Thrombozytenaktivierung**: Sekretion einer Vielzahl von Mediatoren (z. B. ADP, Thrombin, Adrenalin, Thromboxan A_2, ↗ unten)
- Aktivierung des **plasmatischen Gerinnungssystems** (↗ unten).

Aktivierte Thrombozyten sezernieren eine Vielzahl von Substanzen, welche zum einen wiederum andere Thrombozyten aktivieren und zum anderen die plasmatische Gerinnung in Gang bringen:

- **aus δ-Granula** (auch **dichte Granula** genannt):
  - Nukleotide: ATP, ADP, GTP, GDP
  - Kationen: Ca^{2+}, Mg^{2+}
  - biogene Amine: Serotonin und Histamin
- **aus α-Granula**:
  - Proteoglykane und adhäsive Glykoproteine: β-Thromboglobin, Thrombozytenfaktor 4, histidinreiches Glykoprotein, Thrombospondin, Fibronektin, Vitronektin, vWF

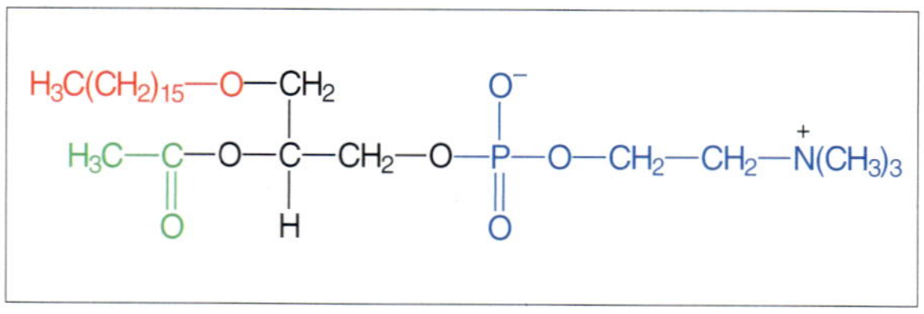

Abb. 15.14 Plättchen-aktivierender Faktor (PAF). [3]

  - Gerinnungs- und Fibrinolysefaktoren: Fibrinogen, Faktoren V, VII, XI, XIII, Protein S, Plasminogen
  - Wachstumsfaktoren: PDGF, TGF-β, EGF, VEGF
  - Proteaseinhibitoren: α_2-Antitrypsin, α_2-Makroglobulin
- **aus den Lysosomen**:
  - saure Hydrolasen: Cathepsine, Carboxypeptidasen, Kollagenase
  - Glykohydrolasen: Heparinase, β-Glucuronidase.

Die Adhäsion der Thrombozyten an Kollagen und an Agonisten wie Thrombin induziert die Synthese von Eikosanoiden (Derivate der Arachidonsäure) in Thrombozyten und Endothelzellen: In den Thrombozyten wird durch die **Zyklooxygenase** vor allem Thromboxan gebildet, in geringerem Umfang auch Prostaglandin I_2 (PGI_2 = Prostazyklin). Die Endothelzellen sezernieren hauptsächlich PGI_2. Thromboxan und Prostazyklin sind wichtige Gegenspieler in der Interaktion zwischen Endothelzelle und Thrombozyt.

Klinik

Bei Verengung der Herzkranzgefäße oder der hirnversorgenden Arterien verabreicht man **zur Prophylaxe einer intraluminalen Thrombozytenaggregation mit Gefäßverschluss** (Infarkt) **Acetylsalicylsäure** (ASS, Aspirin®) in niedriger Dosis. ASS **hemmt** die **Zyklooxygenase irreversibel**, indem sie ein reaktives Serin des Enzyms alkyliert. Da die Thrombozyten kernlos sind, ist eine Neusynthese der Zyklooxygenase und damit von Thromboxan A_2 und Prostazyklin nicht möglich. Thromboxan ist aber erforderlich, um die Konformationsänderung des GP-IIb/IIIa-Rezeptorkomplexes herbeizuführen. Diese ist Voraussetzung für die Thrombozytenaggregation mittels Fibrinogen/GP-IIb/IIIa.

Eine verstärkte Thrombozytenaggregation mit Neigung zu Thrombosen (**Thrombophilie**) kann angeboren vorkommen. Auch bei myeloproliferativen Erkrankungen ist sie zu beobachten. Pathophysiologisch liegt eine Störung im Eikosanoidstoffwechsel mit vermehrter Thromboxanbildung zugrunde.

Beim **von-Willebrand-Syndrom** liegt eine autosomal-dominant vererbte Blutungsneigung vor, die durch das Fehlen oder durch fehlerhafte Struktur des vWF bedingt ist.

Bei der **Thrombasthenie Glanzmann** handelt es sich um eine seltene, angeborene, autosomal-rezessiv vererbte Erkrankung, bei der der GP-IIb/IIIa-Rezeptorkomplex fehlt. Es können daher keine GP-IIb/IIIa-Fibrinogen-Aggregate gebildet werden. Trotz normaler Thrombozytenzahl ist die Thrombozytenaggregation vermindert, die Blutungszeit verlängert. Die plasmatische Gerinnung ist normal.

15.4.2 Blutgerinnung

Bei der Blutgerinnung führt eine **Kaskade von Reaktionen** zur Umwandlung von Fibrinmonomeren in ein stabiles Fibrinpolymer. Die katalysierenden Enzyme und Cofaktoren werden als Gerinnungsfaktoren bezeichnet. Die Reaktionskaskade kommt in Gang, indem jeweils ein übergeordnetes Enzym die Aktivierung des in der Kaskade eine Stufe weiter unten stehenden Enzyms katalysiert. Da ein einziges Molekül eines aktivierten Gerinnungsfaktors eine Vielzahl von Molekülen des in der Kaskade untergeordneten Faktors enzymatisch durch partielle Proteolyse aktiviert, kommt es über die gesamte Kaskade zu einer immensen Signalverstärkung, so dass nur geringe Mengen der ersten Stufen des Systems aktiviert werden müssen, um auf eine Verletzung mit einem sicheren Verschluss durch geronnenes Plasma zu reagieren. Viele Gerinnungsfaktoren sind in ihrer aktiven Form Serinproteasen, d.h., sie spalten Proteine hinter einem Serin in der Peptidkette. Die wichtigsten Gerinnungsfaktoren sind in Tabelle 15.2 dargestellt.

Man unterscheidet aus didaktischen Gründen (in vivo ist diese Trennung nicht vorhanden):

- **intrinsisches = endogenes Gerinnungssystem**
- **extrinsisches = exogenes Gerinnungssystem**
- **Prothrombinsystem** (gemeinsame Endstrecke von intrinsischer und extrinsischer Gerinnung)
- **Regulatoren der plasmatischen Gerinnung.**

Abbildung 15.15 vermittelt einen Überblick über das gesamte Gerinnungssystem.

Intrinsisches System

Das intrinsische System der plasmatischen Blutgerinnung wird durch den **Kontakt des Blutes mit den negativen Ladungen** z.B. von Oberflächenproteinen der Basalmembran des Gefäßendothels sowie durch Kontakt mit dem Plättchenfaktor 3 (**PF3**), mit **hochmolekularem Kininogen**, mit **Präkallikrein** und mit **Kallikrein aktiviert**. Folgende Faktoren sind involviert:

Tab. 15.2 Blutgerinnungsfaktoren

Faktor	Bezeichnung	Syntheseort	Funktion
I	Fibrinogen	Leber	wird in Fibrinmonomere gespalten, die dann zu Fibrin vernetzt werden können
II	Prothrombin	Leber (Vitamin-K-abhängig)	wird zu Thrombin aktiviert, das Fibrinogen spaltet und Faktor XIII aktiviert
III	Gewebsthromboplastin, Thrombokinase, Faktor III, Gewebefaktor, Tissue factor, TF	Gewebezellen	aktiviert das extrinsische System
IV	Calcium	–	Cofaktor von Faktor IXa, VIIa und Xa
V	Proakzelerin	Leber	wird von Thrombin aktiviert, ist Cofaktor von Faktor Xa
VI	Akzelerin (= Va)	s. V	s. V
VII	Prokonvertin	Leber (Vitamin-K-abhängig)	wird durch Gewebsthromboplastin aktiviert und aktiviert selbst Faktor X
VIII	antihämophiles Globulin A und von-Willebrand-Faktor	Endothelzellen	wird durch Thrombin aktiviert, ist Cofaktor von Faktor IXa im intrinsischen System
IX	Christmas-Faktor, antihämophiles Globulin B	Leber (Vitamin-K-abhängig)	wird durch Faktor XIa aktiviert und aktiviert selbst Faktor X
X	Stuart-Prower-Faktor	Leber (Vitamin-K-abhängig)	wird durch Faktor XIa oder VIIa aktiviert, bildet zusammen mit Faktor Va, Phospholipiden und Ca^{2+} das Thromboplastin, das Prothrombin aktiviert
XI	Plasmathromboplastin	nicht bekannt	wird durch Faktor XII aktiviert und aktiviert selbst Faktor IX
XII	Hageman-Faktor	nicht bekannt	wird bei Gefäßverletzung kontaktaktiviert und aktiviert selbst Faktor XI
XIII	fibrinstabilisierender Faktor	Endothel, Megakaryozyten	wird durch Thrombin aktiviert und vernetzt Fibrinmonomere zu Fibrin

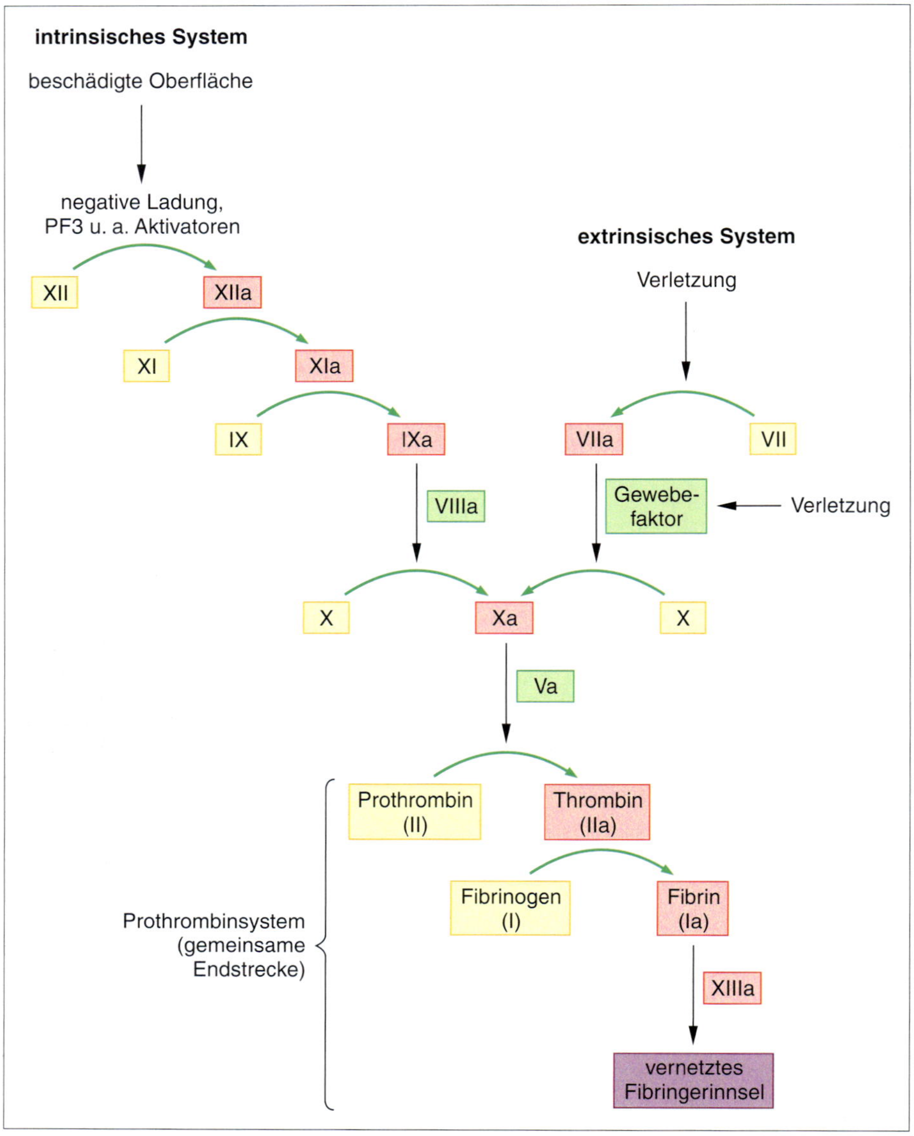

Abb. 15.15 Die Blutgerinnungskaskade. Rot: inaktive Form der Gerinnungsfaktoren, gelb: aktive Form, blau: nichtenzymatische Cofaktoren, grün: stimulierende Proteine, die nicht selbst als Enzym wirken. [3]

- **Faktor XII** wird durch Kontakt mit den oben aufgeführten Strukturen und Substanzen zu **Faktor XIIa** aktiviert.
- **Faktor XIIa,** eine Serinprotease, aktiviert **Faktor XI** zu **XIa**.
- **Faktor XIa**, ebenfalls eine Serinprotease, spaltet **Faktor IX** und aktiviert diesen so zu **Faktor IXa**.
- **Faktor IXa**, auch eine Serinprotease, überführt **Faktor X** in **Faktor Xa**. Als **Coenzyme** sind **Ca^{2+}**, **Phospholipide** und **Faktor VIII** erforderlich. Faktor VIII besitzt selbst keine enzymatische Aktivität und wirkt lediglich als Cofaktor von Faktor IXa. Die Wirkung von Faktor VIII als Cofaktor wird durch partielle Proteolyse und Aktivierung zu Faktor VIIIa in Anwesenheit von Thrombin und Faktor Xa verstärkt. Durch diese positive Rückkopplung wird die Gerinnung beschleunigt. Die Aktivierung von Faktor X ist gleichbedeutend mit der Aktivierung des Prothombinsystems (↗ unten).

Extrinsisches System

Das extrinsische System wird **durch** Freisetzung des Phospholipoproteins **Gewebsthromboplastin** (**Tissue factor, TF**, weitere Synonyme ↗ Tab. 15.2) aus verletzungsgeschädigten Zellen **aktiviert**. Die Folgen sind:
- **TF** aktiviert **Faktor VII** zu **Faktor VIIa**.
- **Faktor VIIa** aktiviert zusammen mit den Cofaktoren **TF**, **Phospholipiden** und **Ca^{2+} Faktor X** zu **Faktor Xa.**

Prothrombinsystem

Die Aktivierung von Faktor X zu Faktor Xa ist der Mündungspunkt in die gemeinsame Endstrecke der plasmatischen Gerinnung. Der Komplex aus Faktor Xa, Faktor Va, Phospholipiden und Ca^{2+} wird auch als Thromboplastin bezeichnet, weil er Prothrombin

(Faktor II) durch limitierte Proteolyse zu Thrombin (Faktor IIa) aktiviert.

Im Einzelnen finden sodann folgende Schritte statt:

- **Thrombin spaltet** in der Zentralregion des **Fibrinogens** (**Faktor I**, ↗ Abb. 15.16) vier Arginin-Glycin-Peptidbindungen. Hierdurch werden vier sog. Fibrinopeptide (zwei A und zwei B) abgespalten und es entsteht das aktive Fibrinmonomer **Faktor Ia**.
- **Thrombin** aktiviert **Faktor XIII** zu **Faktor XIIIa**. Dieser wird auch als **Fibrinoligase** bezeichnet.
- Die aktiven Fibrinmonomere verbinden sich spontan zu einem wasserunlöslichen **Fibrinpolymer**. Dies geschieht durch Wechselwirkungen zwischen den β-Domänen von Fibrinmonomeren („Knopflöcher") und den -Arg-His-Gly-NH_3^+-Enden der β-Ketten anderer Fibrinmonomere („Knöpfe"), die durch Abspaltung der Fibrinopeptide B entstanden sind. Gleichzeitig gehen die γ-Domänen („Knopflöcher") Verbindungen mit den dazu passenden, durch die Abspaltung des Fibrinopeptids A entstandenen -Arg-Pro-Gly-NH_3^+-Enden der α-Ketten („Knöpfe") ein. Auf diese Weise entsteht ein gleichförmig geordnetes Netz aus Fibrinmonomeren (↗ Abb. 15.17).
- Mit Hilfe der **Transglutaminase** (**Faktor XIIIa**) wird das **Fibrinnetz** durch Knüpfen kovalenter Amidbindungen zwischen γ-Glutamyl- und ε-Aminolysylresten benachbarter Fibrinmonomere **stabilisiert** (↗ Abb. 15.18).

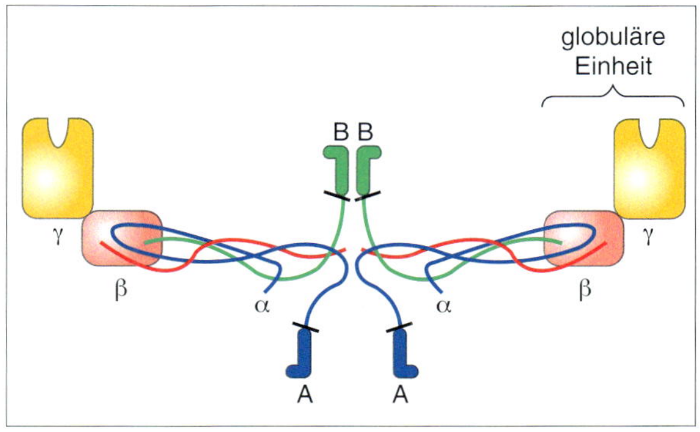

Abb. 15.16 Struktur des Fibrinogenmoleküls. Fibrinogen besteht aus zwei Hälften, die sich aus je drei Polypeptidketten (α, β, γ) zusammensetzen und durch Disulfidbrücken (nicht dargestellt) in der Zentralregion verbunden sind. Am lateralen Ende jeder Hälfte bilden die β- und die γ-Kette jeweils eine Kugelstruktur, die β- bzw. γ-Domäne. Die beiden Domänen werden als globuläre Einheit bezeichnet. Die globulären Einheiten und die Zentralregion sind auf beiden Seiten durch stabförmige Regionen verbunden, in denen die drei Polypeptidketten superspiralisierte α-Helices bilden. Thrombin spaltet in jeder Hälfte jeweils lateral der Disulfidbrücken ein kurzes Stück der α-Kette (Fibrinopeptid A) und der β-Kette (Fibrinopeptid B) ab (die schwarzen Striche markieren die Spaltstelle). So entstehen je zwei Fibrinopeptide A und B und das aktive Fibrinmonomer. [3]

Faktor XIIIa kann nicht nur Fibrinmonomere miteinander quervernetzen, sondern auch

- Fibrin und Fibrinogen,

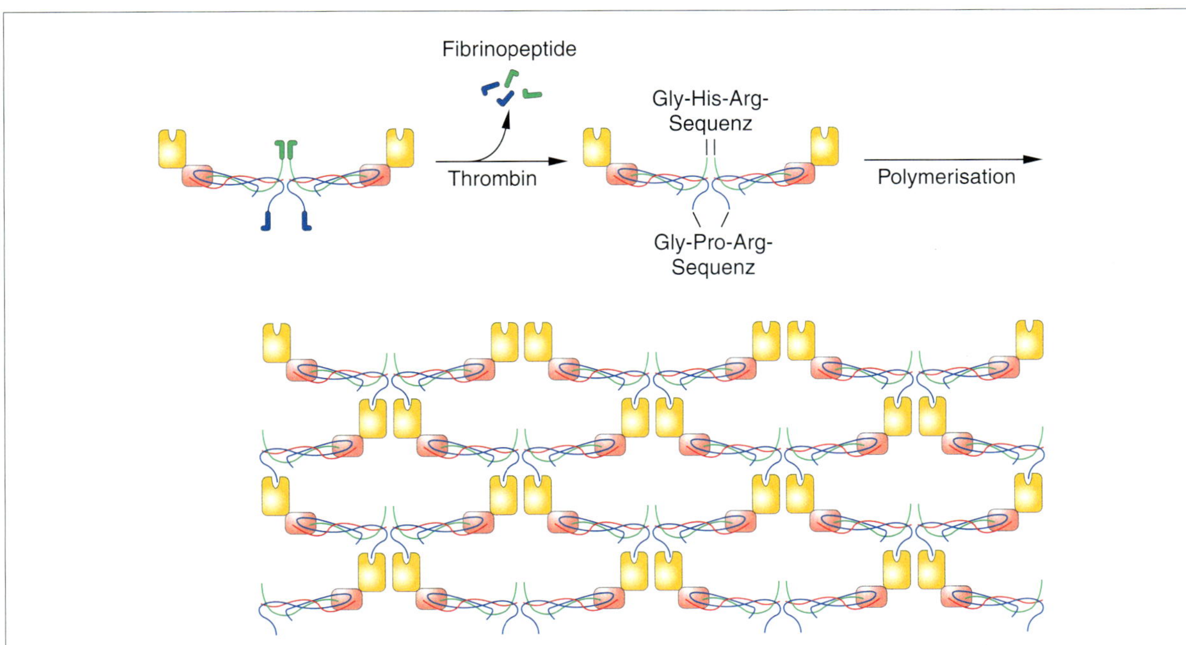

Abb. 15.17 Bildung eines Fibrinnetzes. Durch die Abspaltung der Fibrinopeptide durch Thrombin (1) entstehen an den β-Ketten (blau) Arg-His-Gly-, an den α-Ketten (rot) Arg-Pro-Gly-Enden. Die β-Domänen treten mit den Enden der β-Ketten anderer Fibrinmonomere in Wechselwirkung (nicht dargestellt), die γ-Domänen (orange) treten mit den Enden der α-Ketten anderer Fibrinmonomere in Wechselwirkung (2). [3]

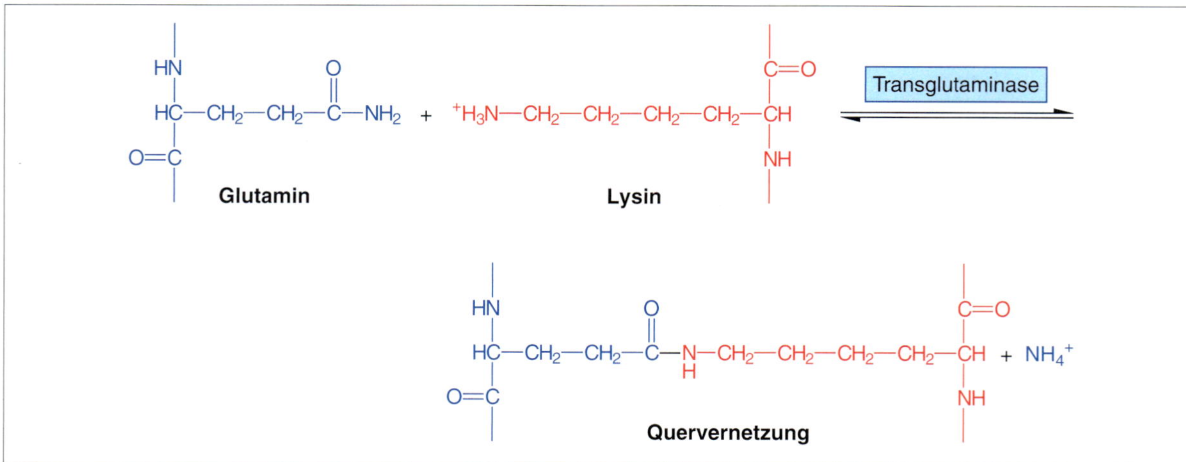

Abb. 15.18 Stabilisierung des Fibrinnetzes durch Quernetzung. [3]

- Fibrin und Fibronektin (Fibronektin befindet sich auf der Oberfläche von Fibroblasten, die nach der Einwanderung in eine Wunde durch die Vernetzung im Wundbereich fixiert werden und dadurch zur Wundheilung beitragen),
- Fibrin und α_2-Antiplasmin,
- Fibrin und Aktin bzw. Myosin.

Merke
Unlösliches Fibrin wird gebildet bei
- intra- oder extravasaler Blutstillung,
- intravasalen Gerinnungsprozessen,
- Entzündungsreaktionen.

Regulation

Zwischen gerinnungsfördernden und gerinnungshemmenden Faktoren besteht ein Gleichgewicht, um eine unphysiologische intravasale Gerinnung zu verhindern. Ein Überwiegen der gerinnungsfördernden Komponenten würde zu einer intravasalen Thrombenbildung führen, ein Überwiegen der hemmenden Faktoren hingegen zu einer verstärkten Blutungsneigung. Deshalb steht das Gerinnungssystem unter der Kontrolle plasmatischer Inhibitoren und weiterer Mechanismen:

- **Plasmainhibitoren** sind (Serin-)Proteaseinhibitoren, die die aktivierten Gerinnungsfaktoren inaktivieren. Die wichtigsten sind:
  - **Antithrombin III = AT III** ist ein α-Globulin, das sich mit Thrombin irreversibel zu einem Komplex verbindet, so dass das aktive Zentrum des Thrombins blockiert wird.
  - **Heparin** ist ein stark sulfatiertes Glykosaminoglykan (Polyschwefelsäureester eines Mukopolysaccharids). Es wird in Mastzellen und Granulozyten gebildet und wirkt über eine Komplexbindung des AT-III-Thrombin-Komplexes gerinnungshemmend. Die Edukte dieses Komplexes, Thrombin und AT, stehen im Gleichgewicht mit dem stark positiv geladenen Komplex aus beiden. Heparin als stark negativ geladenes Molekül bindet den Thrombin-AT-Komplex und entzieht ihn dem Gleichgewicht, woraufhin sich ein neuer Komplex nachbildet. So wird das aktive Thrombin laufend dem System entzogen und die Gerinnung gehemmt.
  - **Tissue factor pathway inhibitor = TFPI** bindet den Komplex aus Faktor VIIa und TF im extrinsischen System und entzieht diesen dadurch der Gerinnungskaskade, die somit vom extrinsischen System her zum Erliegen kommt.
- **negative Rückkopplungsmechanismen:** Parallel zur Bildung von proteolytisch wirkenden Enzymen im Rahmen der Gerinnungskaskade werden Proteasen aktiviert, die Cofaktoren proteolytisch spalten und so die Gerinnungsaktivierung über einen negativen Rückkopplungsmechanismus supprimieren. Wichtigstes Beispiel ist **Protein C** (**PC**):
  - PC bindet an den Endothelzellmembran-Rezeptor Thrombomodulin und kann dann durch Thrombin zu **APC** (**a**ktiviertes **P**rotein **C**) aktiviert werden.
  - Das Enzym APC spaltet zusammen mit dem Coenzym Protein S die Cofaktoren VIIIa und Va. Durch die Inaktivierung von Faktor VIIIa wird weniger Faktor X aktiviert und durch die Inaktivierung von Faktor Va kann kein Thromboplastin gebildet werden, wodurch die Aktivierung von Faktor II (Prothrombin) unterbleibt.
- **Modulation der Gerinnungsaktivierung auf der Oberfläche von Zellen:** Die Aktivierung der Gerinnung erfolgt vorzugsweise auf der Oberfläche von Thrombozyten und Endothelzellen, wodurch sie lokal begrenzt wird.
- **Hemmung durch Gerinnungsprodukte:** Die zirkulierenden Abbauprodukte des Fibrins bzw. Fibrinogens hemmen die Polymerisation neu entstehenden Fibrins sowie die Thrombozytenaggrega-

tion und führen zur verstärkten Freisetzung von Plasminogenaktivatoren aus der Gefäßwand.
- **Klärung durch das retikuloendotheliale System:** Lokal erhöhte Konzentrationen aktivierter Gerinnungsfaktoren werden durch den Blutstrom „ausgewaschen" und durch das mononukleäre phagozytäre System in Leber und Milz schnell aus der Zirkulation entfernt.

Klinik

Die **Störungen des Gerinnungssystems** lassen sich in zwei Gruppen einteilen:
- Thrombophilie (verstärkte Gerinnungsneigung)
- Blutungsneigung (verminderte Gerinnungsfähigkeit).

Wichtige Ursachen der **Thrombophilie** sind:
- **APC-Resistenz:** Bei einer bestimmten Punktmutation im Faktor-V-Gen (Faktor V Leiden, nach dem Entdeckungsort benannt) ist die Wirksamkeit von APC vermindert (APC-Resistenz). APC kann Faktor Va nicht deaktivieren und die Gerinnungskaskade läuft ungehemmt weiter. Patienten mit APC-Resistenz neigen zu Thrombosen und thrombembolischen Ereignissen (Lungenembolie, Schlaganfall).
- **AT-III-Mangel:** fehlende Deaktivierung von Thrombin → Thromboseneigung
- **Protein-C-Mangel:** verminderte Bildung von APC → Thromboseneigung
- **Protein-S-Mangel:** fehlende Spaltung der Faktoren Va und VIIIa → Thromboseneigung.

Wichtige Erkrankungen mit verstärkter **Blutungsneigung** sind:
- **Hämophilie**: Bei der **Hämophilie A (klassische Hämophilie)** liegt ein Mangel an Faktor VIII, bei der **Hämophilie B (Christmas disease)** ein Mangel an Faktor IX vor. Beide Formen werden X-chromosomal-rezessiv vererbt (Frauen sind Konduktorinnen, Männer erkranken). Durch die Fehlfunktion des intrinsischen plasmatischen Gerinnungssystems kommt es zu großflächigen Hautblutungen sowie zu Muskel- und Gelenkeinblutungen bei Bagatelltraumen. Gerinnungszeit und partielle Thromboplastinzeit (PTT) sind verlängert. Quick-Wert und Blutungszeit sind normal.
- andere seltene genetisch bedingte Mangelzustände einzelner Faktoren
- **Leberinsuffizienz**, z. B. bei fortgeschrittener Leberzirrhose, mit mangelhafter Bildung von Gerinnungsfaktoren
- **Vitamin-K-Mangel:** mangelhafte Bildung der Vitamin-K-abhängigen Gerinnungsfaktoren.

Bei bestimmten Erkrankungen (Thrombophilie, rezidivierende Embolien u. a.) ist es therapeutisch erwünscht, die **Gerinnbarkeit des Blutes künstlich herabzusetzen**. Dies kann auf zweierlei Weise erfolgen:
- **Vitamin-K-Antagonisten** (Cumarine = pflanzliche Alkaloide, z. B. Marcumar®) hemmen die Bildung der Vitamin-K-abhängigen Gerinnungsfaktoren in der Leber. Durch diesen künstlich herbeigeführten Mangel an Gerinnungsfaktoren wird die Aktivierung des intrinsischen Systems behindert.
- **Heparin:** Subkutane Applikation von Heparin führt zusammen mit körpereigenem AT III zur beschleunigten Deaktivierung von Thrombin. Eine Überdosierung wird durch Protamin antagonisiert (Protamin verdrängt Heparin aus der Komplexbindung mit AT-III-Thrombin, so dass weniger Thrombin durch Komplexbildung mit AT III inaktiviert wird).

Merke

Wirkung der In-vitro-Gerinnungshemmer: Citrat, Oxalat und EDTA (Ethylendiamintetraessigsäure) binden Ca^{2+} in einem Chelat-Komplex, der stärker ist als der Ca^{2+}-Komplex mit den Gerinnungsfaktoren IX, X, VII und II.

15.4.3 Fibrinolyse

Definition und Funktion

Die proteolytische Spaltung des wasserunlöslichen Fibrins wird als Fibrinolyse, das Auflösen eines Thrombus als Thrombolyse bezeichnet. Fibrin kann auch durch Phagozytose und anschließenden intrazellulären Abbau eliminiert werden.

Die Fibrinolyse hat im Hämostasesystem zwei Funktionen:
- Abbau der Fibringerinnsel nach der Blutstillung
- Auflösung der Gerinnsel bei überschießender (intravasaler) Bildung.

Ablauf

Das zentrale Molekül der Fibrinolyse ist das Plasminogen, ein Leberprotein, das in seiner aktivierten Form fibrinolytische Aktivität besitzt. **Plasminogen** wird auf folgende Weise durch Proteolyse **zu Plasmin aktiviert**:
- im **intrinsischen System** durch Faktoren der Kontaktaktivierung, die auch die Gerinnung aktivieren (Faktor XIIa, Präkallikrein, hochmolekulares Kininogen),
- im **extrinsischen System** durch folgende Faktoren:
  - **Tissue-type plasminogen activator** = **t-PA**. Er wird in Endothelzellen, Mesothelzellen, Megakaryozyten und Monozyten gebildet. Seine Freisetzung wird durch Thrombin gesteigert.
  - **Urinary-type plasminogen activator** = **u-PA** = **Urokinase**. Das Enzym wird in den epithelialen Zellen der Nierentubuli synthetisiert.

Plasmin ist eine Protease mit hoher Affinität zu Fibrin und spaltet dieses in Fibrinspaltprodukte.

Eine **überschießende Fibrinolyse** wird **kontrolliert durch**
- **α_2-Antiplasmin = α_2-AP**: bindet Plasmin und verhindert so dessen Wirkung,
- **ε-Aminocapronsäure**: verhindert die Plasminogenaktivierung,
- **Plasminogenaktivator-Inhibitor**: bildet einen 1:1-Komplex mit den Plasminogenaktivatoren. Man unterscheidet Typ 1 (PAI-1) und Typ 2 (PAI-2, wichtige Rolle in der Schwangerschaft).
- **α_2-Makroglobulin**: inhibiert Plasmin, wenn α_2-AP verbraucht ist,
- **CI-Inhibitor**: hemmt Faktor XIIa, Faktor XIa, Kallikrein und Plasmin,
- **histidinreiches Glykoprotein**: bindet wie die ε-Aminocapronsäure an Lysyl-Bindungsstellen am Plasminogen.

Merke
Die Aktivierung der plasmatischen Gerinnung und die Fibrinolyse sind über Thrombin miteinander verknüpft: Thrombin steigert die t-PA-Freisetzung.

Klinik
Beim akuten Herzinfarkt kann versucht werden, den Thrombus, der die Koronararterie verschließt, durch Einsatz von Fibrinolytika (Urokinase, rekombinanter t-PA, Streptokinase) aufzulösen. Eine solche Thrombolyse ist nur innerhalb der ersten 6–12 Stunden erfolgreich.

15.5 Blutplasma

15.5.1 Wichtige Serumproteine

Der Gesamteiweißgehalt des Serums beträgt 68–80 g/l. Serumproteine erfüllen viele **Aufgaben:**
- Sie erzeugen den **kolloidosmotischen Druck**, der höher als der mittlere Lungenkapillardruck ist und zu 75 % von Albumin gestellt wird. Er beträgt 3,3 kPa (25 mmHg) und ist hauptverantwortlich für die Aufrechterhaltung des Plasmavolumens, das 2–3 l beträgt und etwa 55 % des Gesamtblutvolumens ausmacht.
- Sie haben **Transportfunktion**. Besonders apolare Substanzen können an Proteine gebunden im wässrigen Milieu des Blutes transportiert werden, z. B.
  - noch nicht glucuronidiertes, „indirektes" Bilirubin an Albumin,
  - Fettsäuren, Gallensäuren und lipophile Pharmaka an Albumin,
  - Schilddrüsenhormone an Präalbumin und Thyroxin-bindendem Globulin (TBG),
  - Kupfer an Coeruloplasmin,
  - Eisen an Transferrin,
  - Vitamin A an Retinol-bindendem Globulin,
  - Vitamin B_{12} an Transcobalamin,
  - Steroidhormone an Steroid-bindendem Globulin (z. B. Sexualhormon-bindendem Globulin).
- Sie haben **Proteaseinhibitor-Wirkung:** α_1-Antichymotrypsin, α_1-Antitrypsin, Antithrombin III, α_2-Makroglobulin (Plasmin-Hemmer).
- Sie sind für die **humorale Immunabwehr** verantwortlich (Immunglobuline).
- Sie sind am **Säure-Base-Puffer** des Blutes beteiligt (Protein-Puffer durch negative Ladungen der Aminosäurereste, die Protonen aufnehmen können).

Die wichtigsten Serumproteine sind in Tabelle 15.3 zusammengefasst dargestellt.

Merke
Alle Serumproteine mit Ausnahme der Immunglobuline werden in der Leber synthetisiert.
Alle Serumproteine mit Ausnahme des Albumins sind Glykoproteine.

Klinik
Eine **Hypalbuminämie** führt zu einer Abnahme des onkotischen Drucks, der das Wasser im Intravasalraum hält. Hierdurch strömt Wasser ins Gewebe. Das intravasale Flüssigkeitsvolumen nimmt ab und es bildet sich ein interstitielles Ödem. Wichtige Ursachen einer Hypalbuminämie sind:
- **Leberinsuffizienz**: verminderte Albuminsynthese in den Leberzellen
- **nephrotisches Syndrom**: gesteigerter Albuminverlust über den Urin durch gesteigerte Eiweißdurchlässigkeit der renalen Glomeruli.

Bei einer **Hypergammaglobulinämie** liegt eine pathologische Vermehrung der Immunglobuline vor. Wichtige Ursachen sind:
- **polyklonale Gammopathie**: bei chronisch entzündlichen Prozessen, Malignomen und Leberzirrhose
- **monoklonale Gammopathie**: bei monoklonaler Plasmazellwucherung (Plasmozytom = multiples Myelom, Morbus Waldenström).

15.5.2 Akute-Phase-Proteine

Gewebeschädigungen gleich welcher Art lösen eine Akute-Phase-Antwort aus. Im engeren Sinn wird darunter die Änderung der Konzentration einer großen Anzahl von Plasmaproteinen verstanden, welche die Änderung der Genexpression sekretorischer Proteine während der Entzündungsantwort widerspiegelt. Die Plasmaproteine, deren Konzentration während einer Akute-Phase-Reaktion ansteigt, werden auch als Akute-Phase-Proteine bezeichnet. Die Synthese von Coeruloplasmin und den

Tab. 15.3 Serumproteine

Fraktion	Protein	Funktion
Albumin	Transthyretin (Präalbumin)	Transport von Thyroxin
	Albumin	kolloidosmotischer Druck (75 % des Gesamtproteins) Transport von Fettsäuren, Gallensäuren, Bilirubin, Pharmaka
α_1-Globuline	saures α_1-Glykoprotein	unklar (↑ bei Entzündungen)
	α_1-Antitrypsin	Proteaseinhibitor (genetischer Defekt → Emphysem)
	α_1-Lipoprotein (HDL)	Lipidtransport
	Transcortin	Transport von Cortisol
	Thyroxin-bindendes Globulin	Transport von Thyroxin
	α_1-Antichymotrypsin	Proteaseinhibitor
	Retinol-bindendes Globulin	Transport von Retinol
	Transcobalamin	Transport von Cobalamin
α_2–Globuline	Coeruloplasmin	Ferroxidase I: $Fe^{2+} \rightarrow Fe^{3+}$ und Kupfertransport
	Antithrombin III	Thrombininhibitor
	Haptoglobin	Bindung von freiem Hämoglobin
	α_2-Makroglobulin	Plasmininhibitor
β-Globuline	Prä-β-Lipoprotein (VLDL)	Lipidtransport
	β-Lipoprotein (LDL)	Lipidtransport
	Steroid-bindendes Globulin	Transport von Steroidhormonen
	Hämopexin	Bindung von Häm
	Transferrin	Transport von Eisen
γ-Globuline	IgM, IgG, IgA, IgD, IgE	Immunglobuline: humorale Immunabwehr

Komplementkomponenten C3 und C4 nimmt um etwa 50 %, die von α_1-Proteinase-Inhibitor (= α_1-Antitrypsin), α_1-Antichymotrypsin und Fibrinogen nimmt 2- bis 5fach, die von C-reaktivem Protein (CRP) und Serumamyloid-A-Protein (SAA) bis zu 1000fach zu.

Als Bestimmungsparameter eines akut entzündlichen Krankheitsgeschehens eignen sich CRP und SAA. Bei Organleiden ohne Entzündung bleiben sie im Normbereich. Die Funktionen der wichtigsten Akute-Phase-Proteine sind in Tabelle 15.4 zusammengestellt.

Tab. 15.4 Funktion von Akute-Phase-Proteinen

Protein	Funktion
saures α_1-Glykoprotein	fördert Fibroblastenwachstum, interagiert mit Kollagen
α_1-Antitrypsin α_1-Antichymotrypsin α_2-Makroglobulin	Hemmung der von Granulozyten und Monozyten/Makrophagen freigesetzten Proteasen
Coeruloplasmin	Hemmung der Bildung freier Sauerstoffradikale
Haptoglobin	Entfernung von Hämoglobin aus dem Plasma und Konservierung von Eisen
Fibrinogen	wichtiger Faktor der Blutgerinnung und Wundheilung

Gleichzeitig sinkt die Konzentration einiger physiologischer Proteine während einer Akute-Phase-Reaktion ab. Betroffen sind hier vor allem Albumin, α-Fetoprotein, Transferrin und Transthyretin.

15.5.3 Lipoproteine im Blut

Das Blutplasma ist auch das Transportmedium für die Lipide. Aufgrund ihrer Lipophilie müssen sie im wässrigen Millieu des Blutes an Protein gebunden werden. Diese Lipoproteine können als Emulsionen verstanden werden. Die oberflächlichen Phosphoglycerolipide stellen die Beziehung zwischen polarem Blutplasma und apolarem „Kern" her, der aus Triacylglycerinen (TAG), Cholesterinestern und den fettlöslichen Vitaminen besteht. **Wichtige Lipoproteine** sind (↗ auch Kap. 4.10):

- **Chylomikronen:** enthalten die Nahrungslipide (exogene Lipide), die von den Mukosazellen aus dem Darmlumen resorbiert werden. Chylomikronen werden von den Mukosazellen gebildet und in die Lymphbahn sezerniert. Über den Ductus thoracicus gelangen sie ins Blut. Dort werden sie durch Delipidierung auf ihrem Wege zur Leber zu **Chylomikronen-Remnants**. Diese werden über den Remnant-Rezeptor in die Leberzellen aufgenommen.
- **VLDL (Very low density lipoproteins):** Diese Lipoproteine werden von den Leberzellen gebildet und in die Blutbahn sezerniert. Sie bringen die endogenen, in der Leber synthetisierten TAG zum Adipozyten und zu anderen Geweben und werden durch Delipidierung zu **IDL (Intermediate density lipoproteins)**. Diese werden von der Leber über den Apo-E-Rezeptor aufgenommen und durch Entzug des Apolipoproteins E in **LDL (Low density lipoproteins)** umgewandelt.
- **LDL:** Das Cholesterin der LDL dient in den extrahepatischen Zellen zur Zellmembran- und Steroidsynthese. Überschüssige LDL gelangen über den LDL-Rezeptor zurück in die Leberzelle oder sie werden nach oxidativer Modifikation von Makrophagen phagozytiert. Hierdurch entstehen die Schaumzellen, die in den Gefäßwänden die Arteriosklerose initiieren (↗ Kap. 4.10.3).
- **HDL (High density lipoproteins):** sind vor allem für den sog. reversen Cholesterintransport zuständig. Sie bringen Cholesterin aus der Peripherie zur Leber zurück bzw. übertragen es mit Hilfe des Cholesterinester-Transferproteins (CETP) auf VLDL und LDL.

16 Leber

A. Sönnichsen

Lernziele

- Serviceleistungen der Leber
- Transport und Elimination des Cholesterins
- Synthese, Funktion und Elimination der Gallensäuren
- Prinzip, Bedeutung und mögliche Reaktionen in Phase I und Phase II der Biotransformation
- endokrine Funktionen der Leber

16.1 Energiestoffwechsel

Die Leber spielt eine zentrale Rolle für die Energiebereitstellung: Sie synthetisiert
- Glucose (zusammen mit den Nieren, ➚ Kap. 3.4),
- Fettsäuren und Triacylglycerine (zusammen mit dem Fettgewebe, ➚ Kap. 4.5.1 und 4.5.2),
- Ketonkörper (➚ Kap. 4.4.2).

Den Energiebedarf für diese Stoffwechselleistungen gewinnt die Leber durch Abbau der Energieträger aus der Nahrung, nämlich durch
- anaeroben und aeroben Abbau von Glucose (Glykolyse ➚ Kap. 3.3, Citratzyklus ➚ Kap. 5.3),
- β-Oxidation von Fettsäuren (➚ Kap. 4.3.2),
- Aminosäureabbau (➚ Kap. 7.4).

Darüber hinaus speichert die Leber in der Resorptionsphase, d.h. während nach den Mahlzeiten die Nahrungsbestandteile resorbiert werden, überschüssige Energieträger (Glykogensynthese aus Glucose, ➚ Kap. 3.6.2) bzw. bereitet die Speicherung im Fettgewebe vor (VLDL-Synthese aus freien Fettsäuren und Triacylglycerinen, ➚ Kap. 4.10.2).

In der Postresorptionsphase – nachdem die Resorption der Nahrungsbestandteile abgeschlossen ist – mobilisiert die Leber dann die gespeicherten Energieträger (Glykogenolyse, ➚ Kap. 3.6.3) oder synthetisiert aus glucogenen Aminosäuren oder aus dem vom Skelettmuskel und den Erythrozyten gebildeten Lactat Glucose und stellt diese bereit (Gluconeogenese, ➚ Kap. 3.4, Cori-Zyklus, ➚ Kap. 3.4.5).

Außerdem ist die Leber als einziges Organ in der Lage, Alkohol abzubauen und durch den Ethanolabbau Energie zu gewinnen (➚ Kap. 16.2.4).

16.2 Serviceleistungen

16.2.1 Glucosehomöostase

In der **Resorptionsphase** (Glucoseüberschuss) wird Glucose durch erleichterte passive Diffusion über den **insulinunabhängigen Glucosetransporter GLUT2**, einen Carrier mit Sättigungskinetik und hohem K_M (15–20 mM), in die Hepatozyten aufgenommen. Die Sättigung des Carriers wird dadurch verhindert, dass die einströmende Glucose sofort durch die Glucokinase phosphoryliert wird. Das entstehende Glucose-6-phosphat wandert direkt in die Glykogensynthese. Hierdurch trägt die Leber zur raschen Senkung des postprandialen Blutzuckerspiegels bei. Die Glykogensynthese wird durch Insulin gefördert und durch Glukagon, Cortisol und Katecholamine vermindert.

In der **Postresorptionsphase** kann die Leber auf zweierlei Weise Glucose zur Aufrechterhaltung des Blutzuckerspiegels bereitstellen:

- **Glykogenolyse:** Das während der Resoptionsphase gebildete Glykogen wird wieder zu Glucose abgebaut.
- **Gluconeogenese:** Aus Glycerin, Lactat und den Abbauprodukten der glucogenen Aminosäuren wird Glucose neu synthetisiert.

Auch der Glucoseausstrom aus der Leberzelle in der Postresorptionsphase erfolgt über GLUT2.

Für die Erythrozyten ist die Glucosebereitstellung durch die Leber in der Postresorptionsphase unabdingbar, weil sie keine Mitochondrien besitzen und deshalb die Glykolyse ausschließlich anaerob betreiben können. Der Zyklus aus anaerober Glykolyse (Lactatbildung) im Erythrozyten (und bei anaerober Muskelarbeit auch im Skelettmuskel) und Gluconeogenese aus Lactat in der Leberzelle wird auch als Cori-Zyklus bezeichnet (↗ Kap. 3.4.5).

Die wichtigsten Stoffwechselwege der Glucosehomöostase sind in Abb. 16.1 dargestellt.

16.2.2 Lipidstoffwechsel

In der **Resorptionsphase** werden mit Hilfe der hepatischen Lipoproteinlipase Triacylglycerine aus den im Blut zirkulierenden Chylomikronen entnommen. Da in der Resorptionsphase in der Leberzelle ein Überschuss an Energieträgern herrscht, werden die meisten Triacylglycerine unmittelbar wieder zur Bildung von VLDL verwendet und so erneut in die Blutbahn sezerniert. Die VLDL werden in der Blutbahn durch die vor allem im Fettgewebe (aber auch im Muskel) vorkommende endothelständige Lipoproteinlipase delipidiert. Auf diese Weise gelangen überschüssige Triacylglycerine ins Fettgewebe, wo sie in weitestgehend unbegrenztem Ausmaß gespeichert werden können.

Die VLDL wandeln sich durch Abgabe ihrer Triacylglycerine im Fettgewebe zu triacylglycerinarmen VLDL-Remnants oder IDL. Diese werden durch Abspaltung des Apolipoproteins E zu den cholesterinreichen LDL-Partikeln, welche zuletzt über den LDL-Rezeptor wieder in die Leberzelle aufgenommen werden (endogener Stoffwechselweg der Lipoproteine, ↗ Kap. 4.10.2).

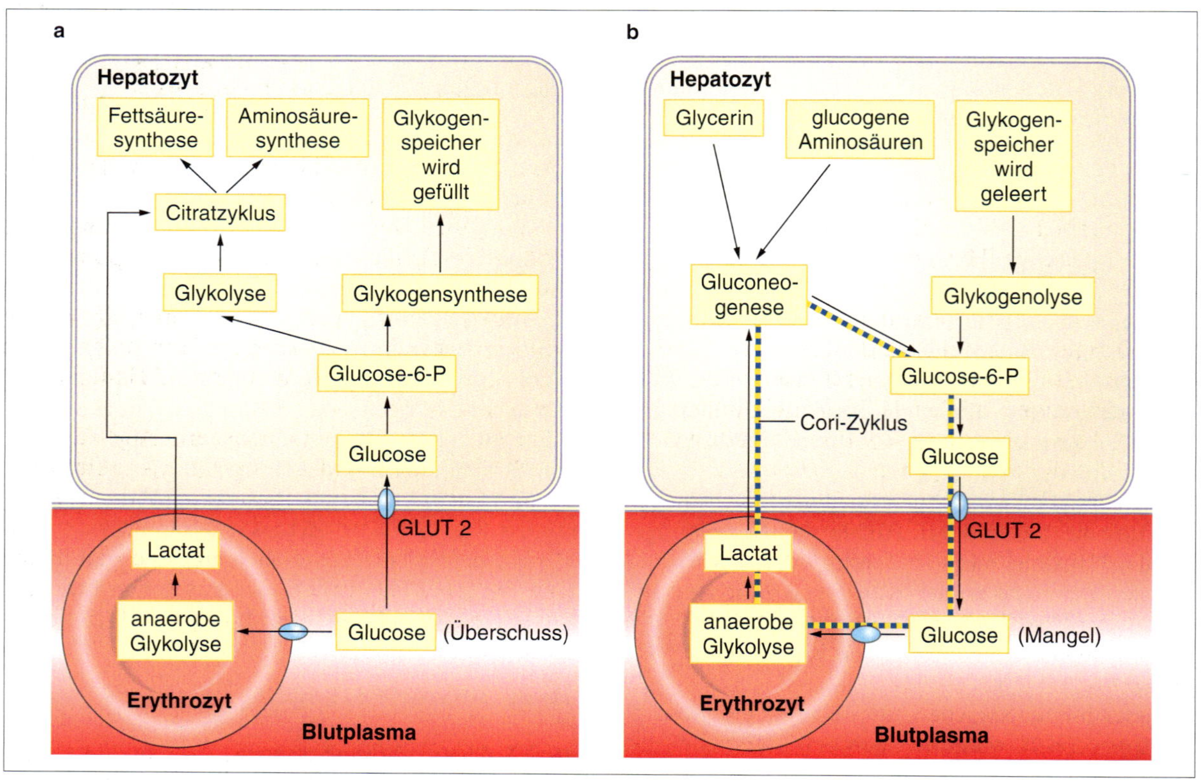

Abb. 16.1 Stellung der Leber in der Glucosehomöostase **(a)** in der Resorptionsphase (unter Insulineinfluss) und **(b)** in der Postresorptionsphase (unter Glukagoneinfluss).

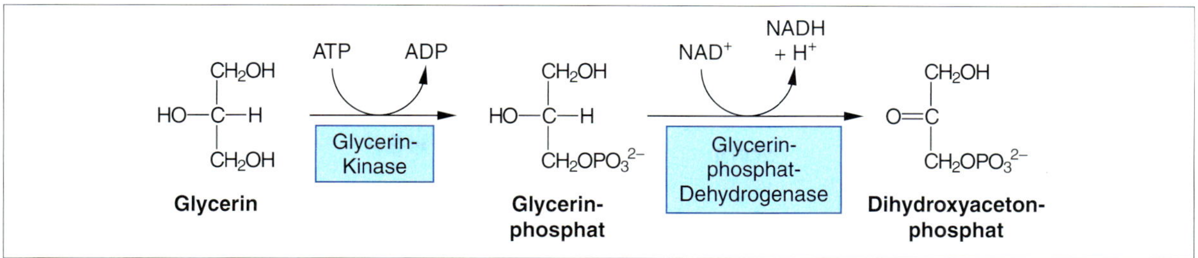

Abb. 16.2 Glycerinstoffwechsel. [3]

Im Energieüberschuss der Resorptionsphase ist die Leber auch in der Lage, aus Acetyl-CoA neue Fettsäuren zu bilden (Fettsäuresynthese, ↗ Kap. 4.5.1).

In der **Postresorptionsphase** nutzt die Leber die vorhandenen Triacylglycerine für die Energiegewinnung. Hierzu werden die Fettsäuren vom Glycerin abgespalten und der β-Oxidation zugeführt (↗ Kap. 4.3.2). Das Glycerin wird durch die Glycerin-Kinase zu Glycerinphosphat phosphoryliert und anschließend mit Hilfe der Glycerinphosphat-Dehydrogenase in Dihydroxyacetonphosphat überführt (↗ Abb. 16.2). Letzteres kann entweder über die Endstrecke der Glykolyse abgebaut werden oder es dient zur Gluconeogenese.

Die Abbauprodukte der Fettsäuren, also vor allem Acetyl-CoA, können entweder im Citratzyklus oxidativ verstoffwechselt werden oder sie dienen im Hungerzustand der Ketonkörperbildung. Weiterhin stellen sie die Ausgangsbausteine der Cholesterinbiosynthese dar (↗ Kap. 16.3).

16.2.3 Aminosäure- und Proteinstoffwechsel

Die Leber ist der wichtigste Abbauort für die Aminosäuren, die bei der Verdauung der Nahrungsproteine oder beim Abbau körpereigener Proteine (z.B. Muskelabbau im Hungerzustand) freigesetzt werden. Glucogene Aminosäuren dienen der Gluconeogenese, ketogene Aminosäuren können entweder zu Ketonkörpern abgebaut werden oder für die Fettsäuresynthese Verwendung finden. Der beim Abbau der Aminosäuren anfallende Stickstoff (Ammoniak) wird im Harnstoffzyklus in Harnstoff überführt und so ausscheidungsfähig gemacht. Nur die Leberzelle enthält die für den gesamten Harnstoffzyklus notwendige Enzymausstattung (↗ Kap. 7.4.3).

Alle Aminosäuren außer den essentiellen können von der Leber durch Transaminierung der entsprechenden Ketosäuren synthetisiert werden. Diese Transaminierung wird durch die hepatischen Transaminasen katalysiert.

Klinik

Die Rolle der hepatischen Transaminasen in der Enzymdiagnostik: Die Zerstörung oder Schädigung von Leberzellen z.B. im Rahmen einer Hepatitis führt zur Freisetzung der intrazellulären Bestandteile der Leberzelle. Auf diese Weise gelangen die intrazellulären hepatischen Transaminasen in die Blutbahn und der Anstieg der betreffenden Enzymaktivität im Plasma kann diagnostisch gemessen werden. Dabei ist ein Anstieg der Glutamat-Pyruvat-Transaminase(GPT)-Aktivität leberspezifisch, da das Enzym ausschließlich im Hepatozyten vorkommt. Ein Anstieg der Glutamat-Oxalacetat-Transaminase(GOT)-Aktivität kommt sowohl bei einer Leberschädigung als auch bei einer Herzmuskelschädigung (Herzinfarkt) vor.

Die GPT, die sich ausschließlich im Zytoplasma befindet, steigt bereits bei leichteren Schädigungen an, ein Anstieg der zytoplasmatisch und mitochondrial vorkommenden GOT weist hingegen auf einen schweren Leberzellschaden hin. Deshalb wird der Quotient aus GOT und GPT (de-Ritis-Quotient) diagnostisch verwertet:

GOT/GPT < 1: leichter Leberzellschaden
GOT/GPT > 1: schwerer Leberzellschaden

Aus den Aminosäuren bildet die Leber viele für den Organismus wichtige Proteine:

- **Apolipoproteine**: Aus diesen werden zusammen mit den entsprechenden Lipiden die Lipoproteine zusammengesetzt (↗ Kap. 4.10.2).
- **Plasmaproteine:** vor allem Albumin, aber auch andere wichtige plasmatische Transportproteine (z.B. Transferrin, Coeruloplasmin, Haptoglobin, Makroglobulin)
- **Enzyme**: z.B. Lecithin-Cholesterin-Acyltransferase (LCAT), Pseudocholinesterase, α_1-Antitrypsin
- **Gerinnungsfaktoren**: vor allem die Vitamin-K-abhängigen Faktoren des Prothrombinkomplexes (II, VII, IX, X). Außerdem synthetisiert die Leber im Plasma vorkommende Proteaseinhibitoren und weitere Faktoren des Gerinnungs- und Fibrinolysesystems.

Klinik

Bei Lebererkrankungen kann die **Syntheseleistung der Leber** durch den **Quick-Wert** bzw., wenn dieser in den internationalen Standardwert umgerechnet wird, durch die sog. **International Normalized Ratio (INR)** überprüft werden. Bei diesem Gerinnungstest wird die Funktion des Prothrombinkomplexes überprüft. Ein verminderter Quick- bzw. ein erhöhter INR-Wert deutet auf einen Mangel an den Gerinnungsfaktoren II, VII, IX und X hin. Dieser Mangel kann entweder durch einen Leberzellschaden (= verminderte Syntheseleistung) oder durch Vitamin-K-Mangel bedingt sein. Durch Antagonisierung von Vitamin K mit Hilfe von Cumarinen kann die Synthese der betreffenden Gerinnungsfaktoren medikamentös vermindert werden, um die Gerinnbarkeit des Blutes herabzusetzen und dadurch einer Thrombose- oder Embolieneigung vorzubeugen.

16.2.4 Weitere Serviceleistungen der Leber

Weitere wichtige Aufgaben der Leber im Stoffwechsel sind:

- **Synthese von Kreatin:** Zunächst werden aus Glycin und Arginin Guanidinoacetat und Ornithin gebildet. Ornithin wandert in den Harnstoffzyklus. Das Guanidinoacetat wird mit Hilfe von S-Adenosylmethionin (SAM) zu Kreatin methyliert (↗ Abb. 16.3). Dieses wird vom Hepatozyten ins Blut abgegeben und so zu den Muskeln transportiert. In den Myozyten wird Kreatin durch die Kreatin-Kinase zu Kreatinphosphat phosphoryliert. Dieses sehr energiereiche Phosphat dient im Muskel zur schnellen Energiebereitstellung. Hierzu wird das energiereiche Phosphat auf ADP übertragen. Während der Muskelerholung kann Kreatin erneut phosphoryliert werden. Nicht mehr benötigtes Kreatinphosphat dephosphoryliert spontan (nichtenzymatisch) unter Bildung eines β-Lactamrings zu Kreatinin. Dieses wird renal eliminiert. Die tägliche Ausscheidungsmenge an Kreatinin ist der Gesamtmuskelmasse des Organismus proportional.
- **Speicherung wichtiger Vitamine und Spurenelemente:** z. B. Cobalamin, Retinoide, Folsäure, Kupfer und Eisen
- **Ausscheidung von toxischen und anderen Abbauprodukten:** Die Leber nimmt Bilirubin, Hormone, Arzneimittel und toxische Substanzen auf und macht sie durch Biotransformation (↗ Kap. 16.5) wasserlöslich und damit ausscheidungsfähig. Die Ausscheidungsprodukte werden entweder in die Blutbahn abgegeben und dann renal eliminiert oder in die Gallenkapillaren sezerniert und anschließend über die Faeces ausgeschieden. Häufig unterliegen sie dann dem sog. enterohepatischen Kreislauf, d. h., sie werden über die Galle sezerniert und im Dünndarm wieder resorbiert, wodurch sich die endgültige Ausscheidung stark verzögern kann. Dies muss insbesondere bei der Dosierung von bestimmten Medikamenten berücksichtigt werden.
- **Glykosylierung von Proteinen:** Im endoplasmatischen Retikulum und im Golgi-Apparat der Leberzelle werden Proteine mit Hilfe von Glykosyltransferasen durch N-glykosidische oder O-glykosidische Verbindung mit Zuckerresten zu Glykoproteinen glykosyliert (↗ Kap. 10.6.4 und 11.2.2).
- **Abbau von Glykoproteinen:** Glykoproteine unterliegen einem natürlichen Alterungsprozess, der zur Abspaltung terminaler Sialin- und Neuraminsäurereste durch z. B. Neuraminidase führt. Die hierdurch freigelegten Galaktose- und N-Acetyl-Galaktosaminreste der entstehenden Asialoglykoproteine werden vom **Asialoglykoproteinrezeptor** des Hepatozyten erkannt und gebunden. Der Pro-

Sialinsäure (Neuraminsäure) – Pyruvat, Mannose

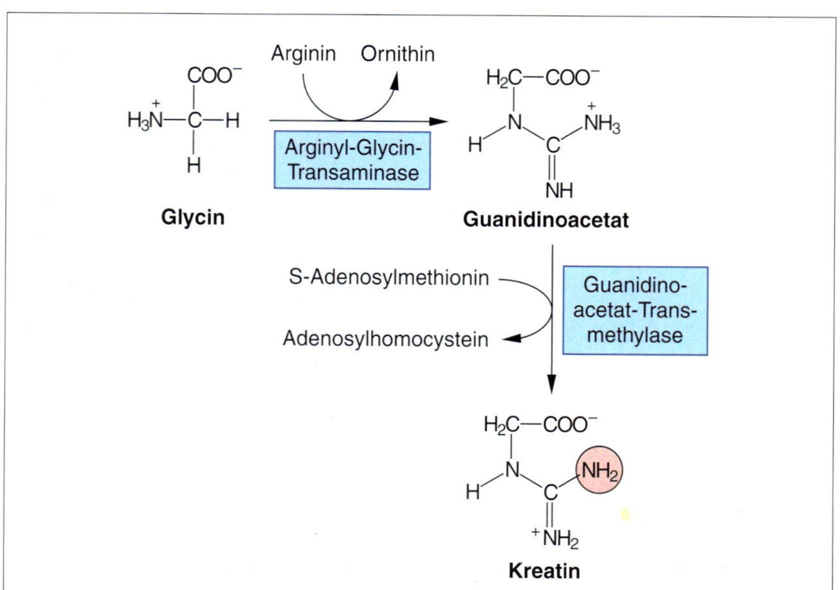

Abb. 16.3 Kreatinsynthese. [2]

tein-Rezeptor-Komplex wird anschließend endozytotisch in die Zelle aufgenommen. Im Zytoplasma gelangen die Asialoglykoproteine zum weiteren Abbau in die Lysosomen und die Rezeptoren wandern wieder zur Zelloberfläche.

- **Alkoholabbau:** Ethanol wird im Zytoplasma des Hepatozyten zunächst durch die zytoplasmatische Alkohol-Dehydrogenase (ADH) zu Acetaldehyd oxidiert. Aus diesem entsteht in einem weiteren Oxidationsschritt mit Hilfe der Aldehyd-Dehydrogenase Acetat. Dieses kann mit Hilfe der Acetat-Thiokinase zu Acetyl-CoA aktiviert und dann weiter verstoffwechselt werden. In einem weiteren Abbauweg kann die Leber Alkohol über eine NADPH-abhängige Monooxygenase (CYP2E1, ↗ Tab. 16.3) zum Aldehyd oxidieren, das von der Xanthinoxidase zur Essigsäure weiter oxidiert wird.

Klinik
Beim Alkoholabbau werden pro mol Alkohol zwei mol NAD^+ benötigt. Das entstehende NADH muss in der Atmungskette recycelt werden. Die Sauerstoffversorgung der Zelle reicht jedoch nur, um die NADH-Mengen, die aus Glykolyse und Citratzyklus anfallen, zu oxidieren und so wieder NAD^+ bereitzustellen. Bei **Alkoholabusus** kommt es daher zur intrazellulären **Hypoxie**, woraufhin die Zelle ihren Energiestoffwechsel auf **anaerobe Glykolyse** umstellt. Da der anaerobe Abbau der Glucose allerdings nur 2 ATP einbringt (im Gegensatz zu 38 ATP bei vollständiger Oxidation), steigt der Glucoseverbrauch so erheblich an, dass es zur **Hypoglykämie** kommen kann. Außerdem entstehen große Mengen Lactat. Die Folgen können eine **hepatische Laktatazidose** und ein akutes Leberversagen (**Alkoholhepatitis**) sein.

Ein weiterer Effekt der intrazellulären Hypoxie ist, dass das bei der Alkoholoxidation entstehende Acetat nicht im Citratzyklus weiter oxidiert, sondern zur Fettsäurebiosynthese verwendet wird. Die Folge ist eine intrazelluläre Verfettung der Leber (**ethanoltoxische Fettleber**).

16.3 Cholesterin

Cholesterin ist ein Alkohol, der zur Klasse der **Steroide** gehört. Die korrekte chemische Bezeichnung ist daher „Cholesterol". Cholesterin kommt als freies Cholesterin und als Cholesterinester verestert mit einer Fettsäure im tierischen Organismus vor. Pflanzen enthalten kein Cholesterin, dafür aber dem Cholesterin verwandte Steroide, die Phytosterine. Der menschliche Körper enthält insgesamt etwa 150 g Cholesterin. Täglich werden 0,8–1 g Cholesterin neu synthetisiert und je nach Nahrungszusammensetzung 0,6–0,8 g von außen zugeführt, wovon jedoch nur etwa 50 % (0,3–0,4 g) intestinal aufgenommen werden. Etwa 60 % des Gesamtbestandes sind also endogenen Ursprungs.

16.3.1 Cholesterinbiosynthese

Ablauf

Cholesterin kann in jeder Zelle synthetisiert werden. Hauptsyntheseorte beim Menschen sind aber die **Leber** und in geringerem Maß die **intestinale Mukosa.** Die Synthese findet ausschließlich im Zytoplasma statt und beginnt mit Acetyl-CoA als Ausgangssubstanz. Dieses entstammt der Glykolyse bzw. Pyruvat-Dehydrogenase-Reaktion, der β-Oxidation der Fettsäuren und dem Abbau von Aminosäuren. Da sich alle diese Acetyl-CoA-Quellen im Mitochondrium befinden, muss das Acetyl-CoA für die Cholesterinsynthese zunächst ins Zytoplasma transportiert werden. Dies geschieht u.a. durch den Acetyl-CoA-Carnitin-Carrier. Acetyl-CoA kann aber auch direkt im Zytoplasma bereitgestellt werden, z.B. aus Citrat und beim Ethanolabbau. Die einzelnen Schritte der Cholesterinbiosynthese sind (↗ Abb. 16.4):

- **Kondensation:**
  - Zwei Moleküle Acetyl-CoA kondensieren unter Katalyse der **Acetacetyl-CoA-Thiolase** zu Acetacetyl-CoA. Ein HS-CoA wird abgespalten (1).
  - Acetyl-CoA und Acetacetyl-CoA werden unter Verbrauch von H_2O durch die **HMG-CoA-Synthase** zu 3-Hydroxy-3-methylglutaryl-CoA (β-Hydroxy-β-methyl-glutaryl-CoA, HMG-CoA) verbunden. Wiederum wird ein HS-CoA abgespalten (2).
- **Reduktion:**
  - HMG-CoA wird durch die **HMG-CoA-Reduktase** unter Verbrauch von zwei NADPH und zwei H^+ zu Mevalonat reduziert. Es entstehen zwei $NADP^+$ und ein HS-CoA (3).
- **Aktivierung und Decarboxylierung:**
  - Die Mevalonsäure wird durch die **Mevalonat-Kinase** mit ATP erst zu 5-Phosphomevalonat (4) und dann durch die **5-Phosphomevalonat-Kinase** mit einem weiteren ATP zu 5-Pyrophosphomevalonat phosphoryliert (5). Unter erneutem Verbrauch von einem Molekül ATP wird 5-Pyrophosphomevalonat durch die **5-Pyrophosphomevalonat-Decarboxylase** erst zum 3-Phospho-5-Pyrophosphomevalonat aktiviert (6) und dann unter Abspaltung von Phosphat und CO_2 zum 3-Isopentenylpyrophosphat (aktives Isopren) decarboxyliert (7).
- **Isomerisierung und Polymerisierungen:**
  - 3-Isopentenylpyrophosphat steht durch eine **Isomerase** mit seinem Isomer Dimethylallylpyrophosphat im Gleichgewicht (8).
  - Dimethylallylpyrophosphat verbindet sich unter Abspaltung von Pyrophosphat mit einem weiteren 3-Isopentenylpyrophosphat zu Geranyl-

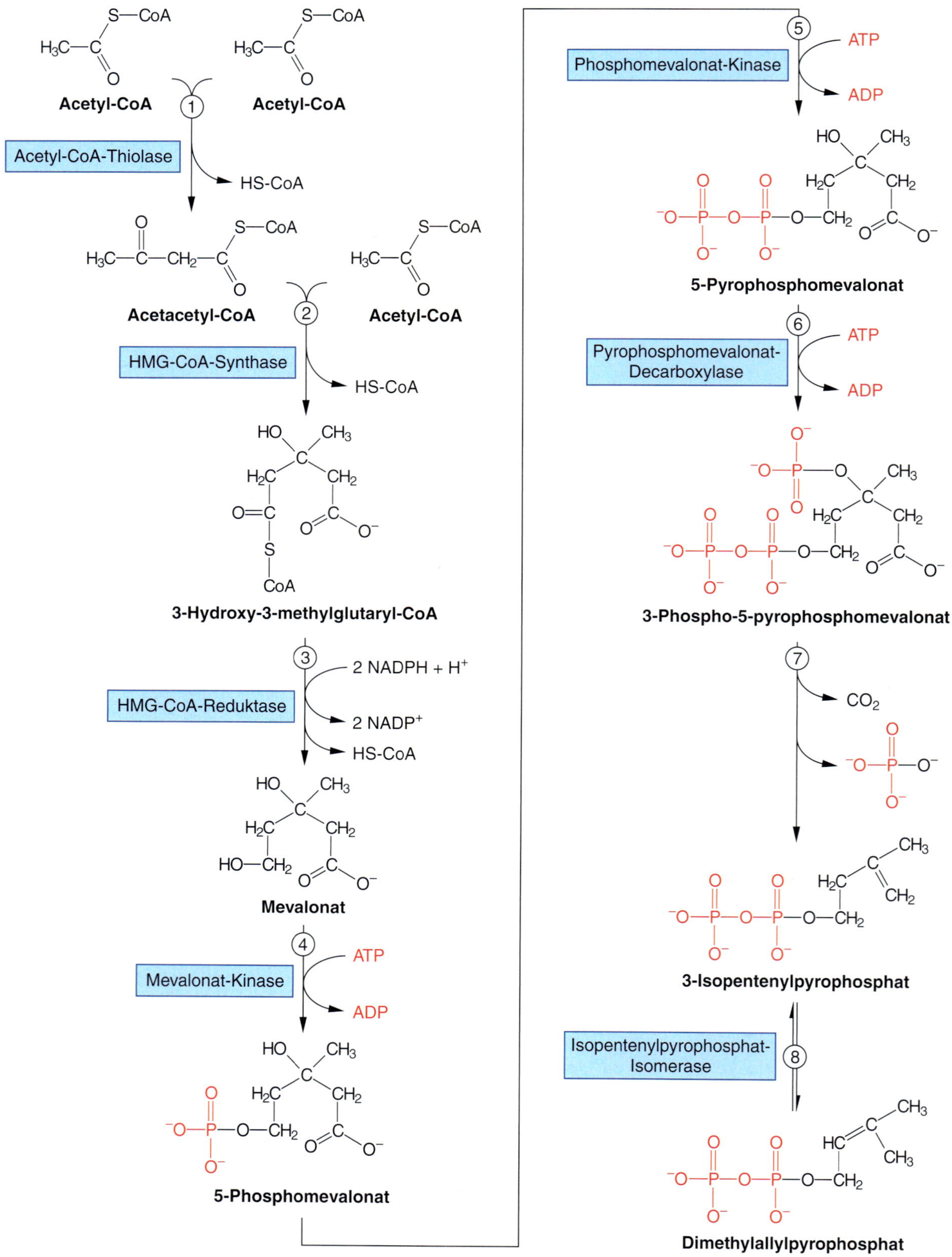

Abb. 16.4 Cholesterinbiosynthese.

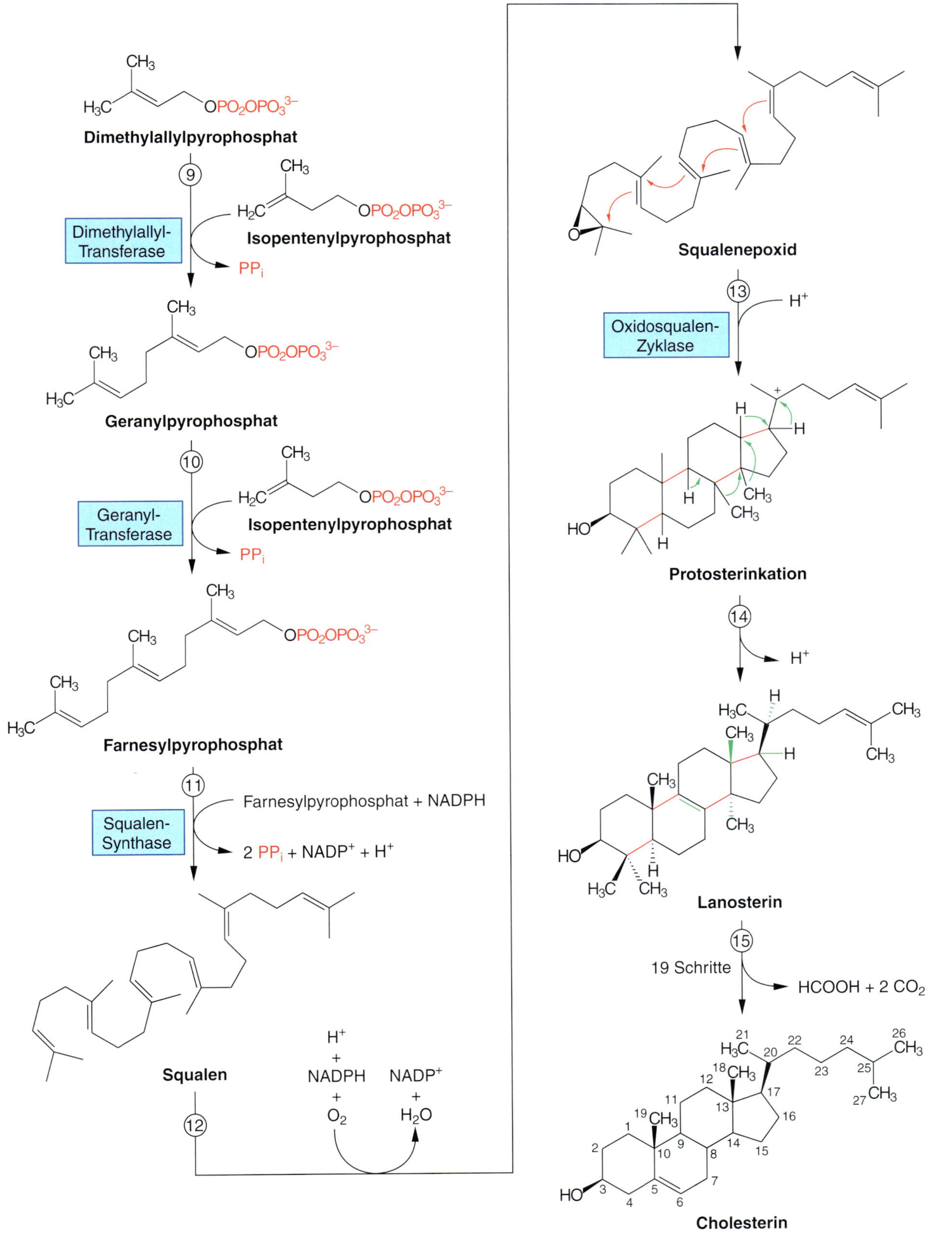

Dimethylallylpyrophosphat
9
Dimethylallyl-Transferase
Isopentenylpyrophosphat
PPi
Geranylpyrophosphat
10
Geranyl-Transferase
Isopentenylpyrophosphat
PPi
Farnesylpyrophosphat
11
Squalen-Synthase
Farnesylpyrophosphat + NADPH
2 PPi + NADP+ + H+
Squalen
12
H+ + NADPH + O2
NADP+ + H2O
Squalenepoxid
13
Oxidosqualen-Zyklase
H+
Protosterinkation
14
H+
Lanosterin
15
19 Schritte
HCOOH + 2 CO2
Cholesterin

pyrophosphat (9). Die Reaktion wird von der **Dimethylallyltransferase** katalysiert.
- Geranylpyrophosphat kondensiert mit Hilfe der **Geranyltransferase** nochmals unter Abspaltung von Pyrophosphat mit einem 3-Isopentenylpyrophosphat zu Farnesylpyrophosphat (10).

- **Reduktion:**
  - Zwei Moleküle Farnesylpyrophosphat werden mit Hilfe der Squalen-Synthase unter Verbrauch von NADPH + H^+ reduziert und zu Squalen verbunden (11).
- **Ringbildung:**
  - Squalen wird unter Verbrauch von NADPH + H^+ und O_2 zu Squalenepoxid aktiviert (12).
  - Die offenen Ringe des Squalenepoxids werden mit Hilfe der Oxidosqualen-Zyklase durch Umklappen der Doppelbindungen geschlossen (13), so dass über das Zwischenprodukt des Protosterinkations Lanosterin entsteht (14).
- **Demethylierung:**
  - Durch dreifache Demethylierung und Umlagerung von Doppelbindungen wird Lanosterin in insgesamt 19 Schritten (!) über Zymosterin in Cholesterin überführt (15).

Merke

Die Cholesterinsynthese lässt sich in drei Hauptabschnitte unterteilen:
- die Bildung von Isopentenylpyrophosphat, einem aktivierten Isopren, aus Acetyl-CoA,
- die Reaktion von sechs Molekülen Isopentenylpyrophosphat zu Squalen,
- den Ringschluss von Squalen und Weiterreaktion des tetrazyklischen Produktes zu Cholesterin.

Aus 3 Mol Acetyl-CoA (je 2 C-Atome) entsteht 1 Mol HMG-CoA (6 C). Dieses wird unter Verbrauch von 2 Mol NADPH+H^+ zu Mevalonat reduziert und anschließend durch Phosphorylierung und Decarboxylierung zu Isopentenylpyrophosphat (5 C) aktiviert. Dabei werden 3 Mol ATP verbraucht. 6 Mol Isopren verbinden sich unter Verbrauch von 1 Mol NADPH+H^+ zu 1 Mol Squalen (30 C). Unter nochmaligem Verbrauch von 1 Mol NADPH+H^+ entsteht aus Squalen durch dreifache Demethylierung Cholesterin (27 C). **Für die Synthese von 1 Mol Cholesterin werden also 18 Mol Acetyl-CoA, 18 Mol ATP und 14 Mol NADPH + H^+ benötigt**. Alle C-Atome entstammen dem Acetyl-CoA!

Merke

Cholesterinsynthese und Ketogenese sind bis zum HMG-CoA identisch, **aber**
- Das **HMG-CoA für die Cholesterinbiosynthese** entsteht im **Zytoplasma** unter dem Einfluss von Insulin (die zytoplasmatische HMG-CoA-Synthase ist ein interkonvertierbares Enzym, das im dephosphorylierten Zustand – also unter Insulineinfluss – aktiv ist). Das zytoplasmatische HMG-CoA wird dann durch die HMG-CoA-Reduktase zu Mevalonat reduziert. Das Schlüsselenzym der Cholesterinbiosynthese ist die **HMG-CoA-Reduktase**.
- Das **HMG-CoA für die Ketonkörperbildung** entsteht im **Mitochondrium** unter dem Einfluss von Glukagon (weil ein Überangebot an Acetyl-CoA aus der β-Oxidation der Fettsäuren aufgrund eines Mangels an Oxalacetat nicht im Citratzyklus der Leber verwertet werden kann). Das mitochondriale HMG-CoA wird mit Hilfe der mitochondrialen HMG-CoA-Lyase zu Ketonkörpern verstoffwechselt. Das Schlüsselenzym der Ketonkörperbildung ist die **HMG-CoA-Lyase**.

Regulation

Das Schlüsselenzym der Cholesterinbiosynthese ist die zytoplasmatische HMG-CoA-Reduktase. Es wird auf verschiedene Weisen kontrolliert:
- **Modulation der Transkription**: Das Sterinregulationselement-Bindeprotein (SREBP), ein Transkriptionsfaktor, ist im inaktiven Zustand im endoplasmatischen Retikulum und in der Kernmembran verankert. Bei niedrigem Cholesterinspiegel wird es durch proteolytische Spaltung aus der Verankerung freigesetzt, wandert in den Zellkern und bindet dort an das Sterinregulationselement (SRE), eine kurze Sequenz am 5'-Ende in der Promotorregion des HMG-CoA-Reduktasegens. Hierdurch wird die Transkriptionsrate des HMG-CoA-Reduktasegens gesteigert. Die Folge sind vermehrte Synthese und Aktivität des Enzyms. Eine erhöhte intrazelluläre Cholesterinkonzentration verhindert die Abspaltung von SREBP aus der Membran; noch im Zellkern vorhandenes SREBP wird abgebaut. Da nun die Transkription des HMG-CoA-Reduktasegens gestoppt wird, ist auch die Cholesterinbiosynthese gehemmt.
  Auf diese Weise beeinflussen auch sog. Oxysterole, z. B. 25-Hydroxycholesterin, und Mevalonate die Transkription von Genen der Cholesterinsynthese-Enzyme.
- **Modulation der Translation:** Vom Mevalonat abgeleitete Metaboliten und freies Cholesterin (endogenes oder Nahrungscholesterin) im Zytoplasma verringern die Translationsrate der Reduktase-mRNA.
- **Modulation des Abbaus:** Auf den Abbau der HMG-CoA-Reduktase nehmen Cholesterin und andere Sterine Einfluss. Das Enzym besteht aus zwei Domänen, einer Transmembrandomäne und einer zytosolischen Domäne, die die Reduktion von HMG-CoA katalysiert. Die Transmembrandomäne besitzt einen „Sterinsensor", der auf erhöhte Sterinkonzentrationen reagiert: Er veranlasst eine

Änderung des Oligomerisierungsgrades des Enzymproteins und macht es so anfälliger für die Wirkung von Proteasen.

- **Regulation durch enzymatische Interkonvertierung:** Die HMG-CoA-Reduktase ist wie auch die zytoplasmatische HMG-CoA-Synthase ein enzymatisch interkonvertierbares Enzym, das in der dephosphorylierten Form – also unter Insulineinfluss – aktiv ist. Entsprechend führen Glukagon, aber auch ein niedriger ATP-Spiegel durch Aktivierung einer AMP-abhängigen Proteinkinase zur Phosphorylierung dieser beiden Enzyme, wodurch die Cholesterinbiosynthese gehemmt wird. Wie beim Schrittmacherenzym der Fettsäuresynthese, der Acetyl-CoA-Carboxylase (↗ Kap. 4.5.1), wird also in Energiemangelsituationen (hoher AMP-Spiegel) die Cholesterinbiosynthese gedrosselt. Eine Phosphatase macht bei überwiegendem Insulineinfluss die Phosphorylierung rückgängig und kurbelt so die Cholesterinbiosynthese an.

Die wichtigsten Einflussgrößen der Cholesterinbiosynthese sind in Tabelle 16.1 zusammenfassend dargestellt.

16.3.2 Cholesterintransport

Cholesterin wird einerseits mit der Nahrung aufgenommen und andererseits vor allem in der Leber synthetisiert. Es wird aber in allen Zellen des Organismus benötigt und muss daher vom Intestinum und von der Leber zu den Verbrauchsorten transportiert werden. Da Cholesterin sowohl frei als auch mit einer Fettsäure verestert wasserunlöslich ist, erfordert der Transport im wässrigen Medium Blut eine wasserlösliche „Verpackung". Aus diesem Grund wird Cholesterin in der Blutbahn in Lipoproteinen transportiert. Man unterscheidet:

- **Chylomikronen** (↗ Kap. 4.10) dienen dem Transport von Cholesterin und Triacylglycerinen von der intestinalen Mukosa zur Leber.
- **Very low density lipoproteins (VLDL)** werden im Hepatozyten zusammengesetzt. Sie bestehen aus einer nach außen polaren Hülle aus Phospholipiden, unverestertem Cholesterin (Hydroxylgruppe zur Oberfläche!) und den Apolipoproteinen B-100 und E. Der apolare Kern der Partikel wird durch Triacylglycerine und verestertes Cholesterin gebildet. Die VLDL-Synthese beginnt damit, dass Apolipoprotein B-100 als sekretorisches Protein mit Hilfe eines aminoterminalen Signalpeptids ins endoplasmatische Retikulum gelangt. Dort findet eine Komplexbildung mit den Lipiden statt. Schließlich wandern die entstehenden VLDL-Partikel zum Golgi-Apparat, wo sie in sekretorischen Vesikeln konzentriert werden. Diese bewegen sich anschließend zur Zelloberfläche und werden durch Exozytose freigesetzt. In der Blutbahn werden den VLDL-Partikeln durch die endothelständige Lipoproteinlipase die Triacylglycerine entzogen. Hierdurch werden sie zu IDL.
- **Intermediate density lipoproteins (IDL) oder VLDL-Remnants:** Diese Partikel werden etwa zur Hälfte von den Hepatozyten wieder aufgenommen. Die übrigen Partikel geben ihre restlichen Triacylglycerine ab und werden durch Abspaltung von Apolipoprotein E zu LDL.
- **Low density lipoproteins (LDL)** enthalten nur noch Apolipoprotein B-100, Phospholipide sowie freies und verestertes Cholesterin (↗ Abb. 4.47, Kap. 4.10.2). Sie sind die wichtigsten Cholesterin-Transporter im Blut. Sie werden über den LDL-Rezeptor in die extrahepatischen Zellen aufgenommen (Mechanismus ↗ Kap. 4.10.2). Die Cholesterinester werden durch eine lysosomale saure Lipase hydrolysiert. Das freie Cholesterin steht sodann für die Zellmembranbiosynthese zur Verfügung. Ein hoher intrazellulärer Cholesterinspiegel führt zur Downregulation der Transkriptionsrate des LDL-Rezeptorgens (der Mechanismus ist identisch mit dem der Transkriptionsregulation der HMG-CoA-Reduktase [↗ Kap. 16.3.2]).
- **High density lipoproteins (HDL)** werden als sog. **naszierende oder diskoidale HDL** in Leber- und Mukosazellen aus Apolipoprotein A-I und A-II

Tab. 16.1 Regulation der Cholesterinbiosynthese durch Kontrolle der HMG-CoA-Reduktase

Steigerung der Cholesterinbiosynthese	Hemmung der Cholesterinbiosynthese
Steigerung der Transkriptionsrate des HMG-CoA-Reduktasegens durch Freisetzung von SREBP bei niedrigem Cholesterinspiegel	Hemmung der Transkriptionsrate durch hohen intrazellulären Cholesterinspiegel
Steigerung der Translationsrate der mRNA der HMG-CoA-Reduktase bei niedrigem Cholesterinspiegel	Hemmung der Translationsrate bei hohem Cholesterinspiegel
verminderte proteolytische Deaktivierung der HMG-CoA-Reduktase bei niedrigem Cholesterinspiegel	gesteigerte Proteolyse der HMG-CoA-Reduktase bei hohem Cholesterinspiegel
Dephosphorylierung = Aktivierung der HMG-CoA-Reduktase unter Insulineinfluss (d.h. bei hoher Kalorien-, Kohlenhydrat- und Fettzufuhr)	Phosphorylierung = Deaktivierung der HMG-CoA-Reduktase unter Glukagoneinfluss (d.h. in Energiemangelsituationen wie Postresorptionsphase, Hungerzustand)

(HDL hepatischen Ursprungs) bzw. A-IV (HDL intestinalen Ursprungs) zusammengesetzt. Diese diskoidalen HDL-Vorläufer absorbieren freies Cholesterin, das aus absterbenden Zellen oder abgebauten Zellmembranen in die Blutbahn eintritt. Das freie Cholesterin wird sodann mit Hilfe der in den HDL enthaltenen **Lecitin-Cholesterin-Acyltransferase (LCAT)** verestert und im Kern der wachsenden Partikel angereichert. Hierdurch werden die diskoidalen HDL zu größeren sphärischen HDL-Partikeln. Durch ein spezifisches Transferprotein **(Cholesterinestertransferprotein [CETP])** werden die Cholesterinester anschließend auf VLDL und LDL übertragen und können so zur Leber zurückgeführt werden. Ein Teil der HDL-Partikel wird wahrscheinlich auch direkt in die Leber aufgenommen. Der Rücktransport von peripherem Cholesterin zur Leber mit Hilfe der HDL wird auch als **reverser Cholesterintransport** bezeichnet.

16.3.3 Funktionen des Cholesterins

Die wichtigsten Funktionen des Cholesterins sind:

- Unverestertes Cholesterin ist ein wichtiger **Baustein der Zellmembranen**. Dort ist es in die Lipiddoppelschicht aus Fettsäuren so eingelagert, dass seine lange Achse senkrecht zur Membranebene steht. Seine Hydroxylgruppe bildet eine Wasserstoffbrücke zu einem Carbonylsauerstoffatom einer Phospholipidkopfgruppe aus. Sein Kohlenwasserstoffschwanz kommt im apolaren Kern der Doppelschicht zu liegen. Das Cholesterin spielt eine wichtige Rolle für die **Kontrolle von Membranstabilität und Fluidität**.
- Cholesterin ist **Ausgangssubstanz für die Synthese der Gallensäuren** (↗ Kap. 16.4).
- Cholesterin ist **Bestandteil der Gallenflüssigkeit**; es wird direkt in diese sezerniert.
- Cholesterin ist die **Ausgangssubstanz für die Synthese der Steroidhormone** in Nebenniere, Ovar und Testes (Glucocorticoide, Mineralocorticoide, Androgene, Östrogene und Gestagene, ↗ Kap. 13).
- Cholesterin ist die **Ausgangssubstanz für die Bildung von Cholecalciferol** (Vitamin D_3, ↗ Kap. 9.3.2).

16.3.4 Elimination von Cholesterin

Cholesterin kann vom menschlichen Organismus nicht abgebaut werden. Die Syntheseschritte sind unumkehrbar! Der Mensch hat drei Möglichkeiten, Cholesterin zu eliminieren:

- **Ausscheidung über die Galle:** Täglich werden etwa 20 g Gallensäuren mit der Gallenflüssigkeit in den Darm abgegeben, wovon aber nur etwa 1 g zur Ausscheidung mit den Faeces gelangt. Der Rest wird über den enterohepatischen Kreislauf (↗ Kap. 16.4.4) wieder resorbiert. Das ausgeschiedene Gramm wird täglich aus Cholesterin nachgebildet. In Spuren wird auch freies Cholesterin direkt in die Gallenflüssigkeit sezerniert. Auch dieses unterliegt jedoch dem enterohepatischen Kreislauf.
- **natürliche Zellmauserung:** Durch Abschilferung von Haut und intestinalen Epithelien gehen ständig geringe Mengen an Cholesterin verloren.
- **renale Eliminierung:** Die aus Cholesterin gebildeten Steroidhormone und ihre Abbauprodukte werden über die Niere ausgeschieden. Dieser indirekte Cholesterinverlust spielt jedoch mengenmäßig kaum eine Rolle.

16.4 Gallenflüssigkeit und Gallensäuren

16.4.1 Gallenflüssigkeit

Die Gallenflüssigkeit wird von den **Hepatozyten** gebildet und in die **Gallenkapillaren** sezerniert. Diese sog. Lebergalle gelangt über die **Ductuli biliferi** in den linken bzw. rechten **Ductus hepaticus** und weiter über den **Ductus cysticus** in die **Gallenblase** oder direkt über den **Ductus choledochus** ins **Duodenum**. In der Gallenblase wird die Gallenflüssigkeit durch NaCl- und Wasserentzug konzentriert und gespeichert (sog. Blasengalle). Von dort wird sie bei Bedarf durch eine Kontraktion der Gallenblase über den Ductus choledochus ins Duodenum gespritzt. Diese Gallenblasenkontraktion wird durch Cholezystokinin (CCK) ausgelöst, wenn sich Nahrung im Duodenum befindet.

Die wichtigsten Bestandteile der Gallenflüssigkeit sind in Tabelle 16.2 dargestellt.

Mit der Gallenflüssigkeit werden nicht nur Gallensäuren, Cholesterin und Gallenpigmente ausgeschieden, sondern auch ein Teil der Steroidhormone der Nebennierenrinde, die Schilddrüsenhormone und viele Medikamente.

Tab. 16.2 Zusammensetzung der Gallenflüssigkeit

Komponente der Gallenflüssigkeit	Lebergalle (% des Gesamtgewichts)	Blasengalle (% des Gesamtgewichts)
Wasser	96,6	86,7
Gallensäuren	1,9	9,1
Gallenpigmente und Mucin	0,5	3,0
Cholesterin	< 0,1	0,3
Fettsäuren	0,1	0,3
anorganische Salze	0,8	0,6

Klinik

Eine Verschiebung der Zusammensetzung der Gallenflüssigkeit führt zur Bildung von **Gallensteinen** (**Cholelithiasis**):

- Ein zu hoher Cholesterinanteil (> 10 % der Gallensäurekonzentration) kann nicht mehr in Lösung gehalten werden. Es bilden sich Cholesterinsteine (80 % aller Gallensteine). Dies kann z. B. durch einen Gallensäureverlust ausgelöst werden.
- Ein zu hoher Gehalt an Gallenfarbstoffen führt zur Bildung von Pigmentsteinen (20 % aller Gallensteine). Eine wichtige Ursache ist z. B. eine chronische Hämolyse.

Sind die Gallensteine durch ein Missverhältnis zwischen Cholesteringehalt und Gallensäuregehalt der Gallenflüssigkeit entstanden, sind sie nicht größer als 1 cm und sind sie noch nicht verkalkt, so kann eine medikamentöse Auflösung durch künstliche Gallensäurederivate (z. B. Ursodesoxycholsäure) versucht werden.

16.4.2 Synthese der Gallensäuren

Ablauf

Die Gallensäuren werden in den **Hepatozyten** aus Cholesterin gebildet. Die Schritte der Gallensäuresynthese sind (↗ auch Abb. 16.5):

- Hydroxylierung des Cholesterins an Position 7α durch die 7α-Hydroxylase (1). Dies ist der geschwindigkeitsbestimmende Schritt der Gallensäurebildung.
- Hydroxylierung an Position 12α des Ringsystems (2)
- Durch eine Isomerisierung werden die Ringe A und B von der trans-Konfiguration in die cis-Konfiguration überführt. Gleichzeitig wird die Δ_5-Doppelbindung durch Hydrierung in β-Stellung aufgehoben. Die Seitenkette wird durch eine Dioxygenase zur Carbonsäure oxidiert. Hierdurch entsteht Trihydroxycoprostanat (3).
- Die Seitenkette wird analog zur β-Oxidation durch peroxisomale Enzyme verkürzt. Die Cholsäure ist entstanden (4).
- Cholsäure wird unter ATP-Verbrauch zu Cholyl-CoA aktiviert (5).
- Cholyl-CoA wird entweder mit Taurin zu Taurocholsäure (6) oder mit Glycin zu Glykocholsäure (7) konjugiert.

Fehlt die Hydroxylierung am C-Atom 12, entsteht Chenodesoxycholsäure. Cholsäure und Chenodesoxycholsäure werden auch primäre Gallensäuren genannt. Die konjugierten Formen (Taurocholsäure und Glykocholsäure) werden auch als ~~sekundäre Gallensäuren~~ bezeichnet. Gallensalze

Merke

Taurin wird aus Cysteamin, dem biogenen Amin des Cysteins, und aus der Cysteinsäure hergestellt.

Regulation

Die Regulation der Gallensäuresynthese erfolgt durch einen negativen Rückkopplungsmechanismus der Gallensäuren auf die HMG-CoA-Reduktase und die Aktivität der 7α-Hydroxylase.

16.4.3 Funktion der Gallensäuren

Den Gallensäuren fällt die Funktion der Förderung der Fettverdauung zu, indem sie durch Absenkung der Oberflächenspannung des Wassers die Fette emulgieren und für die Lipasen besser angreifbar machen. Während der Verdauung **transportieren** die Gallensäuren (besonders **Taurocholsäure**) **Monoacylglycerine**, **freie Fettsäuren** (nach der Lipase-Spaltung der Nahrungsfette) und die **fettlöslichen Vitamine** sowie **Cholesterin als gemischte Mizellen** zum Enterozyten. Aus diesen werden zunächst die Fettsäuren und das Cholesterin resorbiert. Im terminalen Ileum findet schließlich die Wiederaufnahme der Gallensäuren statt, die dann über die Blutbahn zur Leber zurücktransportiert werden, wo sie erneut in die Gallenflüssigkeit sezerniert werden können. Dieses Recycling der Gallensäuren bezeichnet man auch als **enterohepatischen Kreislauf**. Ihm unterliegen nicht nur über 90 % der Gallensäuren, sondern auch das Cholesterin und viele Medikamente.

Klinik

Den **enterohepatischen Kreislauf** kann man **durch Gabe von Anionenaustauscherharzen**, z. B. Colestyramin, **unterbrechen**. Das Harz ist selbst nicht resorbierbar, bindet jedoch die Gallensäuren, die dann zusammen mit dem Harz ausgeschieden werden. Auf diese Weise zwingt man die Leberzellen, vermehrt Gallensäuren zu synthetisieren und dabei Cholesterin zu verbrauchen. Der dadurch bedingten intrazellulären Cholesterinverarmung des Hepatozyten wird mit einer verstärkten Expression von LDL-Rezeptoren begegnet. Als Folge sinkt der Cholesterinspiegel im Plasma. Colestyramin eignet sich daher zur Behandlung der Hypercholesterinämie. Allerdings wird durch Wegfallen der negativen Rückkopplung von Gallensäuren und Cholesterin auf die HMG-CoA-Reduktase-Aktivität auch die Cholesterinbiosynthese angekurbelt. Dies kann durch gleichzeitige medikamentöse Gabe von HMG-CoA-Reduktase-Hemmstoffen (Statine) verhindert werden.

16.4.4 Elimination der Gallensäuren

Ein Teil der konjugierten Gallensäuren wird im Darm von Bakterien reduziert und dekonjugiert, so dass aus Chenodesoxycholsäure **Lithocholsäure** und aus Cholsäure **Desoxycholsäure** entstehen. Auch diese gelangen zum Teil über den enterohepa-

↳ Bakterien
→ erzeugen sekundäre Gallensäuren, z.B. durch Dehydroxylierung an C7 oder Abspalten von Taurin u. Glycin

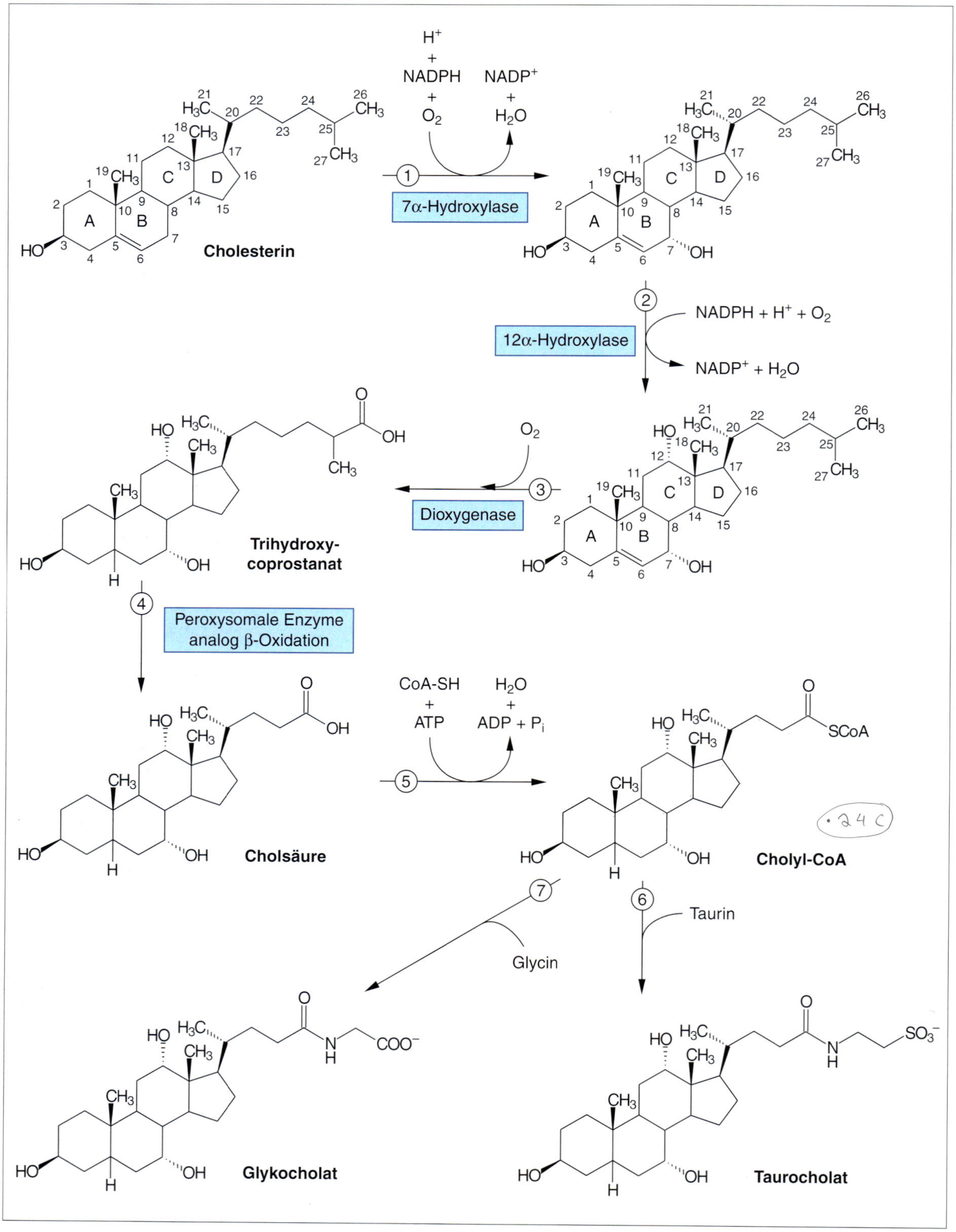

Abb. 16.5 Gallensäuresynthese.

tischen Kreislauf zurück in die Leber, wo sie wieder konjugiert werden.

Der andere Teil wird unverändert mit den Faeces ausgeschieden. Ein enzymatischer Abbau des Steringerüsts von Gallensäuren, Cholesterin oder Steroidhormonen ist dem menschlichen Organismus wegen der fehlenden Enzymausstattung nicht möglich.

16.5 Biotransformation

16.5.1 Prinzip und Bedeutung

Unter Biotransformation versteht man die Umwandlung körpereigener und körperfremder nicht verstoffwechselbarer, mehr oder weniger toxischer Substanzen in nicht oder weniger toxische, ausscheidbare Metaboliten. Ziel der Biotransformation ist die Elimination dieser Substanzen aus dem Organismus. Hierzu werden sie durch verschiedene Reaktionen in eine wasserlösliche Form gebracht, die dann mit der Galle ausgeschieden und/oder renal eliminiert werden kann. Die Biotransformation findet fast ausschließlich in der Leber statt. Wichtige Substanzgruppen und Substanzen, die der Biotransformation unterliegen, sind:

- körpereigene Stoffe: z. B. Bilirubin, Steroidhormone und deren Metaboliten, Schilddrüsenhormone
- körperfremde Stoffe: viele Medikamente, pflanzliche Giftstoffe, Pilzgifte u. a.

Die Biotransformation erfolgt am endoplasmatischen Retikulum des Hepatozyten. Sie kann in zwei Phasen unterteilt werden:

- **Phase I** (**Funktionalisierungsreaktion**): Das toxische Molekül wird, falls erforderlich, durch Einführung einer funktionellen Gruppe für die Konjugation vorbereitet.
- **Phase II** (**Konjugation**): Das toxische Molekül wird mit einer stark polaren Substanz konjugiert und dadurch wasserlöslich gemacht, so dass es anschließend ausgeschieden werden kann.

Die Enzyme der Biotransformation entfalten ihre Aktivität unabhängig vom Ergebnis der von ihnen katalysierten Reaktionen. In der Regel werden die betreffenden Substanzen in weniger toxische Metaboliten überführt. Viele Medikamente werden jedoch erst durch die Biotransformation in pharmakologisch wirksame Moleküle umgewandelt. In manchen Fällen führt insbesondere die Phase I der Biotransformation sogar zur Bildung einer Substanz, die eine höhere Toxizität besitzt als die Ausgangssubstanz. In diesem Fall spricht man von **Giftung**. Wichtige Beispiele für eine Giftung sind:

- **Paracetamol**, ein Medikament, das als Schmerz- und fiebersenkendes Mittel eingesetzt wird, wird normalerweise mit Glucuronsäure oder Schwefelsäure konjugiert. Nur ein geringer Anteil wird durch Zytochrom P-450 zu N-Acetyl-Chinonimin (NACHI) oxidiert. Dieser toxische Metabolit wird bei therapeutischer Dosierung von Paracetamol rasch durch Konjugation mit Glutathion entgiftet. Bei einer Überdosierung von Paracetamol kommt es zu einer Sättigung der Konjugationskapazität und dadurch zur vermehrten Bildung und zu verzögertem Abbau von NACHI. Dieses bindet dann kovalent an Oberflächenproteine der Hepatozyten und führt so eine Zelllyse herbei. Die Folge ist eine fulminante, nekrotisierende Hepatitis mit akutem Leberversagen. **Antidot** einer Paracetamolvergiftung ist **N-Acetyl-Cystein**, ein Abkömmling von Glutathion.
- **Parathion** (E605), ein als Pflanzenschutzmittel (Insektizid) eingesetztes sog. Organophosphat, wird nach der Aufnahme in den menschlichen Körper erst durch eine Oxidation in der Leber in seinen aktiven, toxischen Metaboliten Paraoxon überführt. Dieser bewirkt eine irreversible Hemmung der Acetylcholinesterase. Es kommt zu einem Acetylcholinüberangebot am m-Cholinozeptor parasympathischer vegetativer Nervenendigungen, die dadurch verstärkt stimuliert werden. Bei hoher Parathionkonzentration ist auch der n-Cholinozeptor der motorischen Endplatte betroffen, was zur muskulären Dauerkontraktion bis hin zur Lähmung führen kann.
- **Aflatoxine**, wichtige Auslöser des Leberzellkarzinoms, werden von Schimmelpilzen (verschimmeltes Brot, verschimmelte Nüsse) gebildet. Sie verbinden sich in der Leberzelle durch eine elektrophile Additionsreaktion mit dem Guanin der DNA. Hierdurch wird die DNA der Leberzelle geschädigt, wodurch das Karzinomrisiko steigt.
- **Methanol**, ein Nebenprodukt der alkoholischen Vergärung, wird in der Leber durch die Alkohol-Dehydrogenase in Formaldehyd überführt und dann zur Ameisensäure oxidiert. Die Ameisensäure ist um ein Vielfaches toxischer als Methanol.
- **Procainamid**, ein Medikament zu Behandlung von Herzrhythmusstörungen, wird in der Leber zu Metaboliten abgebaut, die kovalente Verbindungen mit DNA eingehen können. Hierdurch entstehen stark antigene nukleäre Strukturen, welche die Bildung von antinukleären Antikörpern provozieren können. Auf diese Weise kann ein medikamentös bedingter systemischer Lupus erythematodes entstehen.

16.5.2 Phase I (Funktionalisierungsreaktion)

Für die Einführung einer funktionellen Gruppe stehen verschiedene Funktionalisierungsreaktionen zur Auswahl.

Oxidation durch Monooxygenasen (Hydroxylierung)

Diese Enzyme gehören zum sog. **Zytochrom-P-450-(CYP)-System**, einem Enzymsystem, das aus diversen Familien und Unterfamilien besteht. Der Name bezieht sich auf das Absorptionsmaximum, welches das Zytochrom im Photometer (P) bei 450 nm bildet. Wichtige Enzyme des Zytochrom-P-450-Systems und deren Aufgaben sind in Tabelle 16.3 dargestellt. Das Zytochrom-P-450-System befindet sich in den Membranen des endoplasmatischen Retikulums. Nach präparativer Zelllyse und Zentrifugation befinden sich die CYP-Enzyme in der Mikrosomen-Fraktion (enthält neben dem ER auch den Golgi-Ap-

Tab. 16.3 Wichtige Zytochrom-P450 (CYP)-Enzyme des Menschen

Bezeichnung des Enzyms*	Substrate
CYP1A1	aromatische Kohlenwasserstoffe
CYP1A2	Arylamine, heterozyklische Amine, Aflatoxin B1, Coffein
CYP2A6	Cumarin (Antikoagulans), Diethylnitrosamin
CYP2B6	Cyclophosphamid (Zytostatikum)
CYP2C9	Warfarin (Antikoagulans), Fluvastatin (HMG-CoA-Reduktase-Hemmer)
CYP2E1	Ethanol, Aceton, Benzol, Nitrosamine
CYP3A4	Dihydropyridine (Calciumantagonisten), Ciclosporin (Immunsuppressivum), Erythromycin (Antibiotikum) und viele andere Medikamente

* 1. Ziffer: Enzym-Familie, Buchstabe: Enzym-Unterfamilie, 2. Ziffer: bezeichnet die spezifische Monooxygenase

parat und die Ribosomen). Sie werden daher auch **mikrosomale Enzyme** genannt. Sie sind alle durch folgende Eigenschaften gekennzeichnet:

- Sie enthalten **Häm** mit einem dreiwertigen Eisenatom als prosthetische Gruppe.
- Nach der Aufnahme des Substrats wird ein Elektron auf das Häm-Eisen übertragen.
- Das dann zweiwertige Eisen bindet molekularen Sauerstoff.
- Anschließend wird das Substrat oxidiert und der Sauerstoff dabei reduziert. Man bezeichnet die CYP-Enzyme daher auch als **mischfunktionelle Oxygenasen**. Ihr Oxidationsmittel ist O_2, ihr Reduktionsmittel NADPH + H^+. Ein O-Atom wird zur Bildung der OH-Gruppe am Substrat benötigt, das zweite wird mit dem Wasserstoff des Reduktionsmittels zu H_2O.

Merke

Substrat-CH + O_2 + NADPH + H^+ → Produkt-C-OH + H_2O + $NADP^+$

Oxidation durch Dehydrogenasen

Zu diesen Enzymen gehören die Alkohol-Dehydrogenase und die Aldehyd-Dehydrogenase. Sie oxidieren Alkohole zu Aldehyden bzw. Aldehyde zu Carbonsäuren. Ein wichtiges Beispiel ist der Ethanolabbau.

Oxidation durch Peroxidasen

Sie benutzen zur Oxidation nicht molekularen Sauerstoff, sondern H_2O_2. Als Substrate kommen u.a. polyzyklische aromatische Kohlenwasserstoffe, aromatische Amine und Nitrofurane in Betracht. Bei der Oxidation wird entweder dem Substrat ein Elektron entzogen, wodurch ein Radikal gebildet wird, oder es wird ein Sauerstoffatom (z.B. aus H_2O_2) übertragen.

Reduktion durch Zytochrom P450

Bei einer Reduktion durch CYP wird das Elektron des zweiwertigen Häm-Eisens nicht auf Sauerstoff, sondern direkt auf das Substrat übertragen. Auf diese Weise werden u.a. chlorierte Kohlenwasserstoffe metabolisiert: Fe(II) + CCl_4 → Fe(III) + $\cdot CCl_3$ + Cl^-. Das dabei entstehende Radikal kann mit Proteinen, Lipiden oder DNA reagieren und dadurch die Zelle schädigen (Giftung!).

Hydrolyse durch Esterasen und andere Hydrolasen

Die Hydrolyse von Estern führt zur Bildung von polaren funktionellen Gruppen (meist OH-Gruppen). Wichtige Beispiele sind die hydrolytische Spaltung von Procain und anderen Lokalanästhetika, Acetylsalicylsäure (Aspirin®) und Suxamethonium (Muskelrelaxans). Auch Organophosphate (↗ Kap. 16.5.1) werden hydrolytisch gespalten.

Klinik

Die **Verstoffwechslung vieler Medikamente über das Zytochrom-P-450-System** spielt in der Dosierung und Kombination vieler Medikamente eine Rolle, da die Metabolisierung über das gleiche Enzym (z.B. 3A4) zu **Wechselwirkungen** der betreffenden Substanzen führen kann (z.B. gegenseitige Wirkungsverstärkung durch verzögerten Abbau). Dies muss bei der Kombination solcher Präparate unbedingt beachtet werden, um toxische Nebenwirkungen zu vermeiden!

Enteral resorbierte Substanzen, z.B. auch die meisten Medikamente, gelangen über den Pfortaderkreislauf zuerst in die Leber und unterliegen hier der Biotransformation. Hierbei können einerseits inaktive Substanzen in aktive Metaboliten überführt werden, andererseits können auch aktive Medikamente inaktiviert werden, bevor sie überhaupt ihren Wirkort erreichen. Man spricht hier von einem „**First-pass-Effekt**".

16.5.3 Phase II (Konjugation)

In der Phase II der Biotransformation werden Substanzen an ihren funktionellen Gruppen mit polaren Molekülen konjugiert. Die katalysierenden Enzyme heißen Transferasen. Verschiedene Reaktionen stehen zur Verfügung.

Konjugation mit Glucuronsäure

Die Glucuronsäure ist eine Carbonsäure der Glucose (↗ Abb. 16.6). Sie wird auf folgendem Weg aus Glucose gebildet:

- Glucose + ATP → Glucose-6-P + ADP (1)
- Glucose-6-P ↔ Glucose-1-P (2)
- Glucose-1-P + UTP ↔ UDP-Glucose + 2 P_i (3)
- UDP-Glucose + 2 NAD^+ → UDP-Glucuronsäure + 2 NADH + $2H^+$ (4).

Für die Konjugationsreaktionen muss Glucuronsäure in ihrer aktivierten Form, also als **UDP-Glucuronsäure** (↗ Abb. 16.6) vorliegen. Sie kann dann von der **Glucuronyltransferase** auf verschiedene funktionelle Gruppen transferiert werden (5):

- OH-Gruppe → O-Glucuronide (Verätherung)
- COOH-Gruppe → Ester-Glucuronide (Veresterung)
- NH-Gruppe → N-Glucuronide (N-Glucuronidierung)
- SH-Gruppe → S-Glucuronide (S-Glucuronidierung).

Bilirubin z. B. wird als glykosidisches Ester-Diglucuronid über die Galle ausgeschieden.

Klinik

Ein Mangel an oder eine ungenügende Leistung der Glucuronyltransferase führt u. a. zur verminderten Glucuronidierung von Bilirubin, dem Abbauprodukt des Hämoglobins. Als Folge kann Bilirubin nicht mehr ausgeschieden werden. Es akkumuliert zunächst in der Leber und dann auch in der Blutbahn. Durch seine gelbbräunliche Farbe ruft es einen **Ikterus** (Gelbsucht) hervor (↗ auch Kap. 15.1.4, Erythrozytenabbau).

Wichtige Ursachen einer mangelhaften Glucuronidierungsleistung der Leber sind:

- Leberunreife des Neugeborenen (Neugeborenenikterus). Dieser ist besonders stark ausgeprägt bei einer Hämolyse mit dadurch stark vermehrtem Bilirubinanfall durch Blutgruppenunverträglichkeit zwischen Mutter und Kind. In die-

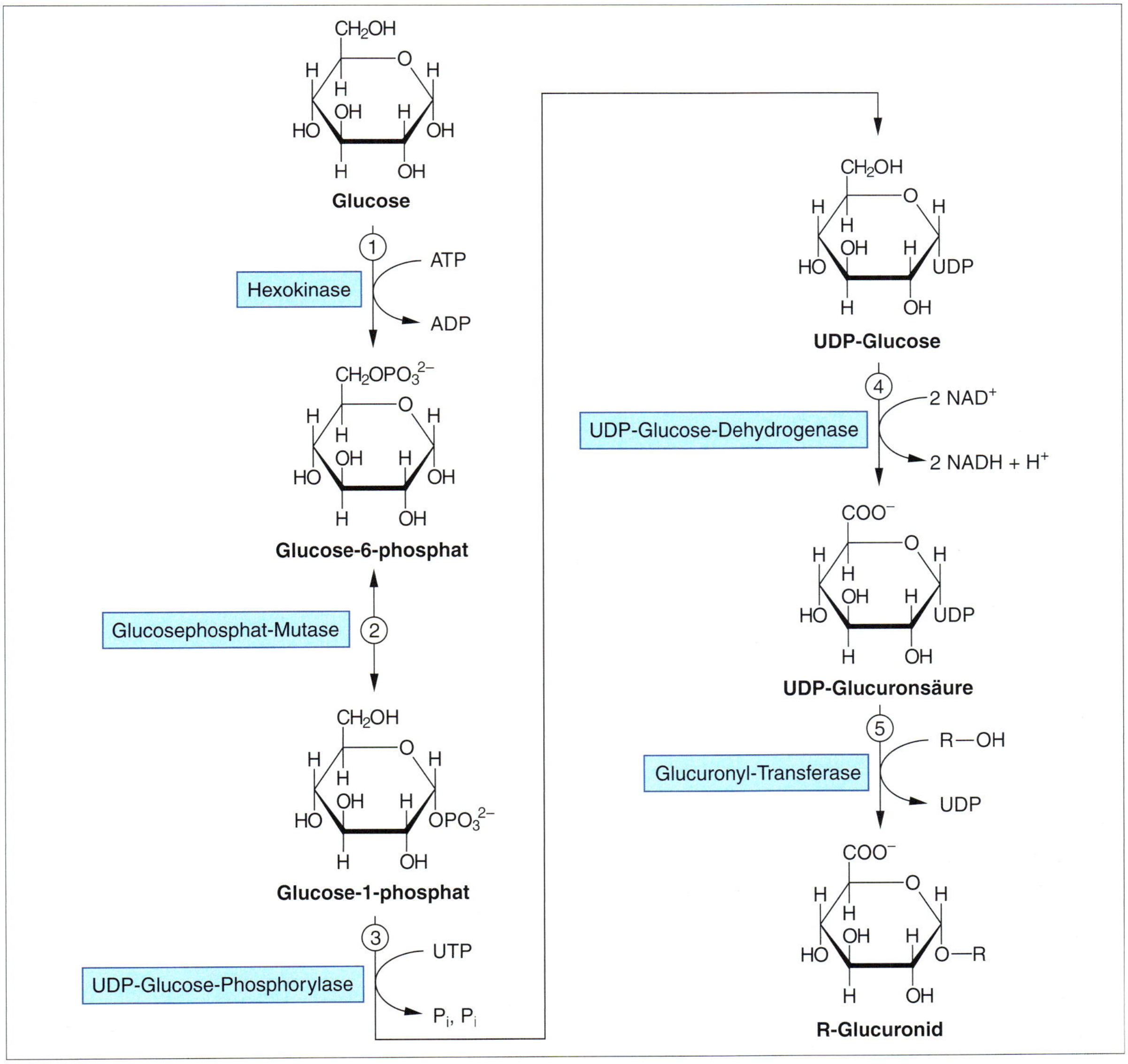

Abb. 16.6 Glucuronsäure- und Glucuronidbildung.

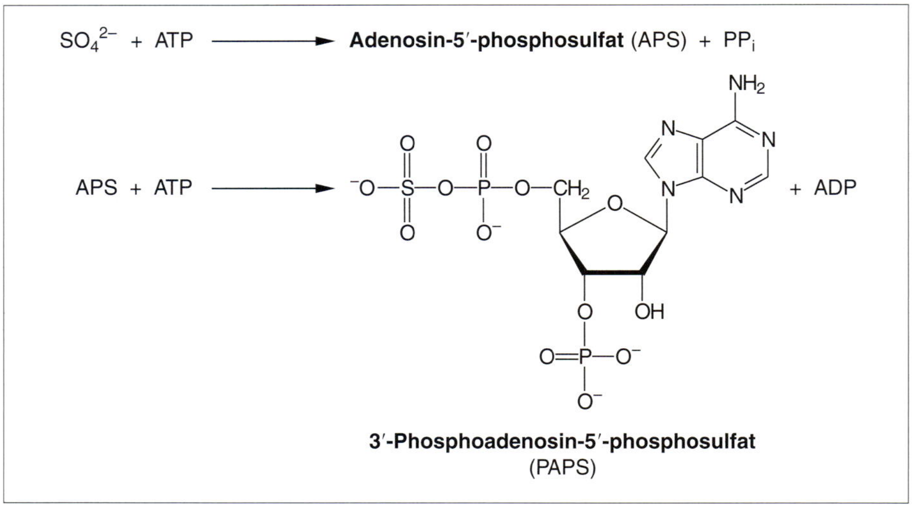

Abb. 16.7 Aktivierung von Schwefelsäure. [11]

sen Fällen kann es zu einem so massiven Anstieg des Bilirubins kommen, dass sich das Bilirubin im Gehirn des Neugeborenen einlagert. Man spricht dann von einem Kernikterus.
- angeborene, genetisch bedingte Mangelzustände oder Defekte der Glucuronyltransferase
- Leberzirrhose.

Konjugation mit Schwefelsäure

Schwefelsäure bzw. Sulfat (SO_4^{2-}) entsteht beim Abbau von Cystein (↗ Kap. 7.4.4). Sie wird mit ATP zunächst zu **Adenosin-5'-phosphosulfat** (**APS**) und dann nochmals mit ATP zu **3'-Phosphoadenosin-5'-phosphosulfat** (**PAPS**) aktiviert (↗ Abb. 16.7). Von PAPS kann dann die Sulfatgruppe mit Hilfe von **Sulfotransferasen** auf verschiedene funktionelle Gruppen übertragen werden.

Man unterscheidet zwei Familien von Sulfotransferasen, die spezifische funktionelle Gruppen konjugieren:
- Phenol-Sulfotransferasen
- Hydroxysteroid-Sulfotransferasen.

Viele Steroidhormone werden sulfatiert mit dem Urin ausgeschieden.

Klinik

Bei einer **Leberzirrhose** kommt es zu einem **Mangel an Sulfotransferasen**. Als Folge können Östrogene nicht mehr sulfatiert und ausgeschieden werden. Dies führt beim Mann zur Feminisierung und Vergrößerung der Brustdrüsen (Gynäkomastie).

Konjugation mit Acylresten (Acylierung oder Acetylierung)

Vor allem kommt hier die Konjugation mit einem Acetylrest in seiner aktivierten Form, also als Acetyl-CoA, vor. Aromatische und aliphatische Amine werden acetyliert. Die katalysierenden Enzyme sind Acyl- und Acetyltransferasen. Wichtige Beispiele acetylierter Substanzen sind Sulfonamide (Antibiotika, ↗ Abb. 16.8), Isoniazid (Tuberkulostatikum), Hydralazin (Antihypertensivum) und Coffein.

Konjugation mit einer Aminosäure

Hier wird meist die Fremdsäure mit S-CoA aktiviert und dann auf ein endogenes Amin (eine Aminosäure) übertragen. Z.B. konjugiert die Aminosäure **Glycin** an aromatische Säuren, z.B. Benzoesäure oder Zimtsäure. So wird aus der Benzoesäure ATP-abhängig die Hippursäure (↗ Abb. 16.9).

Konjugation mit Glutathion

Glutathion kommt nicht nur im Erythrozyten, sondern in vielen Geweben in hoher Konzentration vor. Viele Substanzen werden durch die Konjugation mit Glutathion metabolisiert. Die katalysierenden

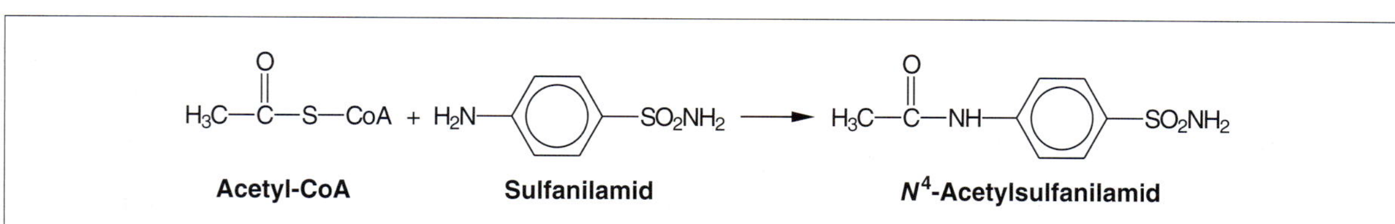

Abb. 16.8 Acetylierung von Sulfanilamid. [11]

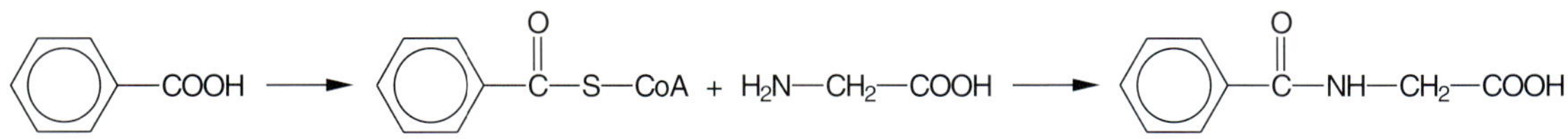

Abb. 16.9 Konjugation mit Glycin. [11]

Enzyme sind die Glutathion-S-Transferasen. Die Konjugate werden in vielen Fällen weiter metabolisiert, z.B. zur **Mercaptursäure**: Primär bindet eine aromatische oder halogensubstituierte Verbindung an die SH-Gruppe des Glutathions. Nach Abspaltung der Glycyl- und Glutamylreste konjugiert Acetyl-CoA an den Aminostickstoff des aus dem Glutathion verbleibenden Cysteinylrestes. In manchen Fällen entstehen durch die Konjugation mit Glutathion toxische Produkte (z.B. im Falle von Paracetamol, ↗ Kap. 16.5.1).

Konjugation mit einer Methylgruppe (Methylierung)
Auch Methylierungen mit Hilfe von S-Adenosylmethionin (SAM) kommen als Konjugationsreaktionen in der Biotransformation vor. Wichtige Substrate für Methyltransferasen sind die Catecholamine, Phenole und Mercaptane.

16.5.4 Induktion des Biotransformationssystems

Die Gene der an der Biotransformation beteiligten Transferasen unterliegen einer Kontrolle durch das Substratangebot. Bei länger anhaltender und regelmäßiger Zufuhr einer bestimmten Substanz werden die Transferasegene induziert und es wird entsprechend mehr Enzym gebildet. Als Folge kann sich z.B. die Wirkung eines Medikaments durch **Enzyminduktion** abschwächen, weil es durch die Biotransformation beschleunigt abgebaut wird. Man spricht dann von **Toleranzentwicklung**. Ein wichtiges Beispiel stellen die Barbiturate (Schlafmittel) dar. Man benötigt immer höhere Dosen, um den gleichen schlaffördernden Effekt zu erzielen.

Da die Transferasen relativ substratunspezifische Enzyme sind, kann sich die Einnahme eines Medikaments auch auf Stoffwechsel und Wirkung eines anderen Medikaments auswirken (**Kreuztoleranz**).

16.6 Endokrine Funktionen

Die endokrinen Funktionen der Leber beinhalten nicht nur die lebereigene Synthese von Hormonen und Hormonvorstufen, sondern vor allem auch die Inaktivierung von Hormonen anderer endokriner Drüsen.

16.6.1 Hepatische Synthese von Hormonen und Hormonvorstufen

IGF-1 und IGF-2

Unter dem Einfluss von Growth hormone (somatotropem Hormon = STH) werden in der Leber die Somatomedine = Insulin-like growth factors 1 und 2 (IGF-1 und IGF-2) gebildet. Es handelt sich um Peptidhormone mit einer Molekülmasse von etwa 8000 D. Sie entstehen im Hepatozyten als Vorstufen, werden durch limitierte Proteolyse aktiviert und anschließend ins Plasma sezerniert. IGF-2 besteht im fertigen Zustand aus 67 Aminosäuren. Im Blut erfolgt der Transport an Trägerproteine gekoppelt.

IGF-1 (auch Somatomedin C genannt) ist der Mediator für die wachstumsfördernde Wirkung von STH im Knorpel und Knochen und für das STH-abhängige Wachstum der Organe und des gesamten Organismus im Kindesalter. Sein Plasmaspiegel korreliert mit dem STH-Spiegel. Er ist also bei Akromegalie erhöht und bei Hypophyseninsuffizienz erniedrigt. Der IGF-Typ-1-Rezeptor, über den die Wirkung von IGF-1 vermittelt wird, ähnelt dem Insulinrezeptor. Die Hormonwirkung wird wie bei Insulin über die Aktivierung einer Tyrosinkinase vermittelt.

Die **IGF-2**-Bildung wird ebenfalls durch STH stimuliert, es besteht jedoch keine strikte Konzentrationskorrelation. IGF-2-Spiegel sind vom 2. Lebensjahr an altersunabhängig konstant. Die Funktion von IGF-2 ist nicht vollständig bekannt. Es spielt sicherlich eine Rolle im STH-vermittelten fetalen Wachstum und in der Zelldifferenzierung. Weitere mögliche Wirkungen sind eine Kontrolle des Körpergewichts und parakrine Wirkungen auf die Mitoserate und den Stoffwechsel umgebender Zellen. In dieser Funktion könnte IGF-2 eine wichtige Rolle für das Tumorwachstum spielen. Die meisten Wirkungen von IGF-2 werden offenbar über den IGF-Typ-1-Rezeptor vermittelt. Die Rolle des IGF-Typ-2-Rezeptors ist nicht sicher bekannt. Er ähnelt oder ist identisch mit dem Rezeptor für Mannose-6-phosphorylierte Glykoproteine und wird daher auch als Man-6-P-Rezeptor bezeichnet. Dieser Rezeptor ist dafür verantwortlich, die gebundenen Glykoproteine dem lysosomalen Abbau zuzuführen. Er scheint also auch den IGF-2-Abbau zu fördern und damit dem von IGF-2 ausgehenden Wachstumsstimulus entgegenzuwirken.

Angiotensinogen

Angiotensinogen ist ein α_2-Globulin, das im Renin-Angiotensin-Aldosteron-System (RAAS) eine wichtige Rolle spielt. Es wird im Hepatozyten synthetisiert und dann ins Plasma abgegeben. Dort wird es durch Renin proteolytisch gespalten und so in Angiotensin I überführt. Dieses wird durch das in der Lunge produzierte Angiotensin-Converting-Enzym (ACE) durch erneute limitierte Proteolyse in Angiotensin II umgewandelt. Letzteres entfaltet dann seine endokrinen Wirkungen (↗ Kap.13.5.1).

16.6.2 Hepatischer Hormonabbau

Im Rahmen der Biotransformation werden die Steroidhormone glucuronidiert und sulfatiert. Die Konjugate werden überwiegend renal ausgeschieden. Teilweise werden die Glucuronide und Sulfatide auch in die Gallenflüssigkeit sezerniert und anschließend mit den Faeces ausgeschieden. Die Schilddrüsenhormone werden als Glucuronide über die Galle ausgeschieden.

17 Magen-Darm-Trakt

A. Sönnichsen

Lernziele

- Wert der Nahrung bezüglich Energiegehalt und Inhaltsstoffen
- die optimale Nahrungszusammensetzung
- essentielle Nahrungsbestandteile
- Regulation der Sekretion der Verdauungssäfte
- Resorptionsmechanismen für Kohlenhydrate, Proteine, Lipide, Elektrolyte und Wasser

17.1 Grundlagen der Ernährung

Die Ernährung des Menschen erfordert nicht nur die ausreichende Versorgung mit Energie, sondern auch die vollständige Deckung des Bedarfs an essentiellen Substanzen. Die Nahrung muss also all diese Substanzen in ausreichender Menge enthalten.

17.1.1 Wert und Zusammensetzung der Nahrung

Definition des Nahrungswertes

Der Wert der Nahrung wird nach ihrem Gehalt an für den Organismus notwendigen Bestandteilen beurteilt. Bezüglich dieses Wertes kann man unterscheiden:

- **energetischer Wert** = Brennwert der Energieträger
- **synthetischer Wert** = Gehalt an für Aufbau und Stoffwechsel essentiellen Stoffen
- **katalytischer Wert** = Gehalt an Vitaminen, Mineralstoffen und Spurenelementen
- **biologischer Wert** = Berücksichtigung der Verwertbarkeit im menschlichen Organismus (z.B. ist die biologische Wertigkeit von tierischem Eiweiß höher als die von pflanzlichem, da die Aminosäurezusammensetzung von tierischem Eiweiß der des menschlichen ähnelt)
- **Ausnutzungsgrad** = Resorbierbarkeit im Darm (95 % bei tierischen, 70 % bei pflanzlichen Bestandteilen).

Nahrungsbestandteile

Die Nahrung lässt sich in folgende Bestandeile untergliedern:

- **Energiesubstrate:**
  - Kohlenhydrate
  - Fette
  - Eiweiß
- **Bausubstrate:**
  - essentielle Bausubstrate: Moleküle, die der menschliche Organismus nicht selbst synthetisieren kann, z.B. essentielle Aminosäuren, essentielle, mehrfach ungesättigte Fettsäuren.
  - nichtessentielle Bausubstrate: Moleküle, die der menschliche Organismus bei Bedarf auch selbst aus anderen Grundbausteinen herstellen kann, z.B. nichtessentielle Aminosäuren, nichtessentielle Fettsäuren, bestimmte Kohlenhydrate, Cholesterin.
- **Vitamine:** Moleküle, die als Coenzyme für bestimmte Stoffwechselabläufe unabdinglich sind, die aber der Organismus selbst nicht synthetisieren kann (Vitamin A, B_1, B_2, B_6, B_{12}, C, D, E, K,

Pantothensäure, Nikotinamid oder Nikotinsäure, Folsäure, Biotin)
- **Elektrolyte:** Na^+, K^+, Ca^{2+}, Mg^{2+}, Cl^-, HPO_4^{2-}, HCO_3^-
- **Spurenelemente:** Eisen, Kupfer, Molybdän, Kobalt, Zink, Mangan, Iod, Fluor, Chrom, Selen, Vanadium, Nickel
- **Ballaststoffe:** Substanzen ohne eigentlichen Nährwert, die aber für den regelrechten Ablauf der Verdauung im Magen-Darm-System notwendig sind und die eine wichtige Rolle in der Prävention von Kolonkarzinom, Atherosklerose und chronischer Obstipation spielen.

Nahrungszusammensetzung

Die Zusammensetzung der Nahrung sollte dem Bedarf möglichst nahe kommen. Hierzu gehört vor allem eine dem Verbrauch angepasste Energiezufuhr. Aber auch für das Verhältnis der Energieträger zueinander gibt es ein Optimum, das langfristig mit dem geringsten Risiko für Gesundheitsstörungen verbunden ist. Nach den Empfehlungen der Deutschen Gesellschaft für Ernährung (DGE) sollten die Energieträger in folgender relativer Menge zugeführt werden:
- **15 %** der Energie in Form von **Eiweiß**,
- **30–35 %** der Energie in Form von **Fett**,
- **50–55 %** der Energie in Form von **Kohlenhydraten**.

Die Ernährungsrealität in Deutschland weicht erheblich von diesen Empfehlungen ab:
- 15 % der Energie wird in Form von Eiweiß,
- 40 % der Energie in Form von Fett,
- 40 % der Energie in Form von Kohlenhydraten,
- 5 % der Energie in Form von Alkohol

zugeführt.

Auch für alle anderen Nahungsbestandteile existieren Zufuhrempfehlungen der DGE, die sich aus wissenschaftlichen Untersuchungen über die optimale Nährstoffversorgung des Menschen ergeben haben. Die wichtigsten Zufuhrempfehlungen für die verschiedenen Inhaltsstoffe der Nahrung, ihre Vorkommen und Funktionen sowie Mangelerscheinungen bei unzureichender Zufuhr sind den Tabellen 17.3–17.6 zu entnehmen.

Brennwert der Energieträger

Bezüglich der verwertbaren Energie aus dem Abbau der Energieträger lassen sich unterscheiden:
- **physikalischer Brennwert:** die Energiemenge, die bei der vollständigen Oxidation des energiehaltigen Substrats freigesetzt wird,
- **physiologischer** oder **biologischer Brennwert:** die Energiemenge, die bei der Verstoffwechselung des Energieträgers im menschlichen Organismus tatsächlich freigesetzt wird.

Der physiologische Brennwert liegt für Kohlenhydrate leicht und für Eiweiß deutlich unter dem physikalischen Brennwert. Dies ist dadurch zu erklären, dass ein geringer Anteil der zugeführten Kohlenhydrate nicht vollständig oxidiert, sondern z. B. als Glucuronid ausgeschieden wird. Eiweiß wird ebenfalls nicht vollständig oxidiert, da das Abbau- und Ausscheidungsprodukt der Aminosäuren, der Harnstoff, selbst noch Energie enthält. Die physikalischen und physiologischen Brennwerte der Energieträger sind in Tabelle 17.1 dargestellt.

Für die Einschätzung des Brennwertes der Nahrung sind zwei weitere Größen von Bedeutung:
- **kalorisches Äquivalent:** Energiemenge, die durch oxidative Verbrennung eines Nährstoffs pro Liter aufgenommenen Sauerstoffs freigesetzt wird,
- **respiratorischer Quotient (RQ):** RQ = CO_2-Abgabe (mol)/O_2-Aufnahme (mol).

Der respiratorische Quotient hängt ab von der Nahrungszusammensetzung. Bei der Oxidation von Kohlenhydraten ist die Menge des gebildeten CO_2 gleich der Menge des verbrauchten O_2:

$$C_6H_{12}O_6 + \mathbf{6O_2} \rightarrow \mathbf{6CO_2} + 6H_2O + 2{,}86\,MJ\left(\frac{6CO_2}{6O_2}=1\right)$$

Somit ist der RQ von Kohlenhydraten 1. Beim Eiweißabbau hat der RQ einen durchschnittlichen Wert von 0,8 (leichte Schwankungen in Abhängigkeit von der Aminosäurezusammensetzung); beim Fettabbau beträgt er 0,7, da die langen Fettsäureketten jeweils nur zwei Sauerstoffatome in der Carboxylgruppe enthalten (↗ auch Tab. 17.1).

17.1.2 Essentielle Nahrungsbestandteile

Unter essentiellen Nahrungsbestandteilen versteht man diejenigen Moleküle, die der menschliche Organismus nicht selbst synthetisieren kann, die aber für den Ablauf der Stoffwechselfunktionen unbedingt erforderlich und somit für den Menschen lebensnotwendig sind.

Essentielle Nahrungsbestandteile sind
- die essentiellen Aminosäuren,
- die essentiellen, mehrfach ungesättigten Fettsäuren,
- die Vitamine,
- die Mineralstoffe und Spurenelemente.

Essentielle Aminosäuren

Acht (bzw. nach manchen Autoren neun) von den 20 bzw. 21 (wenn man Selenocystein mitzählt) proteinogenen Aminosäuren des Menschen sind essentiell. Ihre Funktionen sind in Tabelle 17.2 dargestellt.

Der tägliche Bedarf liegt zwischen 0,25 g für Tryptophan und bis zu 1,1 g für Phenylalanin.

Lysin und **Threonin** sind absolut essentiell, d. h., dem Organismus fehlen die Transaminasen, um sie aus ihren Ketosäuren herzustellen.

Methionin kann aus **Homocystein** regeneriert werden (im sog. Zyklus der aktivierten Methylgruppe, ↗ Abb. 17.1). Über das Zwischenprodukt Homo-

Tab. 17.1 Brennwerte der Energieträger in der menschlichen Nahrung

Energieträger	physikalischer Brennwert (kJ/g)	biologischer Brennwert (kJ/g)	kalorisches Äquivalent (kJ/l O_2)	respiratorischer Quotient
Kohlenhydrate	17,6	17,2	21,1	1,00
Eiweiß	23,2	17,2	18,8	0,81
Fette	38,9	38,9	19,6	0,70
Alkohol (Äthanol)	29,7	29,7	20,3	0,66
Mischkost			20,0	0,87

cystein wird durch eine Kondensationsreaktion mit Serin auch **Cystein** gebildet (↗ Abb. 17.2). Der Cysteinbedarf kann also durch Cystein- oder Methioninzufuhr gedeckt werden. Bei fehlender Zufuhr von Methionin wird Cystein zur essentiellen Aminosäure.

Ebenso wird **Tyrosin** nur aus **Phenylalanin** gebildet, so dass ein Phenylalaninmangel bei fehlender Tyrosinzufuhr auch zum Tyrosinmangel führt.

Leucin, **Isoleucin**, **Valin** und **Phenylalanin** können aus ihren Ketosäuren, die bei der Desaminierung der jeweiligen Aminosäure entstehen, wieder hergestellt werden.

Arginin entsteht aus **Ornithin** über die Reaktionsschritte des **Harnstoffzyklus** (↗ Kap. 7.4.3). Bei Säuglingen und im Wachstum kann der Bedarf größer sein als die im Harnstoffzyklus bereitgestellte Menge. Arginin ist dann ebenfalls essentiell.

Auch **Histidin** ist im Säuglingsalter und im Wachstum essentiell, da die im Körper gebildete Menge den Bedarf nicht deckt. Manche Autoren gehen auch davon aus, dass Histidin generell essentiell ist.

Die übrigen nichtessentiellen Aminosäuren werden aus Produkten des Intermediärstoffwechsels im Überschuss hergestellt.

Essentielle Fettsäuren

Alle gesättigten und die meisten ungesättigten Fettsäuren können vom menschlichen Organismus

Tab. 17.2 Essentielle Aminosäuren

Aminosäure	Produkte	Funktion
Threonin Valin Leucin Isoleucin		nur Proteinbaustein
Lysin	Carnitin	mitochondrialer Fettsäuretransport, Proteinbaustein
Methionin	Cystein, Homocystein, S-Adenosylmethionin	Methylgruppendonator im Zellstoffwechsel, Proteinbaustein
Phenylalanin	Tyrosin, Katecholamine	endokrine Wirkungen, Proteinbaustein
Tryptophan	Serotonin, Nicotinat	Neurotransmitter, Nukleotidsynthese, Proteinbaustein
(Histidin, für Neugeborene sicher, für Erwachsene fraglich essentiell)	Histamin	Transmitter, Gewebshormon, Proteinbaustein

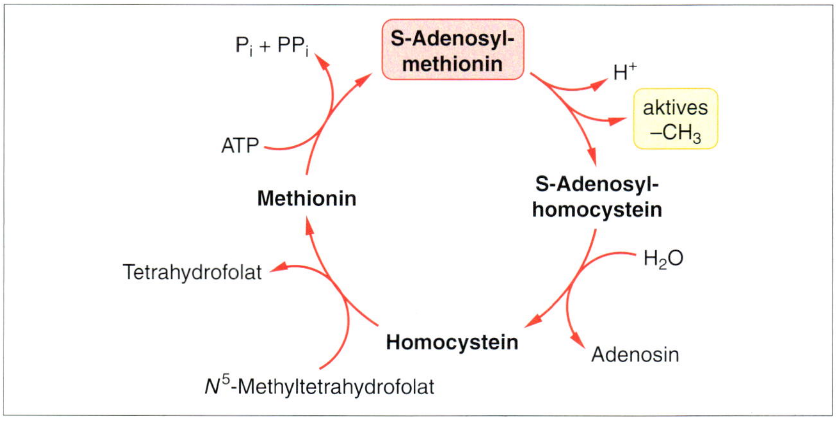

Abb. 17.1 Zyklus der aktivierten Methylgruppe. [3]

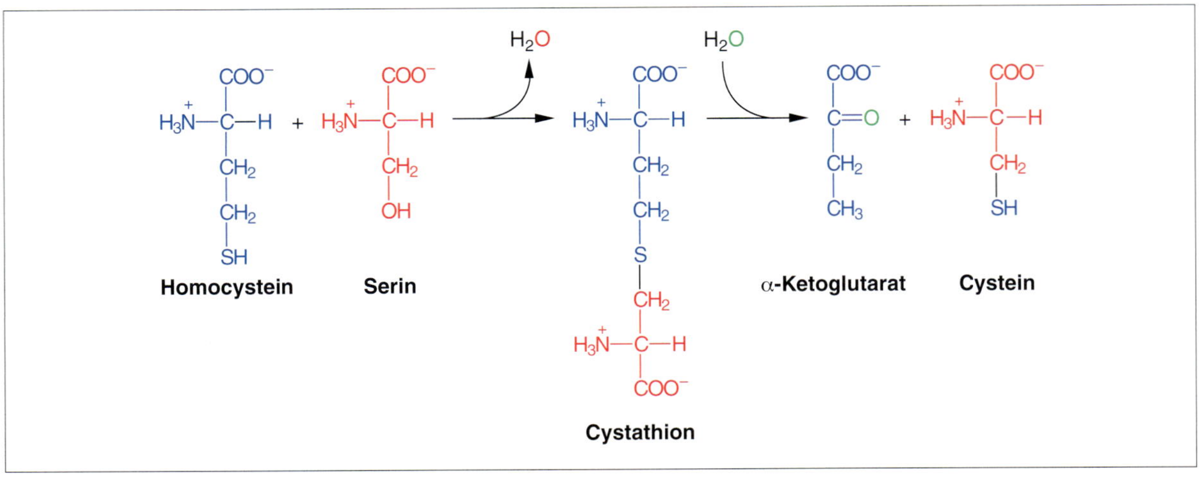

Abb. 17.2 Bildung von Cystein aus Methionin. [3]

Tab. 17.3 Fettlösliche Vitamine

Vitamin	täglicher Bedarf*	Quellen	Funktion	Mangelerscheinungen
A (Retinol)	1,5 mg	Karotten, gelbe Gemüse und Früchte, Blattgemüse	Sehpigment, Erhaltung der strukturellen Membranintegrität (wichtig z. B. für die Haut)	Nachtblindheit, Verhornungsstörungen der Haut
D (Cholecalciferol)	5 mg	Fisch, Eigelb, Lebertran	Calciumaufnahme in Darm und Knochen	Rachitis, Osteomalazie
E (Tocopherol)	10–15 mg	Keimlinge, Pflanzenöle	Antioxidans	nicht bekannt
K (Phyllochinon)	60–80 µg	Kohlarten, Blattgemüse, Darmbakterien	Biosynthese der Gerinnungsfaktoren II, VII, IX und X	Gerinnungsstörungen

* für erwachsene Männer, nach den Empfehlungen der Deutschen Gesellschaft für Ernährung (DGE); für Jugendliche, Kinder und Frauen weichen die Empfehlungen ab, für Letztere insbesondere während Schwangerschaft und Stillzeit

synthetisiert werden. Es fehlen aber die Enzyme (Desaturasen), die Doppelbindungen nach dem C-9-Atom einfügen können. Aus diesem Grunde können die Ω-3-Fettsäure **Linolensäure** (C18:3-cis-$\delta^9,\delta^{12},\delta^{15}$) und die Ω-6-Fettsäure **Linolsäure** (C18:2-cis-δ^9,δ^{12}) nicht gebildet werden. Sie sind daher essentiell. Aus Linolsäure kann durch Kettenverlängerung um 2 C-Atome und Einfügen von zwei weiteren Doppelbindungen (δ^5 und δ^8) Arachidonsäure (C20:4-cis-$\delta^5,\delta^8,\delta^{11},\delta^{14}$) gebildet werden. Bei einem Mangel an Linolsäure wird Arachidonsäure essentiell. Arachidonsäure ist die Ausgangssubstanz für die Bildung von Leukotrienen, Prostaglandinen, Prostazyklinen und Thromboxanen. Der tägliche Bedarf an essentiellen Fettsäuren liegt zwischen 6 und 8 g.

Andere essentielle Substanzen

Zu den essentiellen Nahrungsbestandteilen gehören auch alle **Vitamine** außer Vitamin D, das unter Einwirkung von UV-Licht auch im menschlichen Organismus gebildet werden kann (↗ Kap. 9.3.2). Aus diesem Grund wird das Vitamin D häufig nicht mehr als Vitamin bezeichnet, sondern als D-Hormon. Die Vitamine und ihre Funktionen sind in Tabelle 17.3 und 17.4 dargestellt.

Auch die **anorganischen Mineralien** und die **Spurenelemente** müssen in ausreichender Menge mit der Nahrung zugeführt werden, da sonst gravierende Mangelzustände entstehen können. Die für den menschlichen Organismus wichtigen Mineralstoffe und Spurenelemente zeigen die Tabellen 17.5 und 17.6.

17.1.3 Bilanz

Ziel einer ausgewogenen Ernährung ist es, eine ausgeglichene Bilanz zwischen der Zufuhr und dem Verbrauch bzw. der Ausscheidung von Stoffen herzustellen. Man differenziert zwischen

- Stoffbilanz,
- Energiebilanz,
- Stickstoffbilanz.

Stoffbilanz

Die Stoffbilanz erfasst die Zufuhr, die Umwandlung und die Ausscheidung von Stoffen im Allge-

Tab. 17.4 Wasserlösliche Vitamine

Vitamin	täglicher Bedarf*	Quellen	Funktion	Mangelerscheinungen
B_1 (Thiamin)	1,7 mg	in fast allen Nahrungsmitteln, Pflanzen, Hefe	Coenzym bei dehydrierenden Decarboxylierungen	Beri-Beri: Muskel- und Nervenschäden, Enzephalopathie
B_2 (Riboflavin)	1,8 mg	Milch, Innereien, Gemüse	Wasserstoffübertragung (FAD)	Mundwinkelrhagaden, Dermatitis
B_6 (Pyridoxin)	1,2–1,5 mg	Hefe, Weizen, Mais, Leber, Gemüse	Coenzym im Aminosäurestoffwechsel	Dermatitis, Polyneuropathie, Ataxie
B_{12} (Cobalamin)	3 µg	Fleisch, Leber, Milch, Darmbakterien	Coenzym bei Kohlenstoffübertragungen	perniziöse, makrozytäre Anämie, funikuläre Myelose
Biotin	30–60 µg	Leber, Niere, Eigelb, Darmbakterien	Coenzym für Carboxylierungen	Müdigkeit, Appetitlosigkeit
C (Ascorbinsäure)	100 mg	Gemüse, Obst (Zitrusfrüchte, Kiwi)	Kollagen-, Steroid- und Katecholaminsynthese, Antioxidans	Skorbut: Bindegewebsschwäche, Zahnfleischbluten
Folsäure	0,4 mg	Leber, Nieren, Blattgemüse, Hefe	Coenzym bei Kohlenstoffübertragungen	makrozytäre Anämie, Wachstumsstörungen
Nikotinsäure	20 mg	Hefe, Fleisch, Leber, Kaffee, Tryptophan	Wasserstoffübertragungen (NAD)	„Pellagra": Dermatitis
Pantothensäure	10 mg	in fast allen Nahrungsmitteln	Coenzym bei Acylübertragungen	Polyneuropathie, ZNS-Störungen

* für erwachsene Männer, nach den Empfehlungen der DGE; für Jugendliche, Kinder und Frauen abweichende Empfehlungen, für Letztere insbesondere während Schwangerschaft und Stillzeit

Tab. 17.5 Mineralstoffe

Mineralstoff	Zufuhrempfehlung*	Funktion	Vorkommen	Mangelerscheinungen
Natrium (Na^+) **Chlorid** (Cl^-)	maximal 5 g Kochsalz/Tag	Osmoregulation, Membranpotential	Kochsalz, fast alle Nahrungsmittel	kommen nicht vor
Kalium (K^+)	2–4 g	Osmoregulation, Membranpotential	Bananen, Kartoffeln, Trockenobst, Aprikosen, Gemüse	Herzrhythmusstörungen
Calcium (Ca^{2+})	0,8–1 g	Knochen- und Zahnbestandteil, Membranstabilisierung	Milch, Milchprodukte, Gemüse, Getreide, Hülsenfrüchte	Tetanie, Herzrhythmusstörungen
Phosphat (HPO_4^{2-})	1,2–1,5 g	Knochen- und Zahnbestandteil, Energiestoffwechsel	Milch, Milchprodukte, Getreide, Fleisch	Osteomalazie
Magnesium (Mg^{2+})	0,3–0,35 g	Membranstabilisierung, Cofaktor bei vielen Reaktionen im Stoffwechsel	Gemüse, Fleisch, Milch, Hülsenfrüchte, Bananen	Muskelkrämpfe, nervöse Störungen, Parästhesien (Kribbeln, Sensibilitätsstörungen)

* nach DGE

Tab. 17.6 Spurenelemente

Spurenelement	Zufuhr-empfehlung*	Funktion	Vorkommen	Mangelerscheinungen
Eisen (Fe)	10–15 mg	Hämoglobin, Redoxsysteme	Brot, Fleisch, Gemüse, Hülsenfrüchte	Anämie
Zink (Zn)	12–15 mg	katalytisches Zentrum verschiedener Enzyme (z. B. Carboanhydrase)	Innereien, Fleisch, Getreide, Milchprodukte	Acrodermatitis enteropathica, Immunstörungen
Mangan (Mn)	2–5 mg	katalytisches Zentrum verschiedener Enzyme (z. B. Pyruvat-Carboxylase)	Getreide, Hülsenfrüchte, Gemüse, Schwarztee	kommen nicht vor (experimentell Wachstums- und Fertilitätsstörungen)
Fluor (F)	1,5–4,0 mg	Remineralisierung des Zahnschmelzes	Wasser, Fisch, Schwarztee	Karies
Kupfer (Cu)	1,5–3 mg	katalytisches Zentrum in Oxidasen, Redoxsystemen	Innereien, Getreide, Hülsenfrüchte, Nüsse	Anämie, Leukopenie, Wachstums- und Fertilitätsstörungen
Iod (I)	100-200 µg	essentieller Bestandteil der Schilddrüsenhormone	Seefisch, Milch, Eier	Hypothyreose
Selen (Se)	0,02–0,10 mg	essentieller Bestandteil der Selenoproteine (z. B. Glutathion-Peroxidase)	Eigelb, Fleisch, Getreide	Myopathie, Krebsanfälligkeit?
Chrom (Cr)	Spuren	Verbesserung der Glucosetoleranz	in Spuren ubiquitär	pathologische Glucosetoleranz bei chromfreier parenteraler Ernährung
Vanadium (V)	Spuren?	nicht bekannt	Meeresfrüchte, Pilze, Pfeffer	nicht bekannt
Nickel (Ni)	Spuren	Bestandteil mitochondrialer Enzyme?	Kakao, Tee, Getreide, Gemüse	nicht bekannt
Molybdän (Mo)	Spuren	Elektronentransfer	Hülsenfrüchte, Ei, Getreide	nicht bekannt
Cobalt (Co)	Spuren	Cofaktor von Vitamin B_{12}	Hülsenfrüchte, Nüsse, Weizenkeime	Anämie

* nach DGE

meinen. Der Umsatz von Stoffen in einem Organismus wird auch als Stoffwechsel bezeichnet. Folgende Grundformen des Stoffwechsels sind zu unterscheiden:

- **kataboler Stoffwechsel:** Energieträger (Kohlenhydrate, Fette, Eiweiß) oder Bausubstanzen des Körpers (z. B. Stukturproteine, Strukturlipide, Strukturkohlenhydrate) werden abgebaut. Dabei wird Energie freigesetzt. Diese Energie wird zu etwa 40 % in Form von energiereichen Verbindungen (z. B. Phosphorsäureanhydridbindungen wie ATP, Kreatinphosphat, GTP) für weitere Stoffwechselvorgänge oder Muskelarbeit zur Verfügung gestellt. 30 % der freigesetzten Energie werden für den Mitochondrientransport der Substrate verbraucht und 30 % wandern in die Thermoregulation des Körpers und gehen schließlich als Wärme verloren.
- **anaboler Stoffwechsel:** Energieträger (Glykogensynthese, Fettsäurebiosynthese, Aminosäuresynthese) und Bausubstanzen (Strukturproteine, Nukleotide, Strukturlipide, Strukturkohlenhydrate) werden unter Verbrauch energiereicher Bindungen synthetisiert.

Von einer ausgeglichenen Stoffbilanz spricht man, wenn die Zufuhr der Energieträger, Baustoffe, Vitamine, Mineralstoffe und Spurenelemente dem Verbrauch entspricht, d. h. der Gesamtgehalt des Organismus an Stoffen sich innerhalb enger Grenzen hält.

Energiebilanz

Die Energiebilanz gibt Auskunft über die Differenz zwischen zugeführter und verbrauchter bzw. benötigter Energie.

Ausgeglichene Energiebilanz

Ziel einer gesunden Ernährung des normalgewichtigen Erwachsenen ist eine ausgeglichene Energiebilanz, um das Körpergewicht konstant zu halten. Die Energiezufuhr muss also dem Bedarf angepasst sein. Der Energiebedarf des menschlichen Organismus setzt sich aus folgenden Komponenten zusammen:

- **Grundumsatz:** Energiebedarf unter folgenden Standardbedingungen:
  - nüchtern (Nahrungszufuhr steigert den Energieverbrauch!)
  - morgens (zur Ausschaltung tageszeitlicher Schwankungen, mittags ist der Grundumsatz höher und nachts niedriger)
  - in Ruhe (Ausschluss des Energieverbrauchs durch körperliche und geistige Tätigkeit)
  - bei Indifferenztemperatur = Körperoberflächentemperatur (ca. 29 °C)
  - bei normaler Körpertemperatur (Energieumsatz bei Fieber ↑, bei Hypothermie ↓).
- **postprandiale Thermogenese:** die durch Nahrungszufuhr induzierte Steigerung des Energieumsatzes durch den Energieverbrauch bei Verdauung, Resorption und Verstoffwechselung der Nahrung. Sie entspricht
  - 2–4 % der zugeführten Energie bei Fetten,
  - 4–7 % der zugeführten Energie bei Kohlenhydraten,
  - 18–25 % der zugeführten Energie bei Eiweiß.
- **Ruheumsatz:** Energieverbrauch bei Raumtemperatur ohne wesentliche körperliche Tätigkeit (im Liegen)
- **Arbeitsumsatz:** Energieverbrauch während körperlicher Tätigkeit (auch Sitzen oder Stehen sind bereits „Tätigkeiten"!).

Der Grundumsatz beträgt beim Mann etwa 1 Watt/kg Körpergewicht. Das entspricht einer Leistung von

$$86{,}4\ \frac{kJ}{kg \cdot Tag}$$

(Berechnung: 1 W = 1 J/s; 1 J/s = 86,4 kJ/24 h)

Zur Vereinfachung rechnet man mit einem Grundumsatz von 100 kJ/kg/Tag. Das entspricht bei einem 70 kg schweren Mann einem Grundumsatz von 7000 kJ/Tag. Die Umsätze bei Ruhe und körperlicher Arbeit sind Tabelle 17.7 zu entnehmen.

In Abhängigkeit vom Trainingszustand kann der Mensch durch Muskelarbeit eine Leistung von 2 bis 3 W/kg erbringen (bei 70 kg ca. 210 W). Bei Spitzensportlern liegt die Maximalleistung bei über 350 W!

Für die Messung des Energieverbrauchs stehen verschiedene Methoden zur Verfügung.

Direkte Kalorimetrie

Bei der direkten Kalorimetrie wird die von einer Versuchsperson abgegebene Wärmemenge in einer geschlossenen Kammer direkt gemessen. Wegen des großen Aufwandes wird diese Methode höchstens noch mit wissenschaftlicher Fragestellung eingesetzt.

Tab. 17.7 Täglicher Energieumsatz in Abhängigkeit von der körperlichen Aktivität

Aktivitäts-niveau	Umsatz/kg/Tag	Umsatz eines 70 kg schweren Mannes/Tag
Grundumsatz	100 kJ	7000 kJ
Ruheumsatz	130 kJ	9100 kJ
mittelschwere Arbeit	170 kJ	11900 kJ
schwere Arbeit	200 kJ	14000 kJ

Indirekte Kalorimetrie

Man unterscheidet zwei Methoden:

- Im **geschlossenen System** wird die Versuchsperson an ein Spirometer angeschlossen, das mit einem O_2-Reservoir verbunden ist. Die ausgeatmete Luft wird dem Reservoir nach Adsorption des CO_2 wieder zugeführt. Die Zeit und die Abnahme des Reservoirvolumens werden gemessen. Letztere ist ein direktes Maß für die O_2-Aufnahme des Probanden. Mit Hilfe des für Mischkost anzunehmenden kalorischen Äquivalents von 20 kJ/l O_2 kann die umgesetzte Energie berechnet werden.
- Im **offenen System** atmet der Proband Raumluft ein. Volumen, O_2- und CO_2-Konzentration der ausgeatmeten Luft werden gemessen. Aus dem Volumen und der Differenz zwischen den O_2- und CO_2-Konzentrationen von Raumluft und ausgeatmeter Luft lassen sich O_2-Aufnahme und CO_2-Abgabe berechnen. Der Quotient aus CO_2-Abgabe und O_2-Aufnahme ergibt den respiratorischen Quotienten (RQ). Aus dem respiratorischen Quotienten kann das kalorische Äquivalent abgeschätzt und die verbrauchte Energie berechnet werden (↗ auch Tab. 17.1).

Positive Energiebilanz: Überernährung

Liegt die Energiezufuhr über dem Verbrauch, werden im anabolen Stoffwechsel Energieträger synthetisiert und die Speicher gefüllt. Die wichtigsten Energiespeicher des menschlichen Organismus sind:

- **Glykogenspeicher der Leber:** maximal ca. 150 g Glykogen (10 % des Lebergewichts), entsprechend 2400 kJ Energie,
- **Glykogenspeicher des Muskels:** maximal ca. 250 g Glykogen (1 % des Muskelgewichts), entsprechend 4000 kJ Energie,
- **Lipidspeicher des Fettgewebes:** fast unbegrenzte Speicherung von Triglyceriden, entsprechend einem Energiegehalt von etwa 30 kJ/g Fettgewebe.

Merke

Proteinspeicher können aus überschüssiger Energie nicht gebildet werden. Lediglich durch gleichzeitiges Muskeltraining und bei ausreichender Zufuhr der essentiellen Aminosäuren kann zugeführte Energie zur Synthese nichtessentieller Aminosäuren und somit für die Proteinbiosynthese verwendet werden. Ohne Muskeltraining wird in zu großer Menge zugeführtes Protein abgebaut und über den Aminosäurestoffwechsel in die Fettsäurebiosynthese und die Gluconeogenese eingeschleust.

Die Überernährung stellt in den westlichen Industrienationen ein großes Problem dar, da sie zu Übergewicht und zu einer Vielzahl von Folgeerkrankungen führen kann. Schon ein vergleichsweise geringer Energieüberschuss von 100 kJ/Tag führt im Verlauf von 10 Jahren zu einem Überschuss von 365 000 kJ. Dies entspricht dem Aufbau von 12 kg Fettgewebe = Übergewicht.

Klinik
1 kg menschliches Fettgewebe speichert 30 000 kJ Energie. 20 kg Übergewicht – keine Seltenheit in den westlichen Industrienationen – entsprechen einem lebenden Energietank von 600 000 kJ! Kein Wunder, dass man diesen Ballast nicht in vierwöchigen Crash-Diäten los wird!

Klinik
Wichtige durch Überernährung und Übergewicht bedingte Risiken und Erkrankungen sind:
- Diabetes mellitus Typ 2
- metabolisches Syndrom
- Herzinfarkt
- Schlaganfall
- degenerative Wirbelsäulen- und Gelenkveränderungen.

Negative Energiebilanz: Unterernährung (Hungerstoffwechsel)

Liegt die Energiezufuhr unter dem Energieverbrauch, so werden im katabolen Stoffwechsel körpereigene Energieträger abgebaut. Zunächst werden die Glykogenspeicher geleert. Sie reichen bei vollständiger Unterbrechung der Energiezufuhr (Nulldiät) nicht einmal 1 Tag. Als Nächstes gewinnt der Organismus Energie aus dem Abbau von Triacylglycerinen aus dem Fettgewebe. Gleichzeitig setzt aber auch der Abbau körpereigener Strukturproteine ein, deren Aminosäuren für die Gluconeogenese (glucogene Aminosäuren) bzw. für die Ketogenese (ketogene Aminosäuren) verwendet werden. Auch das überwiegend aus den Erythrozyten stammende Lactat wird über den Cori-Zyklus in der Leber zu Glucose regeneriert (↗ Kap. 15.1.5).

Merke
Der menschliche Organismus kann aus Kohlenhydraten über die Glykolyse und die Bildung von Acetyl-CoA Fettsäuren synthetisieren. Aus dem Fettsäureabbau entstandenes Acetyl-CoA kann aber nicht für die Gluconeogenese verwendet werden. Für die Gluconeogenese stehen im Hungerzustand lediglich das Lactat, die glucogenen Aminosäuren und das beim Triacylglycerinabbau frei werdende Glycerin zur Verfügung.

Die gesteigerte Lipolyse führt zu einem Überschuss von Acetyl-CoA. Dies führt zur Bildung von Ketonkörpern, die vom ZNS im Hungerstoffwechsel anstelle von Glucose verwendet werden können (↗ Kap. 8.4.1). Auf diese Weise werden täglich 100 g Glucose eingespart, die allein das ZNS benötigen würde, da dort keine β-Oxidation von Fettsäuren möglich ist.

Merke
Die **Frühphase** des **Hungerstoffwechsels** zeichnet sich durch einen hohen Proteinumsatz (bis zu 150 g/Tag) und eine nur geringe Ketonkörperbildung aus. Erst nach längerem Fasten (**Spätphase** des **Hungerstoffwechsels**) steigt die Ketonkörperutilisation an und der Proteinabbau wird eingedämmt (auf ca. 20–30 g/Tag). Bei ansteigender Ketonkörperkonzentration entsteht eine **metabolische Azidose**. Diese wird durch die gesteigerte Ammoniakbildung beim Proteinabbau teilkompensiert.

Stickstoffbilanz

Die Stickstoffbilanz gibt Auskunft über den Proteinhaushalt des Organismus, da Stickstoff fast ausschließlich in Form von Eiweiß (= Aminosäuren) mit der Nahrung aufgenommen wird. Die geringen Stickstoffmengen, die z. B. über die Nukleotide oder bestimmte Vitamine zugeführt werden, sind mengenmäßig zu vernachlässigen. Die Ausscheidung von Stickstoff erfolgt überwiegend renal in Form von Harnstoff und Ammoniak (als Ammoniumchlorid). Geringe Mengen werden auch über den Stuhl eliminiert oder gehen durch Abschilferung von Haut und Schleimhäuten oder durch Haarausfall verloren.

Die Stickstoffzufuhr lässt sich über den Proteingehalt der Nahrung bestimmen. Der Stickstoffgehalt von Proteinen beträgt im Mittel ca. 16 %. Die Stickstoffausscheidung kann über die Harnstoff- und Ammoniakausscheidung im 24-h-Sammelurin und die Messung der Stickstoffkonzentration im Stuhl ermittelt werden.

Merke
100 g Eiweiß enthalten ca. 16 g Stickstoff (g Eiweiß = g N × 6,25).

Ausgeglichene Stickstoffbilanz

Bei einer ausgeglichenen Stickstoffbilanz sind zugeführte und ausgeschiedene Stickstoffmenge identisch. Dies zu erreichen ist Ziel einer gesunden Ernährung, es sei denn, es liegt ein erhöhter Eiweißbedarf vor (Wachstum, trainingsbedingter Muskelaufbau, Schwangerschaft).

Tägliche Zufuhr

Bezüglich der täglichen Zufuhr unterscheidet man

- **Eiweißzufuhr-Optimum:** DGE und WHO empfehlen eine tägliche Proteinzufuhr von 1 g/kg KG, also insgesamt etwa 60–80 g/Tag. Dies entspricht einem Eiweißgehalt der Nahrung von knapp 15 % der aufgenommenen Energie. Durch eine Eiweißzufuhr in dieser Menge kann auch bei geringer biologischer Wertigkeit der Proteine (↗ unten) das Entstehen von Mangelerscheinungen weitgehend ausgeschlossen werden.
- **Bilanzminimum (physiologisches Stickstoffminimum):** Hierunter versteht man die Proteinzufuhr, welche für eine gerade noch ausgeglichene Stickstoffbilanz unbedingt erforderlich ist. Das Bilanzminimum liegt deutlich unter dem Optimum und beträgt je nach biologischer Wertigkeit der Proteine etwa 30–50 g/Tag.
- **absolutes Proteinminimum:** Dies bezeichnet diejenige Proteinmenge, die bei ausreichender Kalorienzufuhr, aber proteinfreier Ernährung täglich abgebaut wird. Sie beträgt etwa 15 g/Tag. Bei Zufuhr von Eiweiß mit der höchsten biologischen Wertigkeit (1, Eiprotein) genügt die Zufuhr dieser Menge gerade noch für eine ausgeglichene Stickstoffbilanz.
- **Erhaltungsminimum:** Nach mehrwöchiger hypokalorischer Ernährung senkt der Organimus seinen Proteinumsatz auf ein Minimum. Unter dem Erhaltungsminimum versteht man die Proteinzufuhr, die notwendig ist, um in der Spätphase des Hungerstoffwechsels noch eine ausgeglichene Stickstoffbilanz zu gewährleisten (ca. 15–35 g/Tag).

Biologische Wertigkeit

Die biologische Wertigkeit von Proteinen bemisst sich zum einen an ihrer Ähnlichkeit zum menschlichen Protein bezüglich der Aminosäurezusammensetzung und zum anderen an ihrem Gehalt an für den Menschen essentiellen Aminosäuren. Dem Eiprotein wird als Eiweiß mit der höchsten biologischen Wertigkeit die Ziffer 1 zugeordnet. Pflanzliche Proteine haben eine geringere biologische Wertigkeit, weil Lysin, Tryptophan, Methionin und Threonin meist nicht in ausreichender Menge enthalten sind. Proteine, denen eine essentielle Aminosäure vollständig fehlt, haben die Wertigkeit 0. Sie sind als ausschließliche Proteinquelle in der menschlichen Ernährung ungeeignet und rufen auch bei mengenmäßig insgesamt ausreichender Zufuhr Mangelerscheinungen hervor.

Merke
Täglich werden in der Postresorptionsphase physiologischerweise etwa 300–400 g Körpereiweiß zu Aminosäuren abgebaut. Diese werden für die Gluconeogenese verwendet. In der Resorptionsphase wird das verloren gegangene Eiweiß wieder aufgebaut. Man spricht hier von der sog. „labilen Eiweißmasse".

Positive Stickstoffbilanz

Zu einer positiven Stickstoffbilanz kommt es, wenn die zugeführte Eiweiß- und damit Stickstoffmenge über der ausgeschiedenen liegt. Folgende Konstellationen sind mit einer positiven Stickstoffbilanz verbunden:

- Wachstum
- Schwangerschaft
- Muskelaufbau.

Voraussetzung für eine positive Stickstoffbilanz ist die entsprechend hohe Zufuhr an Proteinen mit hoher biologischer Wertigkeit. Muskelaufbau findet darüber hinaus nur statt, wenn die betreffende Muskulatur trainiert wird. Eine Steigerung der Eiweißzufuhr ohne gleichzeitiges Muskeltraining bleibt ohne Effekt.

Auch die Speicherung von Eiweiß ist dem menschlichen Körper nicht möglich. Eine gesteigerte Eiweißzufuhr ohne einen der oben aufgeführten Gründe für eine positive Stickstoffbilanz führt daher zu einer gesteigerten Stickstoffausscheidung über die Niere. Im Überschuss aufgenommene Aminosäuren werden desaminiert, das Kohlenstoffgerüst wird je nach Stoffwechsellage zu CO_2 abgebaut oder in Kohlenhydrate bzw. in Fettsäuren umgewandelt und der Stickstoff wird als Harnstoff oder Ammoniak ausgeschieden. Allerdings dauert es bei einer Steigerung der Proteinzufuhr einige Tage, bis die Stickstoffbilanz wieder ausgeglichen ist, da die Enzyme, die den Abbau der Aminosäuren katalysieren, alle nur isosterisch (d.h. durch Produkthemmung, ↗ Kap. 2.3.1) reguliert sind. Die Substratumsatzgeschwindigkeit bei Erreichen von V_{max} kann also nicht weiter gesteigert werden. Der gestiegene Substratanfall wird dann erst durch eine Steigerung der Enzymproduktion auf Transkriptionsebene bewältigt, was einige Zeit in Anspruch nimmt.

Negative Stickstoffbilanz

Eine unzureichende Proteinzufuhr führt zu einer negativen Stickstoffbilanz. Die Stickstoffausscheidung liegt über der Aufnahme. Ursache kann entweder eine mengenmäßig zu geringe Aufnahme (unterhalb des Bilanzminimums) oder eine mindere biologische Wertigkeit der zugeführten Proteine sein. Eine negative Stickstoffbilanz führt auf Dauer zu einer verminderten Synthese und Bereitstellung körpereigener Proteine. Es sind sowohl die Strukturproteine als auch die Enzyme und die Plasmaproteine betroffen. Die Folge sind entsprechende Mangelerscheinungen. Durch Fehlen der Verdauungsenzyme im Darm kommt es zu einem Maldigestions- und damit auch zu einem Malabsorptionssyndrom, was den Eiweißmangel weiter verstärkt und zudem Diarrhö mit Elektrolytverlust verursacht.

Klinik

Hypokalorische Ernährung führt zum gleichmäßigen Abbau von Körperfett und Körpereiweiß. Die Folge ist ein **Marasmus** (schwere Form der Unterernährung). Von dieser Erkrankung sind vor allem Kinder in Ländern der Dritten Welt betroffen. Sie imponieren durch abgemagerte Gliedmaßen und einen abgemagerten Stamm mit eingefallenem Bauch.

Eiweißmangel- oder Eiweißfehlernährung bei ausreichender Kalorienzufuhr führt zum **Kwashiorkor**. Auch diese Erkrankung ist in vielen Ländern der Dritten Welt verbreitet. Durch mangelhafte Eiweißzufuhr oder durch Aufnahme von Eiweiß mit geringer biologischer Wertigkeit kommt es zu einem Mangel an essentiellen Aminosäuren. Folglich können die körpereigenen Proteine nicht mehr in ausreichender Menge gebildet werden. Durch das Absinken der Albuminkonzentration im Plasma sinkt auch der onkotische Druck, was den Austritt von Plasmawasser ins Gewebe begünstigt. Es kommt zur Ausbildung von Hungerödemen. Die Patienten wirken aufgedunsen und haben einen durch Aszites vorgewölbten Bauch.

17.1.4 Parenterale Ernährung

Bei bestimmten Erkrankungen ist eine parenterale Ernährung erforderlich. Man versteht hierunter die Nährstoffversorgung des Organimus durch intravenöse Infusion der Nährstoffe unter Umgehung des Gastrointestinaltraktes. Wichtige Indikationen hierfür sind:

- schweres Malabsorptionssyndrom (↗ Kap. 17.5)
- Koma
- Vermeidung einer Stimulation der dem Darm benachbarten Verdauungsdrüsen, z.B. bei akuter Pankreatitis
- Obstruktion im Gastrointestinaltrakt.

Ziel der parenteralen Ernährung ist der Ersatz aller wichtigen Nahrungsbestandteile:

- ausreichende Flüssigkeitszufuhr (2 l Wasser/Tag)
- ausreichende Energiezufuhr in ausgewogenem Verhältnis (55 % Kohlenhydrate, 30 % Fett, 15 % Aminosäuren)
- ausreichende Versorgung mit essentiellen Nahrungsbestandteilen:
  - essentielle Aminosäuren
  - essentielle Fettsäuren
  - fettlösliche und wasserlösliche Vitamine
  - Mineralstoffe (Elektrolyte)
  - Spurenelemente (nur bei länger dauernder parenteraler Ernährung erforderlich).

Die **Wasser- und Elektrolytversorgung** erfolgt durch Gabe isotonischer Elektrolytlösungen, die vor allem NaCl, aber auch die anderen Elektrolyte in ausreichender Menge enthalten. Kalium muss unter Umständen zusätzlich substituiert werden.

Die **Kohlenhydratversorgung** erfolgt durch Gabe von Monosacchariden:

- Glucose
- Fructose
- Sorbitol (Zuckeralkohol der Glucose)
- Xylitol (Zuckeralkohol der Pentose Xylulose).

Glucose sollte immer in ausreichender Menge enthalten sein, um die Lipolyse zu drosseln (anabole Stoffwechsellage durch Insulinwirkung!), so dass die freien Fettsäuren und die Ketonkörper im Blut absinken. Hierdurch wird auch einer Ketoazidose vorgebeugt.

Der **Eiweißbedarf** wird durch ein Gemisch aus Aminosäuren gedeckt, das die essentiellen Aminosäuren in einem dem physiologischen Bedarf angepassten Verhältnis enthält. Nach Operationen ist der Aminosäurenbedarf erhöht. Proteine können nicht parenteral verabreicht werden, da sie eine Immunantwort provozieren würden.

Die **Fettzufuhr** erfolgt in Form von Triacylglycerinen durch gut verträgliche Fettemulsionen. Hierdurch können große Energiemengen in kleinem Volumen verabreicht werden.

Nur bei länger dauernder parenteraler Ernährung ist die Substitution von Vitaminen erforderlich. Die wasserlöslichen Vitamine werden hierzu den Elektrolyt- oder Monosaccharidlösungen und die fettlöslichen Vitamine den Fettemulsionen zugesetzt. Bei sehr langer parenteraler Ernährung ist auch die Substitution von Spurenelementen erforderlich.

17.2 Verdauung und Resorption

Die Nahrung ist in ihrer unversehrten Form für den menschlichen Organismus nicht verwertbar. Sie wird daher bei der Aufnahme zunächst mechanisch zerkleinert und dann durch die verschiedenen Verdauungssekrete in ihre molekularen Bestandteile zerlegt. Erst die einzelnen Moleküle können durch die Mukosa des Darms resorbiert werden. Um die Resorption zu bewerkstelligen, ist die Oberfläche der Darmschleimhaut durch Zotten und Mikrovilli stark vergrößert. Die Resorptionsfläche des Dünndarms beträgt bei einer Länge von nur etwa 4–5 m über 200 m^2.

17.2.1 Verdauungssekrete

Speichel

Bildung

Täglich werden in den Azini der Speicheldrüsen etwa 1000–1500 ml blutisotoner Primärspeichel gebildet. Durch aktive Resorption in den Ausführungsgängen wird dem Primärspeichel Natrium entzogen, wodurch er gegenüber dem Plasma hypoton wird. Die Natriumrückresorption erreicht bei geringer Flussrate das höchste Ausmaß. Mit steigender Flussrate steigt also auch die Osmolalität des Speichels. Sie bleibt aber immer unterhalb der Osmolalität des Plasmas.

Zusammensetzung

Speichel enthält mehr **Kalium** und weniger **Natrium** als das Plasma. Mit steigender Sekretionsrate steigen die Na^+-Konzentration und die Osmolalität. Speichel enthält zudem folgende weitere wichtige Bestandteile (↗ auch Tab. 17.8):

- **Mucine** (Glykoproteine): verbessern die Gleitfähigkeit der Nahrung beim Schluckakt und beim Transport im Magen-Darm-Trakt
- **Blutgruppenantigene**
- **Ptyalin** (eine α-Amylase): spaltet Stärke bis zum Disaccharid Maltose; pH-Optimum bei pH 6,7; wird bei pH 4 inaktiviert.
- **Immunglobuline (IgA):** Sie werden nicht von den Azini der Speicheldrüsen sezerniert, sondern gelangen aus subepithelial gelegenen Plasmazellen mittels rezeptorvermittelter Transzytose durch die Schleimhautepithelzellen ins Lumen.

Regulation der Sekretion

Der Speichelfluss wird durch chemische und mechanische Reize sowie durch Aktivierung parasympathischer Nerven stimuliert. Die Speichelzusammensetzung wird unter parasympathischer Aktivierung serös. Die Erregung sympathischer Bahnen führt zu einer Reduktion des Speichelflusses und damit zur Mundtrockenheit (Xerostomie). Der (Rest-) Speichel ist dann eher mukös beschaffen.

Magensaft

Bildung

Die verschiedenen sekretorischen Zellen der Magenschleimhaut produzieren täglich etwa 2,5–3 l Magensaft. Die Sekretion wird durch chemische (Nahrungsbestandteile, vor allem Eiweiß), mechanische (Dehnung der Magenwand), parasympathische (Vagus) und endokrine (Gastrin) Reize induziert. Die sekretorischen Zellen der Magenschleimhaut sind Nebenzellen, Belegzellen und Hauptzellen.

Zusammensetzung

Der Magensaft setzt sich aus den Produkten seiner unterschiedlichen Schleimhautzellen zusammen:

- **Nebenzellen und Zellen der pylorischen Region:** Bildung von **Mucinen**, die den Magen vor Selbstverdauung schützen. Mucine sind große Glykoproteine mit einem Molekulargewicht von mehreren 100 kD und einem hohen Gehalt von O-glykosidisch verknüpften Saccharidseitenketten. Sie sind mit Hilfe einer Transmembranhelix in der Membran der Epithelzellen verankert und überziehen so das Schleimhautepithel des Magens mit einer 200–500 µm dicken Sperrschicht. Die von den Belegzellen produzierte Salzsäure gelangt wahrscheinlich durch kanalartige Strukturen ins Magenlumen und kann dann durch die Mucinschicht nicht zum Epithel zurückdiffundieren.
- **Belegzellen** (Parietalzellen) des Magenfundus: **Salzsäure**produktion: Sekretion von H^+ und Cl^-. Die Protonen entstammen dem Kohlensäure-Hydrogencarbonat-Gleichgewicht, das durch die Carboanhydrase (ein Metalloenzym) der Belegzellen auf die Seite der Protonenbildung verschoben wird. Die Protonen werden mit Hilfe der H^+-K^+-ATPase (Protonenpumpe) im Austausch gegen K^+-Ionen in lumenseitige Canaliculi gepumpt. K^+ diffundiert anschließend dem Konzentrationsgradienten folgend über einen Kaliumkanal in den Canaliculus zurück, wo es erneut für den Austausch gegen H^+ zur Verfügung steht. Bicarbonat wird im Austausch gegen Cl^- ins Blut abgegeben. Cl^- gelangt dann dem elektrischen Gradienten folgend über einen speziellen Chloridkanal in den Canaliculus. Aus dem Canaliculus gelangen H^+ und Cl^- ins Lumen, während K^+ wieder in die Zelle aufgenommen wird. Dadurch entsteht ein Protonengradient mit einem intrazellulären zu luminalem H^+-Konzentrationsverhältnis von $1:10^6$ (↗ Abb. 17.3). Die Energie für die Aufrechterhaltung dieses hohen Gradienten entstammt der Spaltung von einem ATP für den Transport von jeweils 2 H^+. Außerdem sezernieren die Belegzellen den für die Vitamin-B_{12}-Resorption notwendigen **Intrinsic-Faktor**, ein etwa 50 kD schweres Glykoprotein mit einem hohen Neuraminsäuregehalt, der es vor der Spaltung durch Proteasen schützt.
- **Hauptzellen:** Sekretion von **Pepsinogen**, einem 42,6 kD schweren Proenzym, das durch limitierte Autoproteolyse (Abspaltung von 44 Aminosäuren) unter Einwirkung von HCl zu Pepsin (34,5 kD) aktiviert wird. Pepsin ist eine Endopeptidase, die Proteine unspezifisch im Inneren der Pepidkette spaltet, vornehmlich neben aromatischen Aminosäuren wie Tyrosin oder Phenylalanin. Dabei entstehen Peptidbruchstücke von 600–3000 D. Das Wirkungsoptimum von Pepsin liegt bei pH 1,8. Außerdem produzieren die Hauptzellen die Protease **Gastricin** und die **Magenlipase**. Erstere spaltet vornehmlich das Casein der Milch, letztere die in der Milch vorkommenden Triacylglycerine mit kurzkettigen Fettsäuren.

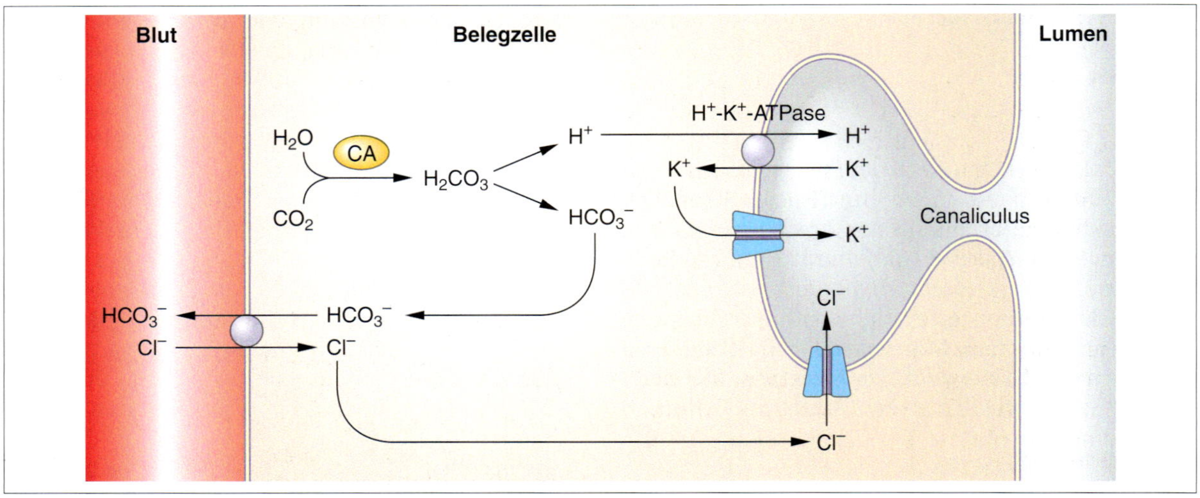

Abb. 17.3 Protonensekretion der gastralen Belegzelle. CA: Carboanhydrase. [10]

Eine Übersicht über Zusammensetzung und weitere Eigenschaften des Magensaftes vermittelt Tabelle 17.8.

Regulation der Sekretion

Regulation der HCl-Sekretion. Die HCl-Sekretion wird auf folgende Weisen **stimuliert**:

Tab. 17.8 Sekrete und Wirkstoffe des Gastrointestinaltraktes

Sekret	Menge (l/d)	Enzyme	andere Inhaltsstoffe	para- u. endokrine Regulation
Speichel	1–1,5	Ptyalin (α-Amylase)	Speichel-Mucine Blutgruppenantigene IgA	
Magensaft	2,5–3	Pepsin Gastricin Magenlipase	HCl Mucine Intrinsic-Faktor	Gastrin (34 bzw. 17 oder 13 AS [↗ auch Kap. 13.4.1]), Histamin (Gewebshormon, biogenes Amin von Histidin [↗ auch Kap. 13.7.1]), Prostaglandine (vor allem PGE1, ↗ auch Kap. 13.7.4)
Pankreassekret	1–3	Trypsinogen Chymotrypsinogen Procarboxypeptidasen A und B Proelastase α-Amylase Lipase Cholesterinesterase Ribonuklease Desoxyribonuklease	Na^+ HCO_3^-	Motilin (22 AS), Sekretin (27 AS, ↗ auch Kap. 13.4.2), GIP (43 AS, ↗ auch Kap. 13.4.1), CCK (33 AS, ↗ auch Kap. 13.4.3), VIP
Blasengalle	0,5		Mucine Cholesterin Bilirubin Gallensäuren	
Duodenumsekret	1–2	Enteropeptidase Aminopeptidasen Dipeptidasen Nukleotidasen Nukleosidasen Disaccharidasen Cholesterinesterase Phosphatasen	Na^+ HCO_3^- Mucine Albumin	

- **neural** durch Aktivierung des Parasympathikus (Acetylcholinausschüttung). Durch Acetylcholin werden muscarinische Acetylcholinrezeptoren (**m-Cholinozeptoren**) der Belegzellen aktiviert. Die Signaltransduktion erfolgt über die Phospholipase Cβ (Spaltung von Phosphatidylinositol-4,5-bisphosphat mit Bildung von IP_3, Erhöhung der intrazellulären Calciumkonzentration durch Freisetzung von Calcium aus intrazellulären Speichern, ↗ Kap. 13.1.4).
- **endokrin** durch Ausschüttung von **Gastrin** durch die enteroendokrinen Gastrinzellen (**G-Zellen**) im Antrum des Magens und im Duodenum (↗ auch Kap. 13.4.1). Die Gastrinfreisetzung wird durch Dehnung der Magenwand, durch einen Anstieg des pH-Wertes im Lumen des Magens, durch Peptide (aus der Eiweißverdauung), durch Alkohol, durch Coffein und durch Gastrin-Releasing-Peptide (GRP) stimuliert. GRP wird von peptidergen postganglionären parasympathischen Nervenfasern und von Neuronen des enteralen Nervensystems unter dem Einfluss von Eiweiß und Eiweißspaltprodukten (Peptiden) gebildet. Gastrin ist ein Pepidhormon, das in vier Varianten vorkommt:
  - **Big-Gastrin:** 34 Aminosäuren (enthält Gastrin I und zusätzlich 17 weitere Aminosäuren)
  - **Gastrin I:** 17 Aminosäuren (C-terminale Aminosäure Glutamin)
  - **Gastrin II:** 17 Aminosäuren (C-terminale Aminosäure Pyroglutamat, sonst wie Gastrin I)
  - **Minigastrin:** 13 Aminosäuren (enthält die 13 N-terminalen Aminosäuren von Gastrin)

  Es gelangt über die Blutbahn zu den Belegzellen und wirkt dort über spezifische Gastrinrezeptoren. Die Signaltransduktion erfolgt über einen G-Protein-vermittelten Prozess, der zur Aktivierung der Phospholipase Cβ und damit zur Freisetzung intrazellulären Calciums führt.
- **parakrin** durch Ausschüttung von **Histamin:** Dieses Gewebshormon wird durch die Enterochromaffin-ähnlichen Zellen (ECL-Zellen) der Mukosa nach Stimulierung mit Gastrin oder Acetylcholin ins mukosale Gewebe freigesetzt. Es wirkt parakrin über spezifische H_2-Rezeptoren benachbarter Belegzellen. Rezeptorvermittelt wird die Adenylatzyklase aktiviert und dadurch die Produktion des Second messenger cAMP gesteigert. Dies führt zur Aktivierung von Proteinkinasen, wodurch es zu einer gesteigerten Säurebildung durch die H^+-K^+-ATPase kommt. Der Mechanismus, der letztlich diese Aktivitätssteigerung bewirkt, ist noch nicht identifiziert.

Des Weiteren wird die HCl-Produktion des Magens durch endokrine **Hemmung** kontrolliert: **Somatostatin**, das in den enteroendokrinen D-Zellen des Gastrointestinaltrakts gebildet und unter dem Einfluss einer hohen Protonenkonzentration im Lumen freigesetzt wird, hemmt die Histaminfreisetzung aus ECL-Zellen und direkt die HCl-Produktion der Belegzellen. Diese Wirkung wird durch einen spezifischen Somatostatinrezeptor vermittelt. Dieser ist ein inhibitorischer Rezeptor des Adenylatzyklasesystems.

Klinik

Die Säureproduktion der Belegzellen spielt eine wichtige Rolle bei der Entstehung folgender Erkrankungen:

- **chronische Typ-B-Gastritis**
- **Ulcus ventriculi, Ulcus duodeni**
- **Refluxösophagitis**.

Zur Behandlung dieser Erkrankungen werden HCl-Bildung und -Sekretion der Belegzellen medikamentös gehemmt bzw. wird die gebildete Säure neutralisiert. Folgende pharmakologische Angriffspunkte werden genutzt:

- **Hemmung der H^+-K^+-ATPase:** Die sog. Protonenpumpenhemmstoffe (Omeprazol, Pantoprazol, Lanzoprazol u. a.) reagieren als reaktive Sulfenamide mit Cysteinylresten der H^+-K^+-ATPase unter Ausbildung von Disulfidbrücken und deaktivieren das Enzym dadurch irreversibel. Die Folge ist eine verminderte Protonensekretion.
- **H_2-Rezeptoren-Blockade:** Medikamente wie Cimetidin, Ranitidin und Famotidin besetzen die H_2-Rezeptoren der Belegzellen und antagonisieren dort kompetitiv die Wirkung von Histamin. Die Folge ist ebenfalls eine verminderte Säurebildung.
- **Muscarinrezeptorblockade:** Pirenzepin antagonisiert die Wirkung von Acetylcholin am m-Cholinozeptor und vermindert so die parasympathische Aktivierung der gastralen Säureproduktion.
- **Antazida:** Durch Substanzen wie Aluminiumhydroxid oder Magnesiumhydroxid werden Protonen abgepuffert und dadurch die Magensäure neutralisiert.

Früher wurde die parasympathische Aktivierung der gastralen Säureproduktion auch durch eine selektive Vagotomie ausgeschaltet. In Anbetracht der guten Möglichkeiten einer medikamentösen Therapie ist das Verfahren heute obsolet.

Regulation der Mucinsekretion. Die Mucinsekretion wird durch folgende Mechanismen **stimuliert** (↗ Abb. 17.4):

- **neural:** durch Aktivierung des Parasympathikus (Ausschüttung von Acetylcholin und Stimulation von m-Cholinozeptoren der Nebenzellen)
- **endokrin:** Die Ausschüttung von Sekretin führt über die Aktivierung von Sekretinrezeptoren der Nebenzellen zu einer gesteigerten Bildung von cAMP und dadurch zu einer Anregung der Mucinproduktion.
- **parakrin:** Auch unter dem Einfluss von Prostaglandinen (z. B. PGE_1) wird vermehrt Mucin gebildet.

Durch Glucocorticoide wird die Produktion von Mucin **gehemmt** (↗ Abb. 17.4). Dies erklärt das er-

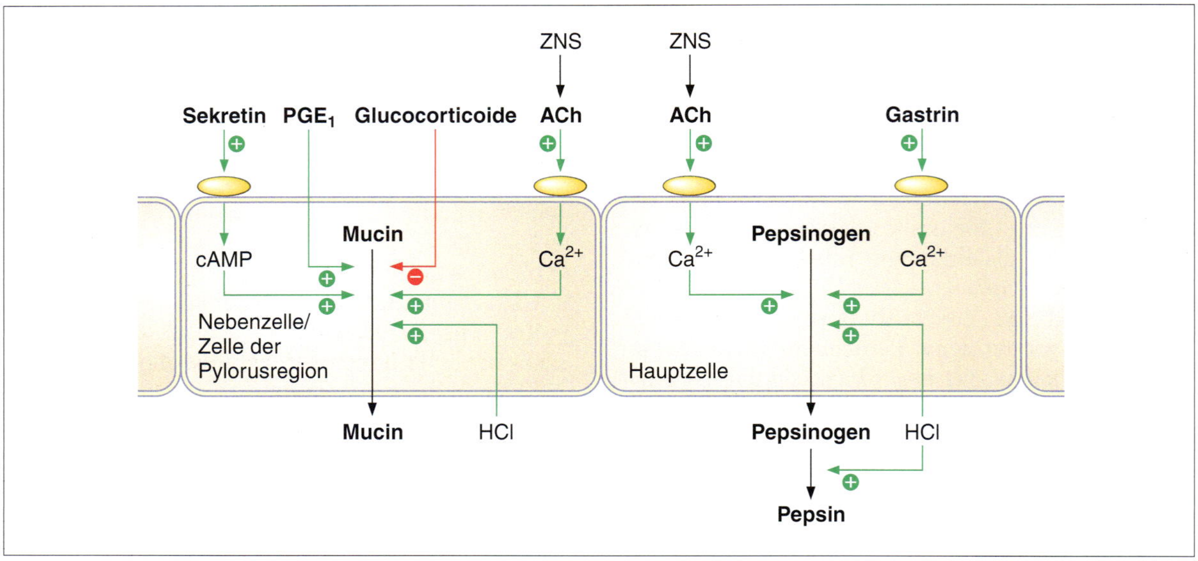

Abb. 17.4 Regulation der Mucin- und Pepsinogensekretion. ACh: Acetylcholin. [4]

höhte Risiko einer Ulkusentstehung unter einer Cortisontherapie.

Regulation der Pepsinogensekretion. Die Bildung und Sekretion von Pepsinogen wird neural über eine parasympathische Aktivierung (m-Cholinozeptoren), endokrin durch Gastrin und chemisch durch einen niedrigen pH-Wert im Lumen aktiviert (↗ Abb. 17.4).

Pankreassekret

Bildung

In Abhängigkeit von der Nahrungszufuhr werden täglich bis zu 3 l Pankreassekret mit einem pH von 8,0 gebildet. Hierdurch und durch duodenales Sekret (↗ unten) wird der saure Nahrungsbrei aus dem Magen im Duodenum neutralisiert. Die **Verdauungsenzyme** werden in den **Azinuszellen** und die anorganischen Bestandteile (**H_2O** und **$Na^+HCO_3^-$**) in den **Pankreasgangzellen** gebildet.

Zusammensetzung

Das Pankreassekret enthält **Hydrolasen** zur hydrolytischen Spaltung der verschiedenen chemischen Stoffklassen der Nahrungsbestandteile. Die wichtigsten Enzyme sind:

- **proteolytische Enzyme:** Sie werden als inaktives Enzym (Proenzym) gebildet und sezerniert, um eine Andauung des Pankreas zu vermeiden, und erst im Darmlumen durch limitierte Proteolyse aktiviert.
  - Trypsinogen → Trypsin: Endopeptidase; spaltet Proteine und Polypeptide in Oligopeptide
  - Chymotrypsinogen → Chymotrypsin: Endopeptidase; spaltet Proteine und Polypeptide in Oligopeptide
  - Procarboxypeptidasen A und B → Carboxypeptidasen A und B: Exopeptidasen; spalten einzelne Aminosäuren am C-Terminus des Peptids/Proteins ab; die Carboxypeptidase A hat eine besondere Affinität zu Aminosäuren mit aromatischen Resten (Tyrosin, Phenylalanin, Tryptophan), die Carboxypeptidase B zu basischen Aminosäuren (Lysin, Arginin, Histidin).
  - Proelastase → Elastase: spaltet Elastin
- **α-Amylase:** spaltet α-1,4-glykosidische Bindungen in Glykogen und Stärke (kann die 1,6-glykosidischen Bindungen der Verzweigungsstellen nicht spalten!)
- **Lipasen:**
  - Triacylglycerin-Lipase: spaltet von Triaclglycerinen bevorzugt die Fettsäuren in Position 1 und 3 ab, wodurch β-Monoacylglycerine und freie Fettsäuren entstehen; in geringem Umfang entstehen auch Glycerin und Diacylglycerine.
  - Cholesterinesterase: spaltet Cholesterinester in freies Cholesterin und freie Fettsäuren
- **nukleinsäureabbauende Enzyme:**
  - Ribonuklease
  - Desoxyribonuklease.

Des Weiteren besteht das Pankreassekret aus großen Mengen **Wasser** und **$Na^+HCO_3^-$**. Hierdurch wird die Salzsäure aus dem Magen neutralisiert:

$Na^+ + HCO_3^- + H^+ + Cl^- \leftrightarrow NaCl + H_2O + CO_2$

Durch die Alkalisierung des Speisebreis ist die Voraussetzung für eine optimale katalytische Aktivität der Pankreasenzyme (pH = 8) gegeben.

> **Merke**
> Eine **Endopeptidase** katalysiert die Spaltung von Peptidbindungen mitten in einem Peptid oder Protein. Produkte der Endopeptidasen sind Poly- oder Oligopeptide.

Eine **Exopeptidase** katalysiert die Abspaltung einzelner terminaler Aminosäuren, z. B. am C-Terminus des Peptids oder Proteins. Produkte der Exopeptidasen sind einzelne Aminosäuren.

Regulation der Sekretion

Die **Freisetzung der pankreatischen Enzyme** aus den Azinuszellen wird durch **Sekretagogene** stimuliert. Als solche wirken (↗ Abb. 17.5):

- **Acetylcholin** aus parasympathischen, cholinergen Nervenendigungen: wirkt über m-Cholinozeptoren. Wie im Magen wird durch Aktivierung der Phospholipase Cβ intrazellulär Calcium freigesetzt (↗ oben).
- **Cholecystokinin** = **Pankreozymin** (CCK-PZ), ein Peptid aus 33 Aminosäuren, das in den E-Zellen der Schleimhaut des Duodenums und Jejunums gebildet wird: Die CCK-PZ-Freisetzung wird durch freie Fettsäuren, Aminosäuren und Peptide im Lumen des Duodenums stimuliert. Die Signaltransduktion erfolgt über den CCK-PZ-Rezeptor, wodurch ebenfalls eine Freisetzung intrazellulären Calciums ausgelöst wird.

Die **Freisetzung von H_2O und HCO_3^-** aus den Pankreasgangzellen wird stimuliert durch:

- **Sekretin**, ein Peptid aus 27 Aminosäuren, das in den enteroendokrinen Zellen im Duodenum und Jejunum gebildet wird.
- **vasoaktives intestinales Peptid (VIP)**, ein dem Sekretin strukturverwandtes Peptid aus 28 Aminosäuren, das aus den Neuronen des gastrointestinalen Nervensystems stammt.

Sekretin gehört zu den Homonen, während VIP den Neurotransmittern zugerechnet wird. Beide entfalten ihre Wirkung über das Adenylatzyklasesystem. Sie wirken in geringerem Maß als Acetylcholin und Cholezystokinin auch auf die Enzymsekretion der Azinuszellen.

Merke
Nach Stimulation der Bauchspeicheldrüse durch Sekretin ändert sich die Zusammensetzung bzw. das Zeitvolumen (sezernierte Menge/min) des Pankreassaftes folgendermaßen:

- Die HCO_3^--Konzentration steigt auf Werte über 60 mmol/l.
- Die Cl^--Konzentration sinkt unter die HCO_3^--Konzentration.
- Die H^+-Konzentration sinkt.
- Das Zeitvolumen steigt.

Bei steigender Bauchspeichel-Sekretionsrate sinkt die Cl-Konzentration des Pankreassaftes weit unter die des Blutplasmas.

Dünndarmsekret

Bildung

Es werden pro Tag etwa 1000–2000 ml Dünndarmsekret gebildet. Der überwiegende Bildungsort sind die Brunner-Drüsen des Duodenums.

Zusammensetzung

Bei den Enzymen im Dünndarmsekret ist nicht gesichert, ob es sich tatsächlich um sezernierte oder lediglich um aus abgeschilferten Mukosazellen freigesetzte Enzyme handelt. Lediglich die Enteropeptidase, die für die Aktivierung von Trypsinogen zu Trypsin erforderlich ist, wird sicher sezerniert. Die übrigen Enzyme kommen vor allem im Bürstensaum der Mukosazellen vor.

Des Weiteren enthält das Duodenalsekret Albumin, das im Darmlumen proteolytisch abgebaut wird. Auf diese Weise werden etwa 20 % des gesamten Plasmaalbumins in Aminosäuren zerlegt und über den enterohepatischen Kreislauf der Aminosäuren der Leber wieder zugeführt.

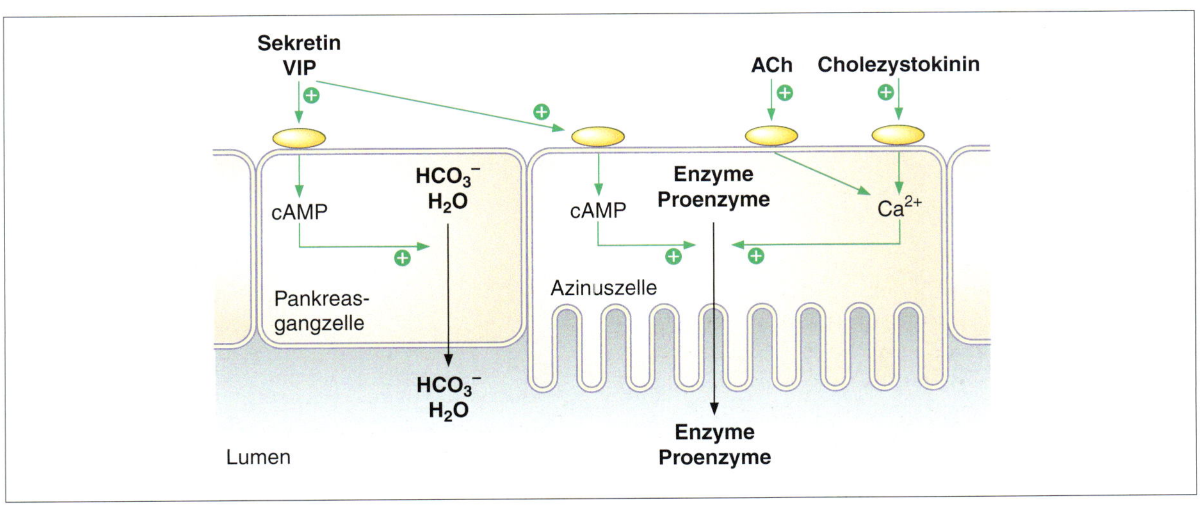

Abb. 17.5 Regulation der Sekretion von Enzymen, Wasser und Hydrogencarbonat im Pankreas. [4]

Regulation der Sekretion

Über die Regulation der eventuellen Sekretionsvorgänge im Dünndarm gibt es keine gesicherten Erkenntnisse.

Gallensekret (↗ Kap. 16.4)

17.2.2 Kohlenhydrate

Verdauung

Die Verdauung der Polysaccharide Stärke (Amylose und Amylopectin) und Glykogen erfolgt durch enzymatische Hydrolyse mit Hilfe der α-Amylase des Speichels und des Pankreassaftes. Hierdurch können die α-1,4-glykosidischen Bindungen gespalten werden. Endprodukte sind Maltose, Isomaltose, Maltotriose und Dextrine (Oligosaccharide mit 4–10 Glucosylresten).

Die α-1,6-glykosidischen Bindungen der Verzweigungsstellen der verbleibenden Oligosaccharide werden mit Hilfe der **Amylo-α-1,6-Glucosidase (Debranching-Enzym)** gespalten. Die übrigen Disaccharide werden durch die entsprechenden Disaccharidasen zu ihren Monosacchariden hydrolysiert:

- **Maltase** (α-1,4-Glucosidase): spaltet Maltose in zwei Moleküle Glucose
- **Isomaltase** (α-1,6-Glucosidase): spaltet Isomaltose in zwei Glucosemoleküle
- **Lactase** (β-Galaktosidase): spaltet Lactose in Glucose und Galaktose
- **Saccharase** (β-Fructosidase): spaltet Saccharose in Glucose und Fructose.

Alle Glucosidasen und Disaccharidasen des Dünndarms befinden sich im Bürstensaum der Mukosazellen in unmittelbarer Nachbarschaft zu den Transportsystemen für die Resorption der Monosaccharide.

Klinik

Kohlenhydrate können nur als Monosaccharide resorbiert werden. Ein **Mangel an Disaccharidasen** führt daher zu einer Malabsorption der betroffenen Disaccharide. Diese gelangen daraufhin in tiefere Darmabschnitte, wo sie zum einen eine osmotische Diarrhö und zum anderen durch bakterielle Zersetzung Meteorismus (vermehrte Ansammlung von Darmgas) hervorrufen. Wichtige Erkrankungen, die mit einem Disaccharidasemangel einhergehen, sind:

- **Laktoseintoleranz:** Bei bis zu 15 % der Bevölkerung entwickelt sich im Laufe des Lebens eine Laktoseintoleranz. Der Konsum von Milchprodukten führt dann zu Meteorismus und Durchfällen. Die Erkrankung wird durch einen Laktosebelastungstest diagnostiziert, der durch fehlenden Blutzuckeranstieg und die oben genannten klinischen Symptome gekennzeichnet ist.
- **einheimische Sprue (Zöliakie):** genereller Disaccharidasemangel durch Zottenatrophie im Duodenum
- **chronisch entzündliche Darmerkrankungen** wie M. Crohn und M. Whipple.

Resorption

D-Glucose. Glucose wird in einem Carrier-vermittelten **sekundär-aktiven Na^+-Symport** unabhängig vom Glucosekonzentrationsgefälle (also auch „bergauf“!) aus dem Darmlumen in den Enterozyten transportiert. Die Voraussetzung für den Glucosetransport wird durch die serosaseitige **Na^+-K^+-ATPase** geschaffen, die unter ATP-Verbrauch Na^+ im Austausch gegen K^+ aus der Zelle pumpt. Durch die niedrige intrazelluläre Na^+-Konzentration und die negative intrazelluläre Ladung kommt es zu einem elektrochemischen Na^+-Gradienten zwischen Intrazellularraum und Darmlumen. Diesem Gradienten folgend strömt Na^+ aus dem Lumen in die Mukosazelle ein. Es bindet hierzu an einen Carrier, und zwar unter Ausbildung eines Komplexes mit Carrier und Glucose (↗ Abb. 17.6). Auf diese Weise wird die Glucose vom Natrium-Carrier mit in die Zelle genommen.

Die Weiterbeförderung der Glucose aus dem Enterozyten in das serosaseitige Interstitium erfolgt durch erleichterte Diffusion mit Hilfe des Glucosetransporters GLUT1 (↗ Abb. 17.6).

Andere Monosaccharide (Galaktose, Fructose). Galaktose und Fructose gelangen wahrscheinlich durch erleichterte Diffusion in den Enterozyten. Der Antrieb für diesen Transport stammt ausschließlich aus dem Konzentrationsgefälle zwischen Darmlumen (Monosaccharid ↑) und Intrazellularraum des Enterozyten (Monosaccharid ↓). Für Fructose gibt es ein eigenes Transportsystem (GLUT5).

Klinik

Beim **Dumping-Syndrom** verursacht eine zu schnelle Füllung des proximalen Dünndarms mit hyperosmolaren Stoffen – vor allem großen Mengen an Kohlenhydraten – einen osmotisch bedingten Wassereinstrom ins Darmlumen, so dass das Plasmawasser bis zu 30 % abnehmen kann. Beim Früh-Dumping-Syndrom kommt es schon 15–20 Minuten nach der Aufnahme einer kohlenhydratreichen Mahlzeit zu Blutdruckabfall mit Schweißausbrüchen und Kreislaufstörungen (Schwindel, Ohnmacht) sowie zu gastrointestinalen Beschwerden (Bauchkrämpfe, osmotisch bedingte, wässrige Diarrhö). Beim Spät-Dumping-Syndrom bestehen die gleichen Symptome, sie treten aber erst 1–4 Stunden nach der letzten Nahrungsaufnahme auf

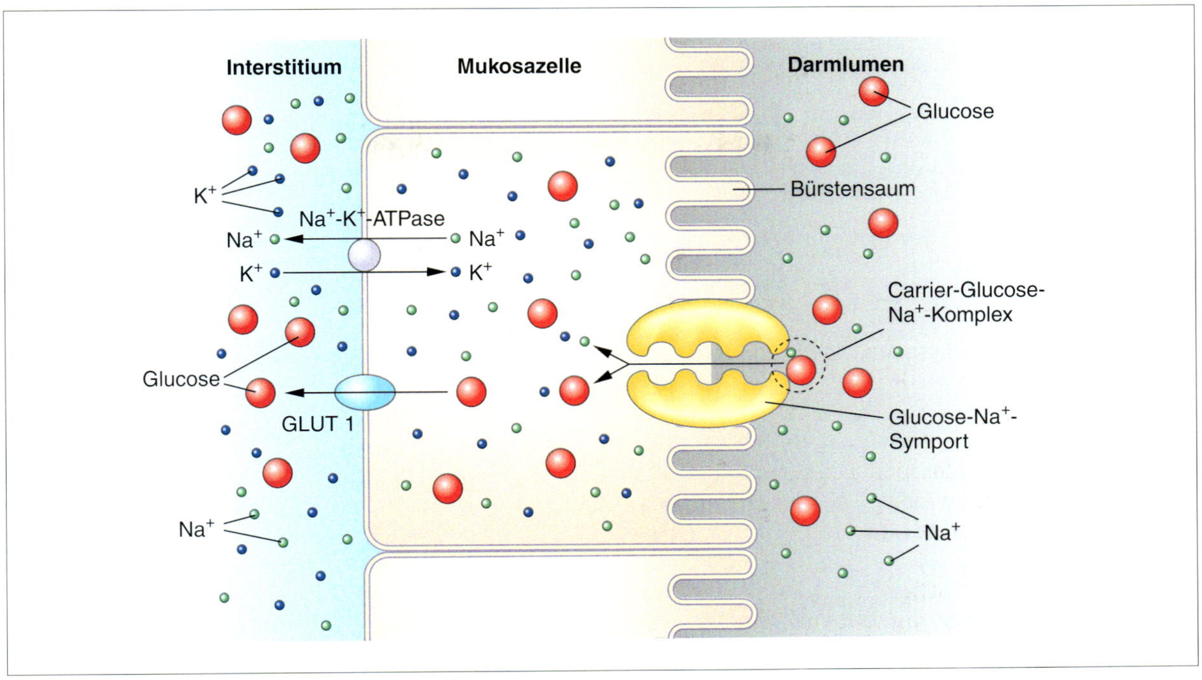

Abb. 17.6 Glucoseaufnahme durch die Mukosazelle mit Hilfe von Na$^+$-Symport und GLUT1.

Na$^+$-abhängiger aktiver Glukosetransporter: (SGLT): nur auf der apikalen Seite der Mukosazellen (SGLT 1) u. der Zellen des proximalen Tubulus der Niere (SGLT 1 u. 2)

und werden von einer anfänglichen Hyperglykämie begleitet, die dann in eine Hypoglykämie übergeht.

Akute **Durchfallerkrankungen** (infektiöse Gastroenteritiden durch pathogene E. coli, Rotaviren, Norwalkviren und andere Erreger) können vor allem wegen des Wasser- und Elektrolytverlustes einen gefährlichen Verlauf nehmen. Die wichtigste therapeutische Maßnahme ist daher die Substitution von Flüssigkeit und Elektrolyten, vor allem NaCl. Dies geschieht durch Gabe einer oralen Rehydrierungslösung. Diese sollte neben Wasser und NaCl immer auch Glucose enthalten, da die Natriumresorption über den Natrium-Glucose-Symport durch Glucose entscheidend verbessert wird.

17.2.3 Proteine

Verdauung

Die Proteinverdauung beginnt im **Magen** auf zweierlei Weise:

- Denaturierung der Proteine durch **HCl**
- Proteolyse durch die **Endopeptidase Pepsin**.

Pepsin ist wie alle Proteasen ein wenig spezifisches Enzym. Es spaltet die Peptidbindungen innerhalb eines Proteinmoleküls an mehreren Stellen. Bevorzugt werden Peptidbindungen neben den Aminosäuren Phenylalanin, Tyrosin und Leucin gespalten. Die entstehenden wasserlöslichen Peptide gelangen ins **Duodenum**, wo die weitere **hydrolytische Spaltung** von den **Pankreaspeptidasen** und den **duodenalen Peptidasen** fortgesetzt wird. Die einzelnen Peptidasen und ihre bevorzugten Angriffspunkte sind in Tabelle 17.9 dargestellt.

Alle Peptidasen werden als inaktive Proenzyme sezerniert, um eine Selbstandauung der sekretorischen Drüsen zu verhindern. Die Aktivierung erfolgt durch limitierte Proteolyse. Das Proenzym Trypsinogen wird durch die Enteropeptidase im Duodenum zu Trypsin aktiviert. Trypsin katalysiert dann die limitierte Proteolyse aller anderen Peptidasen.

Klinik
Trypsin kommt physiologischerweise auch in Geweben außerhalb des Intestinums vor, z.B. in der Lunge. Es hat dort die Aufgabe, eingedrungenes Fremdeiweiß abzubauen. Die Aktivität des Trypsins wird hierbei durch körpereigenes Antitrypsin in Schranken gehalten, so dass eine Selbstandauung körpereigener Gewebe verhindert wird. Liegt ein hereditärer **Antitrypsinmangel** vor, kommt es zu einer progredienten Zerstörung vor allem des Lungengewebes. Die Erkrankung führt zur Ausbildung eines ausgeprägten Lungenemphysems und einer progredienten respiratorischen Insuffizienz.

Resorption

Einzelne Aminosäuren werden vergleichbar der Glucose durch einen **sekundär-aktiven Na$^+$-Symport** gegen ein Konzentrationsgefälle über gruppenspezifische Carrier in den Enterozyten aufgenommen. Bisher konnten spezifische Carrier-Proteine für die Aufnahme von basischen und neutralen Aminosäuren identifiziert werden.

Tab. 17.9 Peptidasen

Peptidase	Herkunft	Aktion	Substrat	Produkt
Endopeptidasen (Trypsin, Chymotrypsin)	Pankreas	Spaltung von Peptidbindungen im Inneren des Moleküls, bevorzugt neben basischen, aromatischen und verzweigtkettigen Aminosäuren	Proteine, Peptide	Oligopeptide
Carboxypeptidase A (Exopeptidase)	Pankreas	Abspaltung randständiger aromatischer Aminosäuren am C-Terminus des Proteins/Peptids	Proteine, Peptide	Aminosäuren
Carboxypeptidase B (Exopeptidase)	Pankreas	Abspaltung randständiger basischer Aminosäuren am C-Terminus des Proteins/Peptids	Proteine, Peptide	Aminosäuren
Aminopeptidase (Exopeptidase)	Mukosa	Abspaltung randständiger Aminosäuren am N-Terminus des Proteins/Peptids	Proteine, Peptide	Aminosäuren
Dipeptidase	Mukosa	Spaltung von Dipeptiden	Dipeptide	Aminosäuren

Da die Verweildauer der Nahrung im Darm zu kurz ist, um eine vollständige Zerlegung von Proteinen und Peptiden in einzelne Aminosäuren zu gewährleisten, geht man heute davon aus, dass auch **Di-, Tri- und Tetrapeptide**, die bei der Spaltung von Proteinen und Polypeptiden durch die Endopeptidasen entstehen, **resorbiert werden** können. Der wahrscheinlichste Transportmechanismus ist die Aufnahme über einen Protonen-Symport. Der Protonengradient zwischen Lumen und Intrazellularraum des Enterozyten wird über einen Na^+-H^+-Austauscher aufrechterhalten. Dieser wird durch den elektrochemischen Gradienten für Na^+ angetrieben, der durch die serosaseitige Na^+-K^+-ATPase geschaffen wird (↗ Abb. 17.7). Hauptresorptionsorte für Aminosäuren und Peptide sind das untere Duodenum und das obere Jejunum.

Nach der Aufnahme in den Enterozyten werden die Di-, Tri- und Tetrapeptide durch zytoplasmatische Peptidasen in Aminosäuren zerlegt. Die Aminosäuren können dann über Aminosäure-Uniports an das Pfortaderblut abgegeben werden (↗ Abb. 17.7).

Merke
Glucose und Aminosäuren werden über einen **Na^+-Symport** resorbiert. Di-, Tri- und Tetrapeptide werden über einen **H^+-Symport** in den Enterozy-

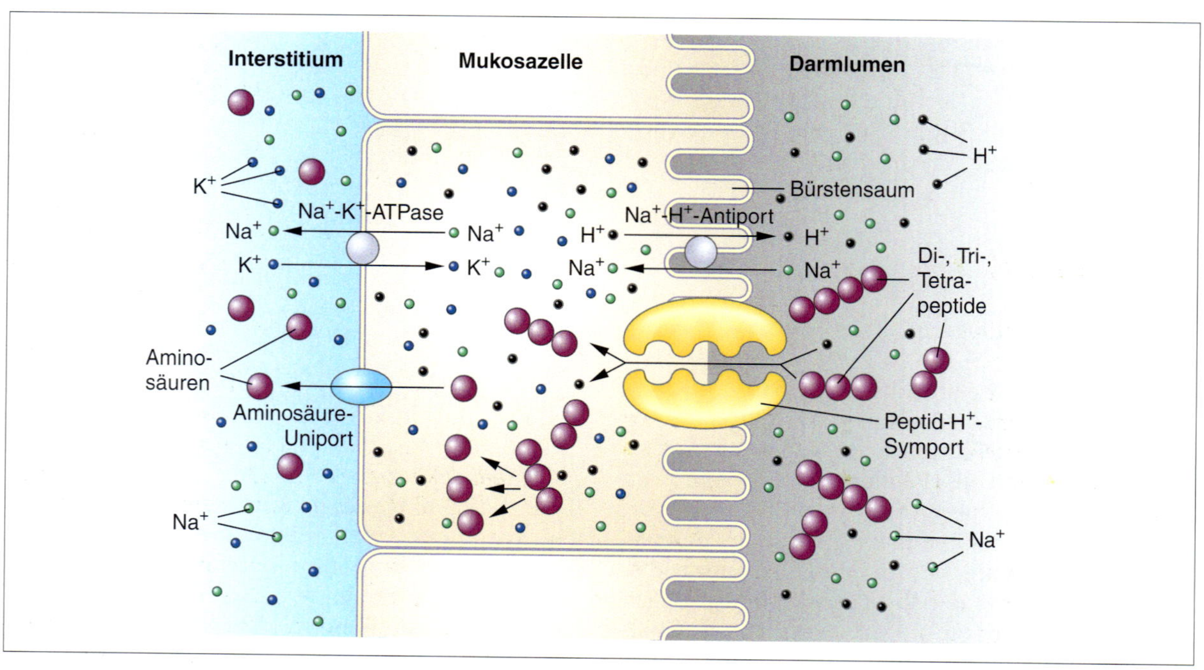

Abb. 17.7 Mechanismus der Aufnahme von Peptiden in die Mukosazelle.

ten aufgenommen. Die Energie für beide Transportsysteme entstammt letztendlich der ATP-Spaltung der **Na^+-K^+-ATPase**.

17.2.4 Lipide

Die Enterozyten sind nicht in der Lage, komplette, mit der Nahrung aufgenommene Triacylglycerine, Phospholipide und Cholesterinester zu resorbieren. Diese Fette müssen zunächst in resorbierbare Bestandteile zerlegt werden.

Triacylglycerine (TAG)

Verdauung

Die Verdauung der TAG beginnt bereits im Magen. Die **Magenlipase** hat jedoch für den Erwachsenen nur eine geringe Bedeutung, da sie hauptsächlich TAG aus kurzkettigen Fettsäuren spaltet, wie sie in der Muttermilch vorkommen. Beim Säugling spielt die Fettverdauung im Magen also eine wichtige Rolle.

Die Magenlipasen spalten TAG zu β-Monoacylglycerin und zwei freien Fettsäuren. Sodann werden die apolaren Fette (TAG, Cholesterinester und die fettlöslichen Vitamine A, D, E, K) von amphiphilen Lipidmolekülen (Fettsäuren, Phospholipide, Cholesterin, Monoacylglycerin) emulgiert, indem letztere eine Monolayerschicht um die apolaren Moleküle bilden. Der polare Molekülteil zeigt dabei nach außen, der apolare nach innen. Die emulgierten, nach außen polaren Fetttröpfchen gelangen aus dem Magen ins Duodenum.

Im Duodenum wird der Nahrungsbrei mit den pankreatischen Lipasen durchmischt. Durch diese Enzyme werden die restlichen TAG, die überwiegend aus langkettigen Fettsäuren aufgebaut sind, in zwei freie Fettsäuren und β-Monoacylglycerin gespalten. In geringem Umfang entstehen auch Glycerin und Diacylglycerine.

Ein kleiner Teil der β-Monoacylglycerine wird von einer Isomerase in α-Monoacylglycerin umgewandelt.

Die **Pankreaslipase** besteht aus einer N-terminalen und einer C-terminalen Domäne. Die N-terminale Domäne enthält das aktive Zentrum, in dem sich auch das für die hydrolytische Esterspaltung notwendige Serin befindet. Im inaktiven Zustand ist das aktive Zentrum des Enzyms durch eine Art Deckel verschlossen. Erst durch Bindung eines kleinen Proteins, der sog. **Colipase,** an eine spezifische Bindungsstelle in der C-terminalen Domäne wird eine Assoziation der Lipase mit Phospholipiden und Gallensäuren ermöglicht, wodurch eine Konformationsänderung eintritt, die den Deckel über dem aktiven Zentrum öffnet. Die Lipase wird so aktiviert. Das Triacylglycerin kann nun an das aktive Zentrum binden und hydrolysiert werden.

Resorption

Monoacylglycerine und freie Fettsäuren bilden zusammen mit konjugierten Gallensäuren sog. **gemischte Mizellen**. Die wichtigste Gallensäure im Darm ist die Taurocholsäure. Im Inneren gemischter Mizellen können auch apolare Substanzen, wie z. B. die fettlöslichen Vitamine, eingelagert werden.

Die gemischten Mizellen treten in Kontakt zum Bürstensaum der Mukosazelle und zerfallen dort. Freie Fettsäuren, Monoacylglycerine und konjugierte Gallensäuren gelangen per freier Diffusion in den Enterozyten. Bisher konnte jedenfalls kein spezifischer Transportmechanismus identifiziert werden.

Merke
Von den TAG werden resorbiert:
- 72 % als β-Monoacylglycerin und 2 freie Fettsäuren,
- 5 % als α-Monoacylglycerin und 2 freie Fettsäuren,
- 22 % als Glycerin und 3 freie Fettsäuren.

Im Enterozyten werden die verschiedenen resorbierten Moleküle **weiterverarbeitet**:
- Die **Gallensäuren** werden direkt ans Pfortaderblut abgegeben und gelangen über den **enterohepatischen Kreislauf** zurück zur Leber. Dort können sie von den Hepatozyten erneut in die Galle sezerniert werden und stehen für die Verdauung der nächsten lipidhaltigen Nahrung zur Verfügung.
- Alle **freien Fettsäuren mit einer C-Atom-Zahl < 12** passieren den Enterozyten und gelangen per **Diffusion ins Pfortaderblut**, wo sie an Albumin gebunden transportiert werden.
- Alle **freien Fettsäuren** (FFA) **mit einer C-Atom-Zahl > 12** werden aktiviert und mit Monoacylglycerin verestert, so dass wieder TAG entstehen: Die **Aktivierung** erfolgt nach folgender Reaktion:
  $$FFA + ATP \leftrightarrow Acyl\text{-}AMP + PP_i$$
  $$Acyl\text{-}AMP + HS\text{-}CoA \rightarrow Acyl\text{-}S\text{-}CoA + AMP$$
  Für die Gesamt-Reaktion ergibt sich:
  $$FFA + ATP + HS\text{-}CoA \rightarrow Acyl\text{-}S\text{-}CoA + AMP + PP_i.$$
  Das katalysierende Enzym ist die **Acyl-CoA-Transferase**, die im ersten Schritt das **gemischte Säureanhydrid Acyl-AMP** (Wasserabspaltung zwischen Carboxylgruppe und Phosphorsäure) und im zweiten Schritt den **Thioether Acyl-S-CoA** bildet. Das Pyrophosphat (PP_i) wird in einer unidirektionalen (exergonen) Reaktion durch eine Pyrophosphatase in zwei anorganische Phosphorsäuremoleküle gespalten. Die frei werdende Energie geht in die Gesamtreaktion ein (Pyrophosphat-Drive).
  Im **glatten endoplasmatischen Retikulum** der Mukosazelle werden die aktivierten langkettigen Fettsäuren mit Monoacylglycerin **zu TAG reverestert**. Sie werden mit resynthetisierten Cholesterinestern und Phospholipiden (↗ unten) durch das

Triglycerid-Transfer-Protein vom ER zum **Golgi-Apparat** transportiert. Dort assoziieren sie mit dem amphiphilen Apolipoprotein B-48 unter Ausbildung eines umgebenden Phospholipidmonolayers zu sog. **Chylomikronen**. Dies sind große, TAG-reiche Lipoproteine, die von der Mukosazelle in die Lymphbahn sezerniert werden. Von hier aus gelangen sie über den Ductus thoracicus ins Blut.

Merke
Für freie Fettsäuren mit weniger als 12 C-Atomen (kurz- und mittelkettige Fettsäuren) besitzt der Enterozyt keine Acyl-CoA-Transferase. Sie werden daher nicht wieder mit Monoacylglycerinen zu TAG verestert, sondern diffundieren direkt in die Blutbahn.

Klinik
Ein Mangel an Gallensäuren im Darmlumen führt zu Resorptionsstörungen der Lipide und der fettlöslichen Vitamine. Die wichtigste Ursache ist die **Cholestase** (verminderter Gallefluss). Diese kann z. B. durch Gallensteine oder durch einen tumorös bedingten Verschluss des Ductus choledochus verursacht sein.

Phospholipide

Verdauung

Die Phospholipide werden von Pankreasenzymen in ihre Bestandteile gespalten:

- Eine **Phospholipase A** spaltet die gesättigte Fettsäure an der C_1-Position vom Glycerin ab.
- Eine **Phospholipase B** spaltet die ungesättigte Fettsäure an der C_2-Position ab.
- Eine **Phosphodiesterase** spaltet zwischen Phosphorsäure und Serin, Cholin, Ethanolamin oder Inositol.
- Eine **Phosphatase** spaltet zwischen Phosphorsäure und Glycerin.

Merke
Die Pankreasphospholipase A entspricht der intrazellulären Phospholipase A_1, die Pankreasphospholipase B entspricht der intrazellulären Phospholipase A_2.

Resorption

Die Fettsäuren werden wie oben beschrieben nach Mizellenbildung resorbiert. Glycerin gelangt als nicht osmotisch wirksame Substanz wie Wasser per Diffusion in den Enterozyten, während die restlichen Bestandteile über entsprechende Carrier dorthin transportiert werden. Im Enterozyten werden die Einzelbestandteile zu Phospholipiden resynthetisiert.

Cholesterinester

Verdauung

Cholesterin kommt in der Nahrung überwiegend als Cholesterinester (Verbindung aus Cholesterin und freier Fettsäure) vor. Diese werden nicht durch die TAG-spezifische Pankreaslipase, sondern durch die **β-Monoacylglycerin-Lipase** der intestinalen Mukosa in Cholesterin und freie Fettsäure gespalten.

Resorption

Cholesterin und freie Fettsäuren werden beide an der Mizellenbildung wie oben beschrieben beteiligt und gelangen aus den Mizellen per Diffusion in die Mukosazelle. Im Zytosol wird Cholesterin reverestert und in Chylomikronen eingebaut.

Merke
Cholesterin kann nur in freier, unveresterter Form und bei Anwesenheit von Gallensäuren resorbiert werden.

Klinik
Eine **Pankreasinsuffizienz** führt wegen der verminderten Sekretion der Verdauungsenzyme zu einem Maldigestionssyndrom. Die Folgen sind eine mangelhafte Versorgung mit Nährstoffen und eine Steatorrhö (Fettstühle). Als Ursachen kommen eine chronische Pankreatitis, eine zystische Fibrose (Mukoviszidose) oder ein chronischer Verschluss des Pankreasgangs (z. B. durch ein Karzinom) in Betracht.

Beim **Morbus Whipple** besteht eine Schädigung der Mukosa (intestinale Lipodystrophie), die infektiös bedingt ist und bevorzugt bei Männern auftritt. Als Folge kommt es zur Fettverdauungsstörung mit Steatorrhö (↗ oben) und Malabsorptionssyndrom (mangelhafte Aufnahme der Nahrungsbestandteile durch die Mukosazellen).

17.2.5 Vitamine

Die **fettlöslichen Vitamine** Retinol (Vitamin A), Cholecalciferol (Vitamin D), Tocopherol (Vitamin E) und Phyllochinon (Vitamin K) können nur in Anwesenheit eines physiologischen Emulgators (z. B. Gallensäuren) aus dem Darm resorbiert werden.

Die **wasserlöslichen Vitamine** Thiamin (Vitamin B_1), Riboflavin (Vitamin B_2), Biotin (Vitamin H) und Ascorbinsäure (Vitamin C) werden im Na^+-Symport (wie auch Monosaccharide – außer Fructose – und wie Aminosäuren) resorbiert (die drei ersten im Jejunum, Ascorbinsäure im Ileum). Cobalamin (Vitamin B_{12}) kann nur zusammen mit dem in den Belegzellen des Magens gebildeten Intrinsic-Faktor resorbiert werden.

Die Darmflora sorgt mit für die ausreichende Vitaminversorgung des menschlichen Organismus. Cobalamin, Phyllochinon, Biotin, Folsäure und Nikotinsäure werden in relevanter Menge von den Darmbakterien gebildet.

17.3 Wasser, Elektrolyte, Ballaststoffe

Wasser

Täglich gelangen mit den Verdauungssekreten etwa 7–10 l Wasser in den Gastrointestinaltrakt:

- 1–1,5 l Speichel,
- 2,5–3 l Magensaft,
- 1–2 l Pankreassaft,
- 0,5 l Galle,
- 1–2 l Duodenalsekret.

Zudem werden dem Magen-Darm-Trakt mit der Nahrung täglich 1,5–3 l Wasser zugeführt. Im Magen und Duodenum wird Wasser nicht resorbiert. Bei einer osmotischen Hypertonie des Speisebreis diffundiert Wasser sogar in größeren Mengen ins Lumen, bis der Speisebrei dem Plasma isoton ist. Ein hypotoner Mageninhalt führt zur Sekretion von NaCl, um die Isotonie mit dem Plasma herzustellen.

Die **Wasserresorption bzw. Rückresorption** findet überwiegend im **Jejunum** und **Ileum** statt. Bis zum terminalen Ileum sind bereits mehr als 80 % des in den Verdauungstrakt gelangten Wassers aufgenommen. Das entspricht einer Gesamtmenge von bis zu 12 l/Tag. Im Dickdarm werden nochmals 18 % des insgesamt zugeführten und sezernierten Wassers resorbiert, so dass nur etwa 1–2 % der ins Lumen des Magen-Darm-Traktes gelangenden Flüssigkeit im Stuhl erscheint, also etwa 150–200 ml/Tag.

Die Resorption von Wasser aus dem Darmlumen erfolgt **überwiegend passiv** aufgrund osmotischer Gradienten. Die treibende Kraft hierfür bilden die Natrium- und die Bicarbonatresorption (↗ unten).

Elektrolyte, Mineralstoffe, Spurenelemente

Natrium, Chlorid und Bicarbonat

Natrium wird im **oberen Dünndarm** auf zweierlei Weise **resorbiert**:

- **parazellulär**: Na^+ und Cl^- werden durch den osmotisch bedingten Wasserstrom durch Poren zwischen den Epithelzellen mitgerissen und gelangen so direkt ins Interstitium. Diesen Transportmechanismus nennt man **Konvektion** oder **Solvent drag**. Auf diese Weise werden etwa 85 % des Na^+ resorbiert.
- **transzellulär** (15 % der Na^+-Resorption): Na^+ wird zunächst in die Epithelzelle aufgenommen und gelangt von dort mit Hilfe der Na^+-K^+-ATPase ins Interstitium. Zwei Transportmechanismen stehen zur Verfügung:
  - **sekundär-aktiver Transport über Na^+-Symports**: Na^+ wird zusammen mit verschiedenen anderen Substraten (z. B. Glucose, Aminosäuren) resorbiert. Die Energie für den Symport entstammt der ATP-Spaltung durch die serosaseitige Na^+-K^+-ATPase (↗ Abb. 17.7). Diese hält den intrazellulären Natriumgehalt niedrig und baut so zwischen Zytosol und Darmlumen einen elektrochemischen Gradienten für Na^+ auf, der wiederum die treibende Kraft für die Symports darstellt (↗ Abb. 17.8).
  - **Na^+-H^+-Austauschsystem**: Die Aufnahme von Na^+ erfolgt im Austausch gegen H^+. Dieser Austausch ist mit dem gleichzeitigen Austausch von Cl^- gegen HCO_3^- verbunden. H^+ und HCO_3^- werden mit Hilfe der Carboanhydrase aus CO_2 und H_2O gebildet und verbinden sich nach der Sekretion ins Darmlumen im Austausch gegen NaCl wieder zu H_2O und CO_2. CO_2 diffundiert in die Zelle zurück und steht für einen neuen Zyklus zur Verfügung (↗ Abb. 17.8).

Im **Kolon** werden die unverdaulichen Reste der Nahrung bakteriell zersetzt und für die Ausscheidung vorbereitet. Neben den Nährstoffen ist auch bereits ein Großteil des Wassers und der Elektrolyte resorbiert. Der entstehende Kot ist osmotisch hyperton. Aus diesem Grunde wären die Resorptionsmechanismen des Dünndarms wirkungslos. Im Kolon sind daher die Epithelzellen durch für Wasser und Elektroyte impermeable Schlussleisten (Tight junctions) verbunden. Für die Resorption des restlichen Wassers und der restlichen Salze besteht im Kolon ein von Monosacchariden, Aminosäuren und Bikarbonat unabhängiger **aktiver Transportmechanismus für Na^+**, der Na^+ auch gegen hohe elektrochemische und osmotische Gradienten vom Lumen nach intrazellulär verschieben und dabei Wasser mitnehmen kann. Die molekularen Mechanismen dieses Transportsystems sind nicht vollständig geklärt. Sie stehen unter Kontrolle des Mineralocorticoids Aldosteron. Dieses Hormon der Nebennierenrinde stimuliert die Na^+- und Wasserresorption.

Kalium

Die K^+-Resorption im Dünndarm erfolgt passiv aufgrund der Konzentrationsdifferenz zwischen Lumen und Zytosol. Im Kolon wird Kalium sezerniert.

Calcium, Phosphat

↗ Kap. 12.2.2.

Eisen

↗ Kap. 12.3.

Klinik

Eine gestörte Wasser- und Elektrolytresorption des Darmes führt zur **Diarrhö**. Wichtige pathobiochemische Mechanismen sind:

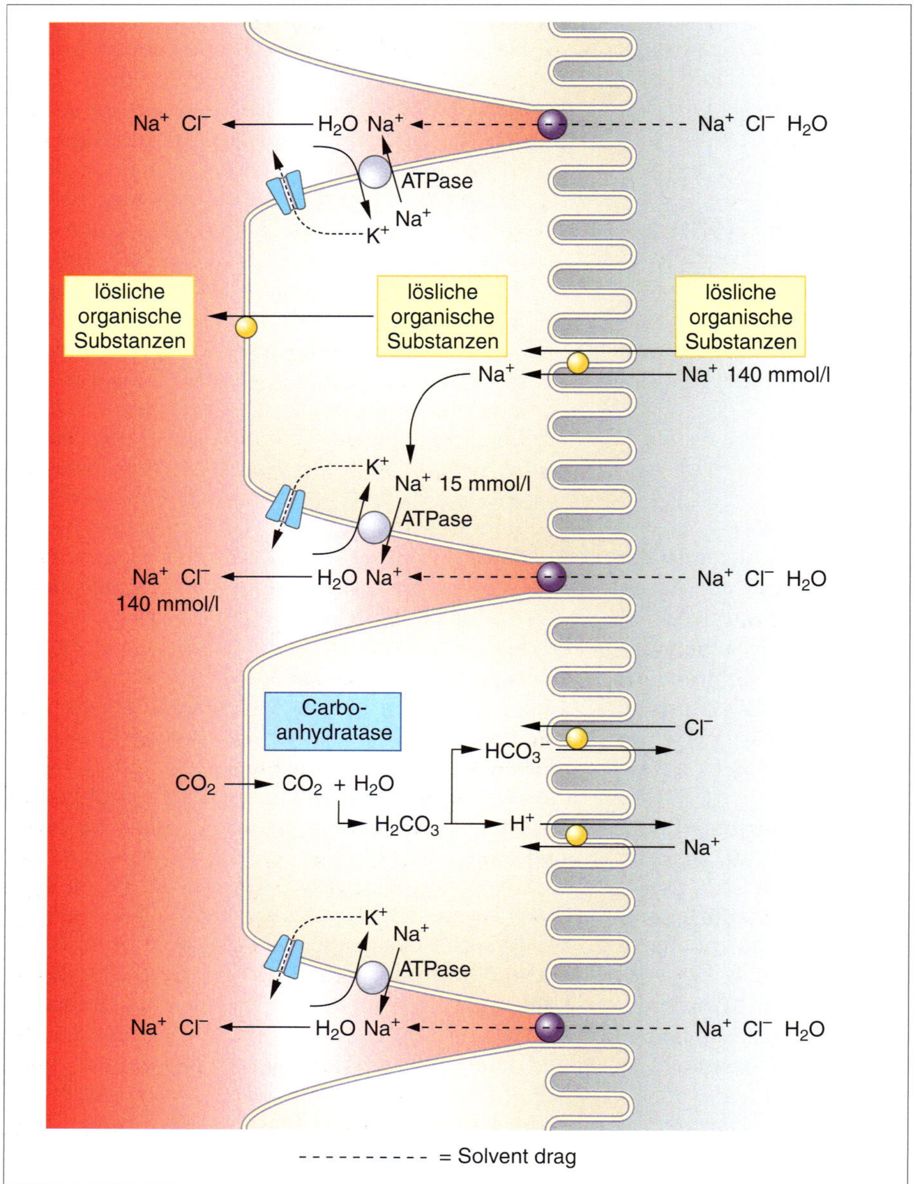

Abb. 17.8 Mechanismen der Salzresorption im Dünndarm. [10]

- verminderte Wasserresorption durch gesteigerten Gehalt an nichtresorbierbaren osmotisch aktiven Teilchen im Darmlumen, z. B. Disaccharide bei Disaccharidasemangel,
- verminderte Wasserresorption durch verminderte Na^+-Resorption, z. B. aufgrund einer Hemmung des Na^+-H^+-Austauschsystems durch bakterielle Toxine (Choleratoxin, Enterotoxin pathogener E. coli),
- gesteigerte Wassersekretion durch Aktivierung der Adenylatzyklase, z. B. durch Choleratoxin.

Isolierte Störungen im Dünndarm führen nur zur Diarrhö, wenn so viel Wasser und Na^+ in den Dickdarm gelangen, dass die Resorptionskapazität von etwa 5 l/Tag überschritten wird.

Ballaststoffe

Ballaststoffe sind pflanzliche Nahrungsbestandteile, die vom menschlichen Verdauungssystem nicht gespalten und resorbiert werden können, weil die Enzymausstattung hierfür fehlt. Wichtige Ballaststoffe sind:

- **Cellulose:** Polysaccharid aus β-1-4-glykosidisch verbundenen D-Glucose-Molekülen. Die β-glykosidischen Bindungen können von den α-Glucosidasen (α-Amylase etc.) des menschlichen Darms nicht gespalten werden.
- **Hemicellulose:** Sammelbezeichnung für Polysaccharide, die aus verschiedenen Hexosen (Glucose, Mannose, Galaktose) und/oder Pentosen (Arabinose, Xylose) aufgebaut sind. Auch hier findet man überwiegend β-glykosidische Verbindungen,

die das menschliche Verdauungsenzymsystem nicht spalten kann.

- **Pectin** besteht in der Hauptstruktur vorwiegend aus α-(1-4)-verknüpfter D-Galakturonsäure (Homogalakturonan) sowie verzweigten Bereichen, deren Rückgrat alternierend aus α-(1-4)-verknüpfter D-Galakturonsäure und α-(1-2)-verknüpfter L-Rhamnose aufgebaut ist (Rhamnogalakturonan). Die Hauptbausteine der Seitenketten sind Arabinose und Galaktose, die unterschiedlich verknüpft sind. Im Pectin werden in kleineren Mengen auch andere Monosaccharide wie Apiose, L-Acerinsäure, 2-Keto-3-desoxyoctonsäure, 3-Desoxy-D-lyxo-2-Heptulonsäure sowie methylierte Pentosen gefunden. Die Bausteine von Pectin können an verschiedenen Stellen mit Methanol oder Essigsäure verestert sein.
- **Lignin** ist ein fester, farbloser Stoff, der in die pflanzliche Zellwand eingelagert wird und dadurch die Verholzung der Zelle bewirkt (Lignifizierung). Lignin besteht hauptsächlich aus Coniferylalkohol. Die Bestandteile vernetzen sich in vielfältiger Form miteinander (Ether- und C-C-Bindungen). Die exakte chemische Struktur ist aufgrund der Komplexität von Lignin nicht bekannt.

Ballaststoffe machen einen wichtigen Bestandteil der Nahrung aus, da sie die Funktion des Darmes unterstützen. Sie binden Wasser und machen einen beträchtlichen Teil des Stuhlvolumens aus. Sie gewährleisten durch ihr Volumen und ihre Konsistenz den Dehnungsreiz des Kolons, der für Peristaltik und Defäkation unerlässlich ist.

Es wird eine Zufuhr von 30 g Ballaststoffen pro Tag empfohlen. Ein Teil der Ballaststoffe wird von Darmbakterien zersetzt. Der größte Teil wird jedoch unverändert mit dem Stuhl ausgeschieden.

17.4 Endokrine Funktionen

Im Darm werden viele Gewebshormone synthetisiert, die für die Verdauung erforderlich sind (↗ Kap. 17.2.1 und 13.4).

17.5 Resorptionsstörungen

Die Resorption der Nährstoffe, Vitamine, Spurenelemente, Elektrolyte und des Wassers ist für die Versorgung des menschlichen Organismus mit lebenswichtigen Substanzen essentiell. Sie kann durch unterschiedliche Erkrankungen und Defekte gestört werden. Man unterscheidet dabei zwischen Malabsorption und Maldigestion.

17.5.1 Malabsorption

Von einer Malabsorption wird immer dann gesprochen, wenn die Nahrung zwar enzymatisch aufgeschlossen wird, aber die **Absorptionsleistung der Mukosazellen vermindert** ist. Als **Ursache** kommen in Betracht:

- **genetische Defekte der Carrier-Proteine:** Dadurch kommt es zu Transportdefekten im Darm und im renalen Tubulus. Solche Transportdefekte sind bekannt für die Aminosäuren Leucin, Isoleucin, Valin, Alanin, Serin, Threonin, Asparaginsäure, Glutaminsäure, Phenylalanin, Tyrosin, Cystein und Tryptophan. Die **Hartnup-Krankheit** ist eine autosomal-rezessiv erbliche Störung der Tryptophanresorption. Das Tryptophan wird im Darm von Bakterien zu toxischem resorbierbarem Indikan und zu Indolderivaten abgebaut. Letztere können im Urin nachgewiesen werden und sind für die Diagnose pathognomonisch. Die mangelnde Tryptophanresorption im Darm und im Tubulus führt zur Verminderung der Nikotinamidsynthese. Die Folge sind pellagraähnliche Hauterscheinungen, eine psychomotorische Retardierung und eine zerebelläre Ataxie.
- **Atrophie der Darmzotten**, z. B. als Folge einer **Sprue:** Man unterscheidet zwischen tropischer und einheimischer Sprue. Die Ätiologie der tropischen Form ist nicht bekannt. Die einheimische Sprue, auch **Zöliakie** genannt, wird durch eine allergische Reaktion gegen das Getreideeiweiß **Gluten** bzw. dessen Abbauprodukt **Gliadin** (Oligopeptidbruchstücke von Gluten aus 6–7 Aminosäuren) ausgelöst. Die Zöliakie kann durch eine Dünndarmbiopsie oder durch den Nachweis von Gliadin- und Endomysium-Antikörpern diagnostiziert werden.
- Atrophie und fehlende Absorptionsleistung der Mukosa bei **entzündlichen Darmerkrankungen** (Morbus Crohn, Morbus Whipple),
- **Kurzdarmsyndrom** nach operativer Resektion des Dünndarms.
- **unzureichende Sekretion von Gallensäuren:** Die Nahrungsfette können bei fehlender Mizellenbildung nicht emulgiert werden. Dies kommt bei Abflussstörungen der Galle vor, z. B. bei einem Gallengangsverschluss durch einen Gallenstein (**chologene Malabsorption**).

17.5.2 Maldigestion

Bei einer Maldigestion könnten zwar die Mukosazellen enzymatisch zerlegte Nährstoffe aufnehmen. Es **fehlt** jedoch **an den Verdauungsenzymen** für die Aufspaltung der Nahrung vor der Resorption. Wichtige **Ursachen** sind:

- **unzureichende Sekretion von Verdauungsenzymen:** Die Nahrungsbestandteile können nicht aufgeschlossen werden. Dies ist vor allem bei Erkrankungen des Pankreas der Fall, z. B. bei bzw. nach akuter oder chronischer Pankreatitis (**pankreatogene Maldigestion**).

- **isolierter Enzymmangel:** Das Fehlen eines einzelnen Enzyms führt zur Maldigestion des betroffenen Substrats. Wichtige Beispiele sind:
  - **Lactasemangel:** Lactoseunverträglichkeit
  - sonstiger **Disaccharidasemangel:** Unverträglichkeit des betroffenen Disaccharids.
- **Syndrom der blinden Schlinge:** fehlender Kontakt zwischen Nährstoffen und Enzymen, fehlende Durchmischung des Verdauungsbreis, bakterielle Überwucherung, z. B. als Komplikation einer operativen Magenresektion,
- **Dumping-Syndrom:** Durch die postprandiale Hyperosmolarität im Darmlumen kommt es zu einem ausgeprägten Wassereinstrom in den Darm. Hierdurch wird die Darmpassage derart beschleunigt, dass die Kontaktzeit zwischen Nahrung und Enzymen zu kurz für eine effektive Verdauung ist.

18 Fettgewebe

A. Sönnichsen

Lernziele

- Speicherung von Triacylglycerinen im Fettgewebe in der Resorptionsphase (Lipogenese)
- Mobilisierung von Triacylglycerinen aus dem Fettgewebe in der Postresorptionsphase (Lipolyse)
- exogener und endogener Stoffwechselweg der Lipoproteine
- Stoffwechselweg der Triacylglycerin-Bestandteile nach der Spaltung von Triacylglycerinen
- im Fettgewebe produzierte Hormone

18.1 Stoffwechselleistungen

18.1.1 Resorptionsphase

Dies ist die Phase nach den Mahlzeiten, in der die Nahrungsbestandteile – hier: Nahrungs- (= exogene) Triacylglycerine und -Kohlenhydrate – resorbiert werden. Bei exzessiver Kohlenhydratzufuhr kann das aus der Glykolyse gewonnene Pyruvat zur Synthese von Triacylglycerinen (endogene Triacylglycerine) verwendet werden.

Exogene Triacylglycerine (TAG)

Exogene, über die Nahrung zugeführte TAG werden im Darm durch pankreatische Lipasen zu Mono- und Diacylglycerinen und zu freien Fettsäuren hydrolysiert und dann in Form gemischter Mizellen zusammen mit Gallensäuren und Cholesterin aus dem Darmlumen resorbiert. Die Mukosazelle resynthetisiert aus den langkettigen Fettsäuren und Glycerin im glatten endoplasmatischen Retikulum wieder TAG. Die kurz- und mittelkettigen Fettsäuren (< 12 C-Atome) können direkt in die Blutbahn diffundieren.

Die aus langkettigen Fettsäuren bestehenden TAG sowie die resynthetisierten Cholesterinester und Phospholipide werden durch das Triglycerid-Transfer-Protein vom endoplasmatischen Retikulum der Mukosazelle zum Golgi-Apparat transportiert. Dort assoziieren sie mit dem amphiphilen Apolipoprotein B-48 sowie den Apoproteinen A-I und A-II unter Ausbildung eines umgebenden Phospholipidmonolayers zu TAG-reichen Lipoproteinen. Diese werden **Chylomikronen** genannt. Sie werden von der Mukosazelle durch Exozytose der im Golgi-Apparat gebildeten Vesikel in die Lymphbahn sezerniert. Von hier aus gelangen sie über den Ductus thoracicus ins Blut. Dort nehmen sie aus HDL Apolipoprotein C-2 und Apolipoprotein E auf.

Über das Blut gelangen die Chylomikronen ins **Fettgewebe**. Dort werden ihnen durch die endothelständige **Lipoproteinlipase** TAG entzogen und in 2-Monoacylglycerin und zwei freie Fettsäuren gespalten. Die **Spaltprodukte** werden unter dem Einfluss von Insulin **in die Adipozyten aufgenommen** und dann erneut **zu TAG verestert**. Die freien Fettsäuren müssen zuvor zu Acyl-CoA aktiviert werden.

Die endothelständige Lipoproteinlipase kommt nicht nur im Fettgewebe, sondern auch in anderen Organen und Geweben vor, vor allem im Muskel. Die beim Chylomikronenabbau entstehenden freien Fettsäuren können daher auch von den Muskelzellen aufgenommen und zur oxidativen Energiegewinnung verwendet werden. Mit Hilfe der hepatischen Lipoproteinlipase können die TAG der Chylomikronen auch hydrolysiert und anschließend in die Leberzelle aufgenommen werden. Dort werden sie wie auch im Fettgewebe nach Aktivierung zu Acyl-CoA mit Glycerin-3-phosphat (aktiviertem Glycerin) erneut zu TAG verestert.

Die weitgehend delipidierten Reste der Chylomikronen, die sog. **Chylomikronen-Remnants**, werden über den Chylomikronen-Remnant- oder Apo-E-Rezeptor – Ligand ist Apolipoprotein E – **in die Leberzelle aufgenommen**.

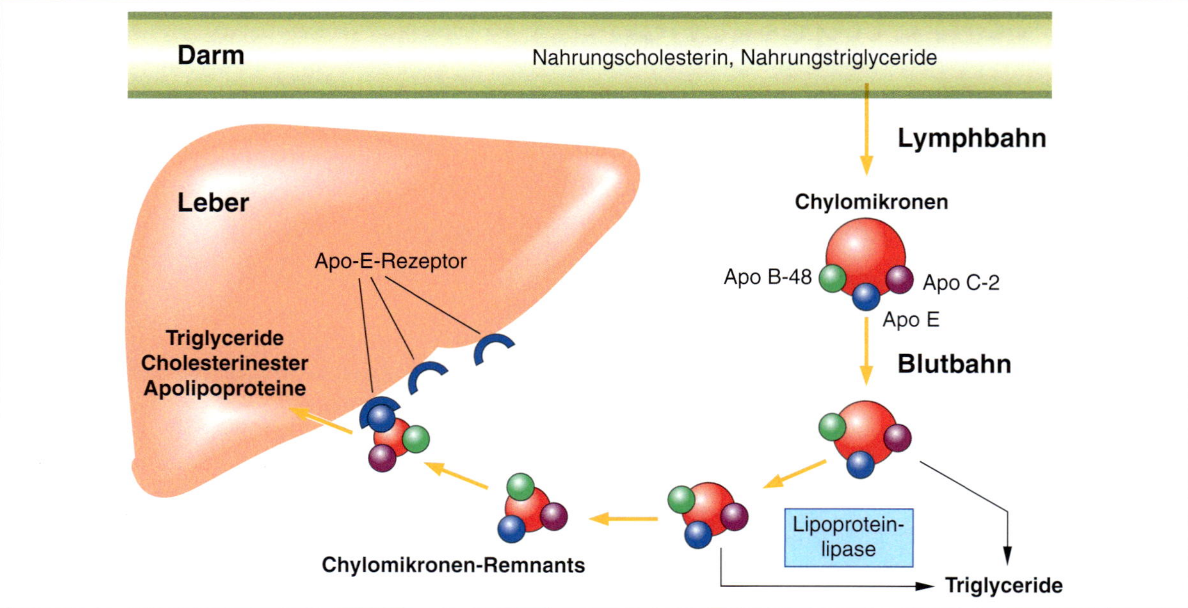

Abb. 18.1 Exogener Stoffwechselweg der Lipoproteine.

> **Merke**
> Fettresorption im Darm, Chylomikronensynthese und Chylomikronenabbau bezeichnet man auch als den exogenen Stoffwechselweg der Lipoproteine (↗ Abb. 18.1).

Endogene TAG

Bei exzessiver Kohlenhydratzufuhr fällt durch Stimulation der Glykolyse sehr viel Pyruvat an, das durch die Pyruvat-Dehydrogenase in Acetyl-CoA umgewandelt wird.

Dieses aus dem Glucoseabbau stammende überschüssige **Acetyl-CoA** kann für die Fettsäurebiosynthese und die anschließende Synthese von TAG (**De-novo-Lipogenese**) verwendet werden. Dieser Stoffwechselweg spielt beim Menschen bei normaler, durchschnittlicher Ernährung nur eine geringe Rolle. Bei einer Kohlenhydratzufuhr von etwa 50 % der zugeführten Energie werden also nur geringe Mengen der zugeführten Kohlenhydrate für die De-novo-Lipogenese verwendet. Steigt der Kohlenhydratanteil der Nahrung auf 75 % der zugeführten Energie, werden bereits 20 % der aufgenommenen Kohlenhydrate zu TAG umgebaut. Dies ist nicht nur bei einer kohlenhydratreichen Überernährung, sondern auch bei einer extrem fettarmen Ernährung der Fall. Daher sollte eine Reduktionsdiät immer einen gewissen Anteil an Fett beinhalten, vorzugsweise in Form mehrfach ungesättigter Fettsäuren, da diese die Schlüsselenzyme der De-novo-Lipogenese hemmen (↗ Kap. 18.1.3).

Fettsäurebiosynthese
Die Umwandlung des Pyruvats aus der Glykolyse zu Acetyl-CoA findet in der mitochondrialen Matrix statt, da Acetyl-CoA im Normalfall in den im Mitochondrium lokalisierten Citratzyklus aufgenommen und dort weiter verstoffwechselt wird. Übersteigt die mitochondriale Acetyl-CoA-Konzentration die Kapazität des Citratzyklus, verlässt ein Teil des Acetyl-CoA das Mitochondrium. Da es als polares Molekül die innere Mitochondrienmembran nicht überwinden kann, muss es zuvor durch Reaktion mit Oxalacetat in Citrat umgewandelt werden (↗ auch Abb. 4.35). Citrat kann nun über ein spezifisches Transportsystem aus der mitochondrialen Matrix ins Zytoplasma gelangen. Dort entsteht wieder Acetyl-CoA.

> **Merke**
> **Mitochondrium:** Oxalacetat + H_2O + Acetyl-S-CoA $\xrightarrow{\text{Citrat-Synthase}}$ Citrat + HS-CoA
> **Zytoplasma:** Citrat + HS-CoA + ATP $\xrightarrow{\text{Citrat-Lyase}}$ Oxalacetat + Acetyl-S-CoA + ADP + P_i

Oxalacetat kann nun auf zweierlei Weise ins Mitochondrium zurückgelangen:

1. Es wird im Zytoplasma über die Zwischenstufe Malat in Pyruvat umgewandelt, das nun durch einen Carrier ins Mitochondrium zurücktransportiert werden kann. Bei dieser Reaktion wird zunächst NADH+H^+ verbraucht und dann mit Hilfe des Malat-Enzyms NAD**PH**+H^+ gewonnen.
2. Es wird lediglich unter Verbrauch von NADH+H^+ zu Malat dehydrogeniert. Dieses gelangt über den

Decarboxylat-Carrier direkt ins Mitochondrium zurück. Hierbei wird kein NADPH+H^+ gewonnen. Welcher Stoffwechselweg bevorzugt beschritten wird, hängt davon ab, ob im Pentosephosphatweg genügend NADPH+H^+ für die Fettsäurebiosynthese bereitgestellt werden kann.

Im Mitochondrium wird Pyruvat bzw. Malat wieder in Oxalacetat überführt, das dann für einen neuen Transportzyklus zur Verfügung steht.

Merke
Zytoplasma:
Oxalacetat + NADH + H^+ $\xleftrightarrow{\text{Malat-Dehydrogenase}}$ Malat + NAD^+ **oder**
Oxalacetat + NADH + H^+ + $NADP^+$ $\xleftrightarrow[\text{Malat-Enzym}]{\text{Malat-Dehydrogenase,}}$ Pyruvat + CO_2 + NAD^+ + NADPH+H^+
Mitochondrium:
Malat + NAD^+ $\xleftrightarrow{\text{Malat-Dehydrogenase}}$ Oxalacetat + NADH + H^+ **oder**
Pyruvat + CO_2 + ATP $\xrightarrow{\text{Pyruvat-Carboxylase}}$ Oxalacetat + ADP + P_i
Die Überführung der Reduktionsäquivalente von NADH+H^+ auf $NADP^+$ kostet 1 ATP!

Im Zytosol kann nun die **De-novo-Lipogenese** beginnen. Die **Ausgangsstoffe** sind:

- **Kohlenstoff für die Fettsäurebiosynthese**: stammt aus **Acetyl-CoA,** das wie oben dargestellt aus dem Pyruvat der Glykolyse bereitgestellt wird. Es gelangt über den Citrat-Shuttle ins Zytosol. Dort werden unter Katalyse durch die **Fettsäure-Synthase** gesättigte Fettsäuren synthetisiert (↗ Kap. 4.5.1).
- **Reduktionswasserstoff für die Fettsäurebiosynthese**: Der für die Reduktionsschritte bei der Kettenverlängerung erforderliche Wasserstoff wird in Form von NADPH + H^+ bereitgestellt. Dieses entstammt bei nur mäßig aktiver Fettsäurebiosynthese überwiegend dem Glucoseabbau auf dem Pentosephosphatweg (↗ Kap. 3.5). Bei maximaler Synthesegeschwindigkeit wird es zusätzlich durch das Malat-Enzym bereitgestellt (↗ oben).
- **aktiviertes Glycerin (Glycerin-3-phosphat)**: stammt aus der Glykolyse:
  Dihydroxyacetonphosphat + NADH + H^+ $\xrightarrow{\text{Glycerin-3-phosphat-Dehydrogenase}}$ Glycerin-3-phosphat + NAD^+ (↗ Abb. 4.39).

TAG-Synthese

Die de novo synthetisierten Fettsäuren werden ebenso wie die exogen zugeführten im aktivierten Zustand (als Acyl-CoA) mit Glycerin-3-phosphat zu TAG verestert.

Merke
TAG-Synthese
Glycerin-3-phosphat + Acyl-CoA $\xrightarrow[\text{Acyltransferase (GPAT)}]{\text{Glycerin-3-phosphat-}}$ Lysophosphatidat + CoA-SH
Lysophosphatidat + Acyl-CoA $\xrightarrow[\text{transferase}]{\text{Lysophosphatidat-Acyl-}}$ Phosphatidat + CoA-SH
Phosphatidat + H_2O $\xrightarrow{\text{Phosphatidat-Phosphohydrolase (PH)}}$ Diacylglycerin + P_i
Diacylglycerin + Acyl-CoA $\xrightarrow{\text{Diacylglycerin-Acyltransferase}}$ Triacylglycerin + CoA-SH

Die **De-novo-Lipogenese** findet **bevorzugt in Geweben mit hoher Aktivität des Pentosephosphatwegs** statt. Zu diesen gehören vor allem

- **Fettgewebe:** Hier können de novo synthetisierte TAG direkt gespeichert werden.
- **laktierende Brustdrüse:** Hier werden die endogenen TAG in die Milch sezerniert.
- **Leber:** Die hepatischen endogenen TAG assoziieren zusammen mit Cholesterin und den Apolipoproteinen B-100 und E zu Very low density lipoproteins (VLDL) (↗ Kap. 16.3.2), welche durch Exozytose ins Blut abgegeben werden (↗ Abb. 18.2).

Den VLDL-Partikeln werden analog zum Chylomikronenabbau über die endothelständige Lipoproteinlipase TAG entzogen und hydrolysiert (↗ Abb. 18.2). Die frei gewordenen Fettsäuren werden entweder im Fettgewebe in die Adipozyten aufgenommen und dort erneut zu TAG verestert oder in Muskelzellen zur Energiegewinnung oxidativ abgebaut.

Durch die Verarmung an Triacylglycerinen werden die VLDL-Partikel zunächst zu IDL (Intermediate density lipoproteins oder VLDL-Remnants) und dann durch die Abspaltung von Apo E am Apo-E-Rezeptor der Leber zu den cholesterinreichen LDL-Partikeln. Diese werden über den LDL-Rezeptor in die Leber und in andere Gewebe aufgenommen.

Merke
Die hepatische Synthese von VLDL, den VLDL-Abbau zu LDL und die Wiederaufnahme von LDL in den Hepatozyten bzeichnet man auch als den endogenen Stoffwechselweg der Lipoproteine (↗ Abb. 18.2).

18.1.2 Postresorptionsphase

Die Postresorptionsphase – die Phase nach Abschluss der Resorption der Nahrungsbestandteile – ist durch die fehlende Zufuhr von energiereichen Substraten von außen gekennzeichnet. Die vom Organismus benötigte Energie muss daher aus endogenen Speichern bereitgestellt werden. Zunächst dienen die Glykogenspeicher von Muskulatur und Leber als Energielieferanten. Sodann werden durch die **Lipolyse** im Fettgewebe freie Fettsäuren für die oxidative Verbrennung freigesetzt. Die Lipolyse beginnt mit der **TAG-Spaltung** im Adipozyten durch folgende Reaktionen:

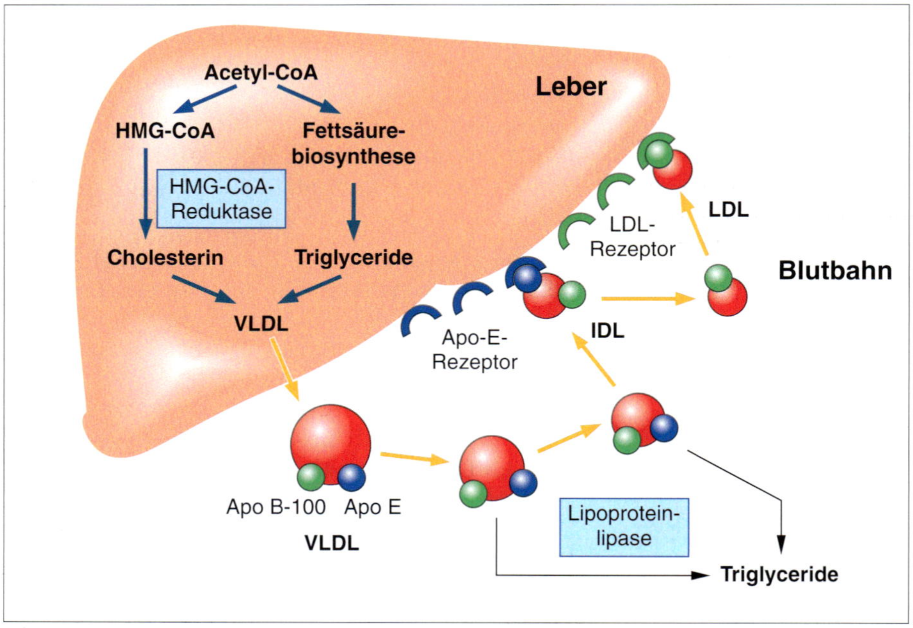

Abb. 18.2 Endogener Stoffwechselweg der Lipoproteine.

- TAG $\xrightarrow{\text{hormonsensitive Lipase}}$ β-Monoacylglycerin + 2 Fettsäuren
- β-Monoacylglycerin $\xrightarrow{\text{β-Monoacylglycerin-Lipase}}$ Glycerin + Fettsäure

Die entstehenden Fettsäuren diffundieren ins Blut und werden über die Blutbahn zu den Verbraucherzellen transportiert. Die **wichtigsten Verbraucherzellen** sind:

- **Myozyten:** Hier werden die Fettsäuren zur Energiegewinnung in der β-Oxidation zu CO_2 abgebaut.
- **Hepatozyten:** Hier können Fettsäuren folgendermaßen verwendet werden:
  - bei ausreichendem Energieangebot, z. B. durch Glykogenolyse, zur Resynthese von TAG. Diese werden erneut in VLDL verpackt und ins Blut sezerniert. Sie stehen wie oben beschrieben im endogenen Stoffwechselweg der Lipoproteine zur Verfügung.
  - bei Energiebedarf, aber noch ausreichend hohem Glucosespiegel zum Abbau zu CO_2 in der β-Oxidation,
  - bei Glucosemangel zum Abbau zu Ketonkörpern.

Das im Fettgewebe bei der Lipolyse freigesetzte Glycerin diffundiert ebenfalls ins Blut und kann von dort wieder in Verbraucherzellen aufgenommen werden. **Freies Glycerin** kann **nur in Geweben mit Glycerin-Kinase-Aktivität weiter verstoffwechselt** werden. Durch die Glycerin-Kinase wird Glycerin in Glycerin-3-phosphat überführt.

Merke
Glycerin-3-phosphat kann auf zwei Wegen gebildet werden:

- aus freiem Glycerin in Geweben mit Glycerin-Kinase-Aktivität (Leber, Niere, Brustdrüse, Darmmukosa)
- aus Dihydroxyacetonphosphat (Zwischenprodukt der Glykolyse) mit Hilfe der α-Glycerin-3-phosphat-Dehydrogenase (Fettgewebe, Skelettmuskel, Gehirn).

In Geweben ohne Glycerin-Kinase-Aktivität kann aktiviertes Glycerin (Glycerin-3-phosphat) nur aus der Glykolyse bezogen werden!

18.1.3 Regulation (↗ Kap. 4.3.2, 4.5.1 und 4.6)

Der Fettstoffwechsel wird auf zwei Ebenen vor allem durch die Hormone Insulin, Glukagon und Adrenalin (β-Rezeptor) gesteuert:

- Regulation von Synthese und Abbau der TAG (Lipogenese und Lipolyse ↗ Kap. 4.6)
- Regulation der Fettsäurebiosynthese (↗ Kap. 4.5.1)
- Regulation der β-Oxidation der Fettsäuren (↗ Kap. 4.3.2).

Klinik
Adipositas: Beim normalgewichtigen Mann liegt der Fettanteil am Gesamtkörpergewicht etwa bei 10–20 %, bei der normalgewichtigen Frau bei 15–25 %. Das entspricht bei einem Triacylglycerin-Gehalt von 95 % des Fettgewebes einer Fettmasse von etwa 10 kg bzw. einem Energiespeicher von 385 000 kJ. Langfristige Überernährung führt zu einer drastischen Vergrößerung dieses Speichers. Bei einem Übergewicht von beispielsweise 20 kg beträgt die gespeicherte Energiemenge insgesamt

weit über 1 000 000 kJ. Bei einem durchschnittlichen Energieverbrauch von 10 000 kJ/Tag reicht der Vorrat für 100 Tage! Die Zahlen machen deutlich, dass pathologisches Übergewicht nicht durch kurzfristige Crash-Diäten zu beseitigen ist.

Die Ursache der Adipositas ist immer ein Missverhältnis zwischen Kalorienzufuhr und Kalorienverbrauch. Selbst eine endokrin bedingte Adipositas (Schilddrüsenunterfunktion, Hyperkortisolismus) erfordert neben der endokrinen Störung die Zufuhr von Kalorien in Form von Nahrung! Diese Überernährung erfolgt in den westlichen Industrienationen so gut wie immer in Form von Fett. Die Lipogenese aus Kohlenhydraten spielt bei normaler Ernährung keine Rolle. Lediglich bei extrem fettarmen und kohlenhydratreichen Ernährungsformen kann es zu einer nennenswerten Umwandlung von Kohlenhydraten in Fette kommen. Reduktionsdiäten, die bei gleich bleibend überhöhter Kalorienzufuhr lediglich Fette gegen Kohlenhydrate austauschen, sind daher nicht erfolgreich.

Adipositas (Fettsucht) ist eine Zivilisationskrankheit, von der in der westlichen Welt etwa 20 % der Männer und bis zu 40 % der Frauen betroffen sind. Von Adipositas spricht man, wenn das tatsächliche Gewicht das der Körpergröße entsprechende Sollgewicht um mehr als 20 % überschreitet. Üblicherweise wird zur Feststellung einer Adipositas heute der Body Mass Index (BMI, der Quotient aus Körpergewicht in kg und Körpergröße in m zum Quadrat) herangezogen. Ab einem BMI von 25 kg/m^2 spricht man von Adipositas Grad I, ab 30 kg/m^2 von einer Adipositas Grad II.

Die häufigste Ursache ist eine weit über dem Energieverbrauch liegende Kalorienaufnahme, die zur Speicherung der überschüssigen Energie in Form von Triacylglycerinen und zu Hypertrophie der Fettgewebszellen führt. Diese sog. **primäre Adipositas** ist in Industrieländern meist durch zu geringe körperliche Aktivität bei gleichzeitiger Überernährung bedingt. Die seltenere **sekundäre Adipositas** ist durch endokrine Störungen wie Hypercortisolismus (Morbus Cushing) oder Hypothyreose bedingt.

Das **Risiko** einer Adipositas liegt weniger in akuten Beschwerden als vielmehr in den **Folgeerkrankungen**, die mit chronischer Adipositas einhergehen. Dazu zählen Diabetes mellitus Typ 2, Hypertonie, Hyperlipidämie, kardiovaskuläre Erkrankungen sowie Arthrosen.

Diabetes mellitus Typ 2 (nicht insulinabhängiger Erwachsenendiabetes): Hier ist nicht nur der Blutzuckerspiegel erhöht, sondern zumindest anfangs auch der Insulinspiegel. Die Insulinwirkung ist jedoch trotz des hohen Spiegels stark vermindert. Man spricht von Insulinresistenz. Die molekularen Ursachen der Insulinresistenz sind noch weitgehend ungeklärt. Insulin und Insulinrezeptor sind bei Typ-2-Diabetikern nicht verändert, so dass ein Postrezeptordefekt anzunehmen ist. Übergewicht und insbesondere eine androide Körperfettverteilung mit einem hohen Anteil von viszeralem Fett stellen wichtige Risikofaktoren für Diabetes mellitus Typ 2 dar. Genetische Faktoren und eine fettreiche Ernährung sind ebenfalls von Bedeutung.

18.2 Endokrine Funktion

Neben ihrer Funktion als Energiespeicher nehmen Fettzellen auch eine endokrine Funktion in der Regulation von Körpergewicht, Appetit und Sättigungsgefühl wahr. Sie produzieren das Hormon **Leptin**. Der Leptinspiegel ist der Fettmasse des menschlichen Köpers proportional.

Leptin ist ein Polypeptid aus 146 Aminosäuren (167 Aminosäuren inklusive Signalsequenz für sezernierte Peptidhormone). Es wirkt über einen Membranrezeptor, der dem STH-Rezeptor in Struktur und Wirkungsmechanismus verwandt ist (Familie der Zytokinrezeptoren). Sein Zielorgan ist der Hypothalamus. Es führt dort zu einer verminderten Produktion von Neurohormonen (z. B. Neuropeptid Y), welche die Nahrungsaufnahme stimulieren, und fördert so das Sättigungsgefühl. Über Leptinrezeptoren in anderen Geweben wird wahrscheinlich auch der Energieverbrauch gesteigert.

Der Leptinspiegel steigt während der aktiven Lipogenese im Fettgewebe proportional zur Fettmasse an und nimmt im Hungerzustand und während aktiver Lipolyse proportional zum Fettabbau ab. Übergewichtige Personen haben regelmäßig einen überhöhten Leptinspiegel. Möglicherweile spielt eine Leptinrezeptorresistenz eine Rolle bei der Adipositasentstehung.

Weitere von Adipozyten produzierte **Hormone** sind:

- **IGF-1**
- **TNF-α**
- **Angiotensinogen**
- **Prostaglandine**.

IGF-1 und Prostaglandinen kommt eher eine auto- bzw parakrine Wirkung im Fettgewebe selbst zu (z. B. Regelung der Durchblutung, Steuerung der TAG-Synthese, Bereitstellung neuer Fettzellen aus Vorläuferzellen). TNF-α und Angiotensinogen beteiligen sich wahrscheinlich an der systemischen Wirkung dieser Hormone.

19 Niere

A. Sönnichsen

Lernziele

- Energielieferanten des Tubulussystems
- Stoffwechselfunktionen der Niere
- Triebkräfte der glomerulären Filtration, Rückresorption (welche Substanzen werden wo und wie rückresorbiert), die wichtigsten tubulären Sekretionsvorgänge

19.1 Energiestoffwechsel

19.1.1 Energiegewinnung

Etwa 80 % des renalen Energieverbrauchs entfallen auf die **Na^+-K^+-ATPase**, die im proximalen und distalen Tubulus sowie im dicken aufsteigenden Schenkel der Henle-Schleife für die Aufrechterhaltung des transzellulären Natriumgradienten verantwortlich ist. Dieser wiederum ist die treibende Kraft für fast alle tubulären Transportvorgänge. Nur 20 % der Energie werden durch den **Strukturstoffwechsel** verbraucht.

Der Gesamtenergieverbrauch der Niere korreliert dementsprechend mit der Menge an Na^+-Ionen, die im Tubulussystem rückresorbiert werden müssen. Diese hängt entscheidend von der glomerulären Filtrationsrate ab.

Der größte Teil der Rückresorptionsleistung wird im proximalen Tubulus und in der Henle-Schleife erbracht. Dort wird also auch die meiste Energie benötigt. Die Epithelzellen von proximalem Tubulus und Henle-Schleife fallen daher durch eine hohe Dichte an Mitochondrien auf, die das für die Na^+-K^+-ATPase erforderliche ATP bereitstellen.

Die Substrate für die oxidative Phosphorylierung in den Mitochondrien entstammen in den verschiedenen Nierenregionen unterschiedlichen Stoffwechselwegen:

- **proximaler Tubulus (Nierenrinde):** Ketonkörper (Acetacetat, β-Hydroxybutyrat) und Fettsäuren werden zu Acetyl-CoA abgebaut bzw. aktiviert (↗ Abb. 19.1) und fließen so in den Citratzyklus und die oxidative Phosphorylierung zur Gewinnung von ATP.
- **Henle-Schleife, distaler Tubulus, Sammelrohr:** Auf dem Weg vom proximalen Tubulus zum Sammelrohr nehmen Ketonkörper- und Fettsäureabbau ab und der Glucoseabbau nimmt zu. Im reichlich mit Sauerstoff versorgten äußeren Nierenmark wird die Glucose aerob verstoffwechselt. Im sauerstoffarmen inneren Nierenmark findet auch anaerobe Glykolyse statt.

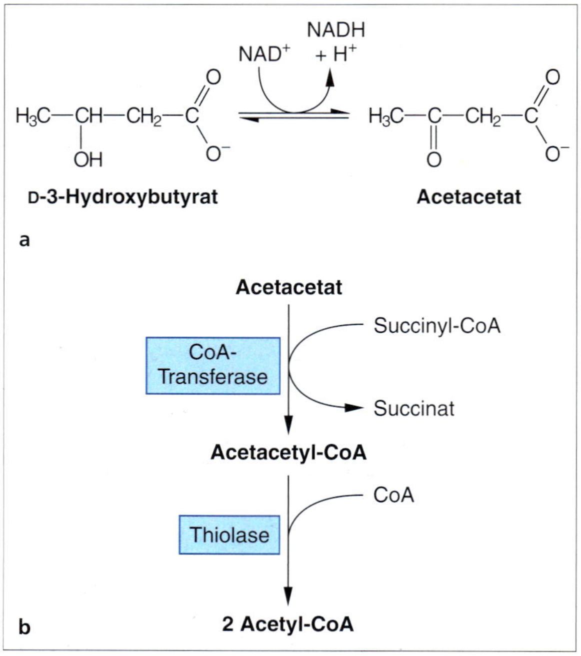

Abb. 19.1 Die Ketonkörper β-Hydroxybutyrat und Acetacetat **(a)** und ihre Verwertung als Brennstoff im proximalen Tubulus **(b).** [3]

Merke
Die enzymatische Ausstattung für die Glykolyse fehlt im proximalen Tubulus. Der proximale Tubulus ist hauptverantwortlich für die Rückresorption der glomerulär filtrierten Glucose. Es wäre daher wenig sinnvoll, wenn diese Glucose, die ja dem Blut wieder zugeführt werden soll, im Tubulusepithel verbraucht würde!

Klinik
Da der proximale Tubulus nicht zur (anaeroben) Glykolyse fähig ist, kann er ohne Sauerstoff seine Funktion nicht wahrnehmen. Die Niere reagiert daher äußerst empfindlich auf Hypoxie. Mangelhafte Sauerstoffversorgung z.B. im Schock führt zum akuten Nierenversagen.

19.1.2 Gluconeogenese

Vor allem im Hungerstoffwechsel ist die Niere durch eine entsprechende Enzymausstattung zur Gluconeogenese befähigt. Diese findet **ausschließlich im proximalen Tubulus** statt. Als **Ausgangssubstanz** dient überwiegend **Glutamin**:

$$\text{Glutamin} + H_2O \xrightarrow{\text{Glutaminase I (Nierentyp)}} \text{Glutamat} + NH_3$$

Glutamat wird in der Niere nur durch dehydrierende Desaminierung in α-Ketoglutarat überführt, da die Substrate für die Transaminierung (Oxalacetat und Pyruvat) bei fehlender Glykolyse nicht in ausreichendem Maß vorhanden sind:

$$\text{Glutamat} + NAD^+ \xrightarrow{\text{Glutamat-Dehydrogenase}} \alpha\text{-Ketoglutarat} + NH_3 + NADH{+}H^+$$

α-Ketoglutarat dient nach Überführung in Oxalacetat im Citratzyklus schließlich als Ausgangssubstanz für die Gluconeogenese. Mengenmäßig spielt die Gluconeogenese der Niere im Vergleich zu der der Leber bei normaler Ernährung eine untergeordnete Rolle. Sie ist jedoch im Gegensatz zur Muskelzelle am **Glucostat** (Zusammenspiel der Organe, die für die Regulation und Aufrechterhaltung des Blutzuckerspiegels verantwortlich sind) beteiligt, da sie aus Glucose-6-phosphat freie Glucose herstellen kann, die ins Blut abgegeben wird. Im Hungerstoffwechsel kann die Gluconeogenese in der Niere beträchtliche Ausmaße erreichen.

Die Desaminierung von Glutamin und Glutamat im proximalen Tubulus erfüllt neben der Bereitstellung von α-Ketoglutarat für die Gluconeogenese noch weitere Aufgaben:

- Stickstoffausscheidung in Form von Ammoniak
- Pufferung von H^+ durch Bildung des Ammoniumions ($NH_3 + H^+ \leftrightarrow NH_4^+$).

Die Regulation der Desaminierung von Glutamin und der renalen Gluconeogenese erfolgt durch die Protonenkonzentration. Ein Abfall des pH-Wertes (Azidose) führt zu einer Stimulation der Phosphoenolpyruvat-Carboxykinase (Schlüsselenzym der Gluconeogenese).

19.2 Endokrine Funktion

Die Niere ist an folgenden endokrinen Funktionen beteiligt:

- Stimulation der Erythropoese durch Erythropoetin
- Steuerung des Calciumstoffwechsels durch 1,25-Dihydroxycholecalciferol (Calcitriol)
- Blutdruckregulation durch Renin (Renin-Angiotensin-Aldosteron-System).

19.2.1 Erythropoetin (↗ auch Kap. 15.1.4)

Erythropoetin (EPO), ein monomeres Glykoprotein aus 165 Aminosäuren mit einem Molekulargewicht von 34 kD, wird vor allem von interstitiellen peritubulären Fibroblasten des proximalen Tubulus im Kortex und äußeren Mark der Niere synthetisiert.

Da die Niere äußerst empfindlich auf Sauerstoffmangel reagiert (↗ oben, eine anaerobe Energiegewinnung ist im proximalen Tubulus nicht möglich!), stellt die renale Erythropoetinbildung einen wichtigen Mechanismus dar, um durch die vermehrte Synthese von Sauerstoffträgern die O_2-Versorgung sicherzustellen.

Erythropoetin wirkt über den Erythropoetin-Rezeptor (↗ Kap. 13.1.4 und 15.1.4). Nach Bindung des Liganden Erythropoetin dimerisieren die Rezeptoren zu Rezeptor-Homodimeren und können dadurch sog. Januskinasen (JAK oder JAK-Proteine) anlagern. Im aktivierten Zustand phosphorylieren diese Januskinasen Tyrosylreste des Erythropoetin-Rezeptors, wodurch anschließend Signal Transducers and Activators of Transcription (STAT-Proteine) phosphoryliert werden. Nach ihrer Phosphorylierung wandern die STAT-Proteine in den Zellkern und aktivieren dort die Gene, die eine Zellproliferation der erythropoetischen Stammzellen auslösen.

Die Aufgabe von Erythropoetin ist also die Stimulation der Erythropoese. Der wichtigste Stimulationsfaktor für die Erythropoetinbildung in der Niere ist die Hypoxie.

Klinik

Die Zerstörung von funktionsfähigem Nierengewebe durch verschiedene Erkrankungen führt zu einer verminderten Bildung von Erythropoetin. Als Folge kommt es zur sog. **renalen Anämie** (normochrome, normozytäre Erythropoetinmangelanämie). Diese Anämieform kann durch Injektion von rekombinantem, gentechnisch hergestelltem Erythropoetin behandelt werden.

Hypoxie durch einen Höhenaufenthalt oder durch eine Erkrankung des respiratorischen Systems führt zu einer vermehrten Bildung von Erythropoetin. Als Folge kommt es zu einer **Polyglobulie** (Überproduktion von normochromen, normozytären Erythrozyten), wodurch die Blutviskosität ansteigt und infolgedessen die Fließeigenschaften verschlechtert werden. Die Polyglobulie muss von einer echten neoplastischen Vermehrung der Erythrozyten, der **Polycythaemia vera,** abgegrenzt werden. Letztere geht immer mit einer Verminderung des Erythropoetinspiegels einher. Sowohl Polyglobulie als auch Polycythaemia vera werden vor allem symptomatisch durch Aderlass behandelt.

19.2.2 1,25-Dihydroxycholecalciferol

Die **Calciferole** gehören zu den **Steroidhormonen**. Ihre Bildung ist in Abbildung 19.2 dargestellt. (Die Ziffern im Text beziehen sich auf die Abbildung.) Zunächst wird aus Cholesterin mit Hilfe der hepatischen Cholesterin-Dehydrogenase durch Einführung einer Doppelbindung zwischen dem 7. und 8. C-Atom des Cholesterins 7-Dehydrocholesterin gebildet (1). Dieses wird in die Blutbahn abgegeben und während der Zirkulation in der Haut unter dem Einfluss von UV-Licht durch Ringspaltung zwischen C9 und C10 in Prävitamin D_3 umgewandelt (2), welches anschließend spontan zu Cholecalciferol („Vitamin" D_3) isomerisiert (3).

Aus Cholecalciferol bildet der Hepatozyt mit Hilfe der hepatischen 25-Hydroxylase unter Verbrauch von O_2 und NADPH+H^+ das 25-Hydroxycholecalciferol (Calcidiol) (4). Dieses wird über ein Plasma-Transport-Protein (Vitamin-D-bindendes Protein, DBP= Transcalciferin, ein Glyco-Globulin) zur Niere transportiert und dort mit Hilfe der 1α-Hydroxylase nochmals hydroxyliert (5).

Das entstehende 1,25-Dihydroxycholecalciferol (Calcitriol) stellt die biologisch aktive Form des „Vitamins" D_3 dar. Auch die Vorstufen des Calcitriols sind endokrin aktiv, allerdings nur geringfügig.

Analog zur Bildung von Calcitriol wird auch das pflanzliche Ergosterol durch UV-Licht in Ergocalciferol (Vitamin D_2) überführt und anschließend hepatisch und renal zu 1,25-Ergocalciferol hydroxyliert. Es entfaltet die gleiche endokrine Wirkung wie Calcitriol, ist aber ein echtes Vitamin, da seine Ausgangssubstanz vom menschlichen Organismus nicht hergestellt werden kann (allerdings ein nichtessentielles Vitamin, da seine Funktion durch Calcitriol ersetzbar ist).

Über die 1α-Hydroxylierung nimmt die Niere eine **zentrale Stellung im Calciumstoffwechsel** ein, da die renale Aufnahme von 25-Hydroxycholecalciferol und die 1α-Hydroxylase im Gegensatz zu den anderen Schritten der Calcitriolbildung einem komplexen Regulationsmechanismus unterliegen:

- 25-Hydroxycholecalciferol gelangt an DBP gebunden über die Blutbahn in die Niere und wird dort als Hormon-Protein-Komplex glomerulär filtriert. Die proximalen Tubulusepithelzellen nehmen den Komplex über den **Megalinrezeptor**, einen Rezeptor aus der Gruppe der Lipoproteinrezeptoren, auf. 25-Hydroxycholecalciferol wird in der Tubuluszelle aus dem Proteinkomplex freigesetzt. Die Aufnahme und Freisetzung von 25-Hydroxycholecalciferol kann über die Anzahl der Megalinrezeptoren kontrolliert werden.
- Die Aktivität der 1α-Hydroxylase unterliegt einer Kontrolle auf der Ebene der Genexpression. Die Transkription des Enzyms wird durch cAMP aktiviert und durch Calcium, Phosphat sowie den aktivierten Vitamin-D-Rezeptor gehemmt (Produkthemmung! Der tubuläre Vitamin-D-Rezeptor wird durch 1,25-Hydroxycholecalciferol aktiviert!).
- Eine Aktivierung der Adenylatzyklase steigert die intrazelluläre Konzentration von cAMP in der Tubuluszelle. Die Adenylatzyklase wird durch Parathormon über den Parathormon-Rezeptor und ein G-Protein stimuliert.
- Ein hoher Calciumspiegel führt über ein Calcium-Sensorprotein der Tubuluszellen zur Aktivierung inhibitorischer G-Proteine und damit zu einer Hemmung der Adenylatzyklaseaktivität. Die dadurch verminderte Bildung von cAMP bewirkt eine Verminderung der 1α-Hydroxylaseaktivität.
- Gleichzeitig führt ein hoher Calciumspiegel auch zu einer verminderten Freisetzung von Parathormon, was ebenfalls zu einer Verminderung der 1α-Hydroxylaseaktivität beiträgt.

Über die 1α-Hydroxylierung trägt die Niere entscheidend zur Wirkung der Calciferole bei. Die wichtigsten **Wirkungen der D-Hormone** sind:

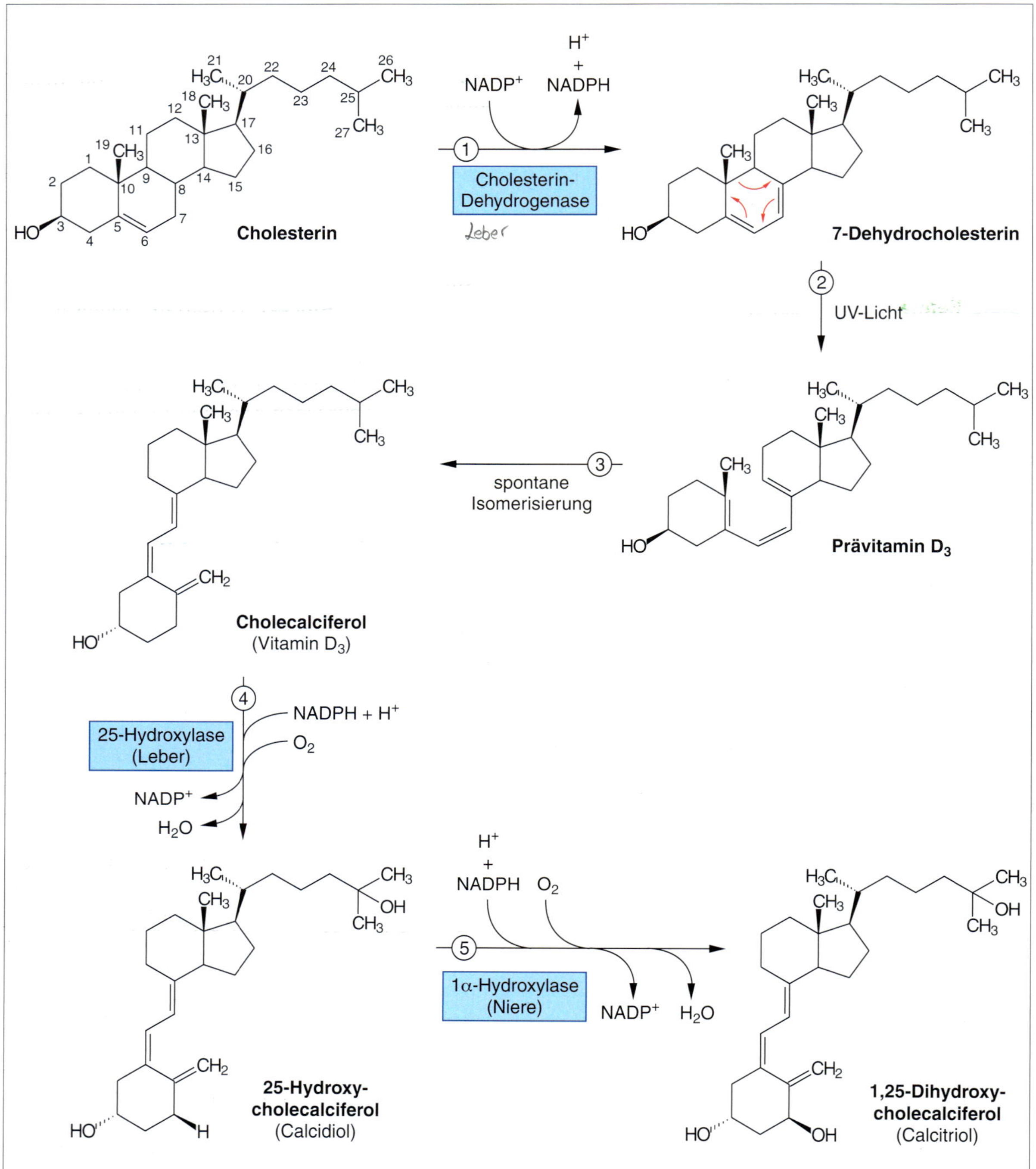

Abb. 19.2 Biosynthese von 1,25-Dihydroxycholecalciferol.

- Aktivierung der Transkription von Calbindin und der Calcium-ATPase der intestinalen Mukosa. Hierdurch kommt es zu einer Steigerung der intestinalen Calciumresorption.
- Stimulation der renalen Calcium- und Phosphatrückresorption, letztere nur in Anwesenheit von Parathormon
- Stimulation des Aufbaus von Knochenmatrix und der Knochenkalzifizierung über Calcitriolrezeptoren der Osteoblasten.

Die Wirkung der Calciferole entfaltet sich über die Beeinflussung spezifischer Gene auf der Transkriptionsebene. Ihr Wirkungsmechanismus ähnelt somit dem anderer Steroidhormone.

Klinik
Eine verminderte Bildung von 1α-Hydroxylase, z. B. bei Zerstörung der enzymbildenden renalen Zellen (chronische Niereninsuffizienz, entzünd-

liche oder destruierende Nierenerkrankungen), führt zum sekundären Hyperparathyreoidismus und zur renalen Osteopathie:

1α-Hydroxylaseaktivität ↓ → intestinale und renale Calciumabsorption ↓ → Calciumspiegel im Blut ↓ → Parathormonbildung ↑ → Calciummobilisierung aus dem Knochen ↑, um Calciumspiegel aufrechtzuerhalten → Knochenabbau („renale Osteopathie")

19.2.3 Renin (↗ auch Kap. 13.5.1)

Renin ist eine Aspartylprotease mit einer Molekülmasse von etwa 40 kD. Es wird als inaktives Prorenin von den **Epitheloidzellen des juxtaglomerulären Apparates** der Niere produziert und in intrazellulären Granula gespeichert. Dort wird es durch limitierte Proteolyse zu Renin aktiviert und durch Exozytose in die Blutbahn abgegeben.

Die **Exozytose** von Renin wird durch einen **Blutdruckabfall** in den afferenten Arteriolen der Nieren ausgelöst, wahrscheinlich über eine Aktivierung der Macula-densa-Zellen des juxtaglomerulären Apparates. Die Reninfreisetzung wird durch einen hohen Blutdruck in den afferenten Arteriolen indirekt und durch Angiotensin II über den AT_1-Rezeptor direkt gehemmt (negative Rückkopplung).

Renin spaltet aus dem in der Leber gebildeten und ins Blut abgegebenen **Angiotensinogen** das N-terminale Dekapeptid **Angiotensin I** ab. Dieses wiederum wird durch das Angiotensin-Converting-Enzym (ACE) um zwei Aminosäuren verkürzt und so in das aktive Oktapeptid **Angiotensin II** überführt.

Angiotensin II entfaltet vor allem folgende biologischen Wirkungen:

- **Kontraktion glatter Gefäßmuskelzellen** → Vasokonstriktion → Blutdruck ↑
- **Stimulation der Aldosteronsekretion** der Nebenniere → Steigerung der renalen Na^+- und Wasserresorption → Blutvolumen ↑ und Blutdruck ↑

Die Wirkung von Angiotensin II erfolgt über die sog. **AT_1-Rezeptoren**. Diese gehören zur Familie der 7-Transmembrandomänen-Rezeptoren. Ihr Wirkungsmechanismus beinhaltet die Aktivierung des Phophatidylinositolzyklus über ein G-Protein. Hierdurch kommt es zu einer Steigerung der intrazellulären Calciumkonzentration und zu einer Stimulation der Proteinkinase C.

Klinik

Viele Erkrankungen der Nieren oder der Nierengefäße (Nierenarterienstenose, renale Arteriolosklerose) führen zu einem verminderten Blutdruck und Blutfluss in der Niere. Als Reaktion hierauf wird von den Zellen des juxtaglomerulären Apparates vermehrt Renin ausgeschüttet. Die Folge ist ein Anstieg des Plasmavolumens und des Blutdrucks (renale Hypertonie).

Zwei sehr effektive Substanzklassen von Medikamenten greifen in das Renin-Angiotensin-Aldosteron-System ein und werden als **Blutdrucksenker** eingesetzt:

- **ACE-Hemmer** (Captopril, Enalapril, Ramipril u. a.): Diese Medikamente hemmen das Angiotensin-Converting-Enzym (ACE) und verhindern so die Bildung des biologisch aktiven Angiotensin II.
- **AT_1-Rezeptor-Blocker** (Losartan, Telmisartan, Olmesartan u. a.): Diese Medikamente besetzen teils kompetitiv, teils irreversibel den AT_1-Rezeptor und verhindern so die Hormon-Rezeptor-Interaktion zwischen Angiotensin II und seinem Rezeptor.

19.3 Grundlagen der Harnbildung

Die Harnbildung findet im Nephron, der funktionellen Einheit der Niere, statt. Sie lässt sich in vier Vorgänge gliedern:

- glomeruläre Filtration
- tubuläre Rückresorption
- tubuläre Sekretion
- Harnkonzentration (Wasserrückresorption).

19.3.1 Glomeruläre Filtration

Als **glomeruläre Filtration** wird das Abpressen von Primärharn oder Ultrafiltrat aus den Glomeruluskapillaren in den Hohlraum der Bowman-Kapsel bezeichnet. Dieser Vorgang wird durch den effektiven Filtrationsdruck bewirkt und benötigt keine zusätzliche Energie. Die Gesamtfiltratmenge aller Glomeruli pro Zeiteinheit wird als **glomeruläre Filtrationsrate (GFR)** bezeichnet.

Die Größe der GFR wird bestimmt durch

- den **effektiven Filtrationsdruck** (P_{eff}): Dieser errechnet sich aus dem hydrostatischen Druck in den Glomeruluskapillaren (P_{glo} = 45 mmHg), dem onkotischen Gegendruck in den Glomeruluskapillaren (π_{glo} = 25 mmHg) und dem hydrostatischen Druck in der Bowman-Kapsel (P_{bow} = 10 mmHg): $P_{eff} = P_{glo} - \pi_{glo} - P_{bow}$ = 10 mmHg.
- die **Filtrationsfläche** (F): Die Größe der Filtrationsfläche hängt von der Zahl der Glomeruli und vom renalen Blutfluss ab. Da im Verlauf des glomerulären Kapillarbettes der hydrostatische Druck abnimmt und der onkotische Druck durch den relativen Anstieg der Eiweißkonzentration im entwässerten Plasma zunimmt, vermindert sich P_{eff} entlang den Glomeruluskapillaren und die Filtration kommt in Richtung Vas efferens zum Erliegen. Durch Erhöhung des Plasmaflusses und

beschleunigten Abtransport der Proteine sinkt der onkotische Druck im terminalen Kapillarbett und dieses wird so in die Filtrationsfläche mit einbezogen.

- die Durchlässigkeit oder **Leitfähigkeit des Filters** (L): Diese wird durch die Durchlässigkeit der drei Schichten des glomerulären Filters bestimmt:
  - Endothel der Kapillaren: Porengröße 25–50 nm, damit durchlässig für alle Plasmabestandteile, aber nicht für zelluläre Blutbestandteile,
  - Basalmembran: dichtes Netzwerk aus negativ geladenen, fibrillären Proteinen, durchlässig nur für Moleküle < 50 kD (z. B. Mikroglobuline),
  - Epithel der Bowman-Kapsel: dicht miteinander verzahnte Podozyten, deren Filtrationsschlitze durch eine Membran bedeckt sind. Der effektive Porenradius liegt zwischen 1,5 und 4,5 nm.

Die GFR liegt bei etwa 180 l/24 h (= 7,5 l/h oder 125 ml/min). Tagsüber ist sie höher als nachts.

Das **Ultrafiltrat (Primärharn)** enthält beim Gesunden **keine zellulären Bestandteile** und **keine Makromoleküle**. Glucose, Harnstoff, Kreatinin und Mikroglobuline liegen in annähernd gleicher Konzentration wie im Plasma vor. Bei den Elektrolyten findet man im Ultrafiltrat eine etwas höhere Anionen- und eine niedrigere Kationenkonzentration. Dies ist zur Wahrung der Elektroneutralität erforderlich, da im Ultrafiltrat die negativ geladenen Plasmaproteine fehlen. Dieser Ladungsausgleich wird als **Gibbs-Donnan-Gleichgewicht** bezeichnet.

Einen Überblick über die Konzentrationen wichtiger Substanzen im Primärharn und im Urin (= Endharn) gibt Tabelle 19.1.

Tab. 19.1 Konzentrationen verschiedener Substanzen im Primärharn und im Urin

Substanz	Primärharn	Urin
Na^+	135–150 mmol/l	15–150 mmol/l
K^+	3,5–5 mmol/l	30–300 mmol/l
Ca^{2+}	2,25–2,75 mmol/l	3–6 mmol/l
Cl^-	100–115 mmol/l	30–150 mmol/l
HCO_3^-	22–26 mmol/l	1 mmol/l
Phosphat	0,75–1,5 mmol/l	3–20 mmol/l
NH_4^+	10–40 mmol/l	< 100 mmol/l
Protein	10 mg/l	< 40 mg/l
Aminosäuren	2 mmol/l	2–8 mmol/l
Kreatinin	0,1 mmol/l	11 mmol/l
Harnsäure	0,3 mmol/l	3 mmol/l
Harnstoff	5 mmol/l	240–280 mmol/l

19.3.2 Tubuläre Rückresorption

Nur ein geringer Bruchteil der 180 l Ultrafiltrat, die durch die glomeruläre Filtration täglich entstehen, wird tatsächlich als Endharn ausgeschieden (je nach Trinkmenge 1–2 l/Tag). Der Großteil des Wassers und der filtrierten Substanzen wird über die Epithelien des Tubulussystems dem Plasma wieder zugeführt. Dies erfolgt durch folgende **Transportmechanismen:**

- **primär-aktiver Transport:** energieverbrauchender Na^+-K^+-Transport durch die **basolaterale Na^+-K^+-ATPase**. Dabei werden für 3 Na^+, die aus der Tubuluszelle ins Interstitium gelangen, 2 K^+ aus dem Interstitium in die Tubuluszelle transportiert. Es kommt zu einer intrazellulären Na^+-Verarmung und zum Aufbau einer elektrischen Potentialdifferenz von etwa 70 mV zwischen Intra- und Extrazellularraum, sowohl zum Interstitium als auch zum Lumen hin (↗ Abb. 19.3).
- **sekundär-aktiver Transport:** Der negativen Ladung im Zellinneren und dem Konzentrationsgradienten folgend strömt Na^+ **passiv** aus dem Tubuluslumen in die Tubuluszelle. Gekoppelt an dieses Na^+ im sog. **Na^+-Symport** gelangen Anionen (Chlorid, Phosphat), Aminosäuren und Glucose sekundär-aktiv aus dem Tubuluslumen in die Tubulusepithelzelle. Im **Na^+-H^+-Antiport** wird H^+ im Austausch gegen das ins Zellinnere diffundierende Na^+ ins Tubuluslumen befördert. Die an Na^+ gekoppelten oder gegen Na^+ ausgetauschten Stoffe können hierbei auch gegen ein Konzentrationsgefälle transportiert werden. Die Energie für den Transportvorgang liefern der elektrische Gradient und der Konzentrationsgradient des Na^+. Letzendlich stammt die Energie also aus der Aktivität der Na^+-K^+-ATPase.
- **parazelluläre Shunts:** Entlang dem Konzentrationsgefälle gelangen Cl-Ionen aus dem Tubuluslumen über Spalten zwischen den Tubuluszellen direkt ins Interstitium. Sie nehmen hierbei Na^+-, Mg^{2+}- und Ca^{2+}-Ionen mit. Neben dem Konzentrationsgefälle kann auch ein **elektrischer Gradient** (**transepitheliales** oder **transzelluläres Potential**) als Triebfeder wirken. Dieses
  - schwankt im proximalen Tubulus um 0 mV (wird leicht lumenpositiv bei Überwiegen der Cl-Resorption und lumennegativ bei Überwiegen der Na^+-Resorption),
  - ist lumenpositiv im aufsteigenden Teil der Henle-Schleife (+ 5–10 mV),
  - ist lumennegativ im Sammelrohr (–20 mV).
- **Solvent drag:** Aufgrund der Elektrolytverschiebungen entsteht ein osmotischer Gradient zwischen Tubuluslumen und Interstitium, der einen Wasserstrom vom Tubuluslumen ins Interstitium bewirkt. Da in diesem Wasser weitere Elektrolyte und andere Substanzen (Glucose, Harnstoff) gelöst sind, werden diese Ionen und Moleküle mit dem Wasser mitgerissen.

Die Wiederaufnahme des interstitiellen Reabsorbats in die peritubulären Kapillaren hängt von folgenden Faktoren ab:

- hydrostatischer Druck im Interstitium
- hydrostatischer und onkotischer Druck in den Kapillaren
- Permeabilität der Kapillarwand.

Der hydrostatische Druck in den Kapillaren wird durch die vorgeschalteten Widerstandsgefäße (Vas afferens, glomeruläres Kapillarbett und Vas efferens) niedrig gehalten und liegt bei etwa 10 mmHg. Er kann durch Vasokonstriktion des Vas efferens noch weiter gesenkt werden.

Der onkotische Druck in den Tubuluskapillaren ist hoch, da das Plasma nach der glomerulären Filtration nur noch wenig Wasser, aber eine hohe Konzentration an Plasmaproteinen enthält.

19.3.3 Tubuläre Sekretion

Neben der Rückresorption von Wasser, Elektrolyten und anderen glomerulär filtrierten Substanzen, die nicht ausgeschieden werden sollen, können im Tubulussystem auch aktiv bestimmte Substanzen sezerniert und so zur Ausscheidung gebracht werden. Die **wichtigsten Sekretionsvorgänge** sind:

- **Kaliumsekretion**: Kalium wird frei filtriert. Im proximalen Tubulus werden etwa 70 % rückresorbiert, wahrscheinlich überwiegend über parazelluläre Shunts. Im aufsteigenden Teil der Henle-Schleife erfolgt die Rückresorption sekundär-aktiv zusammen mit Na^+ und 2 Cl^- im Symport (↗ Abb. 19.3b). Im distalen Tubulus und im Sammelrohr kann K^+ aldosteronabhängig im Austausch gegen Na^+ resorbiert oder sezerniert werden. Starke Aldosteronwirkung und entsprechend hohe Na^+-Resorption führen zur K^+-Sekretion. Fehlendes Aldosteron führt zur K^+-Resorption.

Merke
Bei hoher Kaliumzufuhr und bei Hyperaldosteronismus kann die Kaliumkonzentration im Urin weit über der des Plasmas liegen. Die Kalium-

Na^+-abhängiger aktiver Glucosetransporter : SGLTs
- nur auf der apikalen Seite der Mucosa-Zellen (SGLT 1) u. der Zellen des proximalen Tubulus (SGLT 1 u. 2)

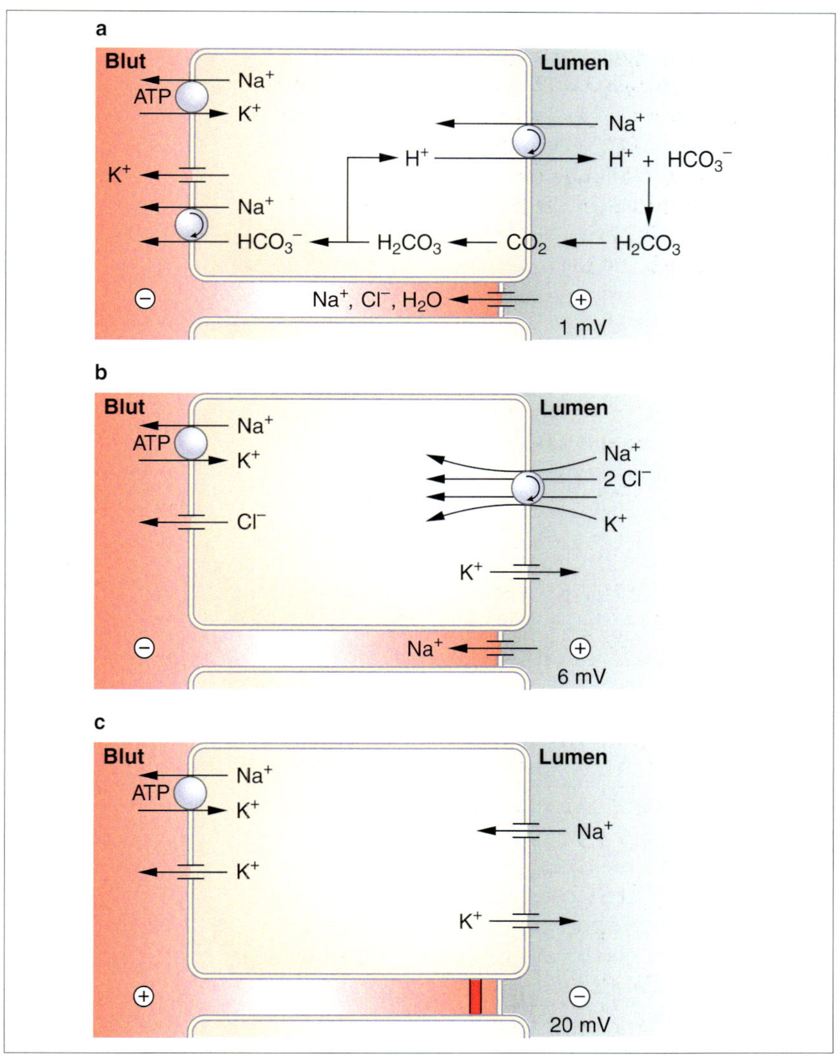

Abb. 19.3 Tubulärer Transport von NaCl in drei Nephronabschnitten: **a** im proximalen Tubulus, **b** im dicken aufsteigenden Schenkel der Henle-Schleife, **c** im Sammelrohr. [10]
(ATP) = Na^+-K^+-ATPase, primär aktive ATP-verbrauchende Pumpe;
◯ = Carrier (je nach Transportrichtung auch Kotransporter, Gegentransporter, Austauscher genannt), entspricht dem Prinzip der erleichterten Diffusion, sekundär aktiver Transportmechanismus;
╪ = Ionenkanal, entspricht dem Prinzip der Diffusion, passiver Transportmechanismus.

Clearance kann die glomerulär filtrierte Kaliummenge also übertreffen!

- **Sekretion von Protonen,** gekoppelt an die Bicarbonatrückresorption: Zunächst werden H^+ über den Na^+-H^+-Antiport ins Tubuluslumen sezerniert. Dort verbinden sie sich mit Bicarbonat zu Kohlensäure ($H^+ + HCO_3^- \rightarrow H_2CO_3$). Diese wird durch die im Bürstensaum der Tubuluszellen befindliche **Carboanhydrase** in H_2O und CO_2 gespalten. CO_2 diffundiert passiv aus dem Tubuluslumen in die Tubuluszelle. Dort reagiert es mit H_2O zu H_2CO_3. Dieses dissoziiert zu HCO_3^- und H^+. Das HCO_3^- wird zusammen mit Na^+ über den Na^+-Symport ins Interstitium sezerniert, während H^+ über den Antiport wieder ins Tubuluslumen abgegeben wird und den Zyklus erneut durchläuft (↗ Abb. 19.3a).

19.3.4 Wasserrückresorption und Harnkonzentration

Die Wasserrückresorption lässt sich in drei funktionelle Abschnitte gliedern:
- Rückresorption im proximalen Tubulus
- Rückresorption im absteigenden Schenkel der Henle-Schleife
- Rückresorption im Übergangsbereich vom distalen Tubulus zum Sammelrohr und im Sammelrohr selbst.

Proximaler Tubulus

Fast 70 % des Ultrafiltrats werden unabhängig von der GFR im proximalen Tubulus rückresorbiert. Bei steigender GFR nimmt auch die Rückresorptionsleistung des proximalen Tubulus im gleichen Verhältnis zu **(glomerulotubuläre Balance)**. Bei einer durchschnittlichen Ultrafiltratmenge von 180 l/Tag liegt das im proximalen Tubulus rückresorbierte Volumen demnach etwa bei 110 l/Tag.

Die treibende Kraft für die Wasserrückresorption ist die Aktivität der Na^+-K^+-ATPase, die durch die Erhöhung der interstitiellen Na^+-Konzentration den osmotischen Gradienten für die Wasserrückresorption schafft.

Henle-Schleife

Die weitere Harnkonzentration (Rückresorption von etwa 20 % des glomerulär filtrierten Wassers) erfolgt in der Henle-Schleife, die funktionell und anatomisch in einen absteigenden und einen aufsteigenden Schenkel gegliedert werden kann. Durch die unmittelbare Nachbarschaft von absteigendem und aufsteigendem Schenkel wird ein **Gegenstromsystem** geschaffen, das die Harnkonzentration ermöglicht.

Absteigender Schenkel

Der aus dem proximalen Tubulus eintretende Harn ist isoosmolar zum Plasma, aber hypoton zum umgebenden Interstitium, in das vom aufsteigenden Schenkel (↗ unten) große Mengen Na^+ sezerniert werden. Dem osmotischen Gradienten folgend strömt Wasser passiv aus dem absteigenden Schenkel über Aquaporine Typ 1 ins Interstitium. Bei den Aquaporinen handelt es sich um Membranproteine aus sechs Transmembrandomänen mit einem zentralen Wasserkanal, der durch hydrophile Aminosäuren ausgekleidet ist.

Der untere, dünne Abschnitt des absteigenden Schenkels ist impermeabel für Na^+, so dass dem Wasserstrom vom Lumen ins Interstitium kein Na^+ folgen kann. Der Harn wird dadurch bis zur papillennahen Spitze der Henle-Schleife zunehmend hyperton.

Aufsteigender Schenkel

Im dicken Abschnitt des aufsteigenden Schenkels befindet sich lumenseitig ein **Na^+-K^+-2 Cl^--Cotransporter**, der große Mengen Na^+, Cl^- und K^+ **sekundär-aktiv** aus dem Lumen in die Zelle befördert. Die Energie des Cotransportsystems stammt auch hier von der gewebeseitigen Na^+-K^+-ATPase, die Na^+ ins Interstitium pumpt und hierdurch das für den Cotransporter notwendige Konzentrationsgefälle schafft (↗ Abb. 19.3b). Da der aufsteigende Schenkel für Wasser impermeabel ist, wird der Harn im Verlauf des Aufstiegs zunehmend hypoton und das benachbarte Interstitium hyperton. Durch die Hypertonie des Interstitiums wird dem parallel laufenden absteigenden Schenkel laufend Wasser entzogen (↗ oben).

Merke

Der **absteigende Schenkel** der Henle-Schleife ist **impermeabel für Na^+**. Wasser strömt vom hypotonen Lumen ins hypertone Interstitium.

Der **aufsteigende Schenkel** der Henle-Schleife ist **impermeabel für Wasser**. Na^+ wird sekundär-aktiv rückresorbiert und von der Na^+-K^+-ATPase ins Interstitium gepumpt.

Klinik

Durch **Schleifendiuretika** wie Furosemid wird der Na^+-K^+-$2Cl^-$-Cotransporter im aufsteigenden Schenkel der Henle-Schleife blockiert. Hierdurch wird der Aufbau einer hohen Osmolarität im Interstitium verhindert, welche die Voraussetzung für Wasserentzug und Harnkonzentrierung im absteigenden Schenkel ist. Als Folge kommt es zur vermehrten Wasserausscheidung. Auch Kalium geht in beträchtlichen Mengen verloren.

Ende des distalen Tubulus und Sammelrohr

In diesem Bereich werden bis zu 10 % des glomerulär filtrierten Wassers wieder aufgenommen. Die Rückresorption erfolgt vor allem durch die Hauptzellen des Sammelrohrs über lumenseitige Aquaporine Typ 2. Der Einbau dieser Aquaporine erfolgt unter der Kontrolle von ADH. Die Regulation der Wasserresorption durch ADH ermöglicht es, das Urinvolumen von 0,7 l/Tag (maximale ADH-Sekretion und Antidiurese) bis zu 20 l/Tag (ADH-Defizienz, maximale Diurese) zu variieren.

Klinik
ADH-Mangel, z. B. durch eine Zerstörung des Hypophysenhinterlappens, führt zum unkontrollierten Wasserverlust (**Diabetes insipidus centralis**). Die Erkrankung kann durch Gabe eines ADH-Analogons behandelt werden. Beruht der Wasserverlust jedoch auf einer ADH-Resistenz der Niere (**Diabetes insipidus renalis**), so ist eine Behandlung mit ADH wirkungslos.

19.4 Rückresorption

Treibende Kraft für alle Rückresorptionsmechanismen im Tubulussystem ist die ATP-abhängige Aktivität der Na^+-K^+-ATPase (↗ oben). Wichtige Transportmechanismen für einzelne Ionen und Moleküle werden im Folgenden dargestellt.

19.4.1 Rückresorption von Na^+

Die Rückresorption von Na^+ erfolgt vor allem im proximalen Tubulus zu

- ⅓ durch passiven Na^+-Einstrom entlang dem Konzentrationsgradienten zwischen Zellinnerem der Tubuluszelle und Tubuluslumen,
- ⅓ über parazelluläre Shunts,
- ⅓ über Solvent drag.

Merke
Im proximalen Tubulus werden etwa ⅔ des filtrierten Na^+ rückresorbiert. Da gleichzeitig auch ⅔ des Wassers rückresorbiert werden, ändert sich die Na^+-Konzentration im Verlauf des proximalen Tubulus kaum.

Die Feinabstimmung der Na^+-Rückresorption erfolgt unter der Kontrolle von Aldosteron in den Hauptzellen des Sammelrohrs. Aldosteron wird wie alle Steroidhormone in die Zellen aufgenommen und verbindet sich dort mit einem zytosolischen Rezeptor. Der Aldosteron-Rezeptor-Komplex wandert in den Zellkern und induziert dort die Transkription folgender Proteine (**genomische Aldosteronwirkung**):

- Natriumkanal-Membranprotein für die passive Natriumaufnahme vom Sammelrohrlumen in die Zelle
- Na^+-K^+-ATPase für die gesteigerte Bildung des für die passive Natriumaufnahme erforderlichen Gradienten
- Enzyme des Citratzyklus für die gesteigerte Bereitstellung von ATP für die Na^+-K^+-ATPase.

Darüber hinaus werden dem Aldosteron noch direkte zelluläre Wirkmechanismen (Aktivierung von Proteinkinasen) zugeschrieben, die nicht über eine Beeinflussung der Gentranskription vermittelt werden (**nichtgenomische Aldosteronwirkungen**).

Klinik
Die Na^+-resorptionsfördernde Wirkung von Aldosteron kann durch **Spironolacton**, ein Aldosteronanalogon mit einem C17-Lactonring, antagonisiert werden. Spironolacton verdrängt Aldosteron kompetitiv von seinem zytosolischen Rezeptor. Der dadurch entstehende Komplex hat jedoch keine transkriptionsfördernde Wirkung.

19.4.2 Rückresorption von Chlorid

Die Rückresorption von Chlorid (Cl^-) ist eng an die Rückresorption von Na^+ gekoppelt. Sie erfolgt über folgende Mechanismen:

- durch passiven Einstrom entlang dem Konzentrationsgradienten zwischen Zellinnerem der Tubuluszelle und Tubuluslumen
- über parazelluläre Shunts
- über Solvent drag.

Im aufsteigenden Teil der Henle-Schleife erfolgt die Cl^--Rückresorption über den Na^+-K^+-2Cl-Cotransporter (↗ oben).

Blutglukosekonz.: 90 mg/dl ≙ 5 mmol/l

19.4.3 Rückresorption von Glucose

Glucose wird im proximalen Tubulus zu annähernd 100 % über einen Na^+-Symport rückresorbiert. Allerdings ist die Transportkapazität dieses Symports begrenzt, so dass ab einer Glucosekonzentration von etwa 180 mg/dl im Plasma bzw. Ultrafiltrat die Rückresorption nicht mehr vollständig ist.

Nierenschwelle: 180 mg/dl ≙ 10 mmol/l

Klinik
Ab einem Plasmaglucosespiegel von 180 mg/dl kommt es zur **Glucosurie**, einem Leitsymptom des **Diabetes mellitus** (daher auch der Name „honigsüßer Durchfluss"), weil die Rückresorptionskapazität des proximalen Tubulus für die frei filtrierbare Glucose überschritten wird. Folge der Glucosurie ist eine vermehrte Wasserausscheidung, da die Glucose im Harn osmotisch wirksam ist und

(1x) Na^+-abhängiger Glucosetransporter (SGLT) – nur auf der apikalen Seite der Mukosazellen (SGLT 1) und des proximalen Tubulus der Niere (SGLT 1 u. 2)

der renalen Harnkonzentration entgegenwirkt. Die Folge ist das für Diabetiker typische verstärkte Durstgefühl. Im Extremfall kann es bei sehr hohen Blutzuckerwerten zum hyperosmolaren Koma kommen.

In seltenen Fällen kann eine Glucosurie auch durch einen angeborenen **defekten Na^+-Glucose-Symport** bedingt sein. Man spricht dann von **renaler Glucosurie**. Die Störung hat meist keinen Krankheitswert.

19.4.4 Rückresorption von Aminosäuren und Peptiden

Aminosäuren werden frei filtriert und im proximalen Tubulus über Na^+-Symports nahezu vollständig rückresorbiert. Es existieren spezifische Symports für Gruppen chemisch ähnlicher Aminosäuren (z.B. Arginin, Lysin, Ornithin). Ist der spezifische Symport durch hohe Konzentrationen einer seiner Aminosäuren überladen, ist auch die Rückresorption der anderen Aminosäuren der Gruppe unvollständig. Nur etwa 2 % der filtrierten Aminosäuren werden mit dem Harn ausgeschieden.

Kleinere Peptide können im lumenseitigen Bürstensaumepithel der Tubuluszellen durch endothelständige Peptidasen in Aminosäuren gespalten und dann wie freie Aminosäuren rückresorbiert werden.

Größere Peptide werden mittels Endozytose in die Tubuluszellen aufgenommen, im Zellinneren in Aminosäuren gespalten und dann als freie Aminosäuren ins Interstitium abgegeben.

Klinik

Beim **De-Toni-Debré-Fanconi-Syndrom** liegt eine kongenitale Störung verschiedener tubulärer Transportmechanismen vor. Vor allem die Rückresorption von Aminosäuren ist gestört, so dass die betroffenen Kinder durch eine Hyperaminoazidurie auffallen. In der Regel liegen gleichzeitig auch noch Rückresorptionsstörungen für Glucose und Phosphat vor. Die Erkrankung führt zu einer Gedeihstörung und Wachstumsverzögerung. Wichtige Symptome sind Erbrechen, Polyurie (übermäßige Harnausscheidung) und Polydipsie (krankhaft gesteigerter Durst).

19.4.5 Rückresorption von Harnstoff

Harnstoff wird frei filtriert. 50 % werden im **proximalen Tubulus** rückresorbiert, davon ⅔ durch Diffusion und ⅓ durch Solvent drag. Durch die prozentual größere Wasserresorption im proximalen Tubulus steigt die Harnstoffkonzentration entlang dem proximalen Tubulus jedoch etwas an. Der distale Tubulus und der Anfangsabschnitt der Sammelrohre sind fast undurchlässig für Harnstoff. In diesen Nephronabschnitten steigt die Harnstoffkonzentration daher stark an. Die Endabschnitte der Sammelrohre sind für Harnstoff gut permeabel. So diffundiert ein Teil des Harnstoffs ins Interstitium und von dort zurück in die benachbart liegende Henle-Schleife (Harnstoffrezirkulation).

Merke

Die fraktionelle Ausscheidung von Harnstoff (40 % der filtrierten Menge) ist aufgrund der Rückresorption kleiner als die von Kreatinin, das nicht rückresorbiert und daher zu fast 100 % ausgeschieden wird.

19.4.6 Rückresorption von Bicarbonat

Die Rückresorption von Bicarbonat erfolgt vor allem im proximalen Tubulus im Austausch gegen Protonen (↗ Kap. 19.3.3). Die Feinabstimmung der Bicarbonatkonzentration und des Säure-Basen-Gleichgewichts erfolgt im Sammelrohr. Man findet neben den Hauptzellen, die für die Feinabstimmung der Wasserrückresorption verantwortlich sind, zwei weitere Zelltypen:

- **A-Zwischenzellen**: sezernieren Protonen
- **B-Zwischenzellen**: sezernieren Bicarbonat.

19.4.7 Rückresorption von Sulfat

Sulfat (SO_4^{2-}) entsteht beim Abbau der schwefelhaltigen Aminosäuren. Es wird glomerulär vollständig filtriert und im proximalen Tubulus im Cotransport mit 2 Na^+ rückresorbiert. Die tägliche Sulfatausscheidung liegt in Abhängigkeit von der aufgenommenen Proteinmenge zwischen 30 und 60 mmol. Das nicht rückresorbierte Sulfat wird im Harn zusammen mit verschiedenen Kationen ausgeschieden.

19.5 Ausscheidung von Protonen und Puffern

19.5.1 Protonenausscheidung

Der pH des Harns kann von 4,5–8 schwanken und spiegelt die Nahrungszufuhr von Säuren und Basen bzw. von Substanzen, bei deren Abbau im Stoffwechsel Säuren oder Basen entstehen, wider. Er ist bei Fleischnahrung niedrig (Entstehung z.B. von Schwefelsäure beim Abbau schwefelhaltiger Aminosäuren!) und bei pflanzlicher Nahrung eher hoch. Die gesunde Niere ist in der Lage, täglich 1000 mmol Protonen auszuscheiden oder 300–400 mmol einzusparen. Diese enorme Kapazität wird meist nicht ausgeschöpft.

Sie beruht darauf, dass die Nierentubuli die Protonenkonzentration im Urin auf das 1000fache der Konzentration im Plasma bzw. im Glomerulusfiltrat erhöhen können. Als **Ausscheidungsmechanismen** stehen zur Verfügung:

- der Austausch gegen Na^+ über den **Na^+-H^+-Antiport im proximalen Tubulus**,
- direkte **Sekretion im distalen Tubulus und Sammelrohr**,
- **Auscheidung zusammen mit Ammoniak als Ammoniumion** (↗ Kap. 19.5.2).

Im Plasma liegt normalerweise eine Protonenkonzentration von 40 nmol/l (pH 7,4 = $10^{-7,4}$ mol/l) vor. Im Urin wird ein pH-Wert von minimal 4,4 erreicht, entsprechend einer Protonenkonzentration von 40 000 nmol/l. Bei diesem pH erschöpft sich die Transportkapazität der Protonenpumpen. Auf diese Weise könnten also bei einer Tagesmenge von 1,5 l Urin nur etwa 60 µmol Protonen renal eliminiert werden. Dies würde bei weitem nicht ausreichen, um die täglich im Stoffwechsel anfallende Menge von 40–80 mmol Protonen/Tag zu eliminieren. Aus diesem Grunde ist es erforderlich, dass die in den Harn sezernierten Protonen abgepuffert werden und der pH-Wert nicht unter die Grenze von 4,4 sinkt, so dass die Protonenpumpe weiter Protonen in den Harn abgeben kann.

Die wichtigsten Puffersysteme hierfür sind:

- Phosphat-Puffer
- Ammoniak-Puffer.

Man unterscheidet zwischen den freien Protonen im Harn und den an Puffer gebundenen. Die Summe der freien und gebundenen stellt den gesamten H^+-Pool dar.

Ausscheidung über den Na^+-H^+-Antiport

Zunächst werden H^+ über den **Na^+-H^+-Antiport** ins Tubuluslumen sezerniert. Dort verbinden sie sich mit dem glomerulär filtrierten Bicarbonat zu Kohlensäure:

$H^+ + HCO_3^- \rightarrow H_2CO_3$

Diese wird durch die im Bürstensaum der Tubuluszellen befindliche **Carboanhydrase** in H_2O und CO_2 gespalten. CO_2 diffundiert passiv aus dem Tubuluslumen in die Tubuluszelle zurück. Dort reagiert es wieder mit H_2O zu H_2CO_3. Dieses dissoziiert erneut zu HCO_3^- und H^+. Das HCO_3^- wird zusammen mit Na^+ über den Na^+-$3HCO_3^-$-Symport ins Interstitium sezerniert, während H^+ über den Antiport wieder ins Tubuluslumen abgegeben wird und den Zyklus erneut durchläuft (↗ Abb. 19.3a). Der Antrieb für den Na^+-$3HCO_3^-$-Symport stammt aus dem elektrischen Gradienten zwischen Intra- und Extrazellularraum (negatives Membranpotential), der wiederum durch die Na^+-K^+-ATPase aufrechterhalten wird, die drei positiven Ladungen (3 Na^+) aus der Zelle in den Extrazellularraum befördert und dafür nur zwei positive Ladungen (2 K^+) nach intrazellulär aufnimmt.

Durch die Protonensekretion im proximalen Tubulus kann der pH-Wert im Harn auf etwa 6,4 abgesenkt werden. Die Fähigkeit der Niere zum Ausgleich einer metabolischen Azidose ist also begrenzt.

Steigen pH-Wert und Bicarbonatkonzentration im Rahmen einer metabolischen Alkalose an, so wird das Transportmaximum für Bicarbonat überschritten. Als Folge wird Bicarbonat im Harn ausgeschieden und so die Alkalose renal kompensiert.

Protonen- und Bicarbonatsekretion im Sammelrohr

Im Sammelrohr erfolgt die Feinabstimmung des Säure-Basen-Gleichgewichts durch spezialisierte Zellen:

- **A-Zwischenzellen:** sezernieren Protonen und resorbieren Bicarbonat
- **B-Zwischenzellen:** sezernieren Bicarbonat und resorbieren Protonen.

Durch die Protonenpumpen im Sammelrohr kann der pH schließlich auf minimal etwa 4,4 gesenkt werden.

19.5.2 Puffersysteme im Harn

Phosphat

Phosphat wird vollständig glomerulär filtriert und im proximalen Tubulus zu 90 % über einen spezifischen Transporter (NaP_i) zusammen mit 2 Na^+ rückresorbiert. Die Rückresorption unterliegt der Kontrolle durch Parathormon. Parathormon steigert die Phosphatresorption.

Da Phosphat in Form von HPO_4^{2-} rückresorbiert bzw. ausgeschieden wird, wirkt es im Harn als Puffer für die Protonenausscheidung:

$HPO_4^{2-} + H^+ \rightleftharpoons H_2PO_4^-$ (pK 6,8)

Ammoniak

In der Niere (im proximalen und distalen Tubulus sowie im Sammelrohr) wird von der Aminosäure Glutamin in zwei Schritten Ammoniak (NH_3) abgespalten. Glutamin wird dabei erst zu Glutamat und dann zu α-Ketoglutarat desaminiert. Das Ammoniak diffundiert frei durch die Zellmembran der Tubuluszellen ins Lumen und verbindet sich dort mit H^+ zum Ammoniumion:

$NH_3 + H^+ \rightleftharpoons NH_4^+$

NH_4^+ kann auf Grund seiner Ladung die Tubulusmembran nicht mehr passieren und wird daher mit dem Harn ausgeschieden. Durch die Aufnahme des Protons trägt es beträchtlich zum Puffersystem im Harn bei. Beim Gesunden liegt die NH_4^+-Ausscheidung zwischen 30 und 50 mmol/Tag.

Klinik

Eine **respiratorische Azidose** kann **renal kompensiert werden** durch

- gesteigerte Bicarbonatrückresorption,
- gesteigerte Protonensekretion,
- gesteigerte Bildung von Ammoniak.

Eine verminderte Nierenfunktion mit reduzierter Protonenausscheidung oder verminderter Bicarbonatrückresorption führt zur **metabolischen Azidose**. Wichtige Ursachen sind z. B. die angeborenen renal-tubulären Azidosen. Man unterscheidet zwei Typen:

- distale renal-tubuläre Azidose (RTA I): distal-tubuläre Sekretionsstörung für Protonen
- proximale renal-tubuläre Azidose (RTA II): proximal-tubuläre Rückresorptionsstörung für Bicarbonat aufgrund von Carboanhydrasemangel.

20 Bewegung

A. Sönnichsen

Lernziele

- Aufbau und Ultrastruktur der Myofibrillen
- Zytoskelett der Muskelzelle
- Kontraktions- und Relaxationsvorgang der quergestreiften Muskulatur und Besonderheiten bei der Herz- und der glatten Muskulatur
- Aufbau und Funktion von Mikrotubuli
- Aufbau und Funktion von Aktin und Myosin in Nichtmuskelzellen
- Energiestoffwechsel der verschiedenen Muskeltypen

20.1 Kontraktiles Aktomyosinsystem in Muskelzellen

Im menschlichen Organismus liegen **zwei** unterschiedliche **Typen von Muskelzellen** vor, die sich in Struktur und Funktion unterscheiden:

- **quergestreifte Muskelzellen:** Sie sind keine Einzelzellen, sondern Synzytien mit vielen peripheren Zellkernen. Quergestreifte Muskulatur kontrahiert sich schnell und willkürlich (Haltemuskulatur, Arbeitsmuskulatur, Mimik, Augenbewegung, Zungen- und Schlundmuskulatur, willkürlicher Teil des Schluckakts). Die Herzmuskelzellen stellen eine Sonderform der quergestreiften Muskelzellen dar und unterliegen nicht der Willkürkontrolle.
- **glatte Muskelzellen:** Sie sind lange Einzelzellen mit einem einzigen zentralen Zellkern. Sie kontrahieren sich langsamer und werden vom vegetativen Nervensystem gesteuert (Eingeweide: Gastrointestinal- und Urogenitaltrakt, Gefäßsystem).

Die unterschiedlichen Muskeltypen sind durch eine gewebespezifische Ausstattung mit unterschiedlichen Ionenkanalproteinen, kontraktilen Proteinen, Regulatorproteinen und Enzymen gekennzeichnet.

Struktur des quergestreiften Muskels

Die quergestreifte Muskulatur ist durch einen hierarchischen Aufbau gekennzeichnet:

- Ein **Muskel** besteht aus mehreren **Faserbündeln**.
- Ein Faserbündel besteht aus mehreren **Muskelfasern**. Eine Muskelfaser entspricht einem Muskelzellsynzytium.
- Jede Muskelfaser besteht aus **Myofibrillen** mit **Zytoskelett** (↗ unten).
- Jede Myofibrille beinhaltet viele **Sarkomere**, die eigentlichen funktionellen Einheiten des Muskels.

Sarkomer

Ein Sarkomer stellt einen 2000 nm langen Zylinder dar, der oben und unten durch einen **Z-Streifen** vom Nachbar-Sarkomer abgegrenzt ist (↗ Abb. 20.1a). Der **Z-Streifen** besteht aus den Strukturproteinen **α-Aktinin** und **Desmin**. In den Z-Streifen sind je 2000 parallel zur Zylinderachse verlaufende **dünne Myofilamente** verankert, die sich in der Zylindermitte nicht treffen, weil sie zu kurz sind. Die dünnen Myofilamente bestehen aus den Proteinen **Aktin**, **Troponin** und **Tropomyosin**. Der Sarkomerzylinder wird in der Mitte von einer **M-Zone (M-Linie)** senkrecht zu den dünnen Myofilamenten durchzogen und in zwei Hälften geteilt. Diese M-Zone wird durch das Strukturprotein **Myomesin** gebildet. In diesem Strukturprotein sind auf beiden Seiten die **dicken Myofilamente** verankert, die sich teilweise mit den dünnen Myofilamenten überlappen, die aber die Ebene der Z-Streifen nicht erreichen. Die dicken Myofilamente bestehen aus **Myosin**. In den Überlappungsbereichen ist jedes dicke Filament von sechs dünnen hexagonal umgeben, so dass im Quer-

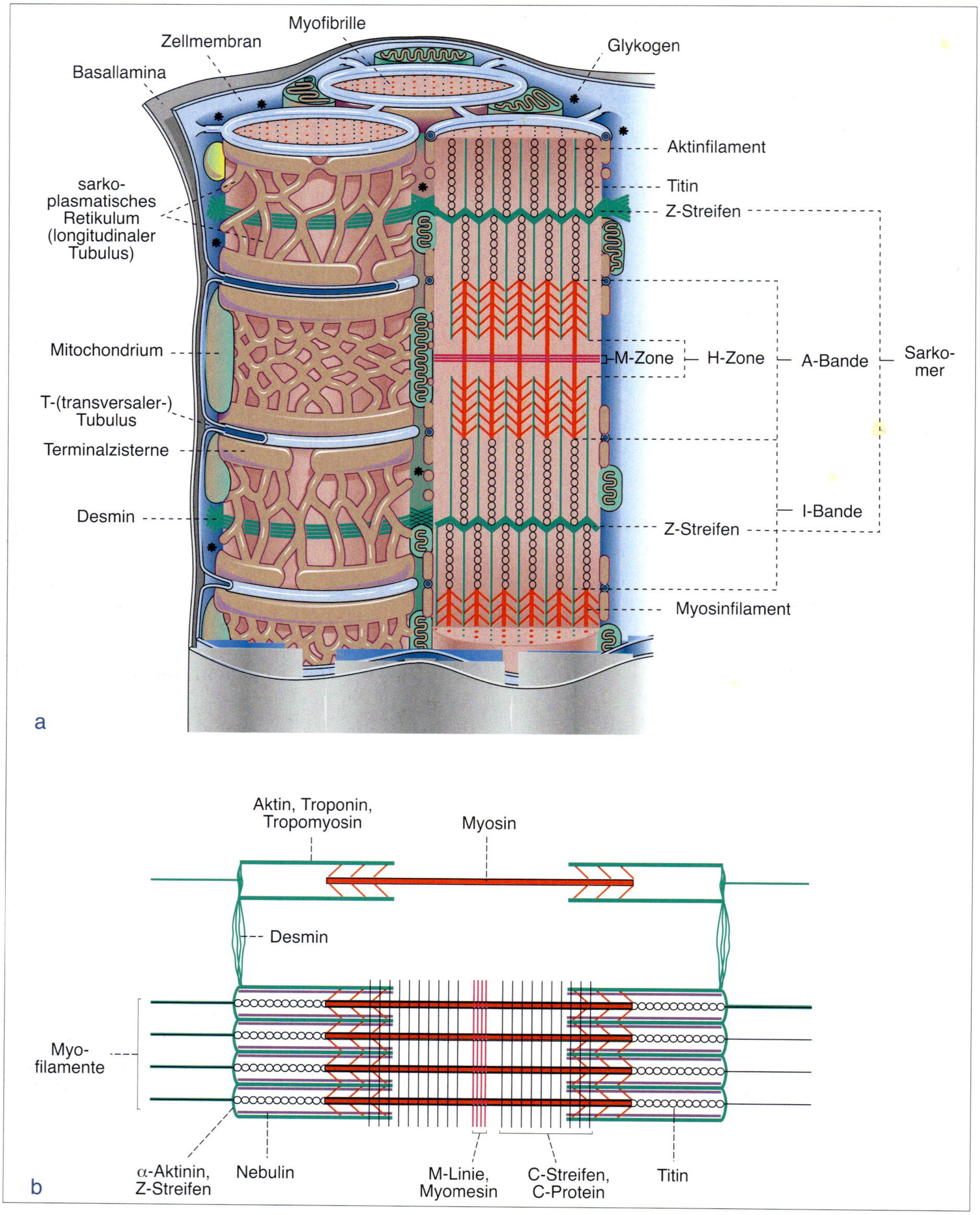

Abb. 20.1 Aufbau von Myofibrillen (**a** links Ansicht von außen, rechts Längsschnitt) und **b** Aufbau eines Sarkomers). [10]

schnitt ein Sechseck entsteht, in dessen Zentrum sich das dicke Filament befindet (↗ Abb. 20.1b).

Sarkolemm

Die Plasmamembran der Muskelzelle wird Sarkolemm genannt. Sie unterscheidet sich von den Plasmamembranen anderer Zellen durch eine kollagenhaltige Schicht, die an den Enden der Muskelfaser in die Sehnen übergeht, und durch quer zur Muskelfaser verlaufende Einstülpungen (sog. **T-Tubuli**), die **mit dem Extrazellularraum in Verbindung stehen** und die gesamte Muskelfaser durchziehen. Dabei sind für jedes Sarkomer zwei T-Tubuli zu beobachten, die jeweils in dem Bereich des Sarkomers, in dem die Aktin- und Myosinfilamente bereits in Ruhestellung ineinander ragen, eine enge Nachbarschaft zum sarkoplasmatischen Retikulum aufweisen. Die T-Tubuli des Sarkolemms werden auch als **transversales System** bezeichnet. Die Aufgabe der T-Tubuli ist es, ein an der motorischen Endplatte ausgelöstes Aktionspotential rasch über die gesamte Muskelfaser zu verbreiten und die Erregung an das sarkoplasmatische Retikulum weiterzuleiten.

Sarkoplasmatisches Retikulum

Hierbei handelt es sich um das endoplasmatische Retikulum der Muskelzelle. Es umgibt die einzelnen Myofibrillen mit einem dichten, longitudinal ausgerichteten Netz und wird daher auch als **longitudinales System** bezeichnet. Diese longitudinalen Tubuli enden blind in aufgetriebenen Endbläschen (**terminale Zysternen**) und stehen an keiner Stelle mit dem Extrazellularraum in Verbindung. Das sarkoplasmatische Retikulum spielt als Calciumspeicher eine wichtige Rolle für die Muskelkontraktion. Die Calciumkonzentration im sarkoplasmatischen Retikulum liegt etwa um den Faktor 10000 höher als im Sarkoplasma und wird durch eine aktive Calciumpumpe in der Membran des sarkoplasmatischen Retikulums (die **Ca^{2+}-ATPase**) und durch das calciumbindende membranständige Protein **Calsequestrin** aufrechterhalten. Das Eintreffen eines Aktionspotentials über die eng benachbarten transversalen Tubuli (↗ oben) führt zu einer raschen Calciumfreisetzung aus den longitudinalen Tubuli und insbesondere aus den terminalen Zysternen.

Proteine des kontraktilen Apparates

Aktomyosin steht als Oberbegriff für alle am Kontraktionsprozess beteiligten Muskelproteine. Es wird in dünne und dicke Filamente eingeteilt.

Dicke Filamente

Die dicken Filamente bestehen aus **Myosin**, einem 150 nm langen und 2 nm dicken, stabförmigen Protein, das aus zwei schweren und vier leichten Ketten zusammengesetzt ist. Die schweren Ketten bilden an ihrem C-Terminus eine α-Helix. An ihrem N-Terminus bilden sie zwei 10 nm lange Köpfe, die golfschlägerartig seitlich aus dem Filament herausragen (↗ Abb. 20.2). Diese Köpfe binden je zwei leichte Ketten und einen ATP-Mg-Komplex. Sie entwickeln ATPase-Aktivität, wenn sie mit G-Aktin in Kontakt treten und durch die Querbrückenbildung eine Kontraktion herbeiführen. Ein dickes Filament ist aus 300–400 Myosinmolekülen aufgebaut.

Dünne Filamente

Die dünnen Filamente sind in Abbildung 20.3 dargestellt. Sie bestehen aus

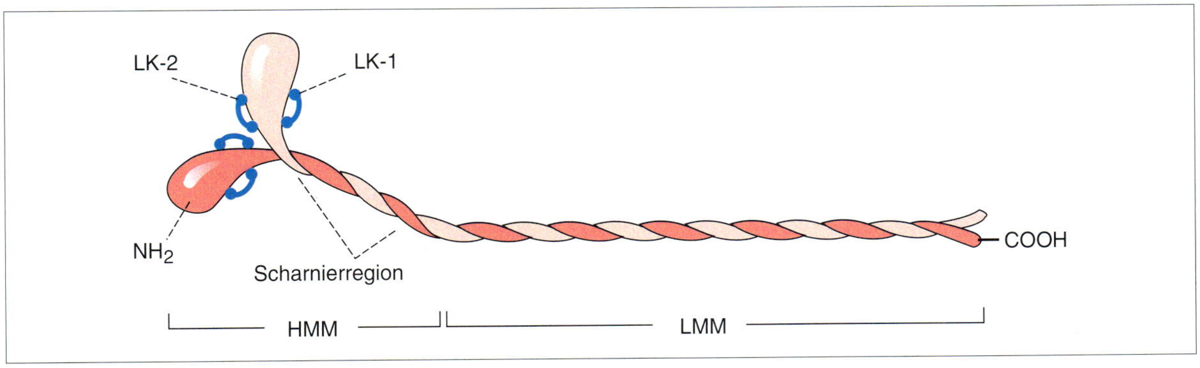

Abb. 20.2 Struktur eines Myosinmoleküls. Die C-terminale α-Helix und die beiden N-terminalen globulären Köpfe (die je zwei leichte Ketten [LK-1 und LK-2] binden), sind durch Gelenkregionen verbunden. Ein Myosinmolekül lässt sich in leichtes Meromyosin (LMM) und schweres Meromyosin (HMM) spalten. [10]

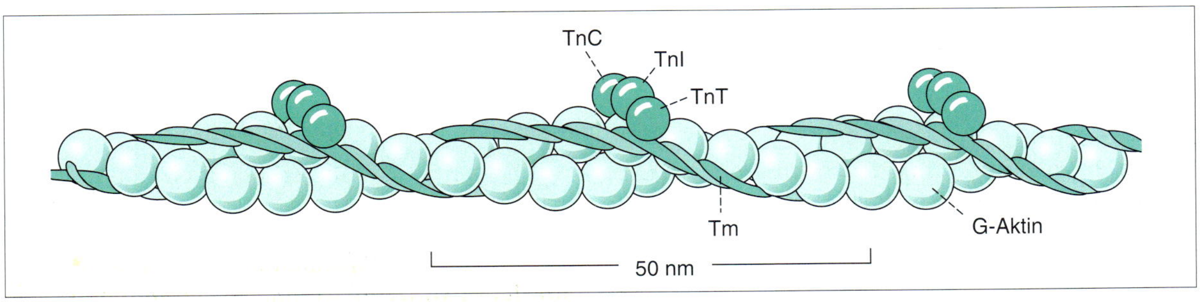

Abb. 20.3 Struktur eines Aktinmoleküls. Tm: Tropomyosin, TnC: Troponin C, TnI: Troponin I, TnT: Troponin T. [10]

- **F-Aktin:** Dies ist eine zweisträngige umeinander gewundene polymere Kette aus etwa 360 G-Aktin-Molekülen. Die G-Aktine sind annähernd globuläre Proteine mit einem Molekulargewicht von je 42 kDa. Sie lagern sich über hydrophobe Wechselwirkungen aneinander. F-Aktin hat eine Länge von etwa 1 µm.
- **Tropomyosin:** Dieses ist aus zwei Polypeptidketten aus je 284 Aminosäuren aufgebaut, die sich spiralförmig in einer α-Helix umeinander winden. Es hat eine Länge von 40 nm und legt sich in die Furchen zwischen den beiden Ketten des F-Aktins. Jedes Tropomyosinmolekül verfügt über sieben Aktinbindungsstellen und bindet somit an jeweils sieben G-Aktin-Monomere. Hierdurch wird das F-Aktin stabilisiert. In Ruhe bedeckt das Tropomyosin die Interaktionsstelle zwischen Aktin und Myosin, so dass eine Kontraktion verhindert wird.
- **Troponinkomplex:** Dieser kommt nur in der quergestreiften Muskulatur vor. Er stabilisiert in Ruhe die Bindung zwischen Tropomyosin und F-Aktin, so dass die Myosinbindungsstellen verdeckt sind. Der Tropomyosinkomplex besteht aus drei globulären Proteinen:
  - **Troponin T (TnT)** bindet im C-terminalen Drittel von Tropomyosin und stellt die Verbindung zu Troponin C und I her,
  - **Troponin C (TnC)** verfügt über eine Ca^{2+}-Bindungsstelle. Es entspricht dem Calmodulin in der glatten Muskelzelle.
  - **Troponin I (TnI):** bindet an TnT und an Aktin und stabilisiert die Lage des Troponinkomplexes.

Etwa 360 G-Aktin- und 50 Tropomyosinmoleküle sowie 50 Troponinkomplexe bilden ein dünnes Filament.

Zytoskelett der Muskelzelle

Um eine koordinierte Verkürzung der Muskelfasern bei einer Aktivierung der kontraktilen Proteine zu ermöglichen, ist ein Zytoskelett erforderlich, in dem die kontraktilen Proteine verankert sind. Dieses Zytoskelett muss einerseits eine große Elastizität besitzen, zum anderen aber auch den kontraktilen Elementen als Widerhalt dienen und die Kraft des kontraktilen Apparates nach außen übertragen. Folgende Komponenten sind von Bedeutung:

Endosarkomerisches Zytoskelett

- **Titin:** ein über 1 µm langes und bis zu 3700 kD schweres Riesenprotein (macht 10 % der Masse des Skelettmuskels aus!). Es überbrückt die gesamte Strecke zwischen Z-Streifen und M-Zone (↗ Abb. 20.1) und ist für die korrekte Anordnung der Filamente unerlässlich, da es Bindungen zu α-Aktinin im Z-Streifen, zum Aktin, zum Myosin und zum Myomesin in der M-Zone ausbildet und so die Abstände zwischen den Molekülen des kontraktilen Apparates festlegt.
- **Myomesin:** ein modular aufgebautes Protein. Es bildet zusammen mit dem M-Protein die M-Zone und dient der Stabilisierung und Verankerung der Myosinfilamente.
- **MyBP-C (C-Protein):** ein streifenförmiges, quer zu den Filamenten verlaufendes Protein. Es stabilisiert durch Quervernetzung die parallele Lage der Myosinfilamente zueinander.
- **Nebulin:** ein lang gestrecktes Protein. Es liegt parallel zu den Aktinfilamenten und stabilisiert so deren Lage zueinander.
- **α-Aktinin:** ein modular aufgebautes Protein. Es bildet zusammen mit anderen Proteinen das Maschenwerk des Z-Streifens, in dem die Aktinfilamente verankert sind.

Extrasarkomerisches Zytoskelett

Hierbei handelt es sich um ein Gerüst aus Intermediärfilamenten wie Desmin, Plektin, Synemin u.a., welche Mitochondrien, Zellkerne und sonstige Organellen im Zytoplasma stabilisieren und miteinander verbinden.

Membranzytoskelett

Dieses ist verantwortlich für die Erhaltung der Integrität der Plasmamembran während der Kontraktion und für die Kraftübertragung der intrazellulären Kontraktion auf die Basallamina und letztlich auf die Sehnen. Wesentliche Bestandteile sind:

- **α-Dystroglykan:** ein transmembranäres Glykoprotein. Es stellt die Verbindung zwischen Myofibrille und Proteinen der Basallamina der Muskelzelle (z. B. Laminin-2, Agrin) her.
- **Syntrophin:** verbindet die Untereinheiten des α-Dystroglykans
- **Dystrophin:** ein dem α-Aktinin verwandtes helikales Protein aus zwei Strängen. Es bindet auf der N-terminalen Seite an die Aktinfilamente und auf der C-terminalen Seite an transmembranäre Glykoproteine wie α-Dystroglykan.
- **Integrine:** Proteine, die entlang den sog. **Costameren** „rippenförmig" um die Myofibrille angeordnet sind und die Rezeptoren für das Laminin aufweisen.

Klinik

Ein genetisch bedingter **Mangel an Dystrophin** führt zu einer Störung der Verbindung zwischen dem endosarkomerischen Zytoskelett und dem Membranzytoskelett der Muskelzelle. Als Folge führt jede Muskelkontraktion zu einer Schädigung des Sarkolemms, wodurch es zur Nekrose der Muskelzelle kommen kann. Kinder mit einem absoluten Mangel an Dystrophin **(Muskeldystrophie Duchenne)** entwickeln bereits im Alter von 2 Jahren erste Symptome von Muskelschwäche (Watschelgang). Auch der Herzmuskel ist meist betroffen: Es kommt zur dilatativen Kardiomyopathie.

Andere Mutationen und Defekte, die verschiedene Proteine des muskulären Zytoskeletts betreffen, führen z. B. zur familiären hypertrophen Kardiomyopathie.

Kontraktion und Relaxation

Elektromechanische Koppelung

Über die Motoneurone gelangen Aktionspotentiale aus dem ZNS zur motorischen Endplatte, der synaptischen Verbindung zwischen Motoneuron und Muskelzelle. Die Gruppe von Muskelzellen, die von einem Motoneuron innerviert wird, bezeichnet man als **motorische Einheit**.

Das Aktionspotential des Motoneurons führt an den Synapsen der motorischen Endplatte zur Ausschüttung der Transmittersubstanz **Acetylcholin**. Acetylcholin besetzt die postsynaptischen **n-Cholinozeptoren** und führt dadurch an der Muskelzelle eine Depolarisation des Sarkolemms herbei. Entlang den **transversalen Tubuli** breitet sich das Aktionspotential (Dauer etwa 10 ms!) über die gesamte Muskelfaser aus. Hierdurch werden in der Membran der transversalen Tubuli **spannungssensitive, Dihydropyridin-empfindliche Rezeptoren** aktiviert. Durch ihre Aktivierung werden im Bereich der engen Nachbarschaft zwischen transversalen und longitudinalen Tubuli **Ryanodin-empfindliche Ca^{2+}-Kanäle** geöffnet, die sich in der Membran der longitudinalen Tubuli befinden. Durch die Freisetzung von Ca^{2+} aus den longitudinalen Tubuli des sarkoplasmatischen Retikulums kommt es zu einem raschen Anstieg der Ca^{2+}-Konzentration um die Myofibrillen (von 10^{-7} auf 10^{-5} mmol/l), wodurch der Kontraktionsmechanismus der Myofilamente in Gang gesetzt wird (↗ unten).

Klinik

Die **Myasthenia gravis** ist eine Autoimmunerkrankung, die die neuromuskuläre Reizübertragung betrifft. Als Folge einer reversiblen Blockade von Acetylcholinrezeptoren der motorischen Endplatte durch Autoantikörper, die im Plasma zirkulieren, wird die neuromuskuläre Reizübertragung gehemmt. Typische Symptome sind die belastungsabhängige Ermüdung der quergestreiften Muskulatur, insbesondere der okulo-faziopharyngealen Muskeln; als Komplikation sind Schluck- und Atemlähmung besonders gefürchtet. Behandelt wird durch Gabe von Cholinesterasehemmern, Immunsuppressiva (Glucocorticoide, Azathioprin) und evtl. hoch dosierte Immunglobuline. Weitere Therapieoptionen sind Plasmapherese (Plasmaaustausch) und Thymektomie (Entfernung des Thymus).

Kontraktionsmechanismus

Die Verkürzung der Muskelfasern wird durch das Ineinandergleiten der Myofilamente in den Sarkomeren herbeigeführt. Der Vorgang besteht aus folgenden Schritten (↗ Abb. 20.4):

- Durch den Anstieg der Calciumkonzentration kommt es zur Besetzung der Calciumbindungsstellen der Troponin-C-Moleküle im Aktinfilament.
- Durch die Bindung von Calcium ändert sich die Konformation von Troponin C und damit die Lage des Tropomyosinmoleküls. Hierdurch wird die Bindungsstelle für die Myosinköpfe am G-Aktin freigegeben.
- Die Myosinköpfe binden an ihre G-Aktin-Bindungsstelle. Hierdurch wird in ihnen die „ATP-Spalte" geöffnet. Sie können ATP anlagern. Hierdurch wird die Verbindung zum Aktin gelöst. Mit Hilfe der im Myosinkopf integrierten Myosin-ATPase wird ATP hydrolytisch gespalten. ADP und P_i bleiben aber gebunden. Hierdurch ändert sich die Konformität des Myosinkopfes. Er wird quasi wie eine Feder gespannt.
- Der aktivierte, „gespannte" Myosinkopf bindet nun wieder an die freie Bindungsstelle am G-Aktin-Molekül des Aktinfilaments. Der Vorgang wird auch als Querbrückenbildung bezeichnet.
- Während der Querbrückenbildung wird zuerst das γ-Phosphat der ATP-Spaltung und dann das ADP freigesetzt. Hierdurch ändert sich erneut die Stellung des Myosinkopfes. Die Spannung entlädt sich und der Myosinkopf kippt aus der senkrechten, gespannten Stellung um 45° ab. Da er fest mit dem Aktin verbunden ist, zieht er dieses in Richtung Sarkomermitte.
- Durch die Entspannung des Myosinkopfes ändert sich seine Konformität dahingehend, dass er erneut ATP binden kann. Durch die Bindung von ATP wird die Querbrückenbindung an das G-Aktin gelöst.
- Durch die Spaltung von ATP wird der Myosinkopf erneut „gespannt" und der Kontraktionszyklus beginnt von vorne.

Die makroskopisch sichtbare Verkürzung eines Muskels setzt sich aus einer Vielzahl solcher elementarer Myosinverkippungen zusammen. Bei einer Verkippung wird das Sarkomer um 5 nm verkürzt. Jedes dicke Filament verfügt über etwa 300–400 Myosinkopfgruppen. Im Falle der Muskelerregung durchläuft jeder Kopf etwa fünf Querbrückenzyklen pro Sekunde.

Klinik

Chronische Belastung eines Muskels bewirkt eine **Hypertrophie** (= Zunahme der Zellmasse ohne Vermehrung der Zellzahl). Im Skelettmuskel kann die Hypertrophie durch Zunahme der Myofibrillenanzahl pro Zelle durch Training erreicht werden und erwünscht sein. Im Herzen führt die Hypertrophie – z. B. als Folge einer Hypertonie – ab einem kritischen Herzgewicht von ca. 500 g zu einer relativen Koronarinsuffizienz mit chroni-

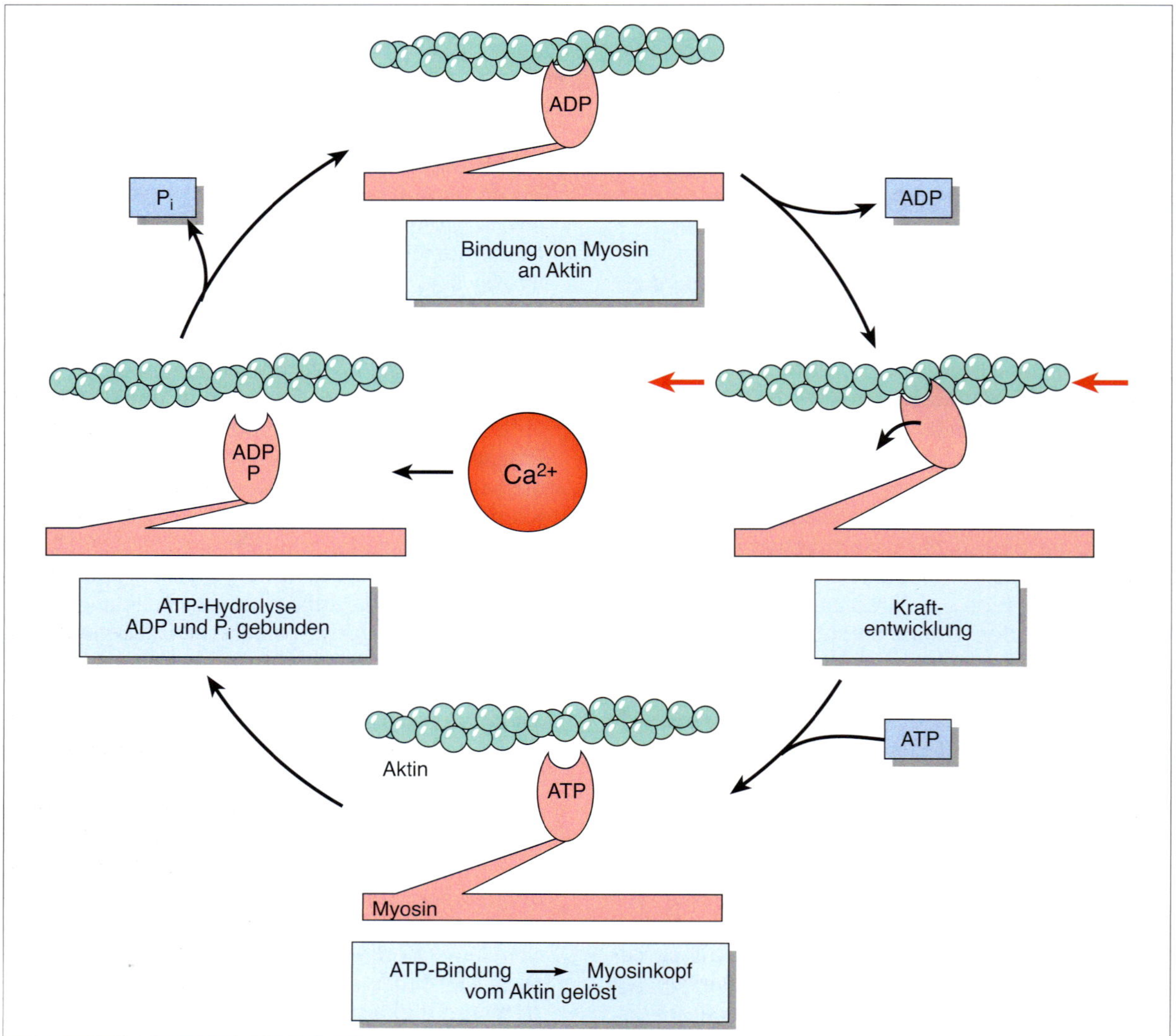

Abb. 20.4 Schematische Darstellung des Querbrückenzyklus. [10]

scher Hypoxie (↗ oben). Die Folge ist eine **dilatative Kardiomyopathie** mit progredienter **Herzinsuffizienz**.

Relaxation

Erfolgt keine neuromuskuläre Erregung mehr, schließen sich die Ca^{2+}-Kanäle. Die im sarkoplasmatischen Retikulum lokalisierte Ca^{2+}-ATPase pumpt das Calcium in das sarkoplasmatische Retikulum zurück. Der Abfall der Calciumkonzentration um die Myofibrillen hat zur Folge, dass die G-Aktin-Bindungsstellen für die Querbrückenbindung wieder durch Tropomyosin bedeckt werden. Die Muskelfaser entspannt sich.

Merke
Sowohl Kontraktion als auch Relaxation des Muskels erfordern ATP: Bei der Kontraktion wird ATP von der Myosin-ATPase verbraucht, bei der Relaxation von der Ca^{2+}-ATPase!

Klinik
Ist kein ATP vorhanden, so kann die Querbrückenbindung nicht gelöst werden und die Aktivität der Ca^{2+}-ATPase kommt zum Erliegen. Die Muskelfaser kann sich dann nicht mehr entspannen. Deshalb kommt es nach dem Aussetzen der Vitalfunktionen mit absolutem ATP-Mangel zur **Totenstarre**.

Besonderheiten des Herzmuskels

Aufbau und Kontraktionsmechanismus der Herzmuskelzelle entsprechen weitgehend der Skelettmuskulatur. Lediglich die longitudinalen Tubuli des sarkoplasmatischen Retikulums sind im Kardiomyozyten wesentlich schwächer ausgeprägt. Der Calciumeinstrom während der Erregung erfolgt daher verstärkt aus dem Extrazellularraum. In der Diastole wird Ca^{2+} durch einen Ca^{2+}-Na^{+}-Austauscher aus dem Myoplasma transportiert. Der Antrieb für diesen Antiport stammt aus dem starken Konzentrationsgradienten für Na^{+} zwischen Myoplasma und Extrazellularraum. Dieser wird durch die Na^{+}-K^{+}-ATPase aufrechterhalten.

Besonderheiten glatter Muskelzellen

Aufbau

Glatte Muskulatur ist aus spindelförmigen Zellen aufgebaut, die etwa 20-mal kleiner als Skelettmuskelzellen sind. Man unterscheidet zwei Typen:

- **Single-unit-Typ:** Ein Single-unit-Zellverband besteht aus einigen hundert bis zu Millionen glatter Muskelzellen, die sich gleichzeitig kontrahieren. Die Erregung wird über Gap junctions von Zelle zu Zelle weitergegeben. Eine dem Skelettmuskel vergleichbare Innervation existiert nicht. Kontraktionsauslöser sind mechanische Faktoren (Dehnung führt zur Weitung von Ca^{2+}-Kanälen, wodurch Ca^{2+} ins Zellinnere einströmt und eine Kontraktion auslöst), endokrine Faktoren (z. B. Auslösung der Darmkontraktion durch gastrointestinale Peptidhormone, Uteruskontraktion durch Oxytocin, Kontraktion von Blutgefäßen durch Angiotensin u. a.) und metabolische Faktoren (pH-Wert, CO_2-Anreicherung, Sauerstoffmangel). Single-unit-Muskeln findet man in **viszeralen Organen** (Darm, Gallenwege, Uterus, große Blutgefäße).
- **Multi-unit-Typ:** Multi-unit-Muskelzellen sind wie Skelettmuskelfasern elektrisch voneinander isoliert. Eine Kontraktion wird durch nervale Impulse für jede Zelle einzeln ausgelöst. Dieser Typ glatter Muskulatur ist im **Ziliarmuskel** des Auges sowie in den **Musculi erectores pili** anzutreffen.

Auch in glatten Muskelzellen findet man Aktin und Myosin als kontraktile Elemente. Beide Filamente ähneln denjenigen der Skelettmuskulatur, sind aber nicht mit ihnen identisch. Das Aktinfilament der glatten Muskelzellen ist länger als das der Skelettmuskelfasern, weshalb sich glatte Muskelzellen stärker verkürzen können. Zudem ist das Troponin C des Skelettmuskel-Aktins durch **Caldesmon** und **Calmodulin** ersetzt (↗ unten).

Die strikte Anordnung der Skelettmuskelfilamente und die Gliederung in Sarkomere sind im glatten Muskel ebenfalls nicht anzutreffen, so dass mikroskopisch auch keine Querstreifung erkennbar ist. Anstelle der Z-Streifen findet man in glatten Muskelzellen sog. **Dense bodies**. Dies sind Proteinstrukturen, die sich sowohl nahe der Zellmembran als auch frei im Zellinneren befinden und die den Aktinfilamenten als Verankerung dienen.

Kontraktionsvorgang

Da das sarkoplasmatische Retikulum in glatten Muskelzellen nur rudimentär ausgebildet ist, wird das für die Kontraktion erforderliche Ca^{2+} auch aus dem Extrazellularraum aufgenommen. Bei Erregung der glatten Muskelzelle öffnen sich Calciumkanäle und Ca^{2+} diffundiert ins Zellinnere.

Die **Öffnung der Ca^{2+}-Kanäle** erfolgt über folgende Mechanismen:

- spannungsgesteuerte Ca^{2+}-Kanäle: Öffnung durch Depolarisierung
- rezeptorgesteuerte Ca^{2+}-Kanäle: Öffnung durch den Second messenger IP_3.

Durch die Bindung von Ca^{2+} an Calmodulin wird die Kontraktion der Filamente ausgelöst. Der Kontraktionsvorgang lässt sich in folgende Schritte zerlegen:

- In Ruhe ist die Aktin-Myosin-Interaktionsstelle durch Caldesmon, das an Tropomyosin gebunden ist, verdeckt.
- Bei Anstieg der Ca^{2+}-Konzentration bildet sich der Calmodulin-Ca^{2+}-Komplex und bindet an Caldesmon, das dadurch verdrängt wird, so dass die im Myosinkopf befindliche Myosin-leichte-Kette-Kinase (MLCK) aktiviert wird.
- Die aktivierte MLCK phosphoryliert die regulatorische leichte Kette des Myosinkopfes unter Spaltung von ATP in ADP.
- Durch die Phosphorylierung ändert sich die Konformität des Myosinkopfes, so dass dieser an das Aktin binden kann.
- Durch die Querbrückenbindung zwischen Aktin und Myosinkopf kippt dieser wie im Skelettmuskel ab und führt dadurch das kontraktile Filamentgleiten herbei.
- Durch die Myosinphosphatase (Leichtkettenphosphatase) wird das Phosphatmolekül vom Myosinkopf abgespalten und die Querbrückenbindung wird gelöst.
- Durch erneute Anlagerung des Calmodulin-Ca^{2+}-Komplexes wird ein neuer Zyklus begonnen. Steht kein Ca^{2+} mehr zur Verfügung, wird der Kontraktionsvorgang beendet.
- Zur Unterbrechung der Kontraktion wird Ca^{2+} mit Hilfe membranständiger **Na^{+}-Ca^{2+}-Antiports** in den Extrazellularraum befördert.

20.2 Motile Systeme

Das motile System einer Zelle ist für den Transport von Organellen, Vesikeln und großen Molekülen innerhalb der Zelle verantwortlich. Darüber hinaus verfügt die Zelle über motile Systeme für die Endo- und Exozytose sowie für die Phagozytose. Auch die Migration und Formänderung von Zellen erfordern ein motiles System.

20.2.1 Mikrotubuläres System

Aufbau

Das mikrotubuläre System besteht aus langen Hohlzylindern. Diese sog. **Mikrotubuli** durchziehen die

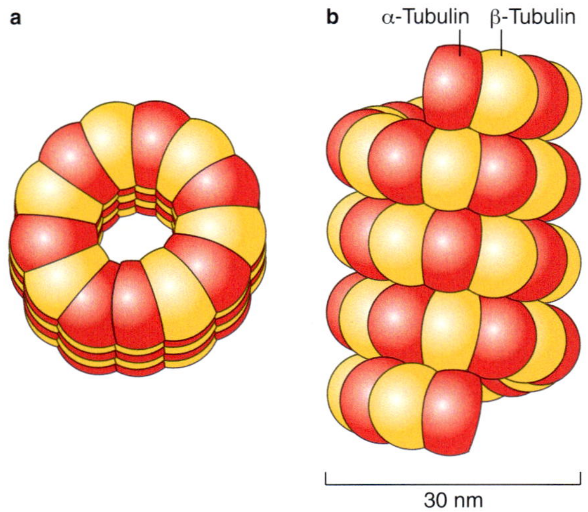

Abb. 20.5 Struktur eines Mikrotubulus. **a** Ansicht von oben, **b** Ansicht von der Seite. [3]

gesamte Zelle in Form eines feinen Netzwerkes. Sie sind aus zwei Arten von ähnlichen Untereinheiten aufgebaut, dem α- und β-Tubulin. Diese beiden globulären Proteine können dimerisieren. Die entstehenden Dimere organisieren sich zu Protofilamenten. 13 Protofilamente lagern sich längs zu einer zylinderartigen hohlen Röhre (➚ Abb. 20.5) zusammen, die eine elektrische Polarität aufweist. Am elektrisch negativen Ende werden kontinuierlich α- und β-Untereinheiten abgegeben, am positiven Ende kann die Röhre – der Mikrotubulus – durch Anlagerung neuer Dimere wachsen. Der Abbau wird durch eine Assoziation des Mikrotubulus mit dem Zentrosom der Zelle verhindert.

Mikrotubuli unterliegen physiologischerweise einem ständigen Auf- und Abbauprozess. Ihre Halbwertszeit im Zellstoffwechsel liegt bei etwa 10 Minuten.

Die räumliche Anordnung der Mikrotubuli im Zytosol wird durch Mikrotubuli-assoziierte Proteine (MAPs) organisiert.

Funktion der Mikrotubuli

Mikrotubuli spielen eine wichtige Rolle für intrazelluläre Organisations- und Transportvorgänge:

- **Festigung der Zellmembran** durch Beteiligung an der Verankerung von Zellmembranproteinen
- **Verankerung und Stabilisierung von Organellen** (Golgi-Apparat, endoplasmatisches Retikulum u.a.) im Zytosol
- **Transport von Organellen und Vesikeln:** Sog. Motorproteine (Dyneine, Myosine) benutzen die Mikrotubuli als Schiene, auf der sie entlangschreiten, nachdem sie mit Organellen oder Vesikeln beladen wurden.
- **axonaler Transport:** Das Motorprotein Kinesin, das ähnlich wie Myosin aufgebaut ist, sorgt für den Transport von Neurotransmitter-Vesikeln in Axonen. Dieser Transport erfolgt entlang dem mikrotubulären System durch eine ATP-abhängige Interaktion zwischen Tubulin und Kinesin (➚ Abb. 20.6): Zu Beginn des Transportzyklus haben beide Köpfe des Kinesins ADP gebunden. Einer der Köpfe bindet an den Mikrotubulus (1). Dabei gibt er ADP frei und bindet ATP, was zu einer Konformationsänderung führt: Der Kopf bindet fest an den Mikrotubulus (2). Dadurch wird der zweite Kopf des Kinesins in Richtung des Plus-Endes des Mikrotubulus geschoben und nähert sich dem Mikrotubulus. Während der zweite Kopf an den Mikrotubulus bindet, hydrolysiert der erste Kopf ATP (3) und setzt ADP frei. Anschließend bindet er ATP (4), was wieder zu einer Konformationsänderung führt. Der zweite Kopf bindet fest an den Mikrotubulus, der erste Kopf löst sich und wird vorwärts (in Richtung Plus-Ende) geschoben. Der Transportzyklus wiederholt sich (5).
- **Zilienbewegung:** Zilien (z. B. des Flimmerepithels im Respirationstrakt, der Mikrovilli im Intestinaltrakt, der Flagellen der Spermatozoen oder der Geißeln von Einzellern) bestehen aus neun äußeren und einer inneren Doublette aus zwei Mikrotubuli, die alle durch das Protein Nexin verbunden sind. Viele Moleküle des Motorproteins Dynein sind jeweils fest mit einem der Mikrotubuli der Doublette verbunden und können dann ATP-abhängig auf dem anderen Mikrotubulus der Doublette entlangwandern (analog dem Filament-Gleitmechanismus in der Muskelzelle). Hierdurch kommt es zu einer Verbiegung der Zilie (➚ auch Abb. 11.29).
- **Ausbildung der Spindel** bei der Mitose.

Klinik

Colchicin, das Alkaloid der Herbstzeitlose, und **Vinca-Alkaloide (Vinblastin und Vincristin)**, die Alkaloide des Immergrüns, binden an Tubulin-Dimere und verhindern so ihre Polymerisation. Es kommt zu einer Desaggregation der bestehenden Mikrotubuli, wodurch intrazelluläre Bewegungs- und Transportmechanismen gestört werden.

Colchicin hemmt die Leukozytenmigration und wird bei Gicht zur Hemmung der leukozytären Entzündungsreaktion eingesetzt. Die Vinca-Alkaloide hemmen vor allem die Ausbildung des Spindelapparates bei der Mitose, weshalb sie sich als Zytostatika in der Tumortherapie eignen.

20.2.2 Aktin und Myosin in Nichtmuskelzellen

Verschiedene Formen von Aktin und Myosin spielen in allen eukaryontischen Zellen eine wichtige Rolle für das Zytoskelett und die Zellmotilität.

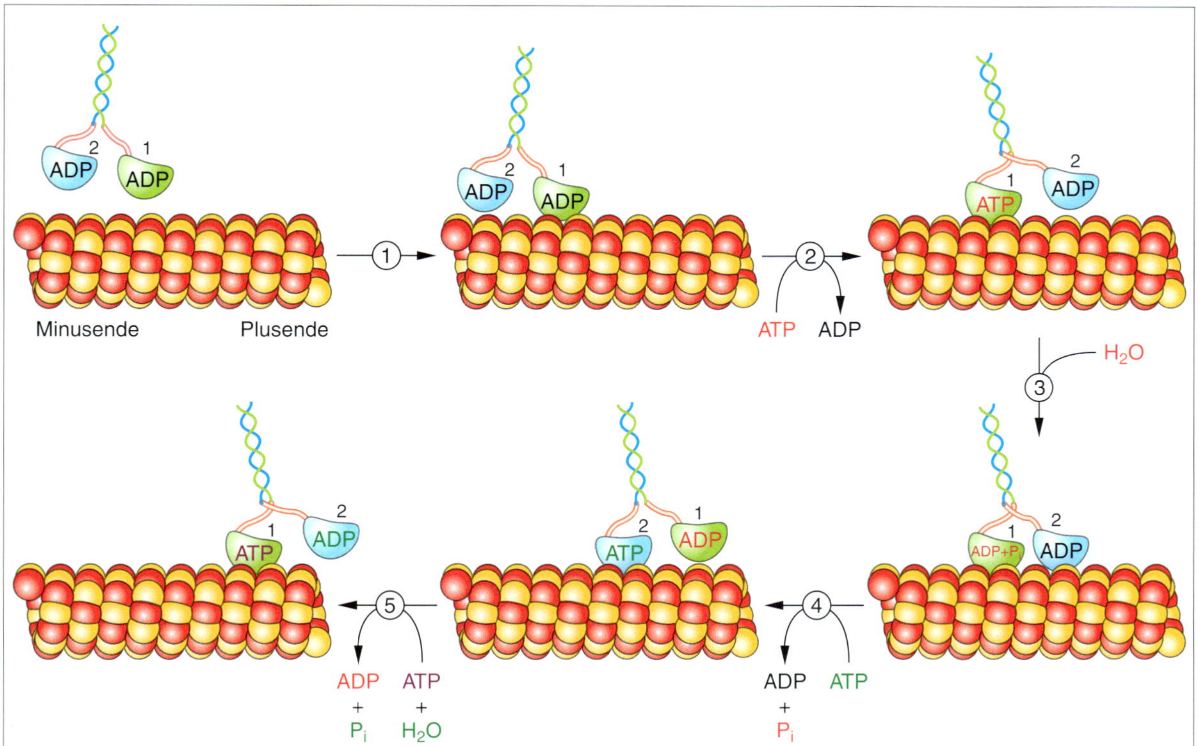

Abb. 20.6 Bewegung des Kinesins an einem Mikrotubulus. [3]

Aufbau

Die wichtigste Grundsubstanz des Zytoskeletts ist **Aktin**, ein globuläres Protein, das in drei verschiedenen Formen vorkommt:

- α-Aktin: das G-Aktin der Muskelzellen
- β- und γ-Aktin: das G-Aktin der Nichtmuskelzellen.

In Gegenwart von Mg^{2+} und K^{+}-Ionen polymerisieren β- und γ-Aktinmonomere zu langen Mikrofilamenten. Zwischen den globulären Monomeren und den Polymeren besteht ein dynamisches Gleichgewicht. Die Mikrofilamente wachsen an ihrem elektrisch positiv geladenen Ende durch Anlagerung von mit ATP aktivierten Aktin-Monomeren. Am Minusende überwiegt die Depolymerisierung. Diese wird durch Capping-Proteine, die an die Enden binden können, verhindert.

Auch vom **Myosin** sind verschiedene Formen bekannt (z.B. das Myosin V für den Kurzstreckentransport von Vesikeln).

Funktion

Zellstabilität und intrazelluläre Transportvorgänge. **Aktin** hat zwei wichtige Funktionen in der Zelle:

- Es verleiht der Zelle Stabilität.
- Es bildet wie die Mikrotubuli ein „Gleissystem", an dem entlang Transportvorgänge stattfinden können.

Wichtige Beispiele für die Bedeutung der Aktinfilamente für das Zytoskelett sind:

- Ausbildung der Mikrovilli von Epithelzellen zusammen mit Cadherinen
- Vernetzung von etwa 40 Aktinfilamenten durch Fimbrin in intestinalen Mikrovilli
- Aufbau der Stereozilien des Innenohrs aus Aktinfilamenten und Otocadherin.

Myosin ist vor allem für Transportvorgänge verantwortlich. Solche sind:

- der **Transport** von Molekülen, Vesikeln und Zellorganellen innerhalb der Zelle, z.B. vom Golgi-Apparat zur Membran,
- die **Exozytose**, z.B. von Insulin aus der β-Zelle des Pankreas oder der Plasmaproteine aus dem Hepatozyten ins Blut,
- die **Endozytose**, bestehend aus
  - Pinozytose von Extrazellularflüssigkeit,
  - Phagozytose von Erregern und Zelltrümmern, z.B. durch Granulozyten und Makrophagen,
  - Aufnahme von rezeptorgebundenen Molekülen, z.B. von wasserlöslichen Hormonen, Toxinen, LDL. Diese Aufnahme dient dem Abbau dieser Moleküle.
- Bildung des kontraktilen Rings für die Abschnürung der Tochterzelle bei der Zellteilung.

Zytose als Mittel der Fortbewegung. Die Struktur der Zellmembran ist ständig in Veränderung begriffen. Auf der einen Seite verkürzt sie sich durch Endozytose, weil sie das aufzunehmende Substrat umschließt, auf der anderen Seite werden Vesikel in die Membran eingebaut, wodurch an dieser Stelle eine Vergrößerung der Zelle entsteht.

Dieser Wechsel von Endo- und Exozytose an möglichst gegenüberliegenden Stellen der Zelle ermöglicht die Vorwärtsbewegung der Zelle. Wichtige Beispiele sind:

- **Kriechbewegung** von Zellen, z. B. von Fibroblasten
- **Migration** von Zellen, z. B. Eindringen von Makrophagen oder Granulozyten ins Gewebe, um Bakterien aufzunehmen und zu zerstören, Eindringen von Tumorzellen in gesundes Gewebe.

Klinik

Eine spezialisierte, ligandeninduzierte Exozytose ist die **Akrosomenreaktion (AR) der Spermien**. Sie ist ein elementarer Bestandteil der Gameteninteraktion und Voraussetzung für die erfolgreiche Befruchtung.

20.3 Energiestoffwechsel

Jegliche Muskelarbeit setzt die Verfügbarkeit von Energie voraus. Sowohl die Ionenpumpen, welche die für die myoelektrischen Vorgänge erforderlichen Ionenkonzentrationen aufrechterhalten, als auch Kontraktion und Relaxation des kontraktilen Apparates verbrauchen ATP. In den verschiedenen Muskeltypen wird ATP auf unterschiedliche Weise bereitgestellt.

20.3.1 Skelettmuskel

Möglichkeiten der Energiebereitstellung

Für die Arbeit des Skelettmuskels stehen folgende Energiequellen zur Verfügung:

- **ATP-Vorrat:** Spaltung von vorrätigem ATP (reicht nur für wenige Sekunden)
- **Kreatinphosphatspeicher:** Umbau von Kreatinphosphat in ATP (reicht für ca. 30 Sekunden Muskelarbeit):
  Kreatinphosphat + ADP $\xrightarrow{\text{Kreatin-Kinase}}$ Kreatin + ATP
  Während der Erholung kann der Muskel aus Kreatin und ATP wieder Kreatinphosphat und ADP machen und so den Kreatinphosphatspeicher auffüllen.

Klinik

Die **Kreatin-Kinase**, welche die Phosphorylierung von ADP zu ATP unter Verbrauch von Kreatinphosphat katalysiert, spielt eine wichtige Rolle in der **Diagnostik von Muskelschädigungen**. Ein Anstieg der Kreatin-Kinase im Blut zeigt den Untergang von Myozyten an. Durch Bestimmung der Isoenzyme der Kreatin-Kinase kann differenziert werden, ob die Schädigung den Skelettmuskel oder den Herzmuskel betrifft. Im Skelettmuskel kommt überwiegend das Isoenzym CK-MM vor. Aus zerstörten Herzmuskelzellen wird ein größerer Anteil des Isoenzyms CK-MB freigesetzt. Ein Anstieg des CK-MB-Anteils auf > 6 % der im Serum messbaren Gesamt-CK weist auf eine Herzmuskelschädigung hin. Die CK-MB-Bestimmung hat ihren festen Platz in der Herzinfarktdiagnostik. Die CK-MB steigt im Serum bereits 4–6 Stunden nach dem Infarktereignis an.

- **ATP-Gewinnung aus Glucoseabbau:** Die Glucose hierfür wird dem muskeleigenen Glykogenspeicher oder dem zirkulierenden Blut entnommen (Bereitstellung durch Nahrungszufuhr, hepatische Glykogenolyse und Gluconeogenese):
  - **anaerobe Glykolyse:** ist nur für etwa 100 Sekunden möglich, da es dann zur Gewebeübersäuerung und Substrathemmung der Enzyme durch kumulierendes Lactat kommt
    $C_6H_{12}O_6 + 2\ ADP + 2\ P_i \rightarrow 2\ \text{Lactat} + 2\ ATP$
  - **aerobe Glykolyse:** setzt nach etwa 30 Sekunden Muskelarbeit ein
    $C_6H_{12}O_6 + 6\ O_2 + 36\ ADP + 36\ P_i \rightarrow 6\ H_2O + 6\ CO_2 + 32\ ATP$
- **ATP-Gewinnung aus dem Fettsäureabbau (β-Oxidation):** setzt nach wenigen Minuten Muskelarbeit ein, wobei zunächst nur aus dem Blut stammende freie Fettsäuren abgebaut werden. Die Lipolyse im Fettgewebe setzt in nennenswertem Umfang erst nach etwa 20 Minuten ein. Der Anteil an Energie, der bei Muskelarbeit aus Fettsäuren gedeckt wird, steigt mit der Dauer der Muskelarbeit. Für Stearinsäure z. B. ergibt sich folgende Energibilanz:
  $1\ C_{18}H_{36}O_2 + 26\ O_2 + 121\ ADP + 121\ P \rightarrow 18\ H_2O + 18\ CO_2 + 121\ ATP$
  Abzuziehen sind 2 ATP, die bei der Aktivierung von Stearinsäure zu Stearyl-CoA verbraucht werden. Die Nettoausbeute beträgt also 119 Mol ATP/mol vollständig oxidierter Stearinsäure. Der Berechnung liegt zugrunde, dass pro Mol $NADH+H^+$ 2,5 Mol ATP und pro Mol $FADH_2$ 1,5 Mol ATP gewonnen werden.
- **ATP-Gewinnung aus dem Ketonkörperabbau:** vor allem im Hungerzustand. Die Ketonkörper entstehen durch Abbau von freien Fettsäuren.
- Der Abbau von Proteinen und die Verstoffwechselung von Aminosäuren spielen für die Energieversorgung des Muskels keine wesentliche Rolle.

Unterschiede im Energiestoffwechsel verschiedener Fasertypen

Im Skelettmuskel kommen rote S(I)- und FR(IIa)-Fasern und weiße FR(IIb)-Fasern vor. Die Unterschiede zwischen den Fasertypen sind in Tabelle 20.1 dargestellt.

Merke
Bei der Skelettmuskulatur wird zwischen **roten** (langsamen) und **weißen** (schnellen) **Muskelfasern** unterschieden:
- **Rote Fasern** decken ihren Energiebedarf aerob und zeichnen sich durch Mitochondrienreichtum, hohen Myoglobingehalt (rote Farbe!), niedrigen Glykogengehalt und große Ausdauer aus.
- **Weiße Fasern** versorgen sich anaerob mit ATP. Sie entwickeln schnell große Kraft, ermüden aber rasch. Sie sind arm an Mitochondrien und Myoglobin, aber reich an Glykogen.

Durch Training können die Speicherkapazität für Glykogen in den Muskelzellen sowie die Kapazität der Mitochondrien für oxidative ATP-Bereitstellung gesteigert werden.

Merke
Mit Hilfe des **Myoglobins**, einem dem Hämoglobin ähnlichen Globulin aus nur einer Polypeptidkette mit einem Porphyrinring, kann der Muskel Sauerstoff speichern. Aufgrund der Sauerstoffbindungskurve des Myoglobins wird O_2 erst bei niedrigen Partialdrücken abgegeben. Myoglobin dient also als **O_2-Reservespeicher** bei nicht ausreichendem Sauerstoffangebot aus dem zirkulierenden Blut.

Klinik
Für die Energieversorgung des Muskels ist der Transport von Fettsäuren ins Mitochondrium durch den Carnitin-Carrier von großer Bedeutung. Bei einem Defekt des Carnitingens ist dieser Transport gestört und folglich besteht ein Substratmangel für die β-Oxidation.

Der Muskel deckt im Ruhezustand seinen Energiebedarf zu 75 % aus dem Abbau von Fettsäuren. Bei Carnitinmangel kommt es deshalb zur Muskelschwäche durch ATP-Mangel.

Tab. 20.1 Eigenschaften der verschiedenen Muskelfasertypen

Eigenschaft	S (I)	FR (II a)	FF (II b)
Kontraktionsform	langsame Zuckung	schnelle Zuckung	schnelle Zuckung
tetanische Kraftentwicklung (p)	1–13	5–55	30–130
Ausdauerleistung	hoch	mittel	gering
Axonleitgeschwindigkeit (m/s)	75–100	85–115	85–115
Axondurchmesser	klein	groß	groß
Ermüdung	gering	mittel	rasch
Farbe	rot (durch hohen Myoglobingehalt und Kapillarreichtum)	rot	weiß
Myoglobingehalt	hoch	hoch	niedrig
Kapillarisierung	dicht	dicht	gering
Stoffwechsel	aerob	anaerob und aerob	anaerob
Mitochondriengehalt	hoch	hoch	gering
Zytochrom-c-Oxidase- und Succinat-Dehydrogenase-Aktivität (aerober Stoffwechsel)	hoch	mittel	niedrig
Kreatinphosphatspeicher	klein	mittel	groß
Glykogenspeicher	klein	mittel	groß
Glykogen-Phosphorylase-Aktivität	niedrig	hoch	hoch
LDH-Aktivität (anaerobe Glykolyse)	niedrig	mittel	hoch
ATPase-Aktivität des Myosins	niedrig	mittel	hoch

20.3.2 Herzmuskel

Herzmuskelzellen sind enzymatisch wie Skelettmuskelzellen ausgestattet und somit zur Energiebereitstellung durch die gleichen Mechanismen befähigt. Im Vordergrund stehen für die Energiegewinnung des Herzmuskels die **aerobe Glykolyse** und die **Fettsäureoxidation**.

Für Phasen erhöhten Energiebedarfs (körperliche Anstrengung mit Steigerung des Herzzeitvolumens) steht auch im Herzmuskel **Kreatinphosphat** für die schnelle ATP-Gewinnung zur Verfügung.

Bei kurzfristig erhöhtem Sauerstoffbedarf kann O_2 aus dem herzeigenen Myoglobinspeicher mobilisiert werden.

Klinik
Kommt es im Rahmen einer koronaren Herzkrankheit zu einer chronischen Minderversorgung der Myokardiozyten mit Sauerstoff, so erfolgt eine

Umstellung des Energiestoffwechsels mit Steigerung der anaeroben Glykolyse. Es kommt zum Lactatanstieg und zum Glykogenschwund. Der Fettsäureabbau, der pro mol gewonnenem ATP den höchsten Sauerstoffverbrauch aufweist, kommt zum Erliegen. Die Folgen der chronischen Hypoxie sind eine streifige intrazelluläre Verfettung des Herzmuskels („**Tigerfellherz**") und ein Abbau der zentralen Myofibrillen („leere Schläuche", „**hibernating myocardium**"). Eine weitere Zunahme der Hypoxie führt zum Untergang der Myozyten (**Nekrose**, **Infarkt**).

20.3.3 Glatte Muskulatur

Glatte Muskelzellen decken ihren Energiebedarf überwiegend aus der **aeroben Glykolyse** und dem **oxidativen Fettsäureabbau**. Der Substratumsatz der glatten Muskelzellen liegt deutlich unter dem von Skelettmuskel- und Herzmuskelzellen.

20.4 Endokrine Funktionen

Bestimmte Muskelzellen nehmen auch endokrine Funktionen wahr. Es handelt sich um spezialisierte endokrin aktive Kardiomyozyten in den Herzvorhöfen, vor allem im rechten Vorhof, die das **atriale natriuretische Peptid (ANP, ANF** [atrialer natriuretischer Faktor], **Atriopeptin)** bilden.

ANP besteht aus 39 Aminosäuren. Es wird im rauen endoplasmatischen Retikulum der spezialisierten Herzmuskelzellen gebildet und intrazellulär in Granula gespeichert. Dehnung des Vorhofmyokards bei Hypervolämie führt zur Ausschüttung des Granulainhalts in die Blutbahn.

ANP entfaltet in den peripheren Widerstandsgefäßen, den renalen afferenten Arteriolen, den Glomeruli und den Sammelrohren folgende Wirkungen:

- Vasodilatation der Widerstandsgefäße und afferenten Arteriolen; hierdurch Steigerung der Nierendurchblutung und der GFR
- Steigerung der Diurese und Natriurese über einen bislang unbekannten Mechanismus im Sammelrohr
- Senkung des Blutdrucks durch Vasodilatation und Senkung des intravasalen Flüssigkeitsvolumens.

ANP ist somit ein Antagonist von ADH und Aldosteron. Es wirkt über eine Second-messenger-Kaskade durch Bindung an die membranständige Guanylatzyklase.

Klinik
ANP spielt eine wichtige Rolle zur Begrenzung des Schadens einer Herzinsuffizienz. Eine mangelnde Pumpleistung des Herzens führt zur Aktivierung des Sympathikus, um die Durchblutung der Organe sicherzustellen. Durch die hiermit verbundene renale Vasokonstriktion kommt es zur Aktivierung des Renin-Angiotensin-Aldosteron-Systems. Die Folge ist eine Hypervolämie mit vermehrter Volumenbelastung des Herzens. Die hypervolämisch bedingte Vorhofdehnung löst eine gesteigerte ANP-Freisetzung aus, wodurch die Volumenzunahme gebremst wird.

21 Stützgewebe

A. Sönnichsen

Lernziele

- Zusammensetzung der Knorpelgrundsubstanz, Knorpeltypen
- Zusammensetzung des Knochens (Grund- und Mineralsubstanz), Prinzip und Regulation von Knochenbildung und Knochenabbau

21.1 Extrazelluläre Matrix (↗ Kap. 11.11)

21.2 Knorpelgewebe

Der Knorpel wird im Wachstum (Embryonal- und Fetalentwicklung, Längenwachstum) von Chondroblasten gebildet, die aus mesenchymalen Zellen hervorgehen und in ihrer Entwicklung zu Chondrozyten differenzieren. Sie produzieren und sezernieren die Knorpelgrundsubstanz und sind, abgesehen von der inneren Chondroblastenschicht des Perichondriums (↗ unten), ganz in ihr Sekretionsprodukt eingebettet.

Die **Knorpelgrundsubstanz** besteht aus

- **Kollagen Typ II** (die Fibrillen bestehen aus jeweils 3 α_1(II)-Helices), in geringen Mengen auch Typ IX und XI,
- **Proteoglykanen** (Aggrecan): Ihre Komponenten sind einfach strukturierte Proteine und Glykosaminoglykane (Chondroitinsulfate, ↗ Kap. 3.1.2).
- dem Glykosaminoglykan **Hyaluronsäure** (↗ Kap. 3.1.2),
- **Proteinen** (Proteaseinhibitoren und Matriline),
- **Wasser** (das durch die Proteoglykane wie in einem Schwamm gebunden wird, der Wasseranteil des Knorpels beträgt 70–80 %!).

Das **Knorpelwachstum** kann interstitiell durch Zellteilung der im Knorpel eingebetteten Chondroblasten oder appositionell durch die innere Chondroblastenschicht des Perichondriums erfolgen. Das Perichondrium besteht aus den Kollagenen Typ I, II und V. Man unterscheidet drei **Knorpeltypen**. Ihre Eigenschaften sind in Tabelle 21.1 dargestellt. Alle Knorpeltypen sind frei von Blutgefäßen und Nerven. Der Knorpel zählt daher zu den bradytrophen Geweben. Die Nährstoffversorgung und der Abtransport von Stoffwechselprodukten erfolgen ausschließlich durch Diffusion.

21.3 Knochen

Knochen besteht durchschnittlich aus

- **70 % anorganischen Substanzen** (Hydroxylapatit [$Ca_{10}(PO_4)_6(OH)_2$] u. a. Mineralien),
- **20 % organischen Substanzen** (Osteoblasten, Osteoklasten, Kollagen, Mukopolysaccharide u. a.),
- **10 % Wasser**.

Man unterscheidet:

- **Substantia compacta:** dichter, kompakter Knochen, der die Oberfläche aller Skelettteile sowie die Schäfte der Röhrenknochen bildet,
- **Substantia spongiosa:** locker gebauter, schwammartiger Knochen, der das Innere aller kurzen und flachen Knochen bildet und die Epiphysen der Röhrenknochen ausfüllt. In den Maschen der Spongiosa befindet sich das Blut bildende Knochenmark.

Die Markhöhlen der Röhrenknochen sind beim Erwachsenen mit gelbem Fettmark ausgefüllt.

21.3.1 Knochenbildung

Prinzip

Die Knochenbildung beginnt mit der Produktion der organischen **Knochengrundsubstanz** (**Osteoid**) durch **Osteoblasten**. Diese Zellen mesenchymaler Herkunft sind in das Osteoid eingebettet. Ist die

Tab. 21.1 Vorkommen, Aufbau und Eigenschaften der drei Knorpeltypen

Knorpeltyp	Vorkommen	Aufbau	Eigenschaften
hyaliner Knorpel	Nase, Larynx, Luftröhre, Bronchien, Rippen, Gelenke, Epiphysenfugen im Wachstum	Kollagen Typ II und Proteoglykane	Druckfestigkeit, Neigung zur Verkalkung
elastischer Knorpel	Ohrmuschel, Ohrtrompete, Epiglottis, Processus vocalis des Stellknorpels im Kehlkopf	Kollagen Typ II, Proteoglykane und ein Netzwerk aus elastischen Fasern (Elastin + Kollagen + Fibrillin)	Biegefestigkeit
Faserknorpel	Menisken und Pfannenlippen der Gelenke, Bandscheiben, Schambeinfuge	wenige Chondrozyten sind zwischen Bündeln kollagener Fasern eingebettet, Struktur wie Bindegewebe	Zug- und Druckfestigkeit

Synthese des Osteoids abgeschlossen, differenzieren die Osteoblasten zu **Osteozyten**. Diese sind für die **Mineralisation** verantwortlich.

In der Embryonalentwicklung wird der größte Teil des Skeletts primär als Knorpel angelegt. Der Knorpel wird dann schrittweise abgebaut und durch Knochensubstanz ersetzt. Dieser Vorgang wird als **chondrale oder indirekte Ossifikation** bezeichnet. Nur wenige Knochen (Schädeldach, große Teile des Gesichtsschädels, Schlüsselbein) werden ohne Knorpelvorstufe gebildet (**desmale oder direkte Ossifikation**).

Jeder neue Knochen wird zuerst als ungeordneter Geflechtknochen gebildet und anschließend in Lamellenknochen umgewandelt. Für die Umstrukturierung ist die mechanische Belastung ein wichtiger Stimulus.

Regulation

Die in den Knochen eingebetteten Osteoblasten und Osteozyten stehen durch lange Zellfortsätze, die sie in die Knochenkanälchen strecken, über Gap junctions miteinander in Verbindung. Diese Gap junctions dienen sowohl dem Nährstofftransport zu Osteozyten, die nicht in unmittelbarer Nähe einer Kapillare liegen, als auch der Weiterleitung von bioelektrischen und Second-messenger-Signalen (z. B. cAMP oder IP_3). Die Aktivität der Osteoblasten unterliegt einer komplexen endokrinen Kontrolle. Wichtige **Kontrollhormone** sind:

- **Wachstumshormon (GH)** sowie die unter GH-Kontrolle gebildeten Wachstumsfaktoren **IGF-1** und **IGF-2 (Somatomedine)**: stimulieren die Osteoblastenaktivität vor allem im Bereich der Wachstumszonen (z. B. Epiphysenfugen)
- weitere Wachstumsfaktoren wie z. B. **Bone morphogenic proteins (BMPs)**, **Transforming growth factor β (TGF-β)** und **Fibroblasten-Wachstumsfaktoren (FGFs)**
- **Calcitriol** (1,25-Dihydroxycholecalciferol): stimuliert die Syntheseleistung der Osteoblasten
- **Parathormon:** stimuliert in den Osteoblasten die Freisetzung von Interleukin-1 und Kollagenase. Hierdurch werden die Osteoklasten aktiviert und somit eine Knochendemineralisierung induziert.
- **Östrogene:** stimulieren die Osteoblastenaktivität und die Mineralisierung
- **Glucocorticoide:** hemmen die Osteoblastenaktivität.

Darüber hinaus wird die Osteoblastenaktivität durch mechanische Belastung stimuliert und durch Inaktivität gehemmt.

Klinik
Beim **Morbus Paget** kommt es aus unbekannten Gründen zu einer überschießenden und ungeordneten Aktivität der Osteoblasten. Die Folge sind verformte, stellenweise verdickte und instabile Knochen. Betroffen sind besonders Becken, Femur, Tibia, Schädel und Lendenwirbel.

Knochengrundsubstanz (Osteoid)

Zusammensetzung

Die organische Knochengrundsubstanz besteht wie der Knorpel aus den Bestandteilen der extrazellulären Matrix, unterscheidet sich aber von diesem in der Zusammensetzung:

- **Kollagen Typ I** (Tripelhelix aus zwei α_1(I)-Ketten und einer α_2-Kette, ↗ Kap. 11.11): etwa 90 % der organischen Matrix
- **Proteoglykane** mit Glykosaminoglykanen wie z. B. Chondroitinsulfaten
- **Matrixproteine** (Osteopontin, Fibronektin, Osteonektin, Bone-Sialoprotein, Osteocalcin, Matrix-GLA-Protein).

Die Funktion der einzelnen Matrixproteine ist noch nicht vollständig geklärt. Sie spielen offenbar eine wichtige Rolle in der Kontrolle der Mineralisation. Mäuse ohne GLA-Protein-Gen starben beispielsweise binnen kurzem an einer exzessiven Kalzifizierung der Arterien.

Synthese

Die Knochenbildung beginnt mit der Produktion einer organischen Matrix (**Osteoid**) durch Sekretion von Kollagen Typ I, Proteoglykanen und Matrixproteinen. Die Grundsubstanzen werden im rauen endoplasmatischen Retikulum der **Osteoblasten** synthetisiert, im Golgi-Apparat prozessiert und anschließend sezerniert. Osteoblasten sind Zellen mesenchymaler Herkunft und kommen nur in Osteonen mit Knochenneubildung vor. Sie sind in die Matrix eingebettet und differenzieren anschließend zu Osteozyten. Als solche sind sie dann für die koordinierte Mineralisation verantwortlich.

Klinik
Angeborene Störungen der Kollagenbildung führen zur Bildung von instabilem Knochen. So synthetisieren die Osteoblasten bei der **Osteogenesis imperfecta** (Glasknochenkrankheit) Kollagen Typ III anstelle von Typ I.

Knochenmineralsubstanz und Mineralisationsvorgang

Zusammensetzung der Knochenmineralsubstanz

Hydroxylapatit, eine Komplexbildung aus Calciumphosphat und Hydroxidionen [$Ca_{10}(PO_4)_6(OH)_2$], macht etwa 90 % des Knochenminerals aus. Die restlichen 10 % setzen sich aus Calciumcarbonat (6 %), Nitratverbindungen (1 %), Natriumverbindungen (1 %), Magnesiumverbindungen (1 %) und Spurenelementen (1 %) zusammen.

Mineralisationsvorgang

Zur Mineralisierung der Knochengrundsubstanz nehmen die Osteozyten große Mengen an Calciumphosphaten auf und konzentrieren diese in Vesikeln. Der Vesikelinhalt wird durch Exozytose in den Extrazellularraum sezerniert. Durch gleichzeitig sezernierte Enzyme wird die Ausfällung der Calciumphosphatkristalle initiiert und so die umliegende Knochengrundsubstanz kalzifiziert. Das Kollagen wirkt bei der Kalzifizierung wahrscheinlich als Kristallisationskern. Die Osteozyten mauern sich während des Mineralisationsvorgangs selbst ein, bleiben aber über Fortsätze und Gap junctions miteinander in Kontakt (↗ oben).

Klinik
Bei der autosomal-dominant erblichen **Achondroplasie** liegt eine Störung der enchondralen, d.h. der im Inneren der Röhrenknochen und der kurzen Knochen stattfindenden, Mineralisation vor. Die Folge ist ein disproportionierter Minderwuchs mit relativer Makrozephalie, da die desmale Knochenbildung nicht gestört ist.

21.3.2 Knochenabbau

Im Knochengewebe herrscht physiologischerweise ein Gleichgewicht zwischen Knochenaufbau durch Osteoblasten und Osteozyten und Knochenabbau durch **Osteoklasten**. So passt sich der Knochen an wechselnde mechanische Belastung an und so können Calcium und Phosphat aus Hydroxylapatit mobilisiert werden. Darüber hinaus tragen Osteoklasten dazu bei, Kallus (neu gebildeter, noch unorganisierter Knochen nach einer Fraktur) durch Knochenbälkchen zu ersetzen, und leisten so einen wichtigen Beitrag zum Aufbau und Erhalt der Knochenstruktur.

Prinzip

Osteoklasten stammen von pluripotenten Zellen des Monozyten-Makrophagen-Systems ab. Es handelt sich um **mehrkernige Riesenzellen**, die durch die Fusion von Vorläuferzellen entstehen. Auf einen Stimulus hin heften sie sich an die Knochenoberfläche an, wobei sich ihre Plasmamembran in Falten legt (**ruffled boarder**), so dass die Angriffsfläche vergrößert wird. Durch eine umlaufende dichte Verbindung zwischen Knochenoberfläche und Osteoklast („Klebezone“) wird ein nach außen abgeschlossenes extrazelluläres Kompartiment, eine **Howship-Lakune**, gebildet (↗ Abb. 21.1).

Abbau der Minerale durch Protonen

In dieses Kompartiment sezerniert nun eine **H^+-ATPase (Protonenpumpe)** Protonen. Diese lösen den angrenzenden Hydroxylapatit auf. Die Protonen entstammen der Dissoziation von H_2CO_3, das mit Hilfe der Carboanhydrase aus H_2O und CO_2 gebildet wird. Das gleichzeitig entstehende HCO_3^- wird zur Wahrung des intrazellulären pH-Wertes und der Elektroneutralität an der knochenabgewandten Zellseite gegen Cl^- aus dem Extrazellularraum ausgetauscht. Die bei der Auflösung von Hydroxylapatit frei werdenden Calciumionen und anderen Mineralstoffe werden von den Osteoklasten resorbiert und anschließend in die Blutbahn sezerniert (↗ Abb. 21.1).

Abbau der organischen Matrix durch Proteasen

Durch Exozytose sezerniert der Osteoklast gleichzeitig Phosphatasen und lysosomale Proteasen (vor allem sog. Kathepsine) in die Howship-Lakune. Hierdurch wird das entmineralisierte Osteoid (die organische Grundsubstanz) aufgelöst. Die Abbauprodukte werden anschließend durch Endozytose in den Osteoklasten aufgenommen und in sekundären Lysosomen weiter zerlegt.

Regulation

Die Osteoklasten unterliegen einer komplexen endokrinen und parakrinen Kontrolle (↗ auch Abb. 21.1). Wichtige stimulierende Faktoren sind:

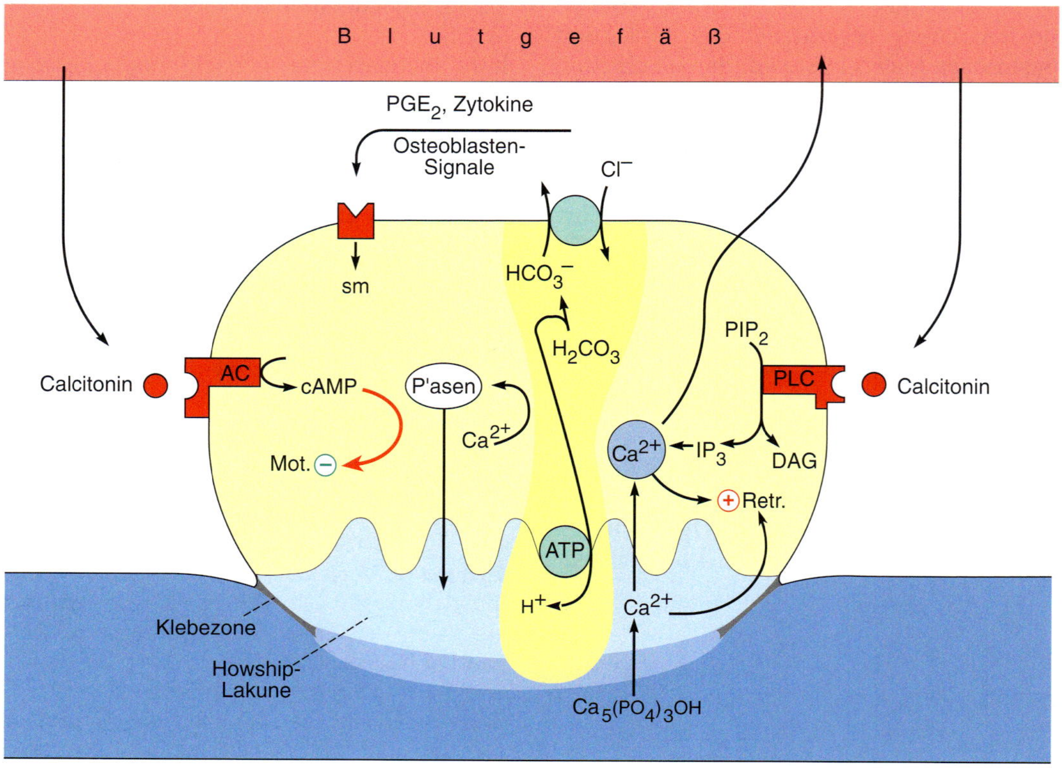

sm = Second messenger
P'asen = Phosphatasen
Retr. = Retraktion der Osteoklastenfortsätze
PLC = Phospholipase C
IP_3 = Inositoltriphosphat
AC = Adenylatzyklase
Mot. = Motilität der Zellfortsätze

Abb. 21.1 Knochenresorption durch Osteoklasten. [10]

- Interleukin-1 (IL-1, früher auch „Osteoklasten-aktivierender Faktor“ [OAF] genannt)
- weitere Zytokine (TNF, IL-6, IL-11 u.a.)
- PGE_2.

Diese Substanzen werden von Osteoblasten und Monozyten/Makrophagen nach Stimulation (z.B. durch Parathormon) freigesetzt. Die Aktivierung der Osteoklasten erfolgt dabei über Zytokinrezeptoren auf dem für die Zytokinsignaltransduktion üblichen Weg oder im Falle von IL-1 durch Oligomerisierung des Rezeptors mit dem sog. Interleukin-1-receptor accessory protein (IL-1RAcP), wodurch eine intrazelluläre Signalkaskade ausgelöst wird, die letztendlich über Enhancer die Transkription bestimmter Zielgene fördert.

Wichtige hemmende Faktoren sind:

- Calcitonin: Es bewirkt über die Aktivierung des Calcitoninrezeptors die Bildung von IP_3. Dies führt wiederum zu einer Freisetzung von intrazellulärem Ca^{2+} aus dem endoplasmatischen Retikulum. Die erhöhte Ca^{2+}-Konzentration führt zu einer Retraktion der Zellfortsätze und wirkt sich hemmend auf die Osteoklastenaktivität aus. Durch die Bildung von cAMP wird darüber hinaus die Zellmotilität gehemmt.
- Östrogene: wirken über einen intrazellulären Steroidhormonrezeptor, der im Kern die Transkription aktivierender Faktoren hemmt.
- Androgene (Wirkungsmechanismus wie Östrogene).

Klinik

Eine Steigerung der Osteoklastenaktivität (z.B. durch Glucocorticoide oder durch Östrogenmangel) führt zum Knochenschwund: So kommt es nach längerer Cortisontherapie oder bei Östrogenmangel im Klimakterium zur **Osteoporose**.

21.4 Zahnhartsubstanz

Die Zahnhartsubstanz besteht aus dem im Zahninneren gelegenen Dentin und dem oberflächlichen Zahnschmelz.

Das **Dentin** ähnelt in seinem Aufbau dem Knochen. Auch die Dentinbildung folgt dem gleichen Muster wie die Knochenbildung. Jedoch ist der Grundsubstanz- und Kollagenanteil des Dentins geringer (< 10 % des Gesamtgewichts), der Mineralgehalt entsprechend höher als in Knochen. Die Aufgabe der Osteoblasten des Knochens wird im Zahn von Odontoblasten wahrgenommen.

Der **Schmelz** enthält fast ausschließlich anorganische Bestandteile (95 % Hydroxylapatit). Er wird von Ameloblasten im Schmelzepithel gebildet.

Klinik
Der Zahnschmelz kann durch bakterielle Stoffwechselprodukte (vor allem Säure) aufgelöst werden. Die Folge ist **Karies**. Durch Fluoreinlagerung wird der Schmelz widerstandsfähiger gegen den bakteriellen Abbau, weil Calciumfluoroapatit deutlich schlechter löslich ist als die Hydroxo-Form.

22 Nervensystem

A. Sönnichsen

Lernziele

- Energiestoffwechsel des Nervensystems
- Bestandteile und Funktion der Blut-Hirn- und Blut-Liquor-Schranke
- Zusammensetzung, Synthese und Funktion des Myelins
- am Membranpotential beteiligte Faktoren, Prinzip der Erregungsfortleitung und -übertragung
- Wichtige Neurotransmitter, ihre Synthese und ihre Inaktivierung

22.1 Energiestoffwechsel

Nervenzellen decken ihren Energiebedarf in der Regel aus der **aeroben Glykolyse**. Im Hungerzustand kann die benötigte Energie auch aus dem Abbau von Ketonkörpern gewonnen werden. Allerdings ist zur Aufrechterhaltung des Citratzyklus immer ein Minimum an Glucoseangebot erforderlich. Eine Energiebereitstellung aus der β-Oxidation von Fettsäuren oder dem Abbau von Aminosäuren ist nicht möglich, da den Nervenzellen die notwendigen Enzymsysteme fehlen.

Der Energiebedarf des Gehirns liegt konstant etwa bei 1600–2000 kJ/Tag. Er wird durch „Denkleistung" nicht gesteigert. Der größte Teil der Energie wird von der Na^+-K^+-ATPase verbraucht, die das Membranpotential der Nervenzellen aufrechterhält und damit die Voraussetzung für Erregung und Erregungsleitung schafft.

22.1.1 Aerobe Glykolyse

Glucoseversorgung

Der Glucosebedarf des Gehirns beträgt etwa 100 g/Tag (entsprechend etwa 1600 kJ Energie). Die Glucosezufuhr muss kontinuierlich erfolgen, da Nervenzellen nicht in ausreichendem Maße zur Glykogenspeicherung befähigt sind. Ihr Glykogengehalt beträgt nur etwa 0,1 %.

Aufgrund des niedrigen K_M-Wertes (= hohe Affinität!) der Glucosetransportproteine von Nervenzellen (GLUT3, K_M < 10 mM) können sich diese bis zu einem Glucosespiegel von etwa 40 mg/dl (2,2 mmol/l) mit Glucose versorgen. Die **Glucoseaufnahme** erfolgt **insulinunabhängig**. GLUT3 weist eine Sättigungskinetik auf, die verhindert, dass bei hohem Blutzuckerspiegel zu viel osmotisch wirksame Glucose in die Zellen gelangt.

Klinik

Sinkt der Blutglucosespiegel unter 40 mg/dl (2,2 mmol/l) ab, so kommt es zu **neurologischen Symptomen der Hypoglykämie:** Krampfanfälle, Bewusstlosigkeit, Koma, Tod. Hypoglykämien können durch eine Übertherapie des Diabetes mellitus mit Insulin oder Sulfonylharnstoffen ausgelöst werden. Endogene Hypoglykämien kommen beim Insulinom, einem insulinproduzierenden Pankreastumor, vor.

Merke
Fasten führt beim Gesunden nie zur Hypoglykämie, da der Blutzuckerspiegel durch den Abbau glucogener Aminosäuren aufrechterhalten wird.

Energiegewinnung durch aerobe Glykolyse

Die Bereitstellung der Energie aus dem Glucoseabbau erfolgt fast ausschließlich durch aerobe Glykolyse, d. h. durch den Abbau von Glucose zu Pyruvat, den Abbau von Pyruvat zu Acetyl-CoA und die Einschleusung von Acetyl-CoA in den Citratzyklus. Die auf diesem Stoffwechselweg gewonnenen Reduktionsäquivalente werden in der Atmungskette unter Gewinnung von ATP recycelt (↗ Kap. 6). Eine Energiebereitstellung aus der anaeroben Glykolyse mit nur 2 mol ATP/mol Glucose wäre bei dem hohen Energiebedarf des Nervengewebes nicht ausreichend. Aus diesem Grund ist das Gehirn auf eine kontinuierliche Sauerstoffzufuhr angewiesen. Eine Unterbrechung der Durchblutung und damit der Sauerstoffversorgung, z. B. durch einen Herz-Kreislauf-Stillstand, führt bereits nach 10–20 Sekunden zur Bewusstlosigkeit und wenig später zu irreversiblen Schäden im ZNS.

22.1.2 Ketonkörperabbau

Ketonkörperbereitstellung durch die Leber

Im Hungerzustand wird der Blutglucosespiegel zunächst durch den Abbau von Glykogen aufrechterhalten. Die Glykogenvorräte der Leber sind nach spätestens 24 Stunden verbraucht. Bereits parallel zum Glykogenabbau setzt der Abbau von Speicherfett (Lipolyse) und schnell mobilisierbaren Proteinen ein. Aus dem Speicherfett werden Fettsäuren freigesetzt. Die freien Fettsäuren werden in der β-Oxidation abgebaut. Diese ist aber in Nervenzellen wegen der fehlenden Enzymausstattung nicht möglich und muss daher in der Leber stattfinden. Da das bei der β-Oxidation entstehende Acetyl-CoA nicht in die Blutbahn abgegeben werden kann, machen die Hepatozyten daraus Acetacetat und β-Hydroxybutyrat. Diese sog. Ketonkörper können in die Blutbahn sezerniert und so zum ZNS transportiert werden.

Ketonkörperabbau in der Nervenzelle

Bei reduziertem Glucoseangebot stellen sich die Nervenzellen auf die Energiegewinnung durch den Abbau von Ketonkörpern um. β-Hydroxybutyrat wird zunächst NAD-abhängig in Acetacetat (↗ Abb. 22.1, 1) überführt. Dieses kann dann auf zwei Wegen zum Acetacetyl-CoA aktiviert werden:

- durch Transfer des CoA von Succinyl-CoA auf Acetacetat (CoA-Transferase, 2 in Abb. 22.1, im Nervensystem von untergeordneter Bedeutung),
- durch direkte Aktivierung mit ATP und CoA (Acetacetyl-CoA-Synthetase, 3 in Abb. 22.1, im Nervensystem die vorherrschende Reaktion).

Im nächsten Schritt werden durch eine Thiolase die nochmalige Aktivierung mit CoA und die Spaltung in 2 Moleküle Acetyl-CoA katalysiert (4 in Abb. 22.1). Acetyl-CoA wandert anschließend in den Citratzyklus.

Energiebilanz des Ketonkörperabbaus

Der Abbau von β-Hydroxybutyrat zu Acetacetat liefert 1 Mol NADH+H^+. Aus diesem werden in der Atmungskette 2,5 Mol ATP gewonnen. Die Aktivierung von Acetacetat zu Acetacetyl-CoA erfordert 2 ATP-Äquivalente, die thioklastische Spaltung zu

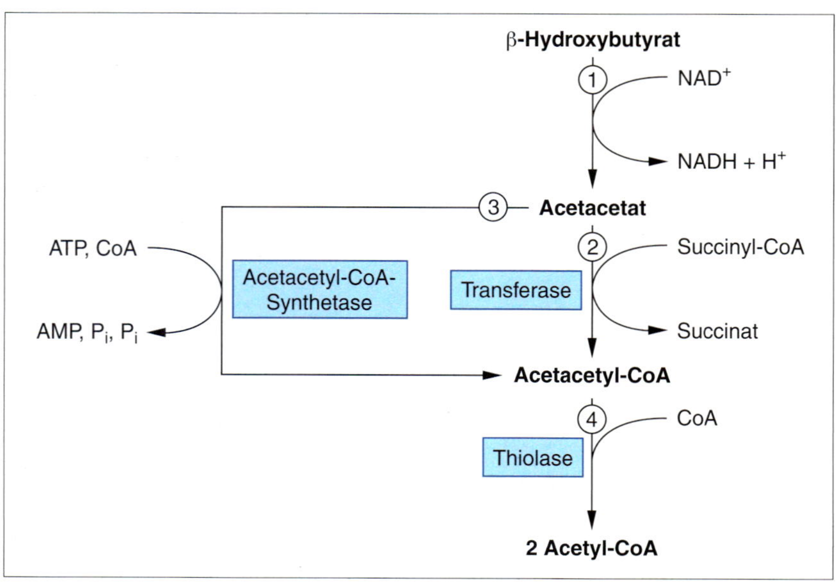

Abb. 22.1 Ketonkörperabbau. [2]

2 Molekülen Acetyl-CoA 1 weiteres ATP-Äquivalent. 1 Acetyl-CoA liefert im Citratzyklus 3-mal NADH+H^+ (7,5 ATP), 1-mal $FADH_2$ (1,5 ATP) und 1 GTP (= 1 ATP). Die Gesamtbilanz liegt also bei vollständigem oxidativem Abbau zu H_2O und CO_2 für β-Hydroxybutyrat bei 9,5 ATP und für Acetacetat bei 7 ATP (im Vergleich hierzu liefert 1 Mol Glucose bei vollständigem oxidativem Abbau 32 Mol ATP!).

22.2 Blut-Hirn-Schranke, Blut-Liquor-Schranke, Liquor cerebrospinalis

22.2.1 Blut-Hirn-Schranke

Wie überall im menschlichen Organismus sind auch im ZNS die Zellen von Extrazellularflüssigkeit umspült. Diese dient dem Stoffaustausch der Zellen und wird in der Regel durch den hydrostatischen Druckgradienten zwischen dem arteriellen Schenkel des Kapillarbetts und dem umliegenden Gewebe abgepresst. Dieser Vorgang unterliegt im Bereich des ZNS einer zusätzlichen Kontrolle und Beschränkung, der sog. Blut-Hirn-Schranke. Die Blut-Hirn-Schranke wird durch Tight junctions der Kapillarendothelzellen, durch die Wasserundurchlässigkeit der lipidhaltigen Endothelzellmembranen und durch eine kontinuierliche Basalmembran zwischen Endothelzellen und Peri- bzw. Astrozyten gebildet. Ein Stoffaustausch zwischen Kapillarlumen und Gewebe ist – abgesehen von lipidlöslichen Substanzen (lipophile Moleküle, O_2, CO_2, Narkosegase: ungehinderte Passage der Zell- und Basalmembran!) – nur möglich durch

- Carrier-vermittelten Transport (Transportproteine, z. B. GLUT3 für Glucose),
- aktiven Transport (Ionenkanäle).

Elektrolyte (auch HCO_3^- und NH_4^+) und Aminosäuren können die Blut-Hirn-Schranke bei Vorliegen physiologischer Konzentrationen nicht passieren.

22.2.2 Blut-Liquor-Schranke

Ähnlich wie zwischen Kapillaren und Nervenzellen besteht auch zwischen Kapillaren und Liquorräumen eine Schranke, die nur Wasser und bestimmte Ionen und Moleküle passieren können. Diese Schranke wird durch die dichte **Basalmembran der Plexusepithelzellen** aus Kollagenfasern und Proteoglykanen sowie durch die **Tight junctions**, die diese Zellen verbinden, gebildet. Der Liquor cerebrospinalis (↗ unten) entspricht in seiner Zusammensetzung weitgehend der interstitiellen Flüssigkeit des Nervengewebes, mit der er durch Diffusion in ständigem Austausch steht.

22.2.3 Liquor cerebrospinalis

Der Liquor cerebrospinalis wird in den **Plexus choroidei** in den **Seitenventrikeln** kontinuierlich aufgrund des höheren hydrostatischen Kapillardrucks als proteinarmes Filtrat des Plasmas abgepresst. Das Kapillarendothel ist im Bereich der Plexus choroidei stark fenestriert. Korpuskuläre Blutbestandteile werden jedoch zurückgehalten. Große Proteine und sogar Viren könnten aber theoretisch vom Plasma in den Liquor übertreten. Aufgrund der besonderen Beschaffenheit der Blut-Liquor-Schranke (↗ Kap. 22.2.2) werden jedoch auch die meisten Proteine und vor allem Krankheitserreger zurückgehalten. Aufgrund weiterer Austauschprozesse durch **Pinozytose** entspricht das Liquorfiltrat nicht deproteiniertem Plasma. Der Übertritt von Plasmabestandteilen hängt vom Molekülradius und von der Lipidlöslichkeit ab. Die normale Zusammensetzung des Liquor cerebrospinalis ist in Tabelle 22.1 dargestellt.

Tab. 22.1 Zusammensetzung von Liquor cerebrospinalis im Vergleich zum Blutplasma

Substanz	Liquor cerebrospinalis	Blutplasma
Na^+ (mmol/l)	147	145
K^+ (mmol/l)	3	4,5
Ca^{2+} (mmol/l)	1,2	2,5
Cl^- (mmol/l)	120	100
Glucose (mmol/l)	3,3	5,0
Eiweiß (g/l)	0,2	75,0

Die Liquorsekretion erfolgt mit einer Rate von etwa 0,3–0,4 ml/min. Der Liquor wird in den Arachnoidalvilli und den Wurzeltaschen der Spinalnerven kontinuierlich resorbiert.

Klinik
Liquor cerebrospinalis kann durch eine Punktion des Liquorkanals (in der Regel zwischen dem 3. und 4. Lendenwirbel) gewonnen und dann untersucht werden. Seine Zusammensetzung erlaubt wichtige diagnostische Rückschlüsse. Bei entzündlichen Erkrankungen des ZNS kommt es zu einer charakteristischen Zunahme der Zellzahl und des Eiweißgehalts. Bakterielle Infektionen gehen mit einer Reduktion der Glucosekonzentration einher.

22.3 Myelin

Unter Myelin versteht man die elektrisch isolierende **Umhüllung der Axone** von Nervenzellen, welche die saltatorische Erregungsleitung ermöglicht (↗ Kap. 22.4). Es handelt sich um Plasmaausstülpungen der sog. **Markscheidenzellen** (= Gliazellen: Schwann-Zellen im peripheren Nervensystem, Oligo-

Tab. 22.2 Zusammensetzung des Myelins im peripheren und im zentralen Nervensystem (PNS bzw. ZNS)

Membranbestandteil	PNS in %	ZNS in %
Gesamtprotein	28,7	30,0
Gesamtlipid	71,3	70,0
Bestandteil der Lipidfraktion	**PNS (% des Lipidanteils)**	**ZNS (% des Lipidanteils)**
Sphingolipide (gesamt) Davon:	22,1	27,5
• Cerebroside	16,1	23,7
• Sulfatide	6,0	3,8
Phospholipide (gesamt) Davon:	54,9	43,1
• Phosphatidylethanolamin	19,0	16,6
• Phosphatidylcholin	8,1	11,2
• Phosphatidylserin/-inositol	9,2	6,4
• Sphingomyelin	18,6	8,9
Cholesterin	23,0	27,7

dendrozyten im ZNS). Die Plasmaausstülpungen sind weitgehend zytoplasmafrei, bestehen also nur noch aus einer doppelten Zellmembran, die um die Axone benachbarter Nervenzellen gewickelt ist. Eine Markscheidenzelle kann dabei bis zu 50 Ausstülpungen bilden und so zahlreiche Axone ummanteln. Die doppelte Zellmembran entspricht der normalen Lipiddoppelschichtmembran eukaryontischer Zellen, weist aber einen wesentlich höheren Lipidanteil auf als die Membranen anderer Zellen (> 70 %). Die wichtigsten Lipidfraktionen der Myelin-Lipiddoppelschichtmembran sind in Tabelle 22.2 aufgeführt.

Der **Proteinanteil der peripheren Myelinscheiden** besteht aus
- dem Myelin-basischen Protein,
- dem Myelin-assoziierten Glykoprotein,
- dem peripheren Myelinprotein (PMP-22),
- und dem Protein o (Po, > 50 % des Gesamtproteins).

Im Gegensatz hierzu findet man im **Myelin des ZNS**
- den sog. Proteolipidkomplex,
- das Myelin-basische Protein (etwa 35 % des Gesamtproteins),
- die sog. Wolfgram-Proteine,
- das α-Tubulin,
- das Myelin-assoziierte Glykoprotein.

Die Synthese der Myelinscheide erfolgt analog zur Produktion anderer Zellmembranen im glatten (Lipidanteil) und rauen (Proteinanteil) endoplasmatischen Retikulum der Schwann- bzw. Oligodendroglia-Zellen. Die Funktion der Proteine ist nur unvollständig bekannt. Eine der Aufgaben ist die Aufrechterhaltung der Adhäsion der Myelinscheide am Axon.

Klinik
Störungen im Sphingolipidstoffwechsel (**Sphingolipidosen**) führen zu abnormen Ablagerungen pathologischer Sphingolipide in den betroffenen Geweben und damit zu einem Untergang der Myelinscheiden. Wichtige Beispiele sind Morbus Niemann-Pick, Morbus Gaucher und die metachromatische Leukodystrophie. Die betroffenen Kinder leiden vor allem an Krampfanfällen und geistiger Retardierung. Auch bei der Multiplen Sklerose (Encephalomyelitis disseminata) kommt es zu einer progredienten Demyelinisierung im ZNS mit fortschreitenden Lähmungserscheinungen. Die Ursache dieser Erkrankung ist nicht bekannt.

22.4 Erregungsleitung und -übertragung

22.4.1 Membranpotential

Im Ruhezustand stellt sich ein elektrisches **Gleichgewichtspotential** zwischen Intrazellularraum und Interstitium ein, das durch folgende **Faktoren** bestimmt wird:
- **Aktivität der Na^+-K^+-ATPase** (ATP-abhängige Na^+-K^+-Pumpe): 3 Na^+-Ionen werden im Austausch gegen 2 K^+-Ionen aus der Zelle ins Interstitium befördert → hohe (10fache) Na^+-Konzentration im Interstitium, hohe (30fache) K^+-Konzentration intrazellulär; Verschiebung positiver Ladungen nach extrazellulär.
- **höhere intrazelluläre Konzentration negativer Ladungen** an intrazellulären organischen Anionen (Phosphate, Proteine)
- **offene K^+-Ionen-Kanäle**, hierdurch Gleichgewicht zwischen K^+-Ausstrom aus der Zelle (dem osmotischen Gradienten folgend) und K^+-Einstrom in die Zelle (dem elektrischen Gradienten folgend, hin zu den intrazellulären organischen Anionen)
- **fehlenden Na^+-Einstrom:** 60 % der Na^+-Ionenkanäle sind inaktiviert, die restlichen 40 % sind geschlossen, aber durch depolarisierende Reize von außen aktivierbar.

Das Ruhemembranpotential liegt für die meisten Zellen bei etwa –70 mV. Es handelt sich dabei um ein Mischpotential aus dem Na^+-Gleichgewichtspotential von etwa +61 mV und dem K^+-Gleichgewichtspotential von etwa –90 mV. Der Einfluss des K^+-Potentials überwiegt, da die Na^+-Kanäle in Ruhe weitgehend geschlossen sind.

Die Gleichgewichtspotentiale über einer Membran für einzelne Ionen werden mit Hilfe der Nernst-Gleichung bestimmt:

$$E = \frac{R \times T}{z \times F} \times \ln \frac{C_a}{C_i}$$

E = Spannung des Membranpotentials in mV, z = die Wertigkeit des Ions (bei Anionen negativ!), R = allgemeine Gaskonstante, T = absolute Temperatur in ° Kelvin, F = Faraday-Konstante, C_a = extrazelluläre Konzentration des betreffenden Ions, C_i = intrazelluläre Konzentration des betreffenden Ions.

Durch Einsetzen der Konstanten, Umwandlung in den dekadischen Logarithmus, Annahme von Körpertemperatur (310 °K) und Einsetzen eines einwertigen Kations (z. B. Na^+ oder K^+) kann man vereinfachen:

$$E = 61mV \times \log \frac{C_a}{C_i}$$

Für Na^+, das eine 10fach höhere extrazelluläre Konzentration aufweist, liegt demnach das Gleichgewichtspotential bei 61 mV × log 10 = 61 mV. Für K^+, das intrazellulär in 30fach höherer Konzentration vorliegt, beträgt das Gleichgewichtspotential 61 mV × log 0,033 = 61 mV × –1,477 = –90 mV.

22.4.2 Rezeptorpotential

Von außen auf die Zellmembran einwirkende Reize führen zu einer Veränderung der Ionenpermeabilität. Solche Reize können sein:

- mechanische Reize (z. B. bei Tastrezeptoren, Schmerzfasern),
- chemische Reize (z. B. Änderung der Ionenkonzentrationen, Änderung des pH-Werts),
- Neurotransmitter-Rezeptor-Interaktionen,
- elektrische Reize.

Als Folge der Permeabilitätsänderung der Ionenkanäle kommt es zu einer Änderung des Ruhemembranpotentials. Bei einer Öffnung der Na^+-Kanäle kommt es zu einer Depolarisation, während eine Öffnung der K^+-Kanäle zur Hyperpolarisation führt.

22.4.3 Aktionspotential

Wird durch die Änderung der Ionenpermeabilität ein bestimmtes Schwellenpotential überschritten, so kommt es zur Ausbildung eines Aktionspotentials. Dieses ist gekennzeichnet durch eine **schlagartige Öffnung spannungsabhängiger Na^+-Kanäle**. Hierdurch erfolgt eine **rasche Depolarisation** der betroffenen Membranregion. Die nachfolgende **Öffnung der K^+-Kanäle** leitet einen K^+-Ausstrom aus der Zelle und dadurch die **Repolarisation** der Membran ein.

Folgende elektrophysiologische Vorgänge kennzeichnen Entstehung und Ablauf eines Aktionspotentials:

- **langsame Zunahme der Na^+-Permeabilität der Zellmembran** durch Reize von außen; hierdurch Depolarisation der Zellmembran bis zur Erreichung des Schwellenpotentials,
- Bei Erreichung des Schwellenpotentials kommt es zu einer **schlagartigen Öffnung der spannungsabhängigen Na^+-Kanäle**. Durch positive Rückkoppelung wird die Na^+-Permeabilität der Zellmembran um den Faktor 400 gegenüber dem Ausgangswert gesteigert.
- Die vorübergehende Erreichung eines positiven Membranpotentials (**Overshoot**) führt zum Verschluss der Na^+-Kanäle und zum Anwachsen der elektrochemischen Kraft, die K^+ aus der Zelle treibt. Durch den so verstärkten **K^+-Ausstrom** wird die **Repolarisation** der Zellmembran eingeleitet.
- Aufgrund der hohen Konzentration intrazellulärer Anionen sowie der Konzentrationsunterschiede der Kationen zwischen Intrazellularraum und Interstitium, die durch die Na^+-K^+-ATPase aufrechterhalten werden, baut sich ein neues **Ruhemembranpotential** auf.
- Meist kommt es zum Abschluss eines Aktionspotentials zu einer vorübergehenden **Hyperpolarisation**, evtl. auch zu einer anschließenden **Depolarisation**, die aber trotz Überschreitung des Schwellenpotentials in der **Refraktärzeit** nicht zu einem erneuten Aktionspotential führt. Diese Hyper- und Depolarisationen werden als **Nachpotentiale** bezeichnet.

Ein Aktionspotential dauert (ohne Nachpotentiale) in Nervenzellen 1–2 ms und in Herzmuskelzellen 200–400 ms. Das typische Bild eines Aktionspotentials ist in Abbildung 22.2 dargestellt.

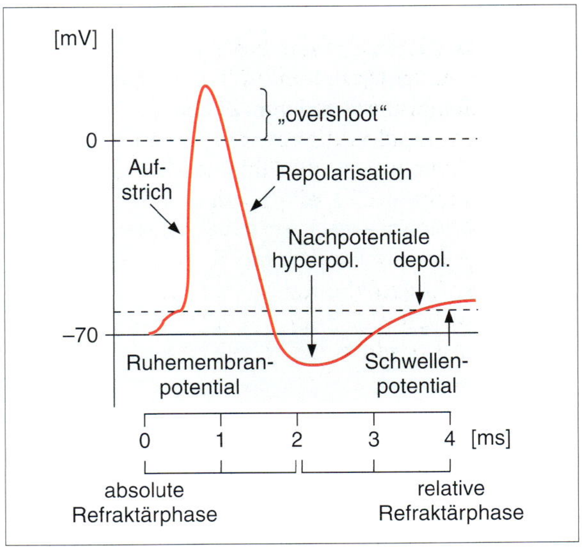

Abb. 22.2 Graphische Darstellung eines Aktionspotentials mit hyperpolarisierendem und depolarisierendem Nachpotential. Das Ruhepotential beträgt –70 mV, das Schwellenpotential –60 mV. [9]

22.4.4 Fortleitung der Erregung innerhalb einer Zelle

Die Fortleitung eines depolarisierenden Impulses erfolgt durch elektrotonische Erregung der jeweils benachbarten Membranregionen. Die Fortleitung kann auf zweierlei Weise erfolgen:

- **kontinuierlich** in nichtmyelinisierten Membranbereichen: durch elektrotonische Depolarisation des unmittelbar benachbarten Membranbereichs, bis sich dort bei Erreichung des Schwellenpotentials ebenfalls ein Aktionspotential ausbildet,
- **saltatorisch** in myelinisierten Membranbereichen: durch elektrotonische Depolarisation des nächsten nicht durch Myelin isolierten Membranbereichs (= der nächstgelegene Ranvier-Schnürring der Myelinscheide).

Die Geschwindigkeit der saltatorischen Erregungsausbreitung liegt um ein Vielfaches über der der kontinuierlichen Ausbreitung.

22.4.5 Übertragung der Erregung auf eine andere Zelle

Die Erregungsübertragung von einer Nervenzelle auf eine andere erfolgt in der Regel über Synapsen. An der Synapse werden – ausgelöst durch ein Aktionspotential –Neurotransmittersubstanzen in den synaptischen Spalt ausgeschüttet.

Wichtige Neurotransmitter und ihr Stoffwechsel

Wichtige Neurotransmitter im menschlichen Nervensystem sind:

- **Acetylcholin:**
  - neuromuskuläre Übertragung an der motorischen Endplatte
  - präganglionäre Übertragung im sympathischen Nervensystem
  - prä- und postganglionäre Übertragung im parasympathischen Nervensystem
- **Noradrenalin:** postganglionäre Übertragung im sympathischen Nervensystem
- **γ-Aminobutyrat (GABA):** z. B. inhibitorische Übertragung im extrapyramidal-motorischen System
- **Glycin:** z. B. inhibitorische Übertragung in kaudalen ZNS-Anteilen
- **Dopamin:** z. B. inhibitorische Übertragung in der Substantia nigra
- **Glutamat:** z. B. erregende Übertragung in diversen Bereichen des ZNS.

Für die Synthese von Neurotransmittern spielt der Aminosäurestoffwechsel des ZNS eine wichtige Rolle. Besondere Bedeutung kommt dem **Glutamin-Glutamat-Zyklus** zu. Bis zu 60 % der freien Aminosäuren in Nervenzellen sind Glutamat und Glutamin. Glutamat ist einerseits selbst ein Neurotransmitter, andererseits dient es als Ausgangssubstanz für die Synthese von GABA:

$$\text{Glutamat} \xrightarrow{\text{Glutamat-Decarboxylase}} \gamma\text{-Aminobutyrat} + CO_2$$

Die Inaktivierung des Transmitters Glutamat erfolgt durch Aminierung, wodurch Glutamin gebildet wird.

$$\text{Glutamat} + ATP + NH_3 \rightarrow \text{Glutamin} + ADP + P_i$$

Durch diese Reaktion wird gleichzeitig das ZNS-toxische Ammoniak entgiftet. Glutamin kann entweder ins Blut abgegeben werden, wodurch das Ammoniak der renalen Elimination zugeführt wird, oder es dient den Neuronen erneut als Ausgangssubstanz für die Bildung von Glutamat.

Die wichtigsten aus Aminosäuren entstehenden Neurotransmitter sind in Tabelle 22.3 zusammengefasst.

Bildung, Ausschüttung und Wirkung von Neurotransmittern

Neurotransmitter werden von der **präsynaptischen Zelle** gebildet und in Vesikeln gespeichert. Durch ein Aktionspotential wird die Exozytose der Vesikel ausgelöst, wodurch die Transmitter in den synapti-

Tab. 22.3 Aus Aminosäuren gebildete Neurotransmitter und ihre Bedeutung

Aminosäure (Zwischenprodukt)	Reaktion	entstehender Neurotransmitter	Bedeutung
Glutamin	Transaminierung	Glutamat	erregender Transmitter in vielen Bereichen
Glutamat	Decarboxylierung	γ-Aminobutyrat (GABA)	hemmender Transmitter in vielen Bereichen
Tyrosin (→ 3,4-Dihydroxy-phenylalanin)	Hydroxylierung, Decarboxylierung	Dopamin	z. B. inhibitorische Übertragung im extra-pyramidal-motorischen System
Tyrosin (→ Dopamin)	Hydroxylierung, Methylierung	Adrenalin, Noradrenalin	Hormon bzw. erregender Transmitter im sympathischen Nervensystem
Tryptophan (→ 5-Hydroxytryptophan)	Hydroxylierung, Decarboxylierung	Serotonin	erregender Transmitter in evolutions-geschichtlich älteren Hirnteilen

schen Spalt gelangen und ihre spezifische Wirkung auf die postsynaptische Zelle ausüben können. Sie wirken auf die nachgeschaltete Nervenzelle über spezifische Rezeptoren. Die Verbindung des Neurotransmitters mit dem Rezeptor löst eine Second-messenger-Kaskade aus oder führt direkt zur Permeabilitätsänderung von Ionenkanälen. Als Folge kommt es zu einer Hyper- oder Depolarisation der nachgeschalteten Zelle.

Klinik

Die Erregungsübertragung im Nervensystem kann durch Erkrankungen oder Medikamente behindert werden. Wichtige Beispiele sind:

- Blockade der muskulären Acetylcholinrezeptoren durch Autoantikörper gegen den Rezeptor bei Myasthenia gravis. Die Folge ist eine ausgeprägte muskuläre Ermüdbarkeit bis hin zur Parese.
- Blockade der Acetylcholinrezeptoren der motorischen Endplatte durch Curare. Die Folge ist eine schlaffe Lähmung der betroffenen Muskulatur.
- medikamentöse Blockade der β-Rezeptoren zur Abschwächung des Sympathikus in der Therapie der Hypertonie
- selektive Serotonin-Wiederaufnahmehemmer zur Behandlung der Depression
- Benzodiazepine: Sie verstärken durch Besetzung der α-Untereinheit des $GABA_A$-Rezeptors die inhibitorische Wirkung von GABA und können daher als Tranquilizer eingesetzt werden.

Inaktivierung von Neurotransmittern

Neurotransmitter müssen nach ihrer Ausschüttung inaktiviert werden, um eine dauerhafte und dadurch ineffektive Stimulation der Rezeptoren zu vermeiden. Diese Inaktivierung kann auf verschiedene Weise erfolgen. Wichtige Beispiele sind:

- Wiederaufnahme aus dem synaptischen Spalt in das präsynaptische Neuron durch spezifische Transporter, meist Na^+-abhängige stark glykosylierte Proteine mit 12 Transmembrandomänen (z. B. bei Noradrenalin, Serotonin),
- enzymatische Deaktivierung (z. B. Hydrolyse von Acetylcholin durch die Acetylcholinesterase).

23 Auge

A. Sönnichsen

Lernziele

- Struktur der Sehpigmente
- Signalentstehung und Signaltransduktion beim Sehvorgang

Licht wird in den Photorezeptoren der Netzhaut – Stäbchen und Zapfen – in neuronale Impulse umgewandelt. Diese Impulse werden noch in der Netzhaut verarbeitet und dann im Gehirn in bewusste visuelle Wahrnehmung umgesetzt. In diesem Kapitel geht es um die Signalentstehung und den Signaltransduktionsweg in den Photorezeptoren beim Sehvorgang.

23.1 Grundlagen: Photorezeptoren und ihre Sehpigmente

23.1.1 Aufbau und Funktion der Photorezeptoren

Die unterste Schicht des retinalen Sinnesepithels wird von den Photorezeptoren gebildet. Man unterscheidet zwei Photorezeptor-Arten:

- **Stäbchen:** ohne Farbdifferenzierungsmöglichkeit (also nur Hell-Dunkel-Wahrnehmung), Empfindlichkeitsmaximum bei 500 nm,
- **Zapfen:**
  - rotempfindliche Zapfen: Empfindlichkeitsmaximum bei 567 nm,
  - grünempfindliche Zapfen: Empfindlichkeitsmaximum bei 535 nm,
  - blauempfindliche Zapfen: Empfindlichkeitsmaximum bei 440 nm.

Stäbchen

Das menschliche Auge besitzt ca. **120 Millionen** Stäbchen, die sich vorwiegend in der **retinalen Peripherie** befinden. Ihre höchste Dichte liegt im parafovealen Bereich. In der Fovea centralis selbst kommen keine Stäbchen vor.

Im unteren Anteil der Stäbchen (**Außensegment**) befinden sich einige tausend geldrollenartig angeordnete Membranscheibchen. Jedes Scheibchen enthält etwa 10 000 Moleküle des Sehpigments **Rhodopsin** (↗ Abb. 23.1). Die Membranscheibchen werden im Bereich des sog. Ziliums des Stäbchens täglich neu gebildet. Das Außensegment der Photorezeptoren ist in den Zellen des Pigmentepithels der Retina verankert. Dort werden die „verbrauchten" Membranscheibchen ständig phagozytiert.

Die Lichtempfindlichkeit der Stäbchen ist sehr hoch, weshalb sie vor allem für das Sehen in der Dämmerung (**skotopisches Sehen**) verantwortlich sind. Ihr Empfindlichkeitsmaximum (500 nm) entspricht dem Absorptionsmaximum des Stäbchen-Rhodopsins. Dieses erscheint rot („Seh-Purpur"), da es grünes und blaues Licht absorbiert.

Zapfen

In der menschlichen Retina befinden sich ca. **6 Millionen** Zapfen. Die Zapfendichte ist in der **Fovea centralis** am größten und beträgt dort etwa 70 000/mm^2. In der Netzhautperipherie kommen kaum Zapfen vor.

Die Zapfen enthalten wie die Stäbchen geldrollenartige Membranscheibchen mit dem Sehpigment **Zapfen-Opsin**.

Rot- und Grünzapfen sind um ein Vielfaches häufiger als Blauzapfen. In der Fovea centralis kommen nur Rot- und Grünzapfen vor. Blauzapfen haben

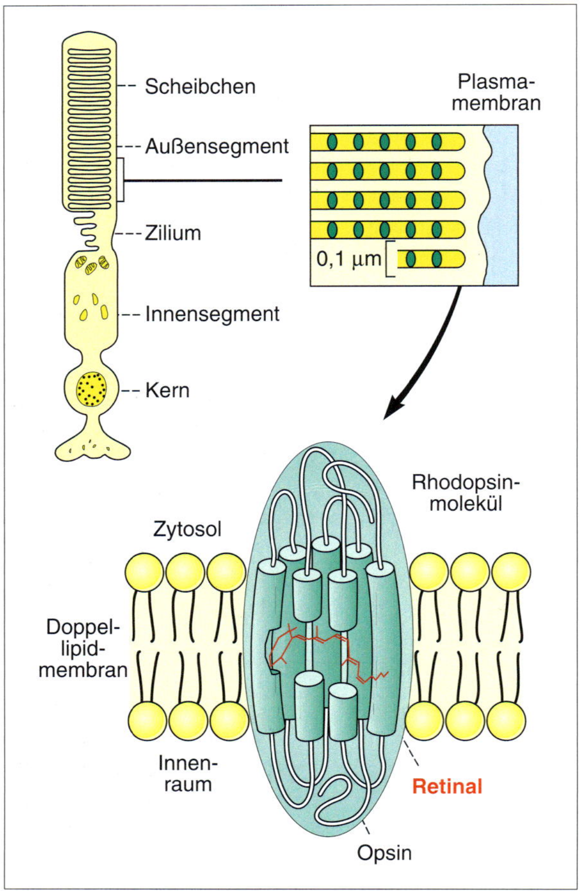

Abb. 23.1 Schematische Darstellung eines Stäbchens und des Rhodopsins. [10]

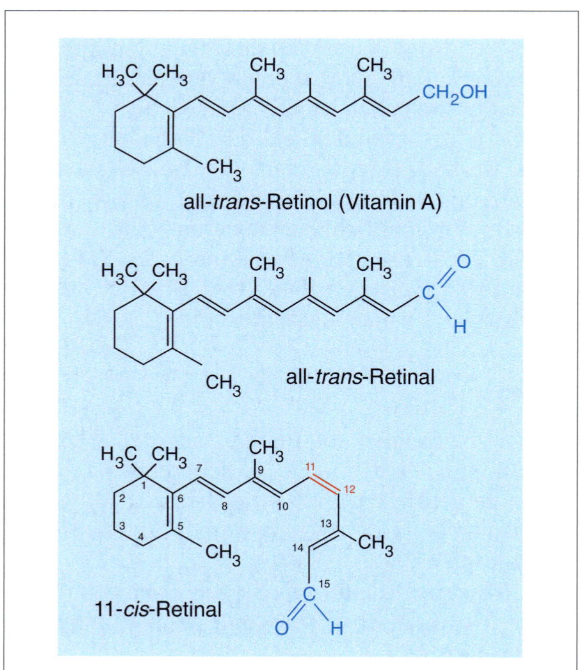

Abb. 23.2 Chemische Struktur von all-trans-Retinol (Vitamin A), all-trans- und 11-cis-Retinal. [10]

ihre höchste Dichte parafoveal bei etwa 2–5° Exzentrizität.

23.1.2 Struktur und Synthese der Sehpigmente

Struktur

Voraussetzung für die Umwandlung von elektromagnetischen Wellen bestimmter Wellenlänge in Nervenimpulse ist das Vorhandensein der Sehpigmente in den Photorezeptoren der Retina.

Die Sehpigmente bestehen aus

- dem Proteinanteil **Opsin**: Dies ist ein in sieben α-Helices angeordnetes Polypeptid. Das Opsin der Stäbchen (**Rhodopsin**) enthält 348 Aminosäuren. Stäbchen- und Zapfen-Opsin unterscheiden sich geringfügig in ihrer Aminosäuresequenz. Die Opsine der drei Zapfentypen unterscheiden sich ebenfalls diesbezüglich voneinander. Hierdurch ist das unterschiedliche Empfindlichkeitsmaximum für eine bestimmte Wellenlänge zu erklären.
- dem Vitamin-A-Abkömmling **11-cis-Retinal**.

Synthese

Die **Opsinmoleküle** werden im rauen endoplasmatischen Retikulum des **Innensegments** der Photorezeptoren synthetisiert.

11-cis-Retinal entsteht durch **Isomerisierung aus Retinol (Vitamin A).** All-trans-Retinol (= Vitamin A) wird durch die Retinol-Dehydrogenase in all-trans-Retinal umgewandelt und unter Energieverbrauch mit Hilfe der Retinal-Isomerase in 11-cis-Retinal überführt (Formeln ↗ Abb. 23.2).

Nach der Einlagerung von Retinal in das Opsin wird das fertige Sehpigment in die Doppellipidmembran von Membranscheibchen eingebettet (↗ Abb. 23.1), die sich im Bereich des Ziliums durch Einstülpungen der Zellmembran ständig neu bilden.

23.2 Signalentstehung beim Sehvorgang

Die konjugierte Doppelbindung zwischen den C-Atomen 11 und 12 des 11-cis-Retinals absorbiert Lichtquanten. Dies führt zu einer **Stereoisomerisation** des Retinals von der **11-cis-** in die **all-trans-Form**. Hierdurch kommt es zu einer **Konformationsänderung des Opsinmoleküls**, was zur Aktivierung des Proteins und zur hydrolytischen Ablösung des all-trans-Retinals führt. Bei sehr starker Lichteinwirkung wird all-trans-Retinal durch Dehydrogenierung in all-trans-Retinol überführt.

Aus all-trans-Retinol wird auf dem in Kap. 23.1.2 beschriebenen Weg wieder 11-cis-Retinal gebildet und in Opsin eingebaut.

23.3 Signaltransduktion beim Sehvorgang

23.3.1 Hyperpolarisation des Photorezeptors

Die Aktivierung von Opsin befähigt dieses zur Komplexbildung mit **Transducin**, einem G-Protein. Der **Opsin-Transducin-Komplex** aktiviert eine **Phosphodiesterase**, die cGMP zu GMP hydrolysiert. cGMP ist für die Offenhaltung von Na^+-Ionenkanälen der Zellmembran verantwortlich. Durch die intrazelluläre Verarmung an cGMP bei Lichteinfall **schließen sich** die cGMP-abhängigen **Na^+-Kanäle**, wodurch der kontinuierliche Na^+-Einstrom in die Zelle unterbleibt und die intrazelluläre Na^+-Konzentration sinkt. Dies führt zu einer **Hyperpolarisation** der Zellmembran. Die Amplitude der Hyperpolarisation ist dabei der Intensität des Lichteinfalls proportional.

Bei Dauerbelichtung bleiben die Na^+-Kanäle geschlossen und die Photorezeptorzelle wird gegen weitere Belichtung unempfindlicher. Diesen Vorgang bezeichnet man als **photochemische Helladaptation**. Durch Adaptation kann das menschliche Auge Schwankungen der Lichtintensität über zehn 10er-Potenzen verarbeiten.

Merke
In den Photorezeptorzellen der Retina kommt es unter Lichteinwirkung nur zu einer Hyperpolarisation und nicht zu einem Aktionspotential.

23.3.2 Weitergabe des Impulses an das 2. Neuron

Die Hyperpolarisation der Photorezeptoren zieht eine **verminderte Glutamatfreisetzung** an den synaptischen Verbindungen mit den nachgeschalteten **Bipolarzellen** nach sich. Hierdurch kommt es in diesen Zellen zu einer Depolarisation (**On-Zellen**) oder Hyperpolarisation (**Off-Zellen**).

23.3.3 Wiederherstellung des Ruhemembranpotentials

Durch die Na^+-Kanäle gelangen im Rahmen eines Symports auch Ca^{2+}-Ionen ins Zellinnere. Deshalb sinkt bei Lichteinfall nicht nur die intrazelluläre Na^+-, sondern auch die Ca^{2+}-Konzentration. Dadurch wird die **Guanylatzyklase aktiviert**. Der resultierende Anstieg der cGMP-Konzentration führt zur Wiedereröffnung der Na^+-Kanäle und beendet so den Erregungszustand des Photorezeptors.

Klinik
Bei **Vitamin-A-Mangel** kommt es zu einer Minderversorgung der Photorezeptoren mit Retinal. Hierdurch wird die ständig erforderliche Neubildung und Regenerierung der Sehpigmente vermindert und verzögert. Als Erstes sind die Stäbchen betroffen, die vor allem für das Sehen bei Dunkelheit verantwortlich sind. Ein typisches Symptom von Vitamin-A-Mangel ist daher die **Nachtblindheit** (**Nyktalopie**).

Abbildungsverzeichnis

[1] Buchta, M./Sönnichsen, A.: Das Physikum. Urban & Fischer, 1. Auflage 2003.
[2] Kreutzig, T.: Kurzlehrbuch Biochemie. Urban & Fischer, 11. Auflage 2002.
[3] Berg, J./Tymoczko, J./Stryer, L.: Biochemie. Spektrum Akademischer Verlag, 5. Auflage 2003.
[4] Löffler, G./Petrides, P.: Biochemie & Pathobiochemie. Springer, 7. Auflage 2002.
[5] Löffler, G.: Basiswissen Biochemie. Springer, 4. Auflage 2001.
[6] Roessner, A./Pfeifer, U./Müller-Hermelink, H.: Allgemeine Pathologie. Urban & Fischer, 10. Auflage 2004.
[7] Markl, J./Campbell, N./Reece, J.: Biologie. Spektrum Akademischer Verlag, 6. Auflage 2003.
[8] Mahlke, K./Janeway, Ch./Travers, P./Walport, M./ Shlomchik, M.: Immunologie. Spektrum Akademischer Verlag, 5. Auflage 2002.
[9] Hick, C./Hick, A.: Kurzlehrbuch Physiologie. Urban & Fischer, 4. Auflage 2002.
[10] Deetjen, P./Speckmann, E.-J./ Hescheler, J.: Physiologie. Urban & Fischer, 4. Aufl. 2004
[11] Forth, W./Henschler, D./Rummel, W./Starke, K.: Pharmakologie und Toxikologie. Spektrum Akademischer Verlag, 7. Auflage, 1996.
[12] Bayrhuber, H./Kull, U.: Linder Biologie. Metzler, 21. Auflage 1998.
[13] Horn, F.: Biochemie des Menschen. Thieme, 2. Auflage 2003.
[14] Koolman, J./Röhm, K.-H.: Taschenatlas der Biochemie. Thieme, 3. Auflage 2003.
[15] Welsch, U.: Sobotta Lehrbuch Histologie. Urban & Fischer, 1. Auflage 2002.

Abkürzungsverzeichnis

ACE	Angiotensin-Converting-Enzym
ACTH	adrenocorticotropes Hormon
ADH	antidiuretisches Hormon
ADP	Adenosindiphosphat
AIDS	Acquired immunodeficiency syndrome
AMP	Adenosinmonophosphat
ATP	Adenosintriphosphat
BPG	Bisphosphoglycerat
cAMP	zyklisches Adenosinmonophosphat
CD	Cluster of differentiation
CDP	Cytidindiphosphat
cGMP	zyklisches Guanosinmonophosphat
CMP	Cytidinmonophosphat
CoA	Coenzym A
COMT	Katechol-O-Methyltransferase
CTP	Cytidintriphosphat
DAG	Diacylglycerin
DAP	Dihydroxyacetonphosphat
DHF	Dihydrofolsäure (Dihydrofolat)
DNA	Desoxyribonukleinsäure
ER	endoplasmatisches Retikulum
FAD	Flavinadenindinukleotid
FMN	Flavinadeninmononukleotid
FSH	follikelstimulierendes Hormon
GAP	Glycerinaldehyd-3-phosphat
GDP	Guanosindiphosphat
GH	Growth-Hormon
GLUT	Glucosetransporter
GMP	Guanosinmonophosphat
GnRH	Gonadotropin-Releasing-Hormon = luteinisierendes Hormon-Releasing-Hormon
GTP	Guanosintriphosphat
HDL	High density lipoprotein
HIV	Human-immunodeficiency-Virus
HLA	humane Lymphozytenantigene
HMG-CoA	3-Hydroxy-3-methylglutaryl-Coenzym A
HGPRT	Hypoxanthin-Guanin-Phosphoribosyltransferase
IDL	Intermediate density lipoprotein
Ig	Immunglobulin
IMP	Inosinmonophosphat
LDL	Low density lipoprotein
LH	luteinisierendes (luteotropes) Hormon
LHRH	luteinisierendes Hormon-Releasing-Hormon
MAO	Monoaminoxidase
MHC	Main-histocompatibility-Komplex
mRNA	Messenger-Ribonukleinsäure
$NAD^{(+)}$	Nikotinadenindinukleotid
OMP	Orotidin(-5'-)monophosphat
PCR	Polymerase-Ketten-Reaktion
PDH	Pyruvat-Dehydrogenase
PRPP	5-Phosphoribosyl-1-pyrophosphat
rER	raues endoplasmatisches Retikulum
RNA	Ribonukleinsäure
rRNA	ribosomale Ribonukleinsäure
SAM	S-Adenosylmethionin
sER	glattes endoplasmatisches Retikulum
STH	somatotropes Hormon = Somatotropin = Growth-Hormon
TAG	Triacylglycerin
T_3	Trijodthyronin
T_4	Tetrajodthyronin
dTDP	Desoxythymidindiphosphat
dTMP	Desoxythymidinmonophosphat
dTTP	Desoxythymidintriphosphat
THF	Tetrahydrofolsäure (Tetrahydrofolat)
TRH	Thyreotropin-Releasing-Hormon
tRNA	Transfer-Ribonukleinsäure
TSH	Thyreoidea-stimulierendes Hormon
UDP	Uridindiphosphat
UMP	Uridinmonophosphat
UTP	Uridintriphosphat
VLDL	Very low density lipoprotein
XMP	Xanthosinmonophosphat

Register

A

B

C

D

G

H

I

L

M

N

O

P

Q

R

S

T

U

V

W

X

Z